우리 몸에 좋은
식초대사전

GreenHome은
자연과 함께 하는 건강한 삶, 반려동물과의 감성 교류, 내 몸을 위한 치유 등
지친 현대인의 생활에 활력을 주고 마음을 힐링시키는 자연주의 라이프를 추구합니다.

우리 몸에 좋은
식초대사전

글쓴이 솔뫼
펴낸이 유재영
펴낸곳 그린홈
기획 이화진
편집 김기숙
디자인 정민애

1판 1쇄 2015년 9월 10일
출판등록 1987년 11월 27일 제10-149

주소 04083 서울 마포구 토정로 53 (합정동)
전화 324-6130, 324-6131
팩스 324-6135
E-메일 dhsbook@hanmail.net
홈페이지 www.donghaksa.co.kr
www.green-home.co.kr

ⓒ 솔뫼, 2015
ISBN 978-89-7190-493-0 13480

- 잘못된 책은 바꾸어 드립니다.
- 저자와의 협의에 의해 인지를 생략합니다.
- 이 책은 저작권법에 따라 보호를 받는 저작물이므로 무단전재나 복제, 광전자 매체 수록 등을 금합니다.
- 이 책의 내용과 사진의 저작권 문의는 동학사(그린홈)로 해주십시오.

솔뫼 선생과 함께 만드는 몸에 좋은 건강 약용식초 250종

우리 몸에 좋은
식초대사전

글·사진 솔뫼

Green Home

PROLOGUE

최고의 발효음식이자 건강식품, 약용식초 250종!

과실, 곡류, 약초 등을 발효시켜 만드는 천연식초에는 초산과 함께 건강에 유익한 아미노산과 유기산, 무기질 등이 들어 있어 오래 전부터 최고의 건강 발효식품으로 꼽혀왔다. 오늘날 과학적 연구를 통해 천연식초가 우리 몸속의 나쁜 유해물질을 몰아내고, 피로를 풀어주며, 각종 균이나 독성분의 살균 해독 기능이 있어 여러 성인병과 현대병의 예방과 치료에 효과가 있다는 사실이 밝혀지면서 건강식품으로서 천연식초에 대한 관심이 매우 높아지고 있다. 건강을 위해 천연식초를 직접 담가 먹으려는 사람들도 늘고 있는데, 좋은 약효를 가진 건강 약초로 천연식초를 만들어둔다면 때로는 요리에, 때로는 약으로 이용하여 약초의 좋은 성분을 섭취하고 건강한 삶을 유지할 수 있을 것이다.

이 책에서는 우리 몸에 좋은 약초들 중 식초로 담가 활용할 수 있는 250종의 약초를 소개한다. 약초는 함유된 약성분이 우리 몸에 들어가서 작용하는 장부와 경맥에 따라 간경, 쓸개경, 심장경, 심포경, 소장경, 삼초경, 비장경, 위장경, 폐경, 대장경, 신장경, 방광경, 기타 등으로 구분하고, 각 경맥에 해당하는 오행의 흐름에 따라 목(木) → 화(火) → 토(土) → 금(金) → 수(水)의 순서로 나열하였다.

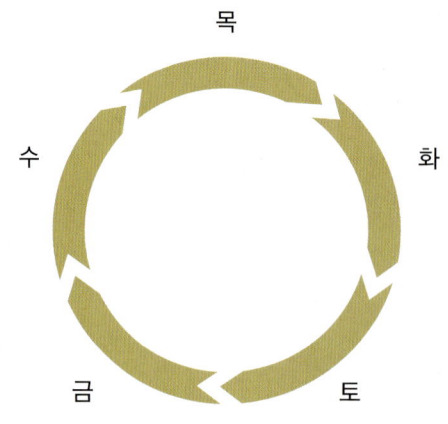

목(木)에 해당하는 장부와 경맥

➜ 간경 : 간장을 중심으로 하는 경맥

➜ 쓸개경 : 쓸개(담)를 중심으로 하는 경맥

화(火)에 해당하는 장부와 경맥

➜ 심장경 : 심장을 중심으로 하는 경맥

➜ 심포경 : 수궐음심포경(手厥陰心包經)의 줄인 말로 심장, 장, 가슴, 신경계, 두뇌 등 전신에 작용하는 경맥

➜ 소장경 : 소장을 중심으로 하는 경맥

➜ 삼초경 : 신체 표면을 중심으로 하는 경맥

토(土)에 해당하는 장부와 경맥

➜ 비장경 : 비장(지라)을 중심으로 하는 경맥

➜ 위장경 : 위장을 중심으로 하는 경맥

금(金)에 해당하는 장부와 경맥

➜ 폐경 : 폐(허파)를 중심으로 하는 경맥

➜ 대장경 : 대장을 중심으로 하는 경맥

수(水)에 해당하는 장부와 경맥

➜ 신장경 : 신장(콩팥)을 중심으로 하는 경맥

➜ 방광경 : 방광을 중심으로 하는 경맥

PROLOGUE

이 책의 구성과 이용 방법

현대에 들어와 의학과 과학의 비약적 발전으로 전통의학에서 사용하는 약초의 신비가 조금씩 밝혀지고 있는데, 옛 선인들은 우리 몸에 약초 하나를 사용할 때도 과학적·철학적으로 접근하여 인체의 원리와 치료 과정을 체계화하는 지혜와 혜안을 가지고 있었다.

이 책은 모두 6개의 장으로 나누고, 각 장에 같은 귀경으로 분류되는 약초들을 실었다. 같은 귀경에 속하는 약초들은 다시 나무 → 버섯 → 지의류 → 곡물 → 풀 순서로 배열하고, 같은 약재로 쓰이는 종류, 유사종, 대용 약재 등을 함께 모아놓아 공통점과 차이점을 쉽게 비교 확인할 수 있도록 하였다. 단, 유사종이라도 작용하는 장부와 경맥이 전혀 다를 때는 별도의 해당 항목에 수록하였고, 작용하는 장부와 경맥이 명확히 밝혀지지 않은 경우에는 약성의 유사성을 고려하여 같은 항목에 넣었다. 따라서 필요한 약초나 치유할 병변(病變)에 맞는 약초를 쉽고 빠르게 찾아볼 수 있다.

- 간·쓸개(木)에 작용하는 약초
- 심장·심포·소장·삼초(火)에 작용하는 약초
- 비장·위장(土)에 작용하는 약초
- 폐·대장(金)에 작용하는 약초
- 신장·방광(水)에 작용하는 약초
- 기타

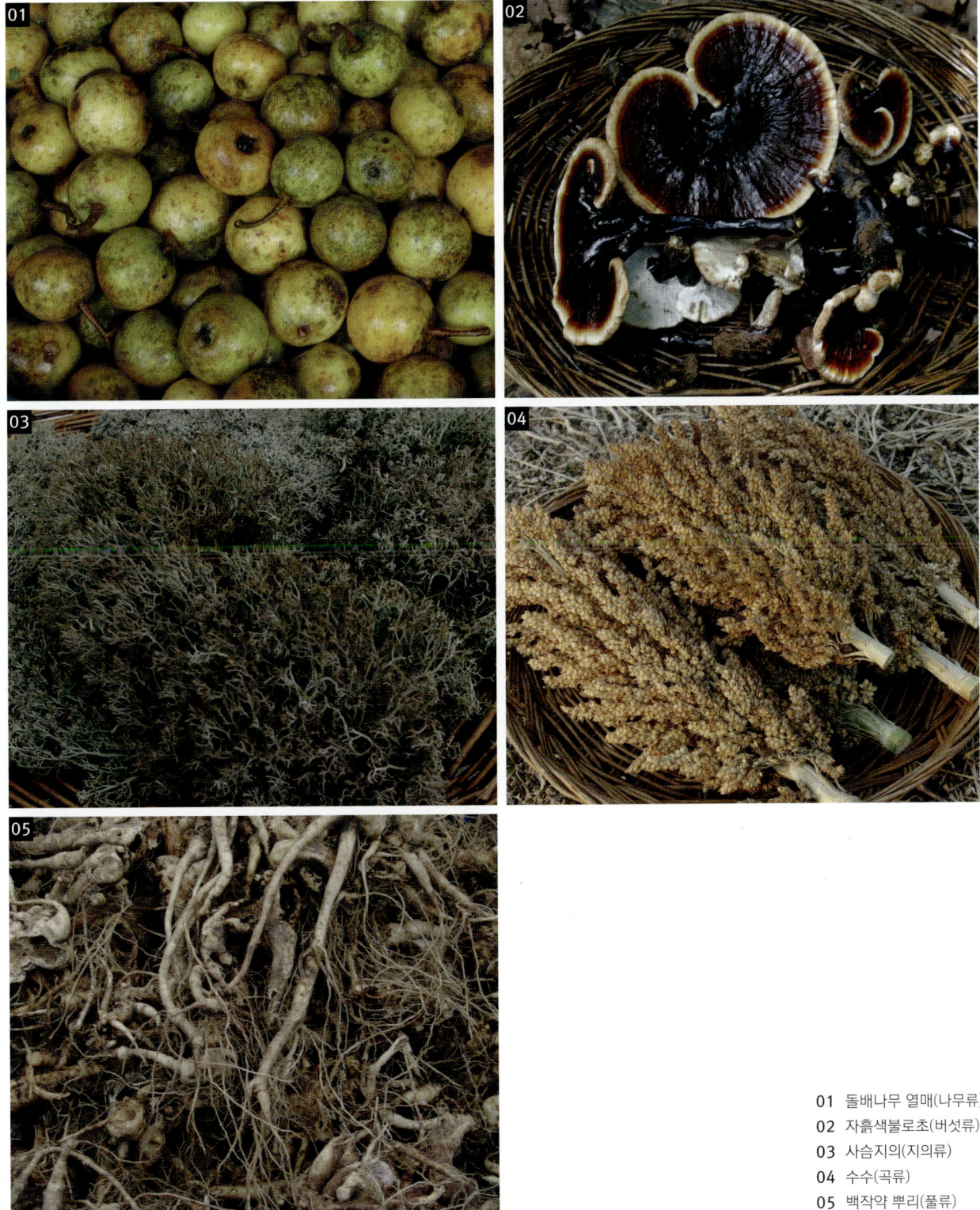

01 돌배나무 열매(나무류)
02 자흙색불로초(버섯류)
03 사슴지의(지의류)
04 수수(곡류)
05 백작약 뿌리(풀류)

CONTENTS

차례

| • PROLOGUE | 004 |
| • HOW TO MAKE | 014 |

간
쓸개에 작용하는 약초

뽕나무 종류
001-004
- 001 뽕나무(오디) — 049
- 002 산뽕나무 — 051
- 003 돌뽕나무 — 052
- 004 꾸지뽕나무 — 053

접골목 종류
005-006
- 005 딱총나무 — 055
- 006 캐나다딱총(엘더베리) — 056

머루 종류
007-010
- 007 왕머루 — 058
- 008 까마귀머루 — 059
- 009 새머루 — 060
- 010 개머루 — 061

쑥 종류
011-017
- 011 쑥 — 063
- 012 산쑥 — 064
- 013 황해쑥 — 065
- 014 개똥쑥 — 066
- 015 넓은잎외잎쑥 — 067
- 016 맑은대쑥 — 068
- 017 제비쑥 — 069

엉겅퀴 종류
018-022
- 018 엉겅퀴 — 071
- 019 큰엉겅퀴 — 072
- 020 지느러미엉겅퀴 — 073
- 021 정영엉겅퀴 — 074
- 022 깃잎정영엉겅퀴 — 075

023-029
- 023 대청 — 076
- 024 물레나물 — 078
- 025 물봉선 — 080
- 026 솔새 — 082
- 027 애기쐐기풀 — 084
- 028 천마 — 086
- 029 활량나물 — 088

복숭아 종류
030-031
- 030 돌복숭 — 091
- 031 복사나무(복숭아) — 092

꼭두서니 종류
032-033
- 032 큰꼭두서니 — 094
- 033 갈퀴꼭두서니 — 095

지의류
034-038
- 034 사슴지의 — 097
- 035 송곳사슴지의 — 098

	036 겨꽃지의	099		067 큰까치수염	156
	037 갈퀴지의	100		068 구절초	158
	038 매화지의	101		069 참취	160
				070 산딸나무	162
039-042	039 모시풀	102			
	040 우산나물	104	새삼 종류	071 새삼	165
	041 쥐오줌풀	106	071-072	072 실새삼	166
	042 지치	108			
			산사나무 종류	073 산사나무	168
당귀 종류	043 참당귀	111	073-074	074 좁은잎산사	169
043-044	044 왜당귀	113			
			075-084	075 모과나무	170
045-046	045 기린초	114		076 무화과	172
	046 달맞이꽃	116		077 소리쟁이	174
				078 으름덩굴	176
영지 종류	047 영지(불로초)	119		079 자두나무	178
047-049	048 자흙색불로초	120		080 댕사나무	180
	049 잔나비버섯(천년영지, 소나무잔나비)	121		081 꿩의다리아재비	182
				082 산해박	184
050-062	050 참꽃마리	122		083 연리초	186
	051 닭의장풀	124		084 매실나무	188
	052 홀아비꽃대	126			
	053 봉의꼬리	128	오이풀 종류	085 오이풀	191
	054 꿩의비름	130		086 산오이풀	193
	055 고삼(도둑놈의지팡이)	132	085-087	087 가는오이풀	194
	056 모란	134			
	057 금소리쟁이	136	패장 종류	088 마타리	196
	058 지황	138	088-089	089 뚝갈	197
	059 익모초	140			
	060 장구채	142	090-098	090 동백나무	198
	061 개비자나무	144		091 곰취	200
	062 까마귀밥나무(까마귀밥여름나무)	146		092 밀나물	202
				093 박하	204
작약 종류	063 백작약	149		094 약모밀	206
063-064	064 작약	151		095 어수리	208
				096 구기자나무	210
065-070	065 등골나물	152		097 비수리	212
	066 쉽싸리	154		098 뱀딸기	214

009

산딸기 종류	099 산딸기	217		117 꿀풀	248
099-104	100 곰딸기	218			
	101 맥도딸기	220	미역취 종류	118 미역취	251
	102 줄딸기	221	118-119	119 울릉미역취	252
	103 복분자딸기	222			
	104 서양오엽딸기	223	120	120 섬시호	253
105-117	105 겨우살이	224	천궁 종류	121 천궁	256
	106 다릅나무	226	121-122	122 궁궁이	257
	107 산수유	228			
	108 오갈피나무	230	123	123 절국대	258
	109 청미래덩굴(망개나무)	232			
	110 노루발	234	호장근 종류	124 호장근	261
	111 부추	236	124-126	125 왕호장근	262
	112 삼지구엽초	238		126 감절대	263
	113 속단	240			
	114 쇠무릎	242	127-128	127 가지더부살이	264
	115 풀솜대	244		128 떡잎골무꽃	266
	116 노박덩굴	246			

심장, 심포
소장, 삼초에 작용하는 약초

다정큼 종류	129 다정큼나무	271	나리 종류	139 참나리	287
129-130	130 둥근잎다정큼	272	139-141	140 말나리	288
				141 하늘말나리	289
131-133	131 소나무	273			
	132 층꽃풀	276	142-144	142 개솔새	290
	133 산삼	278		143 감나무	292
				144 솜양지꽃	294
꿩의다리 종류	134 산꿩의다리	281			
134-138	135 좀꿩의다리	282	오미자 종류	145 오미자	297
	136 자주꿩의다리	283	145-146	146 남오미자	299
	137 금꿩의다리	284			
	138 은꿩의다리	285	147-149	147 멀꿀	300
				148 곤달비	302
				149 나비나물	304

비장
위장에 작용하는 약초

보리수 종류 150-152	150 보리수나무(보리똥)	309
	151 뜰보리수	310
	152 보리밥나무	311

| 앵두 종류 153-154 | 153 이스라지 | 313 |
| | 154 앵두나무 | 314 |

155-163	155 가막살나무	316
	156 모시대	318
	157 선인장(백년초)	320
	158 소경불알	322
	159 솜나물	324
	160 차즈기	326
	161 황기	328
	162 배초향(방애)	330
	163 포도	332

배나무 종류 164-166	164 돌배나무	335
	165 청실배나무	336
	166 배나무	337

167-171	167 사상자	338
	168 상수리나무	340
	169 잔나비불로초(잔나비걸상)	342
	170 고욤나무	344
	171 칡	346

곡물 종류 172-177	172 벼(멥쌀)	349
	173 보리	350
	174 조	351
	175 수수	352
	176 옥수수	353
	177 콩(대두)	354

| 수영 종류 178-179 | 178 수영 | 356 |
| | 179 애기수영 | 357 |

| 180 | 180 삽주 | 358 |

| 마가목 종류 181-182 | 181 마가목 | 361 |
| | 182 당마가목 | 362 |

| 183-184 | 183 꽃향유 | 363 |
| | 184 귀룽나무 | 365 |

| 땅속 작물 종류 185-186 | 185 고구마 | 368 |
| | 186 감자 | 370 |

| 밤 종류 187-188 | 187 밤나무 | 372 |
| | 188 산밤나무(돌밤) | 373 |

189-193	189 산초나무	374
	190 당개지치	376
	191 큰조롱	378
	192 토마토	380
	193 가래나무	382

| 사과 종류 194-195 | 194 사과나무 | 385 |
| | 195 꽃사과 | 386 |

| 196-197 | 196 고마리 | 387 |
| | 197 공심채 | 389 |

| 목련 종류 198-199 | 198 백목련 | 392 |
| | 199 자주목련 | 393 |

| 200-201 | 200 비파나무 | 394 |
| | 201 인동덩굴 | 396 |

잔대 종류 202-204	202 잔대	399
	203 넓은잔대	400
	204 층층잔대	401

| 205-208 | 205 털전호 | 402 | 207 더덕 | 406 |
| | 206 하늘타리(하늘수박) | 404 | 208 참외 | 408 |

폐
대장에 작용하는 약초

209	209 왕벚나무	412	221-228	221 노루오줌	428
				222 도라지	430
바디 종류	210 바디나물	415		223 뺑쑥	432
210-211	211 섬바디	416		224 은행나무	434
				225 천문동	436
비짜루 종류	212 비짜루(밀풀)	418		226 큰도둑놈의갈고리	438
212-213	213 방울비짜루	419		227 환삼덩굴	440
				228 삼백초	442
황정·옥죽 종류	214 진황정(대잎둥굴레)	421			
214-220	215 죽대(홑둥굴레)	422	살구 종류	229 개살구나무	445
	216 층층둥굴레	423	229-230	230 살구나무	447
	217 용둥굴레	424			
	218 둥굴레	425	231-232	231 콩배나무	448
	219 왕둥굴레	426		232 석류(홍초)	450
	220 퉁둥굴레	427			

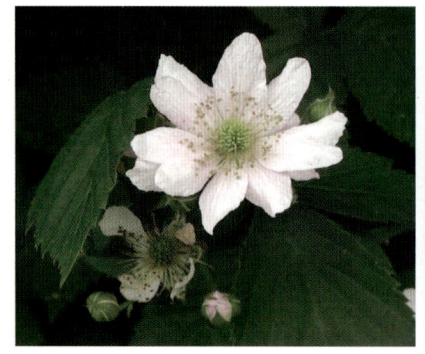 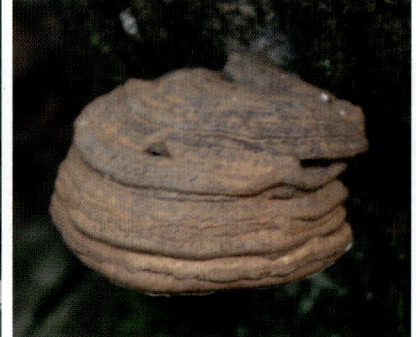 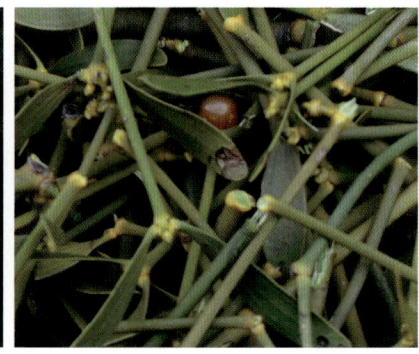

신장
방광에 작용하는 약초

다래 종류
233-234
- 233 다래 455
- 234 개다래 456

마 종류
235-237
- 235 참마 458
- 236 국화마 459
- 237 단풍마 460

238
- 238 황벽나무 461

억새 · 기름새 종류
239-242
- 239 억새 464
- 240 물억새 465
- 241 기름새 466
- 242 큰기름새 467

기타

243-250
- 243 야광나무 470
- 244 유카 472
- 245 상왈(상호리) 474
- 246 뚱딴지(돼지감자) 476
- 247 마주송이풀 478
- 248 민백미꽃 480
- 249 송상풀 482
- 250 터리풀 484

- INDEX 486

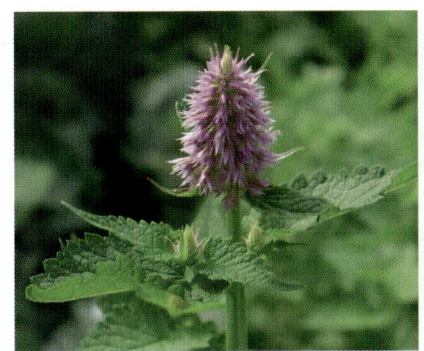
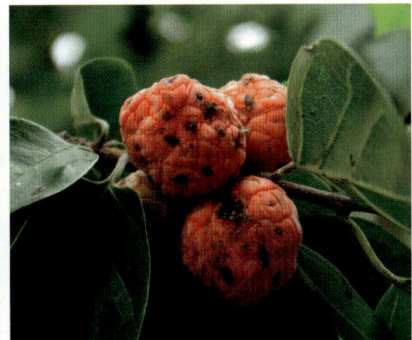
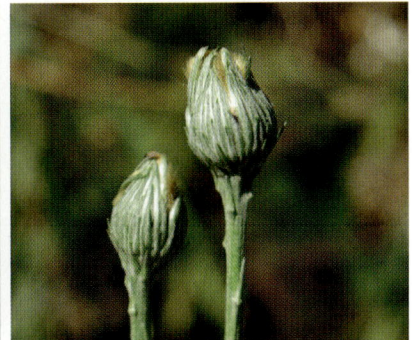

HOW
TO
MAKE

HOW TO MAKE

식초의 역사와 유래

식초(食醋), 또 다른 말로 초(醋)는 글자 그대로 먹는[食] 초(醋)를 의미한다. 초가 생기려면 먼저 술이 만들어져야 하고, 술이 오랜 기간 발효되어 신맛이 나는 초가 되기 때문에, 초(醋)라는 글자도 술단지 형상을 본뜬 유(酉)자와 '오래되다'는 뜻의 석(昔) 자가 합쳐져서 만들어졌다. 그러나 조선시대 요리책《조선무쌍신식요리제법(朝鮮無雙新式料理製法)》에 따르면 식초의 한자가 처음부터 초(醋)였던 것은 아니다. 처음에는 중국과 같이 초(酢)를 썼으나, 음식의 독을 없애는 기능이 있다는 의미에서 초(醋)로 바꿔 쓰게 되었다고 한다.

인류가 식초를 만들어 사용한 역사는 약 1만 년 정도로, 자연발효된 술에서 부산물인 식초를 우연히 발견하게 되면서이다. 기원전 5천 년에 만들어진 바빌로니아의 고문서에는 대추야자 열매를 착즙하여 만든 식초를 조미료로 사용하였다는 기록이 있으며, 기원전 1250년경의 구약성서에도 술식초와 와인식초 그리고 식초로 만든 음료를 먹었다는 내용이 있다. 또, 이집트의 클레오파트라 여왕은 건강을 위해 진주를 식초에 녹여 마셨으며, 의학의 아버지인 히포크라테스는 식초를 이용해 감기와 호흡기질환 환자를 치료하고, 식초와 벌꿀을 섞어 만든 옥시멜이란 약품으로 환자의 통증을 해소하고 곪은 상처 부위를 치료하였다는 기록도 있다.

그리고 이제 식초는 인류의 식생활에서 가장 오랜 역사를 가진 발효식품으로, 음식의 독을 제거하고 신맛을 내는 양념뿐만 아니라 해독제, 진통제, 소화제, 소염제, 외용약, 붓기 빼는 약, 노화방지를 위한 미용제, 방부제 등으로 건강 유지와 미용을 위해 다양하게 이용되고 있다.

우리나라의 경우는 농경사회였던 고조선시대, 하늘에 제사를 지낼 때 온 백성이 모여 함께 술과 음식을 먹으며 노래하고 춤을 추는 풍속이 있었던 것으로 보아 이때 이미 술의 부산물인 식초가 있었을 것으로 추측되나 보편화된 것은 삼국시대로 추정된다. 문헌상으로는 조선 후기 실학자인 한치윤의 《해동역사(海東繹史)》에서 고려시대 음식에 초를 사용한 기록이 있으며, 고려시대 한의서인 《향약구급방(鄕藥救急方)》에 식초를 약으로 쓰는 여러 가지 방법들이 나와 있는 것으로 보아 우리나라도 식초의 역사가 매우 오래되었다는 것을 알 수 있다. 그리고 옛날에는 실제로 각 가정에서 부뚜막에 주둥이가 좁고 배가 불룩하며 주전자처럼 귀때꼭지가 달린 촛단지, 촛뱅이, 초항아리를 놓아두고, 쌀로 초를 빚거나 쉰 막걸리를 부은 뒤 솔가지로 주둥이를 막아 초로 발효시켜 먹는 모습을 흔히 볼 수 있었다.

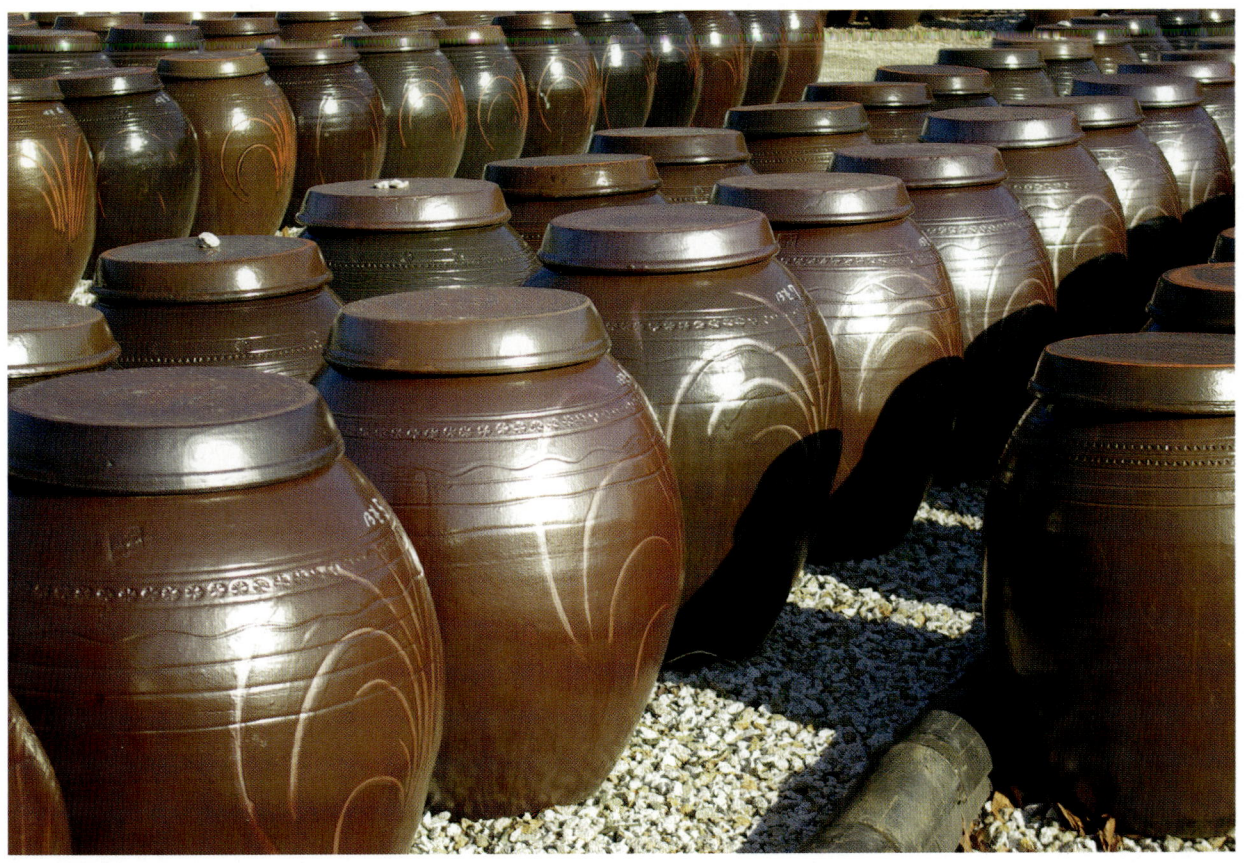

식초 발효 항아리.

HOW TO MAKE

식초의 약효와 효능

식초에는 신맛을 내는 초산 성분만 있는 것이 아니다. 각종 유기산과 아미노산, 무기질 등이 풍부하게 들어 있어 우리 몸에 유익하며, 식초의 산성이 인체에 들어와서 대사가 되는 과정에 알칼리성 물질로 분해되어 혈관에 독소가 쌓이게 하고 각종 병의 원인이 되는 산성화를 막아준다. 그래서 오래 전부터 인체의 병을 치유하는 신비한 약재로 알려져 왔으며, 여러 문헌에서 식초의 효능에 대해 설명한 기록들을 쉽게 찾아볼 수 있다.

동양의학의 시조이자 고대 중국에서 농업의 신으로 불리는 신농은 세계에서 가장 오래된 의학서 《신농본초경(神農本草經)》에서 "초(醋)가 인후의 종기와 통증을 풀어주고[후인종통(喉咽肿痛)], 독을 없애는 작용을 하며[해독작용(解毒作用)], 목의 통증으로 말이 나오지 않는 것을 나오게 한다[용우인후종통불능어언(用于咽喉肿痛不能語言)]" 하였다.

 중국 명나라 때의 본초학자인 이시진은 1800여 종의 약재가 망라된 약학서 《본초강목(本草綱目)》에서 "초가 시고 쓴맛이 나며[미산고(味酸苦)], 온화한 성질이 있고[성온화(性溫和)], 독이 없으며[무독(無毒)], 그 효능으로는 종기덩어리를 없애고[소종괴(消腫塊)], 물기운을 흩어주며[산수기(散水氣)], 삿된 독을 죽이며[살사독(殺邪毒)], 장과 위의 소화불량[장위소화불량(腸胃消化不良)]과 각종 종기로 아픈 것[각종종류징괴(各種腫瘤癥塊)]과 여성의 생리질환[부녀생리병(婦女生理病)]과 모든 생선과 고기를 먹고 탈이 난 것[일절어육적채독(一切魚肉的菜毒)]을 치료한다" 하였다.

 우리나라에서는 조선 최고의 의학자인 허준이 《동의보감(東醫寶鑑)》에서 초를 쓴술, 즉 고주(苦酒)라 하여 피를 돌게 하고 어혈을 흩어준다[소설기혈(疎泄氣血)]고 하였으며, 우리 몸에 좋은 약재를 초에 담그거나 개서 쓰는 여러 가지 처방을 상세히 소개하고 있다. 또한, 한의학과 민간의학의 처방 약재가 총 망라된 조선 초기의 의약서 《향약집성방(鄕藥集成方)》에도 초를 부스럼 등에 사용한 기록이 있다.

전통적인 발효초는 주로 과실과 곡물로 만드는데, 아득한 옛날부터 우리나라에서는 주로 쌀이나 보리, 조 등의 곡물로 초를 만들었다. 한방에서는 쌀로 만든 초를 기와 혈이 흩어진 것을 모아주고[소설기혈(疎泄氣血)], 막힌 물기운을 통하게 하며[도체행수(導滯行水)], 종기를 삭히고 어혈을 흩어주며[산어소종(散瘀消腫)], 더운 열을 내려주고[하기제열(下氣除熱)], 입맛을 돋우고 비장을 활성화시키며[개위성비(開胃醒脾)], 해충을 죽이고[살충(殺蟲)], 독을 풀어주는[소독(蔬毒)] 약재로 사용한다.

한방에서는 그 밖에도 초의 주요 효능으로 갑자기 토하고 설사가 나는 급성위장병[곽란(癨亂)], 위장통증[위완통(胃脘痛)], 가슴과 배가 뒤틀리고 찌르듯이 아픈 데[심복동통(心腹疼痛)], 갑자기 명치와 가슴이 아픈 데[졸심통(卒心痛)], 입과 혀에 난 종기[구설생창(口舌生瘡)], 혀가 굳어서 말을 못 하는 데[설강(舌强)], 갑자기 배가 뒤틀리고 아파서 쓰러져 인사불성이 된 데[귀격(鬼擊)], 태아의 사산[사태(死胎)], 출산 후 태반이 안 나오는 데[포의부하(胞衣不下)], 산후에 현기증으로 쓰러진 데[산후혈훈(産後血暈)], 폐나 위에 열이 있어 코피를 자주 흘리는 데[비뉵(鼻衄)], 쥐가 나서 근육이 뒤틀리는 데[전근(轉筋)], 귀가 들리지 않는 데[이롱(耳聾)], 몸이 붓고 누런 땀이 나는 데[황한(黃汗)], 황달, 어루러기, 종기, 젖몽울, 동상, 암내 등에 치료 효과가 있다고 알려져 있다.

오늘날은 현대의학에서도 식초에 대한 연구가 활발하며, 그 결과 식초가 근육에 쌓인 젖산을 분해하여 피로를 풀어주고, 간에 쌓인 아세트알데히드를 분해하여 술독을 풀어주며, 인체에서 칼슘과 비타민B_1과 비타민C의 흡수를 돕고, 그 밖에 살균해독, 변비 예방, 면역력 증강, 고혈압 등의 성인병 예방, 비만 억제 등의 효과가 있다는 사실이 밝혀졌다. 예전에는 주로 과일이나 곡물 등으로 초를 만들었지만, 이제 한방과 민간의학에서 전해 내려오는 약초들의 성분과 효능을 고려하여 우리 몸에 좋은 약초로 식초를 만들어 이용한다면 건강에 큰 도움이 될 것이다.

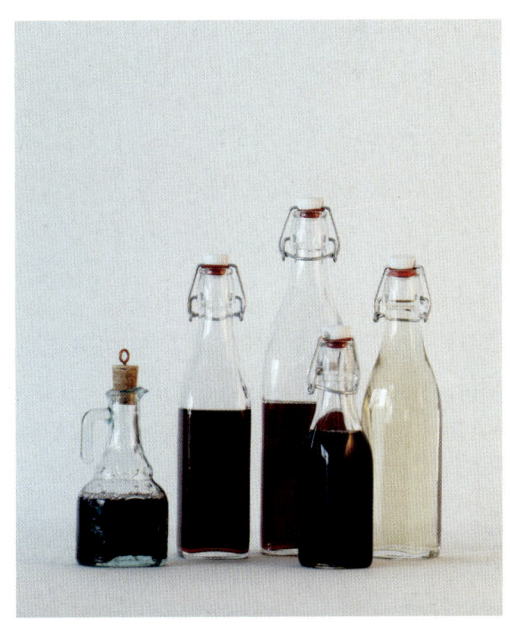

HOW TO MAKE

식초 발효의 기본 원리

전통적인 발효초는 기본적으로 술발효균이 당분이나 전분을 먹어서 술이 되고, 이 술이 오래 되면 공기 중의 초산발효균이 작용하여 신맛이 나는 초가 된다. 그래서 식초 발효(초발효)를 초산발효 또는 아세트산 발효라고 하며, 산소를 이용하기 때문에 산화 발효라고도 한다.

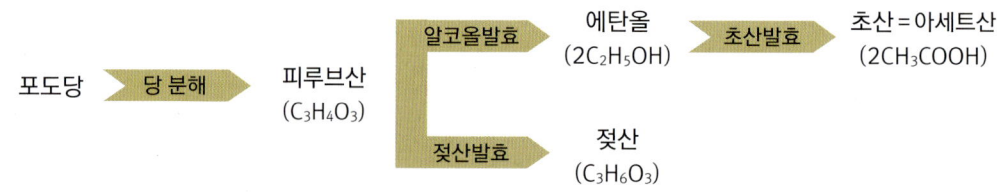

전통적인 초발효 과정

① 기본 당분(곡물, 과실 등) 준비
② 술발효균(누룩이나 생효모) 넣기
③ 술발효균이 곡물의 당분을 먹고 활성화
④ 술이 생기기 시작
⑤ 공기가 드나들면서 공기 속의 초산발효균이 술과 접촉
⑥ 초산발효균이 술을 먹고 늘어나기 시작
⑦ 초가 생기기 시작
⑧ 발효가 계속되어 술과 초의 중간 단계
⑨ 술이 없어지고 초가 됨(이 단계부터 식초로 사용 가능)
⑩ 초의 향미를 높이는 숙성 단계

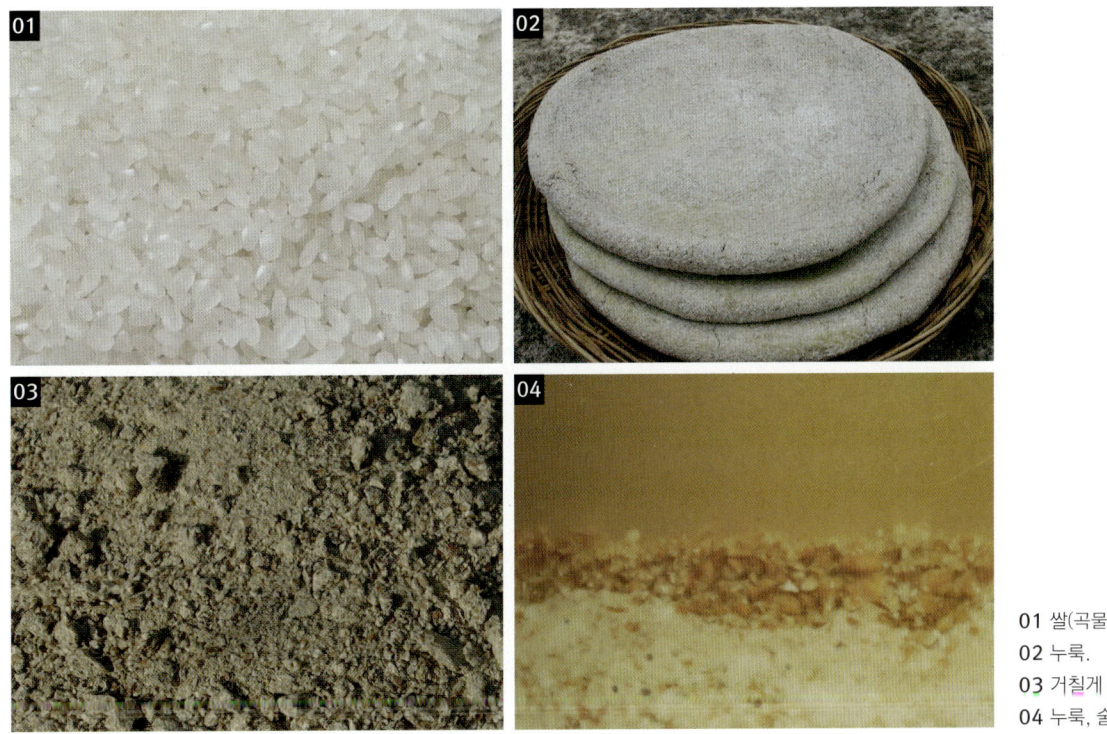

01 쌀(곡물).
02 누룩.
03 거칠게 간 누룩.
04 누룩, 술밥 발효 단계

초발효는 술발효(알코올발효)와 초산발효의 2단계로 나뉘는데, 중요한 것이 온도와 공기이다. 누룩이나 생효모에 들어 있는 술발효균은 산소를 싫어하고, 따듯한 온도가 유지되어야 활발히 움직인다. 반대로 공기 속에 있는 초산발효균은 산소를 좋아하며, 따듯한 곳에서는 빨리 발효되고 낮은 온도에서는 천천히 발효되는데, 좋은 품질의 식초를 얻으려면 온도를 일정하게 유지하는 것이 좋다. 따라서 초발효 전단계인 술이 만들어질 때까지는 공기를 차단하고 따듯한 환경을 만들어주지만, 초가 생길 때는 원액에 공기가 잘 통하게 하는 것이 중요하다.

청실배 식초 발효

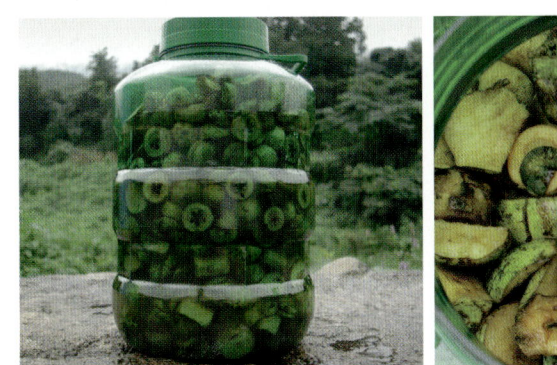
청실배로 식초를 담근 모습.

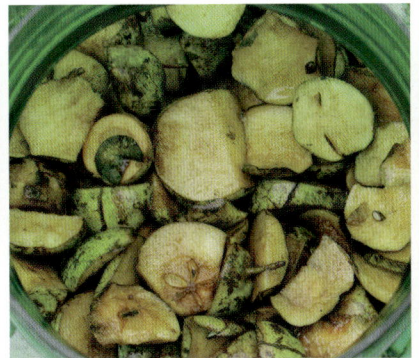
담근 첫날.

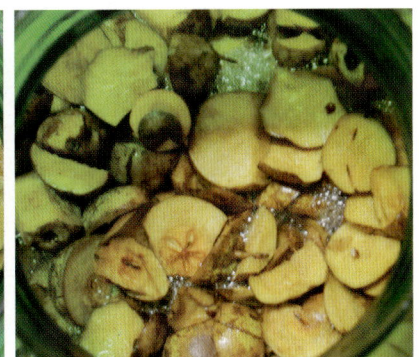
술거품이 생긴 모습.

개다래 식초 발효

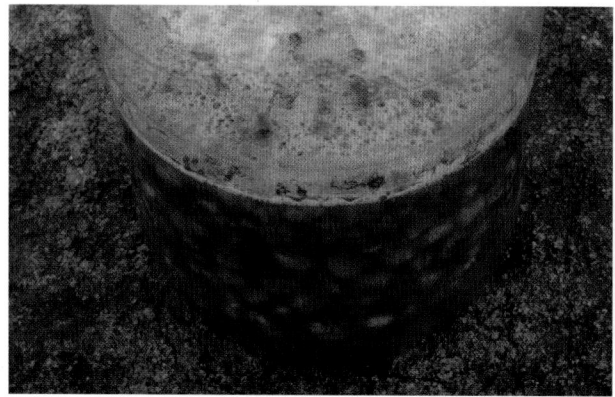

개다래 벌레혹(충영)으로 발효 중인 식초.

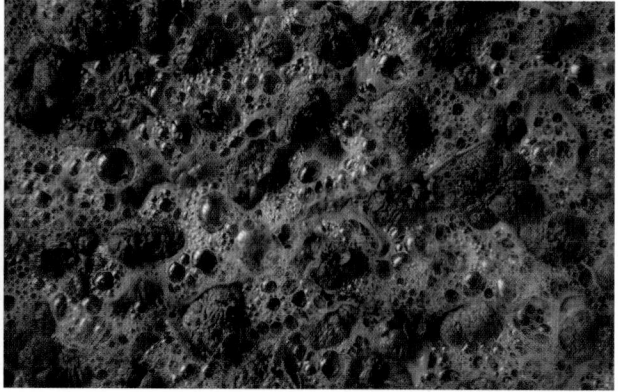

거품이 올라오는 모습.

술발효와 초산발효의 차이점

전통주는 보통 장기 보존하고 술맛이 변하는 것을 막기 위하여 높은 도수로 빚어 술발효를 시키는 경우가 많다. 그러나 초발효는 생막걸리의 6~7도 정도가 적당하다. 초발효에서 술의 도수가 높아지면 초산발효가 더뎌지고, 술의 도수가 낮아지면 초산이 적게 생겨서 실패하기 쉽다. 따라서 식초를 담글 때는 생막걸리 정도의 도수를 가진 술을 만드는 것이 좋다. 술의 도수가 높을 경우에는 생수를 타서 6~7도 정도로 낮추기도 하는데, 자칫 술의 도수가 5도 이하로 낮아지면 초산발효가 잘 되지 않으므로 차라리 식초 발효 기간이 길어지더라도 도수가 높은 것이 낫다.

생막걸리 도수의 6~7도 초산발효에 가장 알맞다.
생막걸리보다 독한 술(10도 이상) 초산발효가 더디다.
생막걸리보다 순한 술(5도 이하) 초산발효가 잘 되지 않는다.

편의상 처음부터 생막걸리를 부어 초발효를 하는 방법도 있다. 이때 약초처럼 밑재료에 당분이 적은 경우에는 초산의 먹이가 부족하므로 조청을 첨가하는 것이 좋다. 일반적으로 초산이 3~5% 정도 함유된 것을 식초라고 하는데, 우리나라에서는 초산이 4% 이상 함유된 것을 식초로 규정하고 있다. 예외적으로 감식초는 2.5% 이상이다. 따라서 감식초나 시중에 판매되는 식초와 비교하면 발효를 마친 식초의 산도를 짐작할 수 있다.

발효균과 공기와의 관계

술 발효균 산소를 싫어함 ⋯▶ 산소 차단 필요 ⋯▶ 항아리 입구 밀봉
초산 발효균 공기 중의 산소를 좋아함 ⋯▶ 산소 공급 필요 ⋯▶ 한지나 면보자기 뚜껑 사용

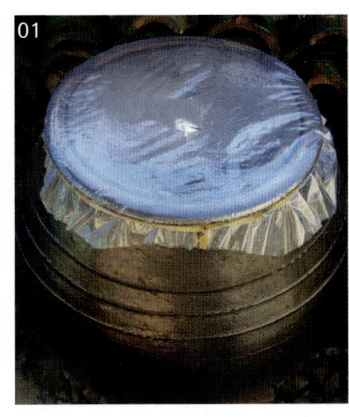 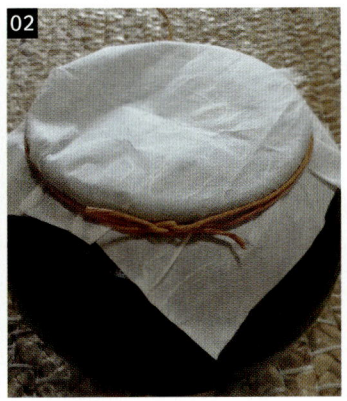 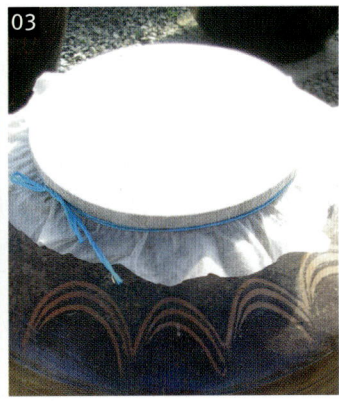

01 비닐로 밀봉한 모습(술발효).
02 한지로 밀봉한 모습(초산발효).
03 면보자기로 밀봉한 모습(초산발효).

술발효와 초산발효의 적정온도

술발효 술이 생길 때는 온도가 따듯하게 유지되는 곳이 적합하며, 최적온도 25℃ 내외. 겨울에는 담요나 솜이불로 덮는다.

초산발효 초가 생길 때는 온도가 일정한 곳이 적합하며, 최적온도 20~30℃. 10℃ 이하와 45℃ 이상에서는 초산발효가 더디다. 단, 흑초는 온도 변화가 심할수록 좋다.

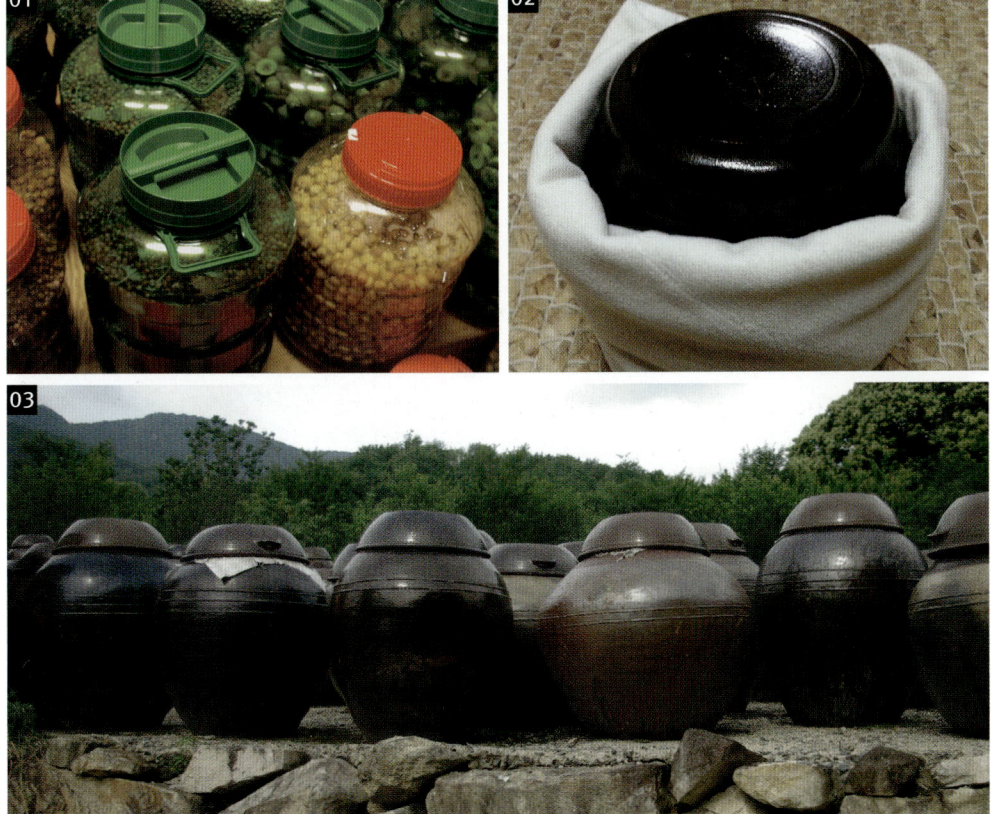

01 식초방에서 식초를 발효시키는 모습.
02 항아리를 담요로 싸둔 모습.
03 장독대에서 흑초 발효시키는 모습.

HOW TO MAKE

다양한 발효초 종류

초발효가 가능한 재료로는 곡물, 과실, 약초 등이 있다. 그 중에서도 곡물과 과실은 예로부터 오랫동안 사용해 온 전통적인 재료이며, 예전에는 이런 재료들을 사용해 전통 방식의 초발효법으로 식초를 만들었다. 우리나라에서는 조선시대에 엿이나 꿀에 물을 타서 두는 방법으로 초를 만들어 사용하였다는 기록도 남아 있다.

전통 방식의 발효초

누룩발효초 쌀, 보리, 조, 수수, 밀, 옥수수, 콩과 같이 전분을 함유한 곡물을 밑재료로 해서 누룩 등을 첨가하여 발효시키는 식초. 부재료로 도라지, 창포 등의 약초를 첨가하여 약용식초로 사용하기도 한다.

자연발효초 감, 복숭아, 으름, 매실 등과 같이 당분이나 산을 함유한 과실을 밑재료로 하여 자연발효시키는 식초.

희석발효초 천연꿀이나 엿기름으로 만든 조청을 밑재료로 하여 물을 타서 희석하여 자연발효시키는 식초.

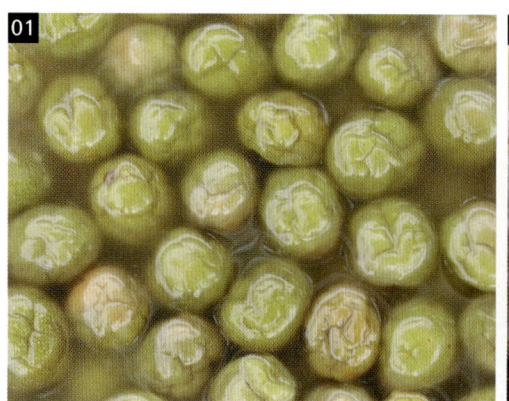 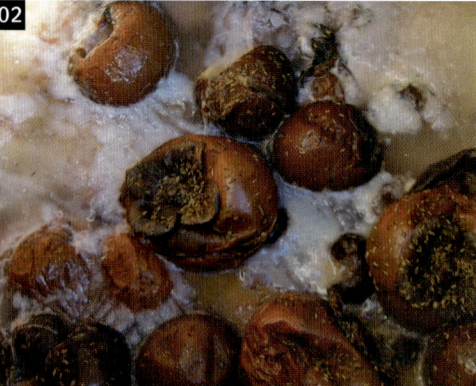

무첨가 자연발효초
01 매실 식초.
02 감식초.

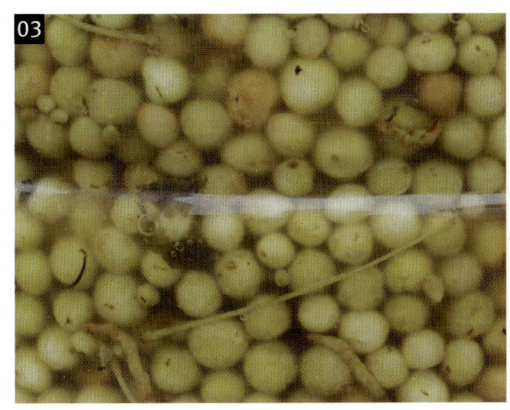
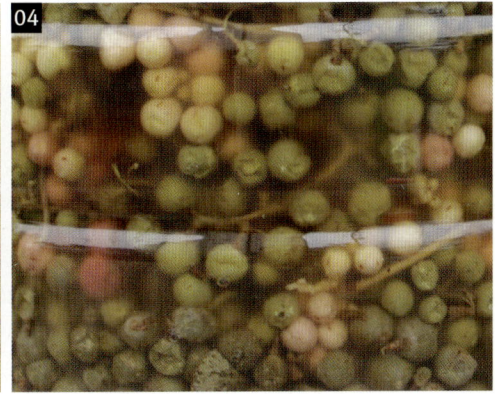

03 오미자 식초.
04 왕머루 식초.

응용해서 만드는 발효초

현대에 들어와서는 편의상 빙초산 같은 합성식초나, 주정(술의 주성분인 에틸알코올)에 초산을 넣어 속성 발효시킨 양조식초를 주로 사용해 왔다. 그러나 점차 우리 몸에 좋은 약초와 천연발효초에 대한 관심이 높아지면서 약초로 식초를 직접 담그는 사람들이 많아지고 있다.

약초는 줄기, 잎, 뿌리, 열매 등 다양한 부위를 사용할 수 있으나, 곡물이나 과실과 달리 술발효에 필요한 당분이나 전분은 적게 들어 있다. 따라서 발효를 돕기 위해 쉽게 구할 수 있는 설탕이나 엿, 생효모, 생막걸리, 발효균이 살아 있는 열처리하지 않은 씨식초 등의 부재료를 첨가하거나, 효소건지에 남아 있는 당분을 희석하여 발효시키는 방법 등이 일반적으로 많이 응용된다.

당분·생효모 발효초 쑥, 엉겅퀴, 접골목, 솔새, 천마 같은 약초의 줄기, 잎, 뿌리, 열매 등을 밑재료로 하며, 전통 방식의 전분(쌀밥이나 현미밥 등)과 누룩 대신 당분과 생효모 등을 첨가하여 발효시키는 식초.

생막걸리 발효초 약초나 과실, 채소를 밑재료로 하며, 술발효되는 과정을 생략하기 위해 생막걸리를 넣고 밑재료에 부족한 당분(설탕이나 조청) 등을 첨가하여 발효시키는 식초.

흑초(검은초) 쌀 등의 곡물을 밑재료로 하며, 장기 숙성시킬 때 변질되지 않도록 생막걸리보다 높은 도수로 술을 만들어 온도차가 심한 외부에서 최소 4계절 이상 발효시켜 거무스름하게 숙성시킨 식초. 부재료로 약초를 추가하기도 한다.

효소건지 발효초 효소발효가 끝난 뒤 걸러내고 남은 효소건지의 당분을 밑재료로 하는 식초. 생수를 첨가하여 발효시킨다.

돌배 식초

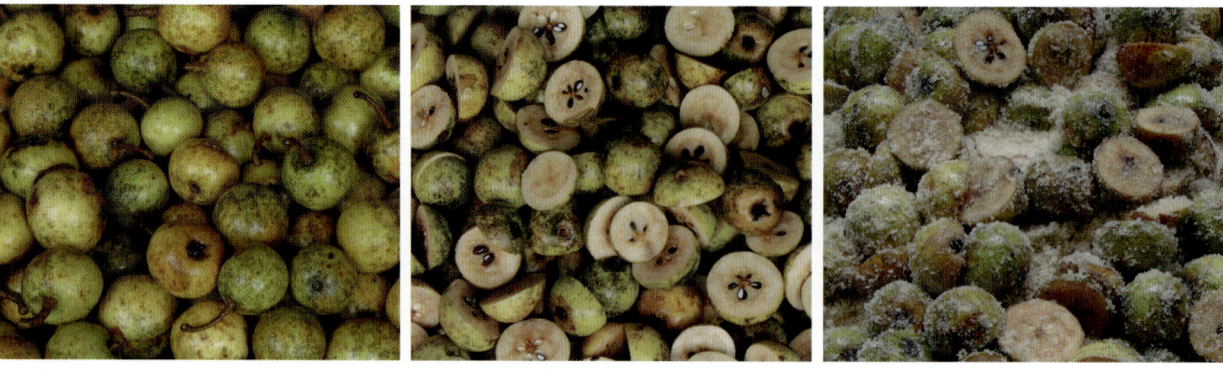

돌배를 씻어 물기를 뺀다.   적당한 크기로 자른다.   설탕에 버무린다.

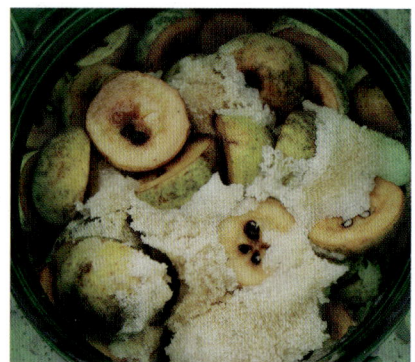 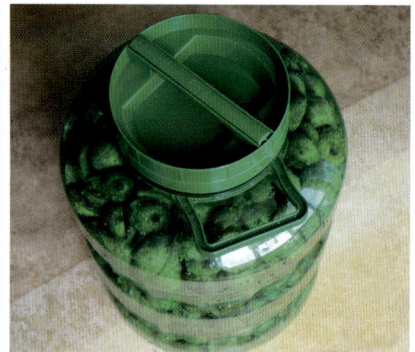

발효통에 넣고 생효모를 넣는다.   식초로 발효시킨다.

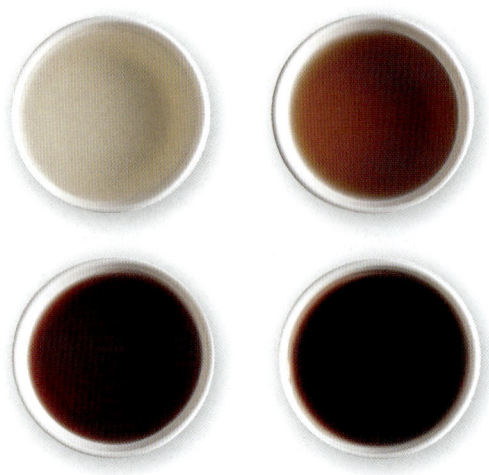

HOW TO MAKE

초발효에 필요한 재료와 도구

초발효에는 곡물, 뿌리 작물, 약초, 열매 등의 밑재료가 필요하며, 때로는 식초 발효를 돕기 위해 첨가물을 사용하기도 한다. 식초는 사용한 밑재료에 따라 맛이 달라지고 함유 성분이 식초의 약효를 결정하므로 자신에게 맞는 식초를 담가 바르게 이용하기 위하여 밑재료는 물론 첨가물의 특성까지 알아둘 필요가 있다.

초발효의 밑재료

곡물 쌀, 보리, 조, 옥수수 등 전분을 지닌 모든 곡식을 이용한다. 발효에 당분이 필요하므로 먼저 물에 불려서 찜통에 올려 고슬고슬하게 술밥으로 찌거나, 가루를 내서 죽을 쑤어 당화시켜야 한다. 쌀보다 전분이 적은 곡물은 엿기름가루 또는 엿기름물(엿기름가루를 물에 풀어 베보자기로 짜서 나온 물)을 추가하면 당화에 도움이 되고 부족한 전분도 보충할 수 있다.

뿌리 작물 감자, 고구마 등 전분을 지닌 모든 뿌리 작물을 이용한다. 발효에 당분이 필요하므로 쪄서 당화시켜야 하며, 익히지 않고 가루를 내서 사용할 경우에는 찐 술밥을 추가한다. 보통은 껍질을 벗겨서 사용하나 깨끗이 씻어서 껍질째 넣어도 된다.

일반 약초(뿌리, 잎, 줄기 등) 필요한 모든 부위을 이용한다. 발효에 필요한 당분이 부족하므로 설탕, 조청, 엿기름물 등을 추가하며, 이물질이 들어가면 부패하기 쉬우므로 깨끗이 다듬어서 사용한다.

단단한 약초(나뭇가지, 나무줄기, 나무 같은 뿌리 등) 초산발효를 거쳐 식초로 만들 수 있으나 약재의 좋은 성분이 잘 우러나게 하려면 달여서 사용하는 것이 좋다. 이물질이 들어가지 않도록 면보자기로 잘 거르고, 앙금이나 찌꺼기는 사용하지 않는다.

열매 먹을 수 있는 모든 열매를 이용하며, 보통 통째로 넣거나 썰어서 넣는다. 당분을 추가하지 않고 자연발효가 가능한 것은 잘 익은 대봉감 정도의 당도를 가진 과실이다. 그보다 달지 않은 경우에는 설탕이나 조청 등의 당분을 추가해야 한다. 당도를 재는 단위를 브릭스라 하는데, 대봉감 24브릭스, 배 12브릭스, 오이 5브릭스 정도이다. 열매를 갈아서 사용하기도 하는데, 이 경우

발효는 빨리 되지만 초의 원액이 탁해지므로 적당히 으깨거나 통째로 넣어서 발효 기간을 늘린다. 또, 열매껍질에는 발효에 필요한 효소가 들어 있어서 껍질을 벗기지 않고 사용하는 것이 바람직하다.

칡뿌리 준비

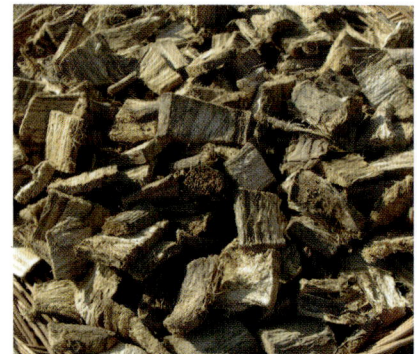 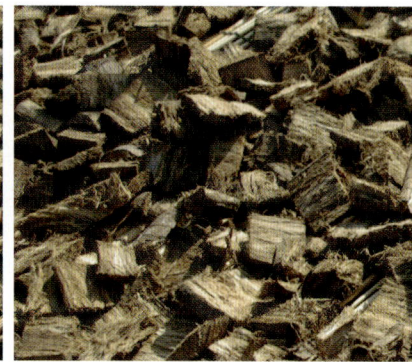 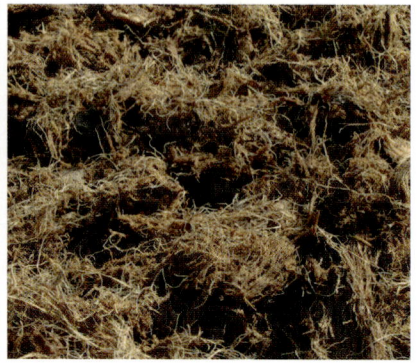

칡뿌리를 씻어서 적당한 크기로 썬다.　　　물기가 걷도록 살짝 말린다.　　　잘게 찢는다.

백작약 뿌리 준비

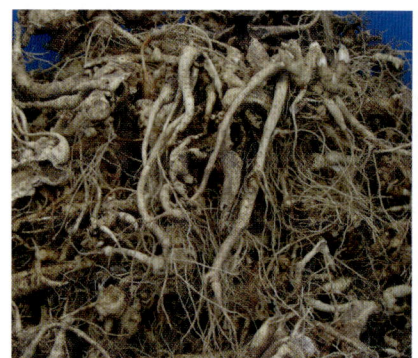 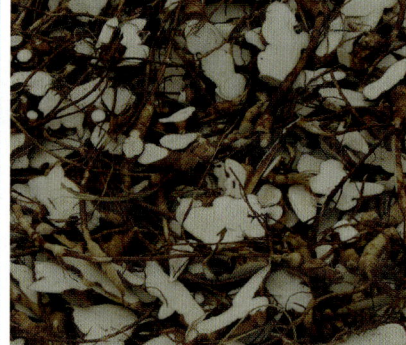 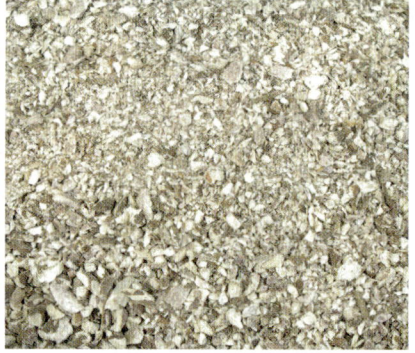

채취한 백작약 뿌리를 깨끗이 씻는다.　　　적당한 크기로 썰어 물기가 걷도록 살짝 말린다.　　　발효가 잘 되도록 가루를 낸다.

밑재료를 사용할 때는 몇 가지 주의할 점이 있다. 반드시 물기를 없애고, 이물질이나 상한 부위를 제거하며, 항아리 온도가 올라가면 부패균이 활동하므로 모든 재료를 식혀서 사용해야 한다. 또한 약초마다 약성이 다르고 먹는 사람의 건강 상태와 체질이 다르며 향미도 다르기 때문에 가능하면 1종류로 담그도록 한다. 하지만 약성이 평이하고 단맛이 있어 흔히 과실로 먹는 종류들은 섞어서 담그기도 하는데, 적당한 비율로 섞으면 향미가 좋아서 요리에 넣어 별미로 즐길 수 있다.

마가목 열매로 담근 단일식초

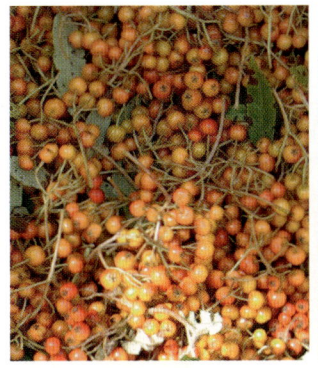
채취한 마가목 열매.

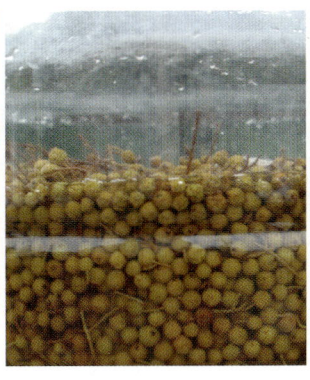
마가목 열매에 당분과 생효모를 넣어 담근 식초.

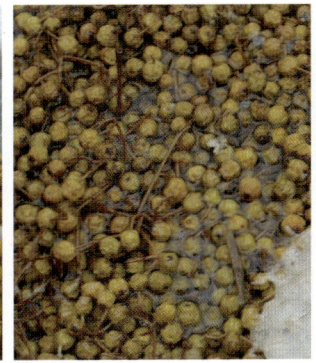
식초액이 생기는 모습.

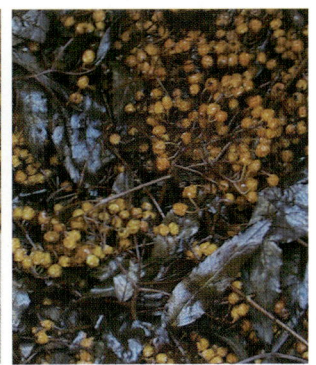
잎과 열매를 섞어 담그기도 한다.

돌배와 다래로 담근 혼합식초

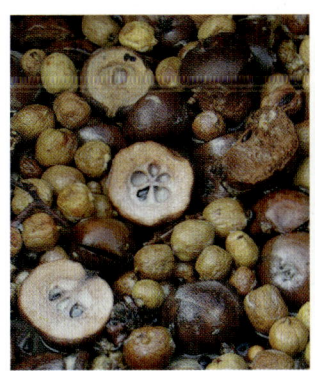
돌배는 반으로 썰고, 다래는 통째로 넣어 생막걸리로 담근다.

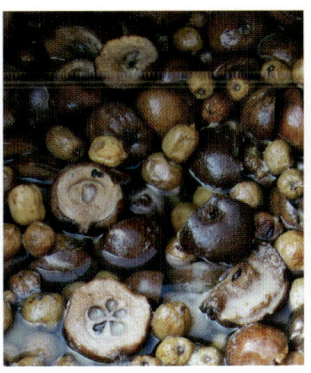
식초액이 생기는 모습.

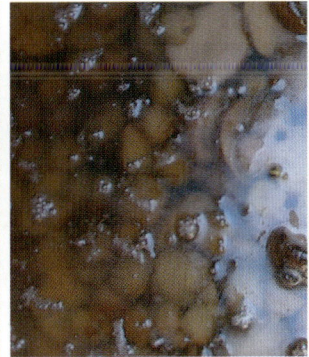
거품이 올라오는 모습.

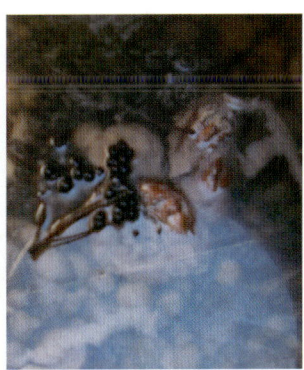
식초액이 많이 생긴 모습.

초발효를 돕는 첨가물

자연에서 얻는 재료는 껍질 등에 초발효에 필요한 효소가 들어 있지만, 대개는 감이나 포도처럼 첨가물 없이 자연발효시켜서 식초를 만들기에는 효소량이 부족한 편이다. 따라서 식초를 잘 만들기 위해 발효를 촉진시키는 첨가물을 사용하는 경우가 많은데, 반드시 적정 비율을 사용해야 원하는 식초를 얻을 수 있다.

누룩 술을 만드는 곰팡이를 곡물에 번식시킨 것으로, 전통적 방법으로 초를 빚을 때 사용하며 독특한 향이 있다. 보통 노란색을 많이 쓰며 검은색, 붉은색 누룩도 있다. 누룩을 많이 넣는다고 술이 잘 되는 것은 아니며, 오히려 누룩 냄새가 심하거나 발효가 잘 안 될 수도 있다. 발효시킬 때는 거칠게 부순 누룩을 식힌 술밥에 넣어 옷을 입히듯이 고루 섞는다. 적정 비율은 생쌀(술밥으로 찌기 전)의 10% 정도이다. 단, 흑초는 비율이 다르다.

덧술밥 술이 생길 때 덧술밥을 넣으면 발효가 잘 되고 품질도 좋아진다. 장기 발효시키는 흑초를 빚을 때 덧술밥을 넣으면 좋은데, 맨 처음에 넣는 밑술밥과 술이 생길 때 넣는 덧술밥 모두 술밥과 누룩과 물을 넣는다는 점은 동일하다. 단, 덧술밥에는 누룩을 적게 넣는다.

엿기름 누룩으로 초를 빚을 때 필요한 당분을 얻기 위해 밑재료를 당화시키는 재료이다. 술밥과 누룩을 섞을 때 함께 넣는다. 적정 비율은 생쌀(술밥으로 찌기 전)의 5% 정도.

생효모 이스트라고도 한다. 개량식으로 식초를 담글 때 재료 위에 뿌리는데, 이때 건조 효모는 물에 타서 사용한다. 누룩은 독특한 냄새가 있으므로 열매로 담글 때는 향미를 살리기 위해 생효모를 많이 사용한다. 적정 비율은 밑재료의 0.1% 정도.

설탕 밑재료에 당분이 부족할 때 넣으며, 수분이 부족한 밑재료는 식초액이 적게 나오므로 설탕물을 넣기도 한다. 설탕물은 잡균을 막기 위해 반드시 끓여서 식힌 물을 사용해 만든다. 효소액을 담글 때보다는 설탕을 적게 넣으며, 당분이 적은 것은 밑재료의 30%까지도 넣는다. 적정 비율은 밑재료의 10~30% 정도.

조청 생막걸리로 식초를 담글 때 밑재료에 부족한 당분을 보충하기 위해 사용한다. 시중에서 파는 조청은 옥수수전분으로 만들므로 쌀로 만든 조청을 사용하는 것이 좋다. 적정 비율은 밑재료의 5% 정도.

씨식초 술발효가 끝나고 초산발효에 들어갈 때 멸균되지 않은 발효식초(씨식초)를 넣으면 씨식초 안에 있는 효모가 발효를 돕는다. 필요에 따라 씨식초를 추가하면 초가 더 잘 만들어지는데 생략해도 된다. 적정 비율은 발효된 원액의 10% 정도.

물 잡균을 없애기 위해 생수를 끓여 식혀서 사용하는 것이 좋다. 밑재료에서 나오는 액과 추가하는 물의 양에 따라 식초액의 양이 결정되므로 상황에 따라 적당량을 사용한다.

첨가물을 이용한 다래 식초

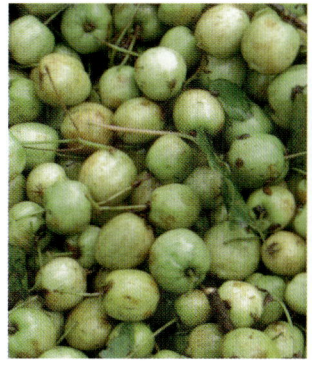 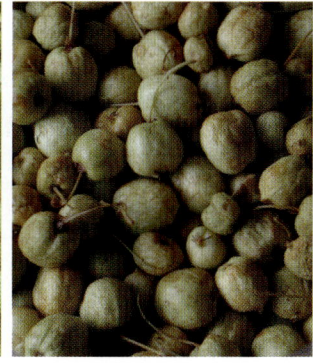 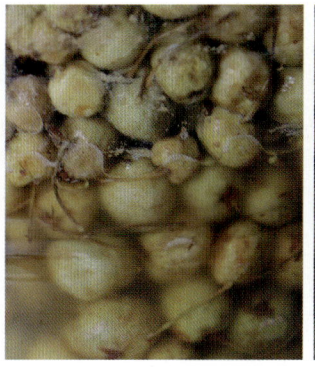 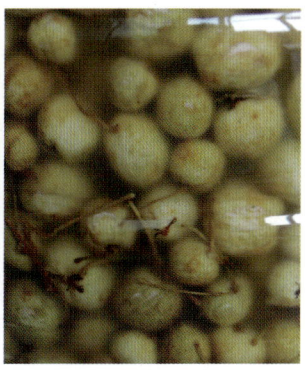

채취한 다래 열매.　　　당분과 생효모로 발효시키는 모습.　　　식초액이 생기면서 발효 중이다.　　　식초액이 많이 생겼다.

초발효에 필요한 용기와 도구

초발효는 시기에 따라 산소의 차단과 공급이 적절히 이루어져야 하므로 숨쉬는 항아리를 사용하는 것이 가장 좋다. 유리병을 사용할 경우에는 햇빛 차단에 신경 써야 한다. 또한, 술 발효균과 초산 발효균 이외의 부패균이 활동하지 않도록 모든 용기와 도구는 반드시 물기와 이물질을 제거하고 철저히 소독하여 사용해야 한다.

항아리 숨쉬는 옹기항아리를 사용하는 것이 가장 좋다. 그러나 장을 담갔던 항아리는 염분이 남아 있어 초발효를 방해하고 초맛이 나빠지므로 사용하지 않는다. 겉면에 반질반질한 유약을 바른 것은 숨을 잘 쉬지 못하므로 식촛물, 뜨거운 물, 술 등으로 깨끗이 씻거나, 짚 또는 한지에 불을 붙여 불소독을 한 뒤 햇볕에 바짝 말려서 사용한다. 발효 과정에 가스가 나와 식초액이 넘칠 수 있으므로 크기는 넉넉한 크기로 준비하고 70% 이하로 채우는 것이 좋으며, 덧술을 올릴 경우에는 그 양을 고려해서 50% 이하로 채워 넣는다.

유리병 발효 과정을 눈으로 확인할 수 있어 편리하다. 단, 햇빛이 직접 비치면 발효가 잘 안 되므로 그늘진 곳에 두거나 검은 비닐로 햇빛을 차단한다. 식초를 만들기 전, 끓는 물에 삶거나 뜨거운 물로 헹군 뒤 햇볕에 바짝 말려서 사용한다. 발효 과정에 밑재료들이 부풀어 오를 수 있으므로 유리병의 70% 이하만 채워 넣는다.

플라스틱 발효통 유리병과 마찬가지로 발효 과정을 확인하기 좋으며, 직사광선이 들지 않도록 조금 불투명한 것도 있다. 일반 플라스틱 용기는 발효 과정에 생기는 산에 부식되어 인체에 유해한 성분이 나올 수도 있으므로 발효용을 준비하고, 실내에서만 사용한다.

비닐뚜껑 술발효가 시작되면 산소를 차단해야 하므로 비닐로 뚜껑을 만들어 사용한다. 비닐을 넓게 잘라 항아리 입구를 덮고, 벌레나 이물질이 들어가지 않도록 고무줄로 단단히 묶는다. 너무 밀폐되면 발효 가스가 꽉 차서 폭발할 수도 있으므로 반드시 바늘로 가스가 빠져나갈 구멍을 몇 개 만든다. 유리병의 경우, 뚜껑을 너무 꽉 밀폐하면 터질 수 있다.

면보자기, 삼베자루 술발효가 끝나고 초가 생기기 시작하면 찌꺼기를 거르고 원액을 받아 발효시켜야 하는데, 이것을 '초앉히기'라고 한다. 밑재료를 쏟아서 거를 면보자기나 삼베자루는 가능하면 천연섬유를 이용해 넉넉한 크기로 만들어 사용한다. 항균력을 높이기 위해 쪽물을 들인 면보자기를 사용하기도 하는데 삶아서 바짝 말려 사용해야 한다. 초발효가 완성되면 숙성에 들어가기 전 식초 원액을 면보자기에 걸러 찌꺼기를 제거하는 것이 좋은데, 이때도 살균된 면보자기를 사용한다.

한지나 면보자기로 만든 뚜껑 초산발효가 시작되면 산소가 많이 공급되어야 하므로 숨을 쉬는 한지(얇은 한지는 여러 겹으로)나 면보자기로 뚜껑을 만든다. 한지를 넓게 잘라서 항아리 입구를 덮고, 벌레나 이물질이 들어가지 않도록 고무줄로 단단히 묶는다. 항아리를 사용하여 외부에서 발효시킬 때는 이물질이 들어가지 않도록 항아리 뚜껑을 살짝 얹듯이 덮어도 된다.

구리동전(10원짜리) 구리에 초산이 닿으면 초록색으로 녹이 슬기 때문에 초발효가 잘 되는지 확인하기 위해 한지나 면보자기로 만든 뚜껑 위에 올려놓는다.

젓는 막대기 초산발효가 시작되면 허연 초막이 생기기 시작하는데, 초막이 너무 두꺼우면 산소 공급이 제대로 안 되고 부패할 수 있으므로 가끔씩 항아리를 흔들어서 초막을 깨야 한다. 큰 항아리에 많은 양을 담글 경우에는 흔들기 어려우므로 가끔씩 초막을 저어 깨뜨릴 막대기가 필요하다. 독성이 없는 천연 나무로 만든 것이어야 하며, 깨끗이 소독해서 물기가 없이 말려서 사용한다.

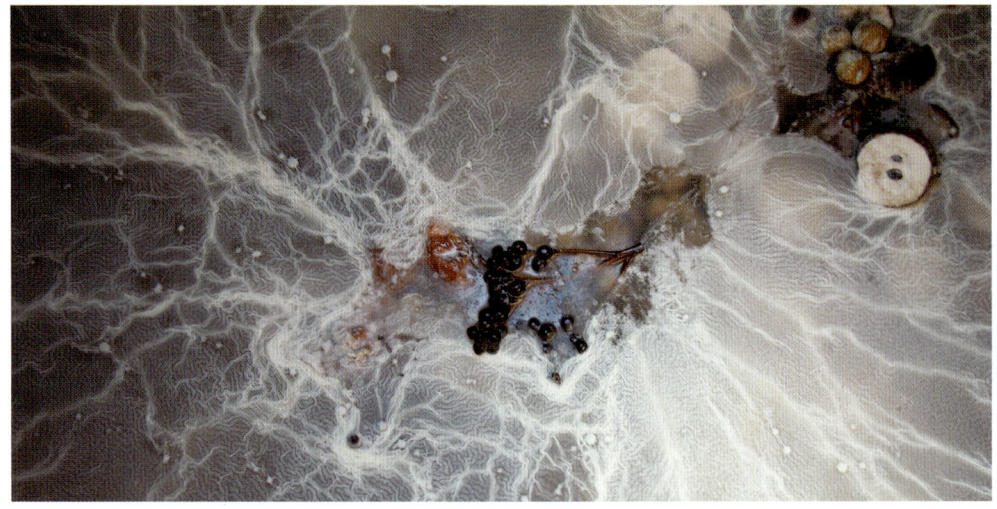

돌배와 다래로 담근 식초에 초막이 생긴 모습.

씨식초 만드는 법

열처리를 하지 않은 발효식초는 모두 씨식초로 사용할 수 있다. 준비된 씨식초가 없을 때는 인공 첨가물을 사용하지 않고 열처리하지 않은 생막걸리나 원탁(물을 섞지 않은 생막걸리 원액으로 술도가에서 구입 가능)을 이용해 씨식초를 만들 수 있다. 먼저 소독 멸균한 항아리에 생막걸리나 원탁을 넣고 한지나 면보자기로 밀봉한 뒤 실온에 두고 초막을 잘 관리하면 식초가 만들어지는데, 이것을 씨식초로 사용하면 된다. 도수가 높은 원탁은 원탁에 물을 타서 희석시킨 생막걸리보다 식초가 만들어지는 시간은 더 걸리지만 식초가 훨씬 더 잘 되는 편이다.

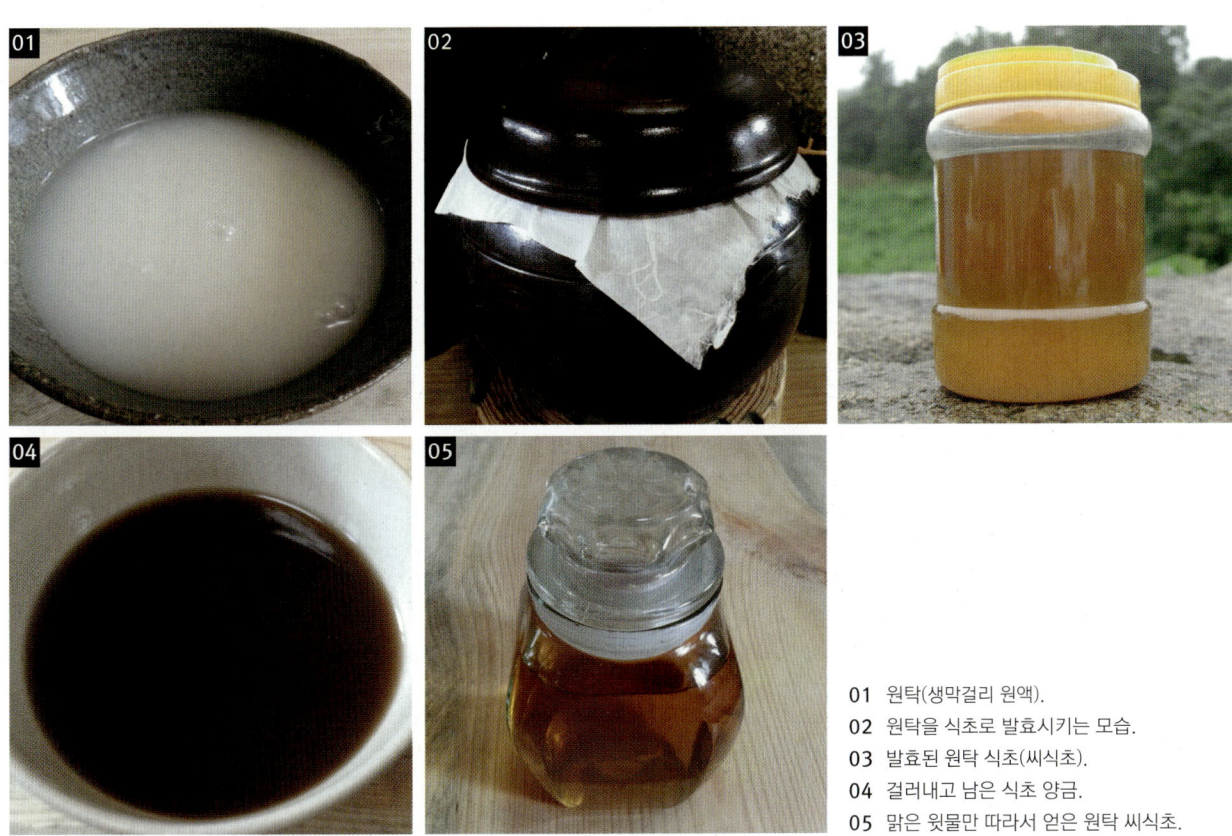

01 원탁(생막걸리 원액).
02 원탁을 식초로 발효시키는 모습.
03 발효된 원탁 식초(씨식초).
04 걸러내고 남은 식초 앙금.
05 맑은 윗물만 따라서 얻은 원탁 씨식초.

HOW TO MAKE

초발효할 때 금기 사항

___

예로부터 우리 민족은 길일을 택하여 식초를 빚었을 만큼 식초를 중히 여겼다. 매월 식초를 빚는 길일은 병일(丙日), 정일(丁日), 오일(午日) 등이며, 특히 식초를 많이 빚는 날로 양기가 가장 왕성하다는 단오(음력 5월 5일)와 견우 직녀가 만난다는 칠석(음력 7월 7일)을 꼽을 수 있다. 또, 과실은 제철에 식초를 담그고, 여름에는 주로 묵은쌀을 소비하기 위해 쌀로 초를 담갔다고도 한다. 식초를 빚을 때 금기시하는 것들도 있는데, 날물(끓이지 않은 물), 짠기, 머리카락, 여러 사람의 손(오염), 부정한 것 등이다. 초발효에서 가장 중요한 것이 온도와 공기, 부패균을 막는 것으로 우리 조상들의 지혜를 느낄 수 있다.

소금기 소금항아리, 장항아리, 김치항아리를 사용할 경우 짠기가 식초맛을 떨어뜨린다.
물기 부패균이 생겨 식초를 망칠 수 있다.
끓이지 않은 물 잡균이 들어가 부패하기 쉽다.
뜨거운 재료 항아리 온도가 높아지면 부패하기 쉽다.
햇빛 햇빛이 직접 닿으면 초산발효가 잘 일어나지 않는다.
벌레 술이나 식초 냄새를 맡은 벌레가 들끓기 쉽다.
씻지 않은 손 매번 깨끗이 소독하고 물기를 제거한다.
머리카락 등의 이물질 이물질이 들어가면 부패하기 쉽다.
플라스틱 용기 환경호르몬이 나올 수 있으므로 발효용이 아니라면 피한다.
금속용기 산 성분이 금속을 부식시키므로 사용하지 않는다.
습하고 공기가 안 통하는 곳 부패균이 활동하기 쉽다.
두꺼운 초막 초막이 생기면 초발효에 필요한 산소 공급이 안 되며, 특히 초막이 너무 두꺼우면 산패하기 쉬우므로 초막을 잘 관리해야 한다. 그래서 가끔씩 항아리를 흔들어 초막을 깨트리는데, 이때 초막을 너무 심하게 휘젓거나 하는 것은 좋지 않다.

HOW TO MAKE

약용식초의 이용법과 주의할 점

이 책에서는 식초를 담글 수 있는 다양한 약초를 소개한다. 식초의 일반적인 효능과 함께 약초 본래의 약효를 참고하여 자신에게 필요한 약초를 찾아 식초를 담가두면 약으로 먹거나 바르거나 요리에 넣는 등 다양한 방법으로 이용할 수 있다. 중의학, 한의학 등의 동양 전통의학에서는 식초를 여러 가지 병증에 중요한 약재로 처방하기도 하는데, 식초가 독을 풀어주고 붓기를 빼며 약성을 증가시키므로 약초를 개거나 반죽하여 외용약으로 붙일 때 부재료로 사용하고, 식초의 신맛이 수렴작용을 하므로 주요 법제에서 약재를 중화시키는 재료로도 이용한다.

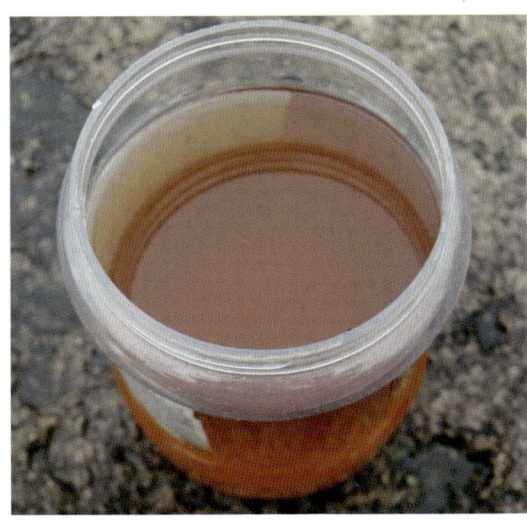

생막걸리 원탁으로 담근 씨식초 원액.

병증에 따라 약용식초를 먹는 방법

한방에서는 여러 가지 병증에 식초를 먹는 약으로 사용하는데, 병증에 따른 음용 방법은 다음과 같다.

- 피로가 심할 때 ⋯▶ 식초를 물에 타서 마신다.
- 감기에 걸렸을 때 ⋯▶ 식초를 따듯한 물에 타서 마신다.
- 혈압이 높거나 혈전증(혈액이 탁해서 혈관이 막히는 병)이 있을 때 ⋯▶ 식초를 물에 타서 마신다.
- 두통이 심하거나 현기증이 날 때 ⋯▶ 식초를 물에 타서 마신다.
- 불면증이 있을 때 ⋯▶ 식초를 물에 타서 마신다.
- 백혈병이 있을 때 ⋯▶ 식초를 물에 타서 마신다.
- 기침, 가래, 천식이 있을 때 ⋯▶ 식초를 따듯한 물에 타서 마신다.
- 목이 부어 아프거나 말하기 힘들 때 ⋯▶ 식초와 꿀을 따듯한 물에 타서 마신다.
- 황달이 왔을 때 ⋯▶ 식초를 물에 타서 마신다.
- 혈변을 볼 때 ⋯▶ 식초를 물에 타서 마신다.
- 음식을 먹고 탈이 나서 구토, 설사를 할 때 ⋯▶ 식초와 소금을 물에 타서 마신다.
- 소화가 안 될 때 ⋯▶ 식초를 물에 타서 마신다.
- 멀미할 때 ⋯▶ 식초를 물에 타서 마신다.
- 코피가 자주 날 때 ⋯▶ 식초를 물에 타서 마신다.
- 몸이 붓거나 비만일 때 ⋯▶ 식초를 물에 타서 마신다.
- 피부에 아토피가 있거나 뾰루지가 났을 때 ⋯▶ 식초를 물에 타서 마신다.

약용식초를 먹을 때 주의할 점

식초는 강한 산성을 띠고 있어서 먹을 때 다음의 음용 방법을 지켜야 한다. 또한 식초는 뼈를 무르게 하는 성질이 있으므로 골절상을 입었거나 뼈가 부실한 고령의 노인은 조심해서 사용해야 한다.

- 하루에 3큰술 정도(10㎖ 이내)를 생수에 희석해서 아침, 점심, 저녁 3회에 나누어 마신다.
- 식초 원액을 그냥 먹으면 위장과 비장이 상하므로 반드시 물에 5~10배 이상 희석하여 식후에 마시는 것이 좋다.
- 신맛이나 약초 특유의 향미가 익숙하지 않으면 벌꿀이나 우유, 유산균 제품에 섞어 먹는 방법도 괜찮다.
- 한꺼번에 너무 많이 먹으면 치아가 상하므로 하루 4큰술 미만을 희석하여 아침, 점심, 저녁 3회에 나누어 먹는다.
- 골절상인 경우, 고령의 노인은 몸 상태를 고려하여 소량만 먹거나 먹지 않는다. 또, 먹고 난 다음에는 입안에 산성 성분이 남지 않도록 맹물로 입안을 헹군다.

병증에 따라 약용식초를 외용약으로 이용하는 방법

식초는 살균, 소염, 수렴 작용을 하기 때문에 한방에서 다음과 같이 외용약으로도 사용한다.
- 혈액순환이 안 되고 붓기가 있을 때 ⋯▶ 식초를 물에 타서 바른다.
- 찬바람을 맞아 몸살감기에 걸렸을 때 ⋯▶ 식초를 물에 타서 아픈 곳에 바르고 여러 번 문지른다.
- 안면신경염으로 눈이나 입술 주위에 마비가 왔을 때 ⋯▶ 식초를 물에 타서 바른다.
- 관절이 삐어서 아프거나 멍들었을 때 ⋯▶ 밀가루를 식초로 반죽해서 한지에 발라 붙인다.
- 오래 걸어서 발이 아프고 피곤할 때 ⋯▶ 식초를 따듯한 물에 타서 족욕을 한다.
- 두통이 심할 때 ⋯▶ 식초를 따듯한 물에 타서 수건을 적신 뒤 이마에 올린다.
- 약한 화상으로 화끈거릴 때 ⋯▶ 식초를 탄 물에 한지를 적셔서 붙인다.
- 동상에 걸렸을 때 ⋯▶ 식초를 탄 물에 하루 3번 씻는다.
- 급성 유선염 ⋯▶ 식초를 따듯한 물에 타서 씻는다.
- 벌에 쏘인 데, 피부 가려움, 신경성 피부염 ⋯▶ 식초를 몇 방울 찍어 바른다.
- 목이 뻣뻣할 때 ⋯▶ 수건을 따듯한 식초로 적셔서 아픈 곳을 찜질한다.
- 발에 쥐가 나거나 경련이 있을 때 ⋯▶ 수건을 따듯한 식초로 적셔서 경련이 멈출 때까지 올려둔다.
- 겨드랑이 냄새 ⋯▶ 식초를 탄 물로 씻고 맑은 물로 깨끗이 헹군다.
- 치아가 아플 때 ⋯▶ 식초를 탄 물로 입안을 헹군다.
- 습진, 피부염, 종기, 피부 가려움증, 벌레 물린 데 ⋯▶ 식초를 탄 물로 씻는다.
- 얼굴의 주름, 주근깨, 기미, 거친 피부 ⋯▶ 세숫물에 식초를 타서 씻고 맑은 물로 깨끗이 헹군다.
- 비듬이 있을 때 ⋯▶ 식초와 물을 두피에 뿌리고 문지른 뒤 맑은 물로 헹군다.
- 머리카락이 거칠 때 ⋯▶ 따듯한 물에 식초를 섞어 바른 뒤 맑은물로 헹군다.

약용식초를 외용약으로 사용할 때 주의할 점

식초를 외용약으로 사용할 경우 피부가 예민해서 따갑거나 알러지가 있는 사람, 피부에 물집이 있거나 상처가 있는 사람은 오히려 악화될 수 있으므로 주의한다.
- 원액을 사용하면 피부에 자극이 될 수 있으므로 반드시 물에 희석하여 사용한다.
- 야외에서 급하게 응급약으로 사용할 때는 원액을 몇 방울 찍어 바르는 정도로 한다.
- 사용 중 피부가 붉어지거나 따가우면 빨리 맑은 물로 씻어낸다.
- 피부가 예민하거나 알러지가 있는 사람은 외용약으로 사용하지 않는다.

약용식초를 요리에 이용하는 방법

식초는 개운한 맛과 독특한 향미가 있어 무침, 초장, 겉절이 등에 넣으면 맛과 건강을 함께 지킬 수 있다. 게다가 살균 효과가 높아서 음식이 상하기 쉬운 여름철에 식초를 넣어 요리하면 식중독 예방에도 좋다.

특히 식용 가능한 열매로 담근 식초는 특유의 깊고 그윽한 맛은 물론 향도 좋아서 요리의 품격을 높여주는데, 요리에 이용하면 좋은 약용식초로는 신맛이 강한 오미자나 다래, 머루 등으로 담근 식초를 들 수 있다. 단, 직접 담근 식초는 시중에서 파는 식초보다 맛과 향은 그윽하지만 산도가 낮을 수 있으므로 분량을 적절히 조절하여 사용해야 한다. 쓴맛이 나는 약초로 담근 식초는 요리에 적합하지 않으므로 약용으로 사용하는 것이 좋다.

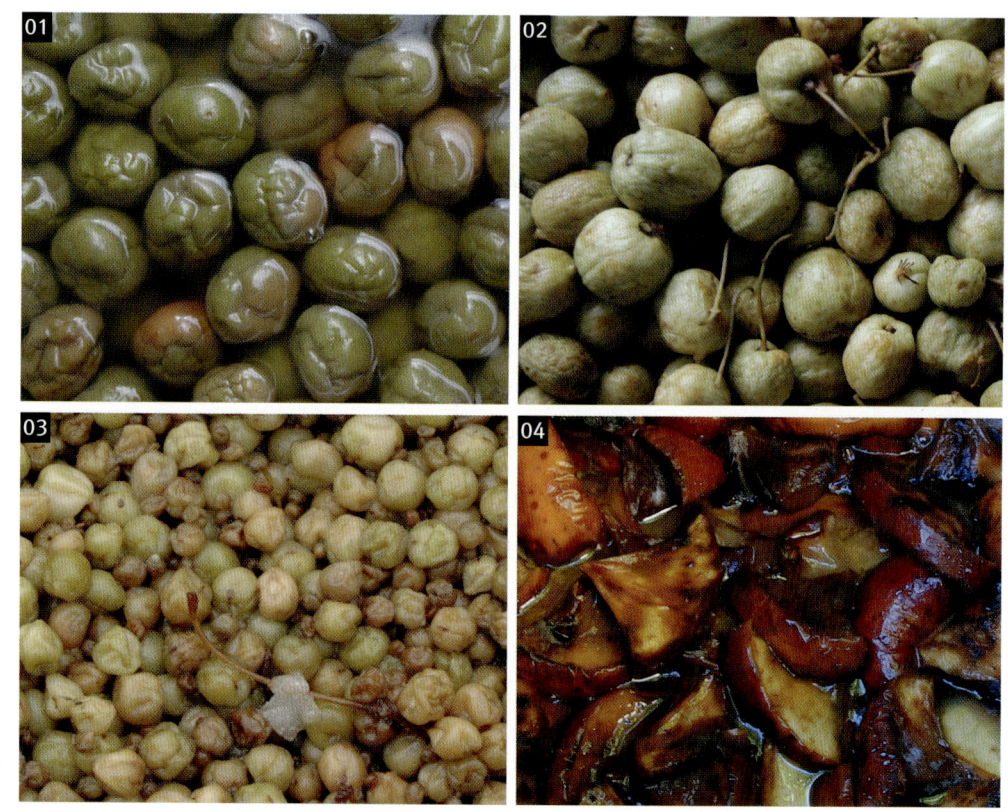

열매식초
01 매실로 담근 식초.
02 다래로 담근 식초.
03 오미자로 담근 식초.
04 사과로 담근 식초.

그 밖에 식초를 거르고 나면 침전물이 남는데, 이것을 물에 풀어서 과일이나 채소를 씻을 때 천연세정제로 사용하기도 한다.

HOW TO MAKE

식초 발효법

식초를 담그는 방법은 무첨가 자연발효 시키기, 누룩으로 발효시키기, 누룩과 엿기름으로 발효시키기, 누룩으로 흑초 발효시키기, 생막걸리로 발효시키기, 당분으로 발효시키기 등 모두 6가지이다. 각각의 약초에 나와 있는 식초발효법은 하나의 예이며, 배합비율과 핵심내용, 발효와 먹는 방법 등을 간단하게 요점만 정리해두었다. 식초를 담글 때는 반드시 다음의 자세한 발효 과정과 방법을 꼼꼼히 확인해야 하며, 다음의 방법들을 참고하여 예로 든 방법 이외에 다양한 방법으로 식초를 담글 수 있다.

무첨가 자연발효 시키기

발효 원리와 핵심
→ 대봉감 정도의 당도나 포도 정도의 산을 가진 열매를 발효시키는 방법으로, 열매 자체가 가진 당분이나 산, 효모가 초산균의 증식을 도와 식초가 되는 원리이다. 대표적으로 감식초를 들 수 있으며, 열매 특유의 향미가 있어 요리에 많이 사용한다.
→ 당도가 떨어질 경우 설탕을 조금 추가하며, 열매 자체에 수분이 적을 경우에는 반드시 끓여서 식힌 물로 설탕물을 만들어 추가해도 된다.

배합비율
→ 열매 자체에 당분 또는 산, 효모가 들어 있으므로 아무것도 넣지 않아도 된다.
→ 설탕물을 추가할 경우 20%(물 100 : 설탕 20) 농도가 적당하다(생략 가능).
→ 초발효가 잘 되도록 생효모나 막걸리를 추가할 경우에는 열매 100 : 생효모 0.1(또는 막걸리 10)의 비율로 한다(생략 가능). 이때 열매 특유의 향미를 살리기 위해 누룩은 사용하지 않는다.

초앉히기와 발효 숙성
→ 열매를 항아리에 70% 정도 앉힌다. 설탕, 생효모, 막걸리 등을 추가할 경우에는 열매를 항아리에 넣고 위에 뿌린다.

→ 열매는 완전히 익었을 때가 가장 좋으며, 열매껍질에 발효를 돕는 효모가 많으므로 껍질째 담근다.

→ 이물질이나 상한 부분이 있으면 부패하기 쉬우므로 꼭지와 상처 부분을 완전히 제거하고 물기도 완전히 없앤다. 발효가 빨리 되도록 열매를 으깨서 넣기도 하는데, 식초 원액이 탁해지므로 큼직하게 잘라서 넣거나 적당한 크기로 으깨서 넣는 것이 좋다.

→ 술발효와 초산발효가 차례로 이루어지므로 항아리 입구는 공기가 잘 통하는 한지나 면보자기로 밀봉하고, 항아리 뚜껑을 살짝 덮어서 이물질이나 벌레가 들어가지 않게 한다.

→ 공기가 잘 통하고 온도가 일정한 곳에서 발효시키는데, 기간은 대략 50~100일 정도 걸린다.

→ 초가 생기면 항아리에 초막이 넓게 퍼지는데, 초막이 두꺼우면 산소 공급이 차단되어 부패하기 쉬우므로 가끔씩 항아리를 흔들어 초막을 깨트린다.

→ 초막이 엷어지고 원액 색깔이 맑아지면 완성된 것이므로 윗물을 따라서 면보자기나 삼베에 찌꺼기를 걸러내고 식초액을 받는다.

누룩으로 발효시키기

발효 원리와 핵심

→ 전통적인 방식으로 술밥이 누룩의 먹이가 되고 초산균의 증식을 도와 식초가 되는 원리이다.

→ 누룩의 양은 술밥으로 찌기 전의 생쌀 10% 정도가 적당하다. 너무 많이 넣으면 누룩 냄새가 심해서 식초맛이 떨어진다.

→ 물이 적게 들어가면 술의 도수가 높아져서 초산발효가 더뎌질 수 있으므로 정량을 사용한다.

배합비율

→ 기본발효는 약초 달인 물(식힌 것) 300 : 쌀 또는 현미 100 : 누룩(거칠게 부순 것) 10으로 한다. 또는, 약초를 으깨거나 잘게 자른 것 10 : 물(끓여서 식힌 것) 200 : 쌀 또는 현미 100 : 누룩(거칠게 부순 것) 10의 비율로 한다.

→ 초앉히기를 할 때 필요시 원액 100 : 씨식초 10의 비율로 씨식초를 넣으면 초발효가 더 잘 된다(생략 가능).

→ 술 거르기용 물(술지게미를 짜서 거를 때 사용하는 물)은 원액과 같은 양이 적당하다.

기본발효

→ 물에 불린 쌀이나 현미로 술밥을 쪄서 차게 식힌 뒤 누룩을 섞고, 약초 달인 물을 식혀 부은 다음 걸쭉하게 치대서 항아리에 70% 정도 앉힌다. 약초를 으깨서 넣을 때는 끓여서 식힌 물을 사용한다.

→ 술이 만들어질 때는 산소를 차단해야 하므로 항아리 입구를 비닐로 밀봉하는데, 가스가 배출될 수 있도록 바늘로 구멍을 몇 개 낸다. 술발효가 될 때는 온도를 따뜻하게 유지해야 하므로 겨울에 담요나 이불로 항아리를 싸두는 것이 좋다.

→ 따뜻한 곳에서 발효시키며, 기간은 대략 10일 정도 걸린다. 더운 여름에는 기간이 단축되고, 겨울에는 길어질 수 있다. 한겨

울에는 담요나 이불로 보온하는 것도 좋다.
→ 뽀글뽀글 술 끓는 소리가 더 이상 나지 않으면 본격적인 초발효를 위해 삼베자루나 면보자기에 붓고 물(끓여서 식힌 것)을 조금씩 부어가며 원액을 짜내고, 이렇게 찌꺼기를 여러 번 걸러낸다.

초앉히기와 발효 숙성
→ 짠 원액을 항아리에 앉힌다. 이때 발효를 돕기 위해 열처리하지 않은 천연 씨식초를 섞기도 하는데, 발효가 잘 되고 있으면 생략해도 된다.
→ 초가 만들어질 때는 산소 공급이 중요하므로 항아리 입구를 한지나 면보자기로 밀봉한다.
→ 공기가 잘 통하고 온도가 일정한 곳에서 발효시킨다. 발효 기간은 대략 40~50일 정도이나, 원액이 막걸리 도수보다 높을 경우에는 발효 기간이 길어진다. 조금 독성이 있는 약초로 담글 경우, 독성이 중화되도록 발효 기간을 늘린다.
→ 초막이 생기기 시작하면 초가 되고 있는 것이므로 산소가 잘 공급되도록 가끔씩 항아리를 흔들어서 초막을 깨트린다.
→ 초막이 엷어지고 원액 색깔이 맑아지면 완성된 것이므로 윗물을 따라서 면보자기나 삼베에 찌꺼기를 거르고 식초액을 받는다.

누룩과 엿기름으로 발효시키기

발효 원리와 핵심
→ 누룩에 엿기름을 추가하여 당화를 돕고, 밑재료의 쓴맛을 줄이는 방법이다. 엿기름이 술밥을 잘 삭히고 누룩의 먹이가 되며, 초산균의 증식을 도와 식초가 되는 원리이다.
→ 누룩의 양은 술밥으로 찌기 전의 생쌀 10% 정도가 적당하다. 너무 많이 넣으면 누룩 냄새가 심해서 식초맛이 떨어진다.
→ 엿기름 양은 누룩의 절반 정도가 적당한데, 약초에 쓴맛이 강할 때는 조금 더 넣어도 된다. 엿기름가루 대신 엿기름물(엿기름가루를 물에 풀어 면보자기로 거른 것)을 만들어 넣어도 된다.
→ 물이 적게 들어가면 술의 도수가 높아져서 초산발효가 더뎌질 수 있으므로 정량을 사용한다.

배합비율
→ 기본발효는 약초 달인 물(식힌 것) 300 : 쌀 또는 현미 100 : 누룩(거칠게 부순 것) 10 : 엿기름 5의 비율로 한다. 약초를 으깨거나 잘라서 넣을 경우에는 끓여서 식힌 물을 사용한다.
→ 초앉히기를 할 때 필요시 원액 100 : 씨식초 10의 비율로 씨식초를 넣으면 초발효가 더 잘 된다(생략 가능).
→ 술 거르기용 물은 원액과 같은 양이 적당하다.

기본발효

→ 물에 불린 쌀이나 현미로 술밥을 쪄서 차게 식힌 뒤 누룩과 엿기름을 섞고, 약초 달인 물을 식혀 부은 다음 걸쭉하게 치대서 항아리에 70% 정도 앉힌다. 약초를 으깨서 넣을 때는 끓여서 식힌 물을 사용한다.

→ 술이 만들어질 때는 산소를 차단해야 하므로 항아리 입구를 비닐로 밀봉하고, 가스가 배출되도록 바늘로 구멍을 몇 개 낸다. 술발효가 될 때는 온도를 따뜻하게 유지해야 하므로 겨울에 담요나 이불로 항아리를 싸둔다.

→ 따뜻한 곳에서 발효시킨다. 기간은 대략 10일 정도 걸리는데, 더운 여름에는 기간이 단축되고 겨울에는 길어질 수 있다. 한겨울에는 담요나 이불로 보온하는 것도 좋다.

→ 뽀글뽀글 술 끓는 소리가 더 이상 나지 않으면 본격적인 초산발효를 위해 삼베자루나 면보자기에 붓고 물(끓여서 식힌 것)을 조금씩 부어가며 원액을 짜고 찌꺼기를 걸러낸다.

초앉히기와 발효 숙성

→ 짠 원액을 항아리에 앉힌다. 이때 발효를 돕기 위해 열처리하지 않은 천연 씨식초를 섞어 넣기도 하는데, 발효가 잘 되고 있으면 생략해도 된다.

→ 초가 만들어질 때는 산소 공급이 중요하므로 항아리 입구를 한지나 면보자기로 밀봉한다.

→ 공기가 잘 통하고 온도가 일정한 곳에서 발효시키며, 발효 기간은 대략 40~50일 정도 걸린다. 단, 조금 독성이 있는 약초로 담글 때는 독성이 중화되도록 발효 기간을 늘린다.

→ 초막이 생기기 시작하면 초가 되고 있는 것이므로 산소 공급이 잘 되도록 가끔씩 항아리를 흔들어서 초막을 깨트린다.

→ 초막이 엷어지고 원액 색깔이 맑아지면 완성된 것이므로 윗물을 따라서 삼베에 찌꺼기를 걸러내고 식초액을 받는다.

누룩으로 흑초 발효시키기

발효 원리와 핵심

→ 누룩을 많이 넣어 술이 빨리 생기게 하고, 덧술밥을 올려 장기간 발효시키려면 6~7도의 생막걸리보다 높은 도수의 독한 술로 발효시켜 온도차가 심한 외부에서 4계절 이상 장기간 숙성시킨다. 술밥의 당분이 누룩의 먹이가 되어 술이 생기고, 초산균의 증식을 도와 식초가 되며, 거친 외부 환경에서 숙성되어 흑초가 되는 원리이다.

→ 덧술밥을 올리면 술발효가 더 잘 되는데, 덧술밥은 밑술밥을 올리고 7일 정도 후에 올린다. 분량은 밑술밥의 1~4배 정도가 적당하다.

배합비율

→ 기본발효는 밑술밥을 약초 달인 물(식힌 것) 100 : 쌀 또는 현미 50 : 누룩(거칠게 부순 것) 50의 비율로 한다. 덧술밥은 약초

달인 물(식힌 것) 200 : 쌀 또는 현미 100 : 누룩(거칠게 부순 것) 25의 비율로 한다.

→ 술 거르기용 물은 원액과 같은 양이 적당하다.

기본발효

→ 항아리는 밑술밥, 덧술밥이 모두 들어가고 남을 만큼 큼직한 것으로 준비한다. 외부에서 발효시키기 때문에 기온차에 따라 술지게미가 부패될 수 있으므로 항아리에 깨끗한 대나무와 면보자기를 깔고 술밥을 넣는다.

→ 쌀이나 현미로 술밥을 쪄서 차게 식힌 뒤 누룩을 섞고, 약초 달인 물을 부어 걸쭉하게 치대서 항아리에 앉힌다. 약초 으깬 것을 넣을 때는 끓여서 식힌 물을 사용한다.

→ 기본발효는 술이 만들어지는 과정이다. 술 발효균이 산소를 싫어하므로 항아리 입구를 비닐로 밀봉하고, 가스가 배출되도록 바늘로 구멍을 몇 개 낸다.

→ 항아리 뚜껑을 덮고 따듯한 곳에서 발효시킨다. 기간은 대략 7일 정도 걸리는데, 더운 여름에는 기간이 단축되고 겨울에는 길어질 수 있다. 한겨울에는 담요나 이불로 보온하는 것도 좋다.

→ 밑술밥이 한창 끓어오르면 덧술밥을 밑술에 섞어준다. 술과 초의 중간 단계가 되면 산소 공급이 잘 되어야 하므로 면보자기나 한지로 항아리 입구를 밀봉하고 뚜껑을 살짝 덮는다. 발효 기간은 100일 정도 걸린다.

→ 초막이 생기기 시작하면 초가 되고 있는 것이므로 산소가 잘 공급되도록 가끔씩 항아리를 흔들어서 초막을 깨트린다.

→ 뽀글뽀글 술 끓는 소리가 더 이상 나지 않으면 본격적인 초발효를 위해 삼베자루나 면보자기에 붓고 물(끓여서 식힌 것)을 조금씩 부어가며 원액을 짜고 찌꺼기는 걸러낸다.

초앉히기와 발효 숙성

→ 짠 원액을 항아리에 앉히고, 장독대 등 외부에서 4계절 이상 숙성시킨다. 일반 식초는 상온에서 100일 정도 숙성시키면 되지만, 흑초는 1년 이상 숙성시켜야 한다.

→ 외부에서 숙성시키므로 초가 휘발되어 산도가 떨어지지 않도록 입구를 비닐로 막고, 공기가 통하도록 숨구멍을 큼직하게 낸 뒤 빗물이나 벌레가 들어가지 않도록 항아리 뚜껑을 살짝 덮는다.

→ 초막이 생길 때마다 산소 공급이 잘 되도록 가끔씩 소독된 막대기로 젓거나 항아리를 흔들어 초막을 깨트린다.

→ 초막이 옅어지고 원액 색깔이 짙어지면 완성된 것이므로 윗물을 따라 찌꺼기를 삼베에 거르고 식초액을 받는다.

생막걸리로 발효시키기

발효 원리와 핵심

→ 생막걸리를 사용하여 술발효 과정을 단축시키는 방법으로, 발효를 돕기 위해 당분(조청이나 엿기름)을 첨가물로 넣는다. 생막

걸리가 초산균의 먹이가 되고, 조청이나 엿기름이 초산균의 증식을 도와 식초가 되는 원리이다.
→ 나무처럼 단단한 경우가 아니면 어떤 약초나 사용할 수 있고, 생막걸리 도수로 일정하게 유지할 수 있기 때문에 균일한 품질의 식초를 만들 수 있다.

배합비율
→ 기본발효는 약초 100 : 생막걸리(멸균되지 않은 것) 100 : 조청 또는 엿기름가루 5의 비율로 한다.
→ 초앉히기를 할 때 필요시 원액 100 : 씨식초 10의 비율로 씨식초를 넣으면 초발효가 더 잘 된다(생략 가능).

기본발효
→ 넉넉한 크기의 항아리를 준비하여 약초를 70% 이하만 채워 넣고, 생막걸리를 밑재료가 잠길 만큼 붓는다. 이때 반드시 효모가 살아 있는 멸균되지 않은 생막걸리를 사용해야 한다.
→ 조청이나 엿기름가루를 생막걸리에 섞는데, 쓴맛이 나는 약초는 조청이나 엿기름 양을 늘린다.
→ 술발효를 생략하고 바로 초산발효에 들어가므로 초산균이 좋아하는 산소가 잘 공급되도록 항아리 입구를 한지나 면보자기로 밀봉하고 따뜻한 곳에서 발효시킨다. 발효 기간은 대략 30~50일 정도이다.
→ 초막이 생기기 시작하면 초가 되고 있는 것이므로 산소가 잘 공급되도록 가끔씩 항아리를 흔들어 초막을 깨트린다.
→ 시큼한 초냄새가 나면 본격적인 초산발효를 위해 윗물을 따라 면보자기나 삼베에 찌꺼기를 거른다.

초앉히기와 발효 숙성
→ 거른 원액을 항아리에 앉힌다. 이때 발효를 돕기 위해 열처리하지 않은 천연 씨식초를 섞어주기도 하는데, 발효가 잘 되고 있으면 생략해도 된다.
→ 초산발효에는 산소 공급이 중요하므로 면보자기나 한지로 항아리 입구를 밀봉한다.
→ 공기가 잘 통하고 온도가 일정한 곳에서 발효시킨다. 기간은 대략 3~6개월 정도 걸리는데, 조금 독성이 있는 약초는 중화되도록 좀 더 오래 발효시키는 것이 좋다.
→ 초막이 생길 때마다 산소 공급이 잘 되도록 항아리를 흔들어 초막을 깨트린다.
→ 초막이 옅어지고 원액 색깔이 짙어지면 완성된 것이므로 윗물을 따라 찌꺼기를 면보자기나 삼베에 거르고 식초액을 받는다.

당분으로 발효시키기

발효 원리와 핵심
→ 기본 당분으로 설탕을 이용하는 방법으로 발효를 돕는 누룩이나 효모를 첨가물로 넣는다. 설탕이 누룩이나 효모의 먹이가

되고, 초산균의 증식을 도와 식초가 되는 원리이다.
→ 물기가 적은 약초는 식초액이 적게 나오므로 설탕물을 적당량 추가하는 것이 좋다.
→ 누룩은 독특한 향이 있으므로 열매로 담글 때는 원래의 향미를 살리기 위해 효모를 사용하는 것이 좋다. 열매식초는 요리에 신맛을 낼 때 사용하면 그윽한 맛을 즐길 수 있다.

배합비율
→ 기본발효용은 약초 100 : 설탕 10~30(당도가 낮은 약초는 10, 당도가 높은 약초는 30) : 생효모 0.1(또는 누룩 5) : 설탕물(20% 농도) 적당량의 비율로 한다.
→ 초가 생기면 면보자기에 찌꺼기를 거르고 식초액을 받아 초앉히기를 하는데, 이때 걸러낸 식초 원액 100 : 씨식초 또는 생막걸리 10의 비율로 씨식초나 생막걸리를 넣으면 초가 잘 된다. 초가 잘 되고 있으면 씨식초나 생막걸리는 생략해도 된다.

기본발효
→ 넉넉한 크기의 항아리를 준비한 다음 약초를 설탕에 버무려 항아리에 70% 정도 채워 넣고, 필요하면 설탕물을 붓는다. 이때 설탕을 모두 사용하지 말고 윗부분을 덮을 만큼은 남겨둔다.
→ 위에 발효를 도울 생효모나 누룩(거칠게 으깬 것)을 뿌리고 남겨둔 설탕을 뿌려 덮는다.
→ 기본발효는 술이 만들어지는 과정이다. 술 발효균이 산소를 싫어하므로 입구를 비닐로 밀봉하고, 가스가 배출되도록 바늘로 구멍을 몇 개 낸다.
→ 따뜻한 곳에서 술이 될 때까지 발효시킨다. 발효 기간은 약초에 따라 다른데 대략 40~50일 정도이다.
→ 술발효 다음에는 초산발효로 이어져 술과 초의 중간 단계가 된다. 이때 항아리에 초막이 넓게 퍼지게 되는데, 초막이 두꺼우면 산소 공급이 안 되어 부패하기 쉬우므로 가끔씩 항아리를 흔들어 초막을 깨트린다.
→ 시큼한 초냄새가 나면 초가 많이 생긴 것이므로 본격적인 초발효를 위해 윗물을 따라 면보자기나 삼베에 찌꺼기를 거른다.

초앉히기와 발효 숙성
→ 거른 원액을 항아리에 앉히는데, 이것을 '초앉히기'라 한다. 이때 열처리하지 않은 천연 씨식초를 섞으면 발효가 잘 되는데, 초발효가 잘 되고 있으면 생략해도 된다.
→ 초산발효에는 산소 공급이 중요하므로 면보자기나 한지로 항아리 입구를 밀봉하고, 온도가 일정한 장소에서 발효시킨다. 발효 기간은 대략 2~6개월 정도이며, 조금 독성이 있는 약초는 중화되도록 좀 더 오래 발효시킨다.
→ 초막이 생길 때마다 산소 공급이 잘 되도록 가끔씩 항아리를 흔들어 초막을 깨트린다.
→ 초막이 옅어지고 원액이 맑아지면 초가 완성된 것이므로 윗물을 따라 면보자기나 삼베에 찌꺼기를 거른다.

간은 인체의 화학공장으로 탄수화물과 단백질과 지방 같은 여러 영양분의 물질대사, 호르몬 대사, 해독과 살균 및 면역, 쓸개즙 생성과 배설 등을 담당하며, 관련 질병으로 간염, 간경변, 지방간 등이 있다. 쓸개는 간에서 생성된 쓸개즙을 농축하고 저장하는 일을 하며, 관련 질병으로 담석증이 있다.

간
쓸개에
작용하는 **약초**

뽕나무 종류 간에 작용

001 - 004

같은 약재
뽕나무(오디)
산뽕나무
돌뽕나무

별개 약재
꾸지뽕나무

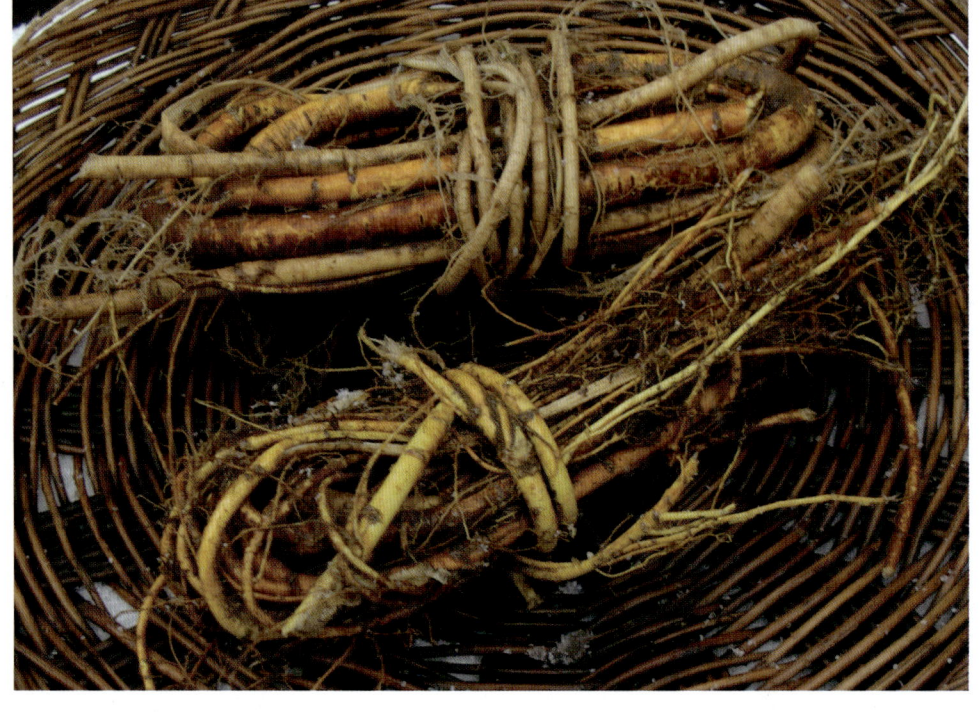

▶ 채취한 뽕나무 뿌리.
   2월 10일

식초 발효와 먹는 방법

누룩으로 흑초 발효시키기

채취 뿌리·뿌리껍질(가을~겨울)

배합비율 **기본발효용(밑술밥)** | 뿌리나 뿌리껍질 달인 물 100 : 쌀이나 현미 50 : 누룩 50
　　　　　 기본발효용(덧술밥) | 뿌리나 뿌리껍질 달인 물 200 : 쌀이나 현미 100 : 누룩 25

핵심요령 ❶ 원액을 독하게 만들어서 장기 발효시킨다. ❷ 누룩은 거칠게 부숴서 쓴다.
❸ 뿌리는 껍질째 달인다. ❹ 1종류씩 담근다.

발효와 먹는 방법 ▶ 쌀이나 현미로 지어 식힌 술밥에 누룩을 섞고, 뿌리나 뿌리껍질 달인 물을 식혀 부은 다음 항아리에 넣어 7일간 발효시킨다. ▶ 덧술밥을 추가하여 100일간 발효시킨다. ▶ 원액을 걸러 항아리에 앉히고 실외에서 4계절 이상 숙성시켜 찌꺼기를 거른다. ▶ 물에 5~10배 희석하여 식후에 마신다. ▶ 자세한 발효 원리와 방법, 먹는 방법은 p.42를 참조한다.

※ 열매는 여름~가을에 채취하여 당분으로 발효시킨다(p.44 참조).

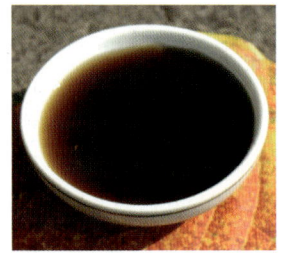

뽕나무 뿌리 흑초.

001 뽕나무(오디)

Morus alba L.
뽕나무과 잎지는 작은큰키나무

생약명	상심(桑椹, 열매), 상근(桑根, 뿌리)
작용 장부·경맥	**뿌리** 간(木)
	열매 간(木), 신장(水)
효능	빈혈, 신경쇠약, 당뇨, 숙취해소
성분	리날로올(혈전개선), 리모넨(염증제거), 장뇌(진균억제), 제라니올(진균억제)

서식지 산과 들판의 양지. 농가에서 재배하기도 한다. **뿌리** 껍질이 노란갈색을 띠며 보라색 얼룩이 잘 생긴다. **줄기** 10~15m. 줄기껍질이 회갈색을 띠며, 점차 세로로 갈라진다. **잎** 길이 10cm 정도. 어긋나고 둥글거나 긴 타원형이며, 끝이 뾰족하고 가장자리에 둔한 톱니가 있다. 겉면은 거칠고, 잎맥에 잔털이 빽빽하다. **꽃** 5월에 피며, 암꽃과 수꽃이 다른 그루에 달린다. 수꽃은 이삭모양이고 노란갈색이며, 암꽃은 울퉁불퉁한 타원형이고 암술대가 짧다. **열매** 6~7월에 붉은검은색으로 여물며, 지름 1~2.5cm이다. 익으면 암술대가 거의 보이지 않는다.

---

01 겨울 모습. 1월 18일
02 꽃이 피고 지는 모습. 5월 26일
03 잎과 열매. 6월 15일

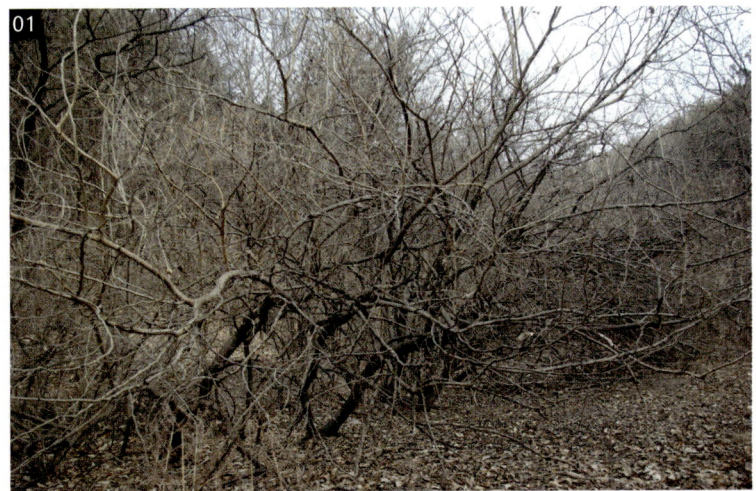

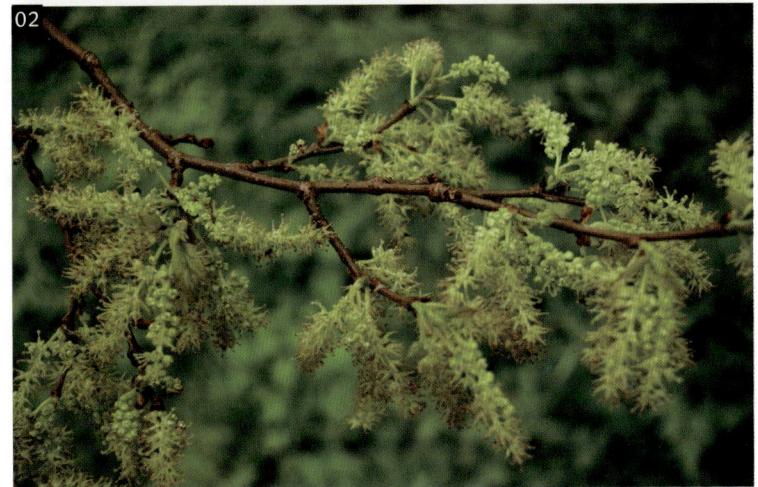

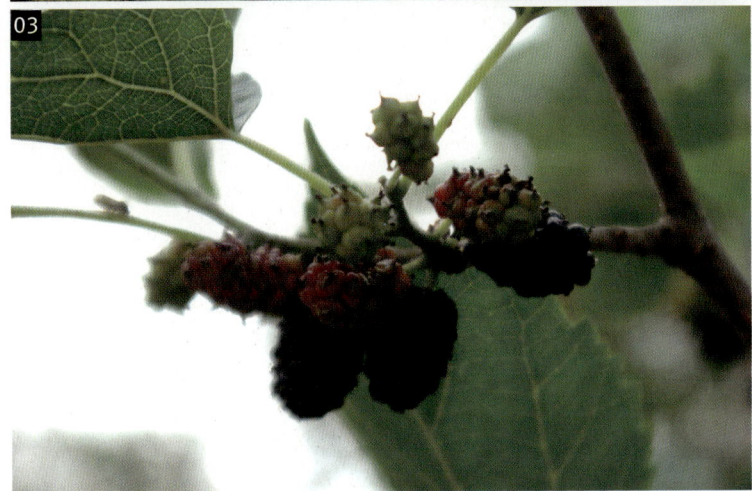

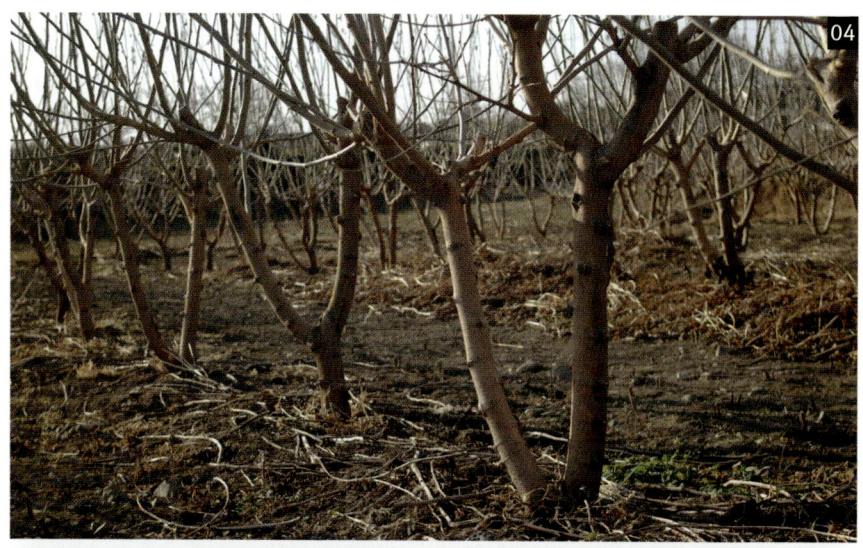

04 줄기와 가지. 1월 3일
05 밑동. 1월 3일
06 채취한 열매. 6월 17일
07 겨울에 뿌리 채취하는 모습. 2월 13일

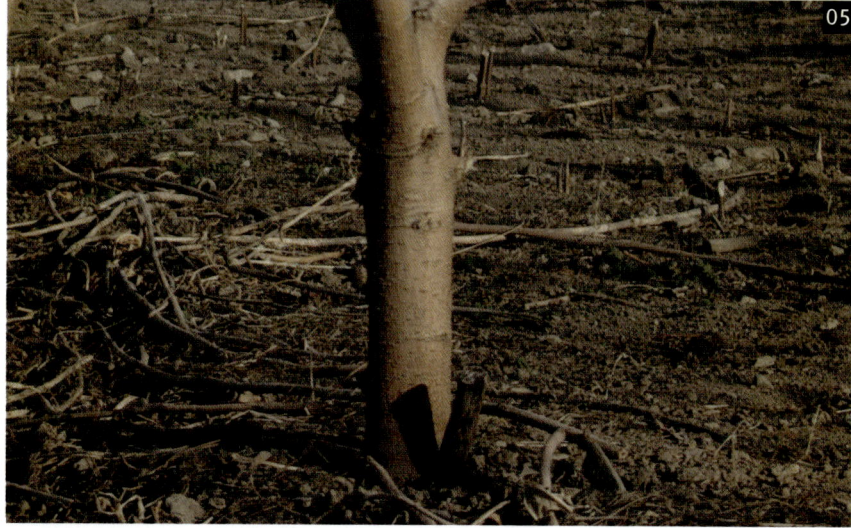

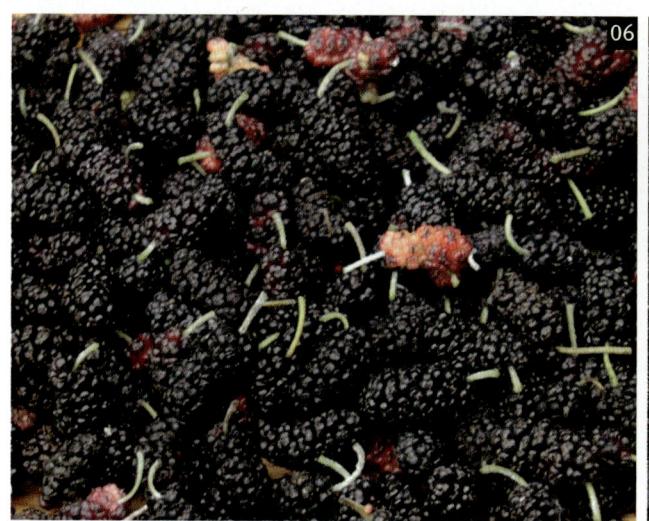

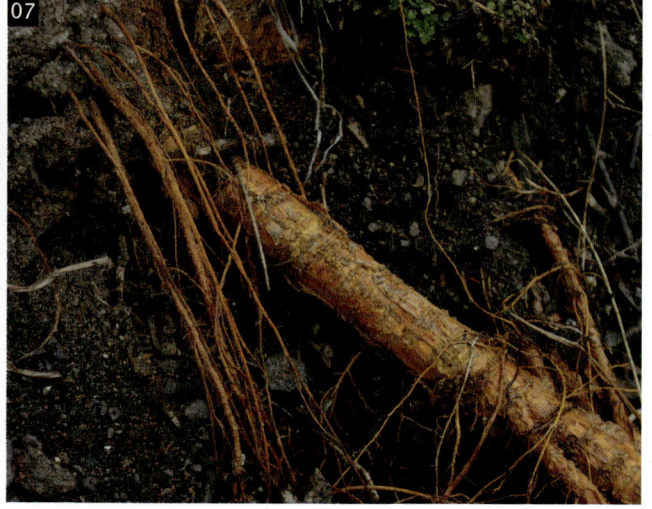

002 산뽕나무

Morus bombycis Koidz.
뽕나무과 잎지는 작은큰키나무

생약명	상심(桑椹, 열매), 상근(桑根, 뿌리)
작용 장부·경맥	뿌리 간(木)
	열매 간(木), 신장(水)
효능	빈혈, 신경쇠약, 당뇨, 숙취해소
성분	리날로올(혈전개선), 리모넨(염증제거), 장뇌(진균억제), 제라니올(진균억제)

서식지 산기슭 양지

줄기 청회색 얼룩이 잘 생긴다. **잎** 어긋나고 달걀 모양이며, 끝이 뾰족하고, 깊고 불규칙한 톱니가 있다. **꽃** 4~5월에 노란갈색으로 핀다. **열매** 6~7월에 검붉은색으로 여물고, 지름 1~2cm이며 암술대가 있다.

01 밑동과 줄기. 12월 29일
02 꽃 핀 모습. 4월 19일
03 열매와 잎. 5월 25일

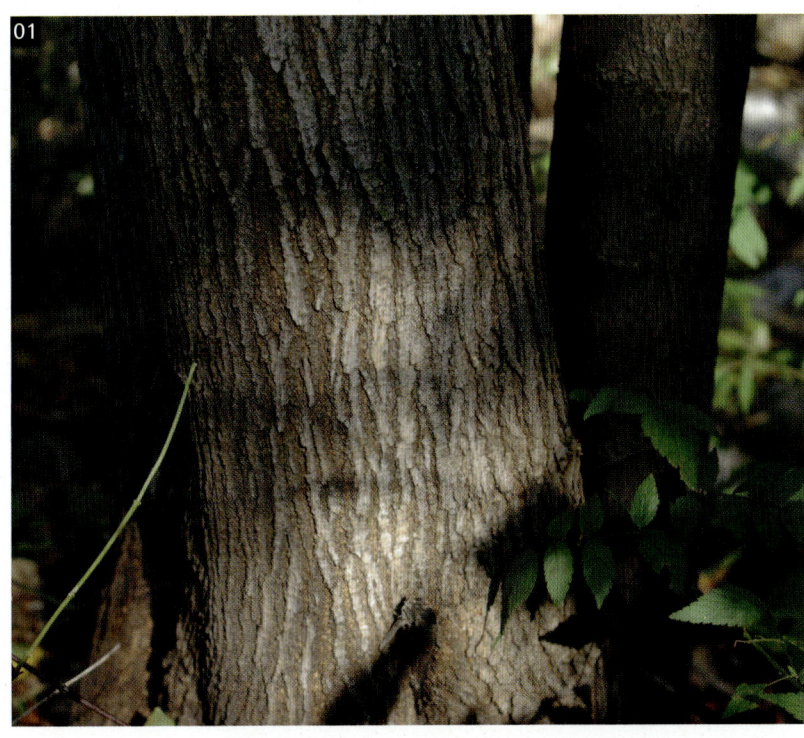
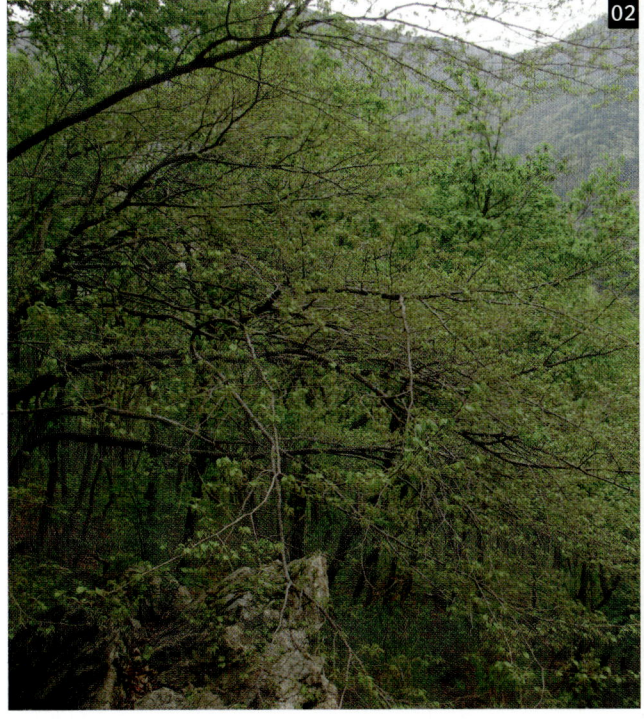
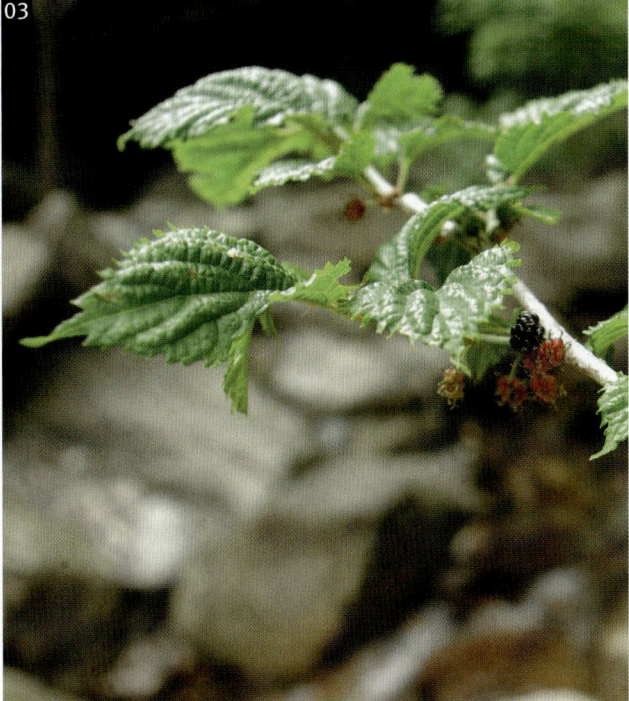

003 돌뽕나무

Morus cathayana Hemsl.
뽕나무과 잎지는 큰키나무

- **생약명** 상심(桑椹, 열매), 상근(桑根, 뿌리), 화상(華桑)
- **작용 장부·경맥** **뿌리** 간(木) | **열매** 간(木), 신장(水)
- **효능** 빈혈, 신경쇠약, 당뇨, 숙취해소
- **성분** 리날로올(혈전개선), 리모넨(염증제거), 장뇌(진균억제), 제라니올(진균억제)

서식지 산기슭과 들판의 양지, 바닷가

잎 길이 3.5~24㎝. 어긋나고 타원형, 달걀모양, 둥근모양이며, 3갈래로 갈라지기도 한다. 가장자리에 둔하고 불규칙한 톱니가 있으며, 앞뒷면 잎맥에 털이 빽빽하고 거칠다. **꽃** 5~6월에 노란갈색으로 핀다. **열매** 7~8월에 흰색, 붉은색, 윤기 있는 검붉은색 순서로 익는다.

01 줄기. 3월 12일
02 수꽃. 4월 15일

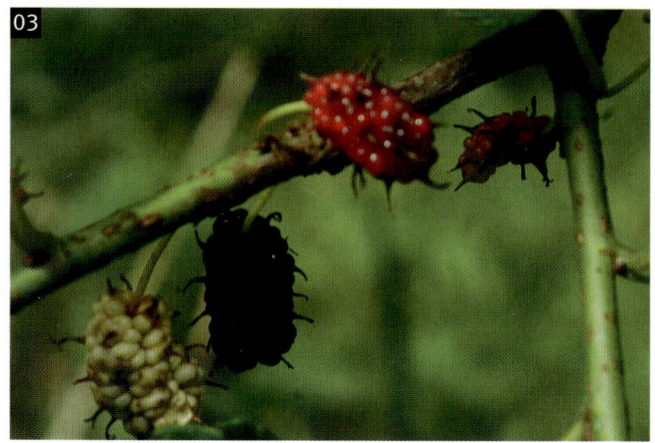

03 풋열매(흰색)와 익은 열매(검붉은색). 5월 26일
04 겨울에 뿌리 채취하는 모습. 2월 4일
05 채취한 돌뽕나무 뿌리껍질. 2월 4일

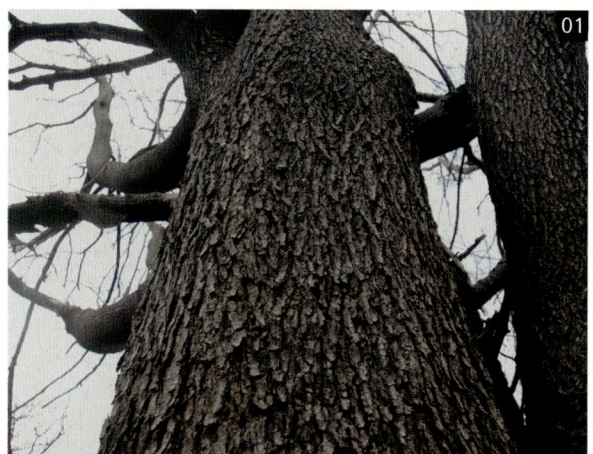

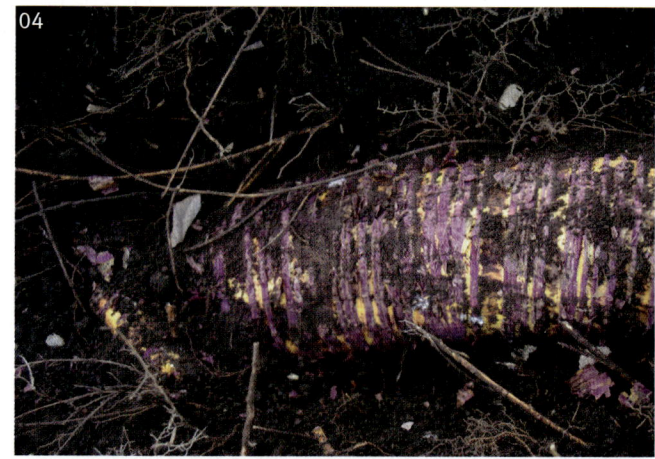

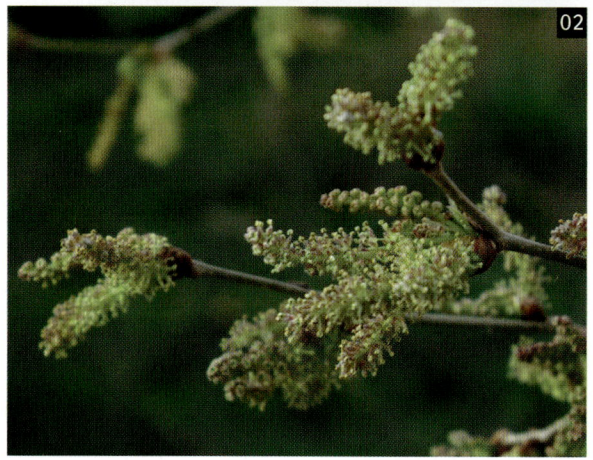

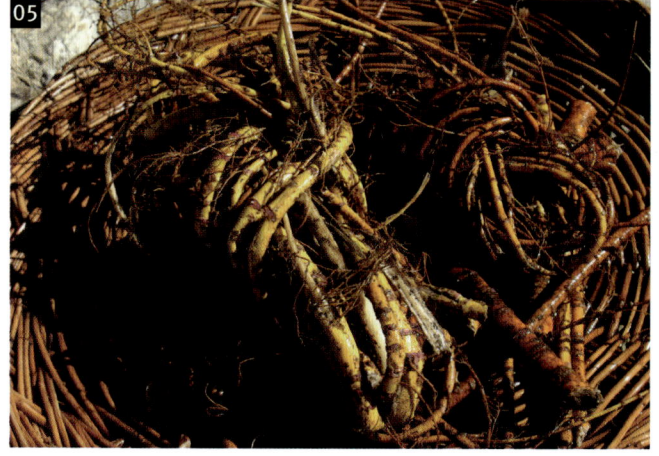

꾸지뽕나무

Cudrania tricuspidata (Carr.) Bureau ex Lavallee
뽕나무과 잎지는 작은큰키나무

- **생약명** 자수(柘樹), 자상(刺桑)
- **작용 장부·경맥** 간(木), 비장(土)
- **효능** 간염, 류머티즘
- **성분** 가바(혈압내림), 루틴(모세혈관강화), 아스파라긴산(숙취해소), 아미노산(근육강화)

서식지 산기슭 양지
가지 날카로운 가시가 있다. **잎** 길이 6~10cm. 어긋나고 달걀모양이며, 2~3갈래로 갈라지기도 한다. 가장자리는 밋밋하다. 자르면 흰 유액이 나온다. **꽃** 5~6월에 피며, 수꽃은 털이 있고, 암꽃은 암술대가 있다. **열매** 9~10월에 붉은색으로 여물고, 둥글거나 타원형이며 주름이 있다.

01 줄기. 12월 28일
02 어린줄기의 가시와 잎. 7월 25일
03 열매. 9월 10일

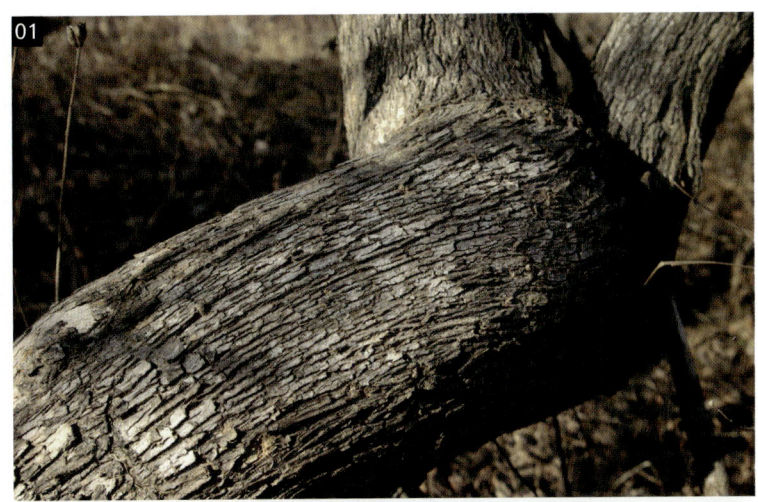
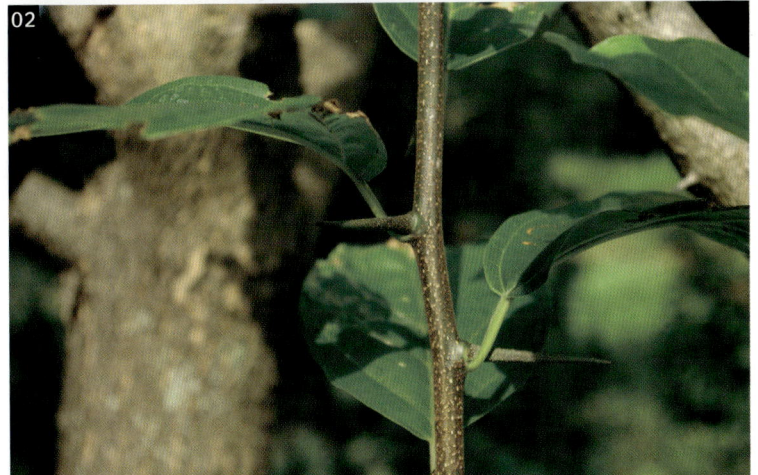
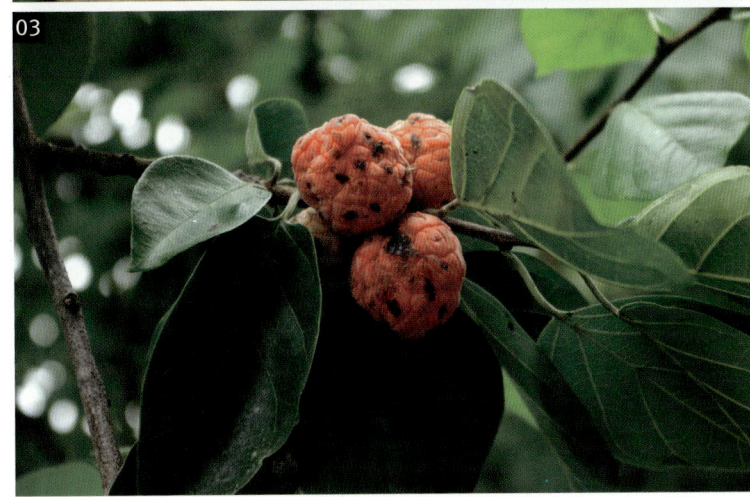

접골목 종류

간에 작용

005-006

같은 약재
딱총나무
캐나다딱총(엘더베리)

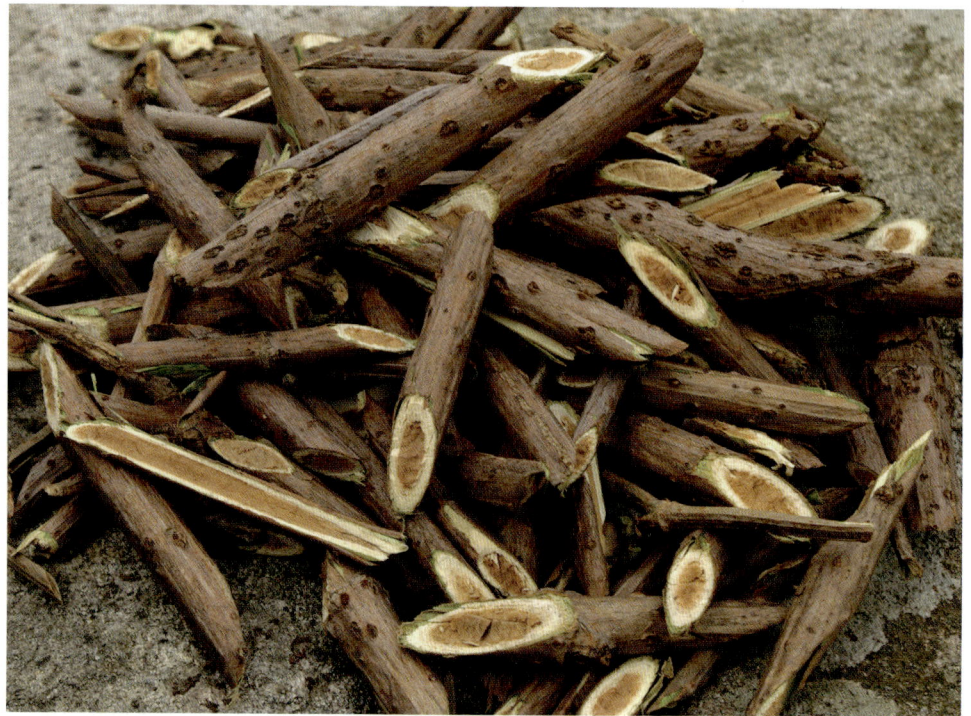

▶ 채취한 딱총나무 줄기. 3월 9일

식초 발효와 먹는 방법

누룩과 엿기름으로 발효시키기

채취 줄기 또는 잔가지(수시로)

배합비율 **기본발효용 |** 접골목 종류(줄기나 잔가지) 달인 물 300 : 쌀이나 현미 100 : 누룩 10 : 엿기름가루 5

초앉히기용 | 원액 100 : (필요시) 씨식초 10

핵심요령 ❶ 엿기름 윗물을 써도 좋다. ❷ 누룩은 거칠게 부숴서 쓴다. ❸ 줄기나 잔가지는 껍질째 달인다. ❹ 원액이 독하면 발효 기간을 늘린다. ❺ 1종류씩 담근다.

발효와 먹는 방법 ▶ 쌀이나 현미로 지은 술밥을 식혀 누룩과 엿기름가루를 섞고, 줄기 달인 물을 식혀 부은 다음 항아리에 넣어 10일간 발효시킨다. ▶ 원액을 걸러 항아리에 앉히고, 씨식초는 이때 넣어서 40~50일 숙성시킨 뒤 찌꺼기를 거른다. ▶ 물에 5~10배 희석하여 식후에 마신다. ▶ 자세한 발효 원리와 방법, 먹는 방법은 p.41를 참조한다.

※ 열매는 여름~가을에 채취하여 생막걸리로 발효시킨다(p.43 참조).

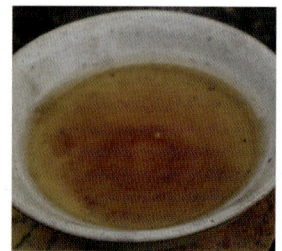

딱총나무 줄기 식초.

005 딱총나무

Sambucus williamsii var. *coreana* (Nakai) Nakai
인동과 잎지는 작은키나무

- **생약명** 접골목(接骨木)
- **작용 장부·경맥** 간(木)
- **효능** 골절, 산후빈혈
- **성분** 사포닌(면역력강화), 트리테르페노이드(면역력강화), 에스트론(유사여성호르몬)

서식지 산골짜기, 개울가

줄기 3m 정도. 줄기껍질이 밝은 회갈색이고, 점차 코르크질이 생기며 세로로 갈라진다. 가지는 덩굴처럼 된다. **잎** 마주 달린 잎줄기에 2~3쌍의 작은잎이 홀수의 깃털모양으로 달린다. 작은잎은 길이 5~14cm이고, 긴 타원형 또는 달걀 같은 타원형이며, 끝이 뾰족하고 가장자리에 잔톱니가 있다. **꽃** 5월에 노란녹색으로 피며, 가지 끝에 작은 꽃들이 짧은 원뿔모양으로 달린다. 꽃잎은 없고 꽃덮이가 5갈래이다. **열매** 7월에 붉은색으로 여물며, 둥글고 길이 6mm 정도이다. **주의** 몸을 차게 하므로 임산부는 먹지 않는다.

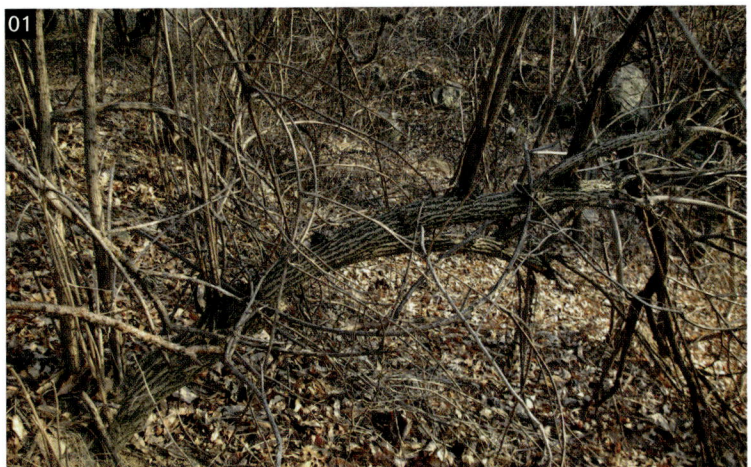

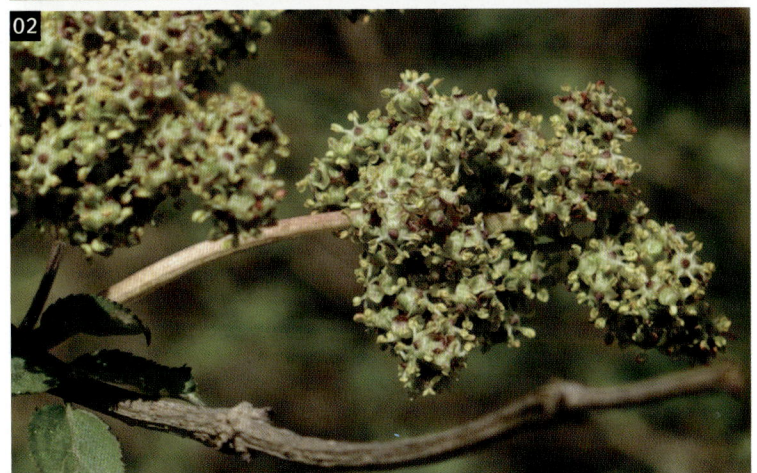

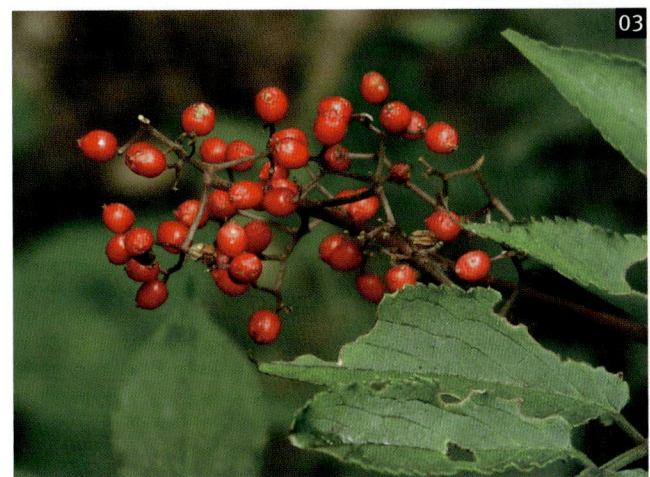

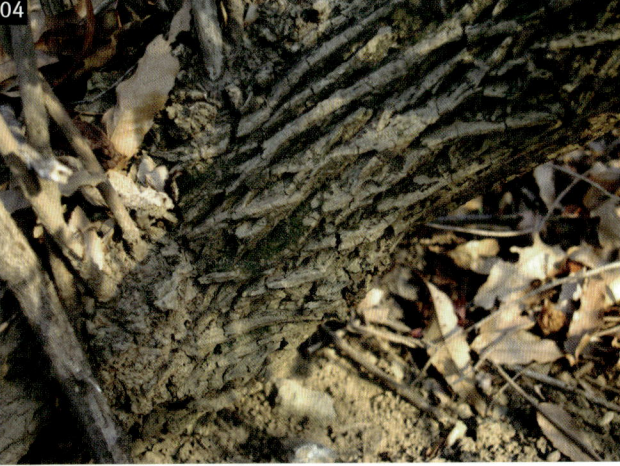

01 겨울 모습. 12월 31일
02 꽃. 4월 26일
03 열매와 잎. 6월 22일
04 밑동과 줄기의 코르크. 12월 31일

캐나다딱총(엘더베리)

Sambucus canadensis L.
인동과 잎지는 작은키나무

- **생약명** 접골목(接骨木), 가나대접골목(加拿大接骨木)
- **작용 장부·경맥** 간(木)
- **효능** 골절, 산후빈혈
- **성분** 스티그마스테롤(종양억제), 베타시토스테롤(혈전개선), 루틴(모세혈관강화), 페룰산(노화방지)

서식지 농가에서 재배. 야생화 되어 하천변 낮은 지대의 숲속, 고지대 습지에서 자생하기도 한다.
줄기 1~8m 정도 자라고 껍질눈이 있다. **잎** 마주 달린 잎줄기에 2~5쌍의 작은잎이 홀수의 깃털모양으로 달린다. 작은잎은 길이 3~4cm이고, 겉면에 보통 잔털이 있다. **꽃** 6~8월에 흰색으로 피고, 작은 꽃들이 쟁반모양으로 달린다. **열매** 8~10월에 윤기 있는 검붉은자주색으로 여물고 둥근 타원형이다. **주의** 몸을 차게 하므로 임산부는 먹지 않는다.

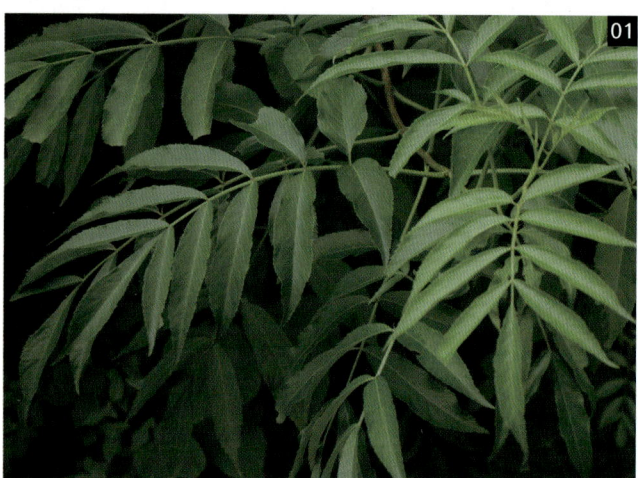

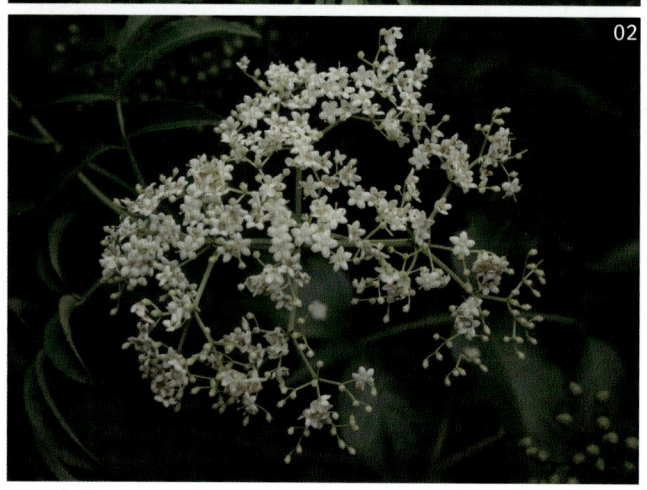

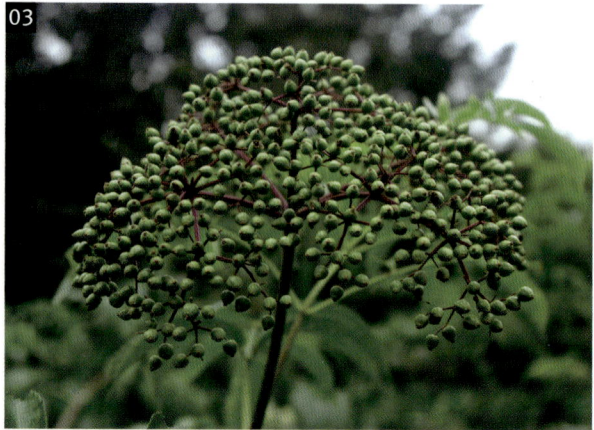

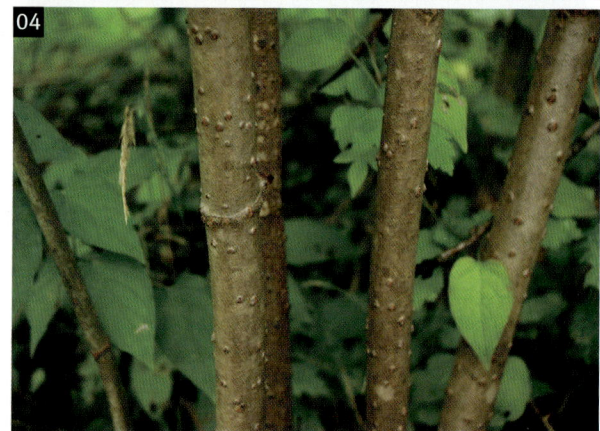

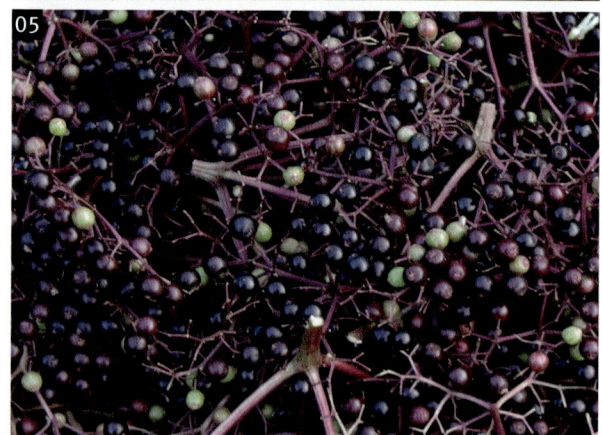

01 잎 달린 모습. 7월 4일
02 꽃. 7월 4일
03 풋열매. 7월 4일
04 줄기. 7월 4일
05 채취한 캐나다딱총 열매. 7월 29일

머루 종류 간에 작용

유사 약재
왕머루
까마귀머루
새머루

별개 약재
개머루

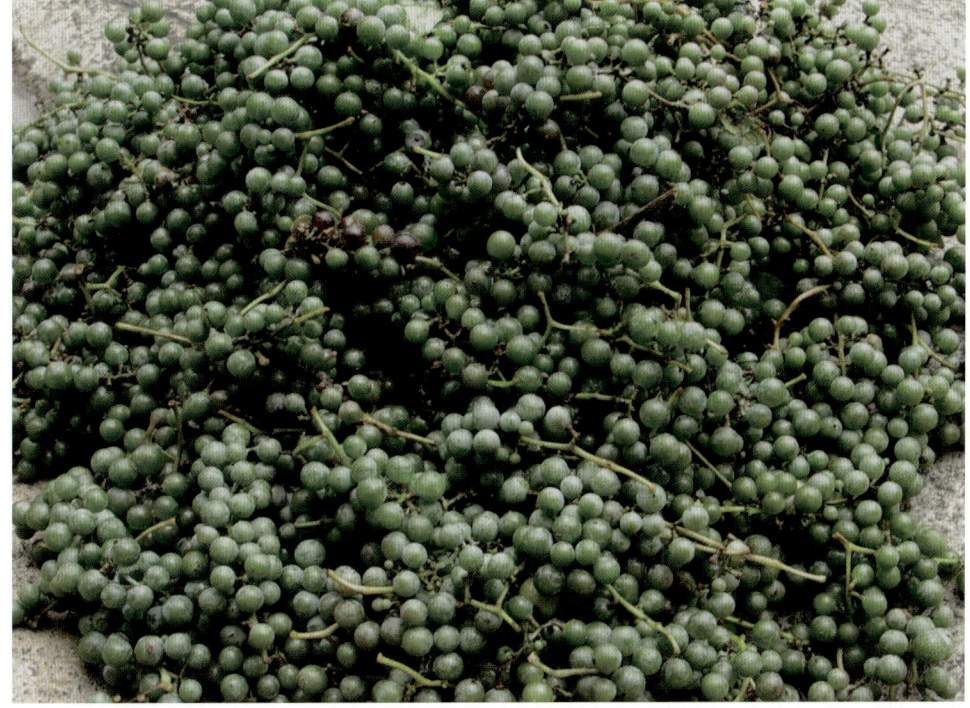

▶ 채취한 왕머루 열매. 7월 27일

식초 발효와 먹는 방법

무첨가 자연발효 시키기

채취 열매(여름~가을)

배합비율 **기본발효용** | 머루 종류(열매) 100 : 생효모(생략 가능) 0.1

핵심요령 ❶ 풋열매와 익은 열매 모두 가능하다. ❷ 열매껍질에 발효를 돕는 효모가 많으므로 너무 세게 씻지 않는다. ❸ 꼭지와 상처 부분을 완전히 제거하고, 으깨면 원액이 탁해지므로 통째로 넣는다. ❹ 자체에 당분과 산이 있으므로 아무것도 안 넣어도 된다. 단, 당도가 보통보다 떨어질 때는 설탕을 조금 추가하면 좋다. ❺ 생효모나 막걸리를 넣으면 실패가 적다. ❻ 맛과 향이 개운하여 요리에 넣어도 좋다. ❼ 1종류씩 담근다.

발효와 먹는 방법 ▶ 열매를 항아리에 넣고, 설탕이나 효모 또는 막걸리를 추가할 경우 이때 위에 뿌린다. ▶ 100일간 발효시킨 뒤 원액을 걸러 항아리에 앉힌다. ▶ 50일간 발효시켜 찌꺼기를 거른다. ▶ 물에 5~10배 희석하여 식후에 마신다. ▶ 자세한 발효 원리와 방법, 먹는 방법은 p.39를 참조한다.

※ 줄기나 잔가지는 수시로 채취하여 누룩으로 발효시킨다(p.40 참조).

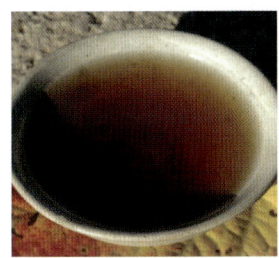

왕머루 풋열매 식초.

007 왕머루

Vitis amurensis Rupr.
포도과 잎지는 덩굴나무

생약명 산등등과(山藤藤果), 산포도(山葡萄)
작용 장부·경맥 간(木), 위장(土)
효능 류머티즘, 수술통증, 신경성두통, 몸살감기, 배뇨곤란
성분 칼슘(뼈강화), 인(혈중콜레스테롤 개선), 철분(빈혈개선), 라세미산(피로회복), 시트르산(에너지보충), 비타민C(노화방지)

서식지 깊은 산 계곡가나 바위 옆
줄기 길이 10m 정도. 이웃나무에 기대거나 바위 위를 기듯이 자란다. 줄기껍질은 붉은진갈색이고, 점차 세로로 불규칙하고 얇게 갈라진다. **잎** 길이 15~20㎝. 어긋나고 둥근 달걀모양이며, 뾰족하고 3~5갈래로 갈라진다. 가장자리에 톱니가 있고, 잎맥에 잔털이 있다. 덩굴손은 잎과 마주 난다. **꽃** 6월에 노란녹색으로 피며, 잎과 마주 나는 꽃줄기에 작은 꽃 여러 송이가 원뿔모양으로 모여서 달린다. **열매** 9월에 검은자주색으로 여물며, 둥글고 지름 6~8㎜이다.

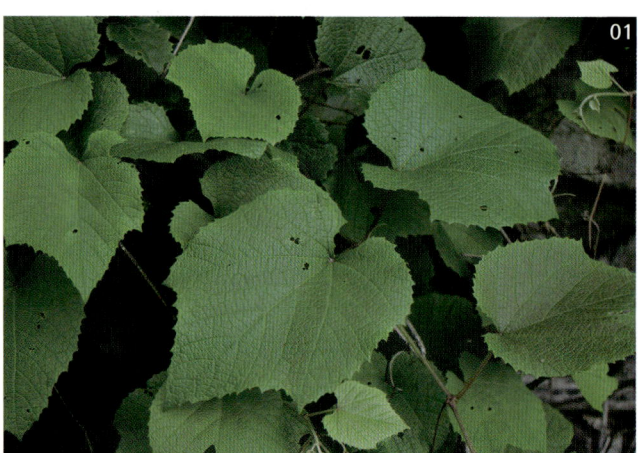
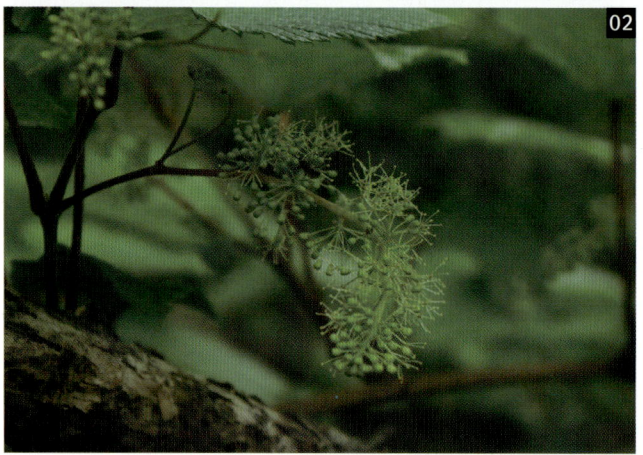
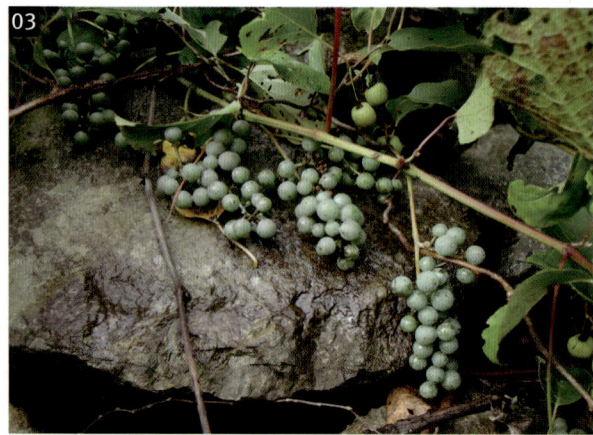
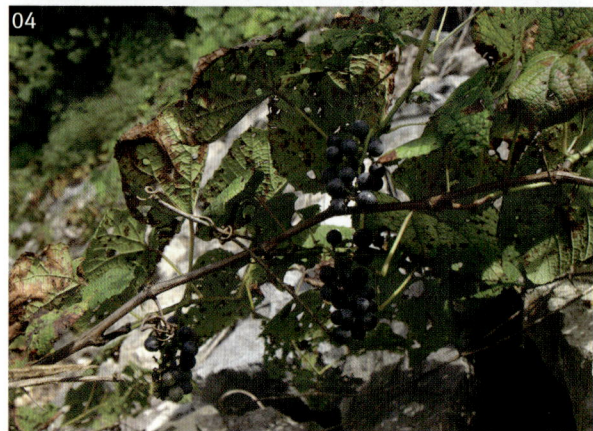
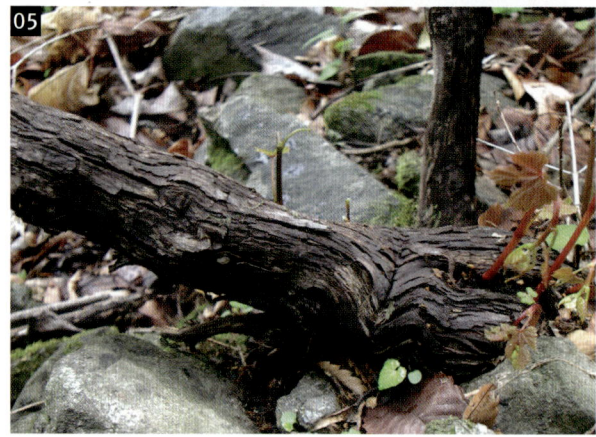

01 잎 달린 모습. 5월 31일
02 꽃. 5월 24일
03 풋열매와 줄기. 7월 27일
04 열매 익은 모습. 9월 12일
05 밑동. 5월 20일

008 까마귀머루

Vitis thunbergii var. *sinuata* (Regel) H. Hara.
포도과 잎지는 덩굴나무

- **생약명** 영욱(蘡薁), 욱시산포도(薁是山蒲桃)
- **작용 장부·경맥** 간(木), 위장(土)
- **효능** 간염, 폐농양, 맹장염, 유방염, 중이염, 관절염
- **성분** 타르타르산(소화촉진), 말산(피로회복), 시트르산(에너지보충), 타닌(수렴작용)

서식지 중부 이남 산과 들의 양지
줄기 길이 2m 정도 뻗는다. **잎** 어긋나고 가장자리가 3~5갈래 손바닥모양으로 깊게 갈라지며, 가장자리에 크고 불규칙한 톱니가 있다. **꽃** 7월에 노란연녹색으로 핀다. **열매** 9월에 검푸른자주색으로 여물고, 지름 5~10mm이다.

01 잎 달린 모습. 6월 21일
02 꽃과 덩굴손. 6월 21일
03 풋열매와 줄기. 8월 2일

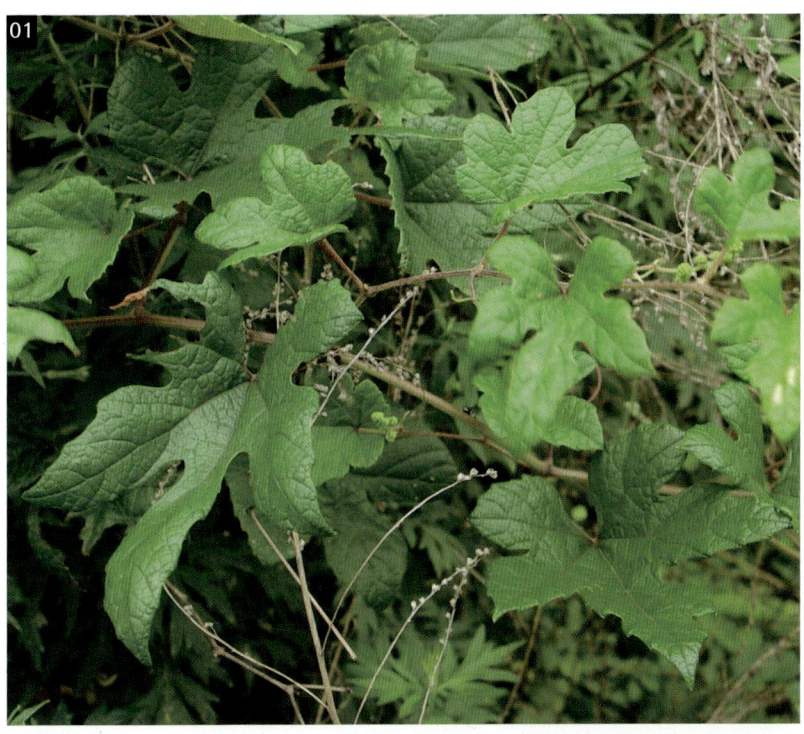

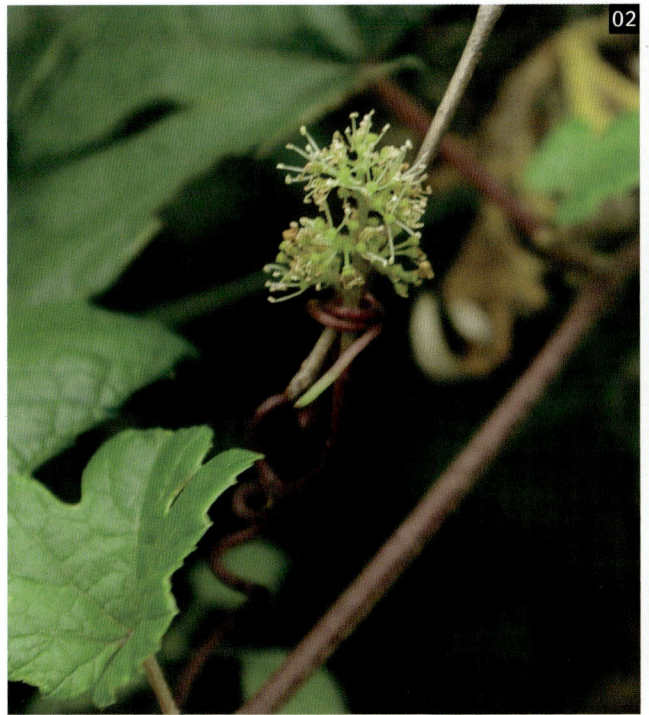

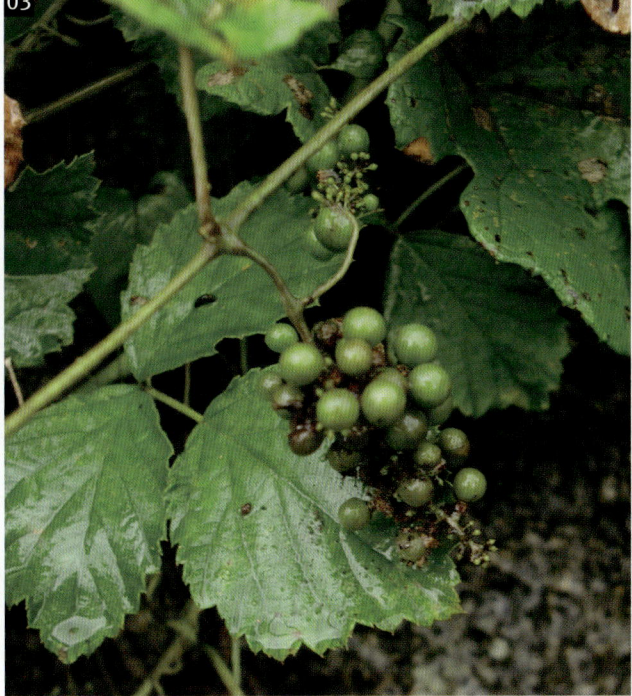

009 새머루

Vitis flexuosa Thunb.
포도과 잎지는 덩굴나무

생약명 갈류(葛藟), 갈류포도(葛藟葡萄)
작용 장부·경맥 **뿌리** 간(木), 비장(土)
　　　　　　　　열매 비장·위장(土)
효능 기침, 구토, 관절통, 타박상

서식지 산비탈이나 계곡가, 너덜바위 지역
줄기 길이 3m 정도 뻗는다. **잎** 어긋나고 삼각형 같은 달걀모양이며, 끝이 뾰족하고 가장자리에 무딘 톱니가 있다. 어린나무의 잎은 가장자리가 갈라지기도 한다. **꽃** 6월에 노란연녹색으로 핀다. **열매** 9월에 검붉은색으로 여물고, 지름 8mm 정도이다.

01 잎 달린 모습. 5월 17일
02 꽃봉오리. 5월 17일
03 풋열매와 잎. 7월 13일
04 열매 익는 모습. 9월 5일

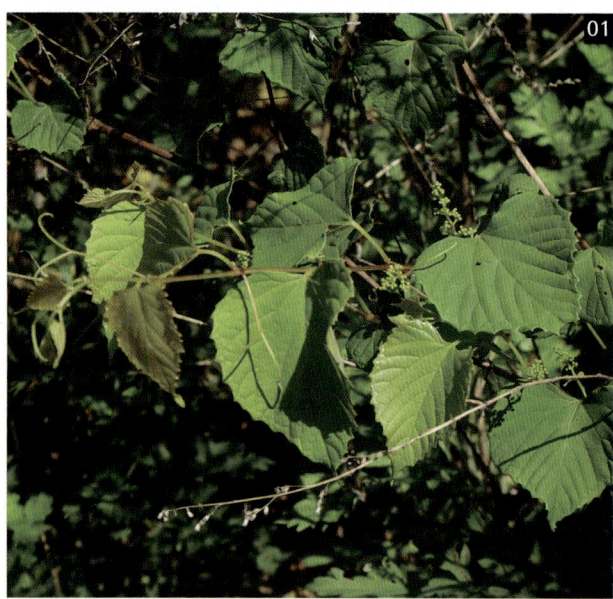

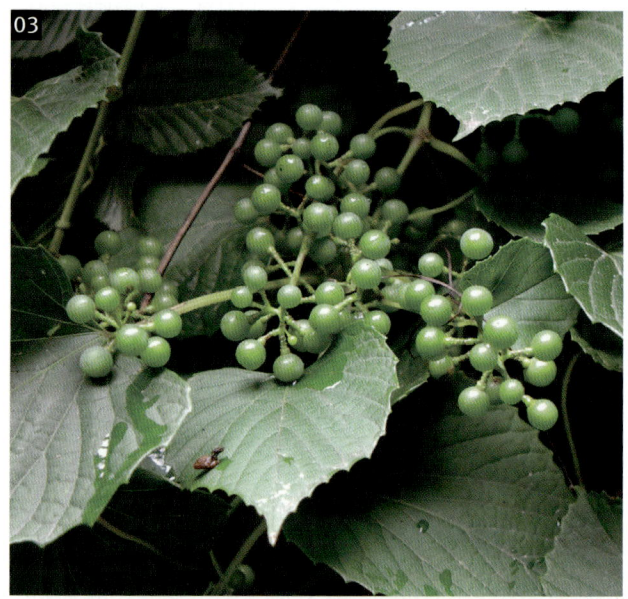

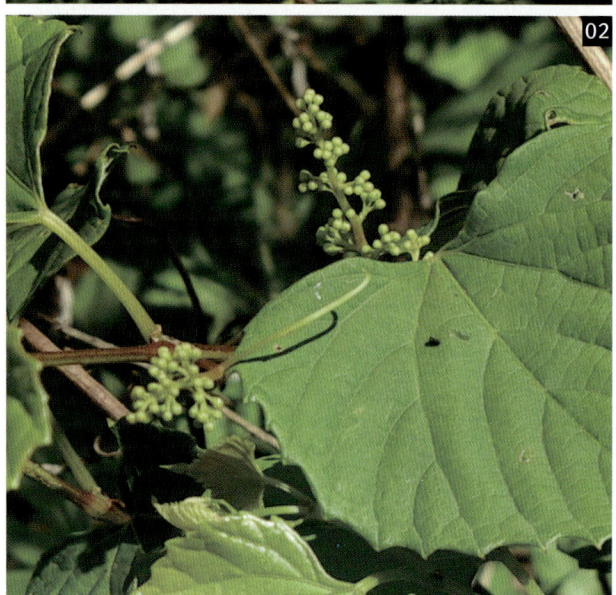

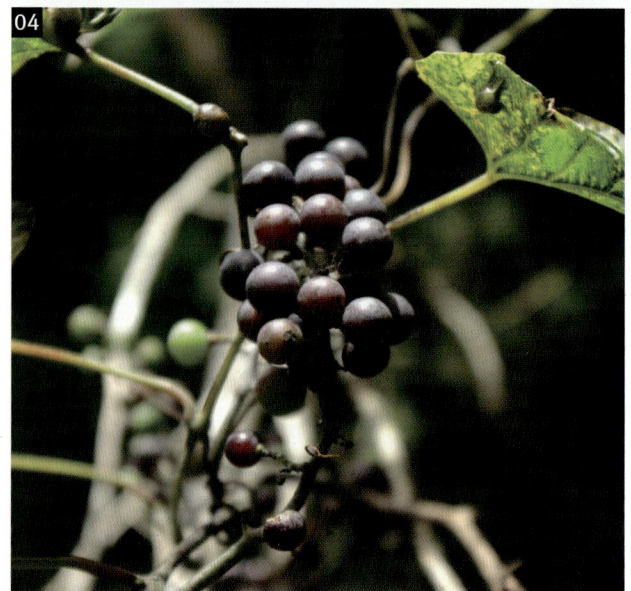

010 개머루

Ampelopsis heterophylla (Thunb.) Siebold & Zucc.
포도과 잎지는 덩굴식물

생약명 사포도(蛇葡萄), 산포도(山葡萄)
작용 장부·경맥 간(木), 심장(火), 신장(水)
효능 만성신장염, 간염, 배뇨곤란, 류머티즘, 화상, 구토설사, 붓기, 두드러기
성분 트리테르페노이드(면역력증진), 캠페롤(노화방지), 아스트라갈린(가려움증해소), 케르세틴(알러지예방), 페놀(노화방지), 미리시트린(노화방지), 타닌(수렴작용)

서식지 산과 들의 촉촉한 양지
줄기 길이 5m 정도. 밑동이 나무처럼 딱딱해진다. **잎** 어긋나고 밑부분이 얕은 심장모양이며, 가장자리가 3~5갈래로 깊거나 얕게 갈라지고 거친 톱니가 있다. 덩굴손은 잎과 마주 난다. **꽃** 6~8월에 노란연녹색으로 핀다. **열매** 9월에 여물고 녹색에서 자주색이 되었다가 푸른색이 되며, 벌레집이 생기면 크게 부푼다.

01 꽃과 잎. 7월 22일
02 꽃. 7월 22일
03 열매 익는 모습. 8월 22일
04 채취한 개머루 줄기. 1월 4일

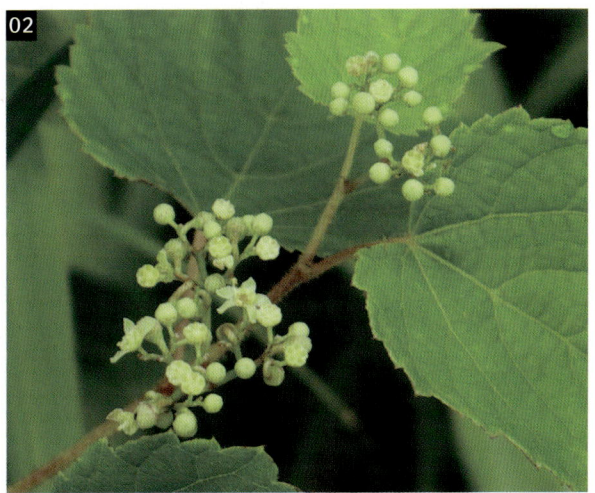

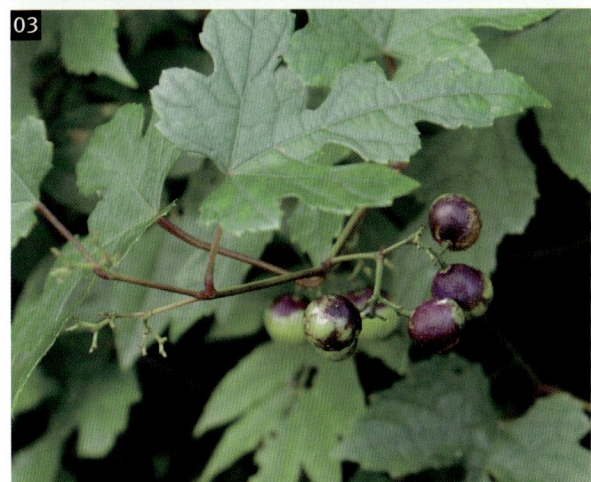

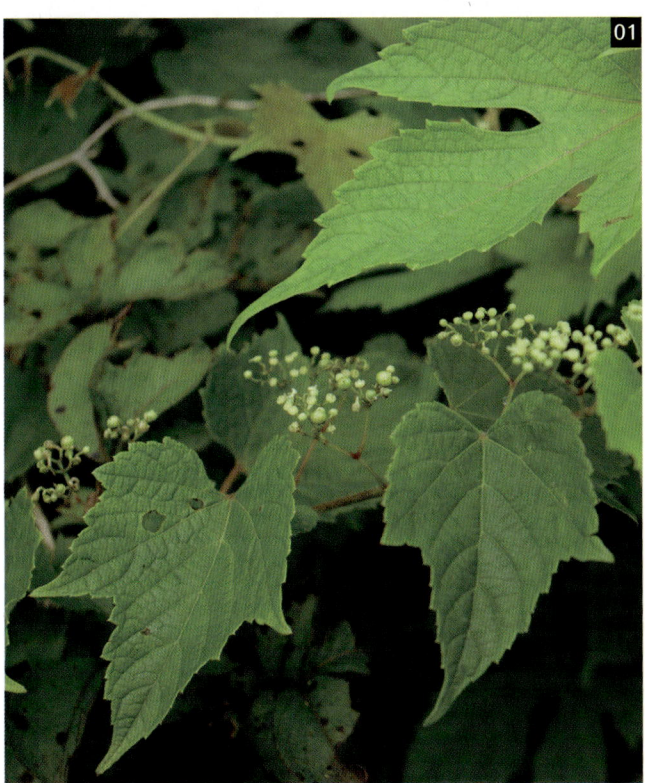

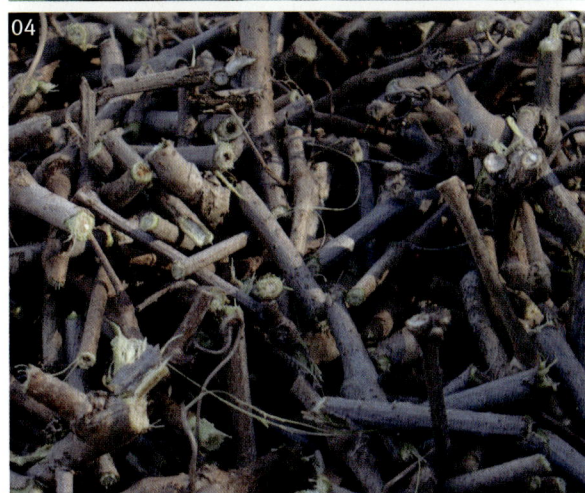

쑥 종류 간에 작용

011-017

같은 약재
쑥
산쑥
황해쑥

별개 약재
개똥쑥
넓은잎외잎쑥
맑은대쑥
제비쑥

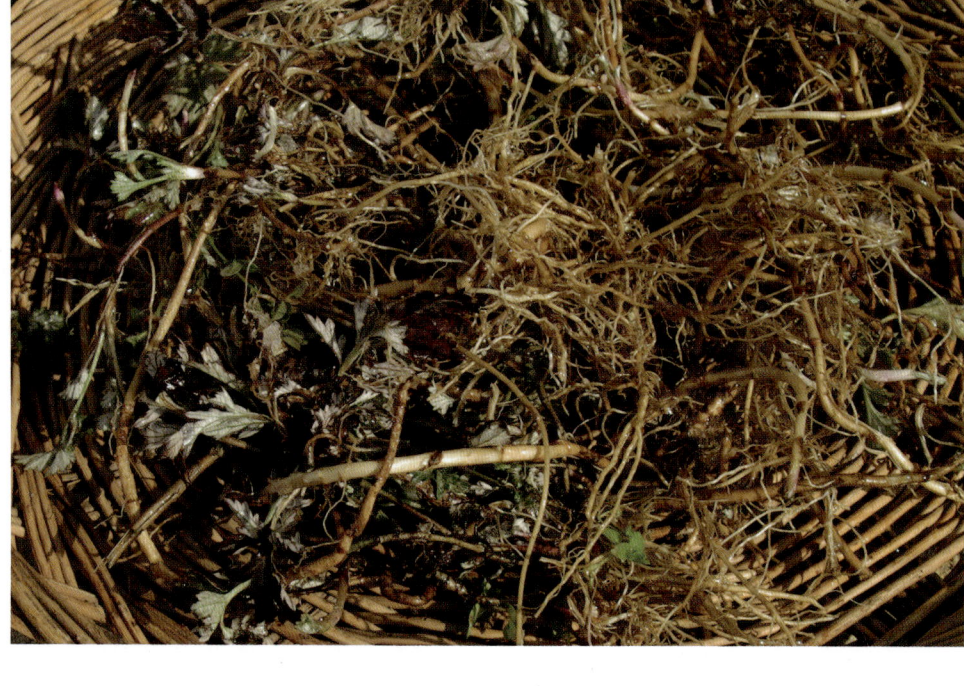

▶ 뿌리째 채취한 쑥. 1월 16일

식초 발효와 먹는 방법

당분으로 발효시키기

채취 뿌리째 캔 새순(겨울~봄), 잎(봄), 뿌리(늦가을~겨울)

배합비율 **기본발효용** | 쑥 종류(잎·줄기·뿌리) 100 : 설탕 30 : 생효모 0.1(또는 누룩가루 5) : 설탕물(20% 농도)적당량

초앉히기용 | 원액 100 : (필요시) 씨식초 또는 생막걸리 10

핵심요령 ❶ 잎·줄기·뿌리는 적당히 썰어 넣는다. ❷ 뿌리는 껍질째 쓴다. ❸ 식초액이 적게 나오므로 설탕물을 추가한다. ❹ 1종류씩 담근다.

발효와 먹는 방법 ▶ 쑥 종류를 설탕에 버무려 항아리에 넣고, 생효모나 누룩가루를 뿌린 뒤 끓여서 식힌 물로 설탕물을 만들어 붓는다. ▶ 미리 조금 남겨둔 설탕을 위에 덮고 40~50일 발효시킨다. ▶ 원액을 걸러 항아리에 앉히고, 씨식초나 생막걸리를 넣는 경우에는 이때 넣어서 3~6개월 발효시킨 뒤 찌꺼기를 거른다. ▶ 물에 5~10배 희석하여 식후에 마신다. ▶ 자세한 발효 원리와 방법, 먹는 방법은 p.44를 참조한다.

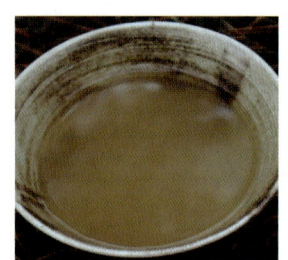

쑥 식초.

01 쑥

Artemisia princeps Pamp.
국화과 여러해살이풀

- **생약명** 애엽(艾葉), 애초(艾草)
- **작용 장부·경맥** 간(木), 비장(土), 신장(水)
- **효능** 생리불순, 냉증, 감기, 임신 중 하혈
- **성분** 아르테미시닌(종양억제), 시네올(소화촉진), 투욘(염증억제), 아데닌(해열작용), 콜린(숙취해소)

서식지 산과 들의 양지
뿌리 땅속에서 뿌리줄기가 옆으로 뻗으며 새순을 낸다. **줄기** 60~120㎝. 흰색 잔털이 빽빽하다. **잎** 길이 6~12㎝. 깃털모양으로 깊게 갈라지며, 갈라진 조각은 2~4쌍이고 끝이 뭉툭하거나 날카롭다. 뿌리잎은 뭉쳐서 나고, 줄기잎은 어긋난다. 뒷면에 흰색 잔털이 빽빽하다. **꽃** 7~9월에 흰노란색으로 핀다. **열매** 10~11월에 여문다.

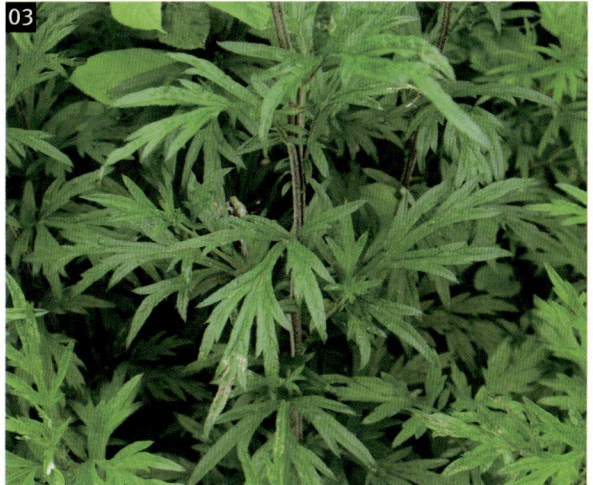

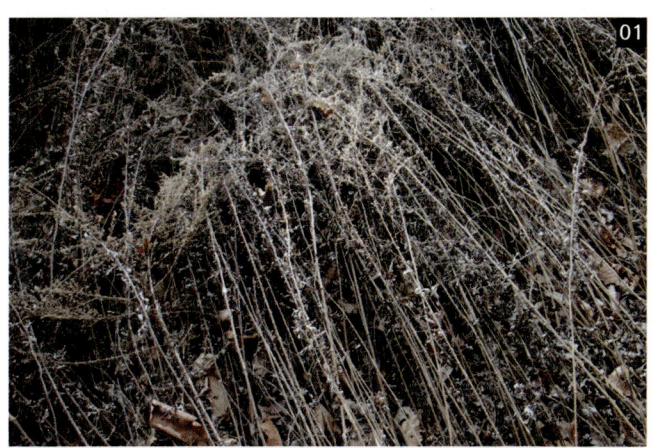

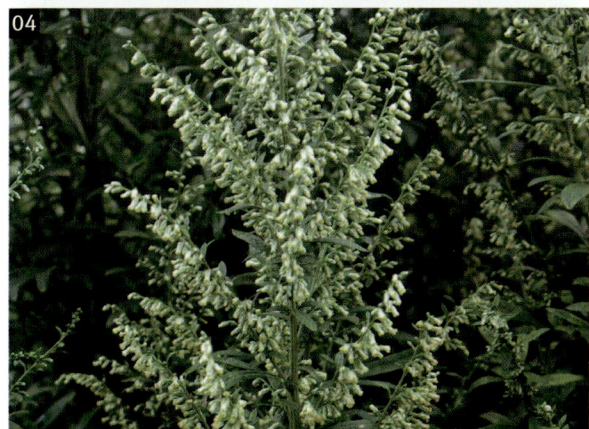

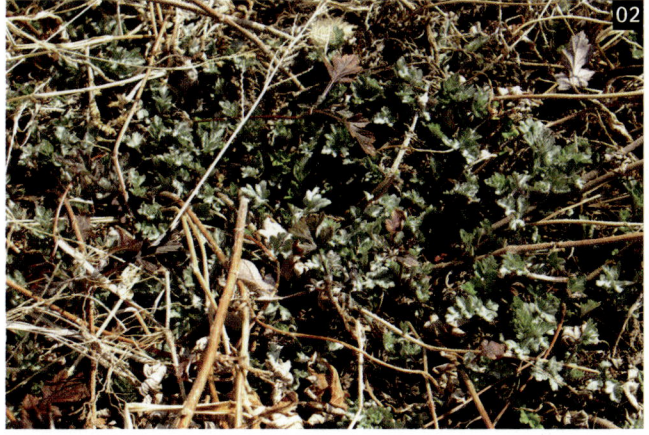

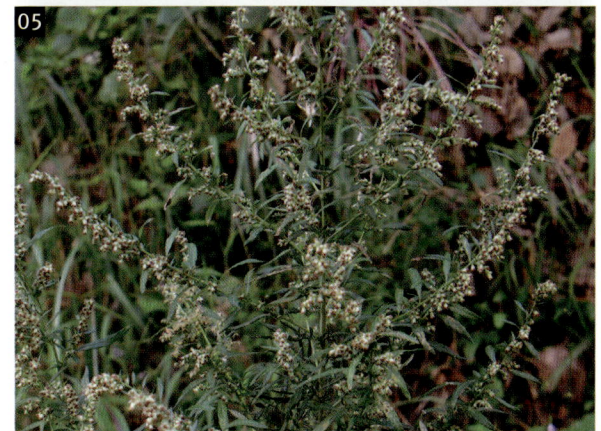

01 겨울에 남아 있는 묵은대. 1월 3일
02 묵은대 밑에 올라온 겨울 새순. 2월 20일
03 줄기 자라는 전체 모습. 6월 4일
04 꽃 핀 모습. 8월 16일
05 열매 맺는 모습. 9월 13일

012 산쑥

Artemisia montana (Nakai) Pamp.
국화과 여러해살이풀

생약명 애엽(艾葉), 애초(艾草)
작용 장부·경맥 간(木), 비장(土), 신장(水)
효능 생리불순, 냉증, 감기, 임신 중 하혈
성분 야르테미시닌(종양억제), 시네올(소화촉진), 투욘(염증억제), 아데닌(해열작용), 콜린(숙취해소)

서식지 산속
잎 어긋나고 깃털모양으로 깊게 갈라지며, 옆으로 2~3개 더 갈라진다. 뒷면에는 흰색 솜털이 빽빽하다. **꽃** 8~9월에 연노란색으로 핀다. **열매** 10~11월에 여문다.

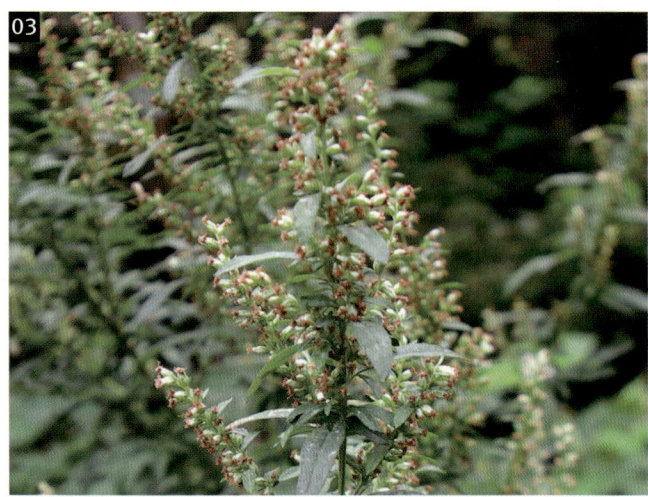

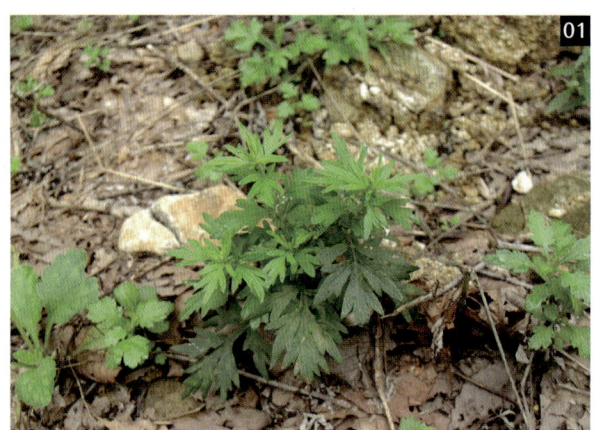

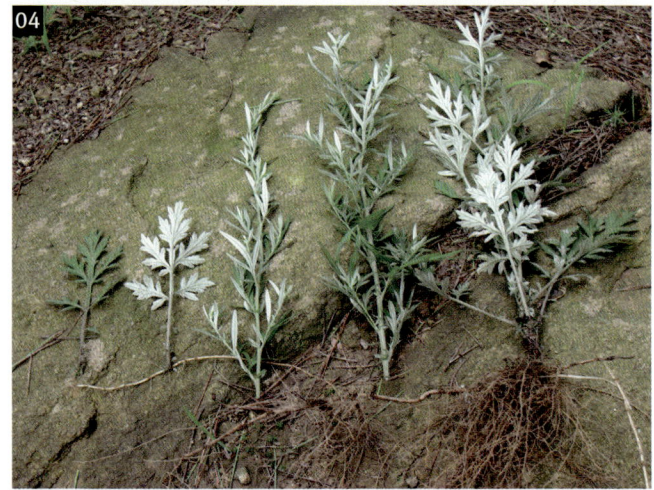

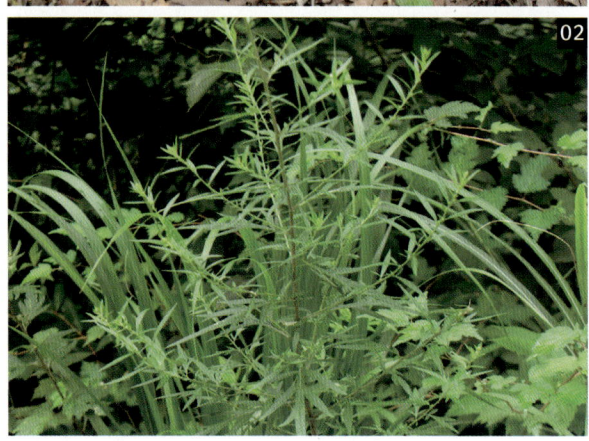

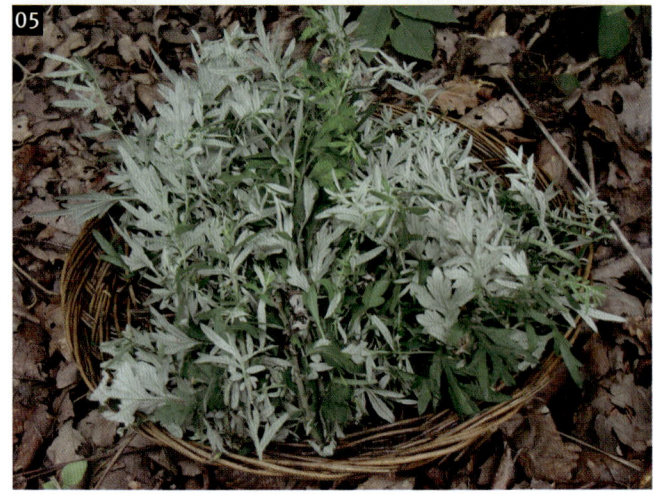

01 어린잎 자라는 모습. 8월 17일
02 줄기가 자란 모습. 8월 17일
03 열매 맺는 모습. 9월 17일
04 밑동잎(왼쪽 2개), 줄기잎(가운데 2개), 뿌리째 캔 전체모습(오른쪽 1개). 8월 17일
05 채취한 산쑥의 잎줄기. 8월 17일

013 황해쑥

Artemisia argyi Lev. & Vaniot
국화과 여러해살이풀

- **생약명** 애엽(艾葉), 애초(艾草)
- **작용 장부·경맥** 간(木), 비장(土), 신장(水)
- **효능** 생리불순, 냉증, 감기, 임신 중 하혈
- **성분** 아르테미시닌(종양억제), 시네올(소화촉진), 투욘(염증억제), 아데닌(해열작용), 콜린(숙취해소)

서식지 산과 들의 풀밭
잎 어긋나고 두꺼우며, 깃털모양으로 깊게 갈라진다. 2쌍으로 갈라진 조각은 다시 깃털처럼 갈라지고 끝이 뭉툭하다. 겉면에 흰 점이 많고, 뒷면에 흰색 솜털이 빽빽하다. **꽃** 7~9월에 연붉은자주색으로 핀다. **열매** 10~11월에 여문다.

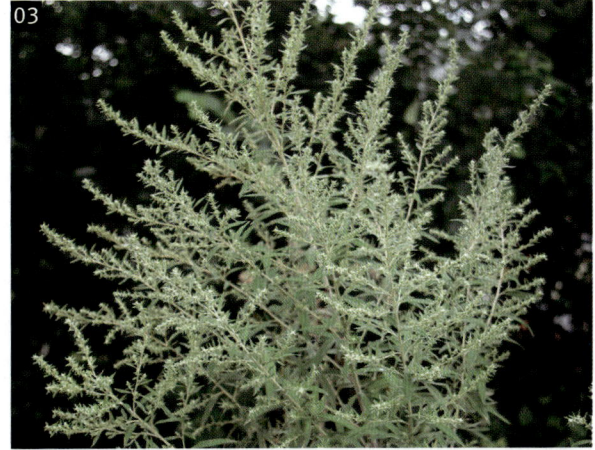

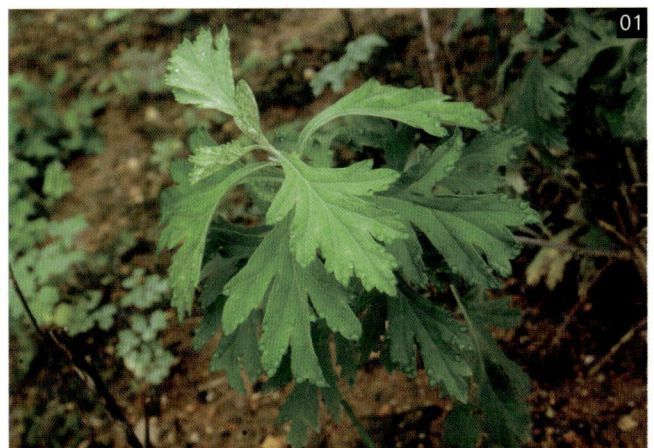

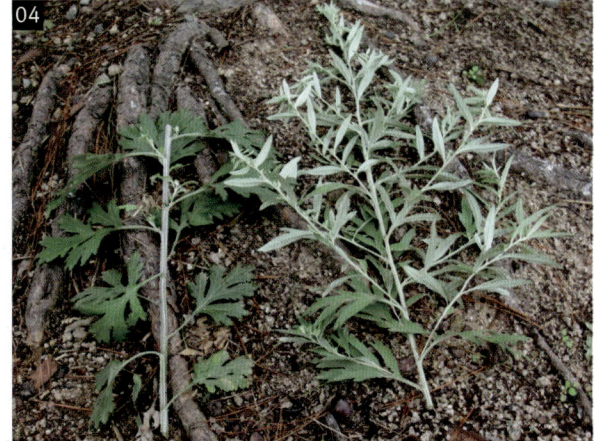

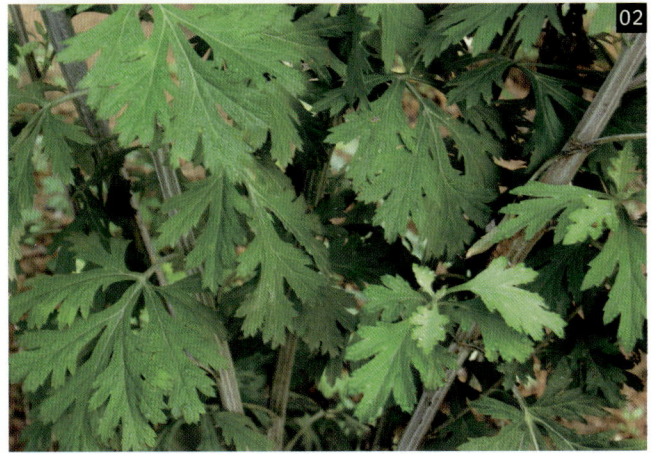

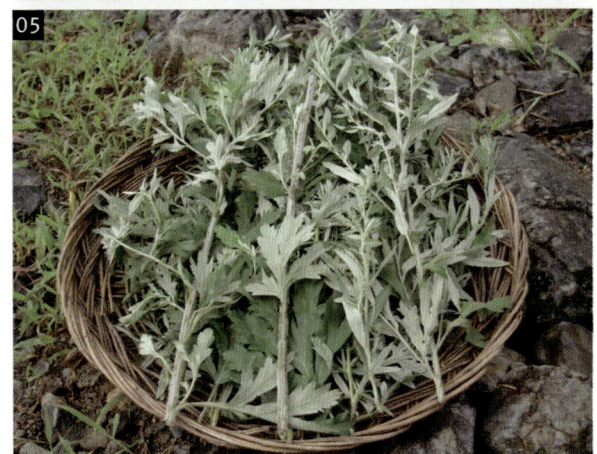

01 어릴 때 모습. 8월 17일
02 줄기와 잎. 8월 17일
03 꽃 핀 모습. 8월 17일
04 밑동잎(왼쪽)과 윗동잎(오른쪽). 8월 17일
05 채취한 황해쑥 잎줄기. 8월 17일

014 개똥쑥

Artemisia annua L.
국화과 한해살이풀

생약명	청호(靑蒿)
작용 장부·경맥	간·쓸개(木)
효능	이질설사, 고열, 추위나 더위 타는 데, 황달
성분	아르테미시닌(종양억제), 루테올린(염증제거), 캠페롤(노화방지), 쿠마린(혈전개선)

서식지 빈터, 길가, 강가
줄기 털이 없고 가지가 많이 갈라지며, 독특한 향이 있다. **잎** 어긋나고 깃털모양으로 가늘게 3회 갈라지며, 갈라진 조각은 피침형이다. 겉면에 잔털과 기름점이 있다. **꽃** 6~8월에 연노란색으로 핀다. **열매** 9~10월에 여문다. **주의** 몸을 차게 하므로 위장이 약한 사람이나 산모는 먹지 않는다.

01 묵은대와 겨울 새순. 1월 24일
02 봄에 올라온 새순. 4월 9일

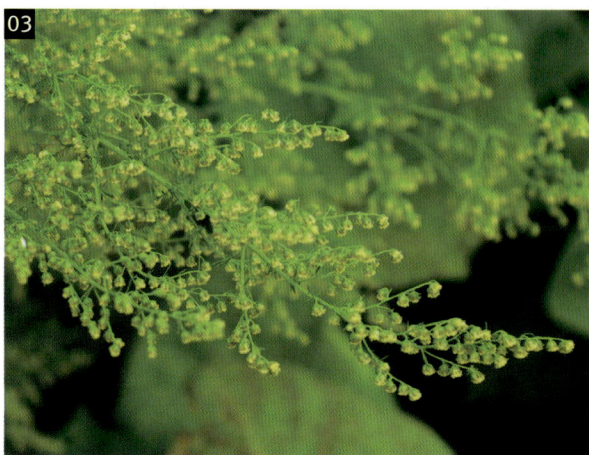

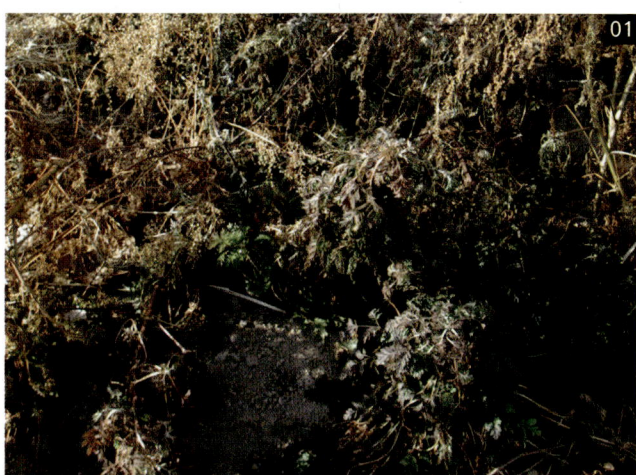

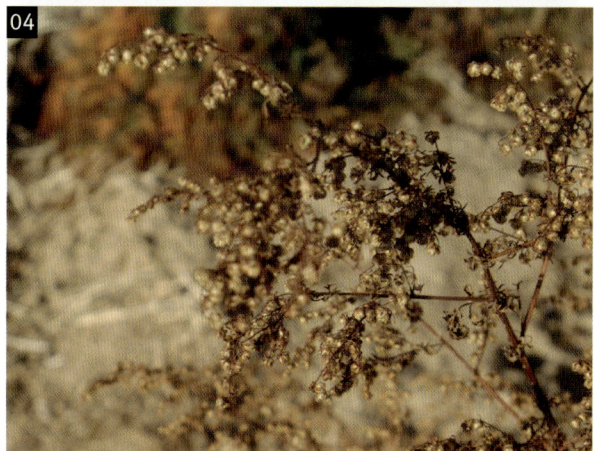

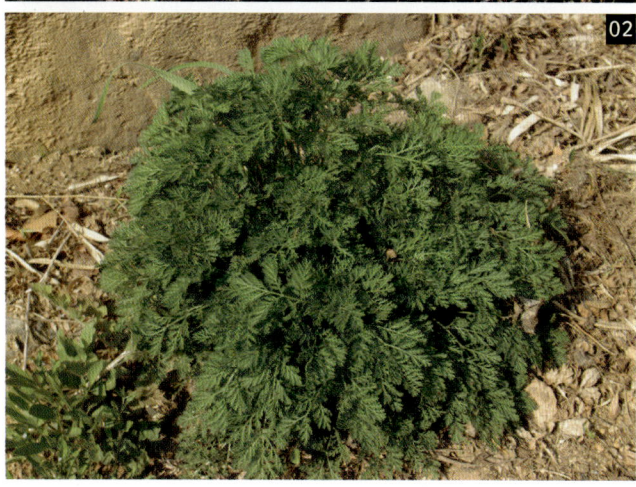

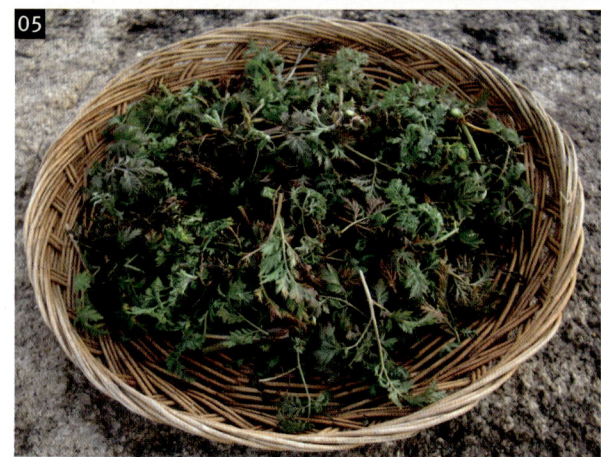

03 꽃. 9월 17일
04 겨울에 남은 열매. 1월 24일
05 채취한 개똥쑥 어린잎. 2월 8일

015 넓은잎외잎쑥

Artemisia stolonifera (Max.) Kom.
국화과 여러해살이풀

- **생약명** 관엽산호(寬葉山蒿)
- **효능** 생리불순, 복통설사
- **성분** 쿠마린(혈전개선)

서식지 산과 들
줄기 어릴 때 거미줄 같은 잔털로 덮여 있다. **잎** 어긋나고 달걀모양 또는 달걀 같은 타원형이며, 얕거나 깊게 갈라지고, 끝이 갸름하거나 뾰족하다. 가장자리에 불규칙한 톱니가 있다. 겉면에 거미줄 같은 잔털이 성기게 있고, 뒷면에는 잔털이 빽빽하다. 잎자루에는 날개가 있다. **꽃** 8~9월에 노란색으로 핀다. **열매** 9~10월에 여문다.

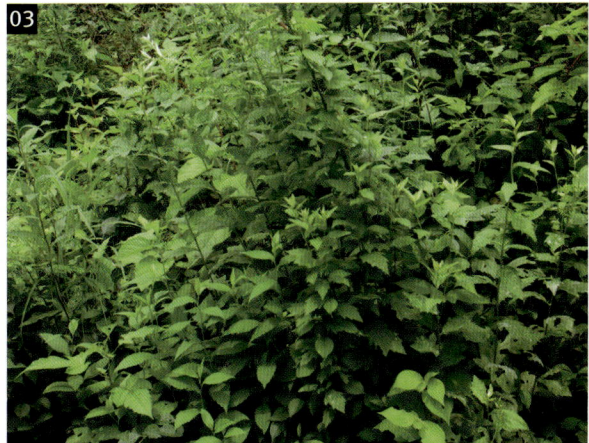

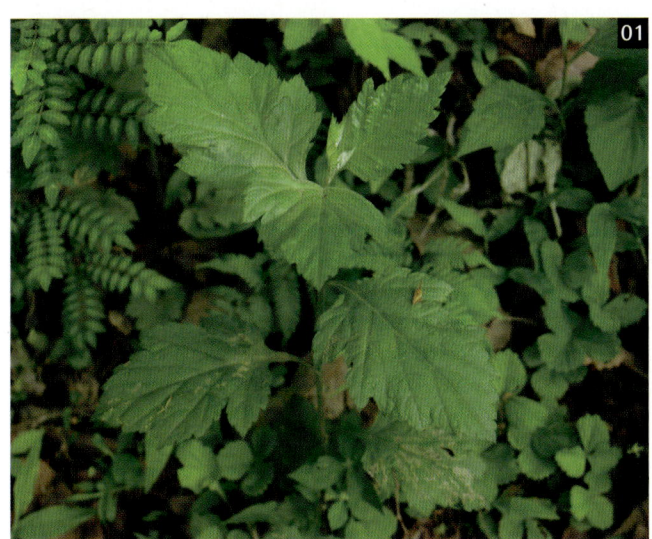

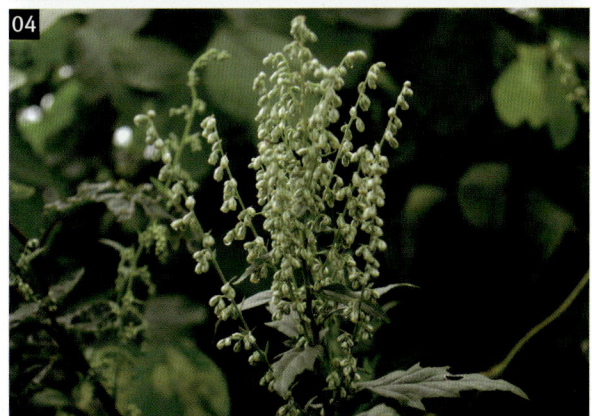

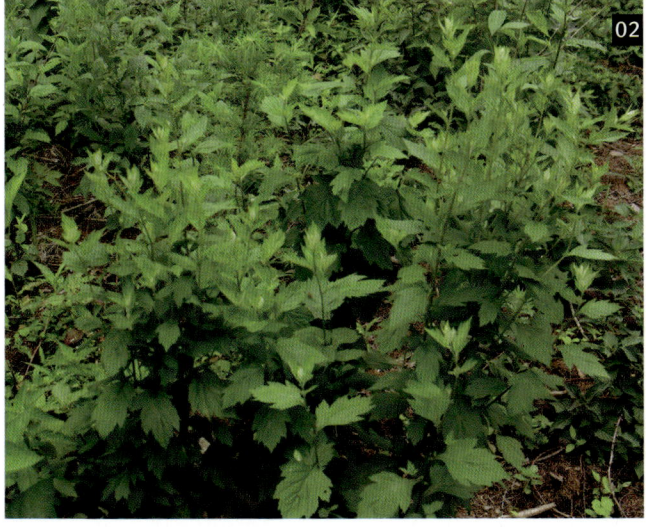

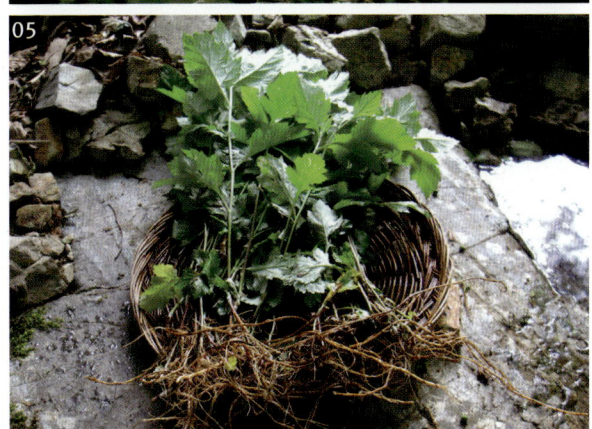

01 어릴 때 모습. 5월 9일
02 줄기 자라는 모습. 7월 5일
03 줄기가 자란 모습. 7월 5일
04 꽃. 8월 15일
05 뿌리째 채취한 넓은잎외잎쑥. 5월 9일

016 맑은대쑥

Artemisia keiskeana Miq.
국화과 여러해살이풀

- **생약명** 암려(菴藘)
- **작용 장부·경맥** 간(木), 비장(土), 신장(水)
- **효능** 산후복통, 생리불순, 소화불량
- **성분** 쿠마린(혈전개선), 베타시스테롤(종양억제), 시토스테롤(혈전개선)

서식지 산속 반그늘이나 메마른 곳
줄기 30~80㎝ 정도 자라고, 갈색 솜털이 있다. **잎** 어긋나고 주걱모양이며, 위쪽 가장자리에 깊게 파인 톱니가 있다. 밑부분이 좁아져 잎자루가 되고, 뒷면에는 잔털과 기름점이 있다. **꽃** 7~9월에 연노란색으로 핀다. **열매** 10월에 여문다.

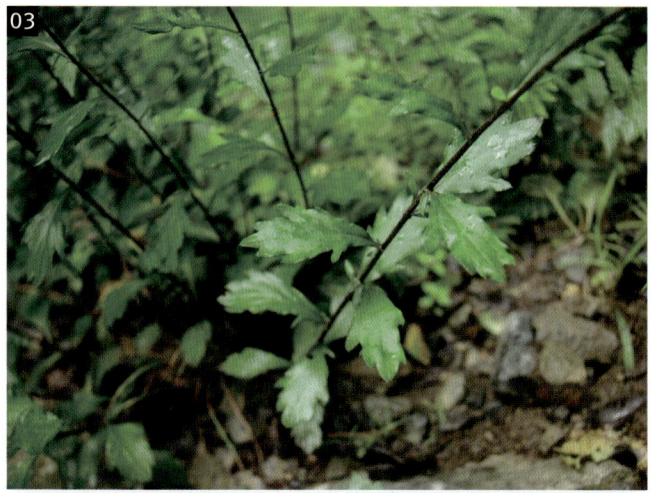

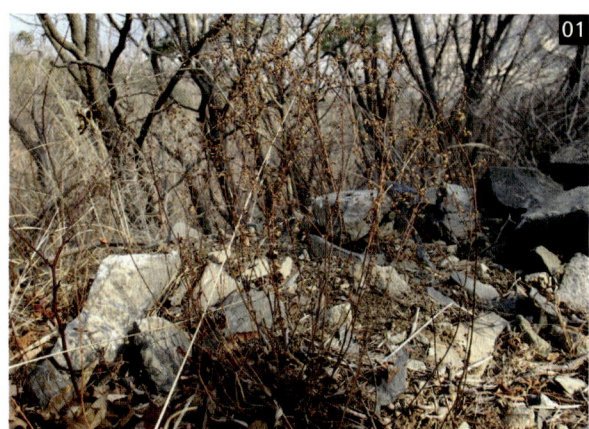

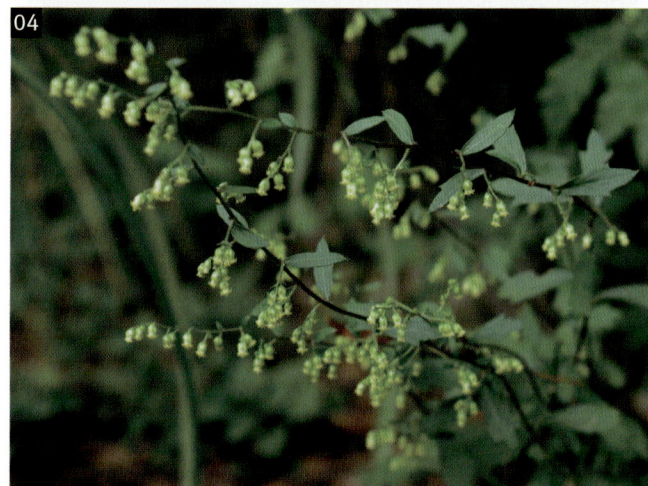

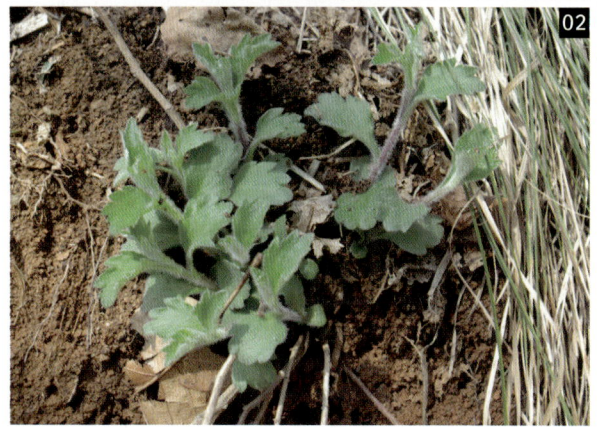

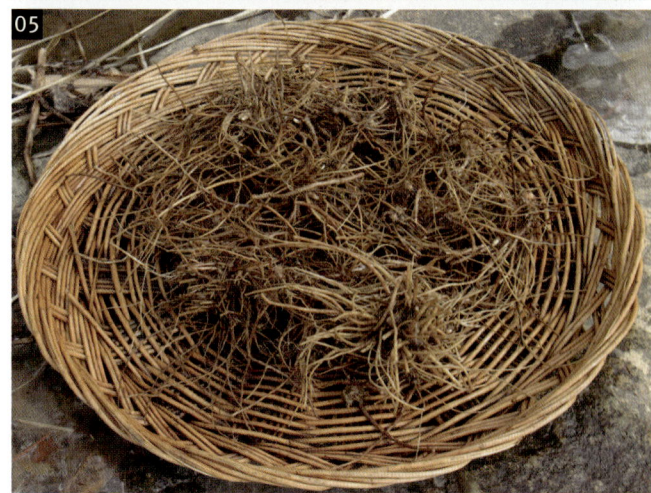

01 겨울에 남아 있는 묵은대. 1월 4일
02 봄에 올라온 새순. 3월 27일
03 줄기와 잎. 8월 15일
04 꽃. 9월 17일
05 채취한 맑은대쑥 뿌리. 2월 5일

017 제비쑥

Artemisia japonica Thunb.
국화과 여러해살이풀

생약명	초호(草蒿), 모호(牡蒿)
작용 장부·경맥	간·쓸개(木)
효능	더위 먹은 데, 여름감기
성분	리모넨(염증제거), 캄펜(해열소염), 베타아미린(염증억제), 미르센(세포손상억제)

서식지 산과 들의 풀밭
줄기 30~90㎝. 잔털이 있으며, 밑동이 붉은자주색을 띤다. **잎** 어긋나고 아래가 좁은 주걱모양이며, 끝이 이빨모양으로 얕게 갈라진다. **꽃** 7~9월에 윤기 있는 노란녹색으로 핀다. **열매** 10월에 여문다. 주의 몸을 차게 하므로 허약한 사람, 산모는 먹지 않는다.

01 새순 전체 모습. 3월 25일
02 새순 자라는 모습. 4월 22일

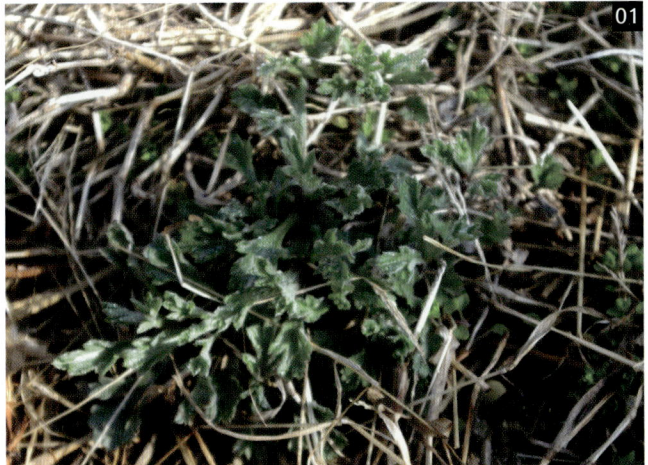

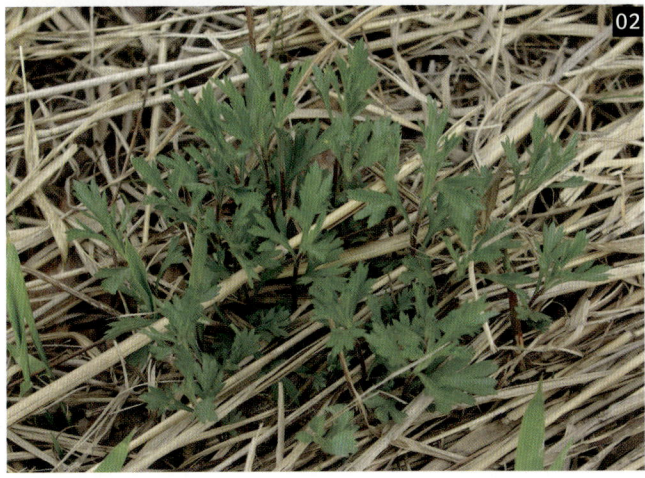

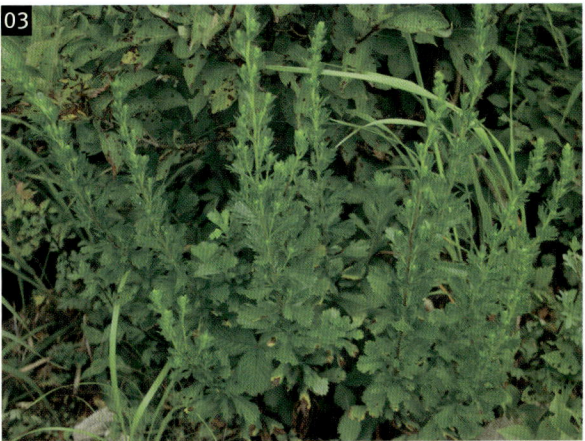

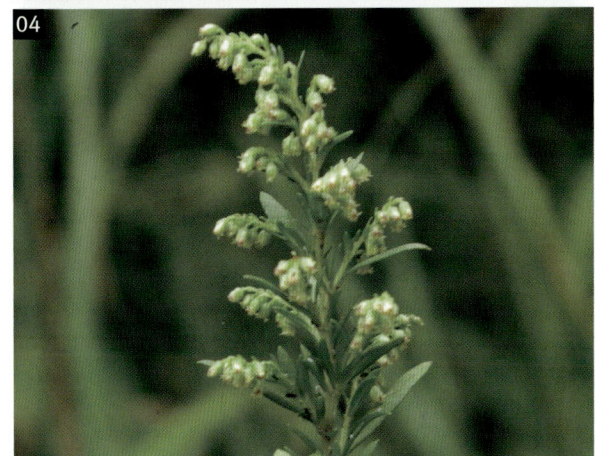

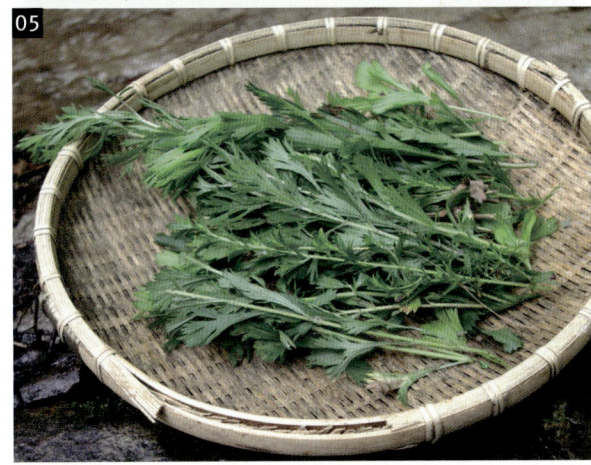

03 줄기 자라는 모습. 7월 22일
04 꽃. 8월 24일
05 채취한 제비쑥 잎줄기. 7월 10일

엉겅퀴 종류 간에 작용

018-022

엉겅퀴

엉겅퀴 대용
큰엉겅퀴
지느러미엉겅퀴

별개 약재
정영엉겅퀴
깃잎정영엉겅퀴

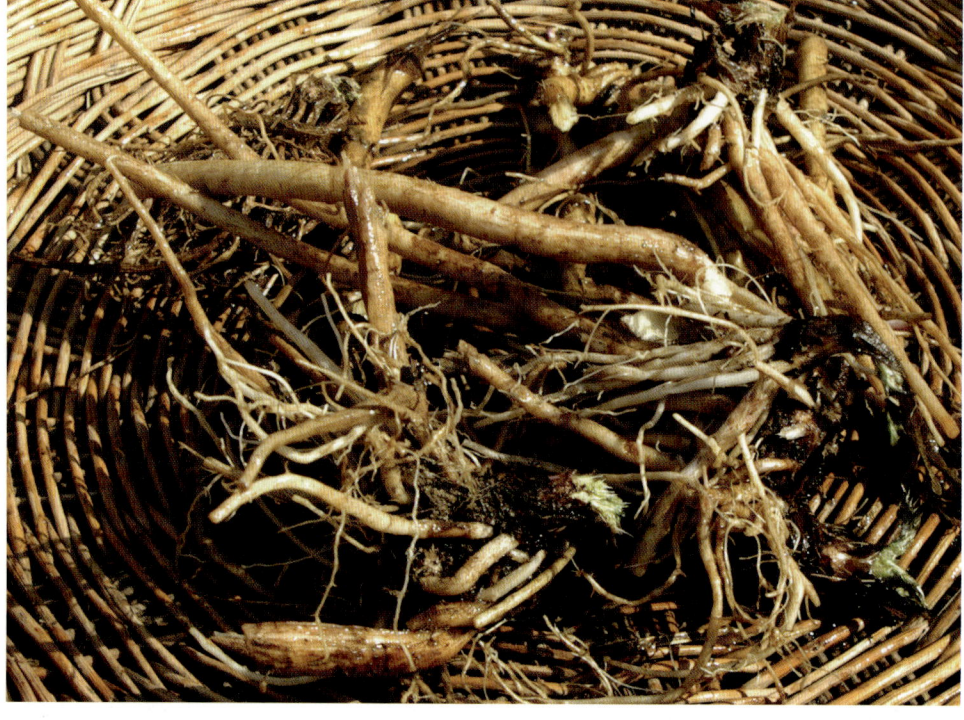

▶ 채취한 엉겅퀴 뿌리. 1월 26일

식초 발효와 먹는 방법

당분으로 발효시키기

채취 뿌리째 캔 전초(봄~여름), 뿌리(늦가을~겨울)

배합비율　**기본발효용 |** 엉겅퀴 종류(전초나 뿌리) 100 : 설탕 30 : 생효모 0.1(또는 누룩가루 5) : 설탕물(20% 농도) 적당량

　　　　　　초앉히기용 | 원액 100 : (필요시) 씨식초 또는 생막걸리 10

핵심요령　❶ 잎·줄기·뿌리는 적당히 썰어 넣는다. ❷ 뿌리는 껍질째 쓴다. ❸ 식초액이 적게 나오므로 설탕물을 추가한다. ❹ 1종류씩 담근다.

발효와 먹는 방법　▶ 엉겅퀴 종류를 설탕에 버무려서 항아리에 넣고, 생효모나 누룩가루를 뿌린 뒤 끓인 물을 식혀서 설탕물을 만들어 붓는다. ▶ 미리 남겨둔 설탕을 위에 조금 덮고 40~50일 발효시킨다. ▶ 원액을 걸러 항아리에 앉히고, 씨식초나 생막걸리를 넣는 경우에는 이때 넣고 3~6개월 발효시켜 찌꺼기를 거른다. ▶ 물에 5~10배 희석하여 식후에 마신다. ▶ 자세한 발효 원리와 방법, 먹는 방법은 p.44를 참조한다.

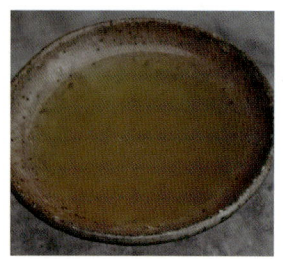

엉겅퀴 뿌리 식초.

018 엉겅퀴

Cirsum japonicum var. *maackii* (Maxim) Matsum.
국화과 여러해살이풀

생약명	대계(大薊)
다른 색약명	간(木), 심장(火)
효능	폐결핵, 위염, 장염
성분	베타시토스테롤(혈전개선), 스티그마스테롤(종양억제), 베타아미린(염증억제), 트리테르펜(염증억제)

서식지 산과 들의 양지

뿌리 굵고 길게 뻗으며 살이 있다. **줄기** 50~100cm. 하얀 잔털과 거미줄 같은 털이 있다. **잎** 길이 15~30cm. 뿌리에서는 뭉쳐서 나와 퍼지고, 줄기에는 어긋난다. 피침 같은 타원형이며, 가장자리가 깃털처럼 갈라지고 이빨 같은 톱니가 있으며, 줄기잎은 다시 갈라진다. 앞뒷면에 잔털이 있다. **꽃** 7~8월에 붉은자주색으로 핀다. 줄기와 가지 끝에 1송이씩 달리며, 지름 3~5cm이다. **열매** 9~10월에 여물며, 씨앗에 흰색 갓털이 있어 바람에 날려간다. **주의** 몸을 차게 하므로 비장이나 위장이 약한 사람은 먹지 않는다.

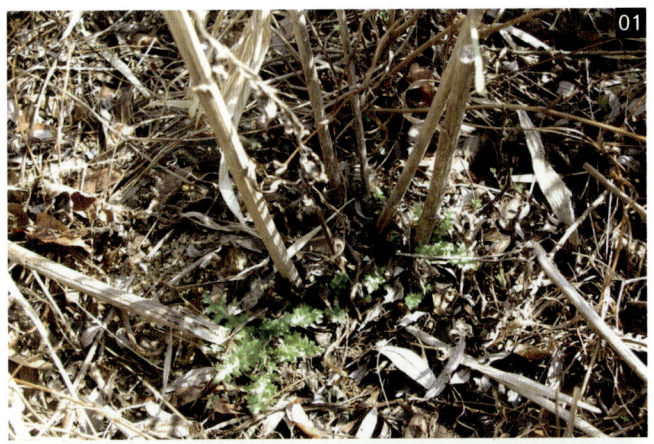

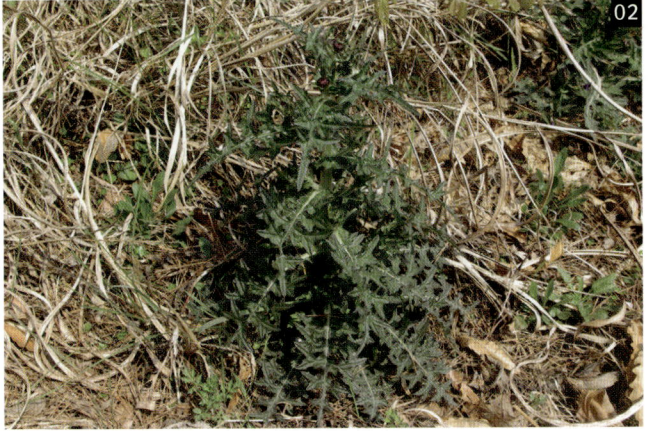

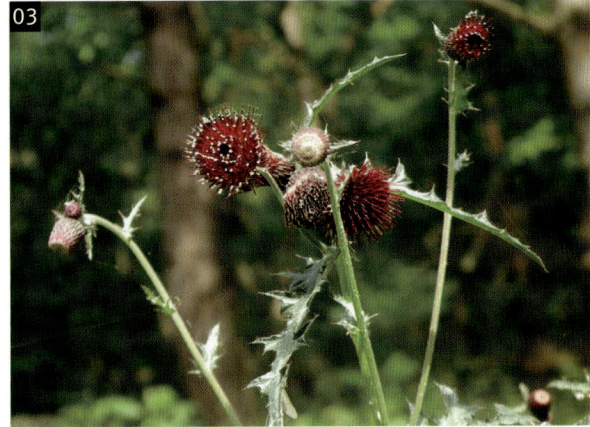

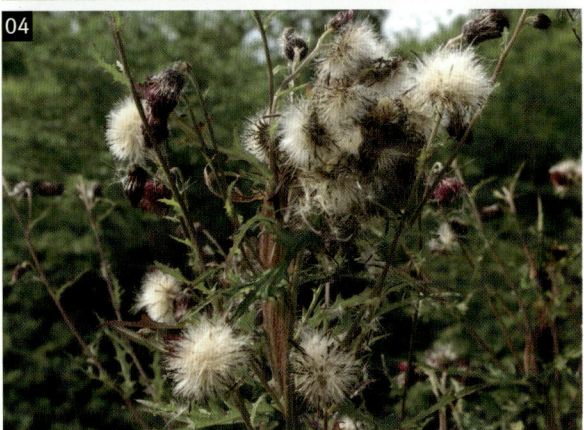

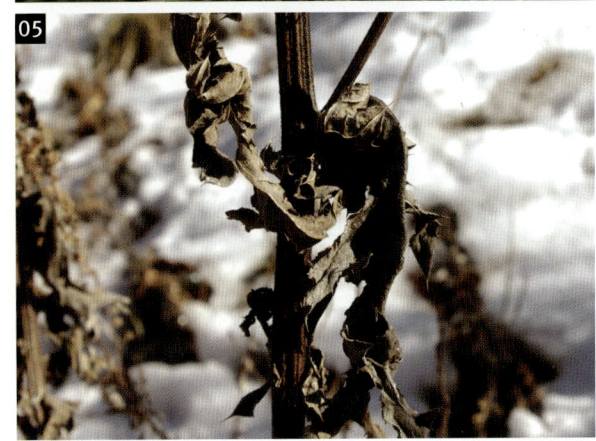

01 묵은대 밑에 올라온 초봄의 새순. 3월 16일
02 줄기 자라는 모습. 4월 10일
03 꽃과 윗동잎. 5월 11일
04 열매. 7월 1일
05 겨울에 남은 묵은대. 1월 13일

019 큰엉겅퀴

Cirsium pendulum Fisch. ex DC.
국화과 두해살이풀

- **생약명** 연관계(烟管薊)
- **작용 장부·경맥** 간(木), 심장(火)
- **효능** 폐결핵, 장염
- **성분** 사포닌(면역력강화), 알칼로이드(염증과 통증완화), 이눌린(위·장강화)

서식지 낮은산과 들판의 양지
줄기 1~2m 정도 자란다. **잎** 길이 40~50㎝. 어긋나고 가장자리가 깃털처럼 갈라지며, 이빨 같은 톱니와 가시가 있다. 앞뒷면에는 잔털이 있다. **꽃** 7~10월에 붉은자주색으로 피고, 아래를 향해 달린다. **열매** 11월에 여물고 씨앗에 흰갈색 갓털이 있다. **주의** 몸을 차게 하므로 비장이나 위장이 약한 사람은 먹지 않는다.

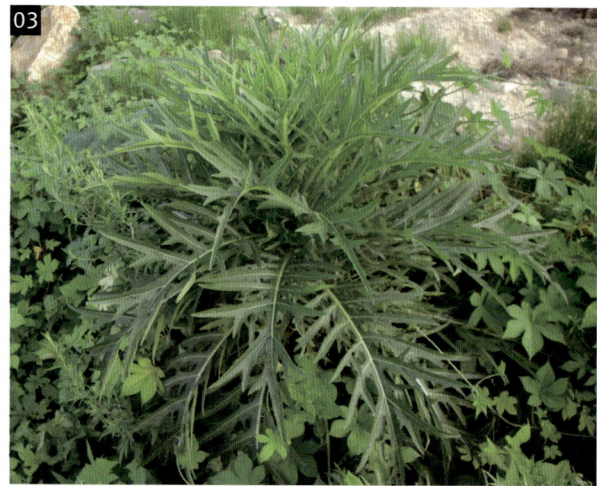

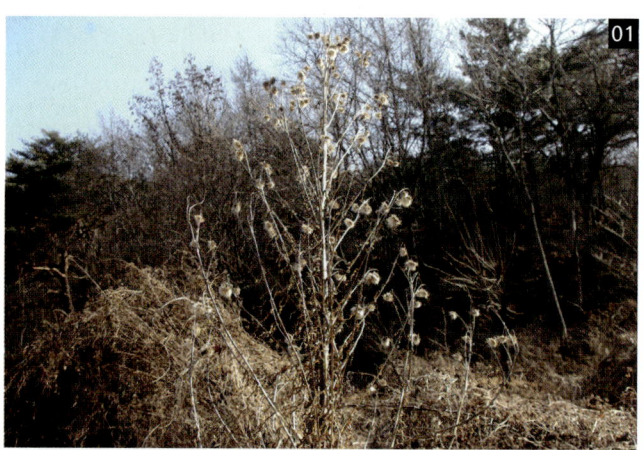

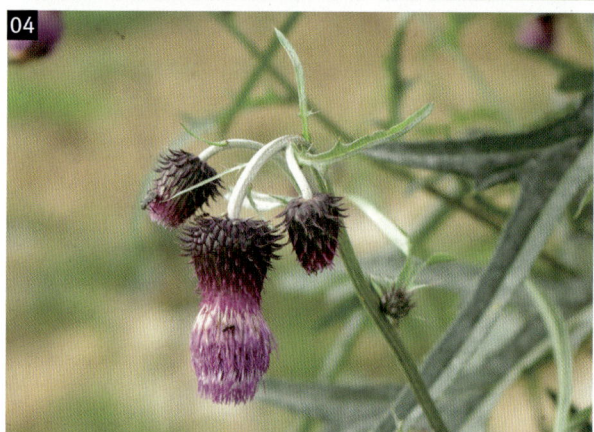

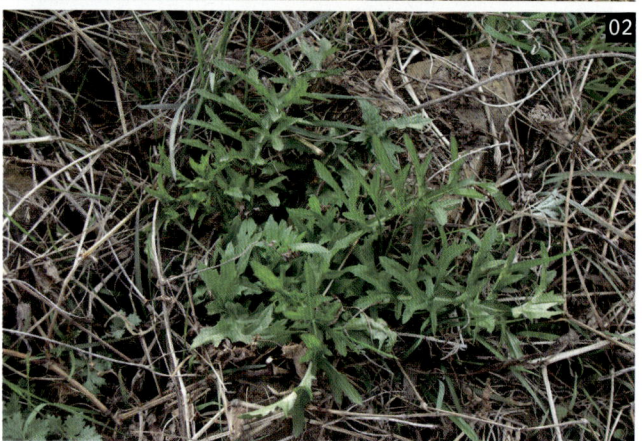

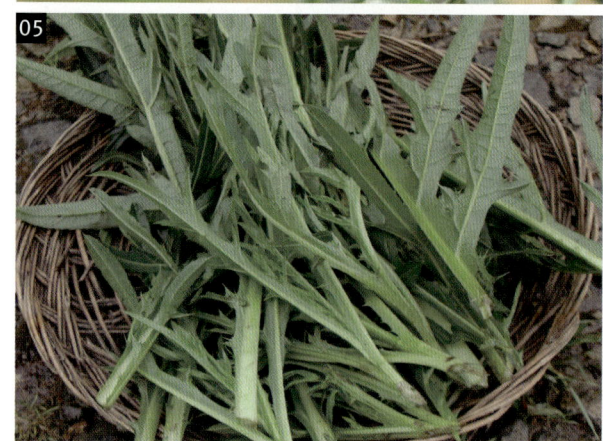

01 겨울에 남은 묵은대. 1월 27일
02 봄에 올라온 새순. 4월 4일
03 잎이 무성한 모습. 7월 29일
04 꽃. 9월 11일
05 채취한 큰엉겅퀴 잎. 8월 8일

020 지느러미엉겅퀴

Carduus crispus L.
국화과 두해살이풀

- **생약명** 비렴(飛簾)
- **작용 장부·경맥** 간(木), 폐(金), 방광(水)
- **효능** 두통, 자궁출혈
- **성분** 알칼로이드(염증통증완화), 리그난(종양억제)

서식지 산과 들판의 양지
줄기 지느러미 같은 날개와 가시 같은 톱니가 있고, 속은 비어 있다. **잎** 어긋나고 가장자리가 얕거나 깊게 갈라져 깃털모양이 되며, 가시 같은 톱니가 있다. 뒷면에 거미줄 같은 흰색 잔털이 있고, 줄기잎은 아래쪽이 줄기의 날개와 이어진다. **꽃** 5~10월에 붉은자주색으로 핀다. **열매** 11월에 여물고 씨앗에 흰색 갓털이 있다. **주의** 몸을 차게 하므로 비장이나 위장이 약한 사람은 먹지 않는다.

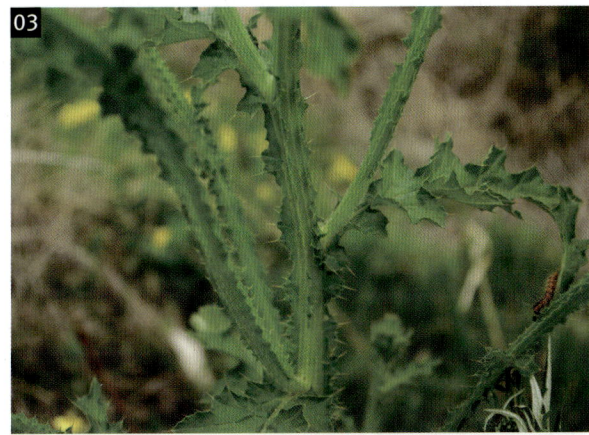

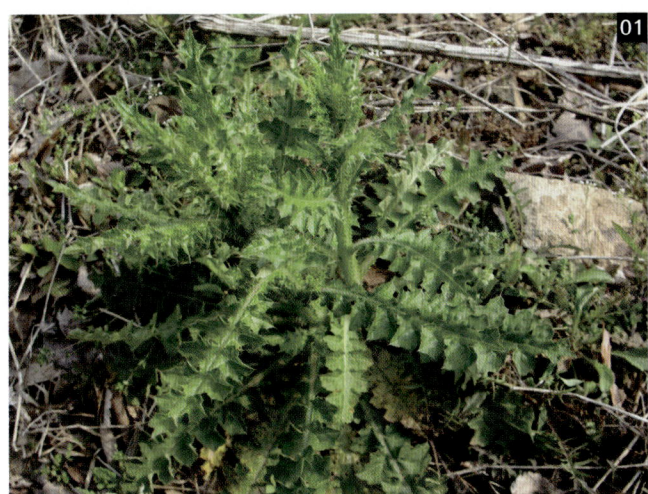

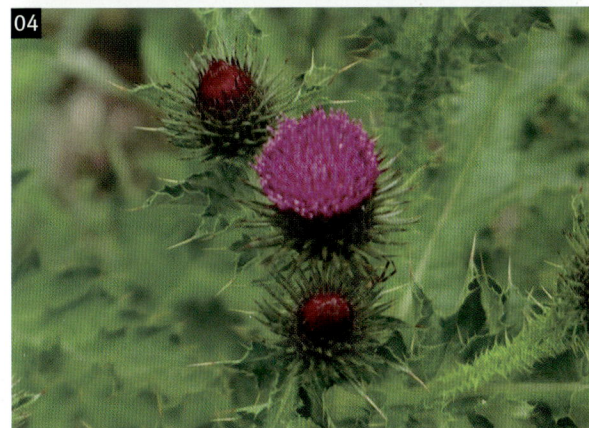

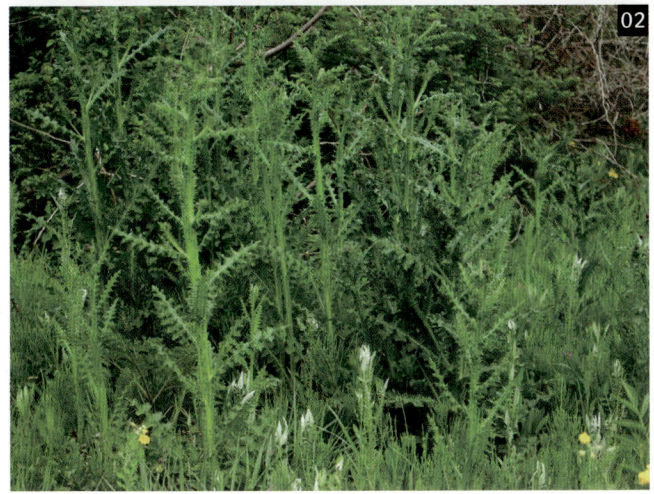

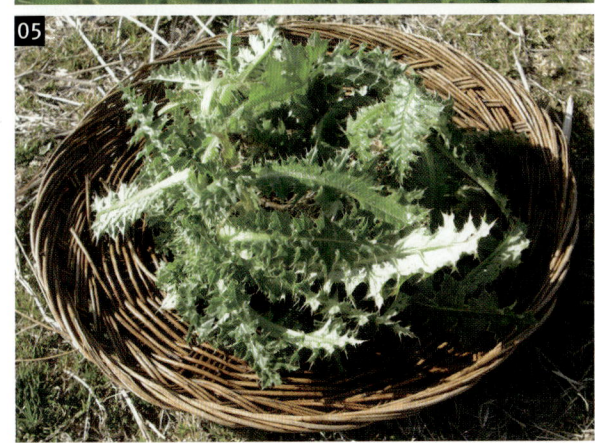

01 어린잎 자라는 모습. 4월 11일
02 줄기 자라는 모습. 4월 26일
03 줄기와 잎의 지느러미. 4월 26일
04 꽃과 윗동잎. 4월 27일
05 채취한 지느러미엉겅퀴 잎. 3월 10일

021 정영엉겅퀴

Cirsium chanroenicum (L.) Nakai
국화과 여러해살이풀

생약명 고려계(高麗薊)
효능 고혈압, 감기
성분 실리마린(담낭보호)

서식지 깊은 산 반그늘
뿌리 굵고 길게 뻗는다. **줄기** 50~100㎝ 정도 자란다. **잎** 어긋나게 달리고 달걀모양이며, 가장자리에 바늘 같은 톱니가 있다. 잎자루가 길다. **꽃** 7~10월에 노란흰색으로 핀다. **열매** 10~11월에 여물고 씨앗에 갈색 갓털이 있다.

01 겨울에 남아 있는 묵은대. 1월 30일
02 줄기 자라는 모습. 6월 10일

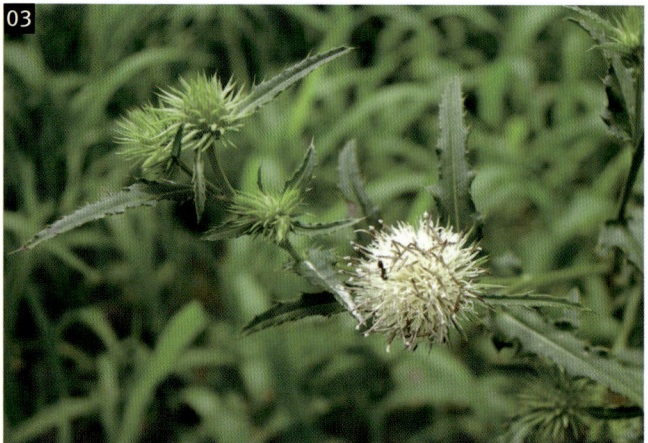
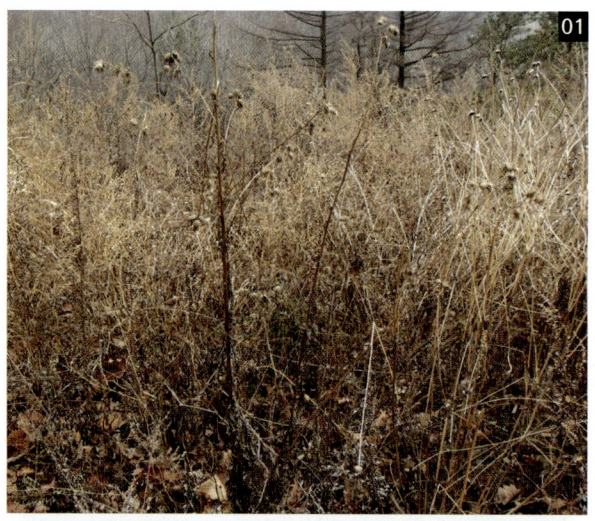
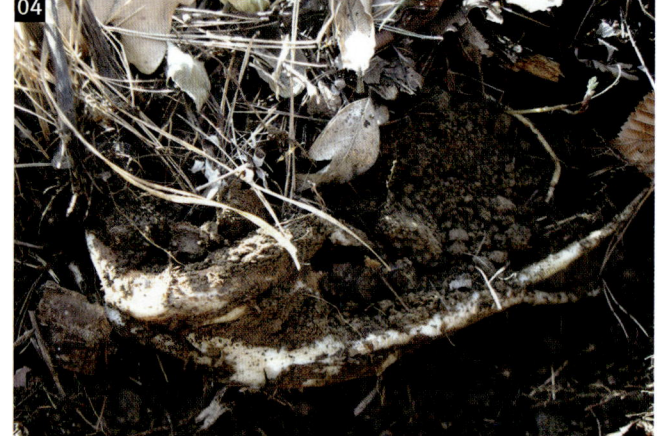
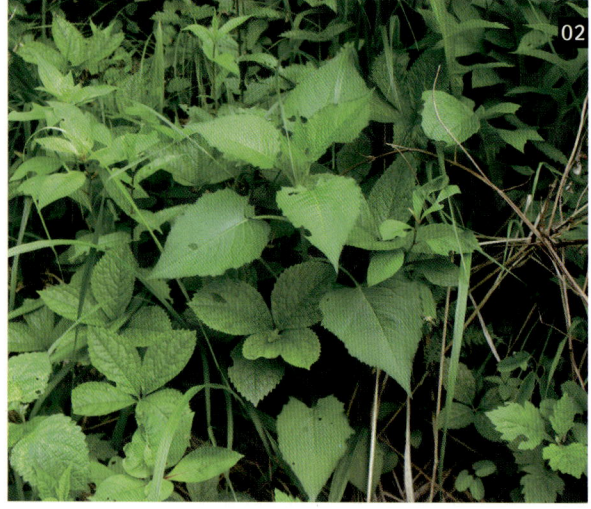
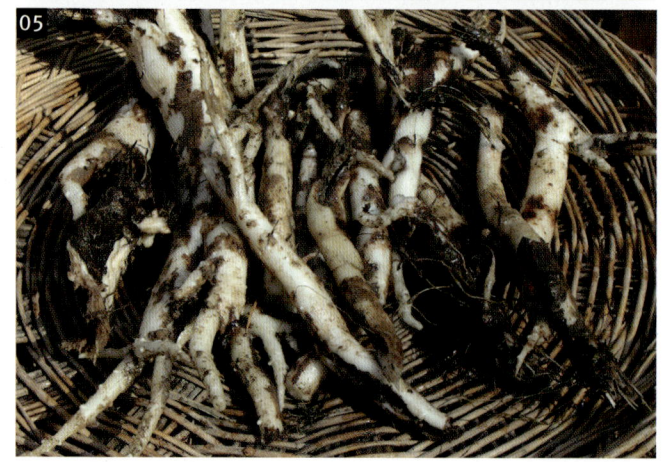

03 꽃과 꽃봉오리. 8월 17일
04 겨울에 뿌리 채취하는 모습. 1월 31일
05 채취한 정영엉겅퀴 뿌리. 1월 31일

022 깃잎정영엉겅퀴

Cirsium chanroenicum Nakai var. *pinnatifolium* Y. Lee, var. *nov.*
국화과 여러해살이풀

생약명 고려계(高麗薊)
효능 고혈압, 감기
성분 실리마린(담낭보호)

서식지 높은 산 촉촉한 양지의 풀숲
줄기 가지가 많이 갈라져 나온다. **잎** 어긋나고 달걀모양이며 끝이 뾰족하다. 깃털모양으로 2~3회 깊게 갈라지고, 가장자리에 바늘 같은 톱니가 있다. **꽃** 7~10월에 흰노란색으로 핀다. **열매** 10~11월에 여물고 씨앗에 진갈색 갓털이 있다.

01 봄에 어린잎 자라는 모습. 4월 7일
02 줄기 자라는 모습. 7월 5일

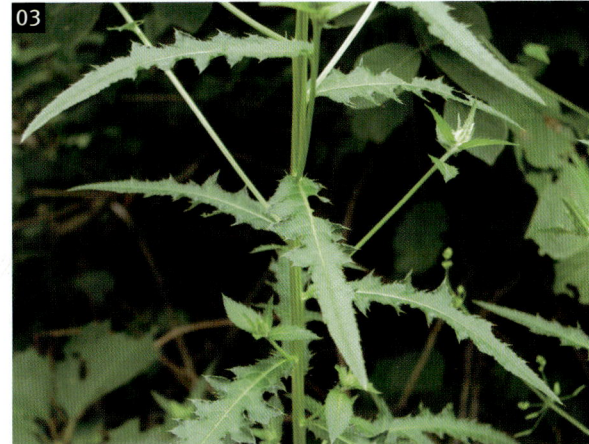
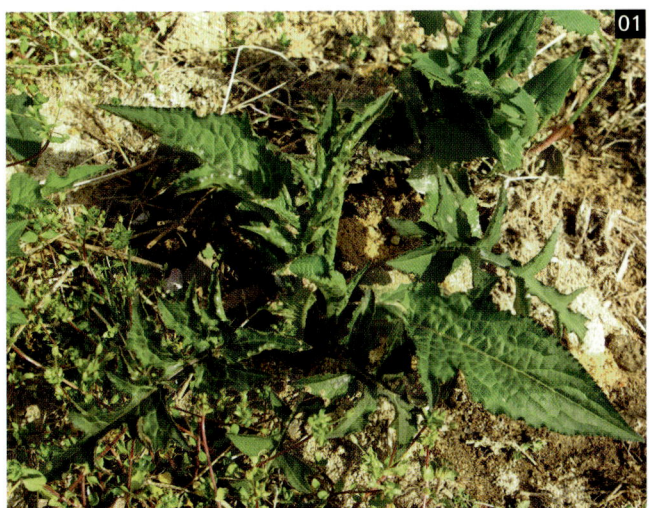
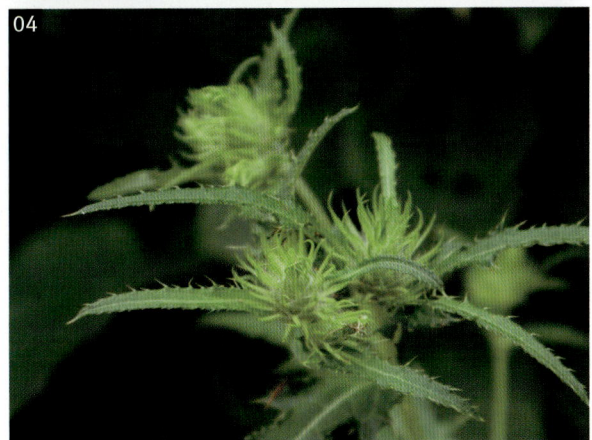

03 줄기와 잎. 8월 12일
04 꽃봉오리와 윗동잎. 8월 12일
05 꽃. 10월 12일

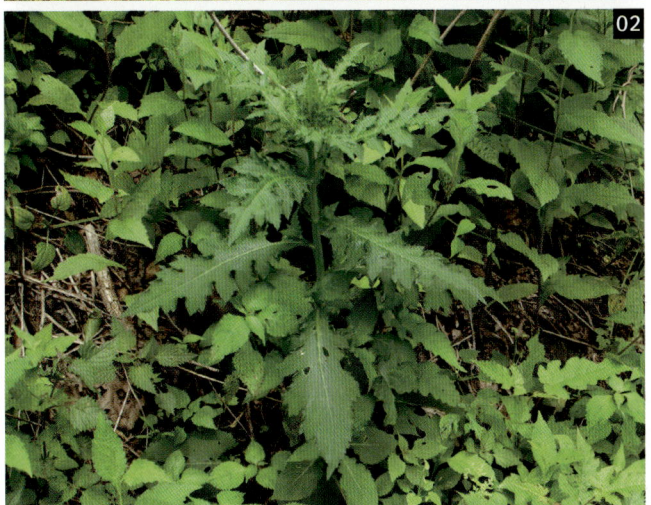
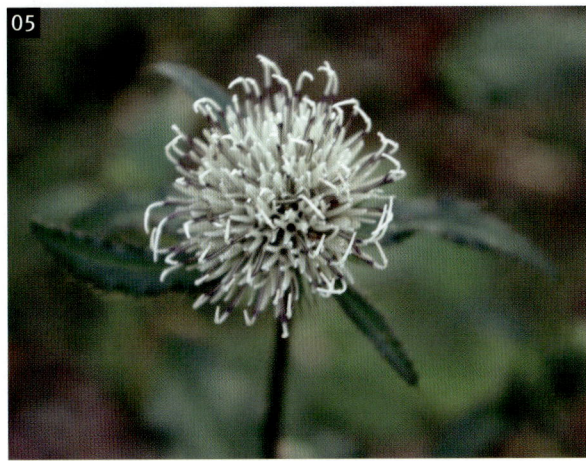

023 대청

Isatis tinctoria L.
십자화과 두해살이풀

생약명
청대(靑黛)

작용 장부·경맥
간(木)

효능
인후염
소아간질
기침

성분
트립토판(신경안정)
인디칸(수용성배당체)

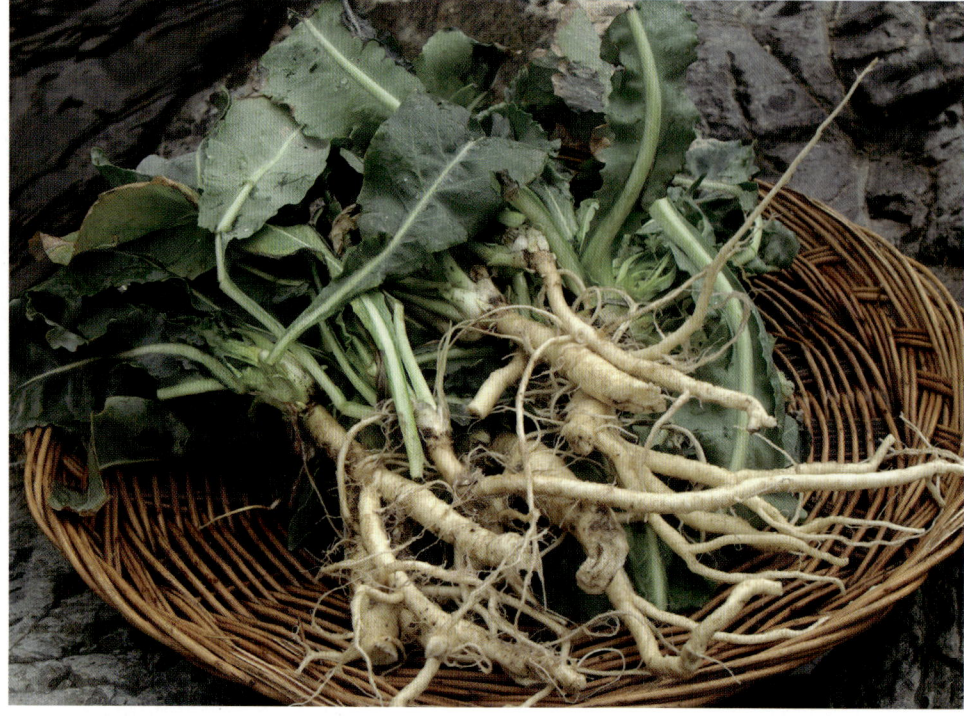

▶ 뿌리째 채취한 대청. 2월 3일

식초 발효와 먹는 방법

생막걸리로 발효시키기

채취 뿌리째 캔 전초(수시로)

배합비율　**기본발효용** ▶ 전초 100 : 생막걸리(멸균되지 않은 것) 100 : 조청 또는 엿기름가루 5
　　　　　　초앉히기용 ▶ 원액 100 : (필요시) 씨식초 10

핵심요령　❶ 잎·뿌리는 적당히 썰어 넣는다. ❷ 뿌리는 껍질째 쓴다. ❸ 쓴맛이 덜하게 조청량을 조금 늘려도 된다.

발효와 먹는 방법 ▶ 대청을 항아리에 넣고 생막걸리와 조청 또는 엿기름가루를 넣어 40~50일 발효시킨다. ▶ 원액을 걸러 항아리에 앉히고, 씨식초는 이때 넣어서 3~6개월 발효시킨 뒤 찌꺼기를 거른다. ▶ 물에 5~10배 희석하여 식후에 마신다. ▶ 자세한 발효 원리와 방법, 먹는 방법은 p.43를 참조한다.

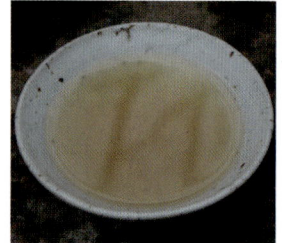

대청 식초.

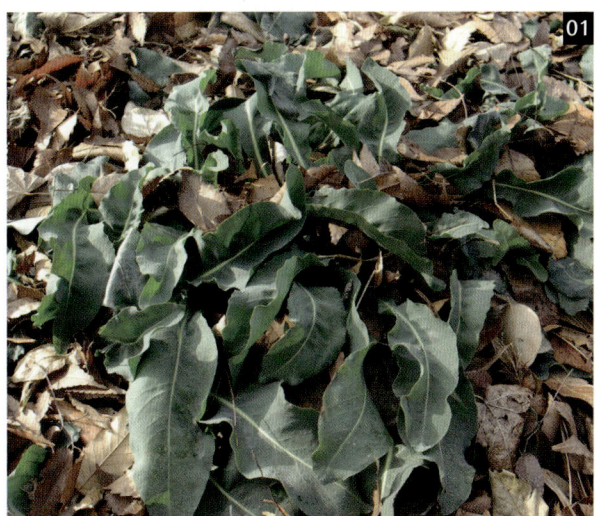

01 겨울을 나는 푸른 잎. 1월 7일
02 봄에 올라온 뿌리잎. 3월 19일
03 꽃 핀 모습. 4월 16일

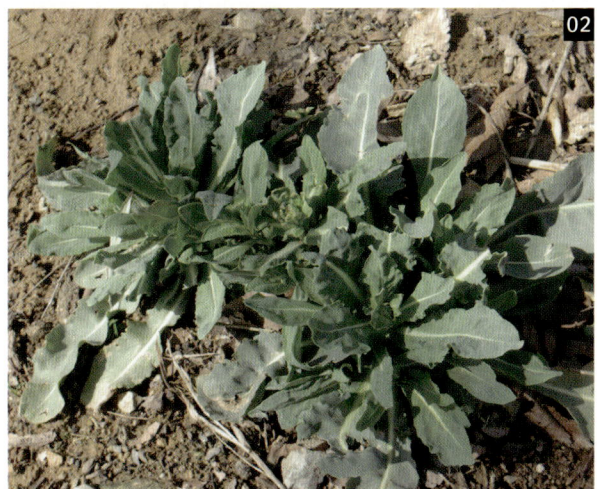

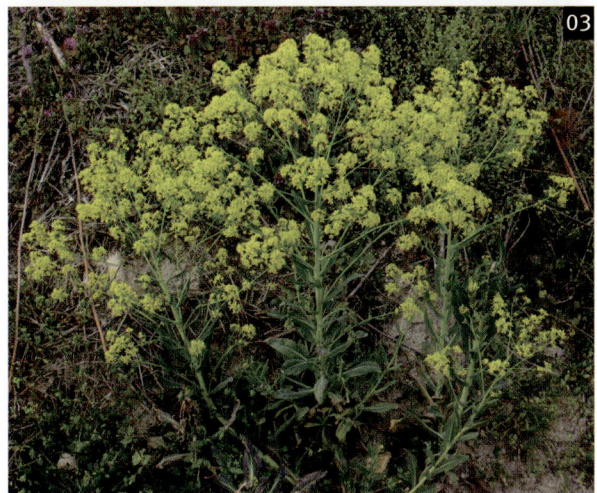

서식지 바닷가 양지
뿌리 굵고 곧게 뻗는다. **줄기** 50~70cm 정도 자라고 조금 허옇다. **잎** 뿌리잎은 뭉쳐서 나와 퍼지며, 긴 타원형으로 잎자루가 길고 날개가 있다. 줄기잎은 어긋나며 뿌리잎보다 작고 잎자루가 없다. 가을에 올라온 새순은 겨울에도 푸르다. **꽃** 5~6월에 노란색으로 피며, 긴 꽃대에 작은 꽃들이 어긋나게 뭉쳐서 달린다. 꽃잎은 4장이다. **열매** 8월에 검은자주색으로 여물며, 거꾸로 된 피침형이고 길이 1.5cm 정도이다. **주의** 몸을 차게 하므로 몸이 찬 사람은 먹지 않는다.

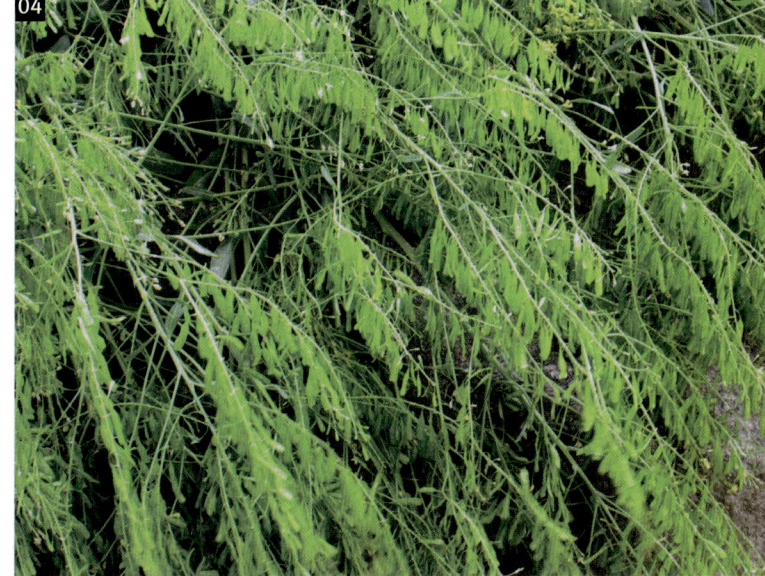

04 풋열매 달린 모습. 5월 8일
05 열매 익은 모습. 5월 16일

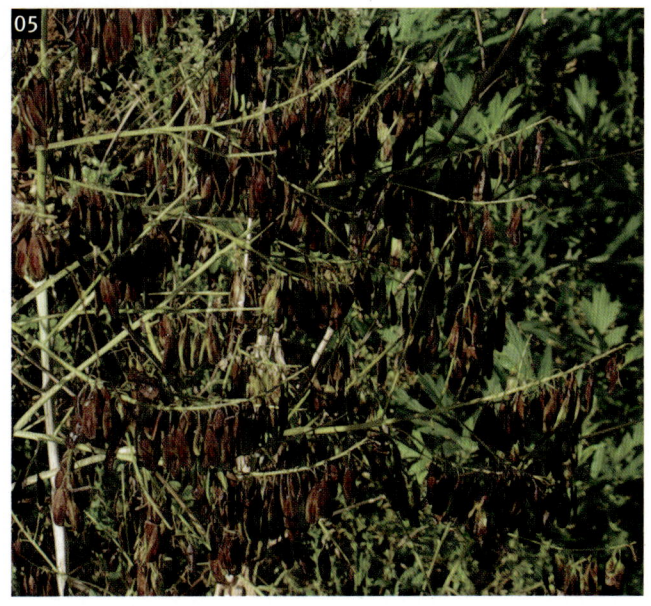

024 물레나물

Paeonia suffruticosa Andrews
물레나물과 여러해살이풀

생약명
홍한련(紅旱蓮)
작용 장부·경맥
간(木)
효능
간염
고혈압
성분
사포닌(면역력강화)
루틴(모세혈관강화)
니코틴산(숙취해소)
히페리친(천연항생제)

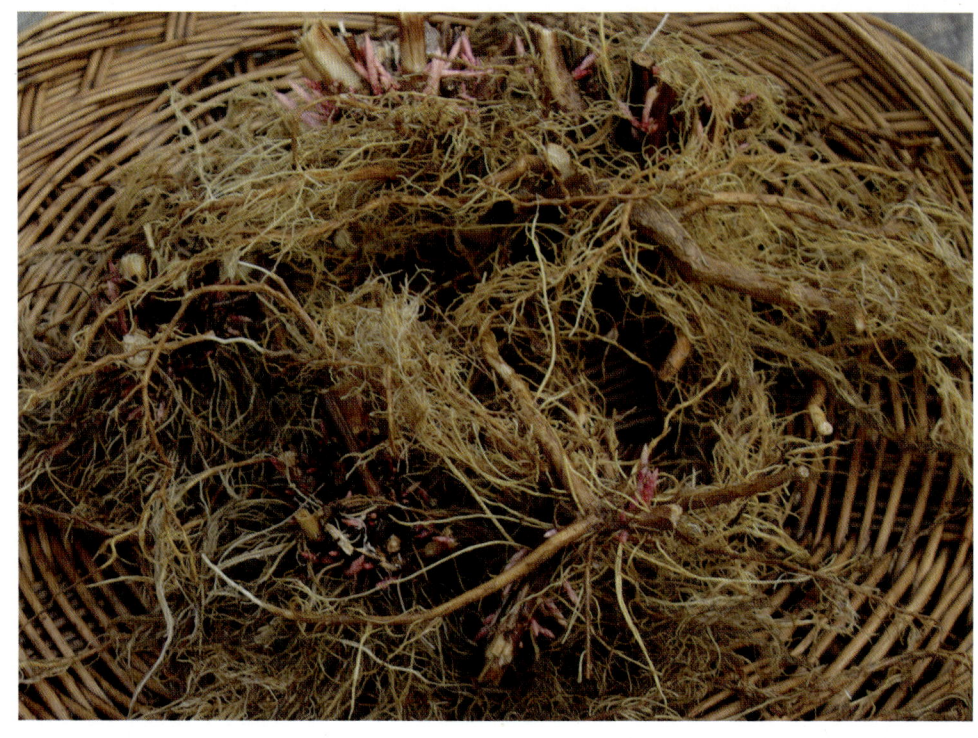

▶ 채취한 물레나물 뿌리.
1월 31일

식초 발효와 먹는 방법

생막걸리로 발효시키기

채취 뿌리째 캔 전초(봄~여름), 뿌리(늦가을~겨울)

배합비율 **기본발효용** | 전초나 뿌리 100 : 생막걸리(멸균되지 않은 것) 100 : 조청 또는 엿기름가루 5
초앉히기용 | 원액 100 : (필요시) 씨식초 10

핵심요령 ❶ 잎·줄기·뿌리는 적당히 썰어 넣는다. ❷ 뿌리는 껍질째 쓴다. ❸ 쓴맛이 덜하게 조청량을 조금 늘려도 된다.

발효와 먹는 방법 ▶ 물레나물을 항아리에 넣고 생막걸리와 조청 또는 엿기름가루를 넣어 40~50일 발효시킨다. ▶ 원액을 걸러 항아리에 앉히고, 씨식초는 이때 넣어서 3~6개월 발효시킨 뒤 찌꺼기를 거른다. ▶ 물에 5~10배 희석하여 식후에 마신다. ▶ 자세한 발효 원리와 방법, 먹는 방법은 p.43를 참조한다.

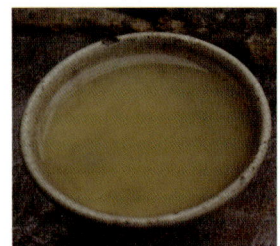

물레나물 뿌리 식초.

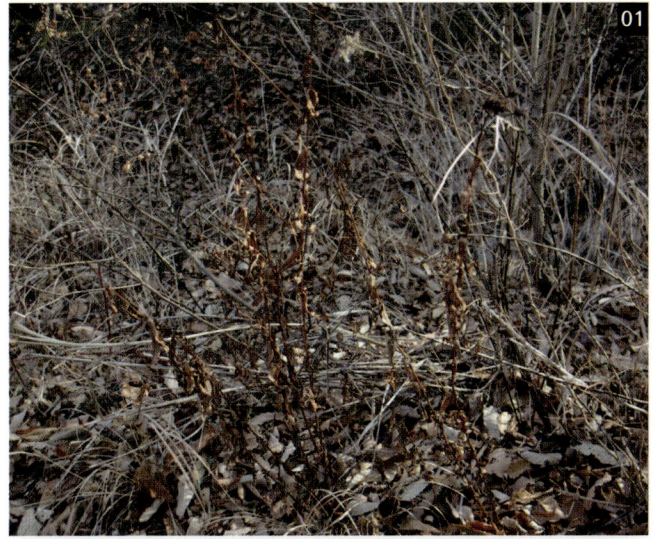

서식지 산과 들의 양지
뿌리 땅속에서 뿌리줄기가 옆으로 뻗으며 새순을 낸다. **줄기** 50~100㎝. 밑동이 나무처럼 단단해지고, 줄기 단면이 네모지다. **잎** 길이 5~19㎝. 마주 나며 조금 넓고 긴 피침형으로 아래쪽에서 줄기를 감싼다. **꽃** 6~7월에 노란색으로 핀다. 지름 4~5㎝이고, 꽃잎이 5장이며, 바람개비 모양으로 비틀려 있다. **열매** 9~10월에 여물고 끝이 뾰족한 달걀모양이며, 익으면 껍질이 갈라져 씨앗이 나온다. **주의** 오래 먹거나 한꺼번에 많이 먹으면 피부에 염증이 생길 수 있다.

01 겨울에 남아 있는 묵은대. 1월 4일
02 줄기 자라는 모습. 5월 17일
03 꽃 핀 모습. 6월 8일
04 풋열매. 7월 1일
05 겨울에 남아 있는 열매껍질. 2월 19일

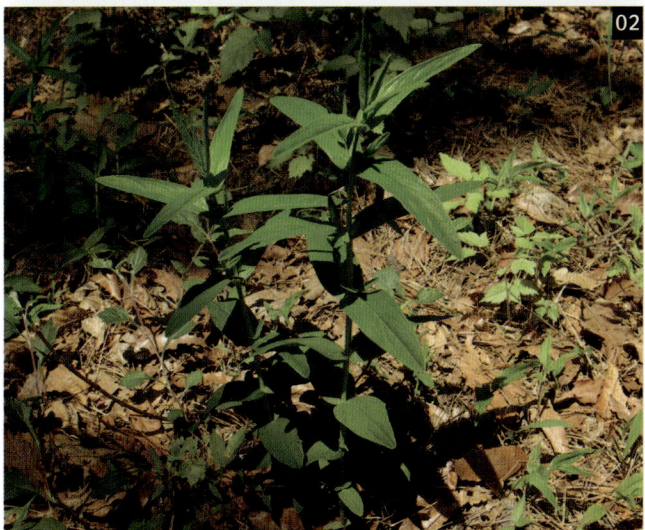

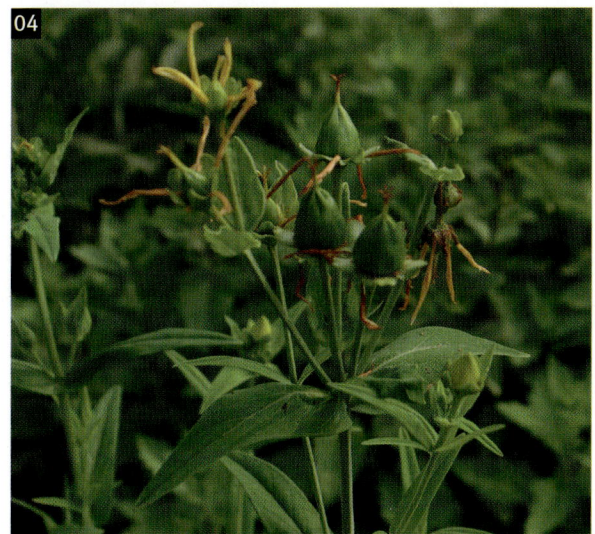

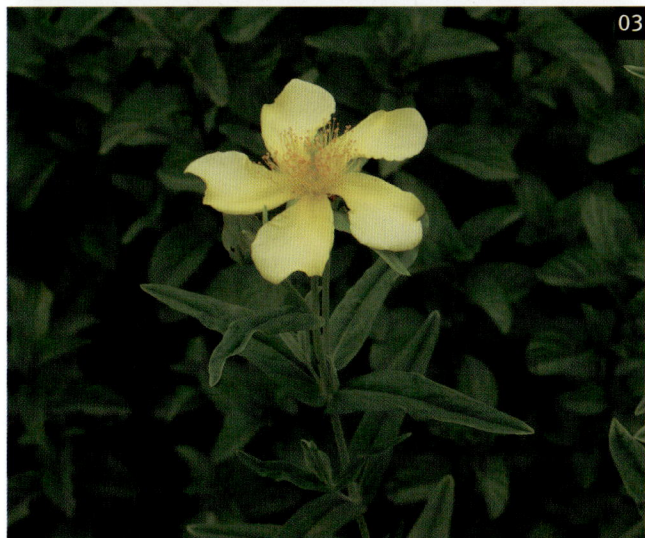

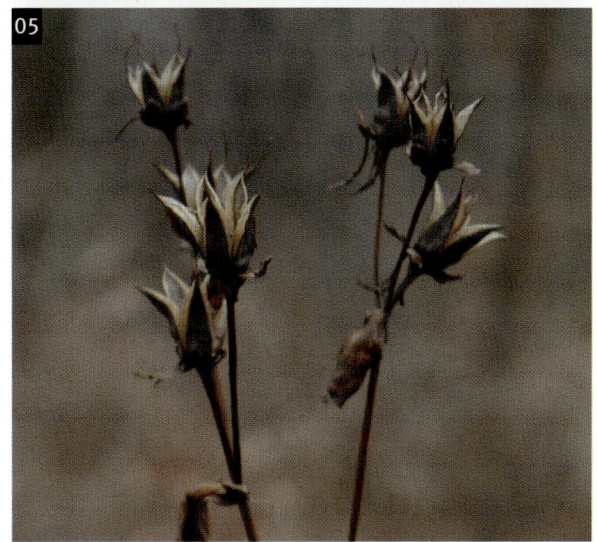

025 물봉선

Impatiens textori Miq.
봉선화과 한해살이풀

생약명
야봉선화(野鳳仙花)
패왕칠(霸王七)

작용 장부·경맥
간(木)

효능
복통
피부궤양

성분
코스모시인(혈압내림)
루테올린(염증제거)
아피게닌(염증억제)
크리소에리올(혈액순환개선)

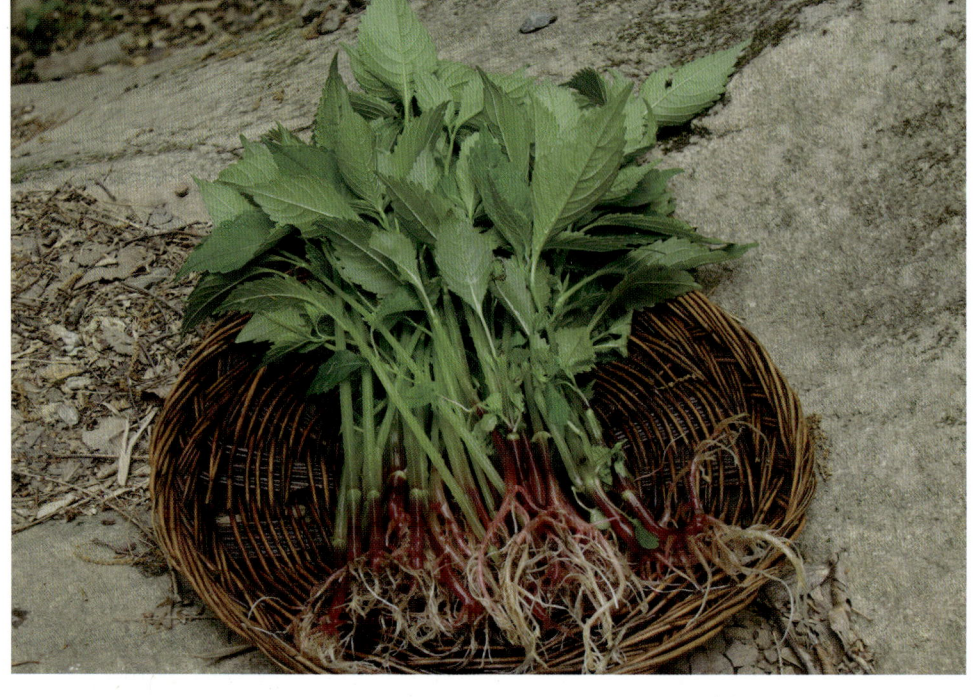

▶ 뿌리째 채취한 물봉선. 5월 4일

식초 발효와 먹는 방법

생막걸리로 발효시키기

채취 뿌리째 캔 전초(봄~여름), 뿌리(늦가을~겨울)

배합비율　**기본발효용** | 전초나 뿌리 100 : 생막걸리(멸균되지 않은 것) 100 : 조청 또는 엿기름가루 5
　　　　　　초앉히기용 | 원액 100 : (필요시) 씨식초 10

핵심요령 ❶ 잎·줄기·뿌리는 적당히 썰어 넣는다. ❷ 뿌리는 껍질째 쓴다. ❸ 쓴맛이 덜 하게 조청량을 조금 늘려도 된다.

발효와 먹는 방법 ▶ 물봉선을 항아리에 넣고 생막걸리와 조청 또는 엿기름가루를 넣어 40~50일 발효시킨다. ▶ 원액을 걸러 항아리에 앉히고, 씨식초는 이때 넣어서 3~6개월 발효시킨 뒤 찌꺼기를 거른다. ▶ 물에 5~10배 희석하여 식후에 마신다. ▶ 자세한 발효 원리와 방법, 먹는 방법은 p.43을 참조한다.

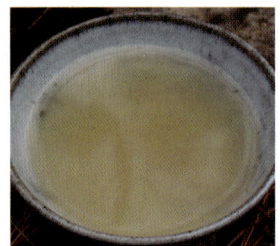

물봉선 식초.

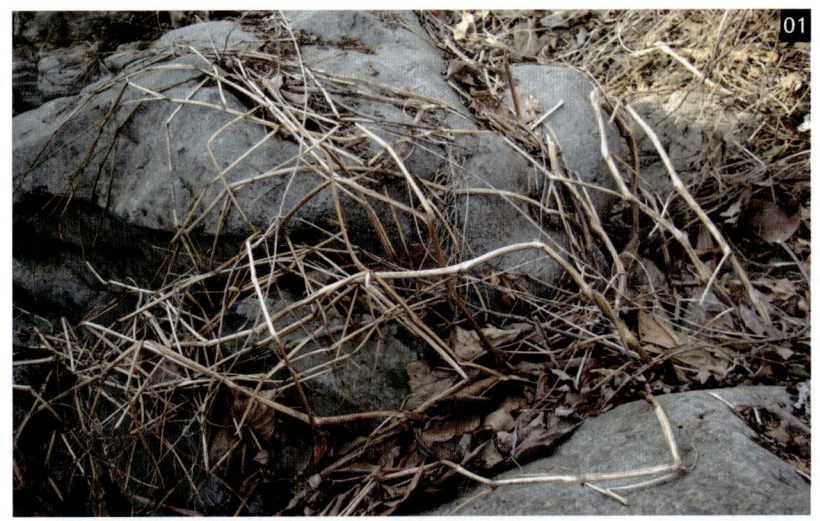

서식지 산속 개울가

뿌리 막뿌리가 있다. **줄기** 60~80㎝. 연하고 털이 없으며, 잎이 나온 자리마다 불룩한 마디가 있다. **잎** 길이 6~15㎝. 어긋나고 넓은 피침형이며, 가장자리에 날카로운 톱니가 있다. **꽃** 8~9월에 붉은색으로 핀다. 꽃잎이 3장인데, 2장은 크고 자주색 반점이 있다. **열매** 10월에 여무는데 길고 뾰족한 피침형이며 길이 1~2㎝이다. 익으면 껍질이 갈라져 씨가 나온다. **주의** 유사종인 흰 꽃의 흰물봉선과 노란 꽃의 노란물봉선에는 독성이 있으므로 혼동하지 않도록 한다.

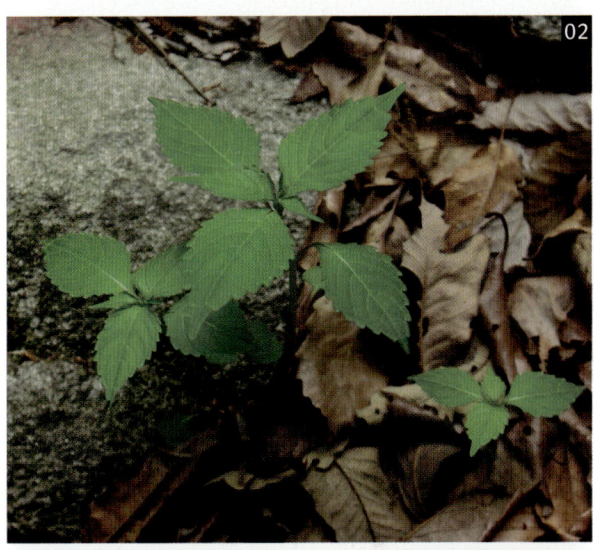

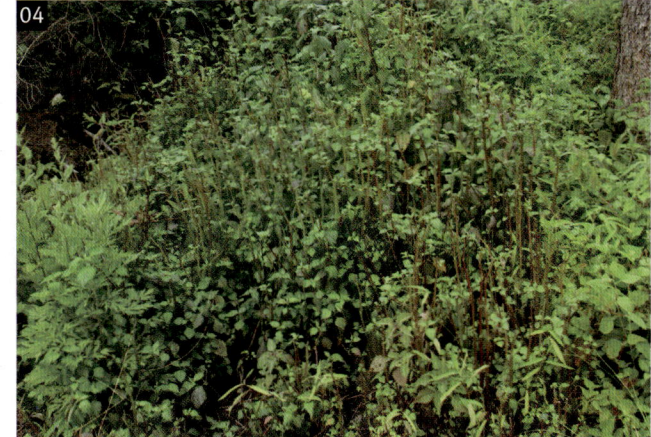

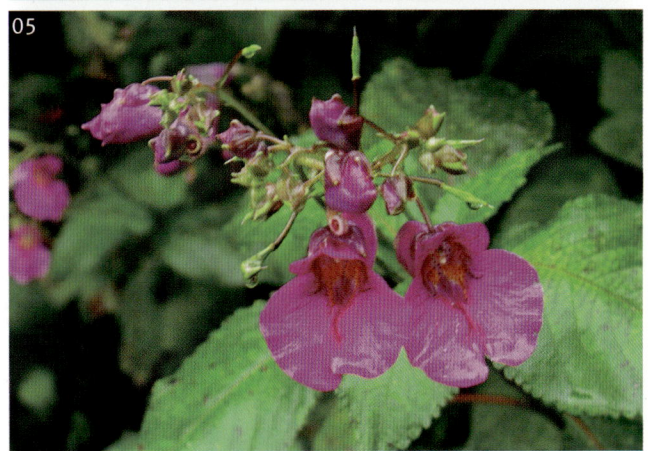

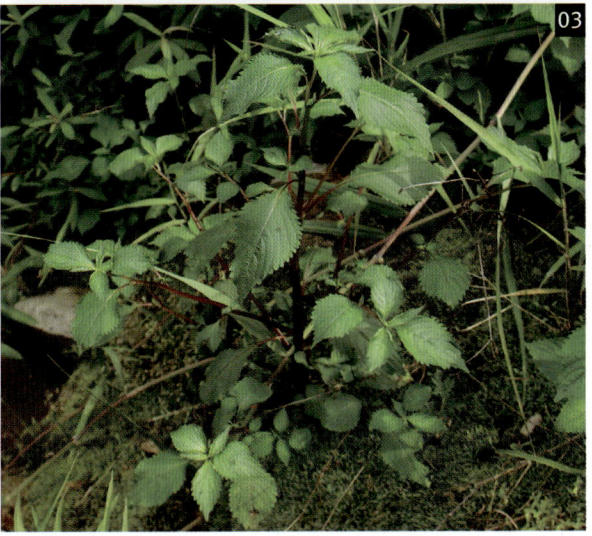

01 겨울에 남아 있는 묵은대. 1월 3일
02 어릴 때 모습. 5월 4일
03 줄기 자라는 모습. 6월 7일
04 짐승이 윗줄기를 뜯어 먹은 모습. 7월 5일
05 꽃과 뾰족한 모양의 풋열매. 9월 17일

026 솔새

Themeda triandra var. *japonica* (Willd.) Makino
벼과 여러해살이풀

생약명
황배초(黃背草)

작용 장부·경맥
간(木)

효능
생리불순
자궁출혈
고혈압
류머티즘

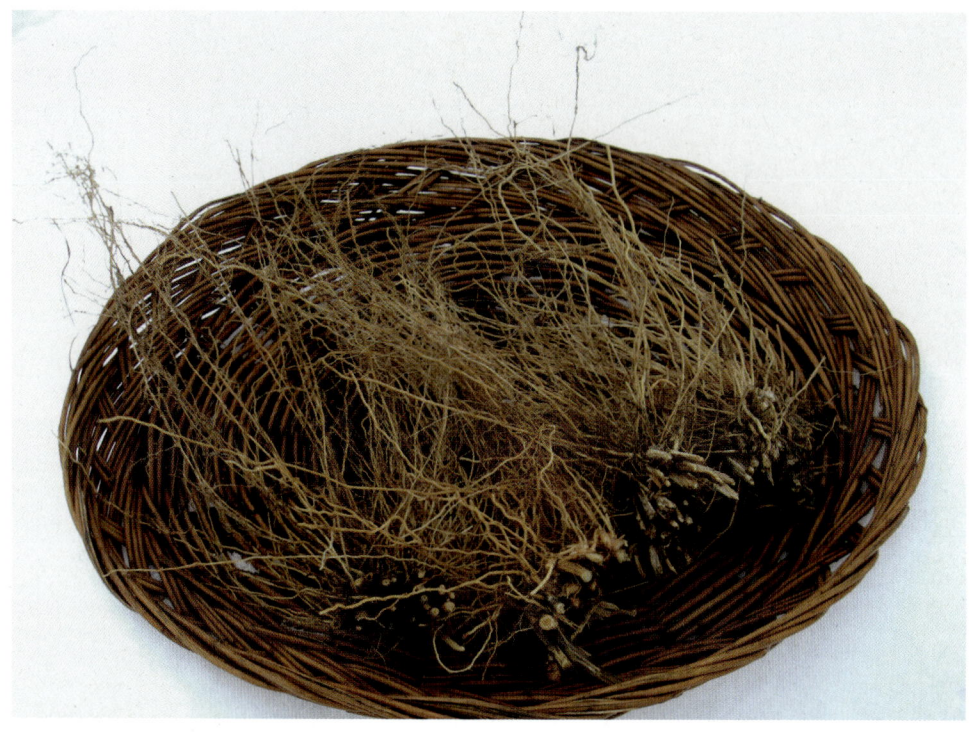

▶ 채취한 솔새 뿌리. 2월 13일

식초 발효와 먹는 방법

누룩으로 흑초 발효시키기

채취 뿌리(늦가을~겨울)

배합비율 **기본발효용(밑술밥)** | 뿌리 달인 물 100 : 쌀이나 현미 50 : 누룩 50
　　　　　　기본발효용(덧술밥) | 뿌리 달인 물 200 : 쌀이나 현미 100 : 누룩 25

핵심요령 ❶ 원액을 독하게 만들어서 장기 발효시킨다. ❷ 누룩은 거칠게 부숴서 쓴다. ❸ 뿌리는 껍질째 달인다.

발효와 먹는 방법 ▶ 쌀이나 현미로 지은 술밥을 식혀 누룩을 섞고, 솔새 뿌리 달인 물을 식혀 부은 다음 항아리에 넣어 7일간 발효시킨다. ▶ 덧술밥을 추가하여 100일간 발효시킨다. ▶ 원액을 걸러 항아리에 앉히고 실외에서 4계절 이상 숙성시켜 찌꺼기를 거른다. ▶ 물에 5~10배 희석하여 식후에 마신다. ▶ 자세한 발효 원리와 방법, 먹는 방법은 p.42를 참조한다.

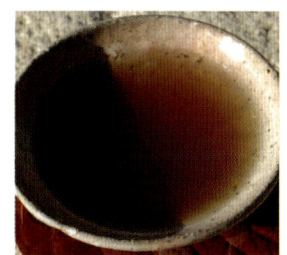

솔새 뿌리 흑초.

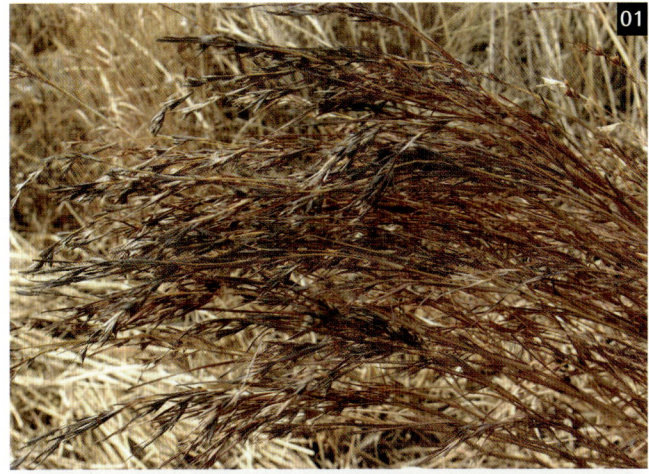

서식지 산과 들의 풀밭
뿌리 가늘고 길며, 철사처럼 딱딱한 수염뿌리를 무성하게 뻗는다. **줄기** 70~100㎝ 정도 자라며 무더기로 올라온다. **잎** 길이 30~50㎝. 가늘고 길며, 밑부분은 잎집이 되어 줄기를 감싼다. 밑부분과 잎집에 털이 있으며, 뒷면이 희끗하다. **꽃** 6~8월에 이삭모양으로 핀다. 윗동의 잎겨드랑이에서 꽃이삭이 나오며, 작은 이삭에 수꽃 4개와 암꽃 1개가 있다. **열매** 10월에 여문다.

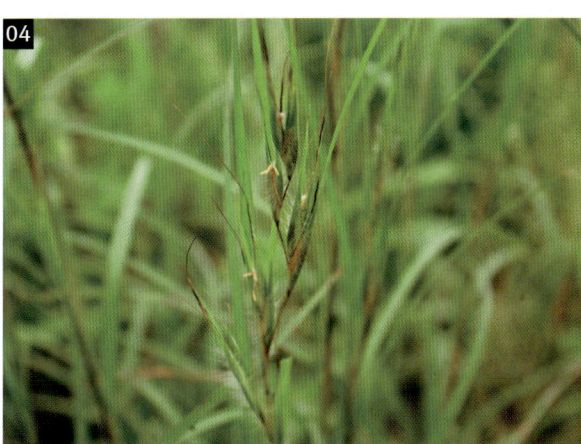

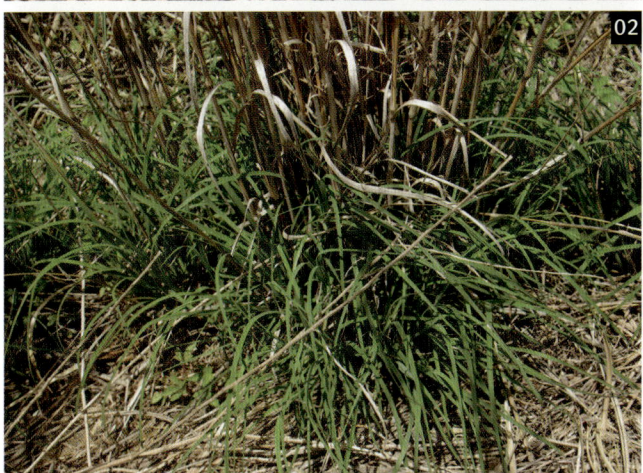

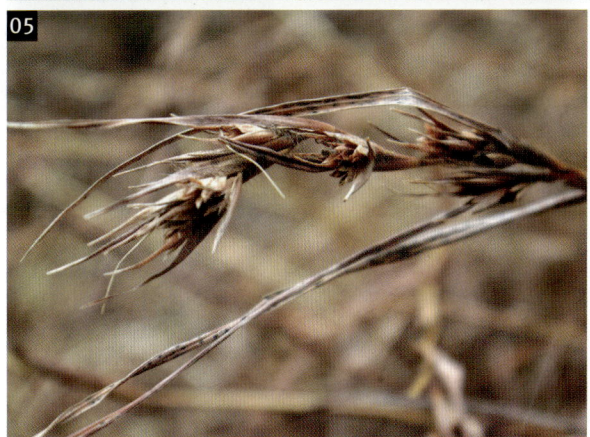

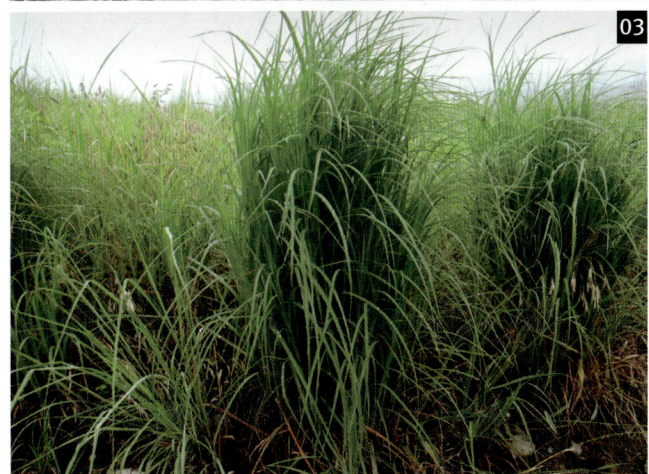

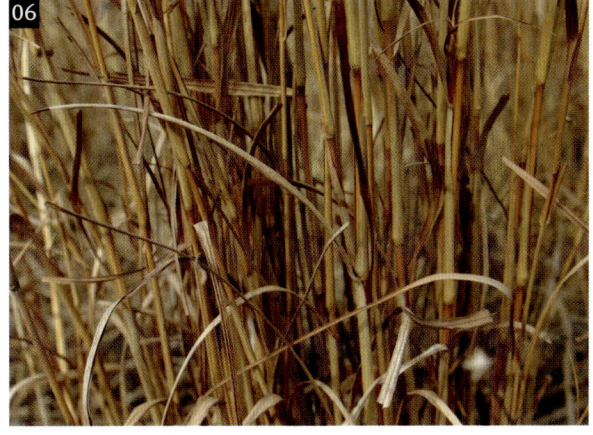

01 겨울에 남아 있는 묵은대. 2월 16일
02 묵은대 밑에 올라온 잎. 5월 16일
03 잎이 무성한 모습. 7월 8일
04 꽃. 8월 1일
05 겨울에 남아 있는 열매. 2월 13일
06 겨울 줄기. 2월 16일

027 애기쐐기풀

Urtica laetevirens Maxim.
쐐기풀과 여러해살이풀

생약명
관엽담마(寬葉蕁麻)

작용 장부·경맥
간(木)

효능
고혈압
산후경련
소아경련
소화불량

성분
판토텐산(항스트레스)
레시틴(혈액순환개선)
시토스테롤(혈전개선)
비타민K(지혈작용)
폼산(살균작용)

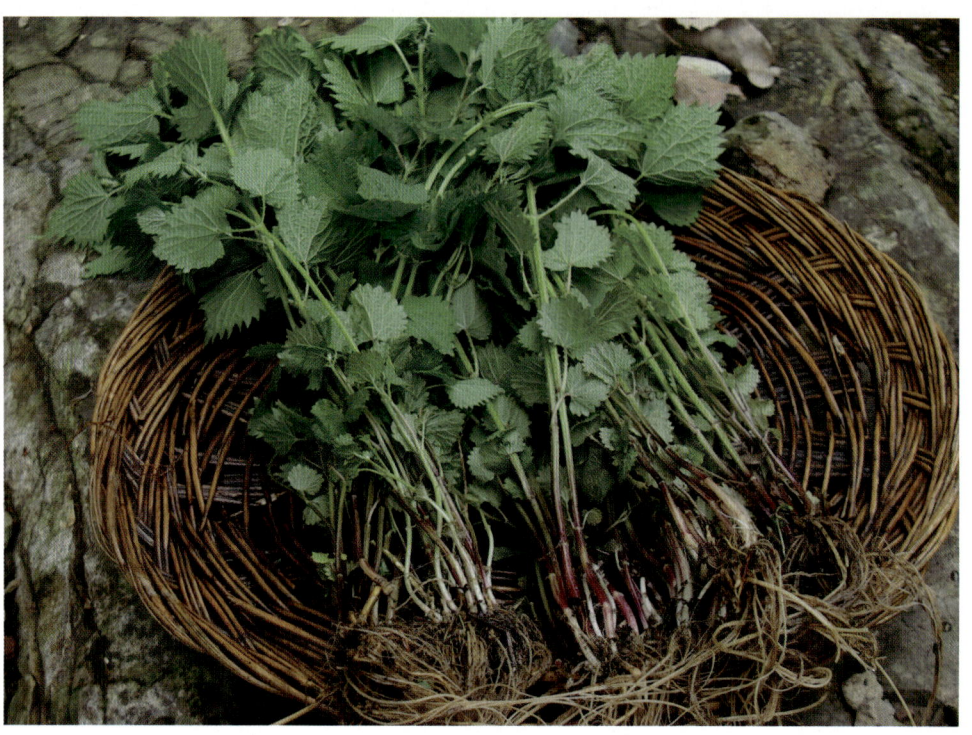

▶ 뿌리째 채취한 애기쐐기풀.
4월 27일

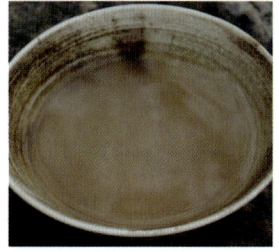

애기쐐기풀 식초.

식초 발효와 먹는 방법

생막걸리로 발효시키기

채취 뿌리째 캔 전초(봄~여름)

배합비율　**기본발효용** | 전초 100 : 생막걸리(멸균되지 않은 것) 100 : 조청 또는 엿기름가루 5
　　　　　　초앉히기용 | 원액 100 : (필요시) 씨식초 10

핵심요령 ❶ 잎·줄기·뿌리는 적당히 썰어 넣는다. ❷ 뿌리는 껍질째 쓴다. ❸ 쓴맛이 덜하게 조청량을 조금 늘려도 된다. ❹ 독성이 중화되도록 오래 발효시킨다.

발효와 먹는 방법 ▶ 애기쐐기풀을 항아리에 넣고 생막걸리와 조청 또는 엿기름가루를 넣어 40~50일 발효시킨다. ▶ 원액을 걸러 항아리에 앉히고, 씨식초는 이때 넣어서 3~6개월 발효시킨 뒤 찌꺼기를 거른다. ▶ 물에 5~10배 희석하여 식후에 마신다. ▶ 자세한 발효 원리와 방법, 먹는 방법은 p.43를 참조한다.

서식지 숲속 그늘

줄기 50~100cm. 단면이 네모지고, 여러 대가 뭉쳐서 올라오며, 가지가 거의 없다. 전체에 쐐기털이 있어서 쏘이면 따갑다. **잎** 길이 5~10cm. 마주 나고 달걀모양이며, 끝이 뾰족하고 가장자리에 날카로운 톱니가 있다. 잎자루가 길고 잔털과 찌르는 털이 있으며, 잎자루 밑에 턱잎이 4개 있다. **꽃** 7~8월에 연녹색으로 핀다. 수꽃은 줄기 끝에 달리고, 그 밑에 암꽃이 달린다. 작은 꽃들이 4개의 긴 꽃대에 이삭모양으로 달린다. **열매** 8~9월에 여물며, 달걀모양이고 길이 2mm 정도이다. 주의 약간 독성이 있고 오래 먹으면 신장에 무리가 되므로 가끔씩 복용한다.

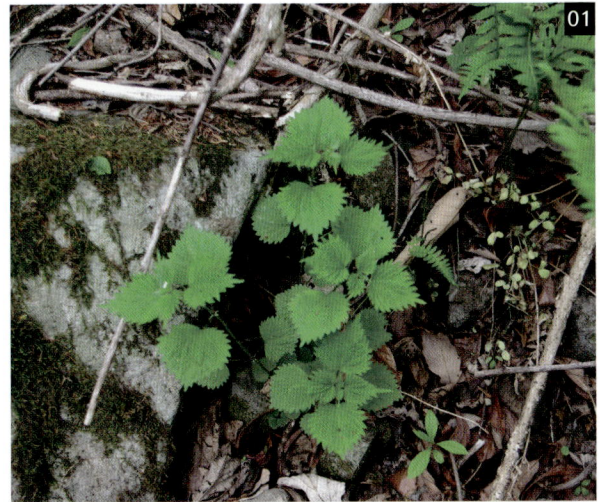

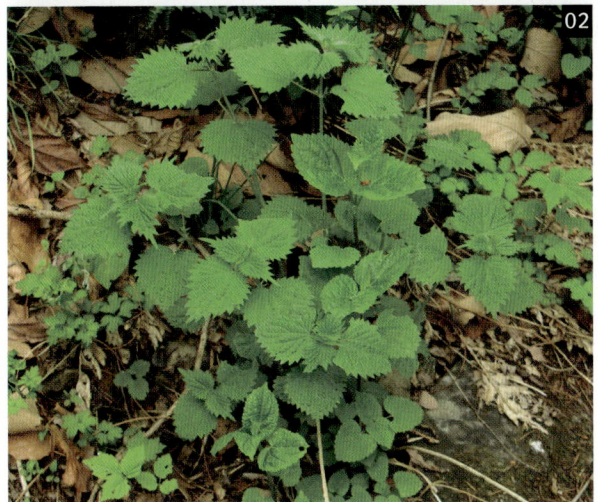

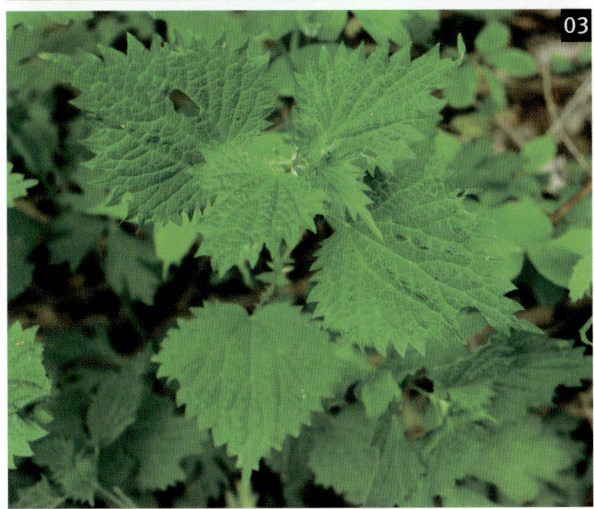

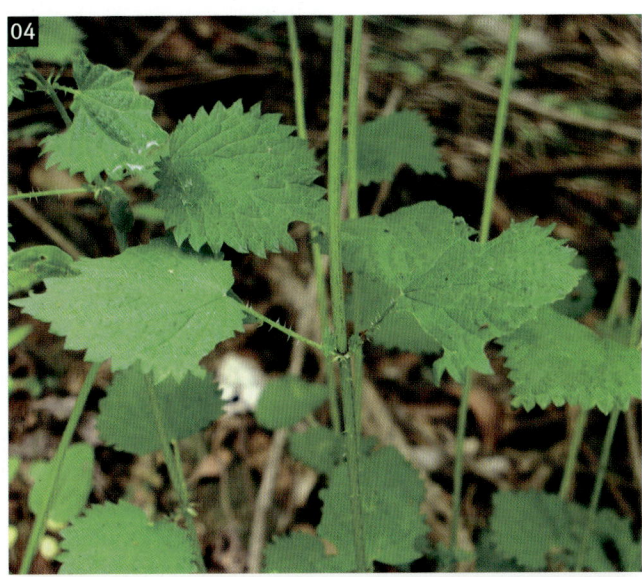

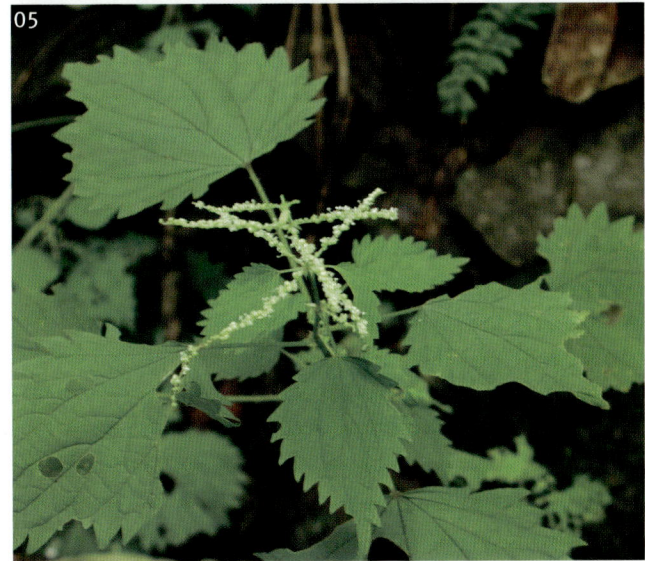

01 어릴 때 모습. 4월 27일
02 줄기 자라는 모습. 4월 27일
03 잎. 4월 27일
04 줄기와 가시. 4월 27일
05 꽃 핀 모습. 8월 22일

028 천마

Gastrodia elata Blume
난초과 여러해살이 기생식물

생약명
천마(天麻)

작용 장부·경맥
간(木)

효능
신경쇠약
중풍마비

성분
가스트로딘(노화방지)
다우코스테롤
(혈액순환개선)
베타시토스테롤(혈전개선)
시트르산(면역력개선)
팔미트산(담즙분비촉진)

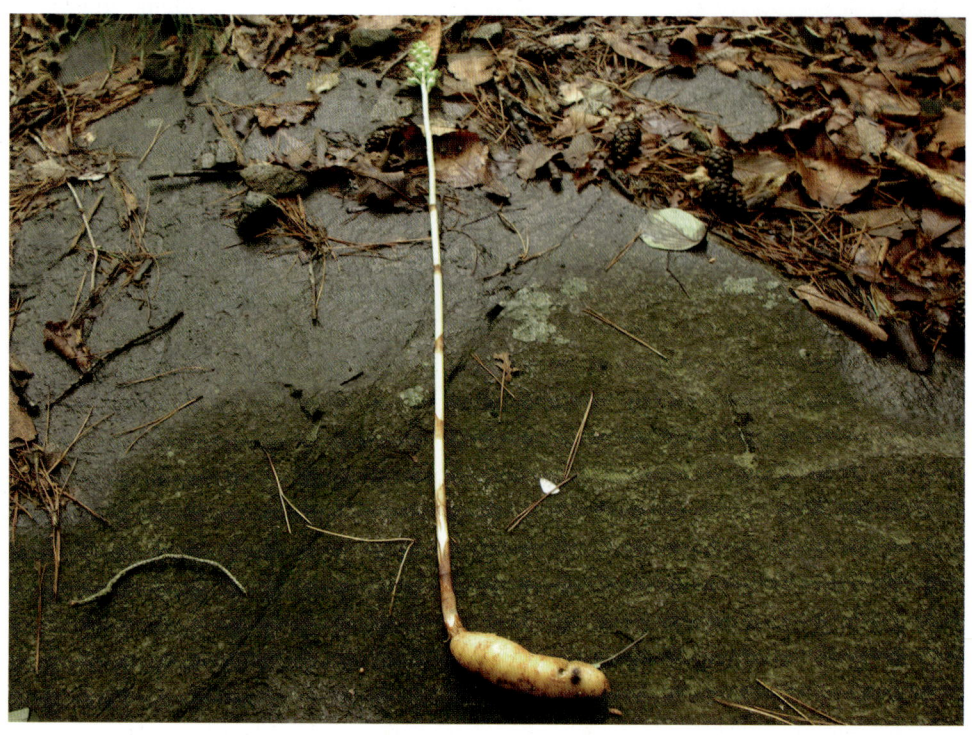

▶ 뿌리째 채취한 천마. 6월 13일

식초 발효와 먹는 방법

누룩으로 발효시키기

채취 뿌리째 캔 전초(가을), 뿌리(늦가을~겨울)

배합비율 **기본발효용 |** 전초나 뿌리 달인 물 300 : 쌀이나 현미 100 : 누룩 10
또는, 전초나 뿌리 찧은 것 10 : 쌀이나 현미 100 : 물 200 : 누룩 10
초앉히기용 | 원액 100 : (필요시) 씨식초 10

핵심요령 ❶ 뿌리는 껍질째 달인다. ❷ 누룩은 거칠게 부숴서 쓴다. ❸ 원액이 독하면 발효기간을 늘린다. ❹ 천마를 으깨 술밥, 누룩, 물(끓여서 식힌 것)과 섞어서 담가도 된다.

발효와 먹는 방법 ▶ 쌀이나 현미로 지은 술밥을 식혀 누룩을 섞고, 천마 달인 물을 식혀 부은 다음 항아리에 넣어 10일간 발효시킨다. ▶ 원액을 걸러 항아리에 앉히고, 씨식초는 이때 넣은 다음 40~50일 숙성시켜 찌꺼기를 거른다. ▶ 물에 5~10배 희석하여 식후에 마신다. ▶ 자세한 발효 원리와 방법, 먹는 방법은 p.40를 참조한다.

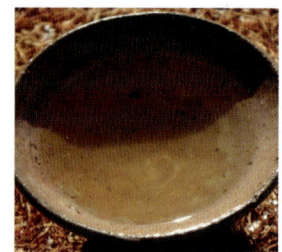

천마 식초.

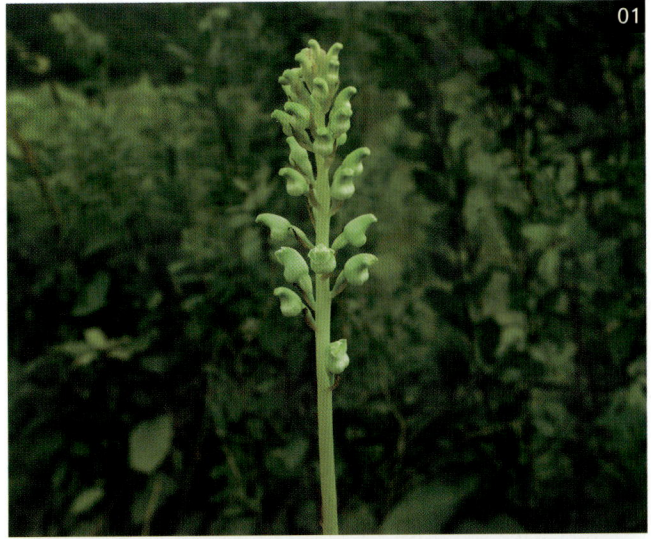

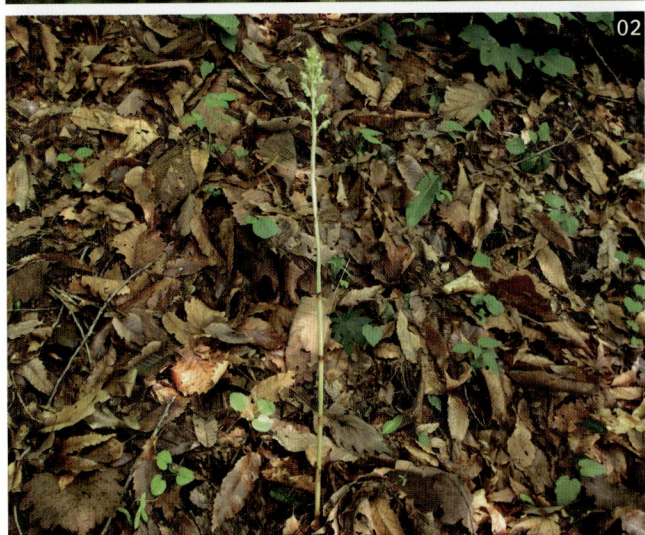

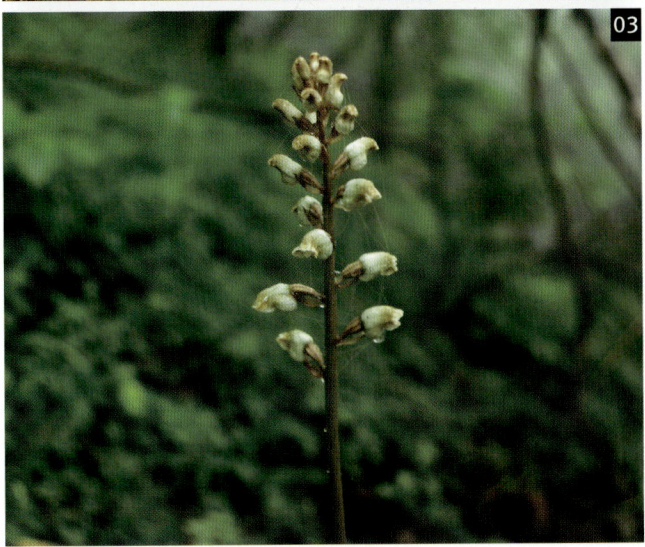

서식지 깊은 산 계곡의 숲속(썩은 참나무 그루터기에 나는 버섯의 균사에 기생)
뿌리 땅속에 덩이뿌리가 있는데, 긴 타원형이고 옆으로 굽으며 길이 10~18cm이다. **줄기** 60~100cm. 곧게 자라고, 단면이 둥글고 털이 없으며, 노란갈색을 띤다. **잎** 보통은 나지 않으며, 얇은 비늘잎이 줄기를 둘러싸서 마디처럼 된다. **꽃** 6~7월에 노란갈색으로 피며, 줄기 끝에 작은 꽃들이 어긋나게 달린다. 꽃잎은 없고 꽃덮이 3개가 합쳐져서 부풀며, 꽃부리가 입술모양이다. **열매** 9~10월에 여물며, 달걀모양이고 길이 1.2~1.5cm이다.

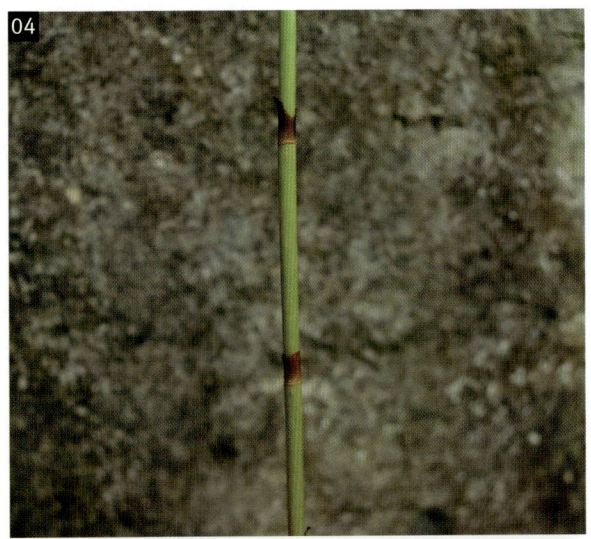

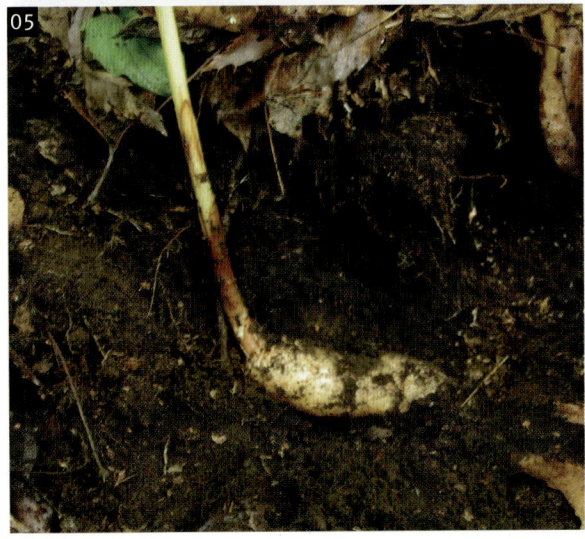

01 줄기에 꽃봉오리 달린 모습. 6월 13일
02 꽃봉오리가 달린 전체 모습. 6월 13일
03 꽃. 7월 8일
04 줄기와 비늘잎. 6월 13일
05 뿌리 채취하는 모습. 6월 13일

087

029 활량나물

Lathyrus davidii Hance
콩과 여러해살이풀

생약명
대산여두(大山藜豆)

작용 장부·경맥
간(木)

효능
생리통
자궁내막증

성분
사포닌(면역력강화)
플라보노이드(노화방지)

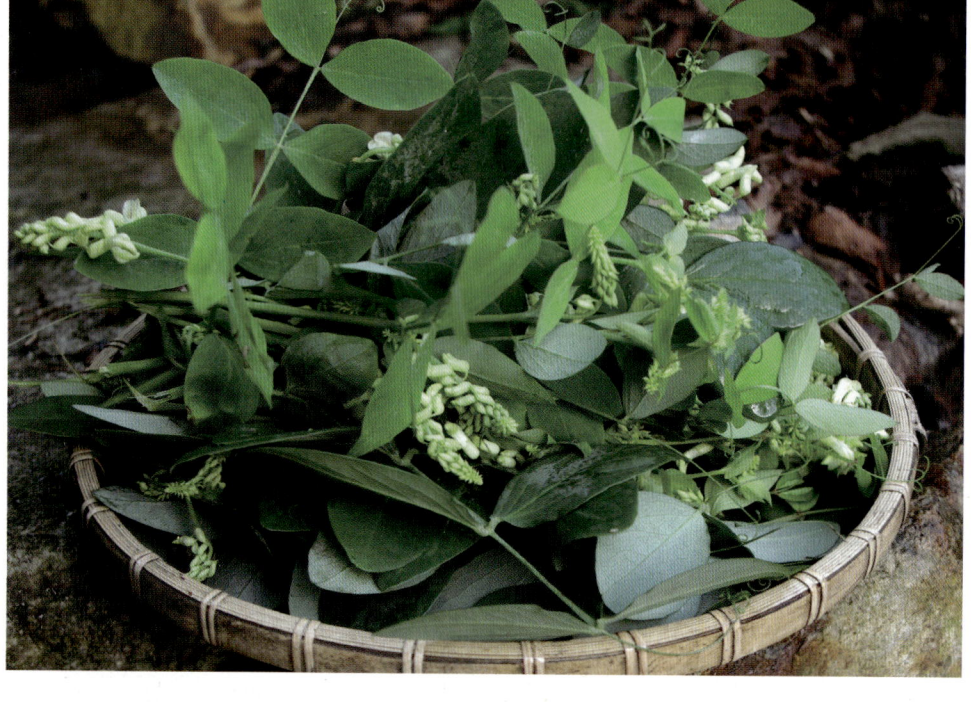

▶ 채취한 활량나물 잎과 줄기.
7월 24일

식초 발효와 먹는 방법

생막걸리로 발효시키기

채취 잎·줄기(봄~여름), 뿌리·새순(겨울~봄)

배합비율 **기본발효용** | 잎·줄기나 뿌리·새순 100 : 생막걸리(멸균되지 않은 것) 100 : 조청 또는 엿기름가루 5

초앉히기용 | 원액 100 : (필요시) 씨식초 10

핵심요령 ❶ 잎·줄기·뿌리는 적당히 썰어 넣는다. ❷ 뿌리는 껍질째 쓴다. ❸ 쓴맛이 덜하게 조청량을 조금 늘려도 된다.

발효와 먹는 방법 ▶ 활량나물을 항아리에 넣고 생막걸리와 조청 또는 엿기름가루를 넣어 40~50일 발효시킨다. ▶ 원액을 걸러 항아리에 앉히고, 씨식초는 이때 넣어서 3~6개월 발효시킨 뒤 찌꺼기를 거른다. ▶ 물에 5~10배 희석하여 식후에 마신다. ▶ 자세한 발효 원리와 방법, 먹는 방법은 p.43를 참조한다.

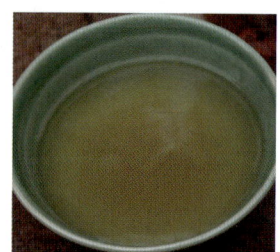

활량나물 식초.

서식지 산과 들의 양지

뿌리 길게 뻗는다. **줄기** 80~120㎝. 조금 비스듬히 자라고 털이 없다. **잎** 길이 3~8㎝. 어긋나는 잎줄기에 2~4쌍의 작은잎이 짝수의 깃털모양으로 달리며, 타원형이고 뒷면이 조금 희끗하다. 잎줄기 끝에 덩굴손이 있으며, 턱잎 가장자리에 톱니가 있다. **꽃** 6~8월에 흰노란색으로 피며 점차 노란갈색이 된다. 잎겨드랑이에서 꽃대가 나와 작은 꽃 여러 송이가 어긋나게 달리며, 꽃부리가 입술모양이다. **열매** 10월에 여물며, 긴 꼬투리모양이고 길이 6~8㎝이다. 익으면 열매껍질이 갈라져 팥모양의 씨앗이 나온다.

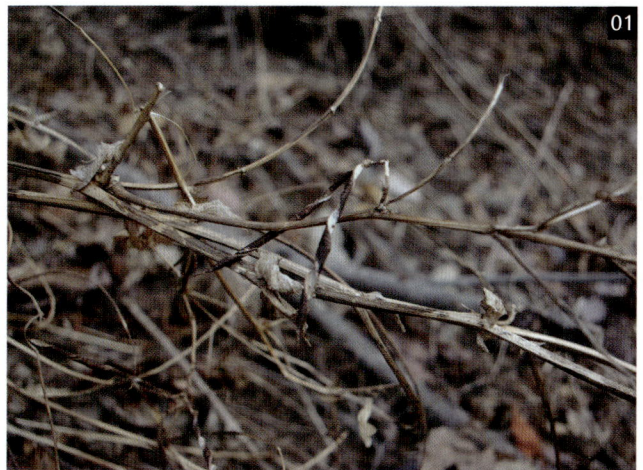
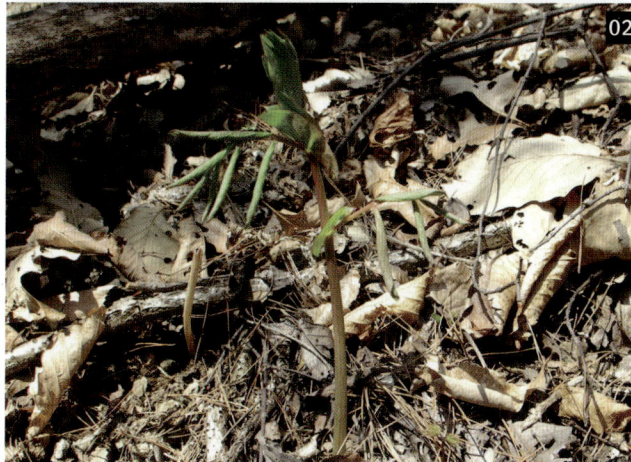
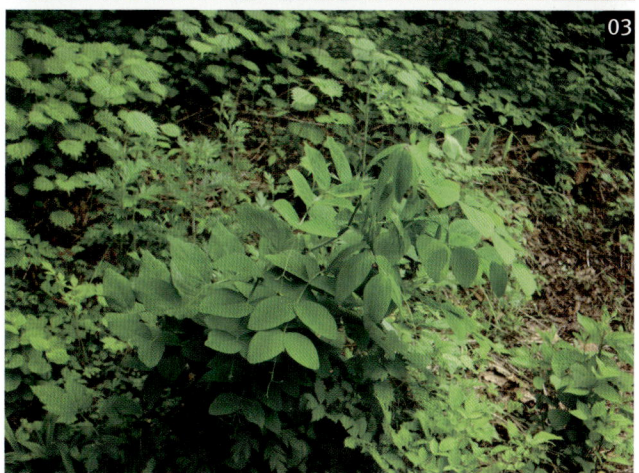
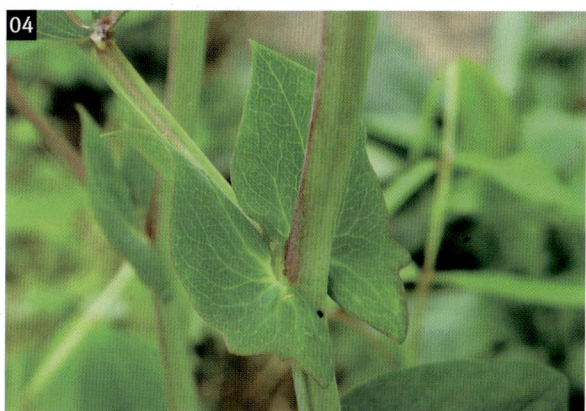
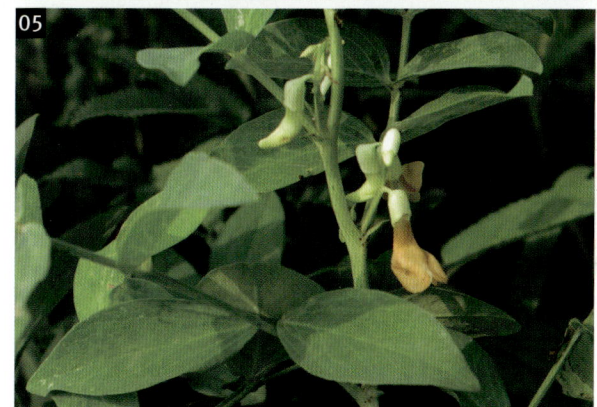
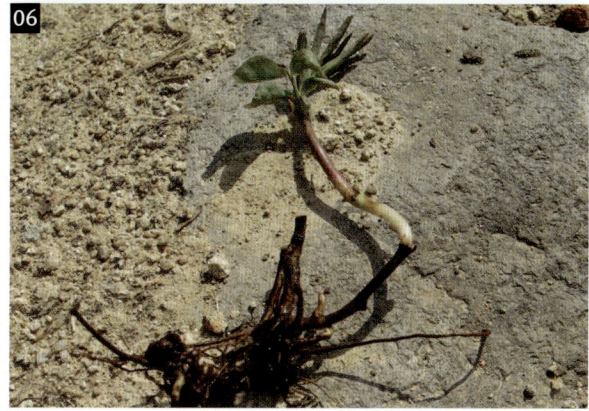

01 겨울에 남아 있는 묵은대와 열매껍질. 1월 29일
02 봄에 올라온 새순. 4월 8일
03 줄기 자라는 모습. 6월 9일
04 줄기를 감싼 턱잎. 4월 30일
05 꽃과 잎. 7월 1일
06 뿌리와 잎. 3월 28일

복숭아 종류
간·심장에 작용

같은 약재
돌복숭
복사나무(복숭아)

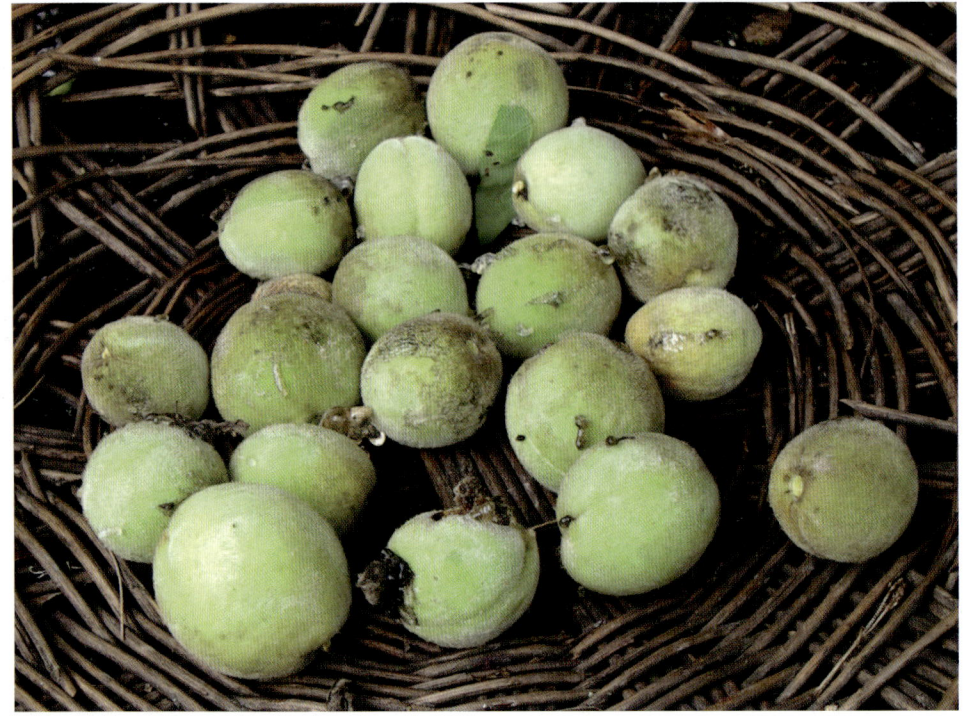

▶ 채취한 돌복숭 열매. 7월 24일

식초 발효와 먹는 방법

당분으로 발효시키기

채취 열매(여름~가을)

배합비율　**기본발효용 |** 복숭아 종류(열매) 100 : 설탕(복숭아 15, 돌복숭 20) : 생효모 0.1

　　　　　　초앉히기용 | 원액 100 : (필요시) 씨식초 또는 생막걸리 10

핵심요령　❶ 열매는 적당히 썰어 넣는다. ❷ 열매는 누룩 대신 효모를 쓴다. ❸ 돌복숭은 복숭아보다 설탕량을 조금 늘린다. ❹ 1종류씩 담근다.

발효와 먹는 방법 ▶ 복숭아 종류를 설탕에 버무려 항아리에 넣고, 생효모를 뿌린 뒤 미리 조금 남겨둔 설탕을 위에 덮고 40~50일 발효시킨다. ▶ 원액을 걸러 항아리에 앉히고, 씨식초나 생막걸리를 넣는 경우에는 이때 넣어서 3~6개월 발효시킨 뒤 찌꺼기를 거른다. ▶ 물에 5~10배 희석하여 식후에 마신다. ▶ 자세한 발효 원리와 방법, 먹는 방법은 p.44를 참조한다.

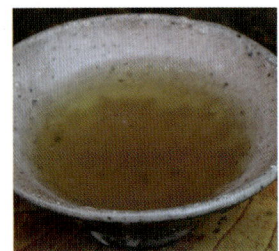

돌복숭 열매 식초.

030 돌복숭

Prunus persica Batsch var. *davidiana* Max.
장미과 잎지는 작은큰키나무

생약명	도실(桃實)
작용 장부·경맥	간(木), 심장(火)
효능	중풍, 생리통, 갱년기장애
성분	사포닌(면역력강화), 캠페롤(노화방지), 소비톨(변비예방), 아미그달린(폐기능강화)

서식지 산속 계곡가나 둔덕
줄기 6m 정도. 줄기껍질은 붉은갈색을 띠고, 세로로 불규칙하게 갈라지며, 상처가 나면 젤리 같은 진액이 나온다. **잎** 어긋나며 좁고 긴 타원형이다. 끝이 꼬리처럼 뾰족하고, 가장자리에 둔한 잔톱니가 있으며, 잎자루에 꿀샘이 있다. 어릴 때는 잔털이 붙어 있다. **꽃** 4~5월에 잎보다 먼저 핀다. 연분홍색을 띠고 지름 2.5~3.3cm이며, 꽃잎은 5장이다. 꽃받침잎에 잔털이 많다. **열매** 8~9월에 붉고 노란녹색으로 여물며, 둥글고 지름 4~5cm 이다.

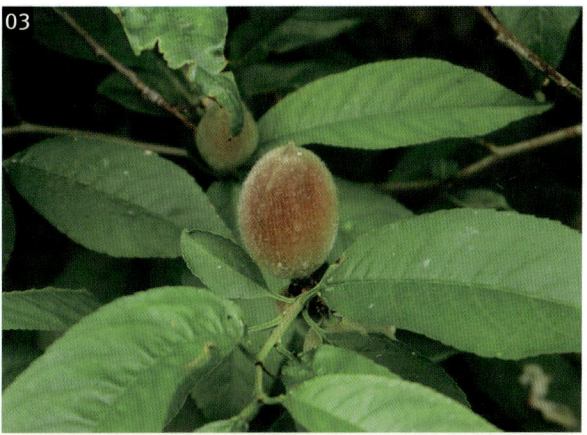
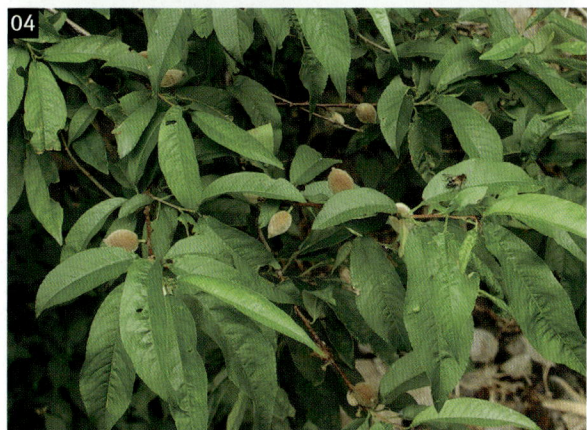
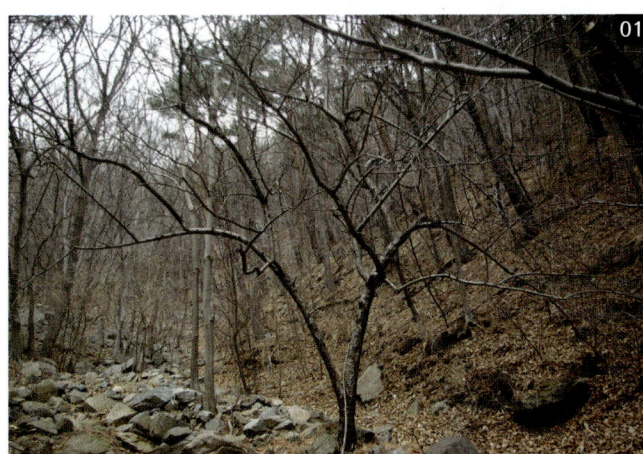
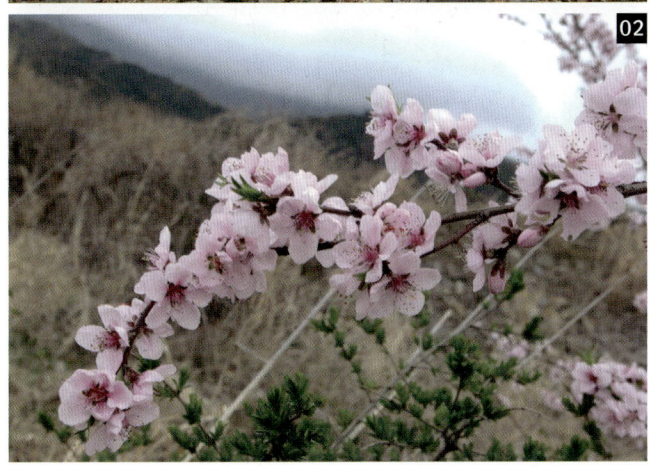
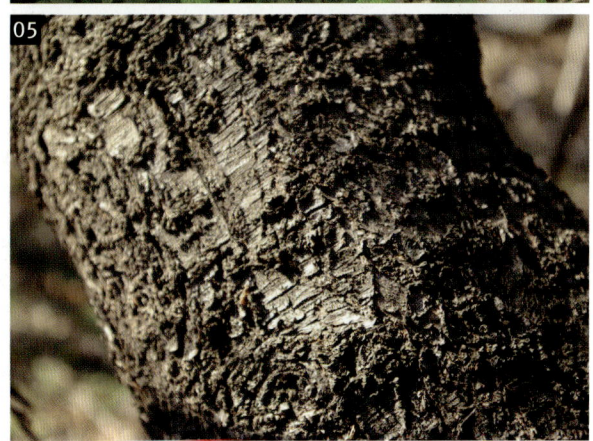

01 겨울 전체 모습. 1월 21일
02 가지에 꽃 달린 모습. 3월 29일
03 열매와 잎. 5월 25일
04 열매 달린 모습. 5월 25일
05 줄기. 12월 4일

031 복사나무(복숭아)

Prunus persica (L.) Batsch
장미과 잎지는 작은키나무

생약명 도실(桃實)
작용 장부·경맥 간(木), 심장(火)
효능 중풍, 생리통, 갱년기장애
성분 사포닌(면역력강화), 캠페롤(노화방지), 소비톨(변비예방), 아미그달린(폐기능강화)

서식지 농가에서 재배
줄기 3m 정도. 줄기껍질이 자줏빛 도는 갈색을 띠고, 가지를 꺾으면 유액이 나온다. **잎** 길이 8~15㎝. 어긋나고 아주 긴 타원형 또는 피침형이며, 끝이 뾰족하고 가장자리에 얕은 톱니가 있다. **꽃** 4~5월에 잎보다 먼저 피고, 흰색 또는 붉은분홍색을 띤다. 가지에 작은꽃 1~2송이가 모여서 달리며, 꽃잎은 5장이다. **열매** 7~8월에 노란연분홍색으로 여문다. 둥글고 한쪽에 홈이 있으며, 짧은 잔털이 빽빽하다.

01 꽃. 3월 31일
02 풋열매. 6월 5일

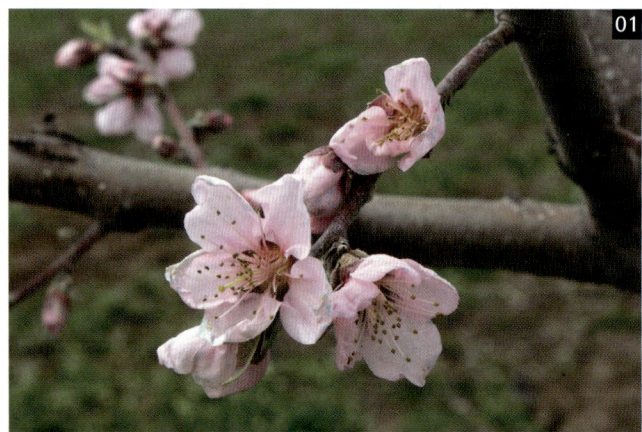

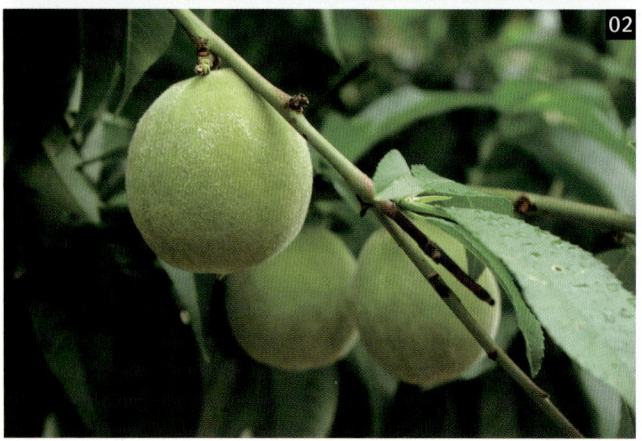

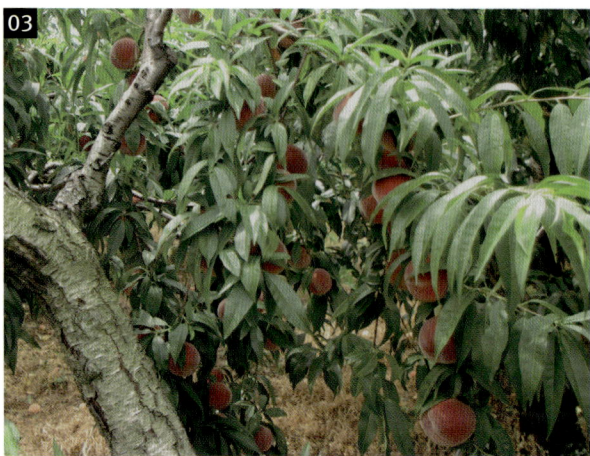

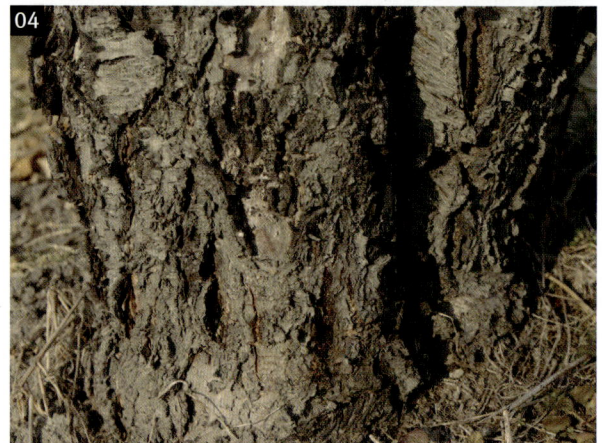

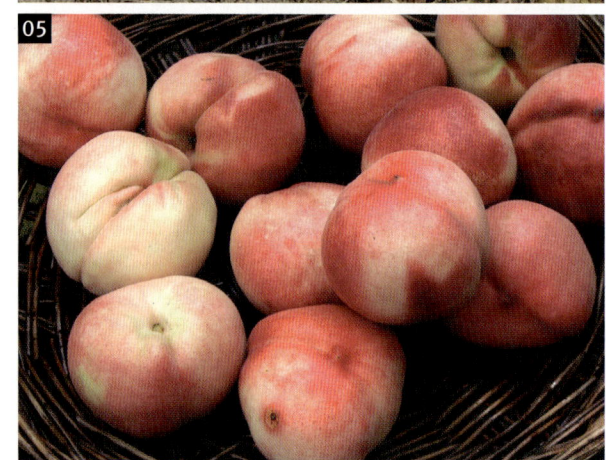

03 열매 익는 모습. 7월 28일
04 밑동. 12월 30일
05 채취한 복숭아. 7월 19일

꼭두서니 종류

간·심장에 작용

같은 약재
큰꼭두서니
갈퀴꼭두서니

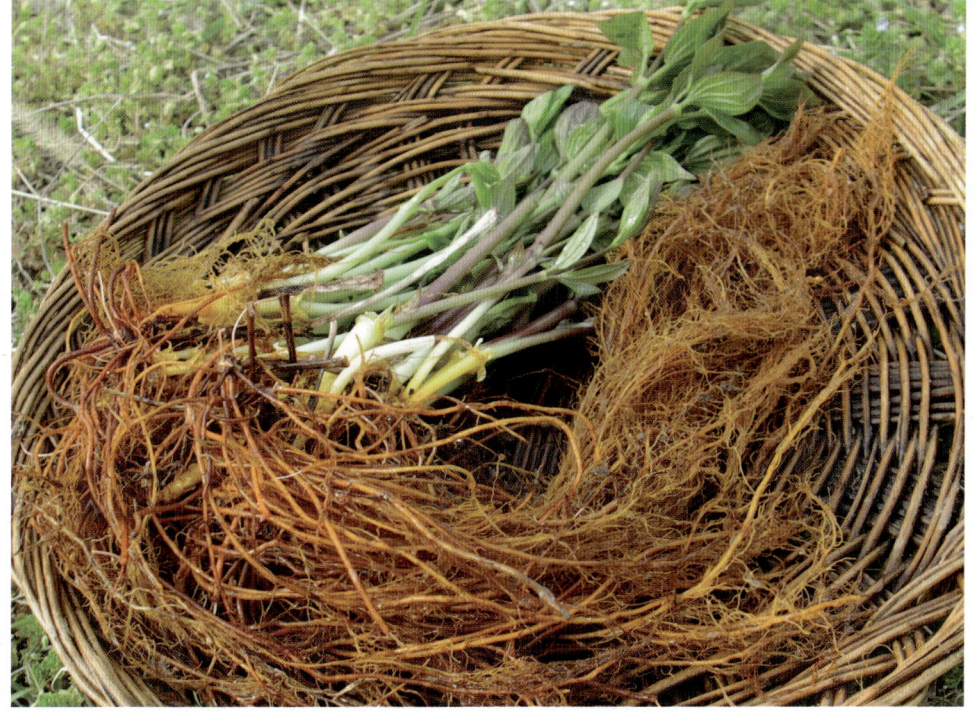

▶ 뿌리째 채취한 큰꼭두서니.
4월 12일

식초 발효와 먹는 방법

누룩과 엿기름으로 발효시키기

채취 뿌리째 캔 전초(봄~여름), 뿌리(겨울)

배합비율 **기본발효용** | 꼭두서니 종류(전초나 뿌리) 달인 물 300 : 쌀이나 현미 100 : 누룩 10 : 엿기름가루 5

초앉히기용 | 원액 100 : (필요시) 씨식초 10

핵심요령 ❶ 쓴맛이 덜하게 엿기름 양을 조금 늘려도 된다. ❷ 엿기름 윗물을 써도 좋다. ❸ 누룩은 거칠게 부숴서 쓴다. ❹ 뿌리는 껍질째 달인다. ❺ 원액이 독하면 발효 기간을 늘린다. ❻ 1종류씩 담근다.

발효와 먹는 방법 ▶ 쌀이나 현미로 지은 술밥을 식혀 누룩과 엿기름가루를 섞고, 잎·줄기·뿌리 달인 물을 식혀서 부은 다음 항아리에 넣어 10일간 발효시킨다. ▶ 원액을 걸러 항아리에 앉히고, 씨식초는 이때 넣고 40~50일 숙성시켜 찌꺼기를 거른다. ▶ 물에 5~10배 희석하여 식후에 마신다. ▶ 자세한 발효 원리와 방법, 먹는 방법은 p.41를 참조한다.

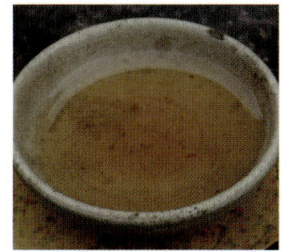

큰꼭두서니 식초.

032 큰꼭두서니

Rubia chinensis Regel & Maack var. *chinensis*
꼭두서니과 여러해살이풀

생약명 천초(茜草)
작용 장부·경맥 간(木), 심장(火)
효능 자궁출혈, 류머티즘, 만성기관지염
성분 루베리트르산(결석용해), 알리자린(종양억제), 푸란(입냄새제거)

서식지 깊은 산 숲속의 자갈 있는 곳
뿌리 땅속 뿌리줄기에서 가느다란 수염뿌리가 많이 나온다. **줄기** 30~60cm. 곧거나 비스듬히 자라며, 줄기에 가시가 없다. **잎** 길이 6~10cm. 4장이 십자모양으로 빙 둘러 나고 달걀모양이며, 끝이 뾰족하고 가장자리가 밋밋하다. 잎에 털이 없으며, 잎자루 길이는 1~2cm이다. **꽃** 5~6월에 흰색으로 피며, 잎겨드랑이와 가지 끝에 작은 꽃들이 원뿔모양으로 모여 달린다. 지름 3~4mm이고 꽃부리가 5갈래이다. **열매** 8~9월에 검은색으로 여물며, 둥글고 지름 5mm 정도이다. **주의** 몸을 차게 하므로 배가 차고 설사를 자주 하는 사람은 먹지 않는다. (약간 독성이 있다고 알려져 있으며 『별록(別錄)』에서는 독성이 없다고 함)

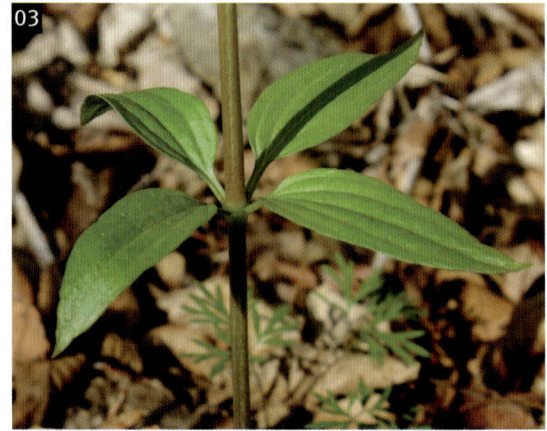

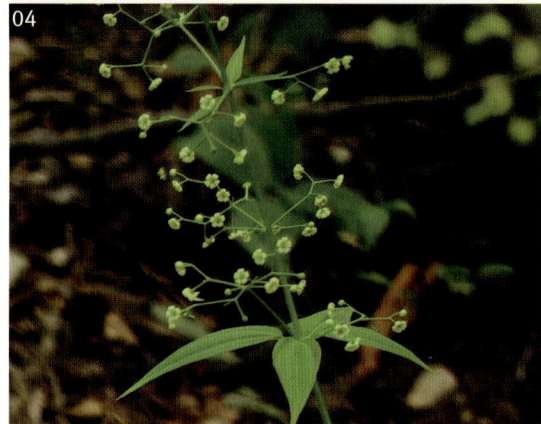

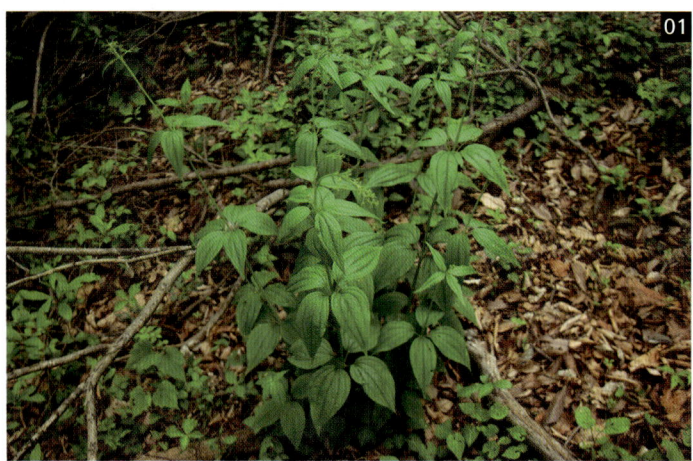

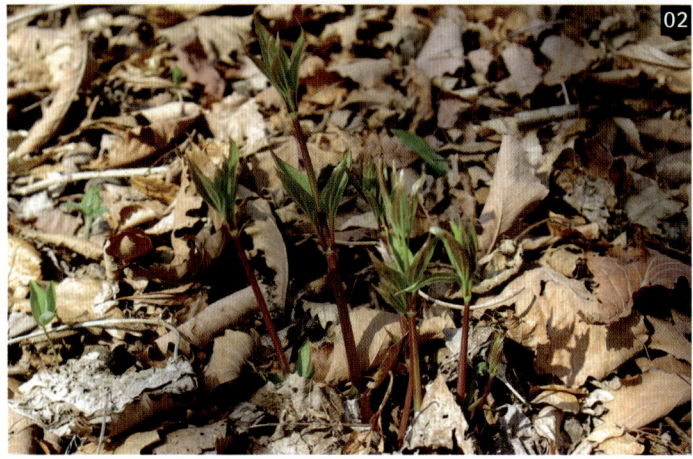

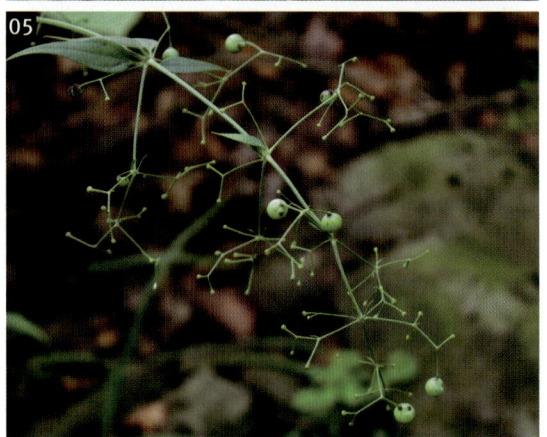

01 꽃봉오리 달린 모습. 5월 8일.
02 새순 올라온 모습. 4월 14일
03 줄기와 잎. 4월 15일
04 꽃봉오리 달린 모습. 5월 28일
05 풋열매. 7월 21일

033 갈퀴꼭두서니

Rubia cordifolia var. *pratensis* Maxim.
꼭두서니과 덩굴성 여러해살이풀

생약명	천초(茜草)
작용 장부·경맥	간(木), 심장(火)
효능	자궁출혈, 류머티즘, 만성기관지염
성분	루베리트르산(결석용해), 알리자린(종양억제), 푸란(입냄새 제거)

서식지 숲 가장자리

줄기 1~1.5m. 단면이 네모지고, 짧은 가시가 있으며, 속이 비어 있다. **잎** 줄기에는 6~10장, 가지에는 4~6장이 빙 둘러 나며, 절반은 턱잎이다. 앞면이 거칠고, 뒷면은 잎맥과 가장자리에 짧은 가시가 있다. **꽃** 7~8월에 흰 노란색으로 핀다. **열매** 8~9월에 검은색으로 여물며 2개씩 달린다. **주의** 몸을 차게 하므로 배가 차고 설사를 자주 하는 사람은 먹지 않는다. (약간 독성이 있다고 알려져 있으며 『별록(別錄)』에서는 독성이 없다고 함)

01 줄기 자라는 모습. 4월 27일
02 줄기가 기는 모습. 4월 29일

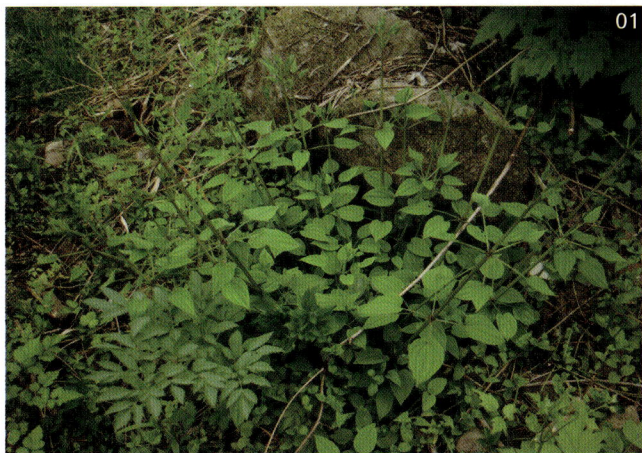
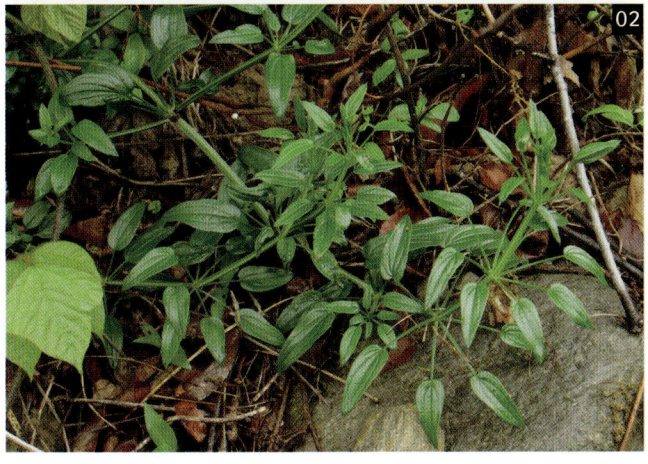
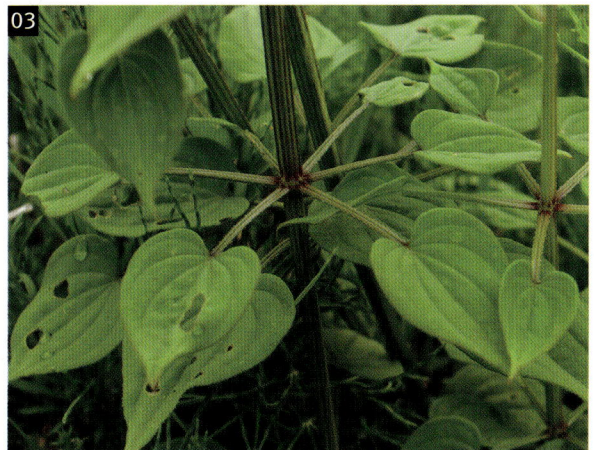
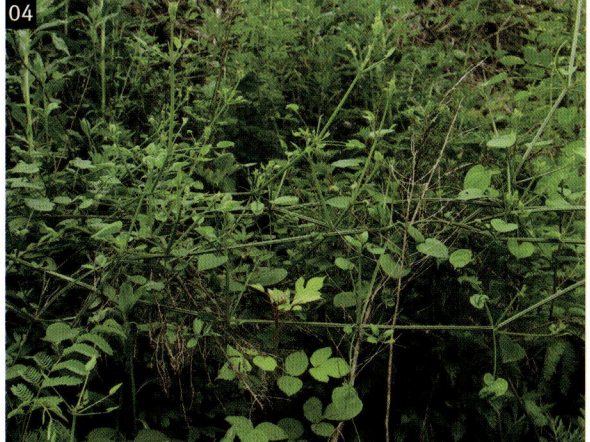
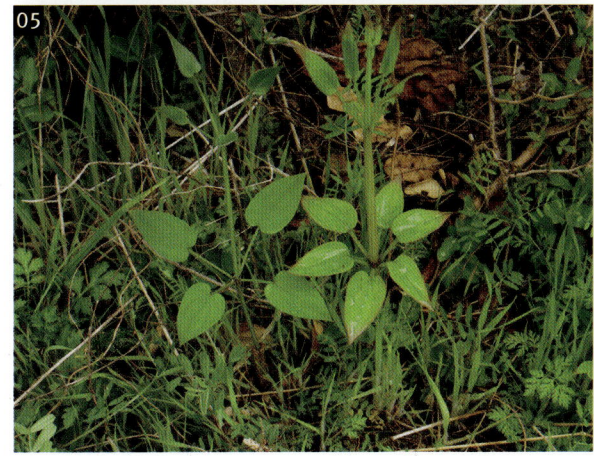

03 줄기와 잎. 4월 27일
04 다른 식물에 기댄 모습. 6월 7일
05 꼭두서니(왼쪽)와 갈퀴꼭두서니(오른쪽). 4월 13일

지의류 간·심장에 작용

사슴지의

유사종
송곳사슴지의
겨꽃지의

유사 약재
갈퀴지의
매화지의

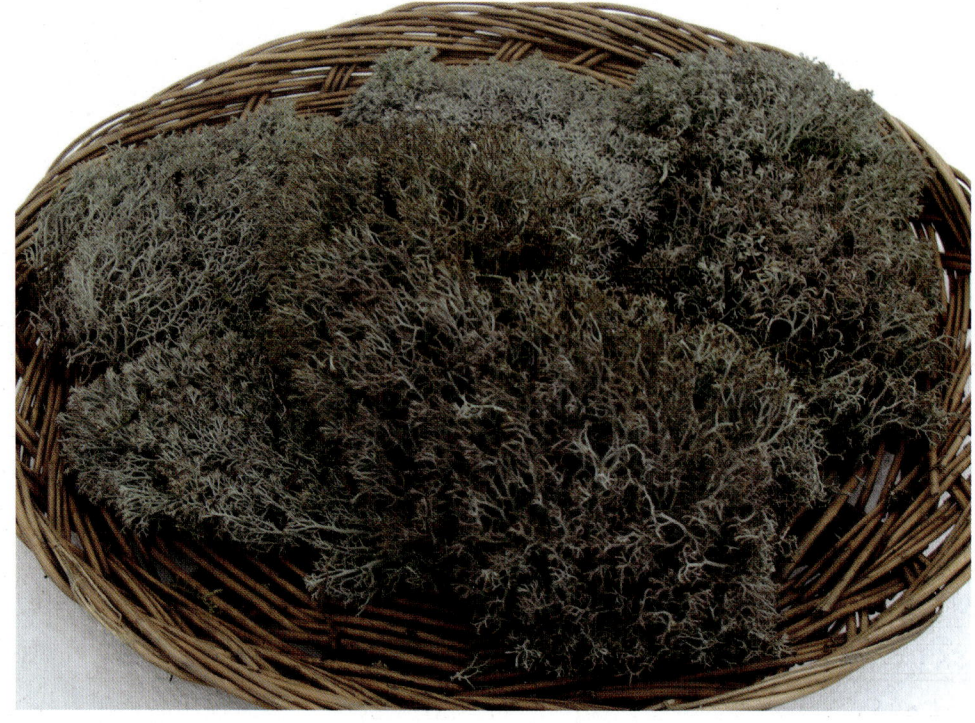

▶ 채취한 사슴지의. 2월 17일

식초 발효와 먹는 방법

누룩으로 흑초 발효시키기

채취 지상부(수시로)

배합비율　**기본발효용(밑술밥)** | 지의류(지상부) 5~10 : 쌀이나 현미 50 : 누룩 50 : 물 100
　　　　　기본발효용(덧술밥) | 쌀이나 현미 100 : 누룩 25 : 물 200

핵심요령 ❶ 지의류는 밑면에 붙은 이물질을 깨끗이 털어내고 가루를 낸다. ❷ 원액을 독하게 만들어 장기 발효시킨다. ❸ 누룩은 거칠게 부숴서 쓴다. ❹ 1종류씩 담근다.

발효와 먹는 방법 ▶ 쌀이나 현미로 지은 술밥을 식혀 누룩을 섞고, 지의류 달인 물을 식혀 부은 다음 항아리에 넣어 7일간 발효시킨다. ▶ 덧술밥을 추가하여 100일간 발효시킨다. ▶ 원액을 걸러 항아리에 앉힌 뒤 실외에서 4계절 이상 숙성시켜 찌꺼기를 거른다. ▶ 물에 5~10배 희석하여 식후에 마신다. ▶ 자세한 발효 원리와 방법, 먹는 방법은 p.42를 참조한다.

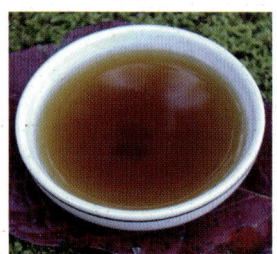

사슴지의 흑초.

034 사슴지의

Cladonia rangiferina (L.) F. H. Wigg.
사슴지의과 나뭇가지모양 지의

- **생약명** 석예(石蕊)
- **작용 장부·경맥** 간(木), 심장(火)
- **효능** 가래, 두통, 편두통, 화병, 입안염증, 출혈
- **성분** 아트라노린(효능미상), 푸마르프로토세트라르산(효능미상)

서식지 높은 산기슭이나 숲속 바위 위
줄기 5~12㎝ 정도 자라고, 지름 0.8~1.8㎜이다. 가지는 나뭇가지 모양으로 갈라진다. **전체** 창백한 녹회색을 띠며 연골 같다.

---

01 겨울 모습. 2월 17일
02 여름 모습. 7월 9일
03 줄기와 가지 전체 모습. 7월 9일

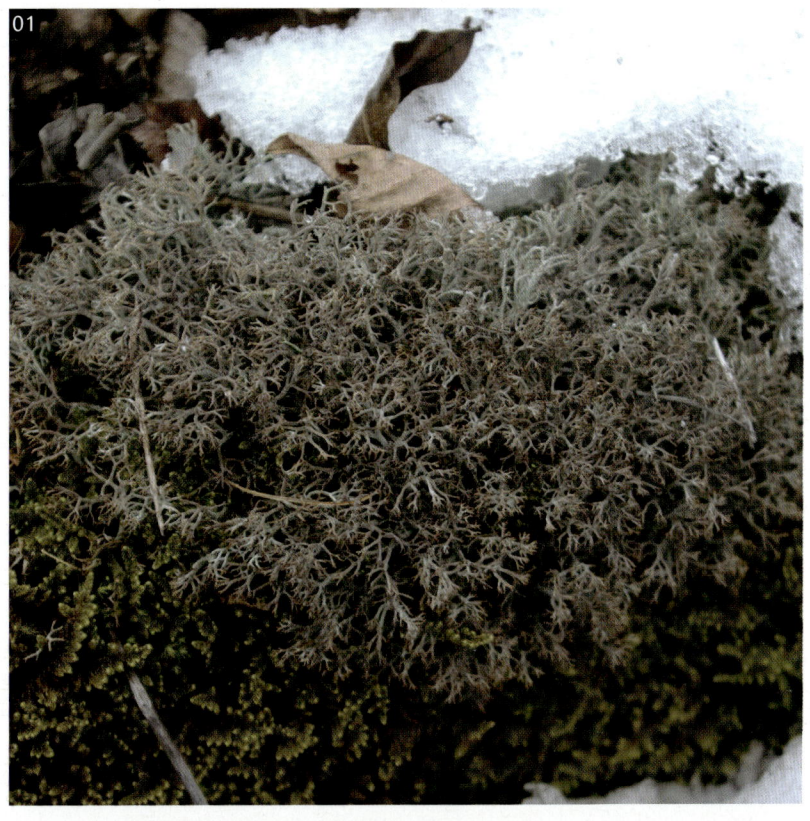
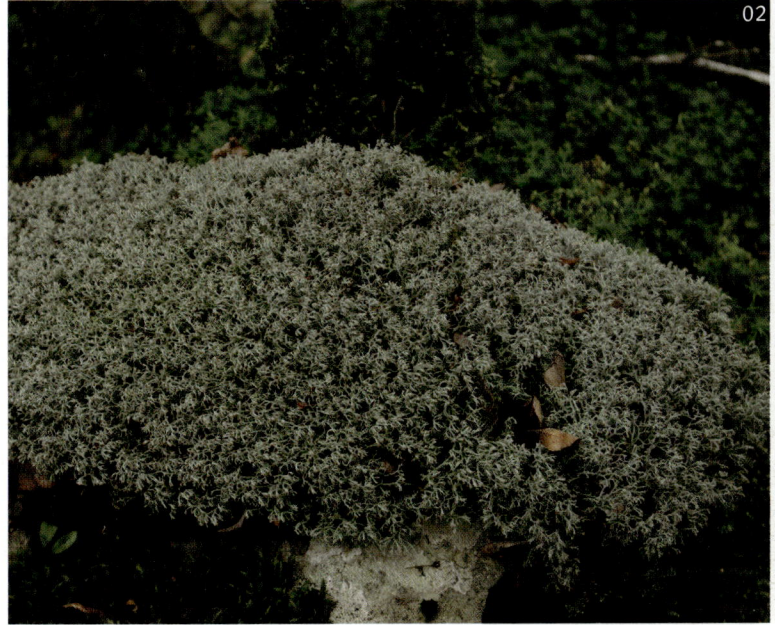
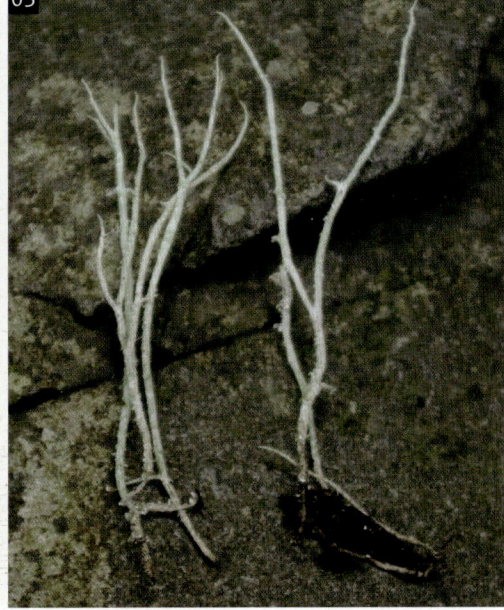

035 송곳사슴지의

Cladonia subulata (L.) weber ex F. H. wigg.
사슴지의과 나뭇가지모양 지의

생약명 첨두석예(尖頭石蕊)

서식지 높은 산 숲속 땅 위나 썩은 나무 위
줄기 2~7㎝ 정도 자라고, 지름 1~2㎜이다. 가지 위쪽은 지름 1~3.5㎜의 잔모양으로 넓어지며, 가장자리에 송곳모양의 가지가 난다. **전체** 창백한 녹회색을 띠며 연골 같다.

01 전체 모습. 11월 20일
02 줄기와 가지. 11월 20일

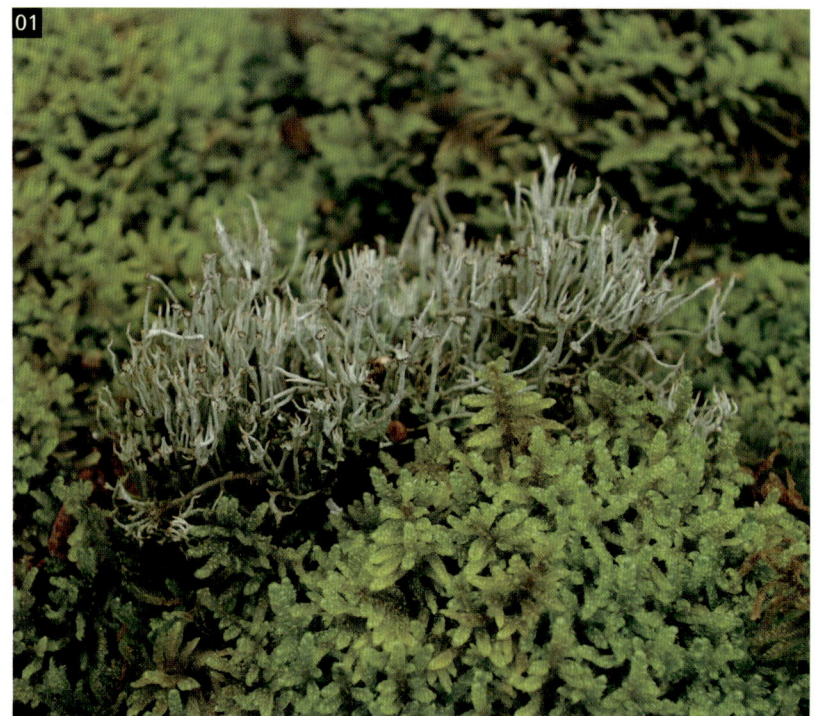

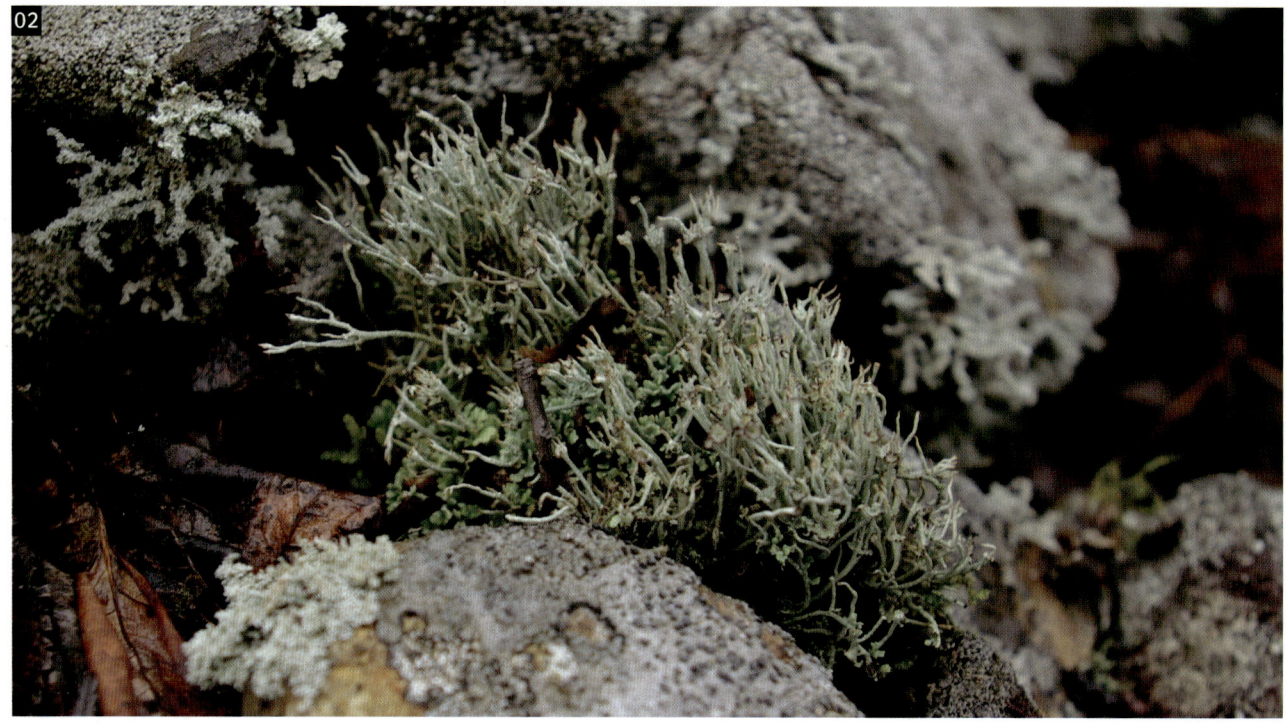

036 겨꽃지의

Cladonia ramulosa (With.) J. R. Laundon
사슴지의과 나뭇가지모양 지의

생약명 부피석예(麬皮石蕊)

서식지 높은 산 썩은 나무 위, 바위 위

줄기 3~12㎝ 정도 자라고, 지름 1~3㎜이다. 속이 비어 있고, 겉에는 작은 사마귀나 알갱이가 있으며, 위쪽에 무색의 점액이 있다. 가지 위쪽은 손가락모양으로 갈라지거나 잔모양으로 넓어진다. **전체** 녹색 또는 어두운 녹회색을 띠며 연골 같다.

01 전체 모습. 11월 18일
02 줄기와 가지. 11월 18일
03 채취한 겨꽃지의. 2월 17일
04 겨꽃지의 가루낸 것.

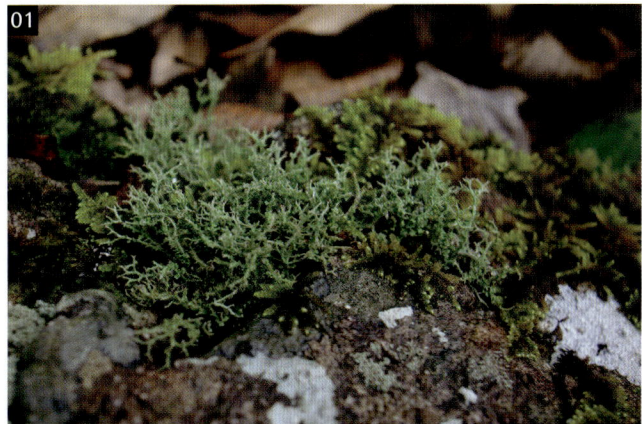

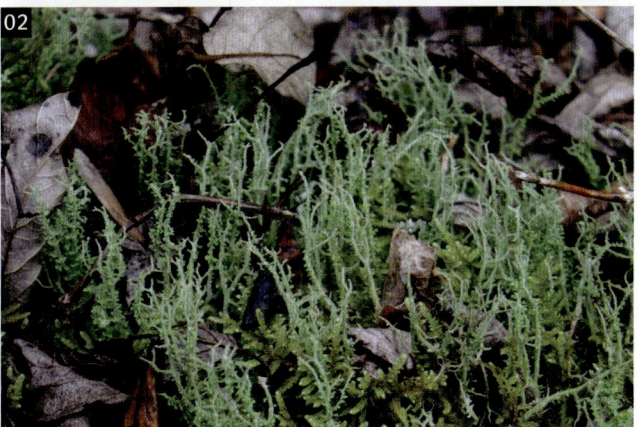

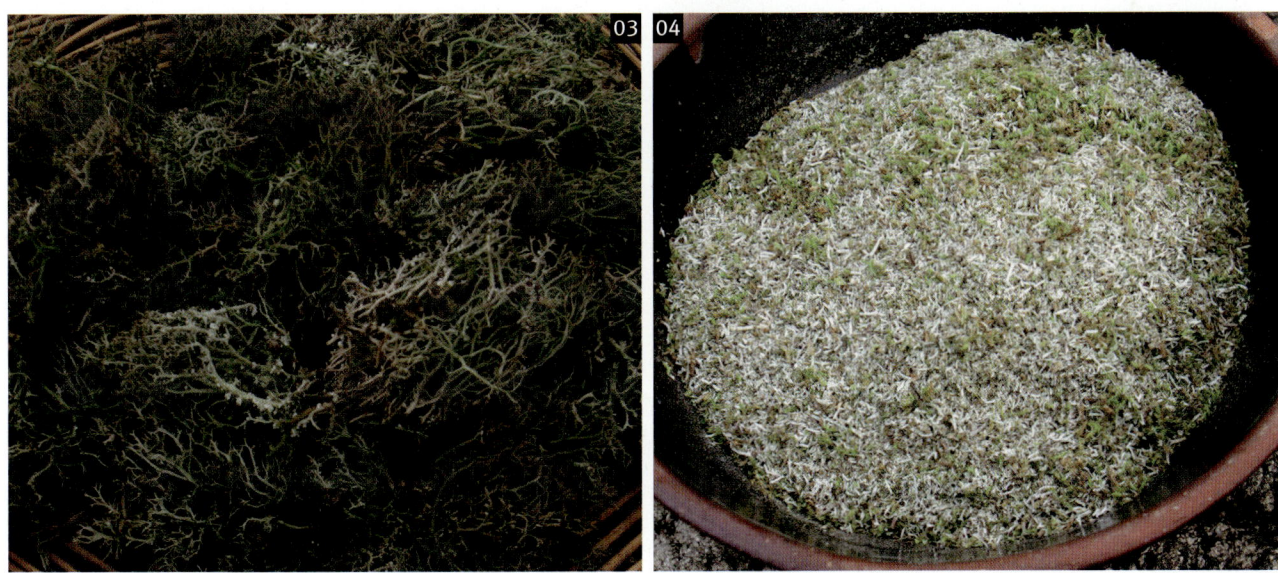

037 갈퀴지의

Cetraria islandica Ach
갈퀴지의과 나뭇가지모양 지의

- **생약명** 빙도의(氷島衣)
- **효능** 패혈증, 소화불량, 가려움증, 출혈, 배뇨곤란
- **성분** 리케닌(종양억제), 이소리케닌(종양억제), 헤미셀룰로오스(장운동촉진)

서식지 높은 산 평원, 비탈진 곳
줄기 2~6cm 정도 자라고 편평하며, 폭 1.5~4mm이다. 가지는 갈퀴모양으로 불규칙하게 갈라지고, 가장자리에 편모가 있다. **몸체** 창백한 회녹색 또는 연한 밤색을 띠고 연골 같으며, 밑동은 어두운 갈색을 띤다.

01 바위에 자라는 모습. 11월 20일
02 전체 모습. 11월 20일
03 줄기와 가지. 11월 18일
04 채취한 갈퀴지의. 2월 18일

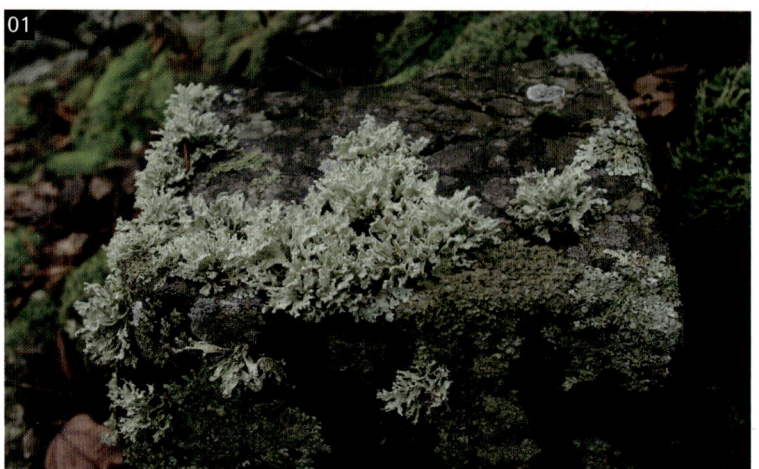
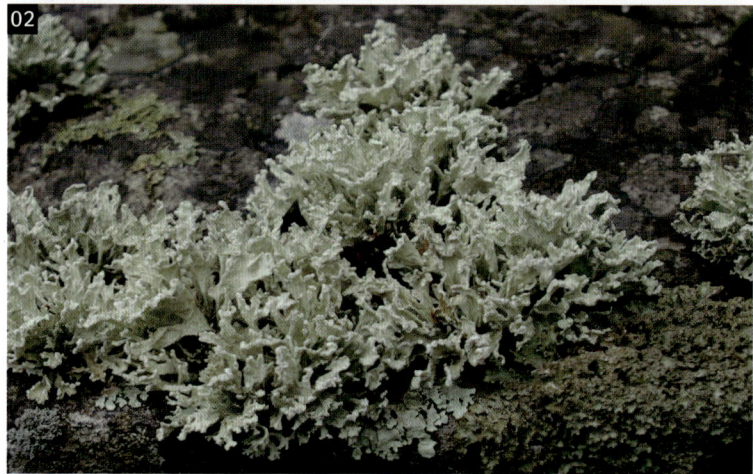
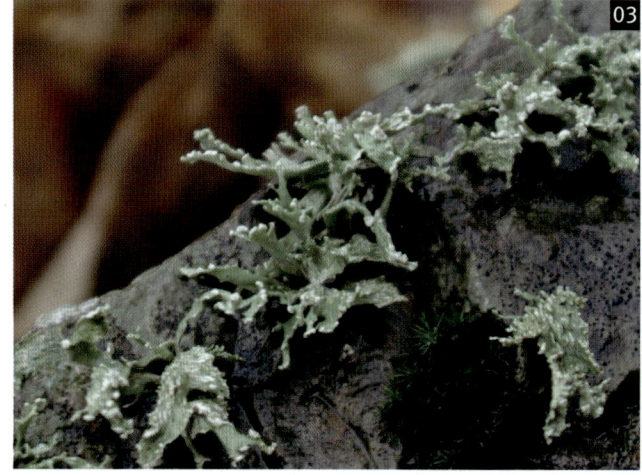
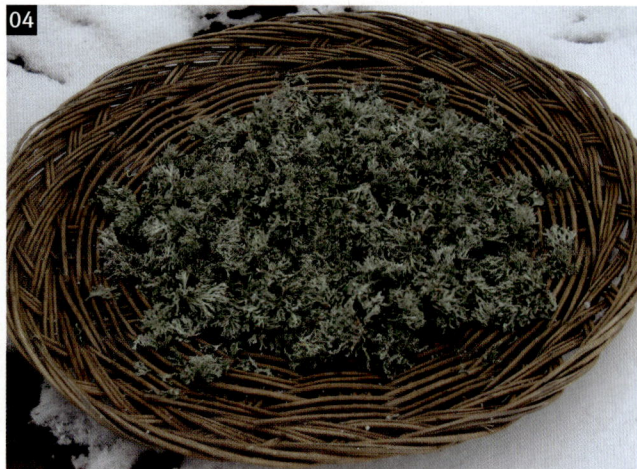

038 매화지의

Flavoparmelia caperata (L.) Hale.
매화지의과 나뭇잎모양 지의

생약명 화남매의(華南梅衣)
효능 가려움증, 시력저하, 자궁출혈, 황달, 배뇨곤

서식지 높은 산 나무 위, 바위 위
지름 5~20㎝. 편평하며 여러 갈래로 갈라진다. **겉면** 창백한 녹색이나 녹황색을 띠고, 주름과 갈래싹이 있다. **뒷면** 가장자리가 어두운 갈색을 띠고, 검은색 헛뿌리가 있다.

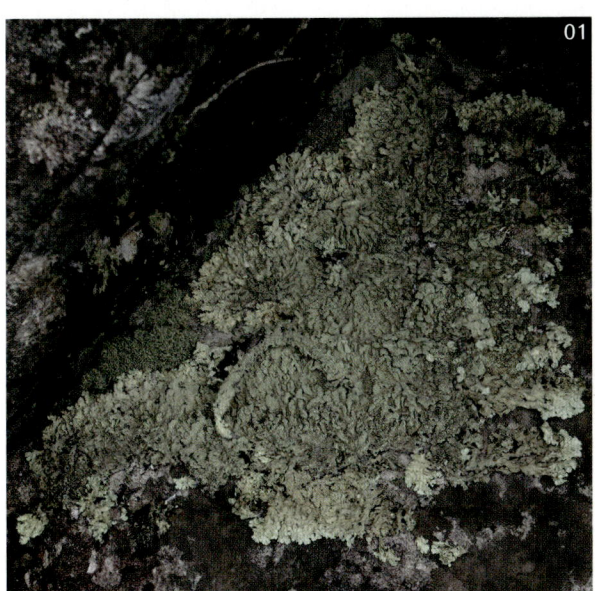

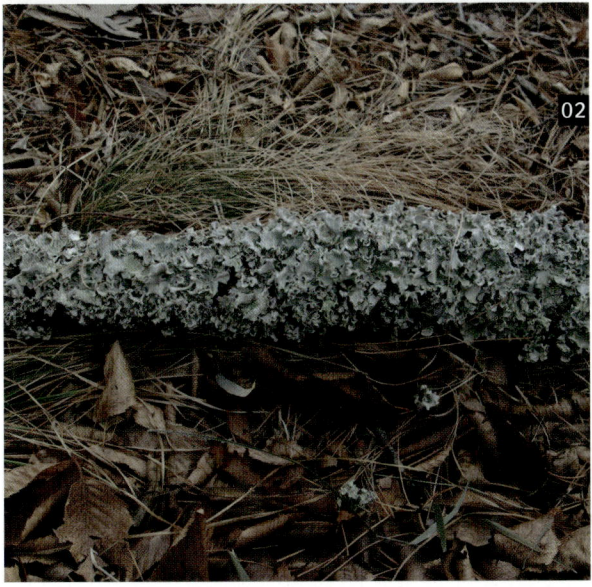

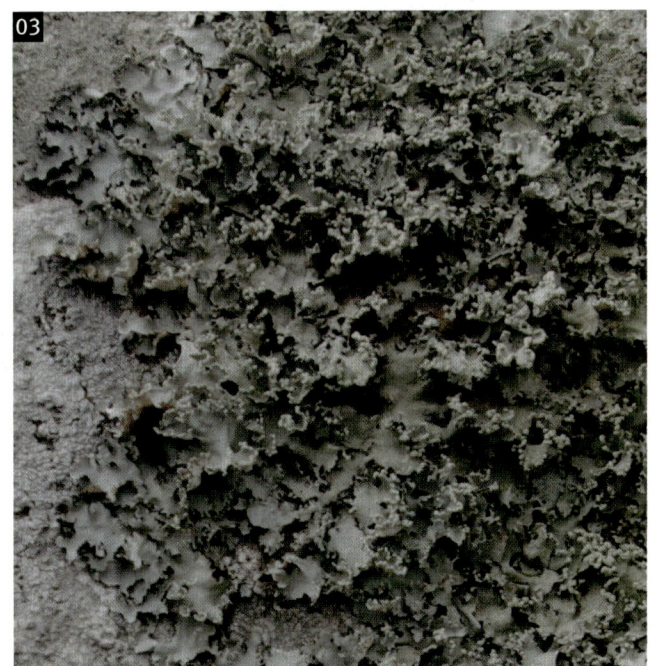

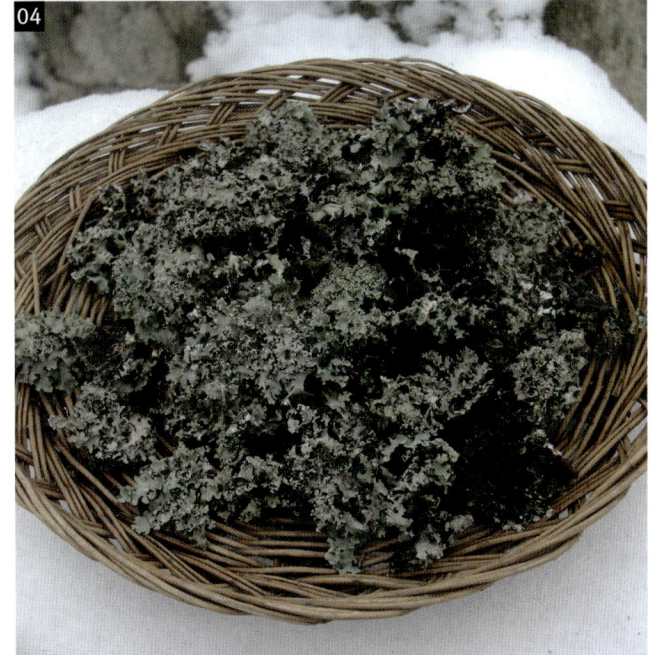

01 바위 위 어릴 때 모습. 7월 9일
02 나무에서 자란 모습. 2월 18일
03 허연 바위 위에 붙은 모습. 2월 17일
04 채취한 매화지의. 2월 17일

039 모시풀

Boehmeria nivea (L.) Gaudich.
쐐기풀과 여러해살이풀

생약명
저마(苧麻)

작용 장부·경맥
간(木), 심장(火)

효능
간염
신장염
붓기

성분
루틴(모세혈관강화)
클로로겐산(종양억제)

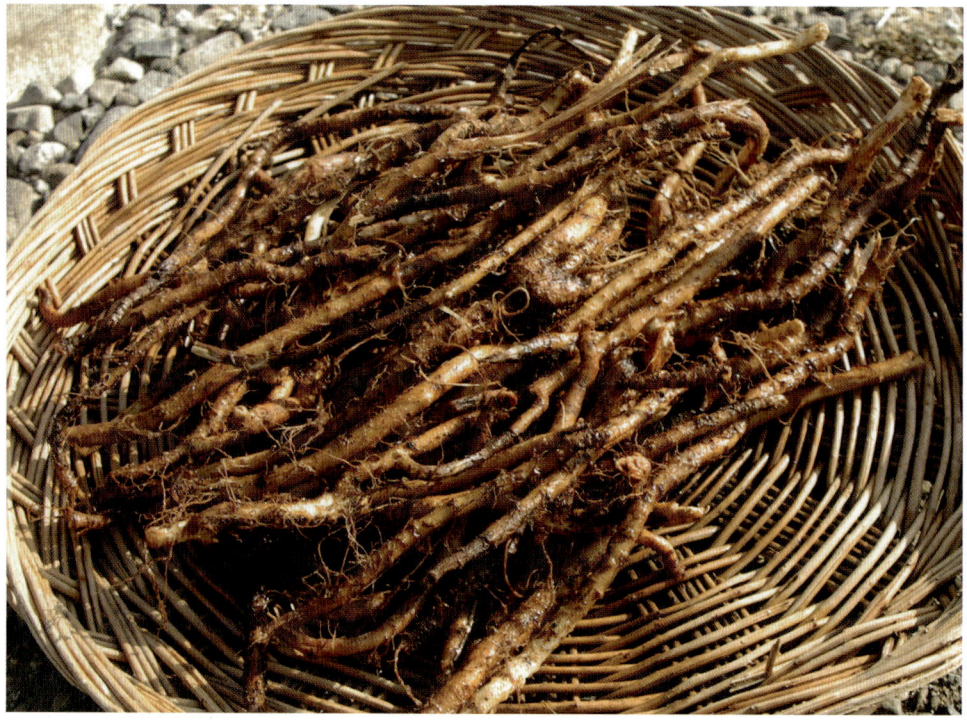

▶ 채취한 모시풀 뿌리. 1월 31일

식초 발효와 먹는 방법

누룩으로 발효시키기

채취 뿌리째 캔 전초(봄~여름), 뿌리(늦가을~겨울)

배합비율　**기본발효용** | 전초나 뿌리 달인 물 300 : 쌀이나 현미 100 : 누룩 10

　　　　　　초앉히기용 | 원액 100 : (필요시) 씨식초 10

핵심요령　❶ 뿌리는 껍질째 달인다. ❷ 누룩은 거칠게 부숴서 쓴다. ❸ 원액이 독하면 발효 기간을 늘린다.

발효와 먹는 방법 ▶ 쌀이나 현미로 지은 술밥을 식혀 누룩을 섞고, 뿌리 달인 물을 식혀 부은 다음 항아리에 넣어 10일간 발효시킨다. ▶ 원액을 걸러 항아리에 앉히고, 씨식초는 이때 넣어서 40~50일 숙성시킨 다음 찌꺼기를 거른다. ▶ 물에 5~10배 희석하여 식후에 마신다. ▶ 자세한 발효 원리와 방법, 먹는 방법은 p.40를 참조한다.

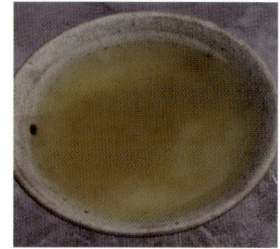

모시풀 식초.

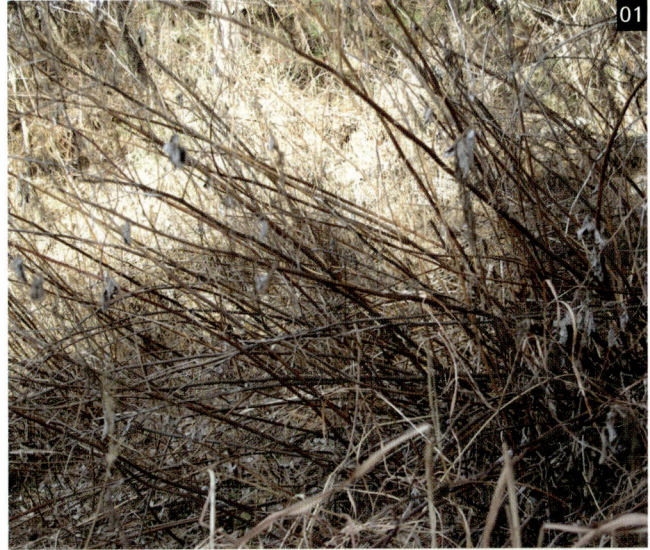

서식지 들판의 촉촉한 곳
뿌리 땅속에 나무처럼 단단한 뿌리줄기가 옆으로 뻗는다. **줄기** 1~2m 정도 자라고 잔털이 있다. **잎** 길이 10~15㎝. 어긋나고 둥근 달걀모양이며, 끝이 꼬리처럼 길고 가장자리에 고른 톱니가 있다. 뒷면은 희끗하고 솜털이 빽빽하다. 잎자루는 잎길이와 비슷하고 잔털이 있다. **꽃** 7~8월에 피고 암꽃과 수꽃이 같은 포기에 달리며, 작은 꽃들이 원뿔모양으로 달린다. **열매** 9월에 여물며, 타원형이고 길이 1㎜ 정도이다. 주의 몸을 차게 하므로 위나 장이 약해서 설사를 자주 하는 사람은 먹지 않는다.

01 겨울에 남아 있는 묵은대. 1월 4일
02 어린잎 자라는 모습. 4월 3일
03 희끗한 잎 뒷면. 6월 5일
04 꽃. 9월 7일
05 겨울에 남아 있는 열매. 1월 24일

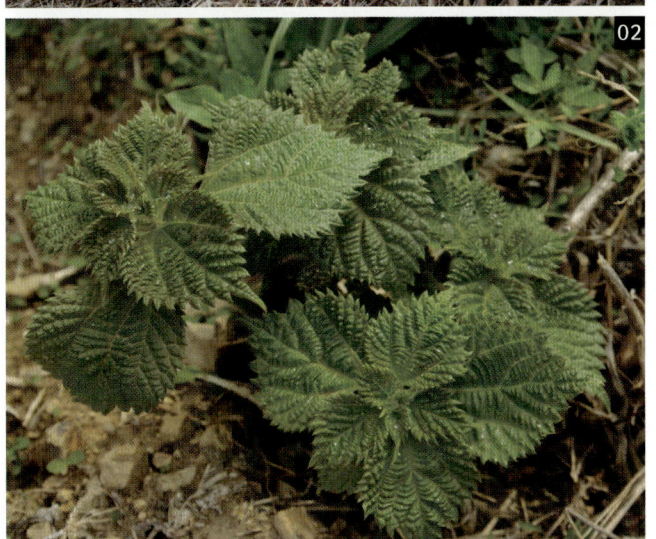
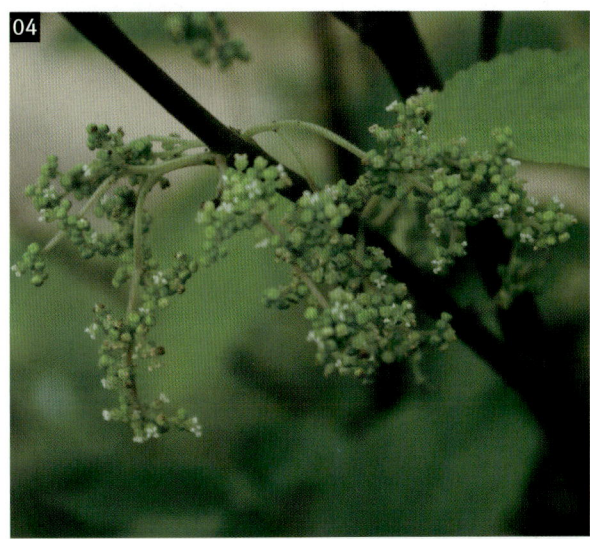
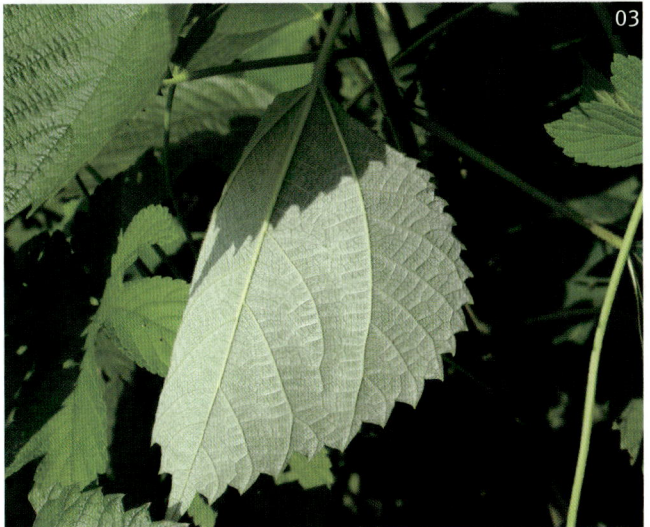
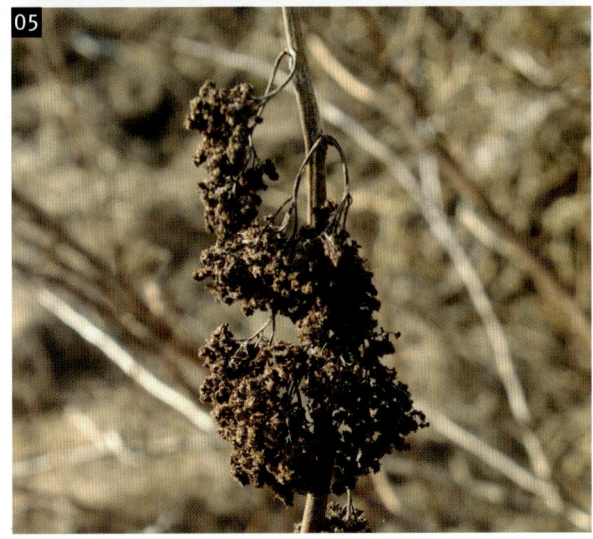

040 우산나물

Syneilesis palmata (Thunb.) Maxim.
국화과 여러해살이풀

생약명
대토아산(大兎兒傘)

작용 장부·경맥
간(木)
심장(火)

효능
관절염
생리불순
비만

성분
폴리페놀(혈압상승억제)
칼슘(뼈강화)
마그네슘(체내기능유지)

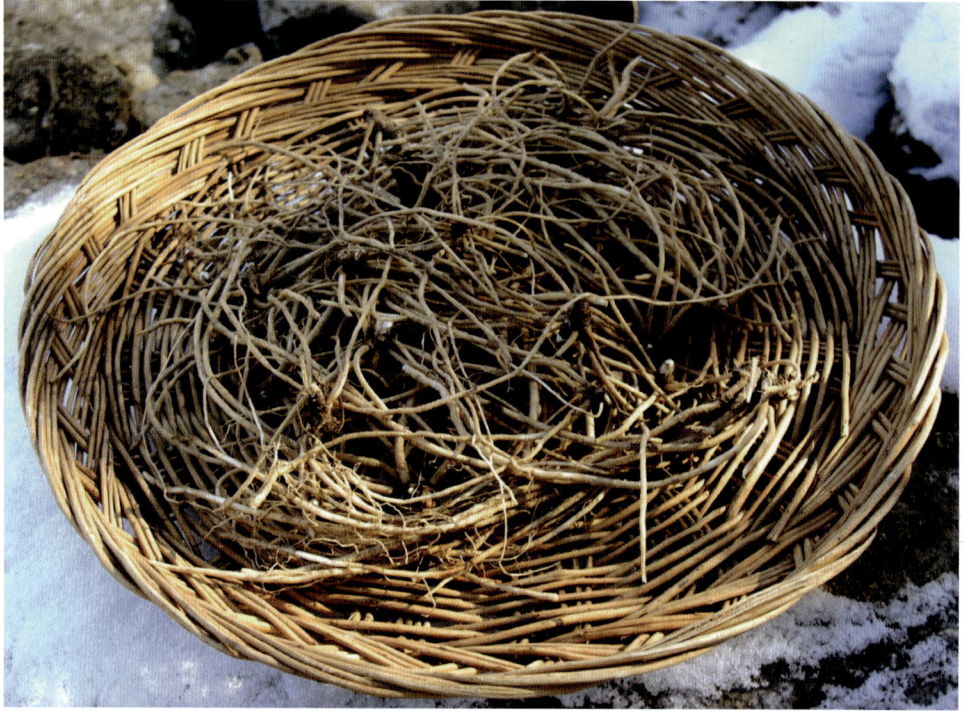

▶ 채취한 우산나물 뿌리. 1월 9일

식초 발효와 먹는 방법

생막걸리로 발효시키기

채취 뿌리째 캔 전초(봄~여름), 뿌리(늦가을~겨울)

배합비율 **기본발효용 |** 전초나 뿌리 100 : 생막걸리(멸균되지 않은 것) 100 : 조청 또는 엿기름가루 5
　　　　　초앉히기용 | 원액 100 : (필요시) 씨식초 10

핵심요령 ❶ 잎·줄기·뿌리는 적당히 썰어 넣는다. ❷ 뿌리는 껍질째 담근다. ❸ 쓴맛이 덜하게 조청량을 조금 늘려도 된다.

발효와 먹는 방법 ▶ 우산나물을 항아리에 넣고 생막걸리와 조청 또는 엿기름가루를 넣어 40~50일 발효시킨다. ▶ 원액을 걸러 항아리에 앉히고, 씨식초는 이때 넣어서 3~6개월 발효시킨 뒤 찌꺼기를 거른다. ▶ 물에 5~10배 희석하여 식후에 마신다. ▶ 자세한 발효 원리와 방법, 먹는 방법은 p.43를 참조한다.

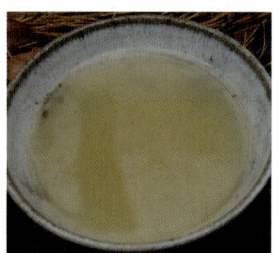

우산나물 식초.

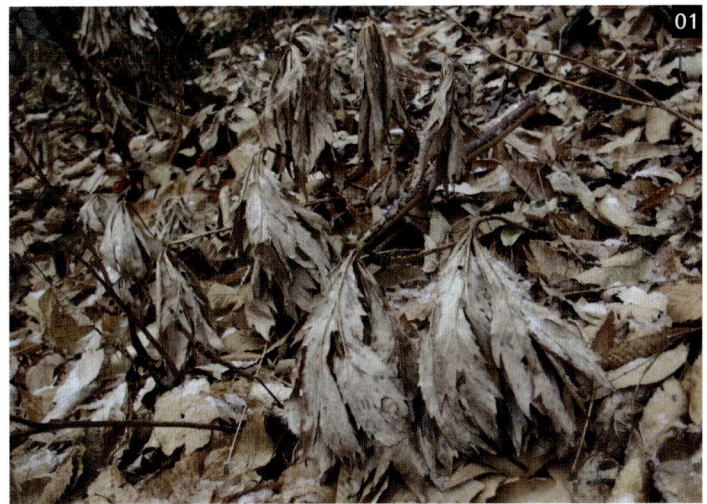

01 겨울에 남아 있는 묵은대. 1월 8일
02 봄에 올라온 새순. 4월 16일
03 꽃 핀 모습. 7월 9일

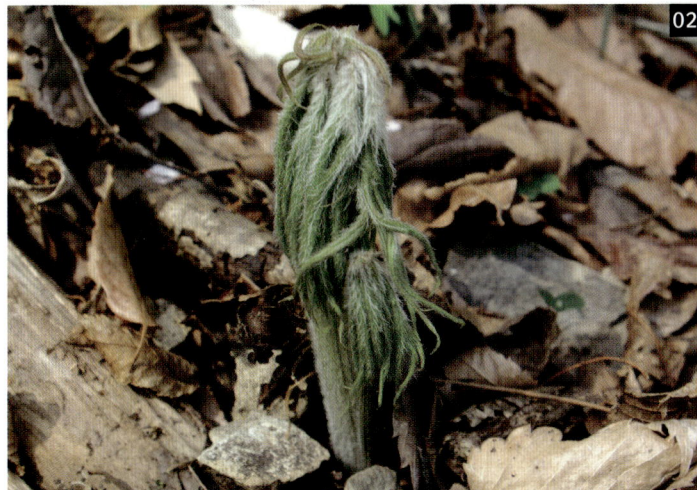

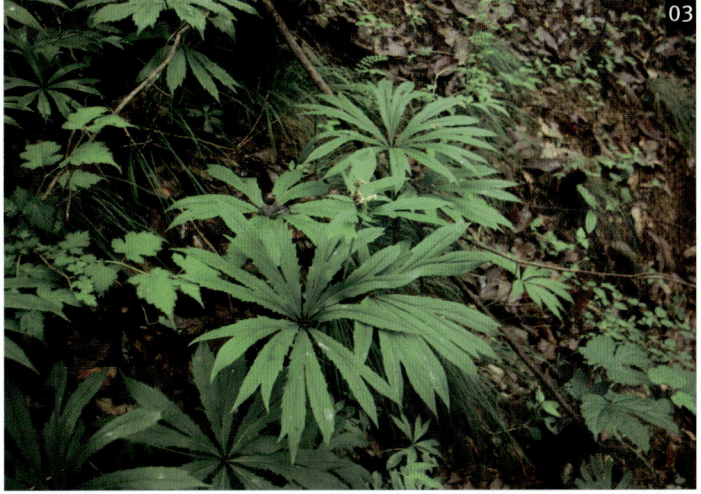

서식지 산속 반그늘의 습한 곳
뿌리 땅속에 짧은 뿌리줄기가 있고, 옆으로 뻗는다. **줄기** 70~120㎝ 정도 자라고 가지가 없다. **잎** 지름 35~40㎝. 우산 모양으로 나며, 전체가 둥그스름한 모양이다. 가장자리가 7~9갈래로 깊게 갈라지고, 끝이 다시 2갈래로 갈라지며, 날카로운 톱니가 있다. 2번째 나는 잎은 작고 5갈래 정도로 갈라지며 잎자루가 짧다. **꽃** 6~7월에 흰노란색 또는 흰자주색으로 핀다. 줄기 끝에 작은 꽃들이 엉성한 원뿔모양으로 모여 달리며, 1송이 지름이 9~10㎜이다. **열매** 10월에 여물며 씨앗에 흰갈색 갓털이 있어 바람에 날려간다.

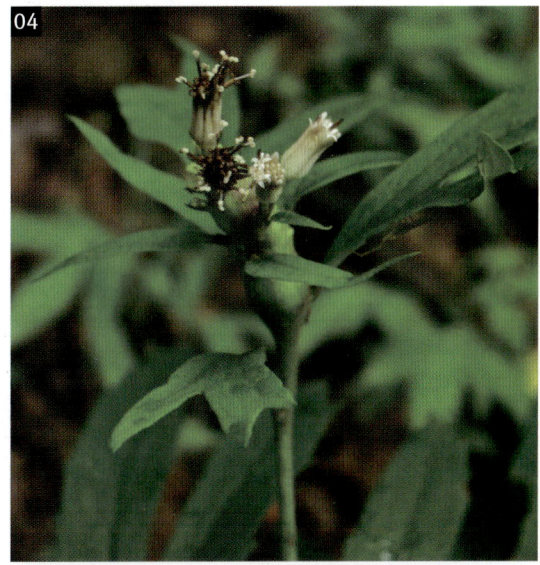

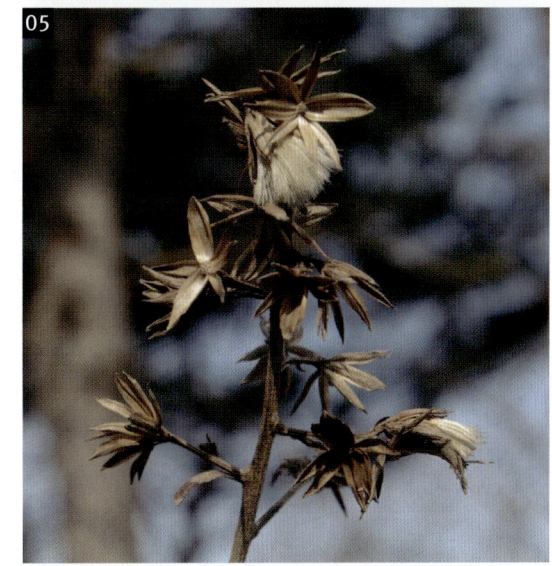

04 꽃. 7월 9일
05 겨울에 남아 있는 열매. 2월 2일

105

071 쥐오줌풀

Valeriana fauriei Briq.
마타리과 여러해살이풀

생약명
길초(吉草)

작용 장부·경맥
간(木)
심장(火)

효능
신경쇠약
화병
심장병

성분
캄펜(해열소염)
알파피넨(스트레스완화)
리모넨(염증제거)
클로로겐산(종양억제)
베타시토스테롤(혈전개선)
카페산(노화방지)

▶ 채취한 쥐오줌풀 뿌리.
5월 10일

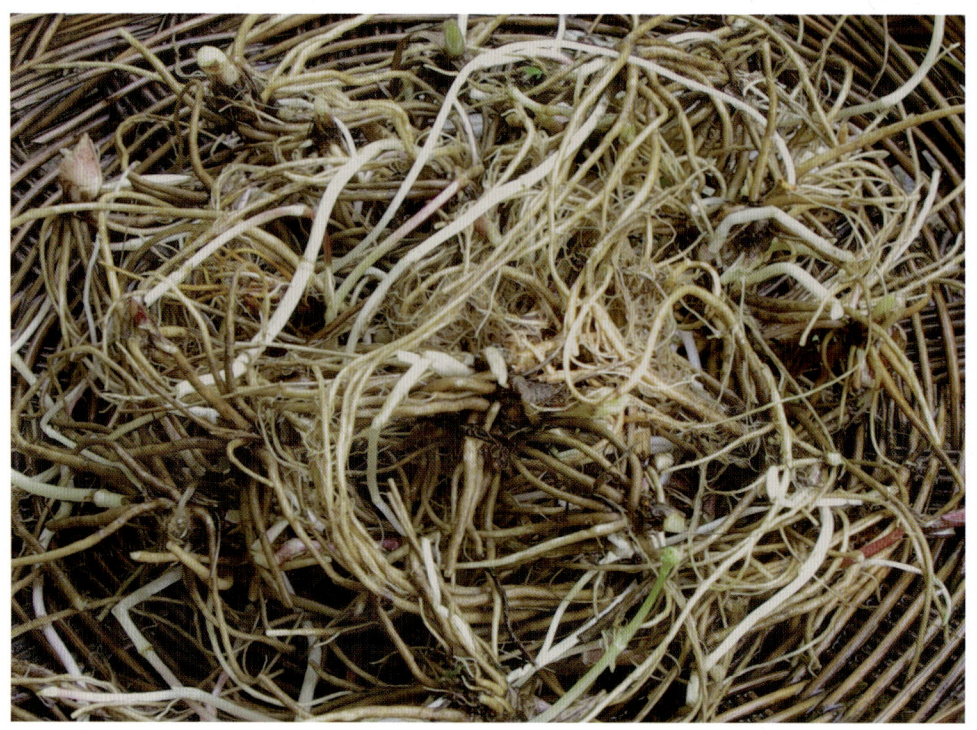

식초 발효와 먹는 방법

생막걸리로 발효시키기

채취 뿌리째 캔 전초(봄~여름), 뿌리(겨울~초봄)

배합비율   **기본발효용 |** 전초나 뿌리 100 : 생막걸리(멸균되지 않은 것) 100 : 조청 또는 엿기름가루 5
　　　　　　초앉히기용 | 원액 100 : (필요시) 씨식초 10

핵심요령 ❶ 잎·줄기·뿌리는 적당히 썰어 넣는다. ❷ 뿌리는 껍질째 담근다. ❸ 쓴맛이 덜하게 조청량을 조금 늘려도 된다. ❹ 독성이 중화되게 오래 발효시킨다.

발효와 먹는 방법 ▶ 쥐오줌풀을 항아리에 넣고 생막걸리와 조청 또는 엿기름가루를 넣어 40~50일 발효시킨다. ▶ 원액을 걸러 항아리에 앉히고, 씨식초는 이때 넣어서 3~6개월 발효시킨 뒤 찌꺼기를 거른다. ▶ 물에 5~10배 희석하여 식후에 마신다. ▶ 자세한 발효 원리와 방법, 먹는 방법은 p.43를 참조한다.

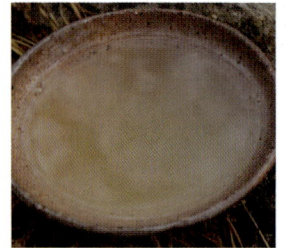

쥐오줌풀 뿌리 식초.

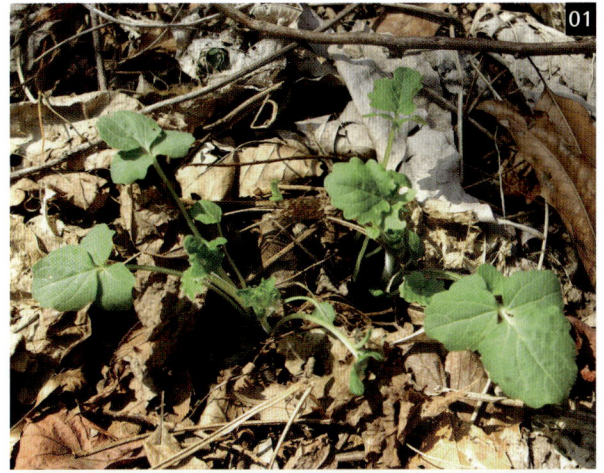

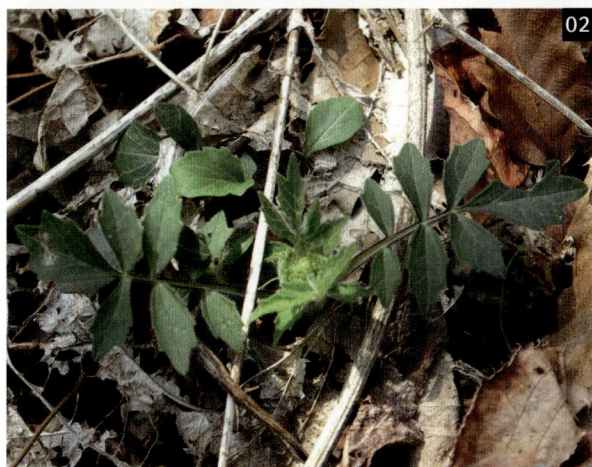

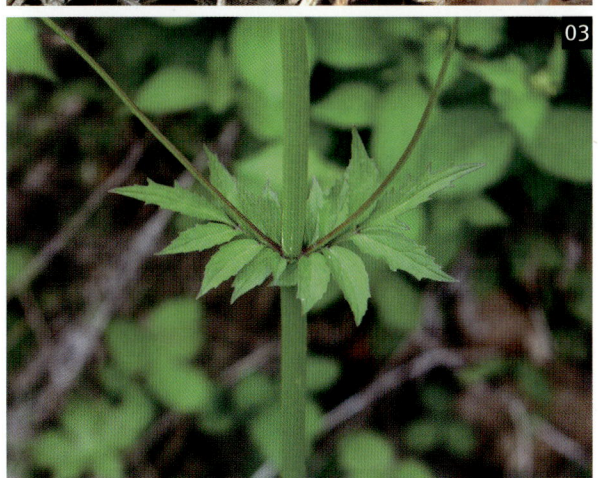

서식지 산과 들의 반그늘이고 습한 곳
뿌리 땅속에 뿌리줄기가 있고, 수염뿌리가 사방으로 뻗는다. 쥐오줌 같은 비릿한 냄새가 난다. **줄기** 40~80㎝ 정도 곧게 자라며 잔털이 있다. **잎** 뿌리잎은 뭉쳐서 나고 타원형이거나 3갈래로 갈라지며, 줄기잎은 마주 난다. 밑동잎은 긴 타원형으로 갈라지고, 윗동잎은 넓은 피침형으로 갈라져 깃털처럼 된다. 잎 가장자리에 톱니가 있다. 뿌리와 줄기의 잎자루는 길고, 윗동의 잎자루는 짧다. **꽃** 5~8월에 연붉은색으로 피며, 가지 끝에 작은 꽃들이 어긋나게 우산모양으로 모여 달린다. 꽃부리가 5갈래이다. **열매** 7~8월에 여물며, 피침형이고 길이 4㎜ 정도이다. **주의** 약간 독성이 있으므로 오래 복용하지 않는다.

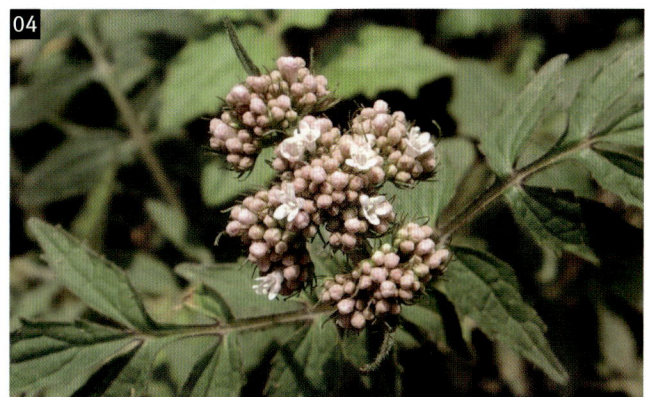

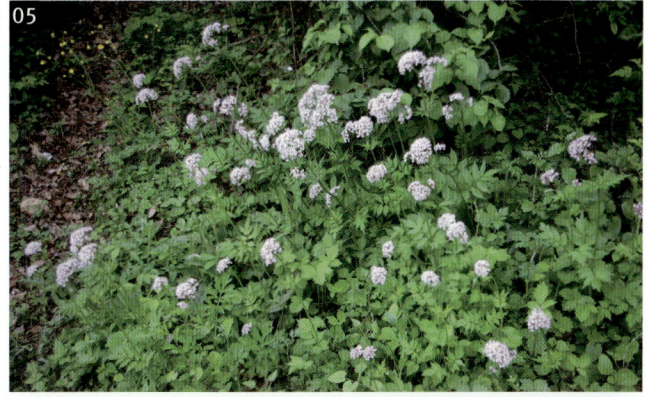

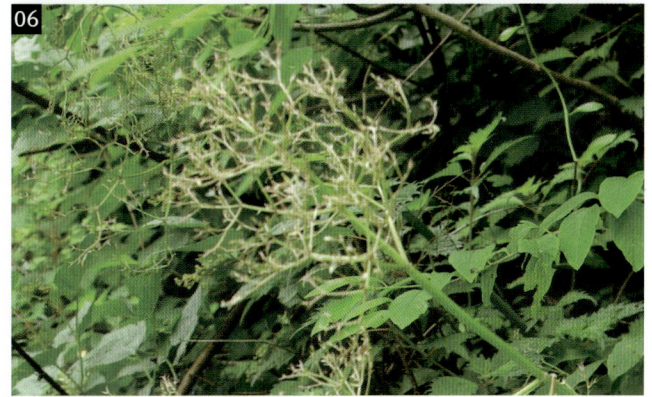

01 봄에 올라온 새순. 4월 1일
02 어린잎 자라는 모습. 4월 1일
03 줄기와 잎. 5월 7일
04 꽃. 4월 28일
05 보기 드문 군락의 꽃 핀 모습. 5월 7일
06 열매 달린 모습. 6월 11일

042 지치

Lithospermum erythrorhizon Siebold & Zucc.
지치과 여러해살이풀

생약명
자초(紫草)
자근(紫根)

작용 장부·경맥
간(木)
심장(火)

효능
황달
아토피
습진

성분
시코닌(염증완화)

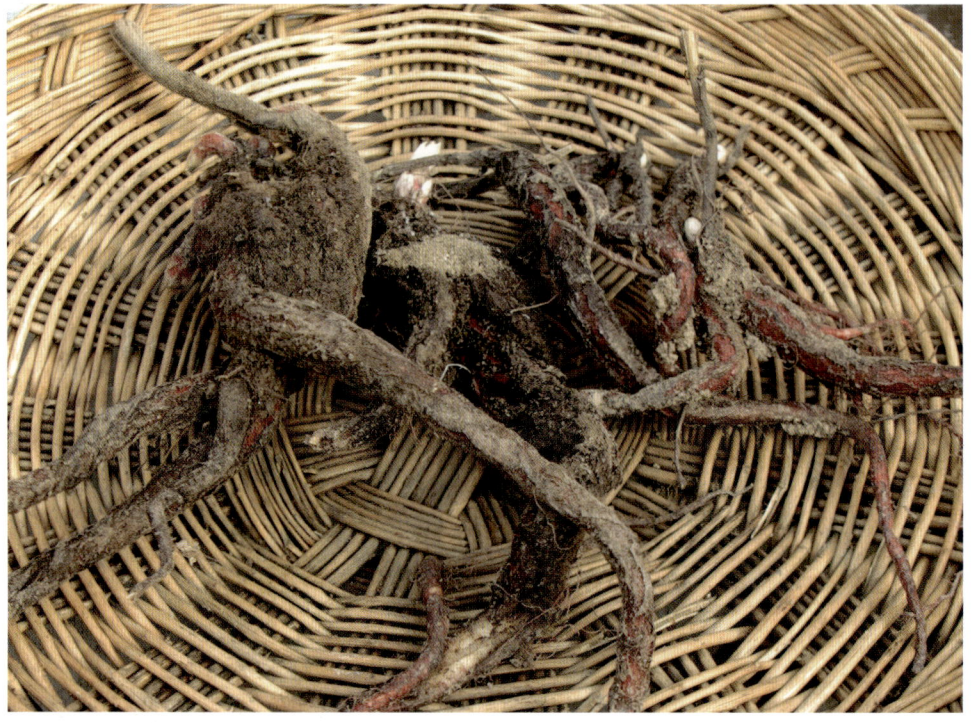

▶ 채취한 지치 뿌리. 1월 18일

식초 발효와 먹는 방법

누룩과 엿기름으로 발효시키기

채취 뿌리(가을~겨울)

배합비율 **기본발효용** | 뿌리 달인 물 300 : 쌀이나 현미 100 : 누룩 10 : 엿기름 5
　　　　　초앉히기용 | 원액 100 : (필요시) 씨식초 10

핵심요령 ❶ 쓴맛이 덜하게 엿기름 양을 조금 늘려도 된다. ❷ 엿기름 윗물을 써도 좋다. ❸ 누룩은 거칠게 부숴서 쓴다. ❹ 뿌리는 껍질째 달인다. ❺ 독성이 중화되게 오래 발효시킨다. ❻ 원액이 독하면 발효 기간을 늘린다.

발효와 먹는 방법 ▶ 쌀이나 현미로 지은 술밥을 식혀 누룩과 엿기름가루를 섞고, 지치 뿌리 달인 물을 식혀 부은 다음 항아리에 넣어 10일간 발효시킨다. ▶ 원액을 걸러 항아리에 앉히고, 씨식초는 이때 넣어서 40~50일 숙성시킨 다음 찌꺼기를 거른다. ▶ 물에 5~10배 희석하여 식후에 마신다. ▶ 자세한 발효 원리와 방법, 먹는 방법은 p.41를 참조한다.

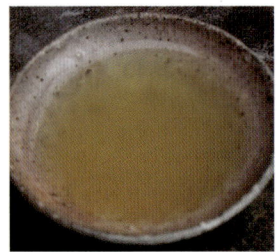

지치 뿌리 식초.

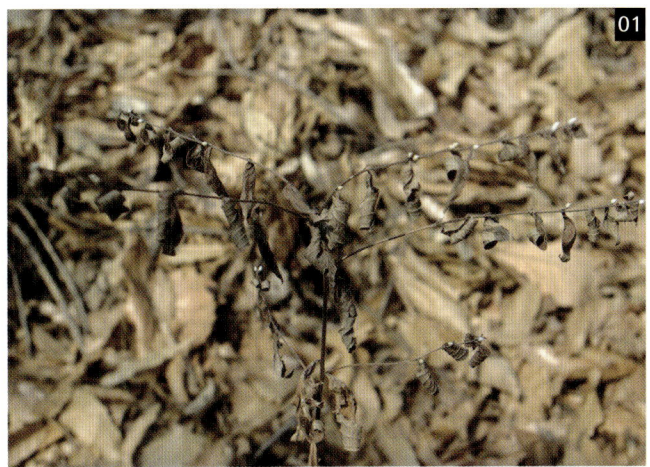

서식지 높은 산 양지바른 풀밭이나 산불이 난 자리
뿌리 땅속 깊이 뻗어 굵어지며, 단단하고 비틀려 있다. 뿌리껍질은 검붉은자주색을 띤다. **줄기** 30~70㎝. 곧게 자라며, 전체에 잔털이 많다. **잎** 어긋나고 양끝이 뾰족한 피침형이며, 잔털이 있고 두껍다. 잎자루와 톱니는 없다. **꽃** 5~6월에 흰색으로 피고, 줄기와 가지 끝에 작은 꽃들이 모여 달리며, 꽃부리가 5갈래로 갈라진다. **열매** 8~9월에 회갈색으로 여물며, 둥그스름하고 윤기가 있다. 주의 몸을 차게 하므로 설사를 하는 사람은 먹지 않는다.

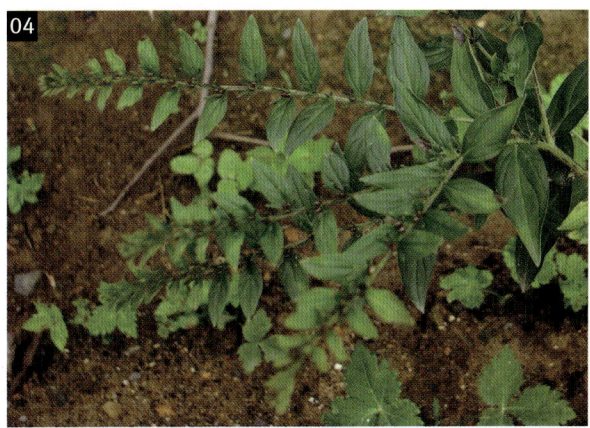

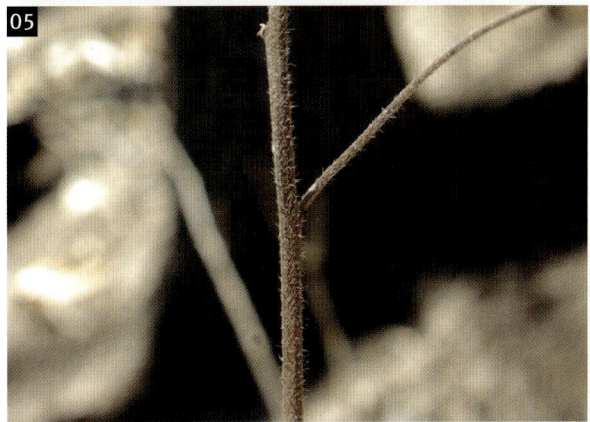

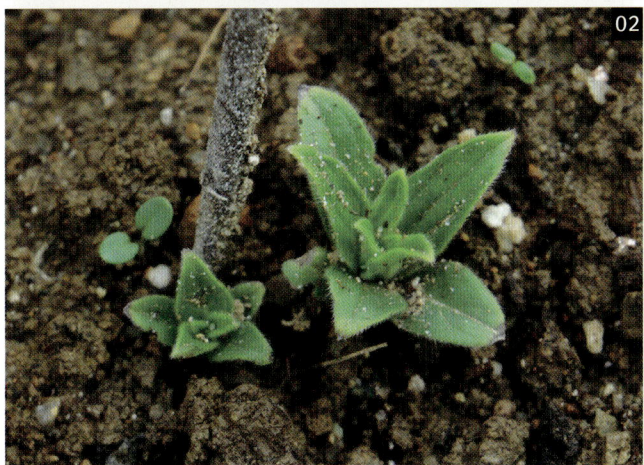

01 겨울에 남아 있는 묵은대. 1월 18일
02 초봄에 올라온 새순. 3월 31일
03 꽃 핀 모습. 5월 4일
04 열매 달린 모습. 7월 4일
05 묵은대 줄기. 1월 15일
06 겨울에 뿌리 채취하는 모습. 1월 18일

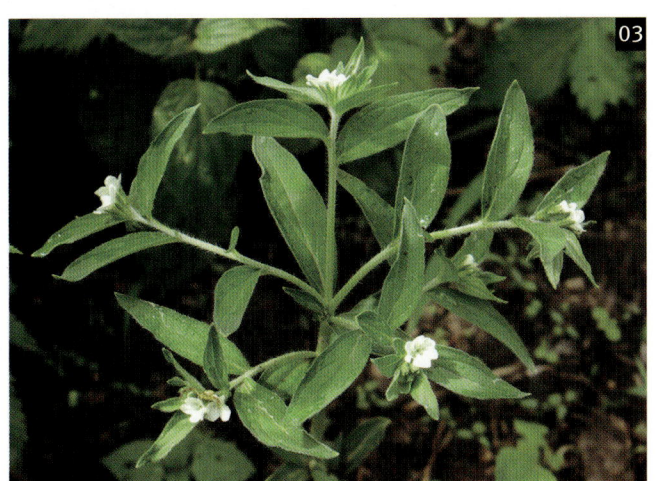

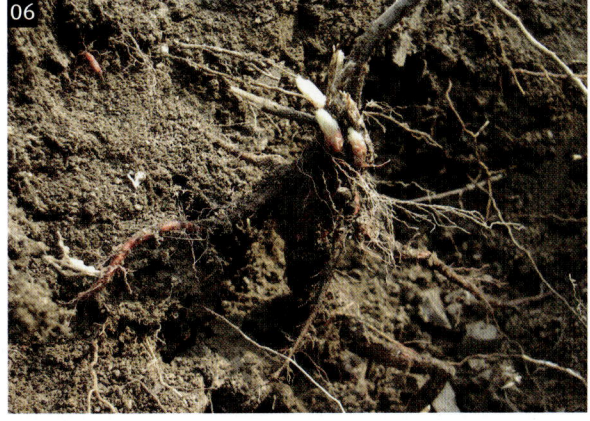

당귀 종류 간·심장·비장에 작용

유사 약재
참당귀
왜당귀

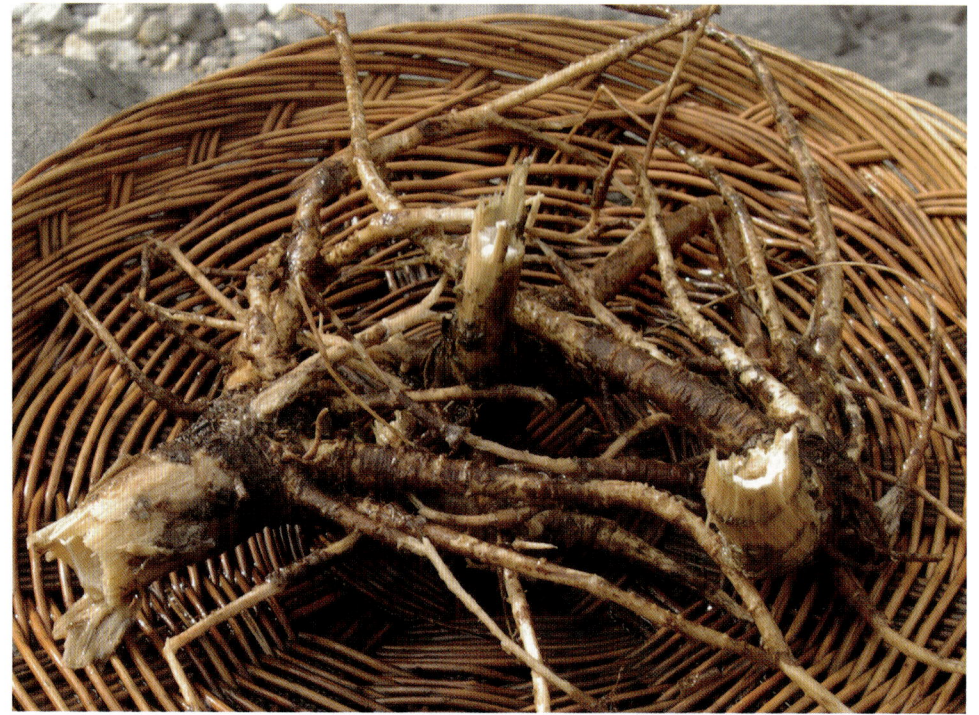

▶ 채취한 참당귀 뿌리. 2월 1일

식초 발효와 먹는 방법

누룩으로 흑초 발효시키기

채취 뿌리(늦가을~겨울). 꽃이 핀 것은 심이 생겨 약효가 떨어진다.

배합비율 **기본발효용(밑술밥)** | 당귀 종류(뿌리) 달인 물 100 : 쌀이나 현미 50 : 누룩 50

기본발효용(덧술밥) | 당귀 종류(뿌리) 달인 물 200 : 쌀이나 현미 100 : 누룩 25

핵심요령 ❶ 원액을 독하게 만들어 장기 발효시킨다. ❷ 누룩은 거칠게 부숴서 쓴다. ❸ 뿌리는 껍질째 달인다. ❹ 1종류씩 담근다.

발효와 먹는 방법 ▶ 쌀이나 현미로 지은 술밥을 식혀 누룩을 섞고, 당귀 종류 뿌리 달인 물을 식혀 부은 다음 항아리에 넣어 7일간 발효시킨다. ▶ 덧술밥을 추가하여 100일간 발효시킨다. ▶ 원액을 걸러 항아리에 앉힌 뒤 실외에서 4계절 이상 숙성시켜 찌꺼기를 거른다. ▶ 물로 5~10배 희석하여 식후에 마신다. ▶ 자세한 발효 원리와 방법, 먹는 방법은 p.42를 참조한다.

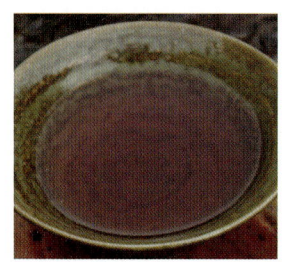

참당귀 뿌리 흑초.

040 참당귀

Angelica gigas Nakai
산형과 여러해살이풀

- **생약명** 당귀(當歸, 우리나라 당귀)
- **작용 장부·경맥** 간(木), 심장(火), 비장(土)
- **효능** 신경통, 여성질환, 빈혈, 성기능저하
- **성분** 베르갑텐(혈관수축), 페룰산(노화방지), 베타시스테롤(종양억제), 비타민 B_{12}(적혈구생성)

서식지 깊은 산 습한 골짜기
뿌리 굵게 뻗고 갈라지며 살이 많다. 자르면 하얀 유액이 나오고, 전체에서 한약재 냄새가 난다. **줄기** 1~2m 정도 곧게 자라며, 붉은자줏빛이 돌기도 한다. **잎** 1~3회 갈라진 잎줄기에 홀수로 깃털처럼 달리고, 아래쪽이 줄기를 감싼다. 작은잎은 3갈래로 완전히 갈라져 긴 타원형 또는 달걀모양이 되고, 가장자리가 2~3갈래로 갈라지며, 불규칙한 겹톱니가 있다. 윗동잎은 퇴화되고, 잎자루 아래쪽이 불룩해진다. **꽃** 8~9월에 자주색으로 피고, 줄기와 가지 끝에 작은 꽃들이 겹우산모양으로 달린다. **열매** 10월에 여물며, 납작한 타원형으로 날개가 있고 길이 8mm 정도이다.

01 겨울에 남아 있는 묵은대와 열매. 1월 4일
02 봄에 어린잎 자라는 모습. 5월 28일

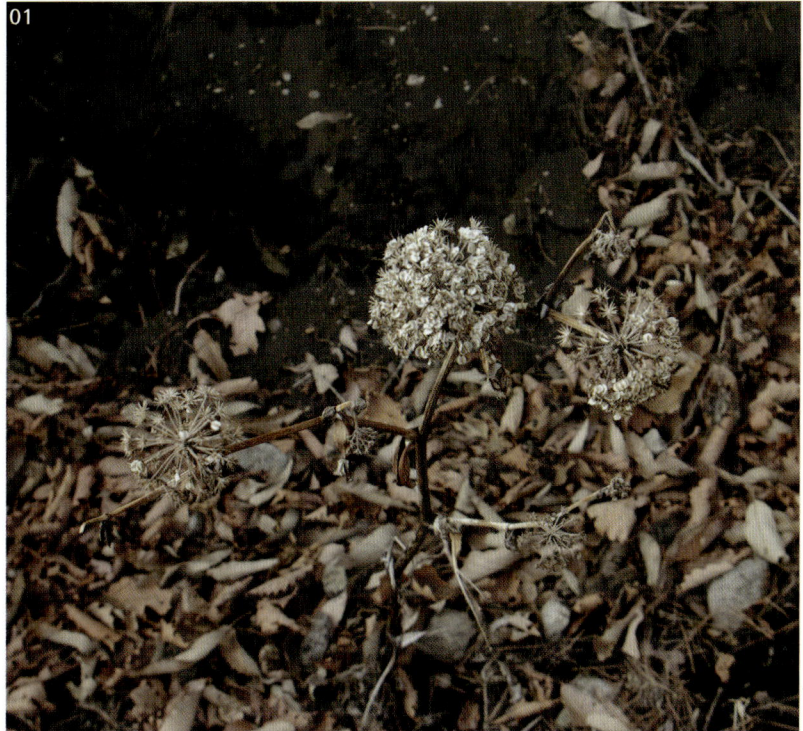

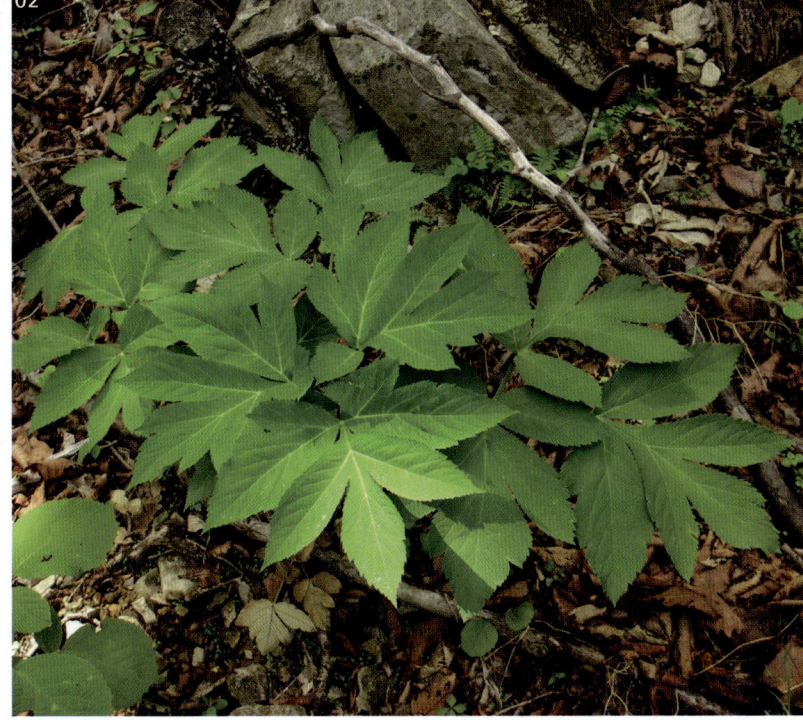

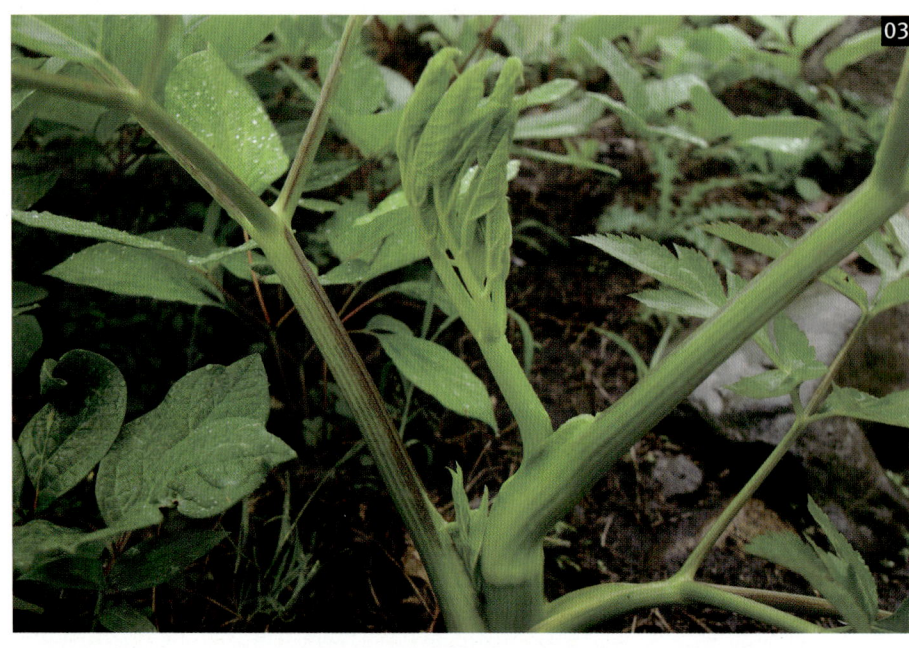

03 줄기. 5월 8일
04 꽃 핀 모습. 7월 28일
05 겨울에 남아 있는 열매. 2월 1일
06 묵은대와 시든 잎. 2월 1일

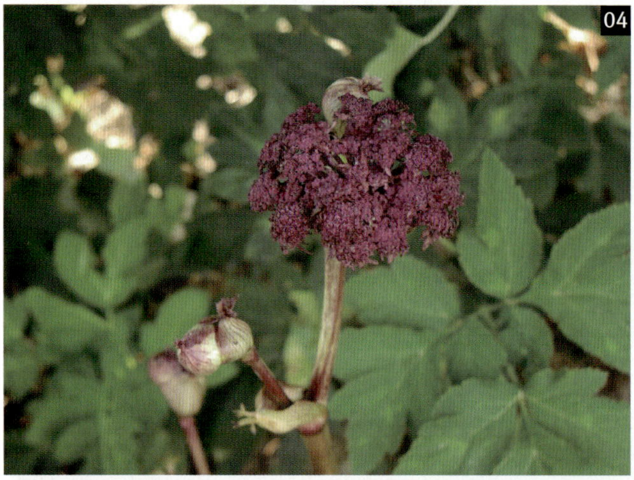

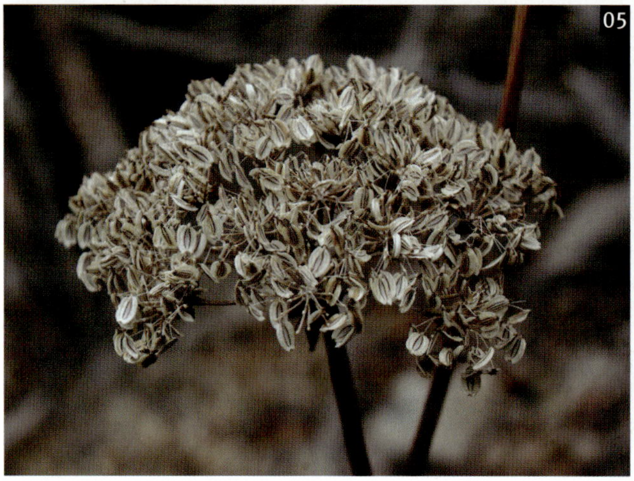

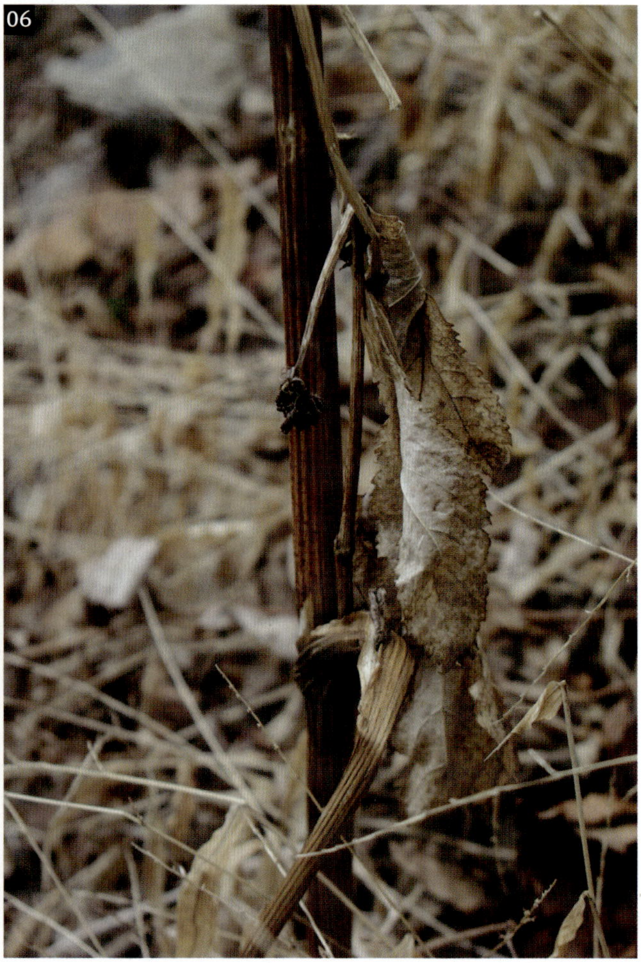

왜당귀

Ligusticum acutilobum (Siebold & Zucc.) Kitag.
산형과 여러해살이풀

생약명	동당귀(東當歸)
작용 장부·경맥	간(木), 심장(火), 비장(土)
효능	신경통, 여성질환, 빈혈, 성기능저하
성분	베르갑텐(혈관수축), 페룰산(노화방지), 베타시스테롤(종양억제제), 비타민B$_{12}$(적혈구생성)

서식지 밭에서 재배(일본에서 들어옴)
줄기 60~90㎝. 검은자줏빛을 띠고 털이 없으며, 전체에서 독특한 향이 난다. **잎** 앞면에는 윤기가 있다. **꽃** 8~9월에 흰색으로 핀다. **열매** 10월에 여문다.

01 겨울에 잎 시든 모습. 1월 24일
02 어릴 때 모습. 4월 5일
03 꽃봉오리 생기는 모습. 5월 16일
04 꽃. 5월 23일
05 겨울에 남아 있는 열매. 1월 24일

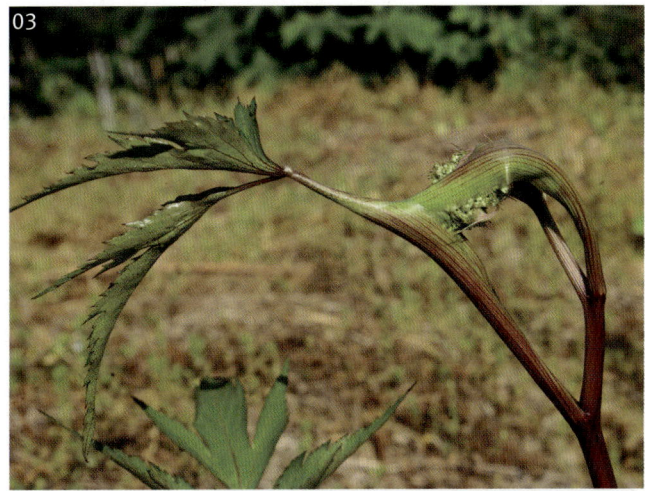
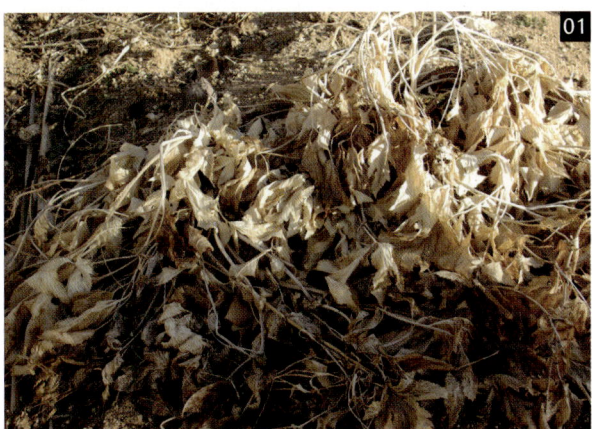
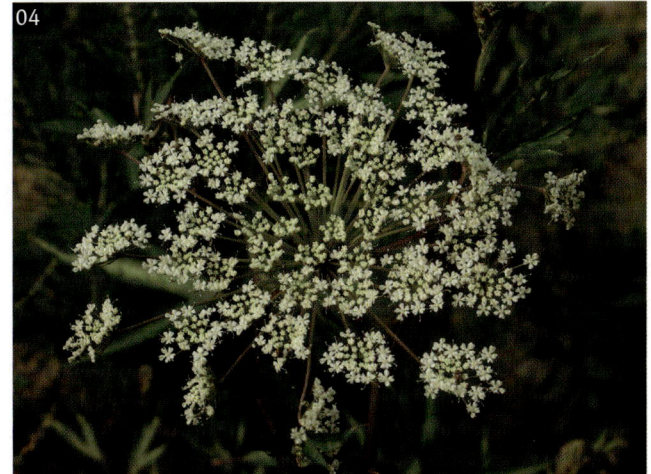
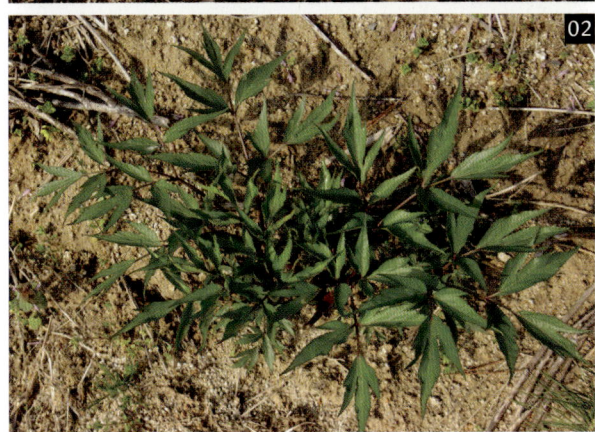
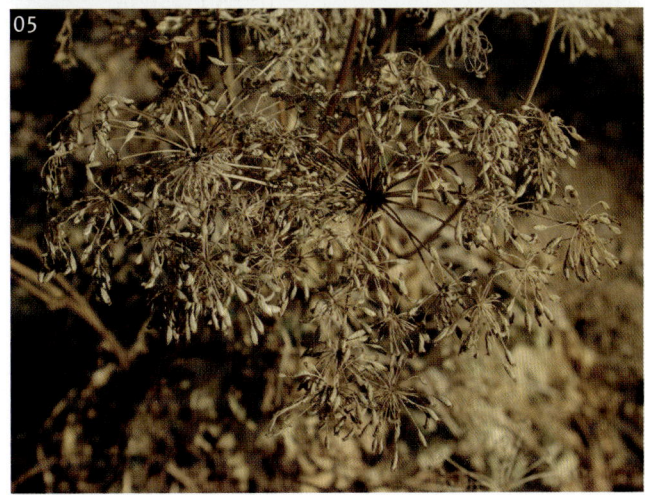

045 기린초

Sedum kamtschaticum Fisch. & Mey.
돌나물과 여러해살이풀

생약명
비채(費菜)

작용 장부·경맥
간(木)
심장(火)
비장(土)

효능
가슴두근거림
붓기
구토

성분
사포닌(면역력강화)
캠페롤(노화방지)

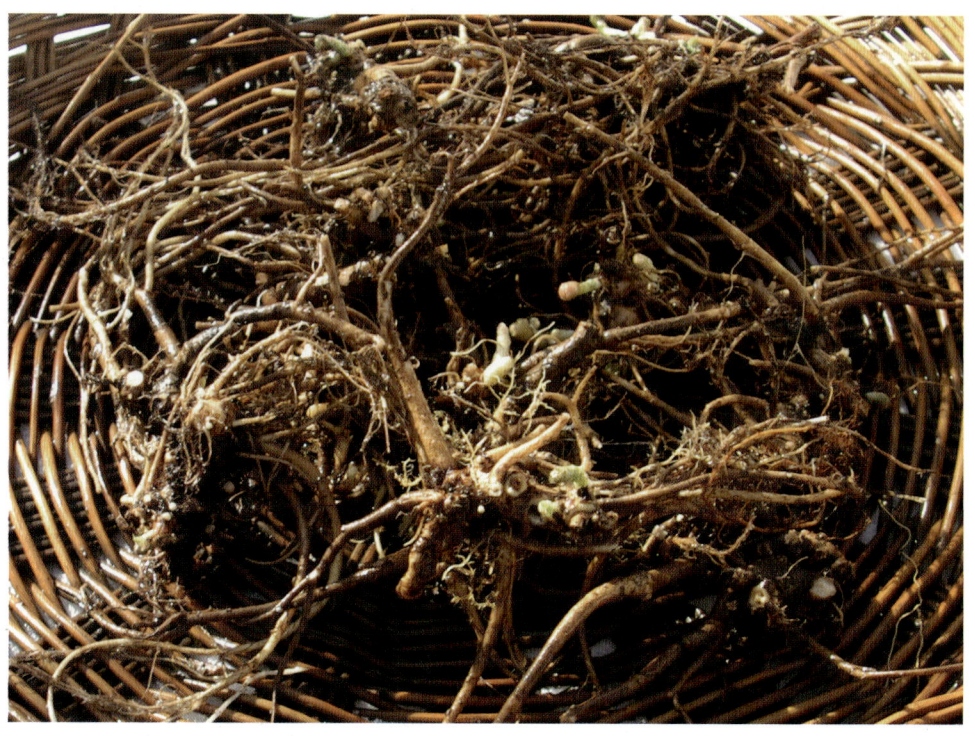

▶ 채취한 기린초 뿌리.
2월 10일

식초 발효와 먹는 방법

생막걸리로 발효시키기

채취 뿌리째 캔 전초(봄~여름), 뿌리(늦가을~겨울)

배합비율　**기본발효용** | 전초나 뿌리 100 : 생막걸리(멸균되지 않은 것) 100 : 조청 또는 엿기름가루 5
　　　　　초앉히기용 | 원액 100 : (필요시) 씨식초 10

핵심요령　❶ 잎·줄기·뿌리는 적당히 썰어 넣는다. ❷ 뿌리는 껍질째 담근다. ❸ 취향에 따라 조청량을 조금 늘려도 된다.

발효와 먹는 방법 ▶ 기린초를 항아리에 넣고 생막걸리와 조청 또는 엿기름가루를 넣어 40~50일 발효시킨다. ▶ 원액을 걸러 항아리에 앉히고, 씨식초는 이때 넣어서 3~6개월 발효시킨 뒤 찌꺼기를 거른다. ▶ 물로 5~10배 희석하여 식후에 마신다. ▶ 자세한 발효 원리와 방법, 먹는 방법은 p.43를 참조한다.

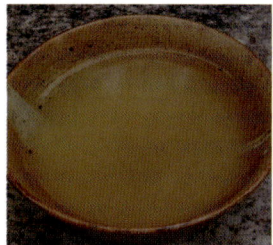

기린초 뿌리 식초.

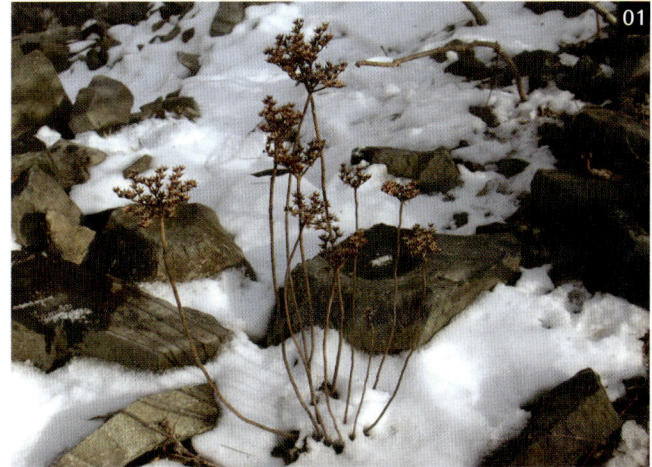

서식지 산과 들의 바위 근처나 물가
뿌리 굵게 자라고 잔뿌리가 있다. **줄기** 20~50㎝. 물기가 많으며, 단면이 둥글다. **잎** 길이 2~4㎝. 어긋나고 조금 두툼하며, 긴 타원형이고 끝이 갸름하다. 가장자리에 고른 톱니가 있다. **꽃** 6~7월에 노란색으로 피며, 줄기 끝에 작은 꽃들이 모여서 달린다. 꽃잎은 5장이며 가늘고 뾰족하다. **열매** 8~9월에 여물며 5각형 별모양이다.

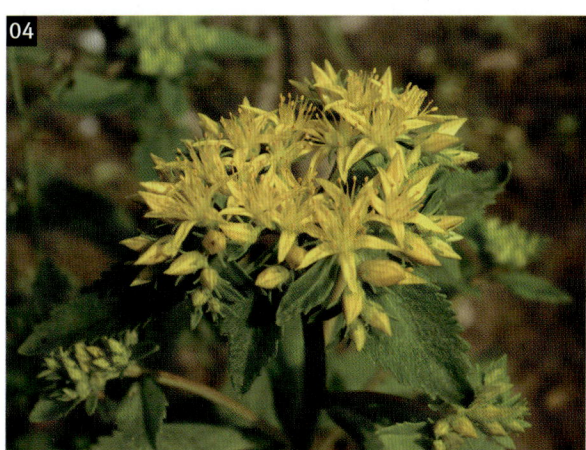

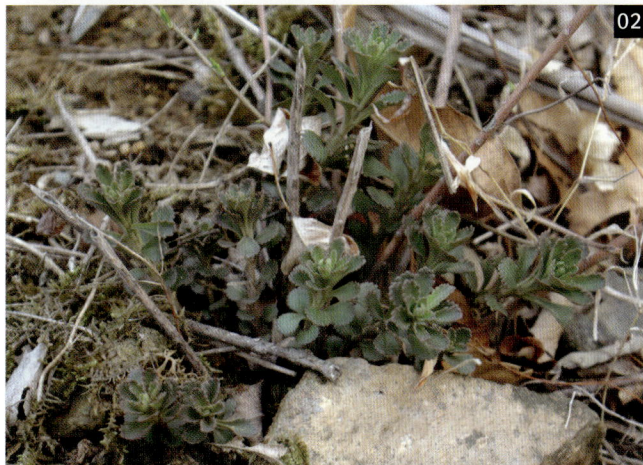

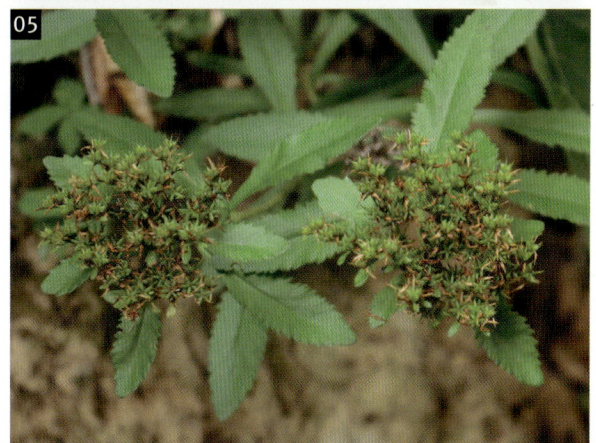

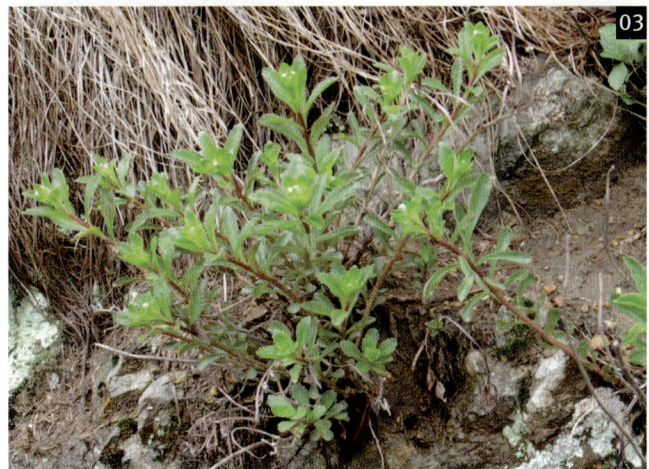

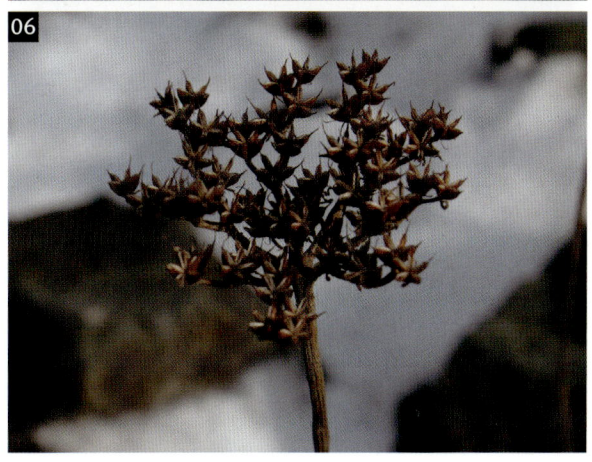

01 겨울에 남아 있는 묵은대. 1월 11일
02 묵은대 밑에 올라온 초봄의 새순. 3월 27일
03 줄기 자라는 모습. 4월 29일
04 꽃. 6월 10일
05 열매와 잎. 6월 29일
06 겨울에 남아 있는 열매. 1월 11일

달맞이꽃

Oenothera odorata Jacq.
바늘꽃과 두해살이풀

생약명
대소초(待宵草)

작용 장부·경맥
간(木)
심장(火)
비장(土)

효능
뇌졸중
류머티즘
습진

성분
팔미트산(담즙분비촉진)
리놀레산(체지방감소)
스테아르산(필수지방산)

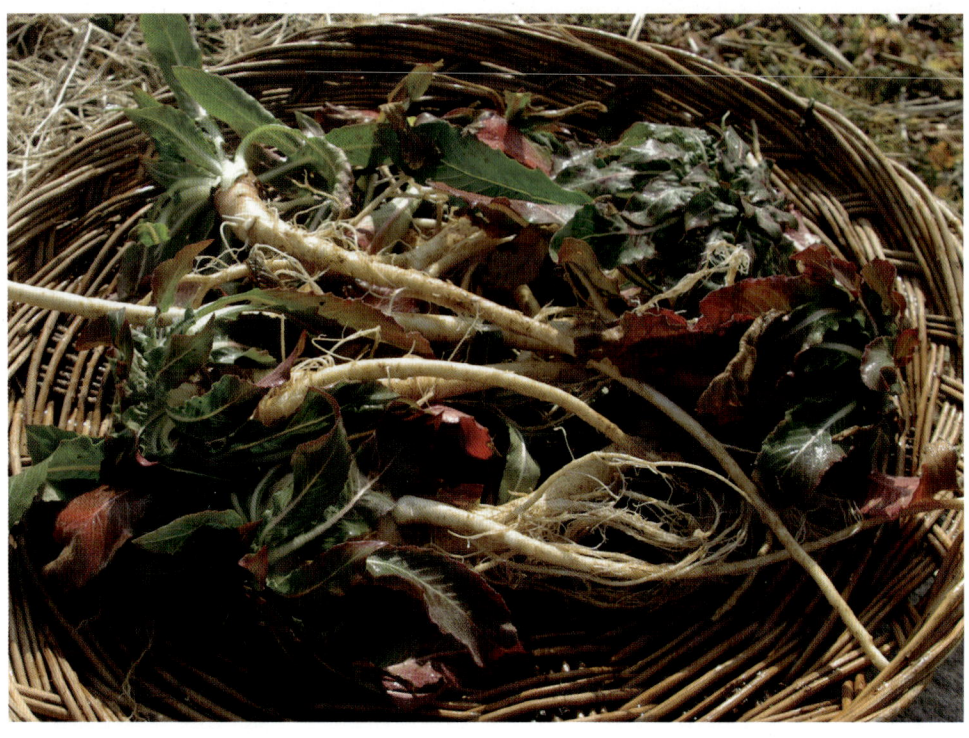

▶ 채취한 달맞이꽃 뿌리와 새순.
2월 2일

식초 발효와 먹는 방법

생막걸리로 발효시키기

채취 뿌리째 캔 새순(봄), 뿌리(가을~겨울)

배합비율　**기본발효용 |** 새순이나 뿌리 100 : 생막걸리(멸균되지 않은 것) 100 : 조청 또는 엿기름가루 5

초앉히기용 | 원액 100 : (필요시) 씨식초 10

핵심요령　❶ 잎·줄기·뿌리는 적당히 썰어 넣는다. ❷ 뿌리는 껍질째 담근다. ❸ 쓴맛이 덜하게 조청량을 조금 늘려도 된다.

발효와 먹는 방법　▶ 달맞이꽃을 항아리에 넣고 생막걸리와 조청 또는 엿기름가루를 넣어 40~50일 발효시킨다. ▶ 원액을 걸러 항아리에 앉히고, 씨식초는 이때 넣어서 3~6개월 발효시킨 뒤 찌꺼기를 거른다. ▶ 물에 5~10배 희석하여 식후에 마신다. ▶ 자세한 발효 원리와 방법, 먹는 방법은 p.43를 참조한다.

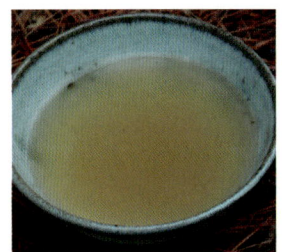

달맞이꽃 식초.

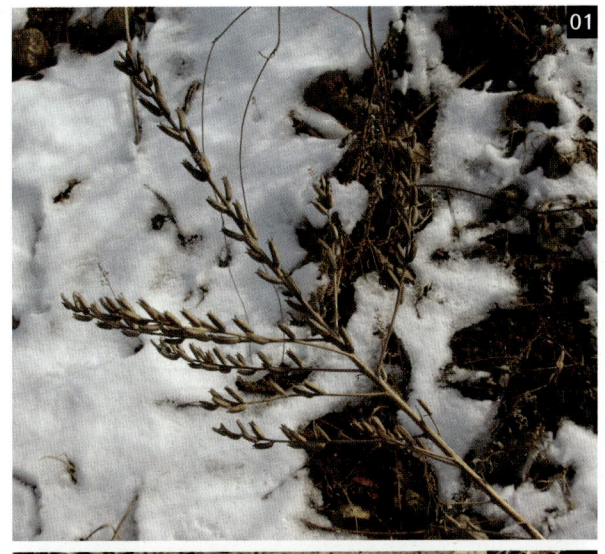

서식지 산과 들, 개울가

뿌리 굵고 곧게 자란다. **줄기** 50~90㎝ 정도 자라며 조금 통통하다. 줄기껍질은 희끗하고 붉은빛을 띠기도 하며, 짧은 잔털이 있다. **잎** 길이 5~7㎝. 줄기에 빙 둘러 어긋나며, 좁고 끝이 뾰족하다. 가장자리에 얕은 톱니가 있다. **꽃** 7월에 노란색으로 피고 잎겨드랑이에 달리며, 꽃잎은 4장이다. 해질 무렵 피고 아침에 시든다. **열매** 9월에 여물며 부푼 통모양이고, 익으면 4갈래로 갈라져 씨앗이 나온다.

01 겨울에 남아 있는 묵은대. 1월 11일
02 겨울에 올라온 새순. 1월 1일
03 줄기 자라는 모습. 5월 5일
04 꽃과 윗동잎. 7월 22일
05 풋열매. 7월 22일

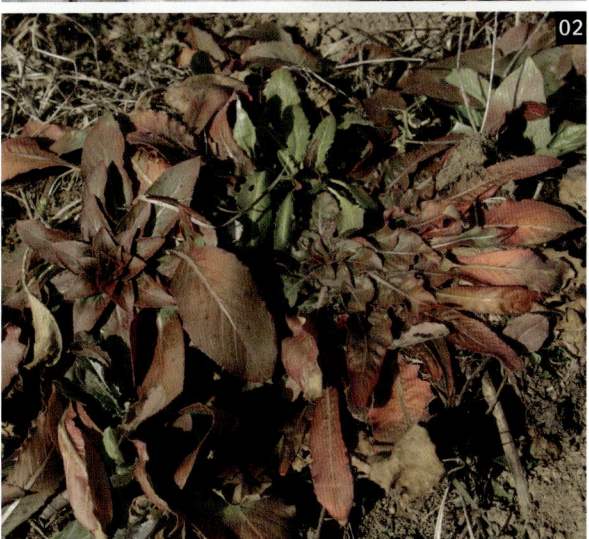

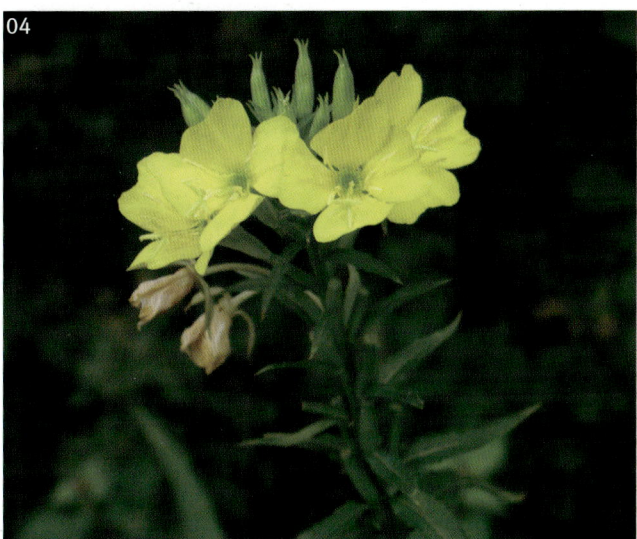

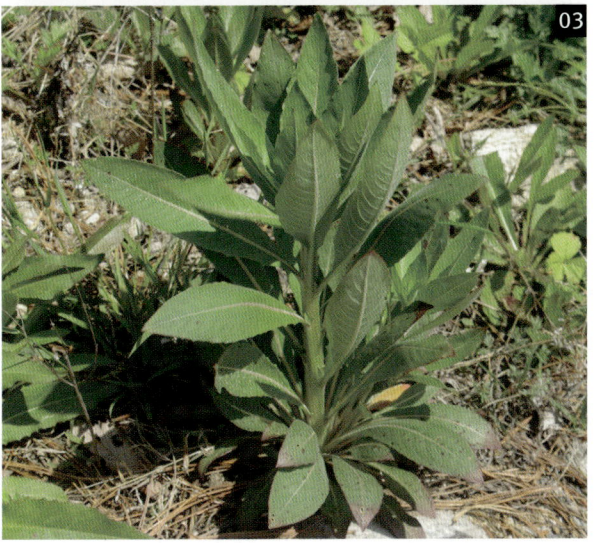

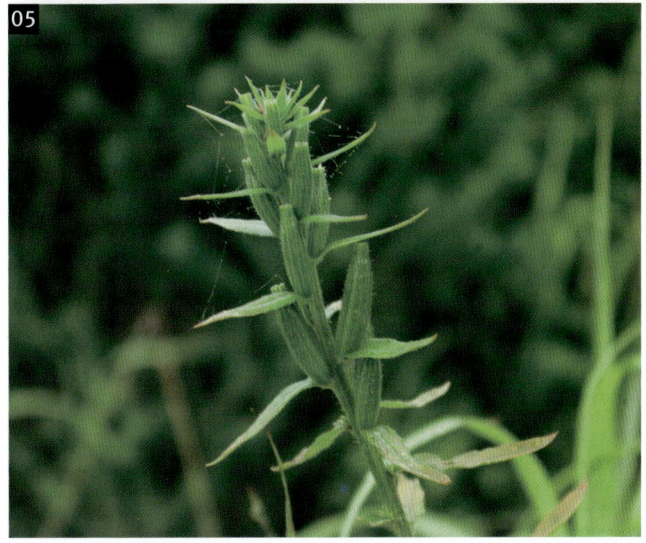

영지 종류
간·심장·비장·폐에 작용   047-049

영지

유사 약재
자흙색불로초

별개 약재
잔나비버섯

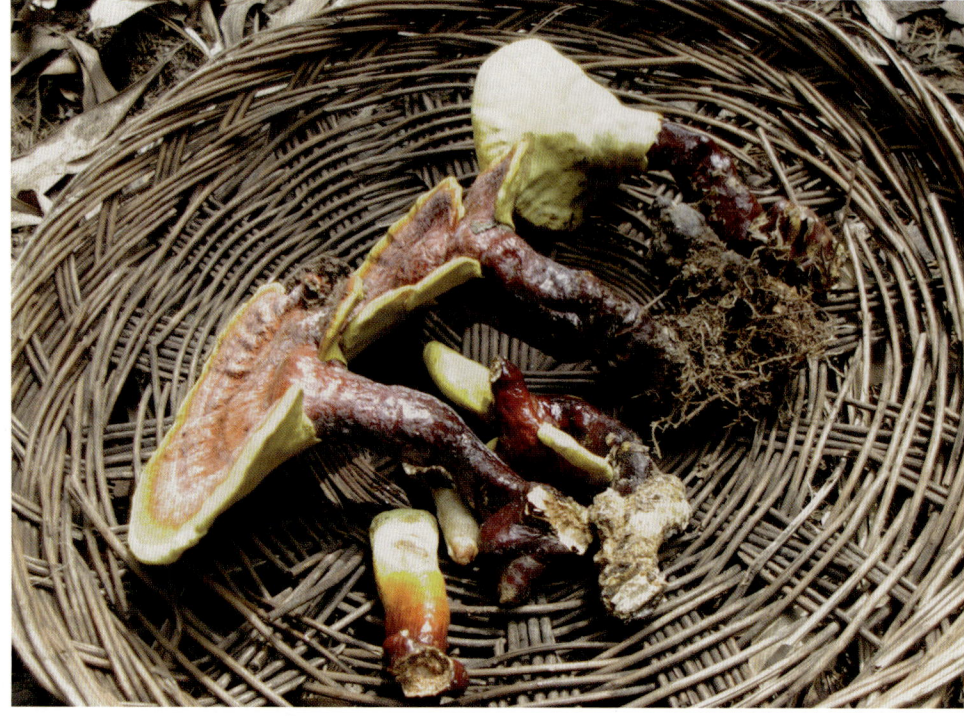

▶ 채취한 영지. 7월 23일

식초 발효와 먹는 방법

누룩과 엿기름으로 발효시키기

채취 영지(여름~가을), 자흙색불로초(여름~겨울), 잔나비버섯(사계절)

배합비율 **기본발효용ㅣ** 영지 종류 달인 물 300 : 쌀이나 현미 100 : 누룩 10 : 엿기름가루 5
또는, 버섯 말려서 간 것(영지) 10 : 물(끓여서 식힌 것) 300 : 쌀이나 현미100 : 누룩 10 : 엿기름 5

초앉히기용ㅣ 원액 100 : (필요시) 씨식초 10

핵심요령 ❶ 쓴맛이 덜하게 엿기름 양을 조금 늘려도 된다. 특히 자흙색불로초는 쓴맛이 강하다. ❷ 엿기름 윗물을 써도 좋다. ❸ 누룩은 거칠게 부숴서 쓴다. ❹ 원액이 독하면 발효 기간을 늘린다. ❺ 1종류씩 담근다.

발효와 먹는 방법 ▶ 쌀이나 현미로 지은 술밥을 식혀 누룩과 엿기름가루를 섞고, 영지 종류 달인 물을 식혀 부은 다음 항아리에 넣어 10일간 발효시킨다. ▶ 원액을 걸러 항아리에 앉히고, 씨식초는 이때 넣고 40~50일 숙성시켜 찌꺼기를 거른다. ▶ 물에 5~10배 희석하여 식후에 마신다. ▶ 자세한 발효 원리와 방법, 먹는 방법은 p.41를 참조한다.

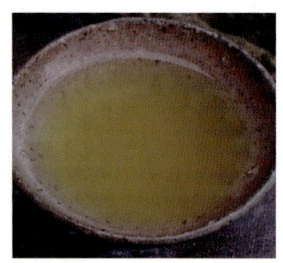

영지 식초.

047 영지(불로초)

Ganoderma lucidum (Curt.) P. Karst.
불로초과 한해살이버섯

생약명	영지(靈芝)
작용 장부·경맥	간(木), 심장(火), 비장·위장(土), 폐(金), 신장(水)
효능	고혈압, 간염, 신경쇠약, 천식
성분	베타D글루칸(종양억제), 헤미셀룰로오스(종양억제), 가노데란(혈당강하), 만노글루칸(염증억제), 펩티도글루칸(혈압강하), 만니톨(이뇨효과)

발생 소나무숲(주로 참솔), 넓은잎나무 밑동, 죽은나무 그루터기, 나무뿌리가 묻힌 땅 위

갓 지름 5~15㎝, 두께 1~3㎝. 지름 30㎝까지 자라기도 한다. 어릴 때는 원기둥모양이나 점차 콩팥모양, 부채모양, 둥근모양이 된다. **윗면** 노란색이고 점차 오렌지갈색 줄무늬와 윤기가 생기며, 다 자라면 윤기 없는 붉은밤갈색이 된다. 방사상 주름과 나이테모양의 고랑이 있고, 허연 얼룩이 잘 생긴다. **밑면** 관구멍이 있으며, 노란갈색에서 연노란갈색이 된다. **갓살** 탄력 있는 코르크질이다. **자루** 길이 2.5~20㎝. 한가운데보다 조금 옆이나 갓 옆에 붙으며 구부러진다. 겉면은 붉은밤갈색이고 윤기가 있으며, 각질처럼 단단하다.

01 다 자란 버섯. 9월 8일
02 나무 밑동에 올라온 어린 버섯. 7월 23일
03 군락으로 자라는 모습. 7월 3일
04 나무에서 군락으로 자라는 모습. 8월 30일

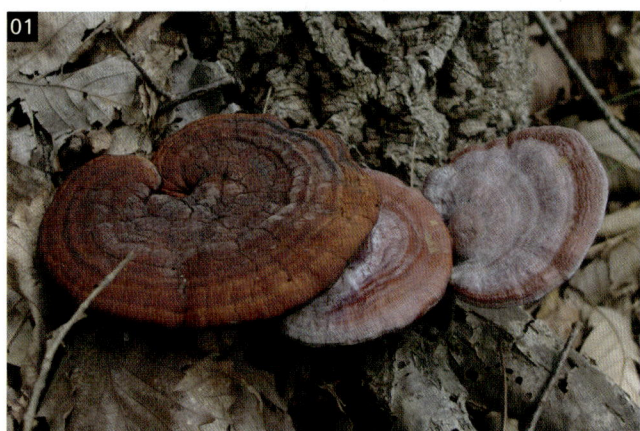

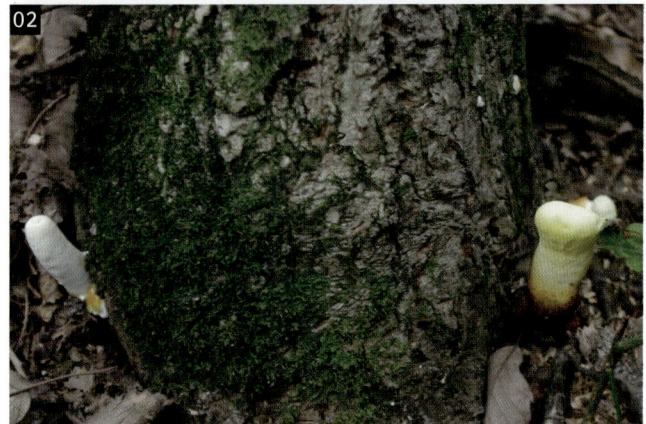

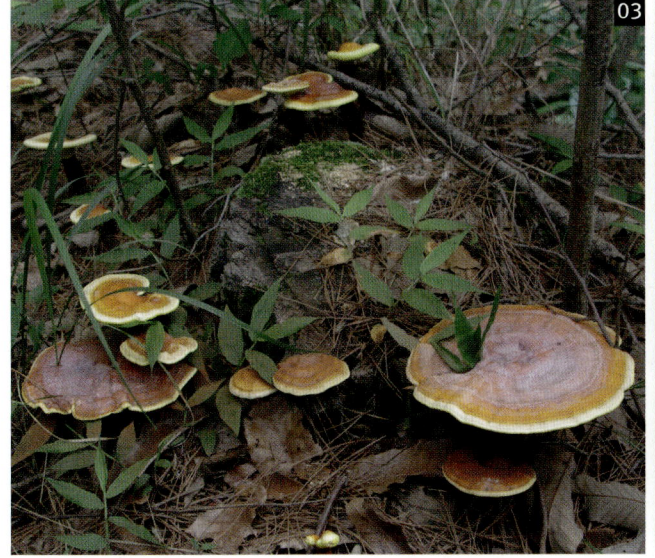

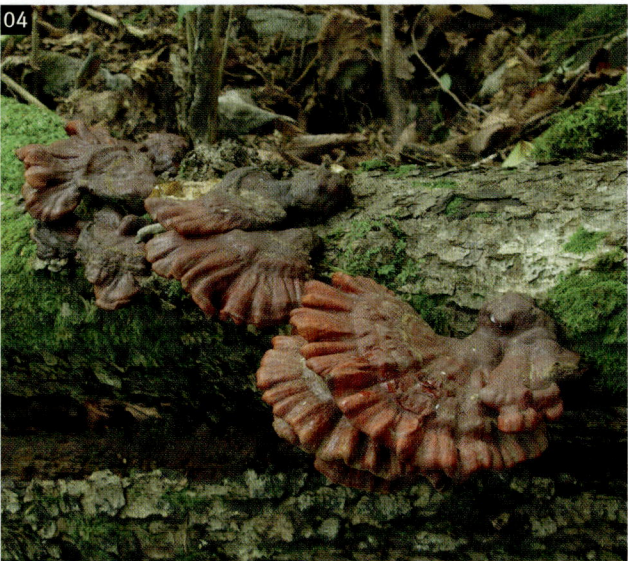

870 자흑색불로초

Ganoderma neojaponicum Imaz.
불로초과 한해살이버섯

생약명 자흑지(紫黑芝), 일본영지(日本靈芝), 복령화령지(茯苓和靈芝)
작용 장부·경맥 간(木), 심장(火), 비장(土), 폐(金), 신장(水)
효능 고혈압, 당뇨
성분 베타D글루칸(종양억제), 헤테로갈락탄(염증억제), 알칼로이드(염증통증완화)

발생 소나무 밑동이나 그루터기, 나무뿌리가 묻힌 땅 위
갓 지름 5~12cm, 두께 최대 7mm 정도. **윗면** 어릴 때 흰색 테두리와 윤기가 있으며, 다 자라면 전체가 검은자주색이 된다. 손으로 만지거나 물체에 닿으면 자주색 액이 흘러나온다. **밑면** 관구멍이 있으며, 흰색을 띠고, 손으로 만지거나 물체에 닿으면 자주색으로 변한다. **갓살** 코르크질이다. **자루** 검은색에 윤기가 있고 단단하다.

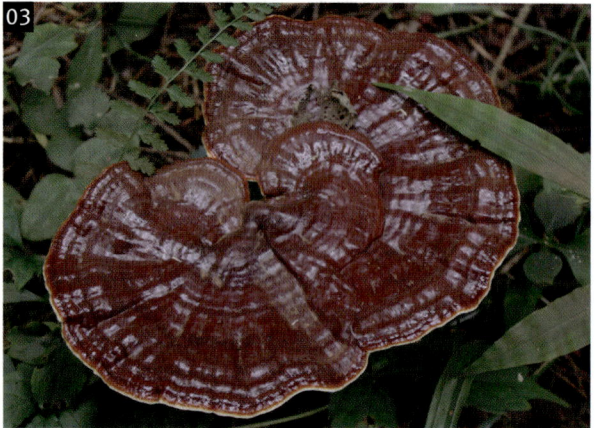

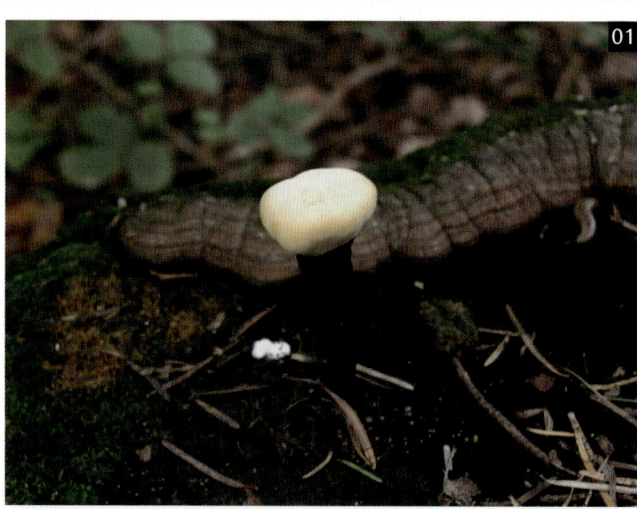

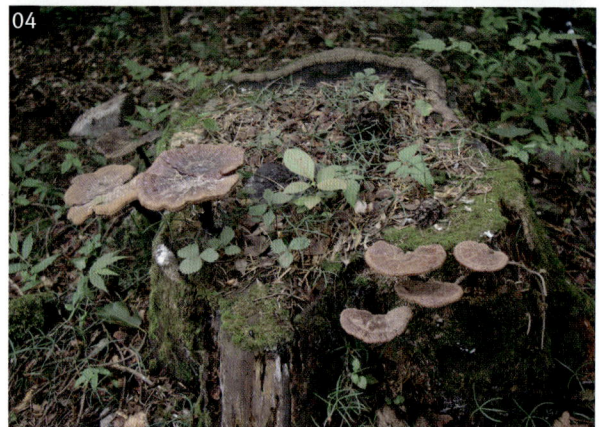

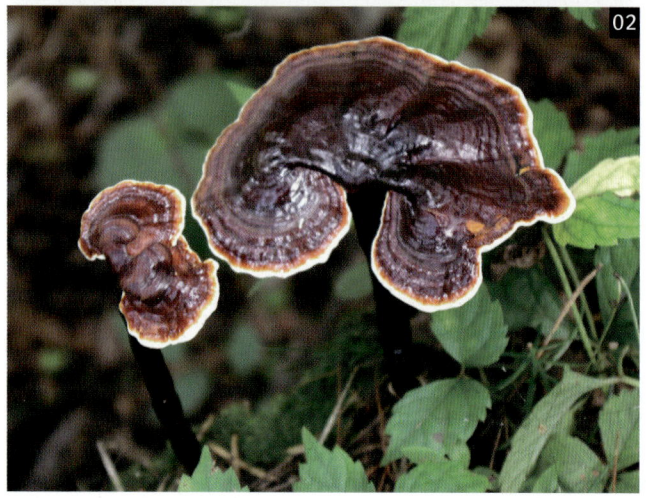

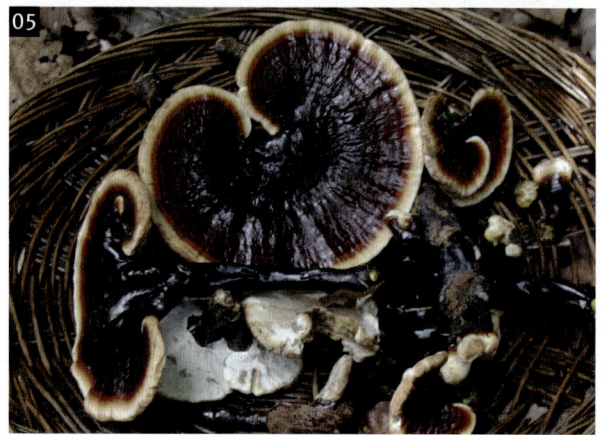

01 어린 버섯 올라오는 모습. 7월 24일
02 갓에 자루 달린 모습. 8월 19일
03 다 자란 버섯. 8월 19일
04 갓이 포자로 덮인 모습. 8월 19일
05 채취한 자흑색불로초. 7월 24일

049 잔나비버섯(천년영지, 소나무잔나비)

Fomitopsis pinicola (Swartz.) P. Karst.
잔나비버섯과 여러해살이버섯

생약명	홍연층공균(紅緣層孔菌)
작용 장부·경맥	간(木), 심장(火), 비장(土), 폐(金)
효능	종양, 간염, 류머티즘, 관절통
성분	알파글루칸(종양억제), 베타D글루칸(종양억제), 트레할로스(노화방지), 헤테로갈락탄(염증억제), 올레산(동맥경화예방), 팔미트산(담즙분비촉진)

발생 소나무 등 침엽수 위
갓 지름 4~30cm, 두께 2~15cm. 반달모양에서 점차 낮은 말굽모양이 된다. **윗면** 어릴 때 흰색을 띠고, 점차 노란갈색과 붉은갈색을 거쳐 늙으면 검은회색이 된다. 해마다 나이테가 생기며, 갓 가장자리에 줄무늬가 있다. **밑면** 관구멍이 있으며, 흰크림색을 띤다. **갓살** 연노란색을 띠며 단단한 코르크질(목질)이다.

01 버섯 자라는 모습. 3월 28일
02 갓 가장자리의 줄무늬. 3월 28일

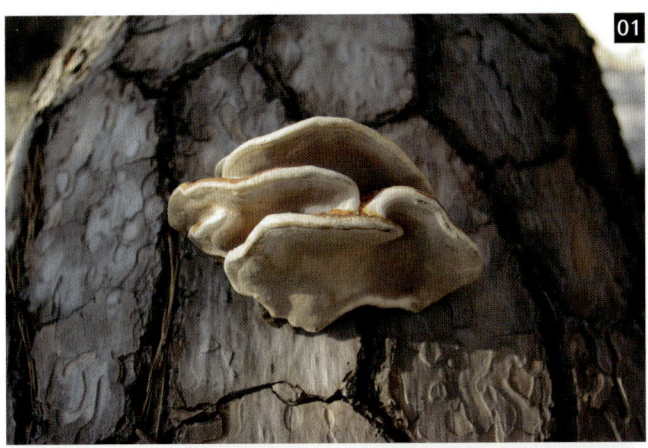

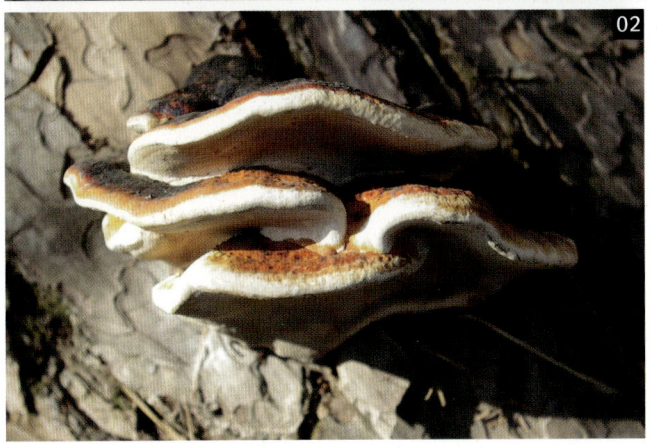

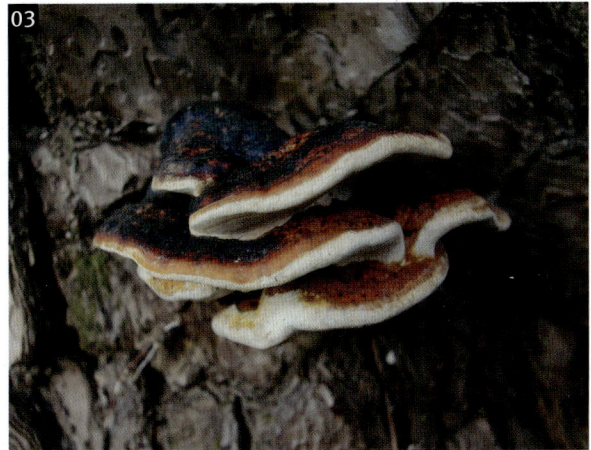

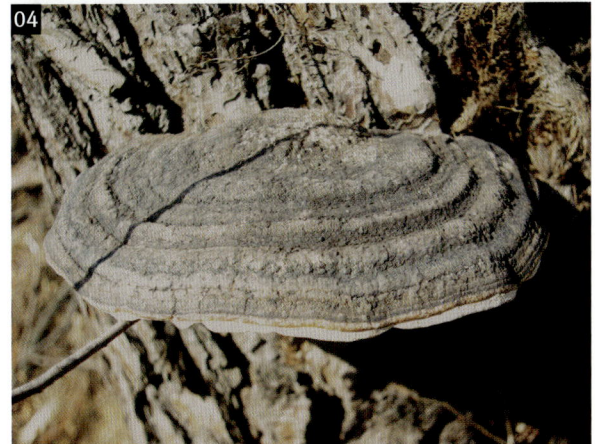

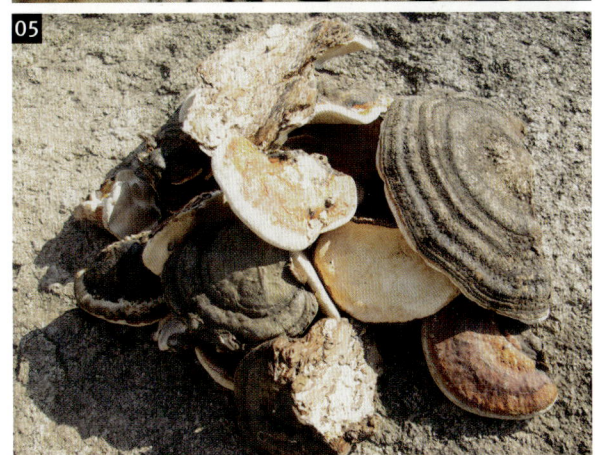

03 갓 가장자리와 윗면. 3월 28일
04 나이테 생긴 모습. 3월 28일
05 채취한 잔나비버섯. 3월 28일

050 참꽃마리

Trigonotis radicans var. *sericea* (Maxim.) H. Hara
지치과 여러해살이풀

생약명
조선부지채(朝鮮附地菜)

작용 장부·경맥
간(木)
심장(火)
비장(土)
신장(水)

효능
위장통증
구토
감기

성분
테르피네올(살균작용)

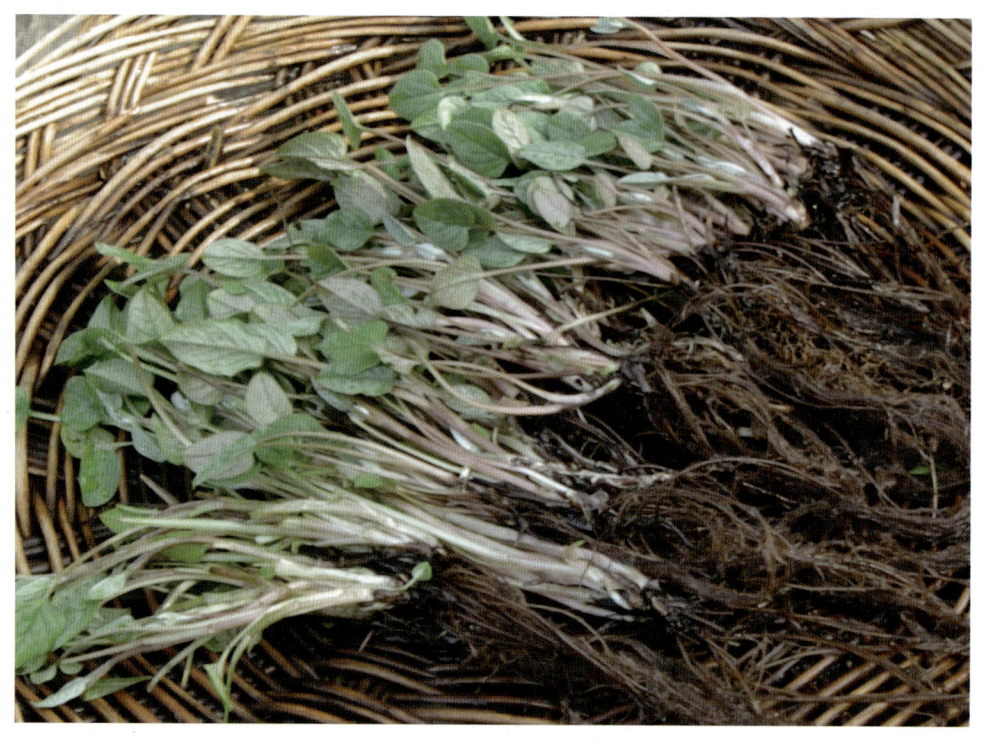

▶ 뿌리째 채취한 참꽃마리.
3월 28일

식초 발효와 먹는 방법

당분으로 발효시키기

채취 뿌리째 캔 전초(봄~여름)

배합비율　**기본발효용** | 전초 100 : 설탕 10 : 생효모 0.1(또는 누룩가루 5) : 설탕물(20% 농도) 적당량
　　　　　초앉히기용 | 원액 100 : (필요시) 씨식초 또는 생막걸리 10

핵심요령 ❶ 잎·줄기·뿌리는 적당히 썰어서 넣는다. ❷ 식초액이 적게 나오므로 설탕물을 추가한다.

발효와 먹는 방법 ▶ 참꽃마리를 설탕에 버무려 항아리에 넣고, 생효모 또는 누룩가루를 뿌린 뒤 끓인 물을 식혀서 설탕물을 만들어 붓는다. ▶ 미리 조금 남겨둔 설탕을 위에 덮고 40~50일 발효시킨다. ▶ 원액을 걸러 항아리에 앉히고, 씨식초나 생막걸리를 넣는 경우에는 이때 넣어서 3~6개월 발효시킨 뒤 찌꺼기를 거른다. ▶ 물에 5~10배 희석하여 식후에 마신다. ▶ 자세한 발효 원리와 방법, 먹는 방법은 p.45를 참조한다.

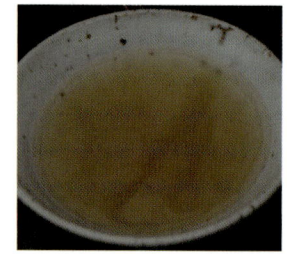

참꽃마리 식초.

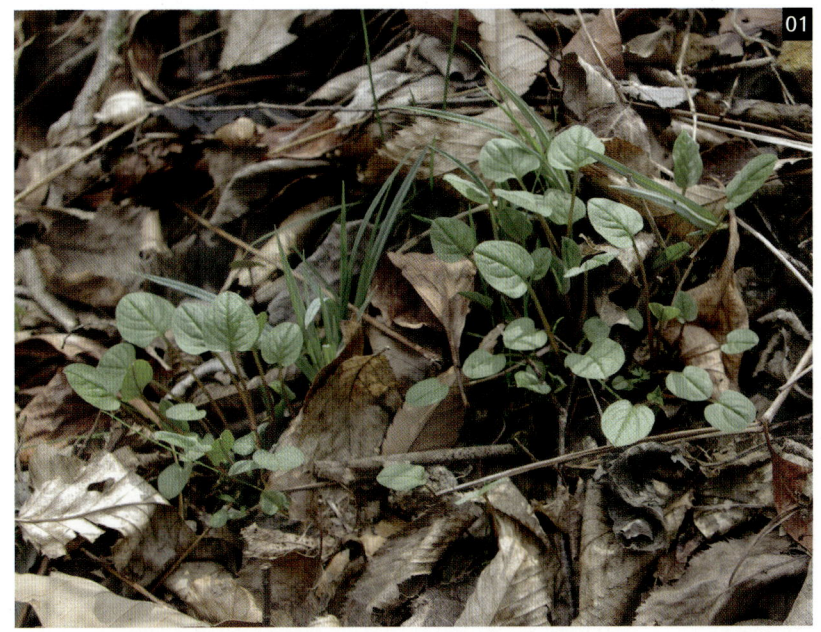

서식지 산과 들의 습하고 그늘진 숲속
뿌리 수염뿌리가 많이 나온다. **줄기** 10~15㎝. 곧게 자라서 점차 땅 위로 퍼진다. **잎** 길이 1.5~4㎝. 뿌리잎은 뭉쳐서 나고, 줄기잎은 어긋난다. 심장 같은 달걀모양 또는 타원형이며 끝이 뾰족하다. 윗동의 잎자루는 짧다. **꽃** 5~7월에 푸른흰색으로 피며, 윗동의 잎겨드랑이에 달리고 지름 7~10㎜이다. 꽃부리가 5갈래이다. **열매** 9월에 여물며 4면으로 이루어진 세모꼴이다.

01 봄에 올라온 새순. 3월 21일
02 어린잎 자라는 모습. 4월 15일
03 줄기 올라오는 모습. 4월 13일
04 윗동에 꽃 핀 모습. 4월 19일
05 꽃. 4월 19일

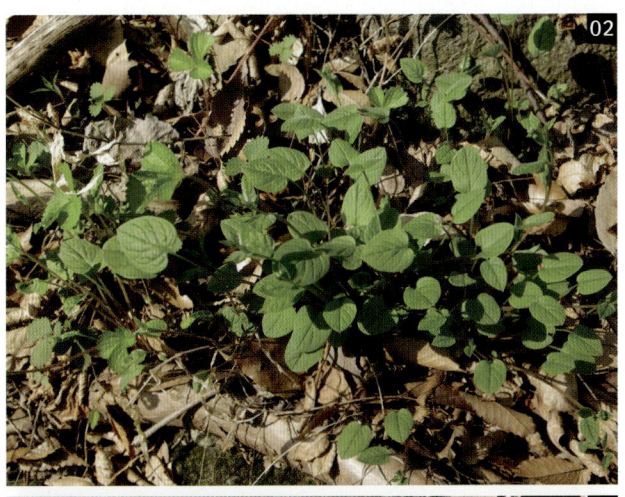

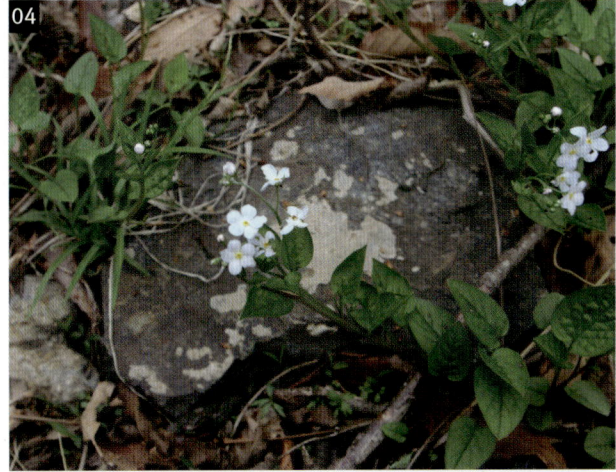

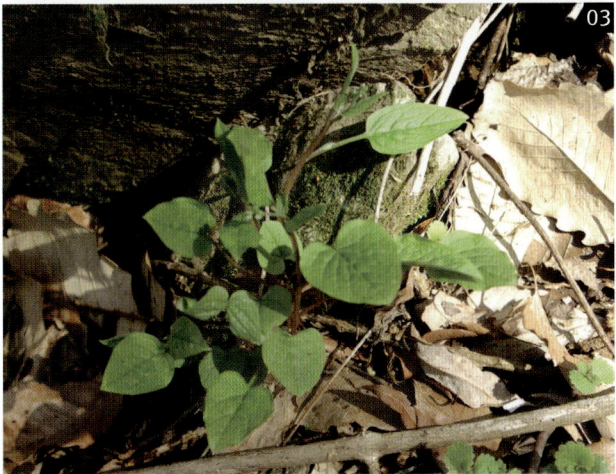

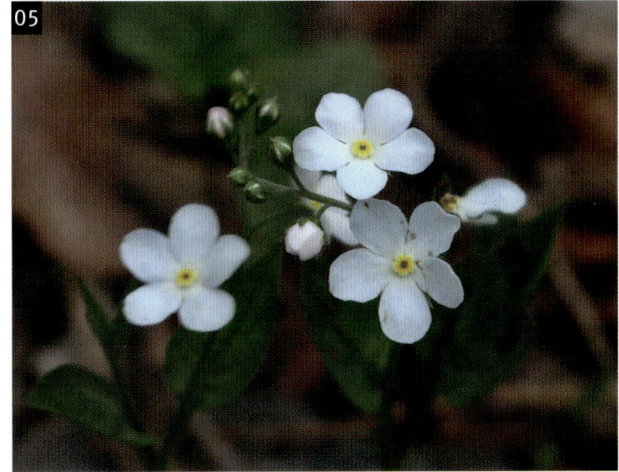

051 닭의장풀

Commelina communis L.
닭의장풀과 한해살이풀

생약명
압척초(鴨跖草)

작용 장부·경맥
간(木), 심장·소장(火)
비장(土), 대장(金)
신장(水)

효능
간염, 황달, 붓기

성분
사포닌(면역력강화)
안토시아닌(노화방지)
이리도이드(진정해열)
트리테르페노이드
(면역력증진)
스테로이드(소염진통해열)

▶ 뿌리째 채취한 닭의장풀.
5월 16일

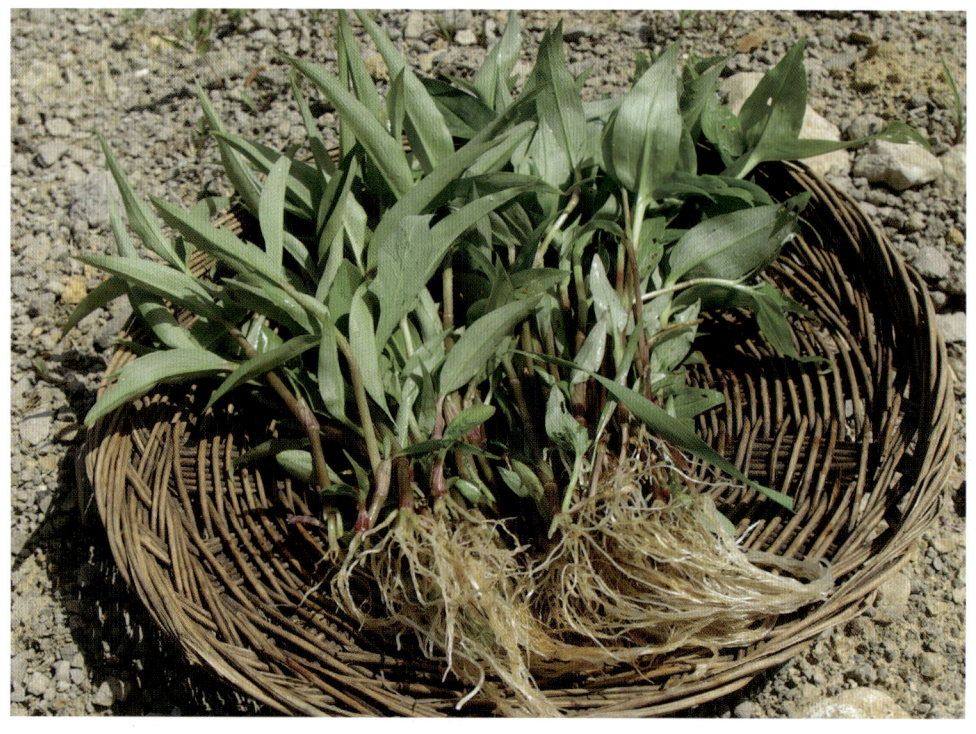

식초 발효와 먹는 방법

생막걸리로 발효시키기

채취 뿌리째 캔 전초(봄~여름)

배합비율 **기본발효용 |** 전초 100 : 생막걸리(멸균되지 않은 것) 100 : 조청 또는 엿기름가루 5
초앉히기용 | 원액 100 : (필요시) 씨식초 10

핵심요령 ❶ 잎·줄기·뿌리는 적당히 썰어 넣는다. ❷ 쓴맛이 덜하게 조청량을 조금 늘려도 된다.

발효와 먹는 방법 ▶ 닭의장풀을 항아리에 넣고 생막걸리와 조청 또는 엿기름가루를 넣어 40~50일 발효시킨다. ▶ 원액을 걸러 항아리에 앉히고, 씨식초는 이때 넣어서 3~6개월 발효시킨 뒤 찌꺼기를 거른다. ▶ 물에 5~10배 희석하여 식후에 마신다. ▶ 자세한 발효 원리와 방법, 먹는 방법은 p.43를 참조한다.

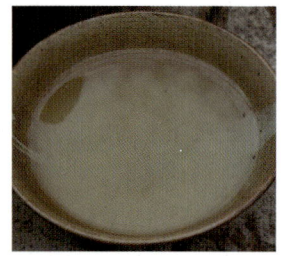

닭의장풀 식초.

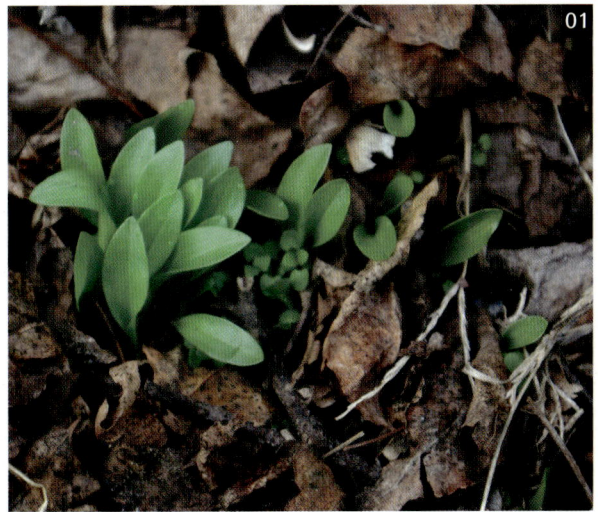

서식지 들판, 마을 근처
뿌리 길고 무성하며, 밑동 마디에서 뿌리가 나온다. **줄기** 15~50㎝. 비스듬하게 자라고, 가지가 갈라져 나오며, 마디가 있다. **잎** 길이 5~7㎝. 어긋나며 길고 좁은 타원형이다. 끝은 뾰족하며, 밑에서 줄기를 감싼다. 뒷면에 잔털이 조금 있다. **꽃** 7~8월에 선명한 파란색으로 핀다. 잎겨드랑이에서 꽃대가 나와 꽃이 달리며, 꽃잎은 없고 나비모양의 꽃덮이가 있다. 꽃싸개잎은 심장모양이고, 털이 있거나 없다. **열매** 10월에 여물며 타원형이고, 익으면 껍질이 3갈래로 갈라져 씨앗이 나온다. **주의** 몸을 차게 하므로 장기간 복용하지 않는다.

01 봄에 올라온 새순. 3월 27일
02 어린잎 자라는 모습. 5월 16일
03 줄기 자라는 모습. 8월 6일

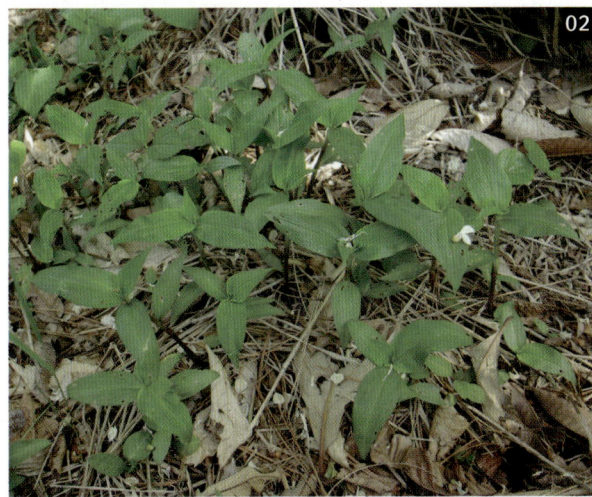

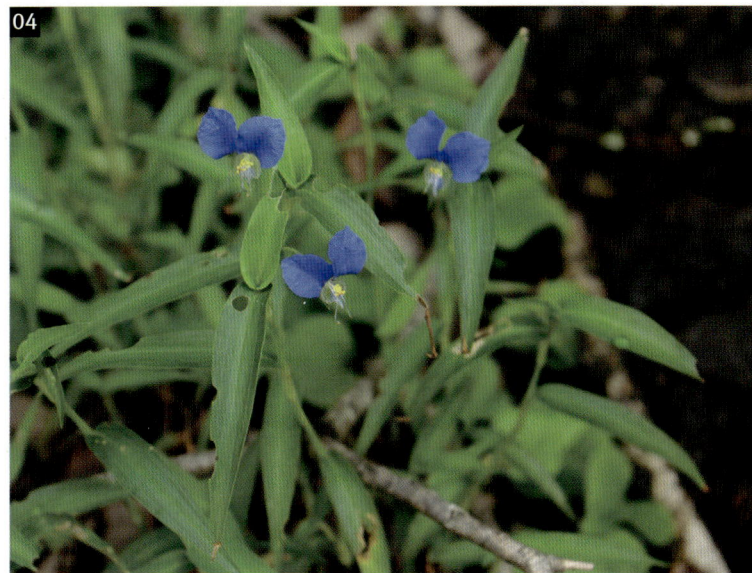

04 꽃과 잎. 7월 16일
05 열매. 9월 17일

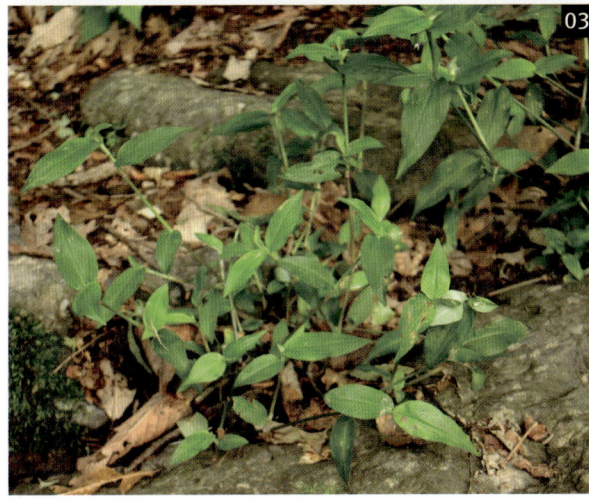

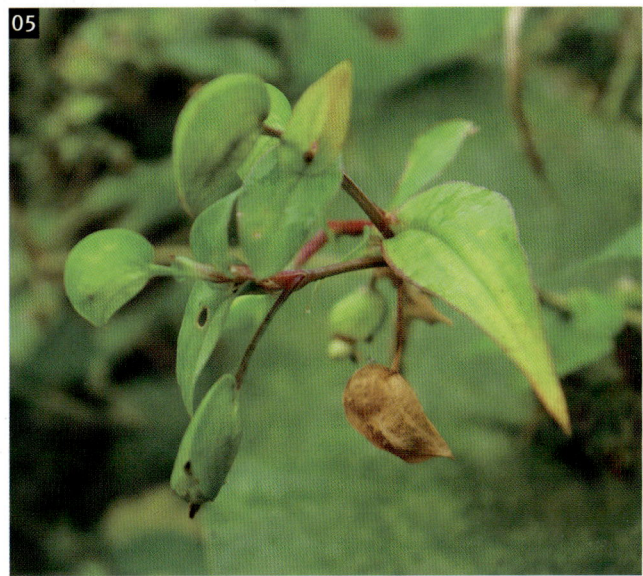

052 홀아비꽃대

Chloranthus japonicus Siebold
홀아비꽃대과 여러해살이풀

생약명
은선초(銀線草)
양매초(楊梅草)

작용 장부·경맥
간(木)
심장(火)
폐(金)

효능
기침감기
생리불순
불안증
아토피

성분
페놀(노화방지)
이소프락시딘(진정작용)

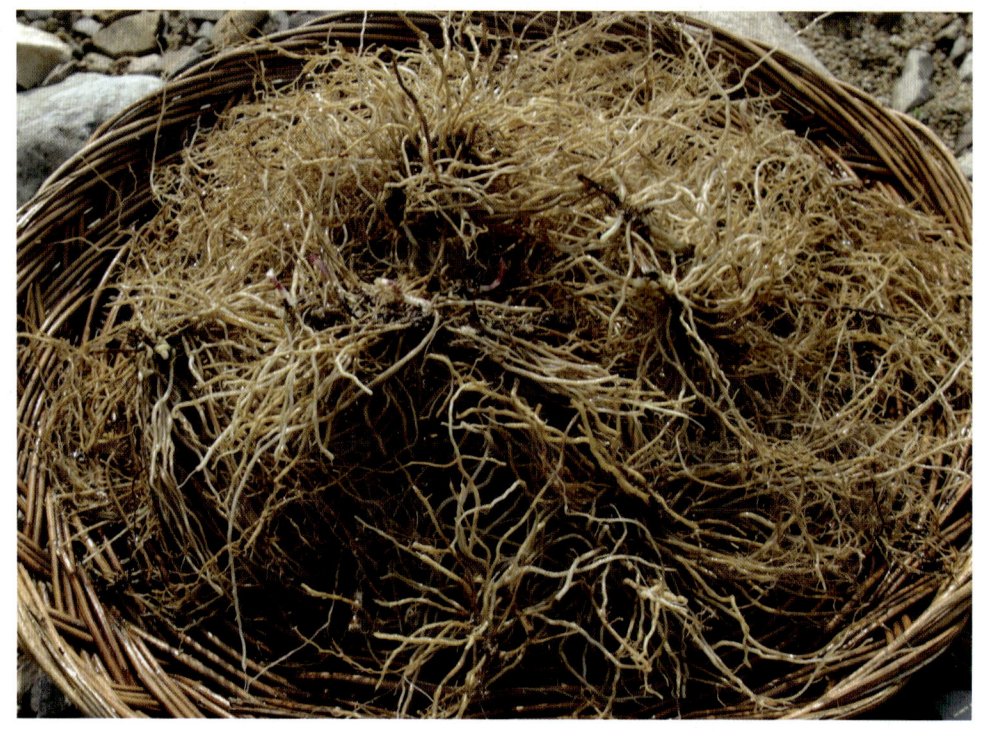

▶ 채취한 홀아비꽃대 뿌리.
3월 28일

식초 발효와 먹는 방법

당분으로 발효시키기

채취 뿌리째 캔 전초(봄), 뿌리(가을~겨울)

배합비율 **기본발효용** | 전초나 뿌리 100 : 설탕 30 : 생효모 0.1(또는 누룩가루 5) : 설탕물(20% 농도) 적당량

초앉히기용 | 원액 100 : (필요시) 씨식초 또는 생막걸리 10

핵심요령 ❶ 잎·줄기·뿌리는 적당히 썰어 넣는다. ❷ 식초액이 적게 나오므로 설탕물을 추가한다. ❸ 독성이 중화되게 오래 발효시킨다.

발효와 먹는 방법 ▶ 홀아비꽃대를 설탕에 버무려 항아리에 넣고, 생효모 또는 누룩가루를 뿌린 뒤 끓인 물을 식혀서 설탕물을 만들어 붓는다. ▶ 미리 조금 남겨둔 설탕을 위에 덮고 40~50일 발효시킨다. ▶ 원액을 걸러 항아리에 앉히고, 씨식초나 생막걸리를 넣는 경우에는 이때 넣고 3~6개월 발효시켜 찌꺼기를 거른다. ▶ 물에 5~10배 희석하여 식후에 마신다. ▶ 자세한 발효 원리와 방법, 먹는 방법은 p.45를 참조한다.

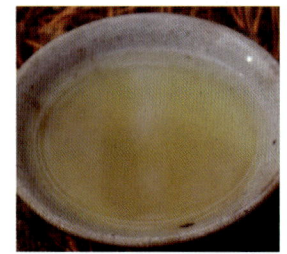

홀아비꽃대 식초.

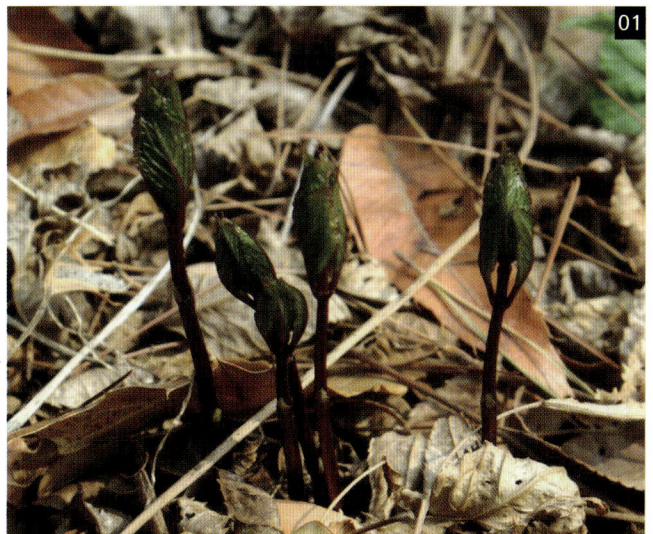

서식지 산과 들의 숲속

뿌리 땅속 뿌리줄기에 마디가 많고 덩어리처럼 된다. 뿌리줄기에서 수염뿌리가 많이 나오고 회갈색을 띤다. **줄기** 20~30㎝. 곧게 자라고 마디가 있으며, 가지와 털이 없다. **잎** 길이 4~12㎝. 마주 나고 4장이 빙 둘러 달린다. 달걀모양 또는 타원형이고 끝이 뾰족하며, 가장자리에 규칙적인 잔톱니가 있다. 앞면에 윤기가 있고, 잎자루가 있다. 밑동 마디에는 비늘 같은 잎이 달린다. **꽃** 4~5월에 흰색으로 피며, 꽃대에 작은 꽃들이 이삭모양으로 모여서 달린다. 꽃잎은 없다. **열매** 9~10월에 여물며, 찌그러진 공모양이고 길이 2.3~5㎜이다. 익으면 껍질이 갈라져 씨앗이 나온다. **주의** 약간 독성이 있고 임신한 여성은 하혈을 할 수 있으므로 먹지 않는다.

01 봄에 올라온 새순. 3월 28일
02 줄기 자라는 모습. 4월 11일
03 꽃 핀 모습. 4월 16일
04 꽃. 4월 4일
05 풋열매. 5월 8일

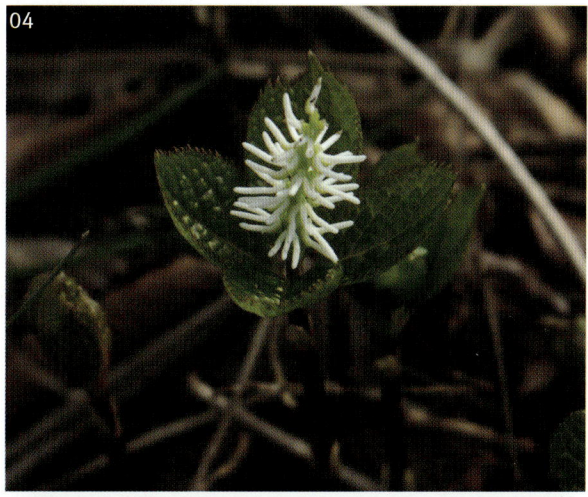

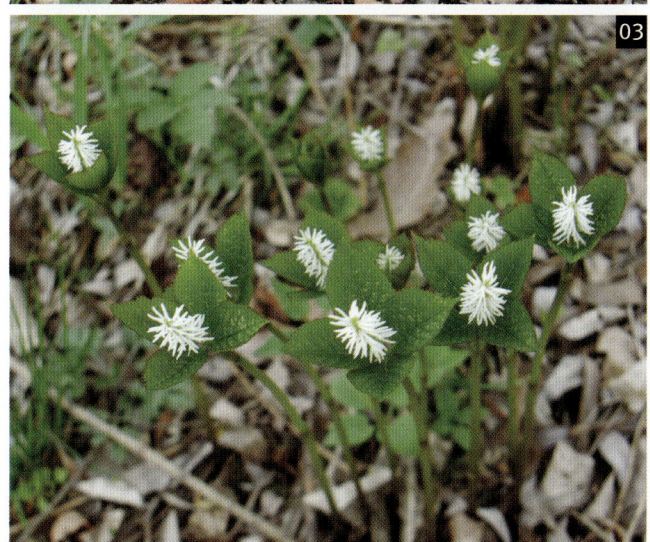

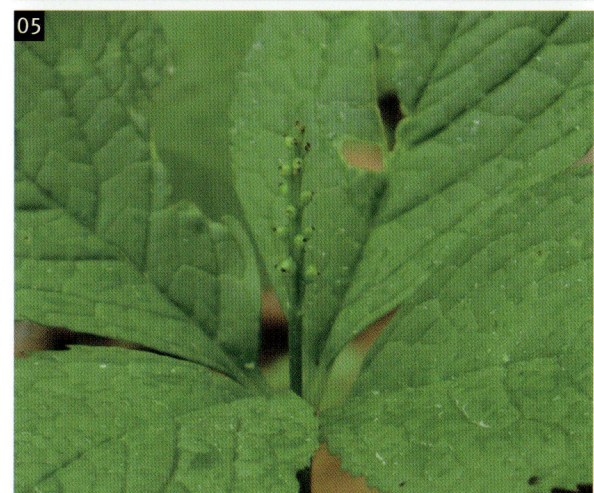

053 봉의꼬리

Pteris multifida Poir.
꼬리고사리과 늘푸른 여러해살이풀

생약명
봉미초(鳳尾草)

작용 장부 · 경맥
간(木)
심장(火)
대장(金)

효능
위염
장염
간염
이하선염

성분
루테올린(염증제거)
아피게닌(염증억제)
글루코사이드(통증완화)

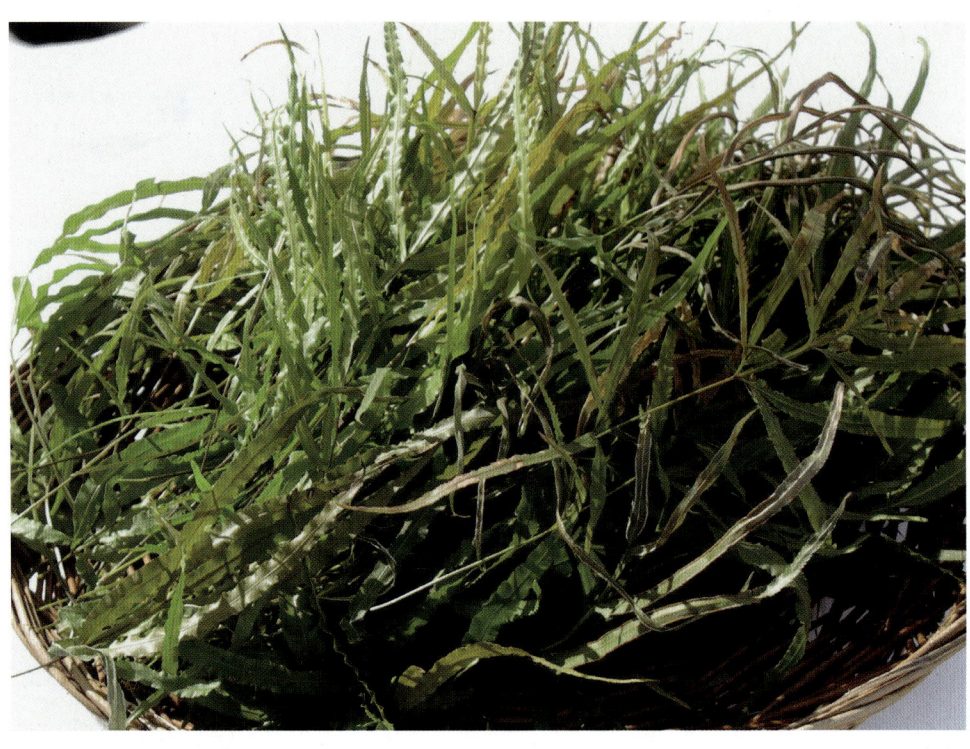

▶ 채취한 봉의꼬리 잎. 2월 16일

식초 발효와 먹는 방법

누룩과 엿기름으로 발효시키기

채취 잎(수시로)

배합비율   **기본발효용** | 잎 달인 물 300 : 쌀이나 현미 100 : 누룩 10 : 엿기름가루 5 또는, 잎 5 : 쌀이나 현미 100 : 물 300 : 누룩 10 : 엿기름가루 5

초앉히기용 | 원액 100 : (필요시) 씨식초 10

핵심요령 ❶ 쓴맛이 덜하게 엿기름 양을 조금 늘려도 된다. ❷ 엿기름 윗물을 써도 좋다. ❸ 누룩은 거칠게 부숴서 쓴다. ❹ 독성이 중화되게 오래 발효시킨다. ❺ 원액이 독하면 발효 기간을 늘린다. ❻ 잎을 쌀이나 현미로 지은 술밥과 함께 쪄서 식힌 뒤 누룩, 물(끓여서 식힌 것), 엿기름가루와 섞어서 담가도 된다.

발효와 먹는 방법 ▶ 쌀이나 현미로 지은 술밥을 식혀 누룩과 엿기름가루를 섞고, 잎 달인 물을 식혀 부은 다음 항아리에 넣어 10일간 발효시킨다. ▶ 원액을 걸러 항아리에 앉히고, 씨식초는 이때 넣어서 40~50일 숙성시킨 다음 찌꺼기를 거른다. ▶ 물에 5~10배 희석하여 식후에 마신다. ▶ 자세한 발효 원리와 방법, 먹는 방법은 p.41를 참조한다.

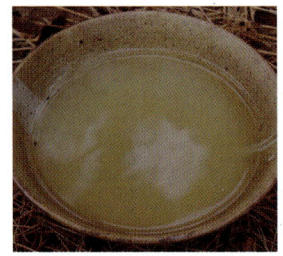

봉의꼬리 식초.

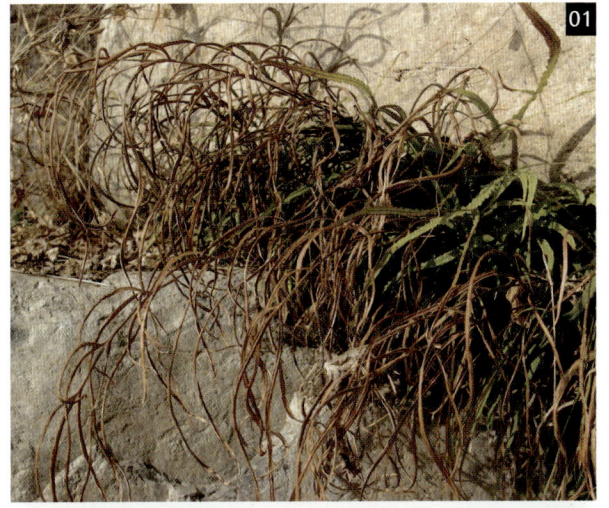

서식지 산이나 들의 숲 가장자리 바위틈
뿌리 땅속의 뿌리줄기가 옆으로 뻗으며, 검은갈색 잔털이 있다. 잎줄기 밑에서 잔뿌리가 많이 나온다. **줄기** 30~70㎝. 잎과 구분이 되지 않는다. **잎** 길이 20~60㎝. 잎자루에 넓은 줄모양의 잎이 달리며, 6쌍이 마주 나서 깃털처럼 되고, 겨울에도 푸르다. 포자가 달리지 않는 영양잎은 가장자리에 날카로운 잔톱니가 있고, 포자잎은 톱니가 없다. 가죽 같으며 진한 녹색이고 윤기가 있다. 잎자루는 가늘고 질기며 날개가 있다. **꽃·열매** 포자로 번식하며, 포자잎 가장자리에 포자가 줄지어 붙는다. 꽃이나 열매는 없고, 포자는 갈색을 띤다. 주의 약간 독성이 있으므로 임산부는 먹지 않는다.

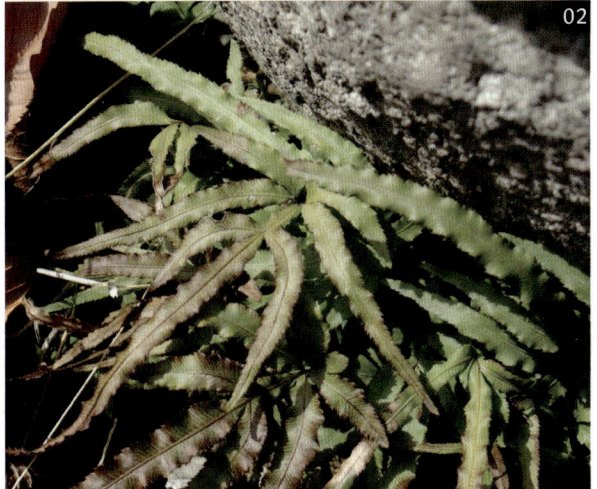

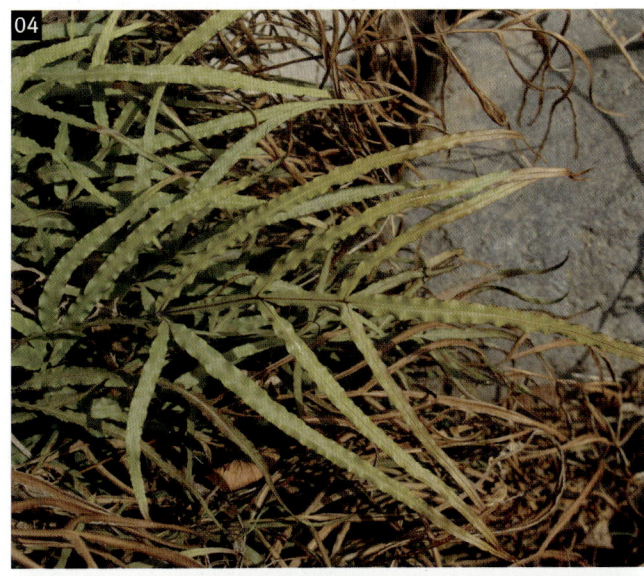

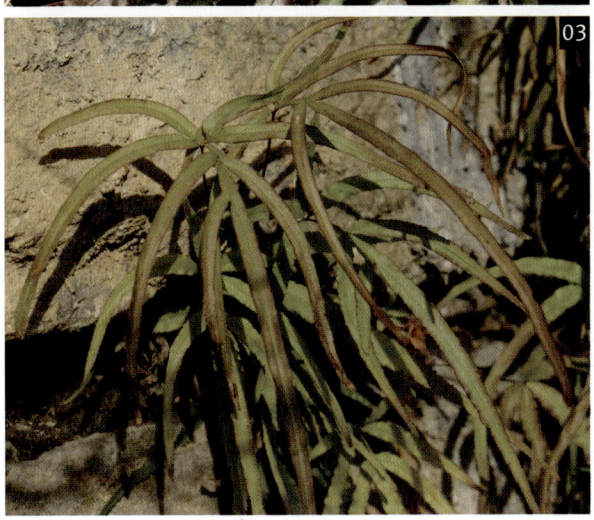

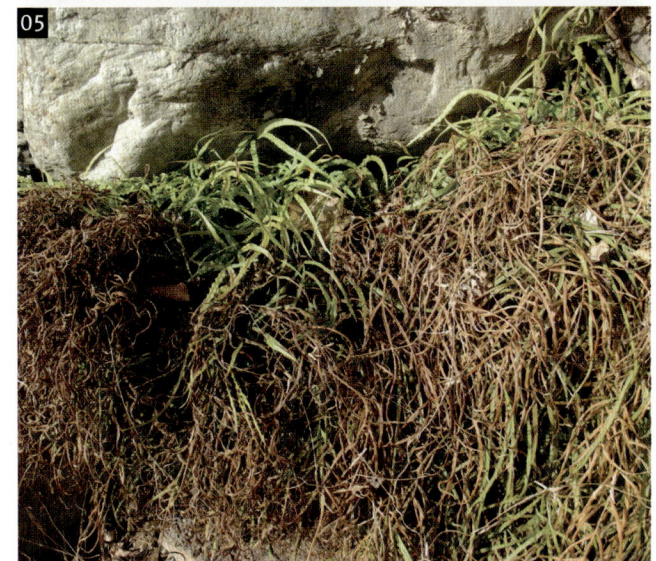

01 겨울 모습. 2월 16일
02 톱니가 있는 영양잎. 2월 16일
03 톱니가 없는 포자잎. 2월 16일
04 잎과 잎자루. 2월 16일
05 시든 잎과 푸른 잎. 2월 16일

050 꿩의비름

Hylotelephium erythrostictum Miq.
돌나물과 여러해살이풀

생약명
경천(景天)

작용 장부·경맥
간(木)
심장(火)
대장(金)
신장(水)

효능
풍진
옻오른 데
생리불순

성분
세도헵툴로오스(당질)

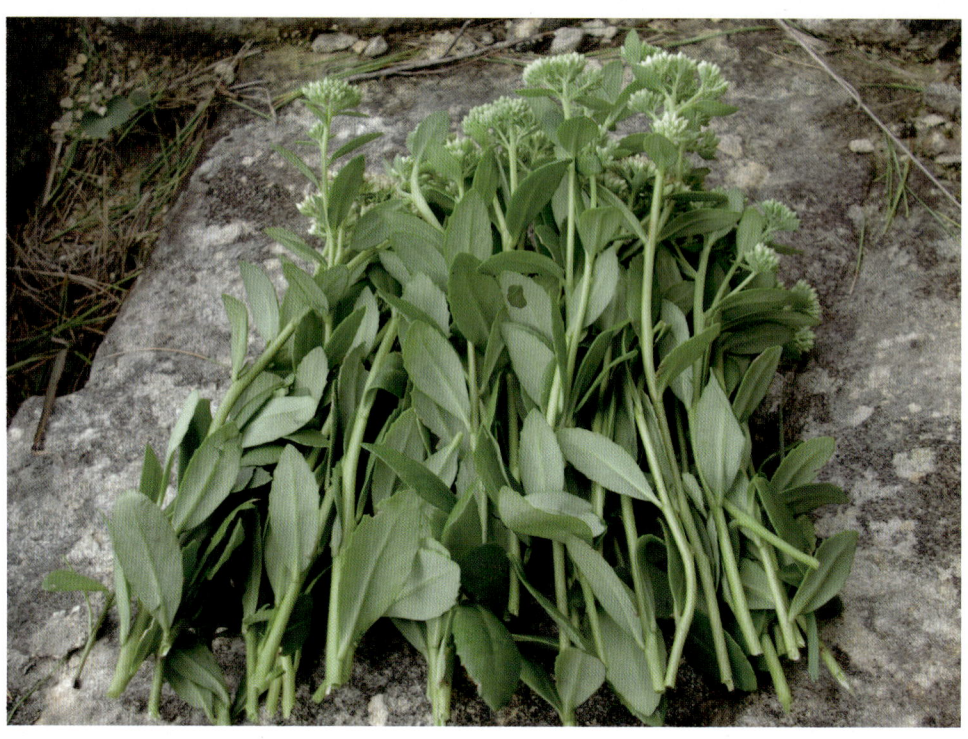

▶ 채취한 꿩의비름 잎과 줄기.
8월 24일

식초 발효와 먹는 방법

당분으로 발효시키기

채취 잎·줄기(봄~여름)

배합비율   **기본발효용** | 잎·줄기 100 : 설탕 30 : 생효모 0.1(또는 누룩가루 5)
　　　　　　초앉히기용 | 원액 100 : (필요시) 씨식초 또는 생막걸리 10

핵심요령 잎·줄기는 적당히 썰어 넣는다.

발효와 먹는 방법 ▶ 잎·줄기를 설탕에 버무려 항아리에 넣고, 생효모나 누룩가루를 뿌린 뒤 미리 조금 남겨둔 설탕을 위에 덮어 40~50일 발효시킨다. ▶ 원액을 걸러 항아리에 앉히고, 씨식초나 생막걸리를 넣는 경우에는 이때 넣고 3~6개월 발효시켜 찌꺼기를 거른다. ▶ 물에 5~10배 희석하여 식후에 마신다. ▶ 자세한 발효 원리와 방법, 먹는 방법은 p.45를 참조한다.

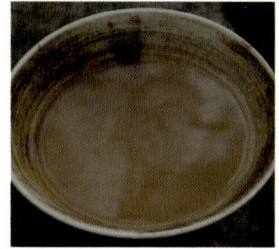

꿩의비름 식초.

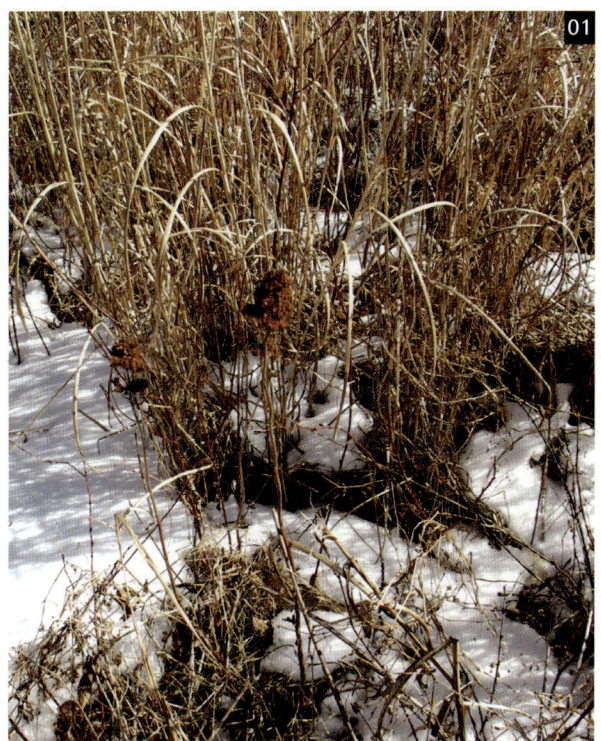

서식지 높은 산 양지바른 풀밭

뿌리 굵고 길며 무성하게 뻗는다. **줄기** 15~30㎝. 곧게 자라고 마디가 있다. 줄기껍질은 연녹색을 띠고, 단면이 둥글며, 물기가 많다. **잎** 길이 6~10㎝. 마주 나거나 어긋나고 두껍다. 타원형 또는 긴 타원 같은 달걀모양이고, 가장자리에 뚜렷하지 않은 톱니가 있다. **꽃** 8~9월에 연분홍빛 도는 흰색으로 피고, 줄기 끝에 작은 꽃들이 모여 달린다. 꽃잎은 5장이고 피침형이다. **열매** 10월에 여무는데 길쭉한 마늘조각 같고, 5개가 모여 있다. 익으면 붉은색이 된다.

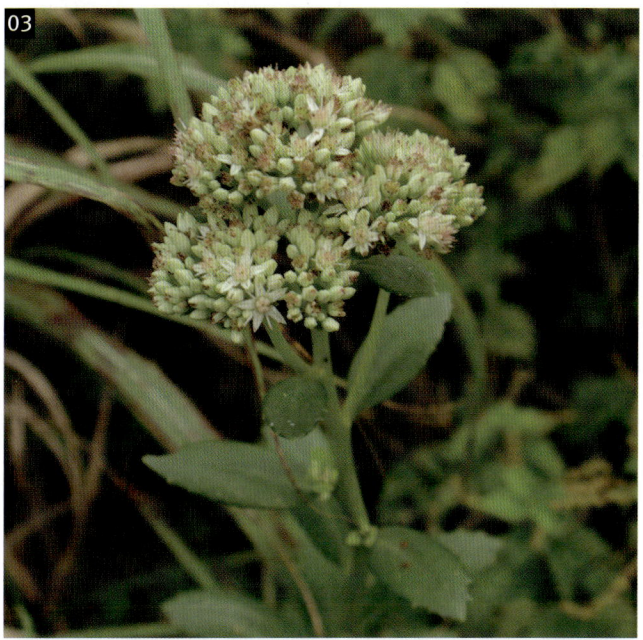

01 겨울에 남아 있는 묵은대. 1월 23일
02 줄기 올라오는 모습. 8월 24일
03 꽃과 꽃봉오리. 8월 24일
04 묵은대에 달린 열매. 1월 23일

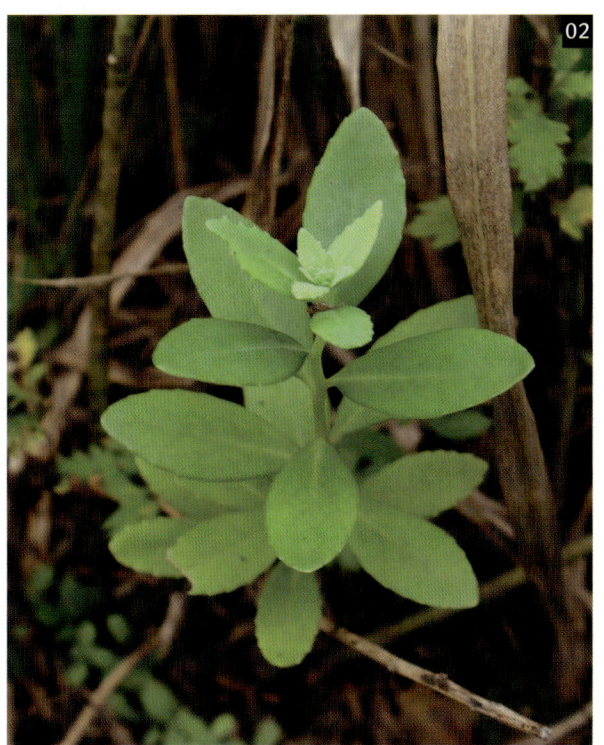

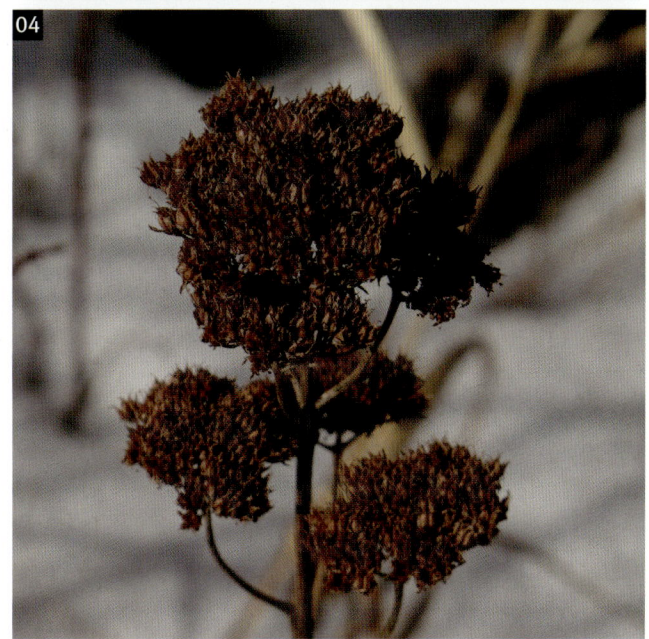

055 고삼(도둑놈의지팡이)

Sophora flavescens Aiton.
콩과 여러해살이풀

생약명
고삼(苦蔘)

작용 장부·경맥
간(木), 심장(火)
대장(金), 방광(水)

효능
장염, 습진
가려움증

성분
마트린 알칼로이드
(종양억제)
쿠라리디놀(고지혈증개선)
캠페롤(노화방지)
루테올린(염증제거)
리놀레산(체지방감소)

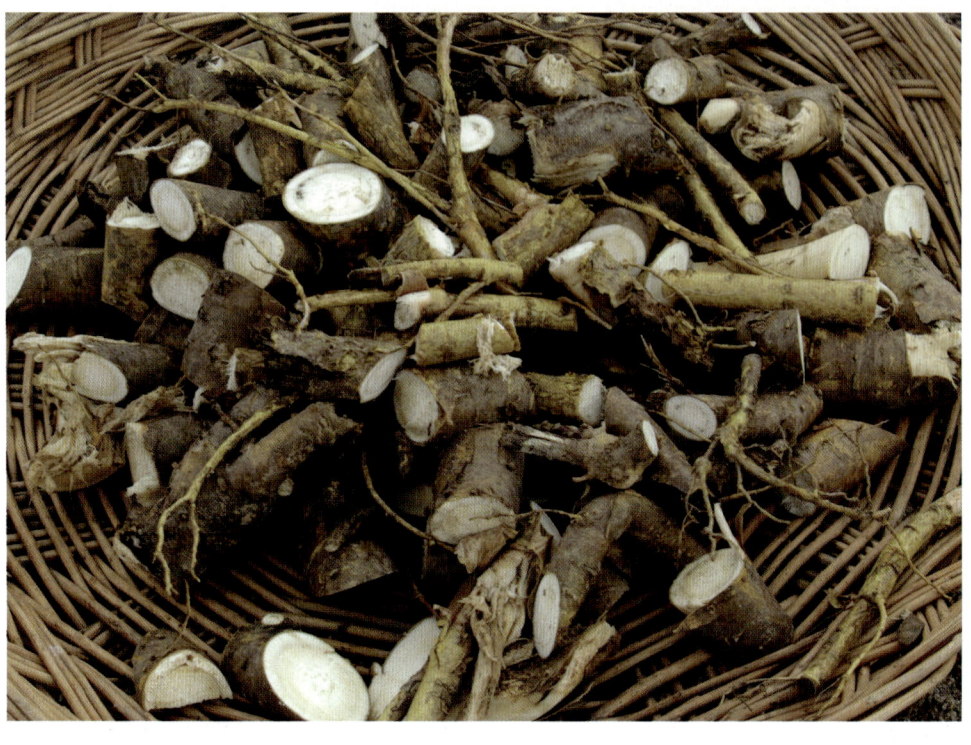

▶ 채취한 고삼 뿌리. 1월 30일

식초 발효와 먹는 방법

누룩으로 흑초 발효시키기

채취 뿌리(늦가을~겨울)

배합비율　**기본발효용(밑술밥)** | 뿌리 달인 물 100 : 쌀이나 현미 50 : 누룩 50
　　　　　　기본발효용(덧술밥) | 뿌리 달인 물 200 : 쌀이나 현미 100 : 누룩 25

핵심요령　❶ 원액을 독하게 만들어서 장기 발효시킨다. ❷ 누룩은 거칠게 부숴서 쓴다.
❸ 뿌리는 껍질째 달인다.

발효와 먹는 방법 ▶ 쌀이나 현미로 지은 술밥을 식혀 누룩을 섞고, 뿌리 달인 물을 식혀 부은 다음 항아리에 넣어 7일간 발효시킨다. ▶ 덧술밥을 추가하여 100일간 발효시킨다. ▶ 원액을 걸러 항아리에 앉히고 실외에서 4계절 이상 숙성시켜 찌꺼기를 거른다. ▶ 물에 5~10배 희석하여 식후에 마신다. ▶ 자세한 발효 원리와 방법, 먹는 방법은 p.42를 참조한다.

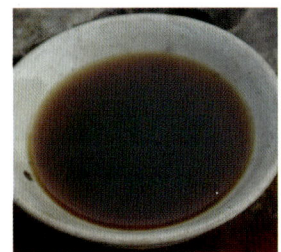

고삼 흑초.

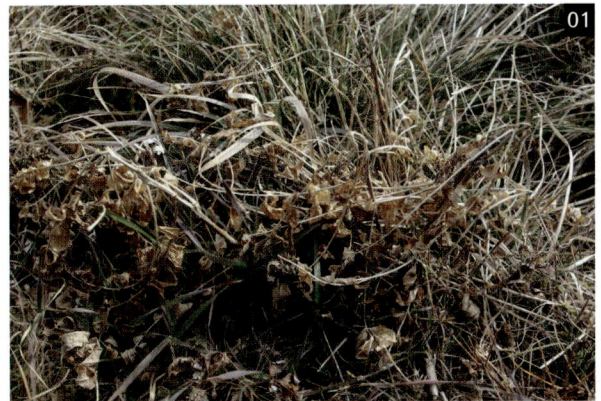
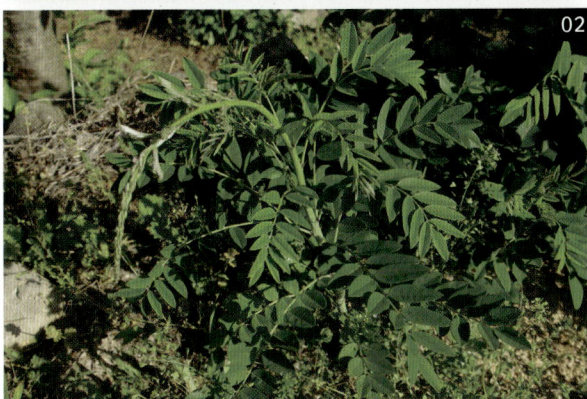
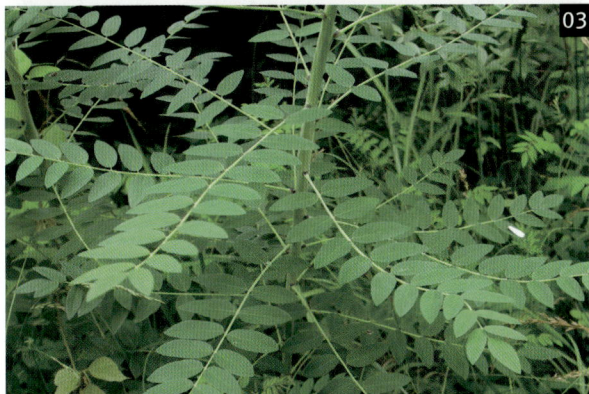
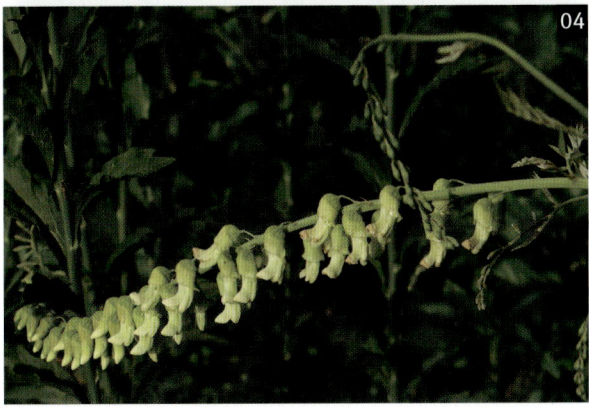

서식지 산속 양지바른 풀밭
뿌리 굵고 길게 옆으로 뻗으며, 뿌리껍질이 노란갈색을 띤다. **줄기** 80~100㎝. 어릴 때 검붉은색이고, 자라면서 녹색이 된다. 속은 비어 있고, 윗동에서 가지가 갈라져 나온다. **잎** 어긋나게 달린 잎줄기에 15~40개의 작은잎이 홀수로 깃털처럼 달린다. 작은잎은 길이 2~4㎝이고, 긴 타원형 또는 긴 달걀모양이며, 가장자리가 밋밋하다. 앞면이나 뒷면에는 누운 털이 있다. **꽃** 6~8월에 연노란색으로 피며, 줄기와 가지 끝에 작은 꽃들이 어긋나게 모여 이삭처럼 달린다. **열매** 9~10월에 여물며 꼬투리모양이다. 씨앗 사이가 잘록하고 길이 7~8㎝이며, 익어도 열매껍질이 갈라지지 않는다. **주의** 몸을 차게 하므로 임산부, 위장이나 비장이 약한 사람은 먹지 않는다.

---

01 겨울에 남아 있는 묵은대. 1월 29일
02 줄기가 자라고 꽃봉오리 생긴 모습. 5월 16일
03 잎과 줄기. 6월 8일
04 꽃. 6월 1일
05 풋열매. 7월 24일
06 겨울에 뿌리 채취하는 모습. 1월 29일

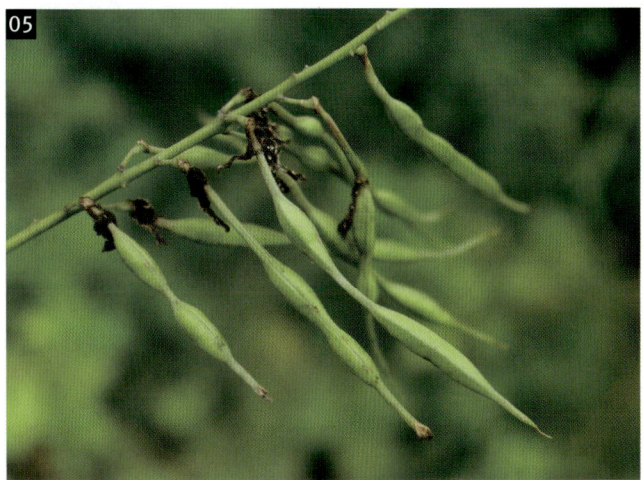
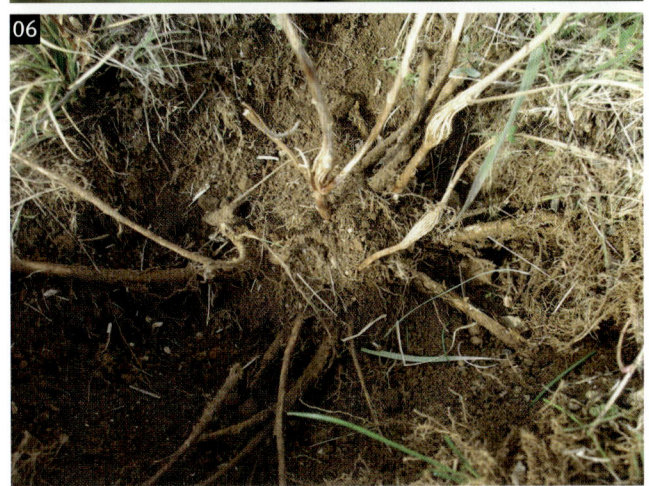

056 모란

Paeonia suffruticosa Andrews
작약과 잎지는 작은키나무

생약명
목단피(牧丹皮)

작용 장부·경맥
간(木)
심장(火)
신장(水)

효능
생리통
폐경

성분
페오놀(통증완화)
피토스테롤(혈전개선)

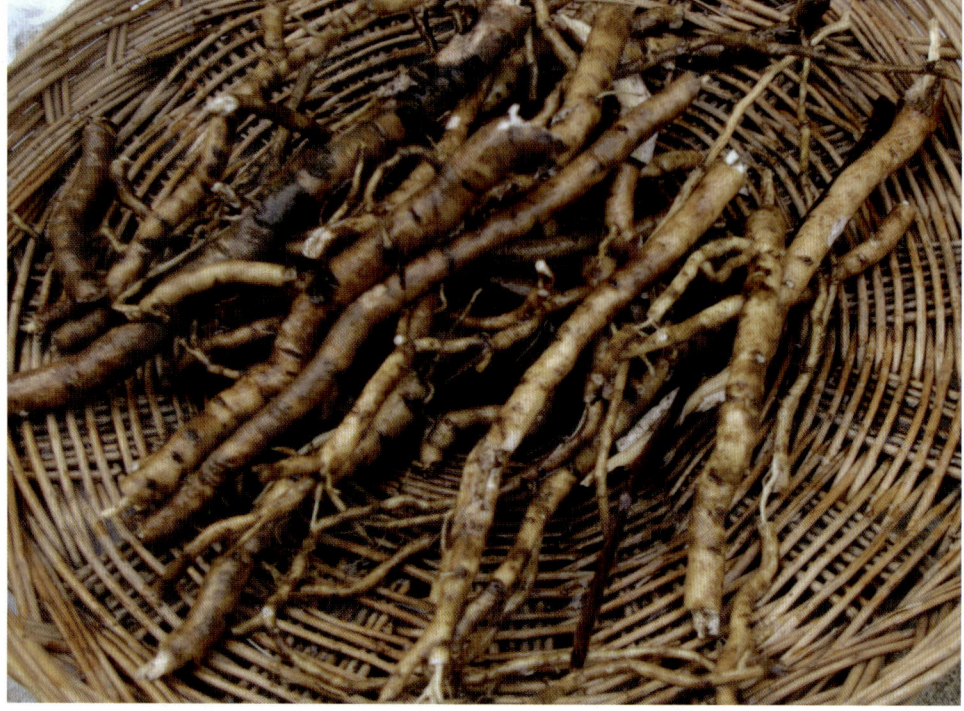

▶ 채취한 모란 뿌리. 1월 17일

식초 발효와 먹는 방법

생막걸리로 발효시키기

채취 뿌리(가을~겨울)

배합비율 **기본발효용** | 적당한 크기로 썬 뿌리 100 : 생막걸리(멸균되지 않은 것) 100 : 조청 또는 엿기름가루 5

초앉히기용 | 원액 100 : (필요시) 씨식초 10

핵심요령 ❶ 쓴맛이 덜하게 엿기름 양을 조금 늘려도 된다. ❷ 엿기름 윗물을 써도 좋다. ❸ 누룩은 거칠게 부숴서 쓴다. ❹ 뿌리는 껍질째 달인다. ❺ 원액이 독하면 발효 기간을 늘린다.

발효와 먹는 방법 ▶ 쌀이나 현미로 지은 술밥을 식혀 누룩과 엿기름가루를 섞고, 뿌리 달인 물을 식혀서 부은 다음 항아리에 넣어 10일간 발효시킨다. ▶ 원액을 걸러 항아리에 앉히고, 씨식초는 이때 넣고 40~50일 숙성시켜 찌꺼기를 거른다. ▶ 물에 5~10배 희석하여 식후에 마신다. ▶ 자세한 발효 원리와 방법, 먹는 방법은 p.43을 참조한다.

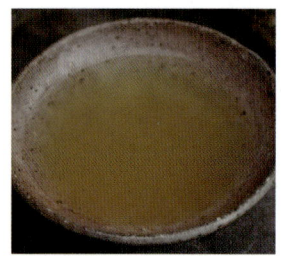

모란 뿌리 식초.

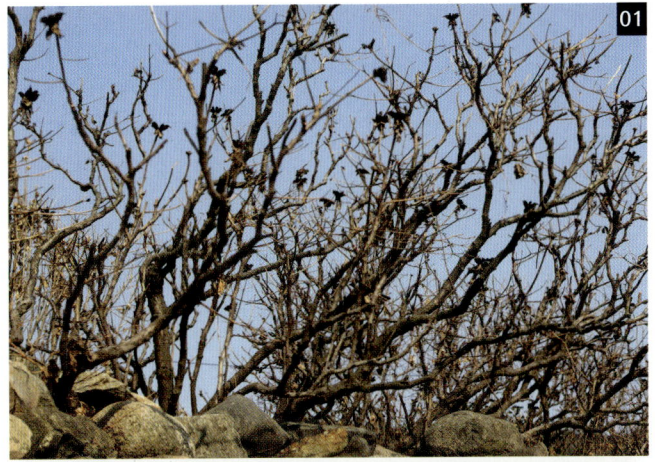

서식지 각처에서 재배(중국에서 들어옴)

뿌리 굵게 자라며 잔뿌리가 적다. **줄기** 2m 정도. 가지가 굵고 털이 없다. **잎** 잎줄기가 3갈래로 갈라지고, 작은잎이 2회 갈라져 깃털처럼 달린다. 작은잎은 달걀모양 또는 피침형이고, 가장자리가 흔히 3~5갈래로 갈라지며, 뒷면에 잔털이 있다. **꽃** 4~5월에 붉은자주색으로 피며, 새로 나온 가지 끝에 달리고 지름 15㎝ 이상이다. 꽃잎은 8장 이상이며, 수술이 많다. 개량종은 꽃색이 다양하고, 겹꽃과 겨울에 꽃이 피는 종류도 있다. **열매** 8~9월에 여물며 끝이 뾰족한 타원형이다. 껍질이 가죽 같고 짧은 털로 덮여 있으며, 익으면 껍질이 갈라져 검은색 둥근 씨앗이 나온다. **주의** 임산부나 생리혈이 많은 여성은 먹지 않는다.

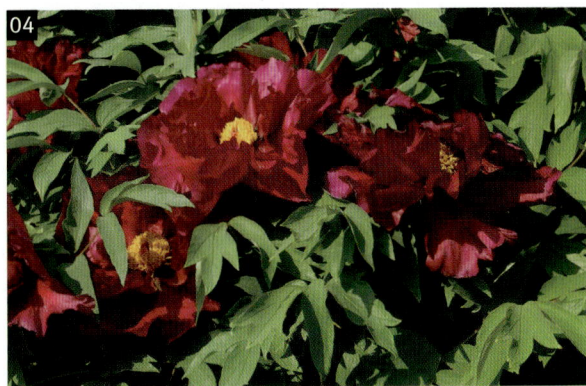

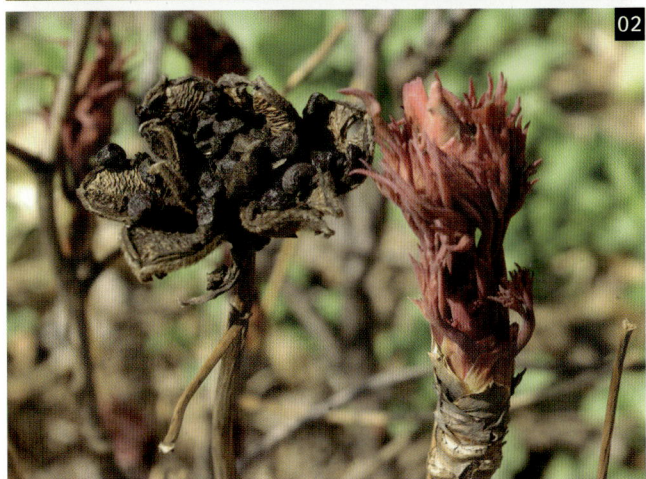

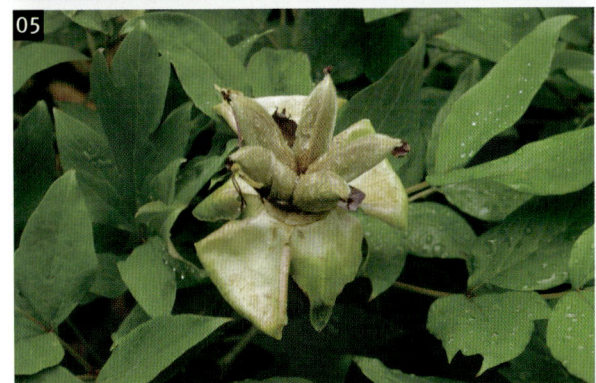

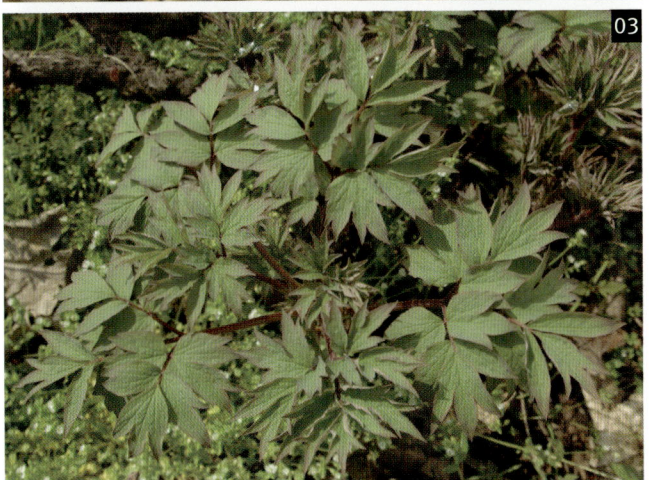

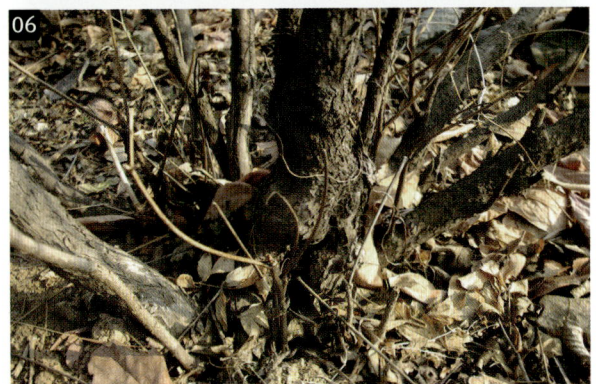

01 겨울에 남아 있는 묵은대. 1월 29일
02 줄기가 자라고 꽃봉오리 생긴 모습. 5월 16일
03 잎과 줄기. 6월 8일
04 꽃. 6월 1일
05 풋열매. 7월 24일
06 밑동. 1월 29일

057 금소리쟁이

Rumex maritimus L.
마디풀과 한두해살이풀

생약명
가파채(假菠菜)
추엽양제(皺葉羊蹄)

작용 장부·경맥
간(木)
심장(火)
신장(水)

효능
결핵
인후염
탈모
가려움증

성분
크리소파놀(동맥경화예방)
캠페롤(노화방지)
케르세틴(알러지예방)

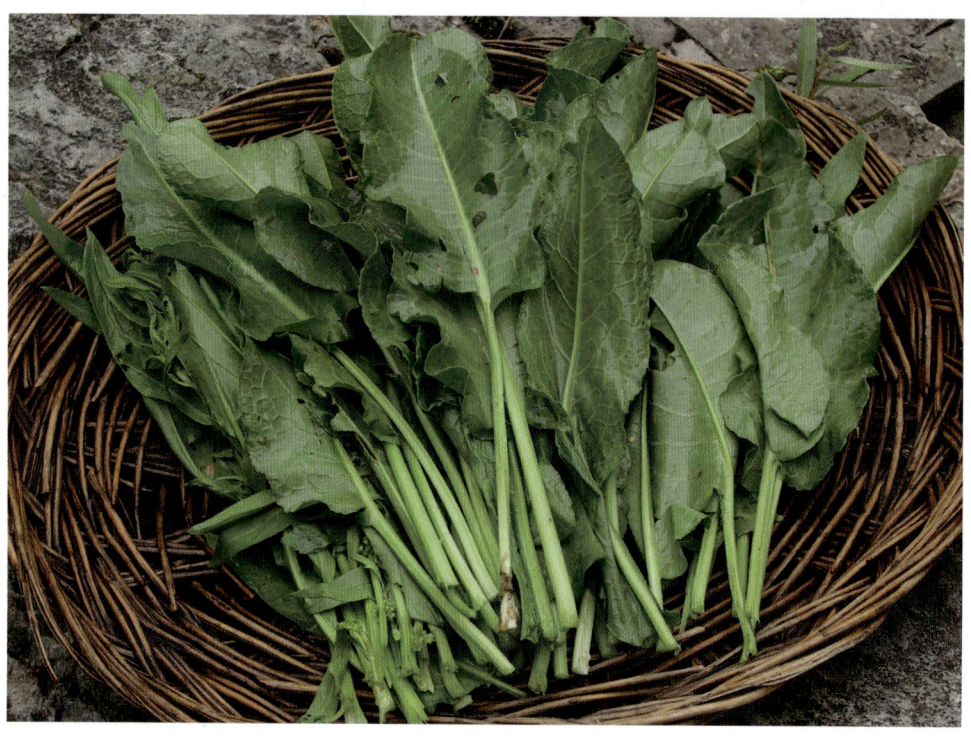

▶ 채취한 금소리쟁이 잎. 6월 8일

식초 발효와 먹는 방법

생막걸리로 발효시키기

채취 뿌리째 캔 전초(봄), 잎·줄기(봄~여름)

배합비율 **기본발효용 |** 전초나 잎·줄기 100 : 생막걸리(멸균되지 않은 것) 100 : 조청 또는 엿기름가루 5

초앉히기용 | 원액 100 : (필요시) 씨식초 10

핵심요령 ❶ 잎·줄기·뿌리는 적당히 썰어 넣는다. ❷ 쓴맛이 덜하게 조청량을 조금 늘려도 된다.

발효와 먹는 방법 ▶ 금소리쟁이를 항아리에 넣고 생막걸리와 조청 또는 엿기름가루를 넣어 40~50일 발효시킨다. ▶ 원액을 걸러 항아리에 앉히고, 씨식초는 이때 넣어서 3~6개월 발효시킨 뒤 찌꺼기를 거른다. ▶ 물에 5~10배 희석하여 식후에 마신다. ▶ 자세한 발효 원리와 방법, 먹는 방법은 p.43를 참조한다.

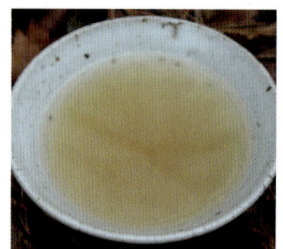

금소리쟁이 잎 식초.

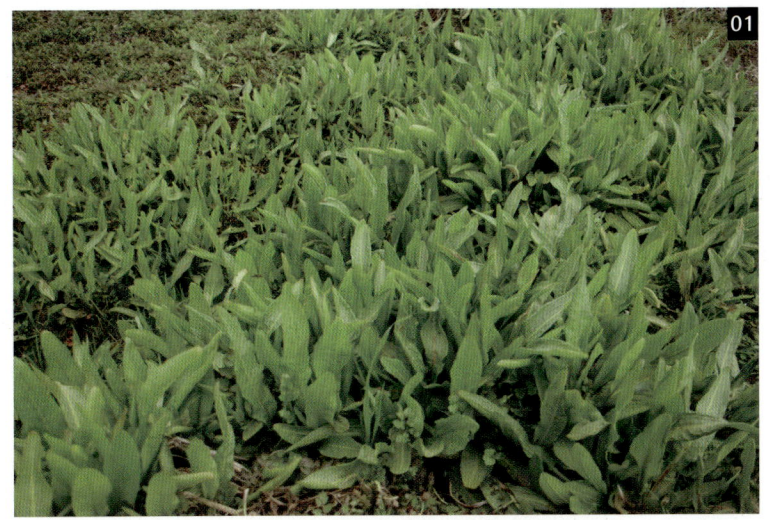

서식지 바닷가

줄기 30~60㎝. 가지가 많이 갈라진다. **잎** 길이 7~15㎝. 넓은 피침형으로 양끝이 좁고, 잎자루가 있다. **꽃** 7~8월에 연녹색으로 피며, 작은 꽃들이 이삭모양으로 빽빽이 달린다. 꽃잎은 없고, 노란갈색의 꽃덮이가 삼각형 같은 달걀모양으로 갈라지며, 침 같은 돌기가 두드러진다. **열매** 7~8월에 갈색으로 여물며, 씨앗이 날카로운 삼각형이고 길이 1.2㎜ 정도이다.

01 어릴 때 군락 모습. 3월 20일
02 줄기 자라는 모습. 6월 8일
03 꽃 핀 모습. 6월 8일
04 꽃이 지고 열매 맺는 모습. 6월 8일
05 열매 달린 모습. 6월 8일

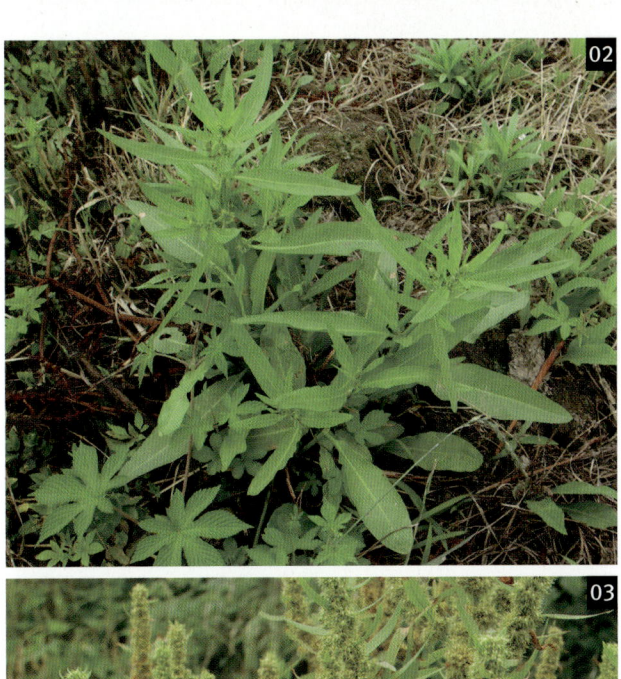

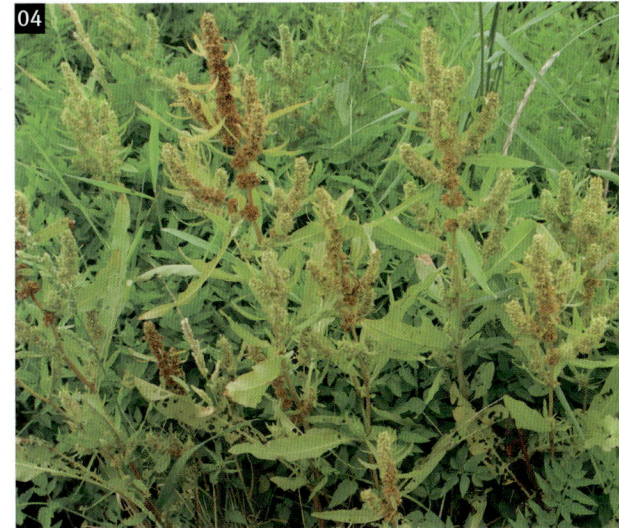

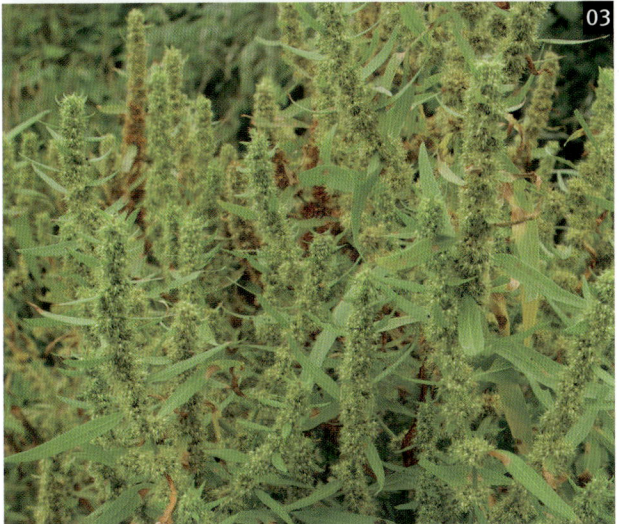

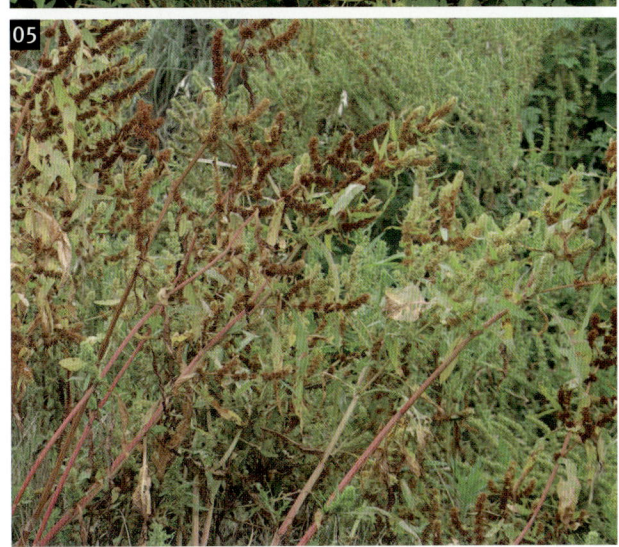

058 지황

Rehmannia glutinosa (Gaertner) Libosch. ex Steud.
현삼과 여러해살이풀

생약명
지황(地黃)
건지황(乾地黃, 말린 것)
숙지황(熟地黃, 여러 번 술에 쪄서 말린 것)

작용 장부·경맥
간(木), 심장(火)
신장(水)

효능
안면홍조, 허약체질
갱년기장애, 성기능저하

성분
스티그마스테롤(종양억제)
베타시토스테롤(혈전개선)
만니톨(붓기해소)
캠페롤(노화방지)

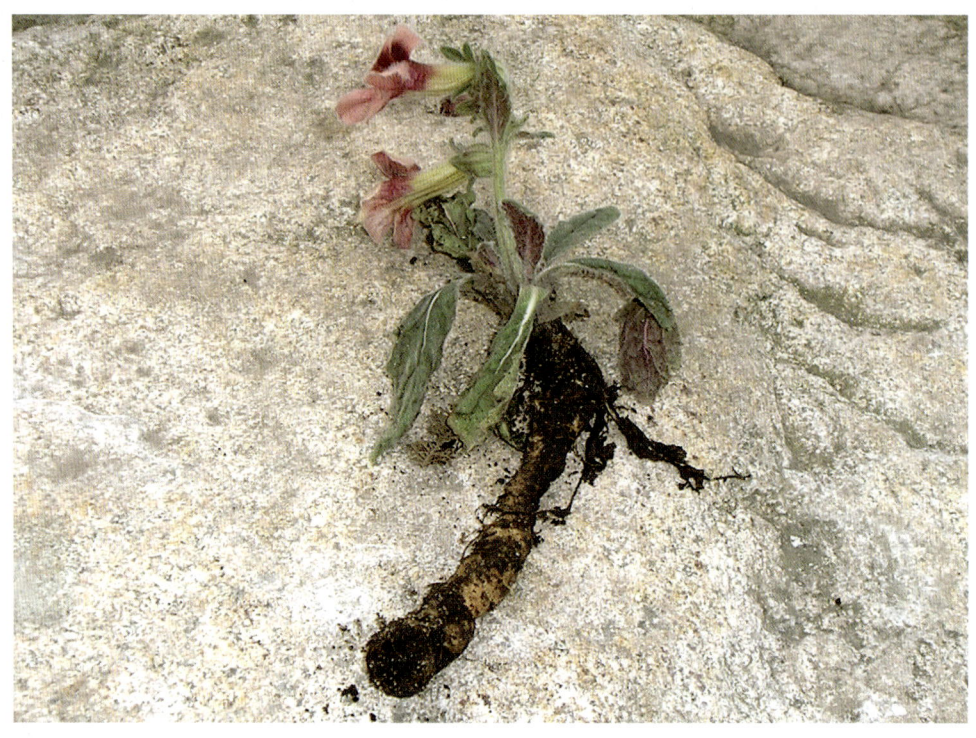

▶ 뿌리째 채취한 지황. 4월 20일

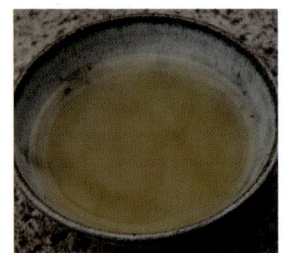

지황 뿌리 식초.

식초 발효와 먹는 방법

누룩으로 발효시키기

채취 뿌리(늦가을~겨울)

배합비율 **기본발효용 |** 뿌리 달인 물 300 : 쌀이나 현미 100 : 누룩 10 또는, 생뿌리 5 : 쌀이나 현미 100 : 물 200 : 누룩 10

초앉히기용 | 원액 100 : (필요시) 씨식초 10

핵심요령 ❶ 뿌리는 껍질째 달인다. ❷ 숙지황을 쓸 경우 보하는 효과가 크다. ❸ 누룩은 거칠게 부숴서 쓴다. ❹ 원액이 독하면 발효 기간을 늘린다. ❺ 뿌리를 쌀이나 현미로 지은 술밥과 함께 쪄서 식힌 뒤 누룩과 끓여서 식힌 물을 섞어서 담그기도 한다.

발효와 먹는 방법 ▶ 쌀이나 현미로 지은 술밥을 식혀 누룩을 섞고, 뿌리 달인 물을 식혀 부은 다음 항아리에 넣어 10일간 발효시킨다. ▶ 원액을 걸러 항아리에 앉히고, 씨식초는 이때 넣어서 40~50일 숙성시킨 다음 찌꺼기를 거른다. ▶ 물에 5~10배 희석하여 식후에 마신다. ▶ 자세한 발효 원리와 방법, 먹는 방법은 p.40를 참조한다.

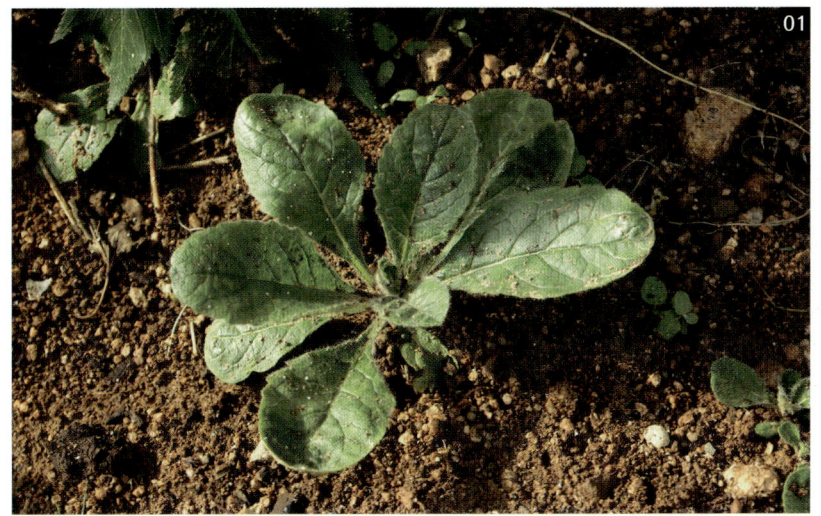

서식지 농가에서 재배(중국에서 들어옴)

뿌리 굵고 길게 옆으로 뻗으며 살이 많다. **줄기** 15~30㎝. 곧게 자라며, 흰회색 잔털과 끈적한 털로 덮여 있다. **잎** 뿌리잎은 뭉쳐서 나고, 줄기잎은 어긋나며, 긴 타원형에 물결모양의 둔한 톱니가 있다. 겉면에 주름이 많고, 뒷면은 잎맥이 도드라진다. **꽃** 6~7월에 붉은자주색 또는 연붉은자주색으로 피고 털이 빽빽하다. 줄기 끝에 작은 꽃들이 어긋나게 모여서 달리고 종모양이며, 꽃부리가 5갈래이다. **열매** 10월에 여문다. **주의** 몸을 서늘하게 하므로 위장이나 비장이 약한 사람은 먹지 않는다.

01 봄에 올라온 새순. 5월 29일
02 새순 자라는 모습. 6월 1일
03 꽃 핀 모습. 5월 29일
04 꽃. 6월 1일
05 꽃 피고 지는 모습. 5월 29일

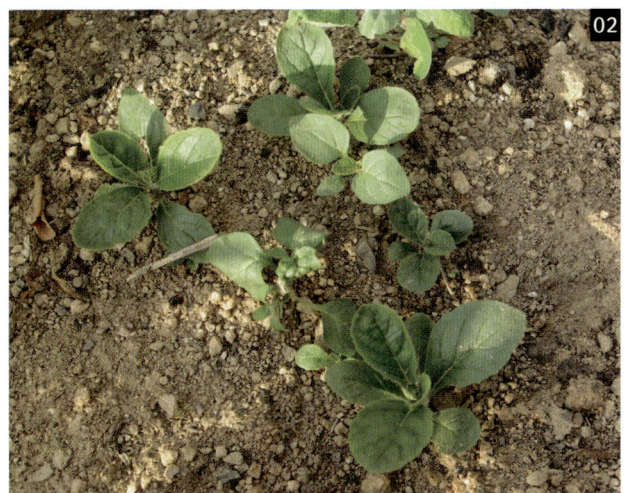

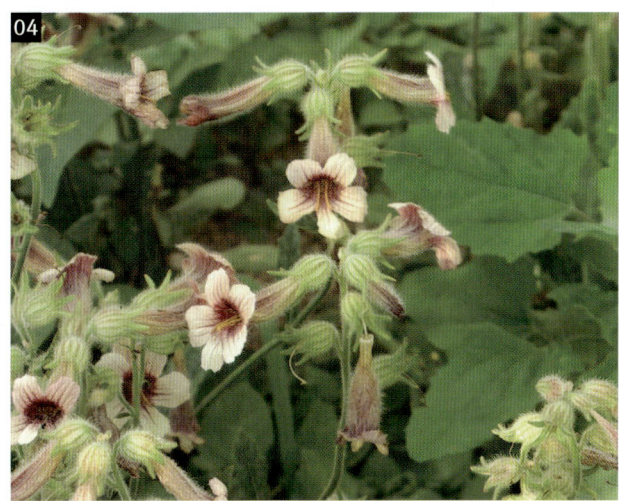

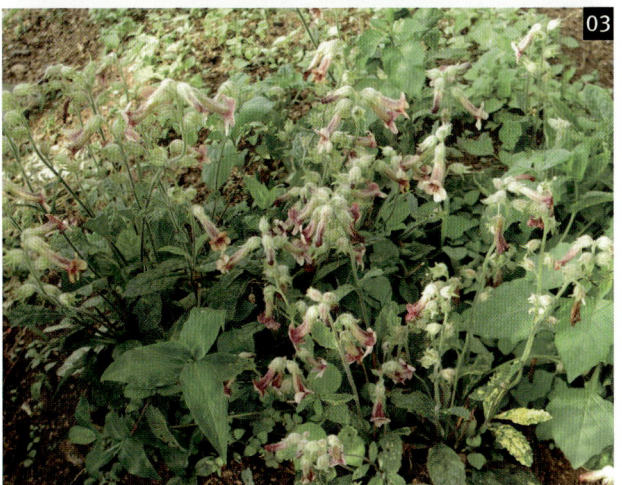

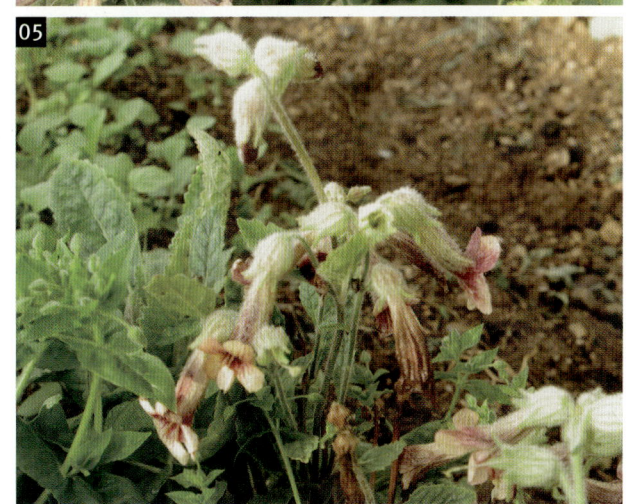

059 익모초

Leonurus sibiricus L.
꿀풀과 두해살이풀

생약명
익모초(益母草)

작용 장부·경맥
간(木)
심포(火)
신장(水)

효능
생리불순
산후출혈

성분
레오누린(자궁수축)
루틴(모세혈관강화)
사포닌(면역력강화)
피토스테롤(혈전개선)

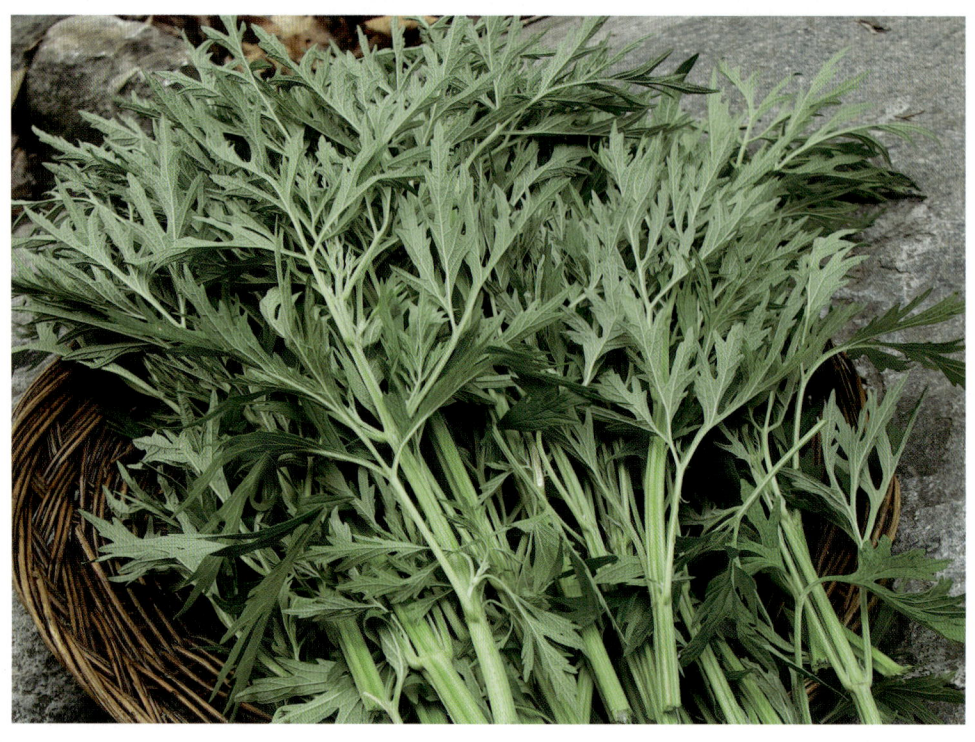

▶ 채취한 익모초 잎과 줄기.
6월 4일

식초 발효와 먹는 방법

당분으로 발효시키기

채취   잎·줄기(봄), 뿌리(늦가을~겨울)

배합비율   **기본발효용 |** 잎·줄기나 뿌리 100 : 설탕 30 : 생효모 0.1(또는 누룩가루 5) : 설탕물(20% 농도) 적당량

　　　　　초앉히기용 | 원액 100 : (필요시) 씨식초 또는 생막걸리 10

핵심요령   ❶ 잎·줄기·뿌리는 적당히 썰어 넣는다. ❷ 식초액이 적게 나오므로 설탕물을 추가한다.

발효와 먹는 방법   ▶익모초를 설탕에 버무려 항아리에 넣고, 생효모 또는 누룩가루를 뿌린 뒤 끓인 물을 식혀서 설탕물을 만들어 붓는다. ▶미리 조금 남겨둔 설탕을 위에 덮고 40~50일 발효시킨다. ▶원액을 걸러 항아리에 앉히고, 씨식초나 생막걸리를 넣는 경우에는 이때 넣고 3~6개월 발효시켜 찌꺼기를 거른다. ▶물에 5~10배 희석하여 식후에 마신다. ▶자세한 발효 원리와 방법, 먹는 방법은 p.45를 참조한다.

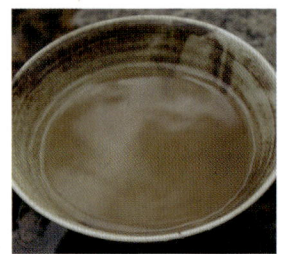
익모초 식초

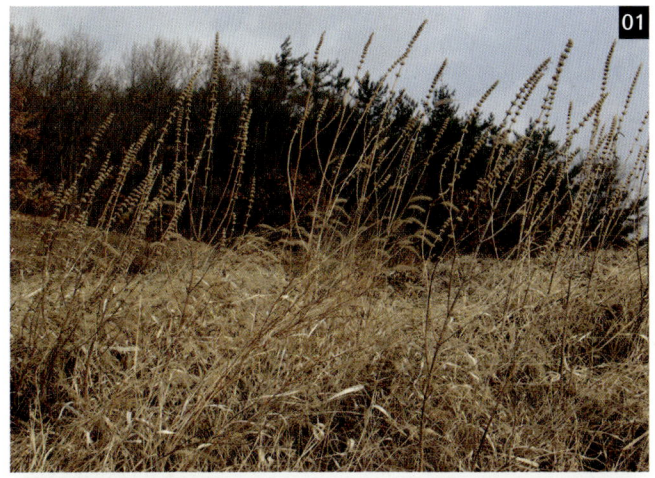

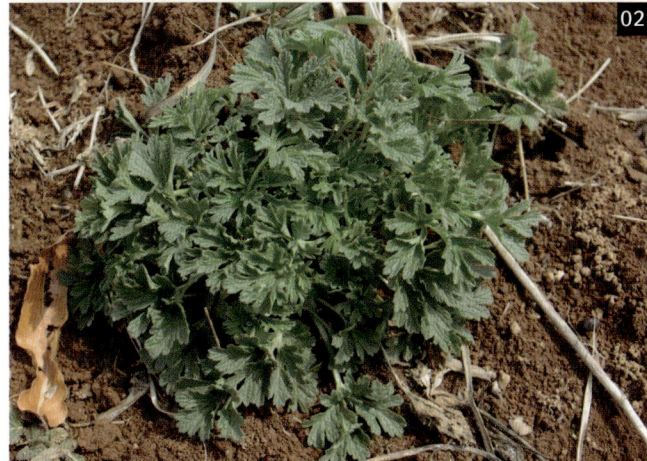

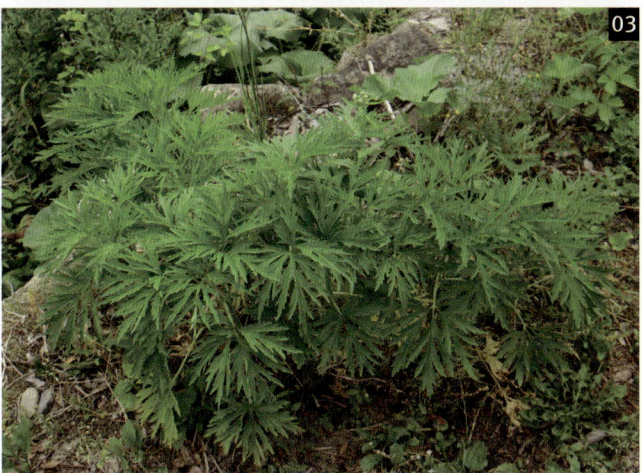

서식지 산기슭이나 들의 양지
줄기 70~100㎝. 곧게 자라고 가지가 갈라져 나오며, 흰색 잔털이 있고, 단면이 네모지다. **잎** 마주 나고 3갈래로 갈라지고, 다시 2~3갈래로 갈라져서 깃털모양이 된다. 가장자리에 무딘 톱니가 있다. **꽃** 7~8월에 흰빛 도는 붉은자주색으로 핀다. 줄기 마디에 층층이 모여 달리며, 꽃부리가 입술모양으로 갈라진다. **열매** 9~10월에 여물며, 씨앗이 넓은 달걀모양이다. **주의** 자궁을 수축시키므로 임산부는 먹지 않는다.

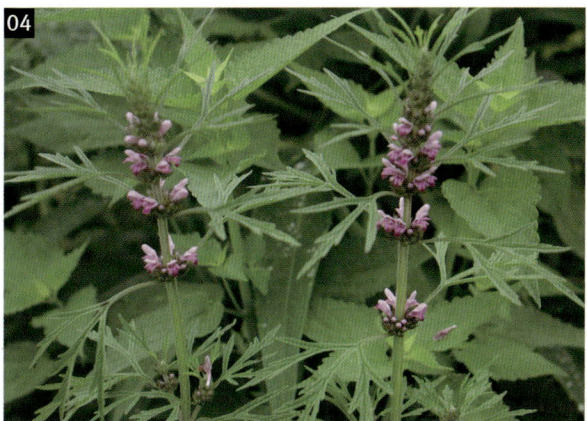

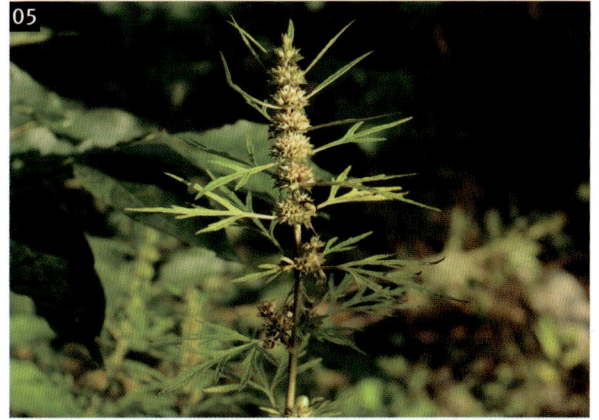

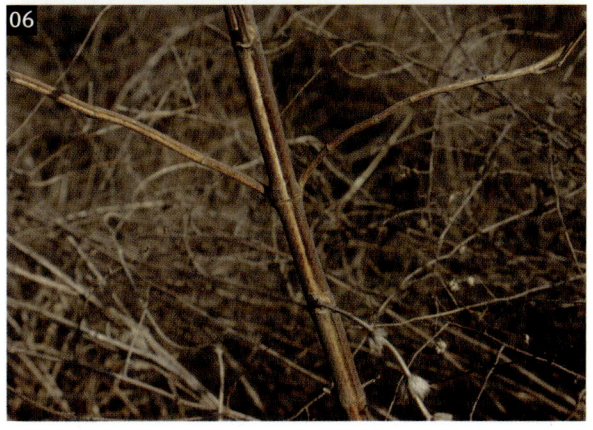

01 겨울에 남아 있는 묵은대. 1월 18일
02 봄에 올라온 새순. 3월 21일
03 줄기 자라는 모습. 6월 1일
04 꽃과 줄기. 7월 4일
05 열매. 7월 31일
06 겨울 줄기. 1월 16일

090 장구채

Silene firma Siebold & Zucc.
석죽과 두해살이풀

생약명
여루채(女婁菜)

작용 장부·경맥
간(木)
소장(火)

효능
생리불순
아토피
중이염
변비

성분
사포닌(면역력강화)
플라보노이드(노화방지)
락토신(항균활성)

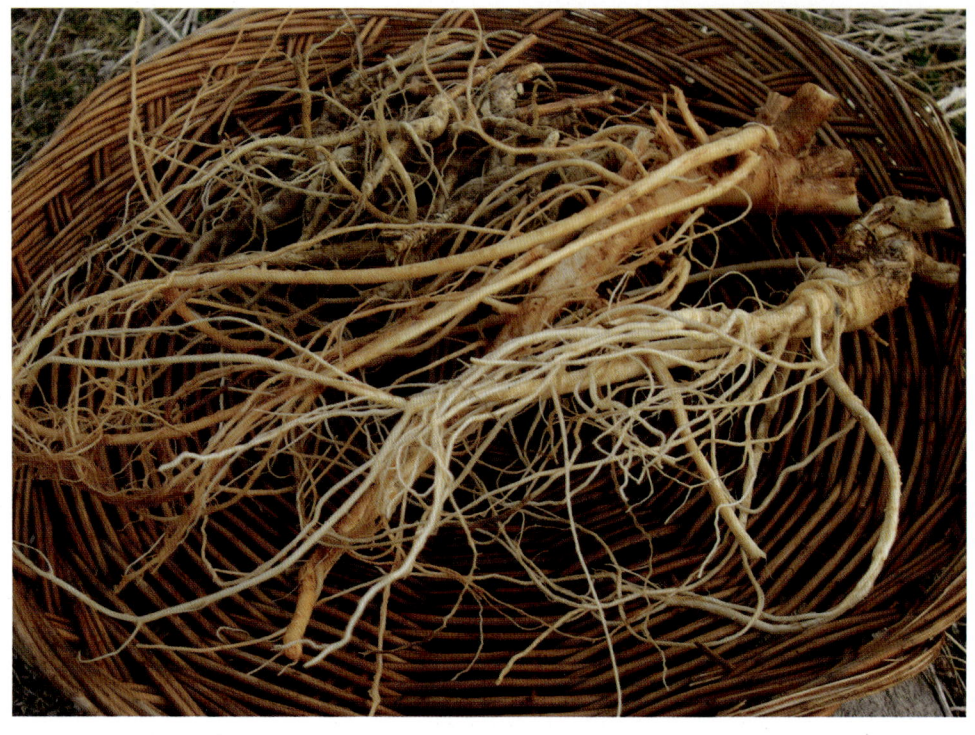

▶ 채취한 장구채 뿌리. 2월 2일

식초 발효와 먹는 방법

생막걸리로 발효시키기

채취 뿌리째 캔 전초(봄), 뿌리(늦가을~겨울)

배합비율　**기본발효용** | 전초나 뿌리 100 : 생막걸리(멸균되지 않은 것) 100 : 조청 또는 엿기름가루 5
　　　　　　초앉히기용 | 원액 100 : (필요시) 씨식초 10

핵심요령 ❶ 잎·줄기·뿌리는 적당히 썰어 넣는다. ❷ 취향에 따라 조청량을 조금 늘려도 된다.

발효와 먹는 방법 ▶ 장구채를 항아리에 넣고 생막걸리와 조청 또는 엿기름가루를 넣어 40~50일 발효시킨다. ▶ 원액을 걸러 항아리에 앉히고, 씨식초는 이때 넣어서 3~6개월 발효시킨 뒤 찌꺼기를 거른다. ▶ 물에 5~10배 희석하여 식후에 마신다. ▶ 자세한 발효 원리와 방법, 먹는 방법은 p.43를 참조한다.

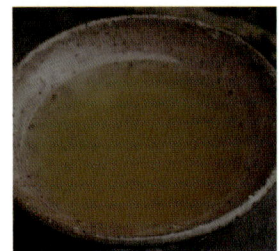

장구채 식초.

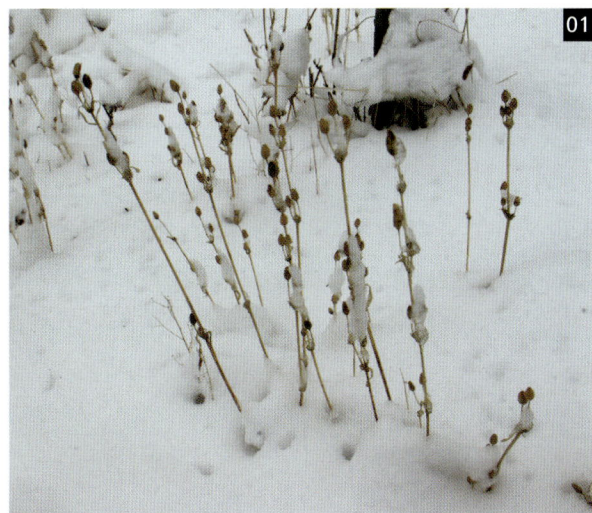

서식지 산과 들의 비탈진 숲속
뿌리 굵고 길게 뻗으며 잔뿌리가 있다. **줄기** 30~80㎝. 곧게 자라고, 잎 달린 자리에 붉은자주색 마디가 있다. 가지는 없다. **잎** 뿌리잎은 뭉쳐서 나고, 줄기잎은 마주 난다. 긴 타원형이고 끝이 뾰족하거나 무디다. 보통 앞뒷면에 털이 있고, 잎자루는 없다. **꽃** 7월에 흰색으로 피고, 줄기 끝과 잎겨드랑이에 작은 꽃들이 모여서 달린다. 꽃잎은 5장이다. **열매**는 8~9월에 여문다.

01 겨울에 남아 있는 묵은대. 2월 8일
02 초봄에 올라온 새순. 3월 27일
03 줄기에 잎 달린 모습. 7월 24일

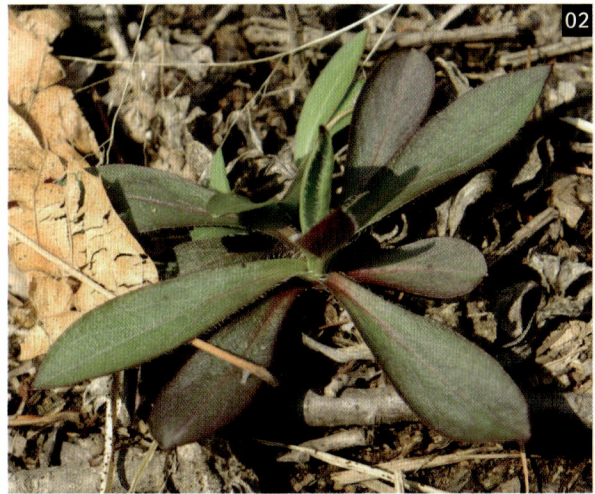

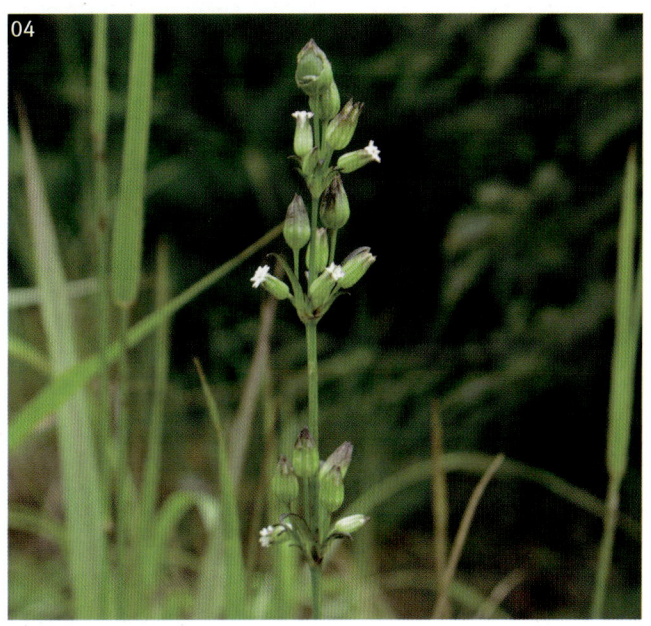

04 꽃. 8월 24일
05 겨울에 남아 있는 열매. 1월 26일

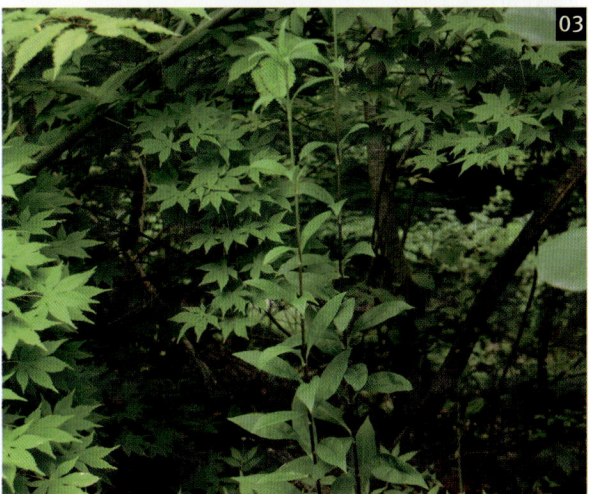

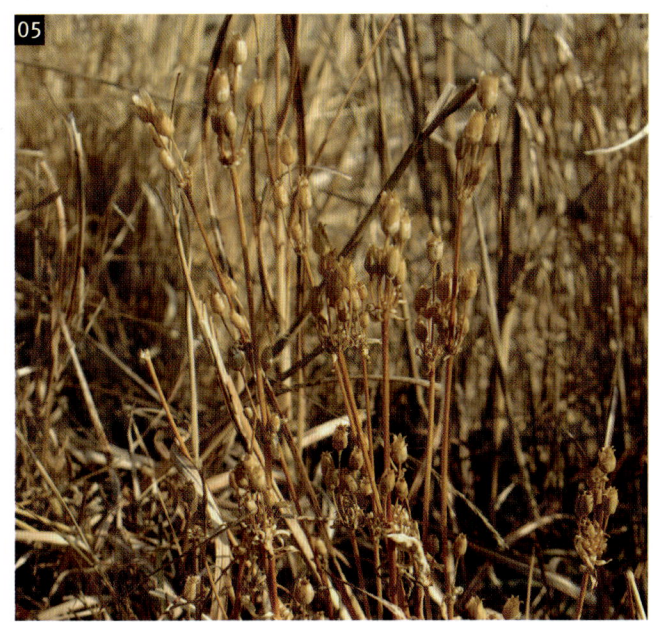

061 개비자나무

Cephalotaxus koreana Nakai
주목과 늘푸른 작은키나무

| **생약명** |
| 토향비(土香榧) |
| **작용 장부·경맥** |
| 간(木) |
| 비장(土) |
| **효능** |
| 변비 |
| 치질 |
| 탈모 |
| **성분** |
| 타닌(수렴작용) |
| 올레산(동맥경화예방) |
| 팔미트산(담즙분비촉진) |
| 택솔(종양억제) |

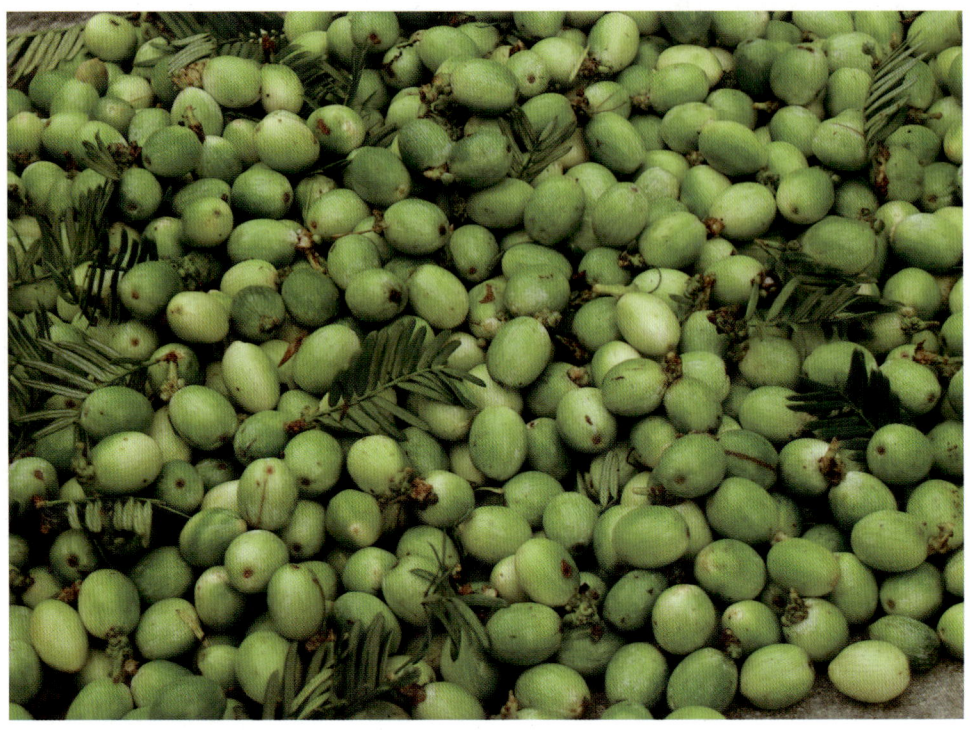

▶ 채취한 개비자나무 열매.
8월 2일

식초 발효와 먹는 방법

당분으로 발효시키기

채취 열매(여름~가을)

배합비율　**기본발효용 |** 열매 100 : 설탕 20 : 생효모 0.1(또는 누룩가루 5) : 설탕물(20% 농도) 적당량
　　　　　초앉히기용 | 원액 100 : (필요시) 씨식초 또는 생막걸리 10

핵심요령　❶ 열매는 누룩 대신 효모를 쓴다. ❷ 식초액이 많이 나오게 하려면 설탕물을 추가한다. ❸ 독성이 중화되게 오래 발효시킨다.

발효와 먹는 방법 ▶ 개비자나무 열매를 설탕에 버무려 항아리에 넣고, 생효모를 뿌린 뒤 끓인 물을 식혀서 설탕물을 만들어 붓는다. ▶ 미리 조금 남겨둔 설탕을 위에 덮고 40~50일 발효시킨다. ▶ 원액을 걸러 항아리에 앉히고, 씨식초나 생막걸리를 넣는 경우에는 이때 넣어서 3~6개월 발효시킨 뒤 찌꺼기를 거른다. ▶ 물에 5~10배 희석하여 식후에 마신다. ▶ 자세한 발효 원리와 방법, 먹는 방법은 p.45를 참조한다.

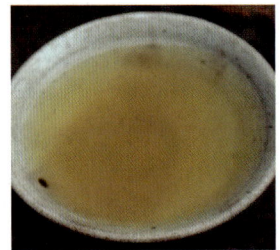

개비자나무 열매 식초.

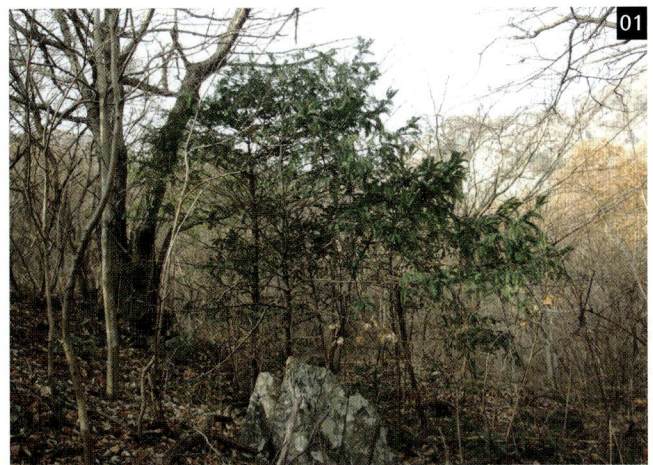

서식지 깊은 산골짜기나 계곡가, 자갈 있는 곳
줄기 3~6m. 줄기껍질은 노란갈색이고, 세로로 불규칙하게 갈라진다. **잎** 길이 3~4㎝이며, 긴 것은 7.5㎝까지 자란다. 납작한 바늘모양이고 부드러우며, 2줄로 달려 깃털모양이 된다. 겨울에도 푸르다.
꽃 4월에 노란갈색으로 피고, 암꽃과 수꽃이 다른 나무에 달린다. 암꽃은 2송이씩, 수꽃은 20~30송이가 모여서 달리며, 꽃잎이 없다. **열매** 8~9월에 붉은색으로 여물며, 타원형이고 지름 1.7~1.8㎝이다. 주의 약간 독성이 있으므로 오래 복용하지 않는다.

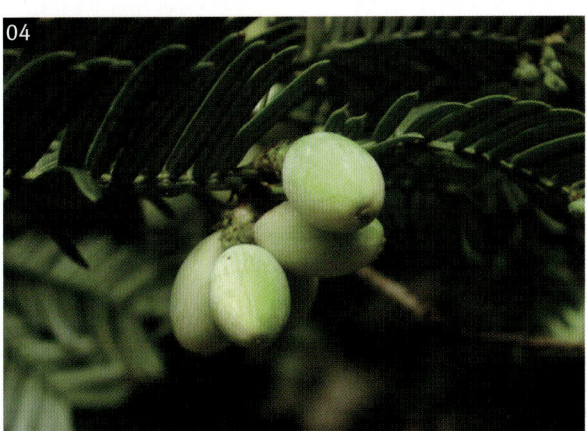

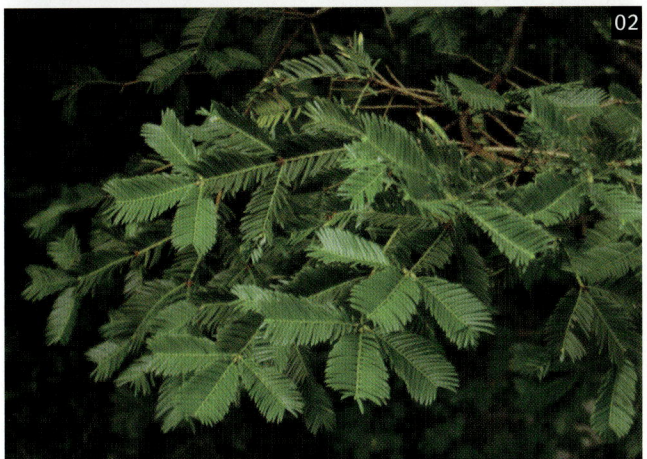

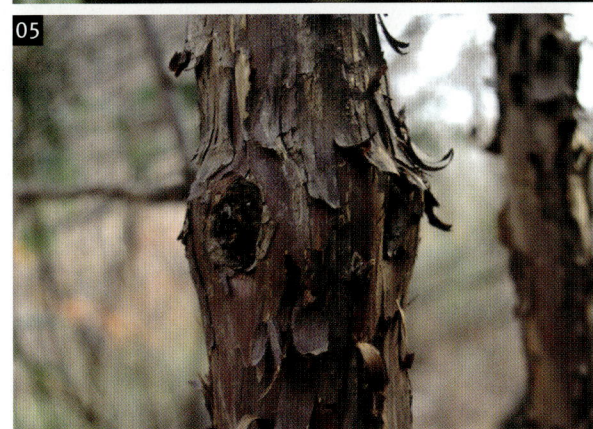

01 겨울 모습. 12월 1일
02 잎 달린 모습. 8월 2일
03 꽃봉오리 달린 모습. 12월 1일
04 풋열매와 잎. 8월 2일
05 줄기. 12월 1일
06 잎 앞뒷면. 10월 24일

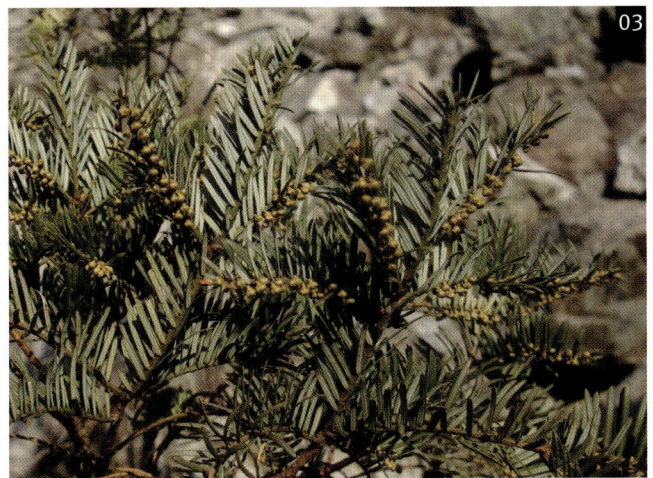

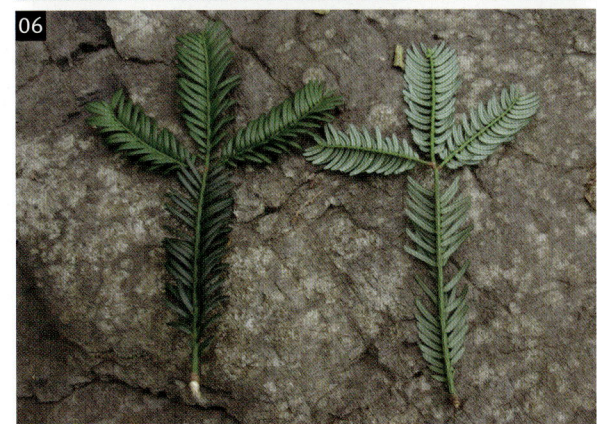

062 까마귀밥나무(까마귀밥여름나무)

Ribes fasciculatum var. *chinense* Max.
범의귀과 잎지는 작은키나무

생약명
수산사(數山査)
삼승미(三昇米)

작용 장부·경맥
간(木)
비장(土)

효능
생리불순
생리통
열나고 기운 없는 데

성분
시트르산(면역력개선)
말산(피로회복)

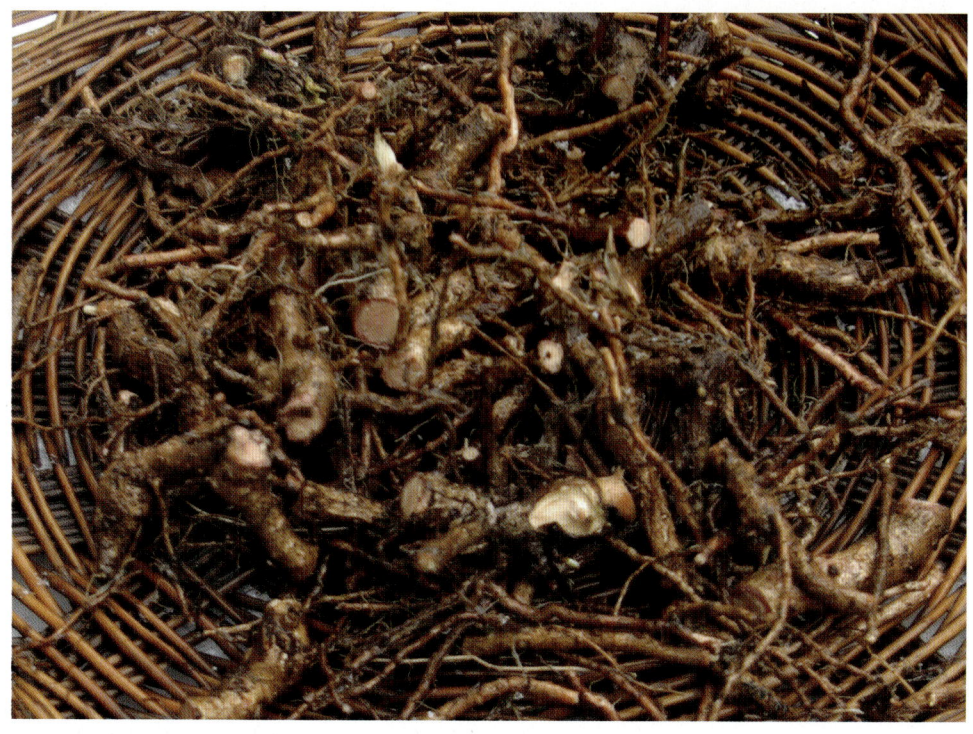

▶ 채취한 까마귀밥나무 뿌리.
2월 10일

식초 발효와 먹는 방법

누룩과 엿기름으로 발효시키기

채취 열매(가을), 뿌리(겨울)

배합비율 **기본발효용** | 열매나 뿌리 달인 물 300 : 쌀이나 현미 100 : 누룩 10 : 엿기름가루 5
또는, 까마귀밥나무 열매 5 : 쌀이나 현미 100 : 물 300 : 누룩 10 : 엿기름가루 5
초앉히기용 | 원액 100 : (필요시) 씨식초 10

핵심요령 ❶ 쓴맛이 덜하게 엿기름 양을 조금 늘려도 된다. ❷ 엿기름 윗물을 써도 좋다. ❸ 누룩은 거칠게 부숴서 쓴다. ❹ 뿌리는 껍질째 달인다. ❺ 열매는 쌀이나 현미로 지은 술밥과 함께 쪄서 식힌 뒤 누룩, 물(끓여서 식힌 것), 엿기름가루와 섞어서 담그기도 한다. ❻ 원액이 독하면 발효 기간을 늘린다.

발효와 먹는 방법 ▶ 쌀이나 현미로 지은 술밥을 식혀 누룩과 엿기름가루를 섞고, 열매나 뿌리 달인 물을 식혀 부은 다음 항아리에 넣어 10일간 발효시킨다. ▶ 원액을 걸러 항아리에 앉히고, 씨식초는 이때 넣어서 40~50일 숙성시킨 뒤 찌꺼기를 거른다. ▶ 물에 5~10배 희석하여 식후에 마신다. ▶ 자세한 발효 원리와 방법, 먹는 방법은 p.41를 참조한다.

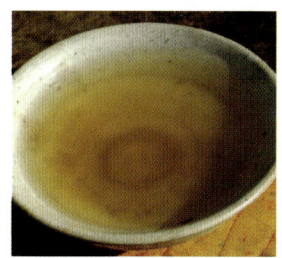

까마귀밥나무 뿌리 식초.

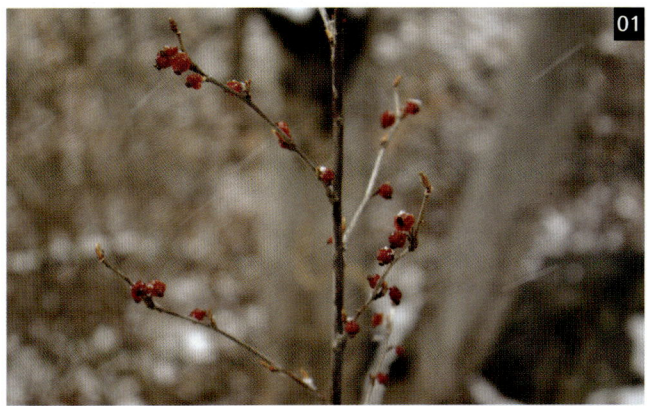

서식지 산골짜기, 산기슭, 계곡가

뿌리 뿌리껍질이 붉은갈색을 띤다. **줄기** 1~1.5m. 가지가 가늘고 길며, 덩굴처럼 굽기도 한다. 줄기껍질은 붉은자줏빛 도는 갈색을 띠며, 종이처럼 얇게 갈라진다. **잎** 길이 5~10㎝. 어긋나고 넓으며, 3갈래로 갈라지고, 가장자리에 둥근 톱니가 있다. 뒷면과 잎자루에는 잔털이 있다. **꽃** 4~5월에 초록빛이 도는 노란색으로 핀다. 잎겨드랑이에 작은 꽃들이 모여 달리며, 꽃부리가 5갈래로 갈라진다. **열매** 9~10월에 붉은색으로 여물고 둥글다.

01 겨울에 열매 달린 모습. 2월 10일
02 봄에 잎 달린 모습. 4월 8일
03 꽃과 잎. 4월 8일
04 풋열매와 잎. 7월 24일
05 겨울에 남아 있는 열매. 2월 10일
06 밑동. 2월 10일

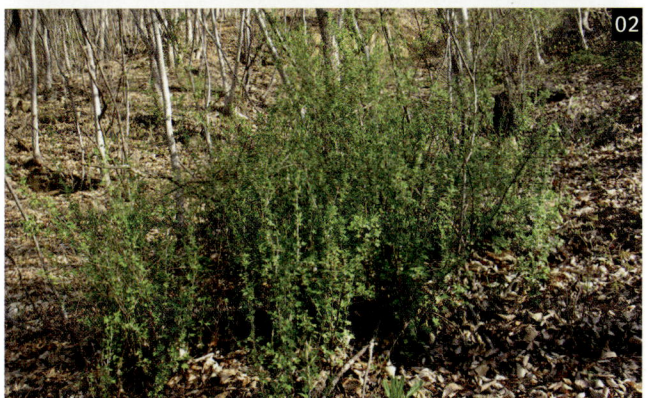

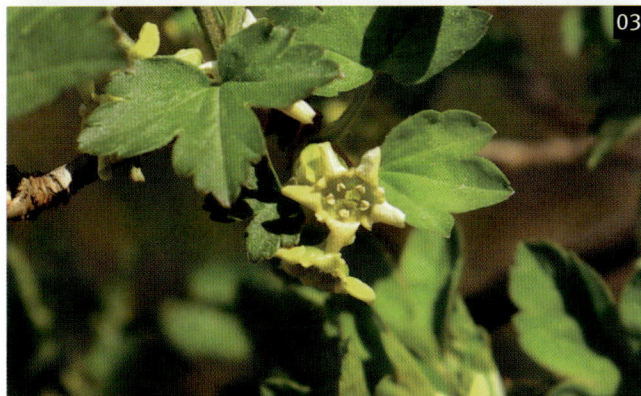

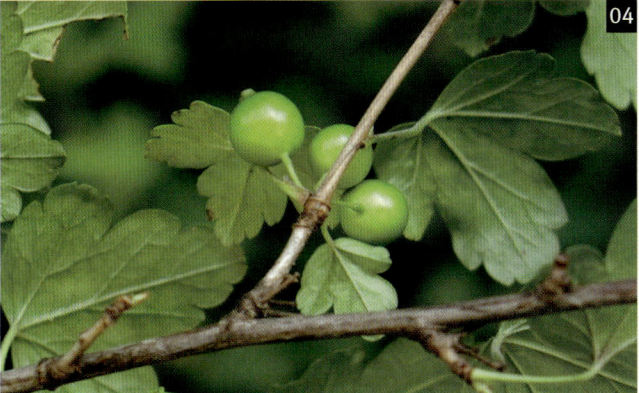

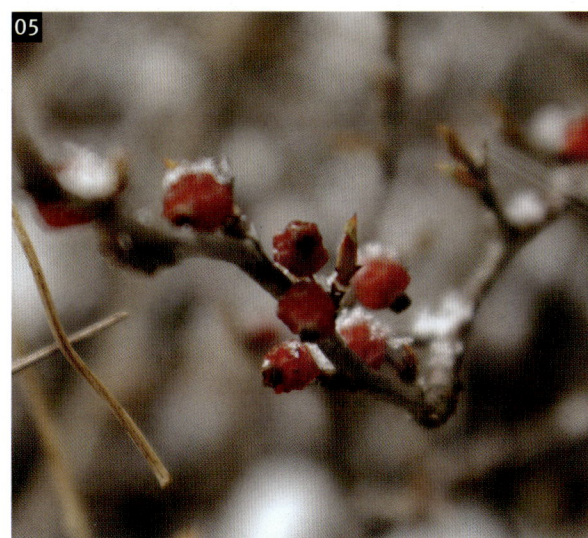

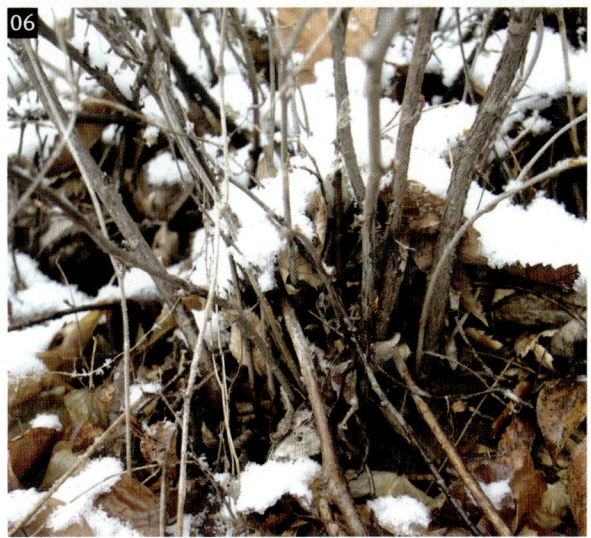

147

작약 종류
간·비장에 작용

백작약

별개 약재
작약

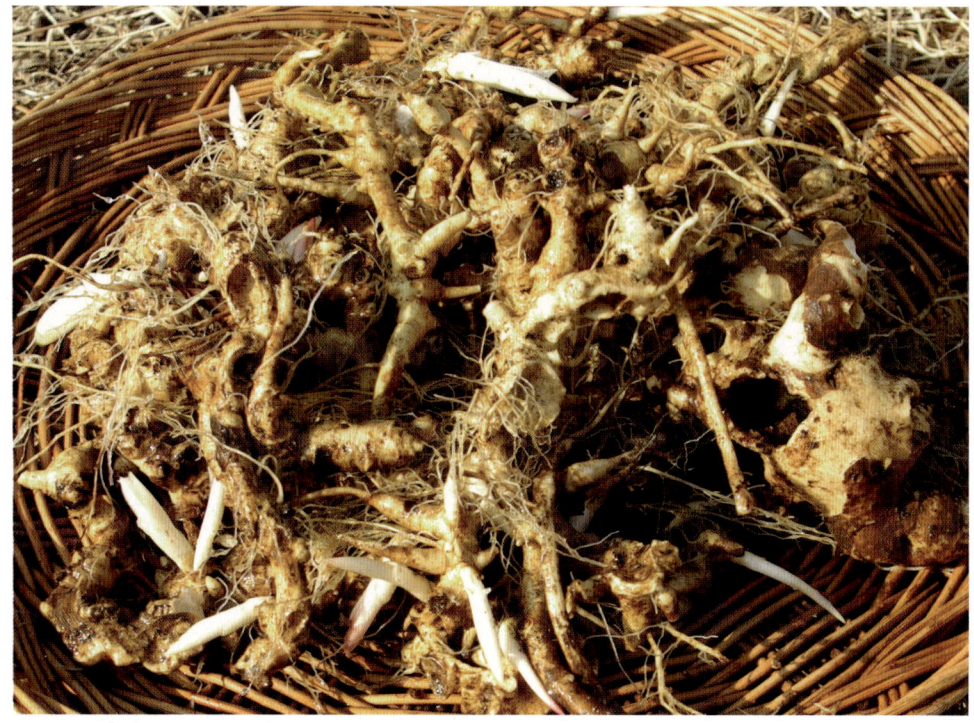

▶ 채취한 백작약 뿌리. 12월 5일

식초 발효와 먹는 방법

누룩과 엿기름으로 발효시키기

채취 뿌리(늦가을~겨울)

배합비율 **기본발효용** | 작약 종류(뿌릿가루) 10 : 쌀이나 현미 100 : 물 300 : 누룩 10 : 엿기름가루 5
초앉히기용 | 원액 100 : (필요시) 씨식초 10

핵심요령 ❶ 쓴맛이 덜하게 엿기름 양을 조금 늘려도 된다. ❷ 엿기름 윗물을 써도 좋다. ❸ 누룩은 거칠게 부숴서 쓴다. ❹ 뿌리는 껍질째 말려 가루를 낸다. ❺ 원액이 독하면 발효 기간을 늘린다. ❻ 뿌리 달인 물을 술밥, 누룩, 엿기름가루와 섞어서 담그기도 한다. ❼ 1종류씩 담근다.

발효와 먹는 방법 ▶ 쌀이나 현미로 지은 술밥을 식혀 누룩, 엿기름가루, 뿌릿가루를 섞고, 물을 끓여서 식혀 부은 다음 항아리에 넣어 10일간 발효시킨다. ▶ 원액을 걸러 항아리에 앉히고, 씨식초는 이때 넣어서 40~50일 숙성시킨 뒤 찌꺼기를 거른다. ▶ 물에 5~10배 희석하여 식후에 마신다. ▶ 자세한 발효 원리와 방법, 먹는 방법은 p.41를 참조한다.

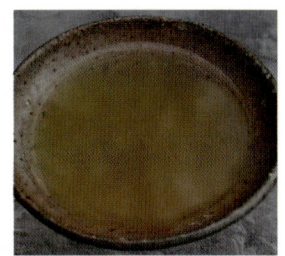

백작약 뿌리 식초.

063 백작약

Paeonia japonica (Makino) Miyabe & Takeda
미나리아재비과 여러해살이풀

생약명	백작약(白芍藥)
작용 장부·경맥	간(木), 비장(土)
효능	간질환, 생리불순, 자궁출혈
성분	베타시토스테롤(혈전개선), 트리테르페노이드(면역력증진), 페오니플로린(혈관확장), 타닌(수렴작용)

서식지 깊은 산 반그늘

뿌리 굵게 뻗으며 살이 많다. **줄기** 40~50㎝. 줄기껍질은 붉은자주색이 돈다. **잎** 2회 3번 갈라진 잎줄기에 3장씩 난다. 작은잎은 길이 5~12㎝이고, 긴 타원형 또는 거꾸로 된 달걀모양이며, 가장자리가 밋밋하다. **꽃** 5~6월에 흰색으로 피고, 줄기 끝에 1송이가 달리며, 꽃잎은 4~5장이다. **열매** 8월에 여물고 긴 타원형이며 길이 2~3㎝이다. 익으면 열매껍질이 갈라져 검은 씨앗이 나오고, 껍질 안쪽은 붉다.

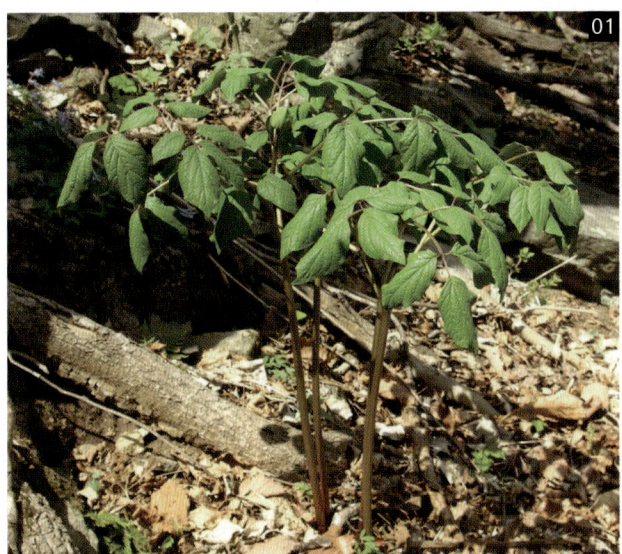

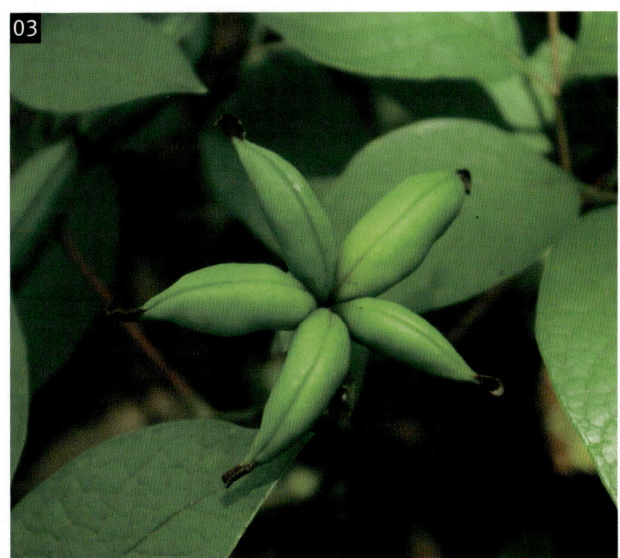

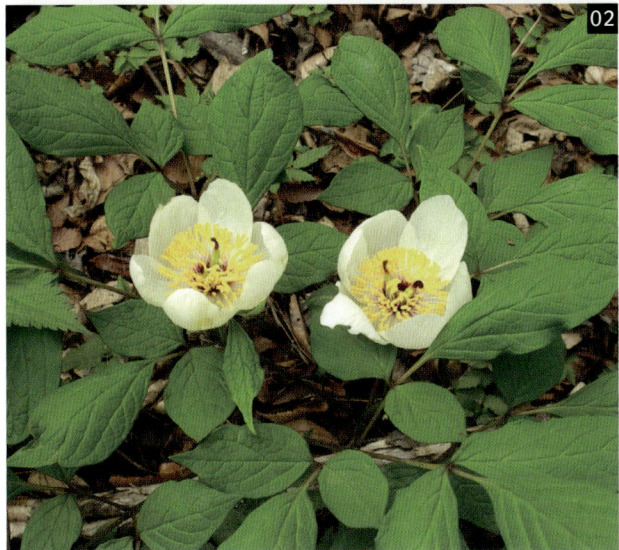

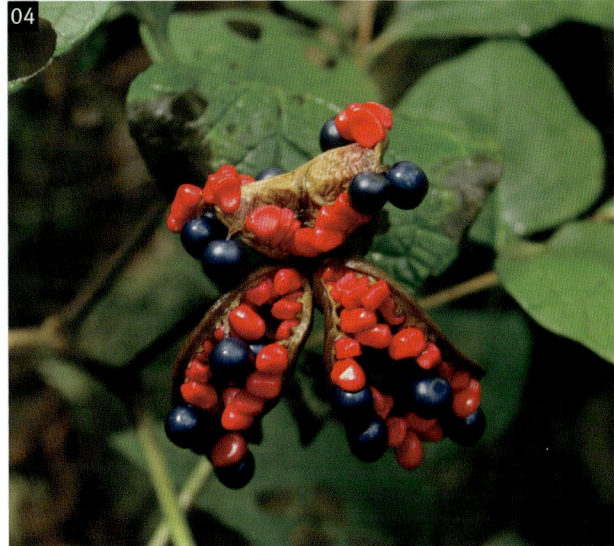

01 보기 드물게 줄기가 크게 자란 모습. 4월 15일
02 꽃 핀 모습. 4월 17일
03 풋열매와 잎. 6월 14일
04 열매 벌어진 모습. 9월 4일

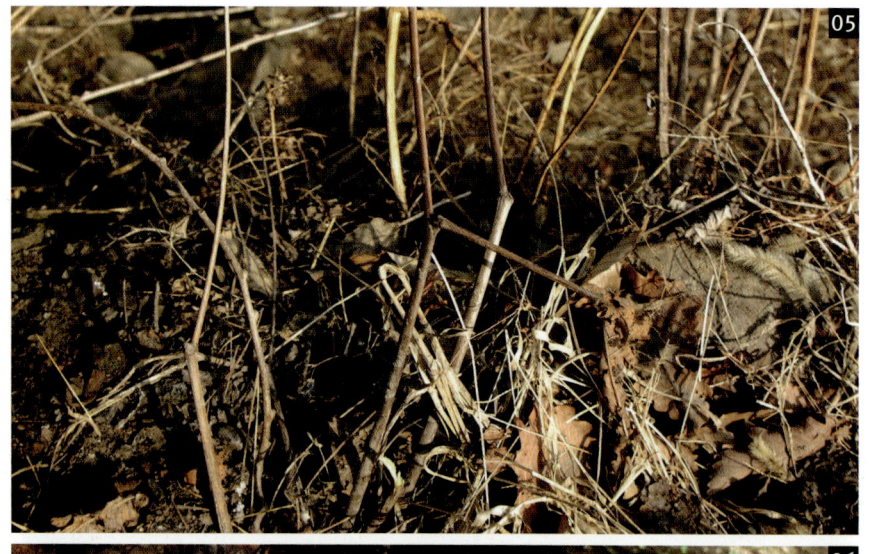

05 겨울 줄기. 1월 4일
06 뿌리 채취하는 모습. 6월 25일
07 뿌리를 썰어 말리는 모습.
08 뿌리 말려서 간 것.

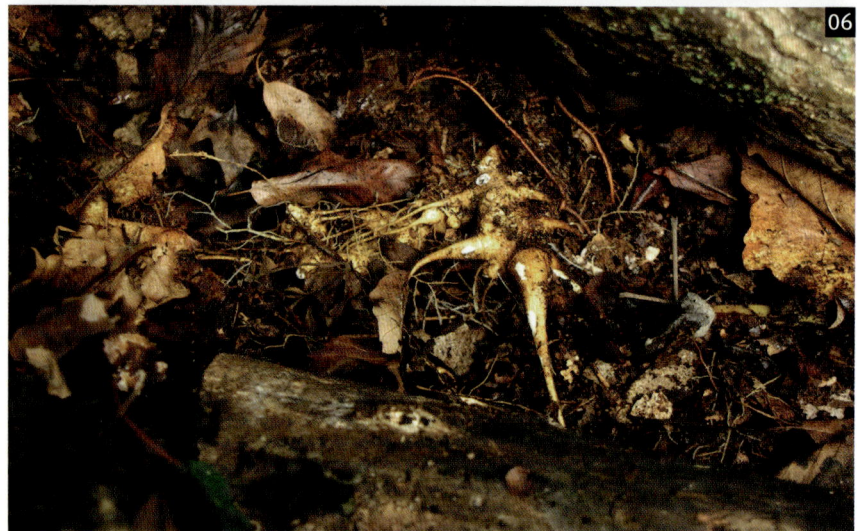

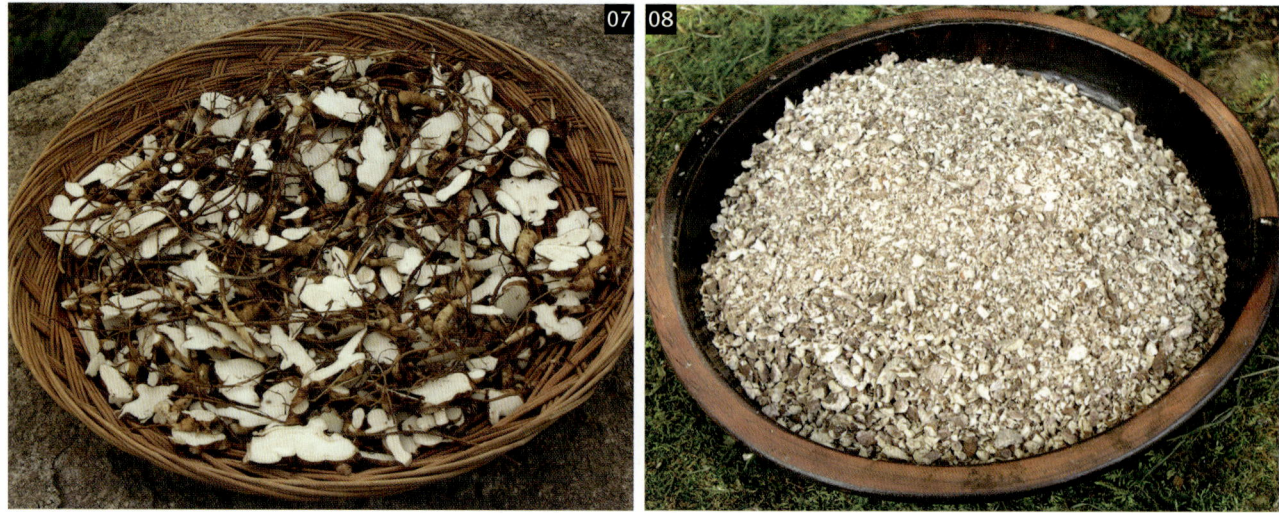

작약

Paeonia lactiflora Pall.
작약과 여러해살이풀

| **생약명** 적작(赤芍) |
| **작용 장부·경맥** 간(木), 비장(土) |
| **효능** 폐경, 생리불순, 생리통, 피부병 |
| **성분** 페오놀(통증완화), 아스트라갈린(가려움증해소) |

서식지 깊은 산 수풀. 각처에서 재배하기도 한다.

뿌리 깊게 내린다. **줄기** 40~80cm 정도 자란다. **잎** 1~2회 갈라진 잎줄기에 깃털처럼 달리고, 윗부분이 3갈래로 갈라지기도 한다. **꽃** 5~6월에 흰색이나 붉은색으로 피며, 꽃잎은 10장이다. **열매** 8월에 여물고 씨방이 크다. **주의** 어혈을 내보내므로 임신부, 생리혈이 많은 여성은 먹지 않는다.

01 겨울에 남아 있는 밑동. 1월 17일
02 잎과 꽃봉오리. 5월 8일

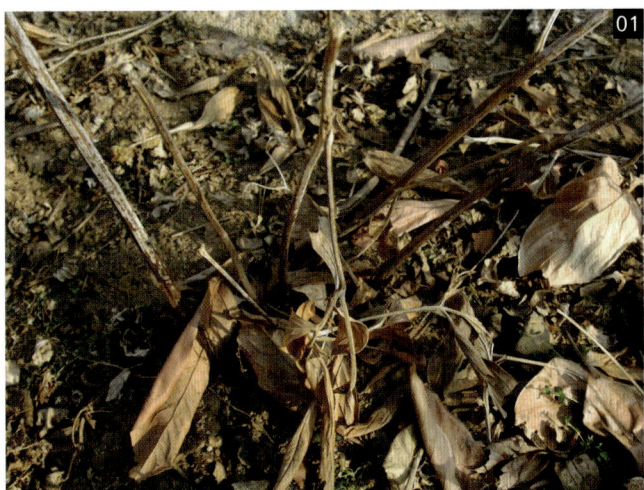
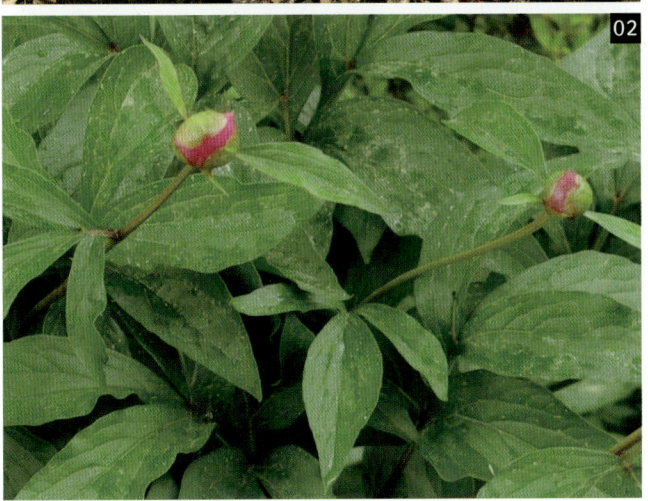
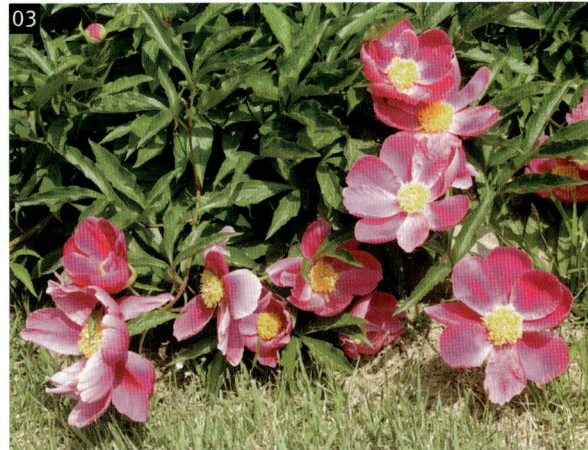
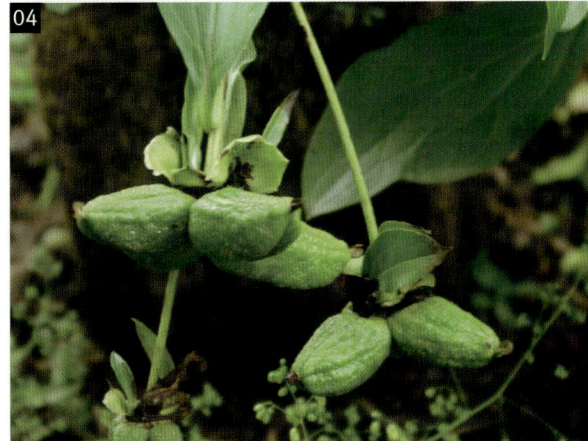
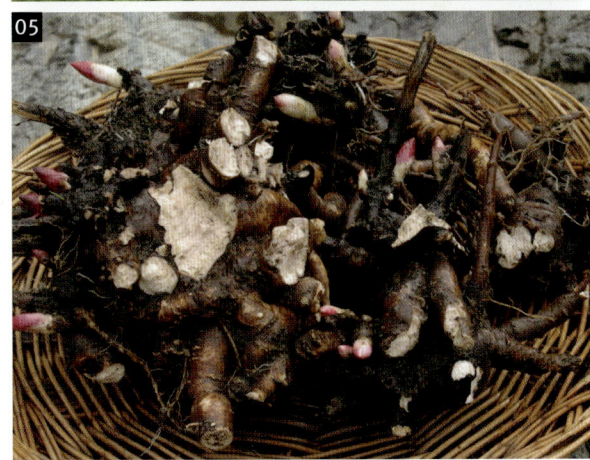

03 꽃 핀 모습. 5월 11일
04 풋열매. 7월 10일
05 채취한 작약 뿌리. 2월 3일

065 등골나물

Eupatorium japonicum Thunb. ex Murray
국화과 여러해살이풀

생약명
택란(澤蘭)

작용 장부·경맥
간(木)
비장(土)

효능
고혈압
기관지염
산후복통

성분
타락사스테롤(혈전개선)
캄펜(해열소염)
베타피넨(진균억제)
미르센(세포손상억제)

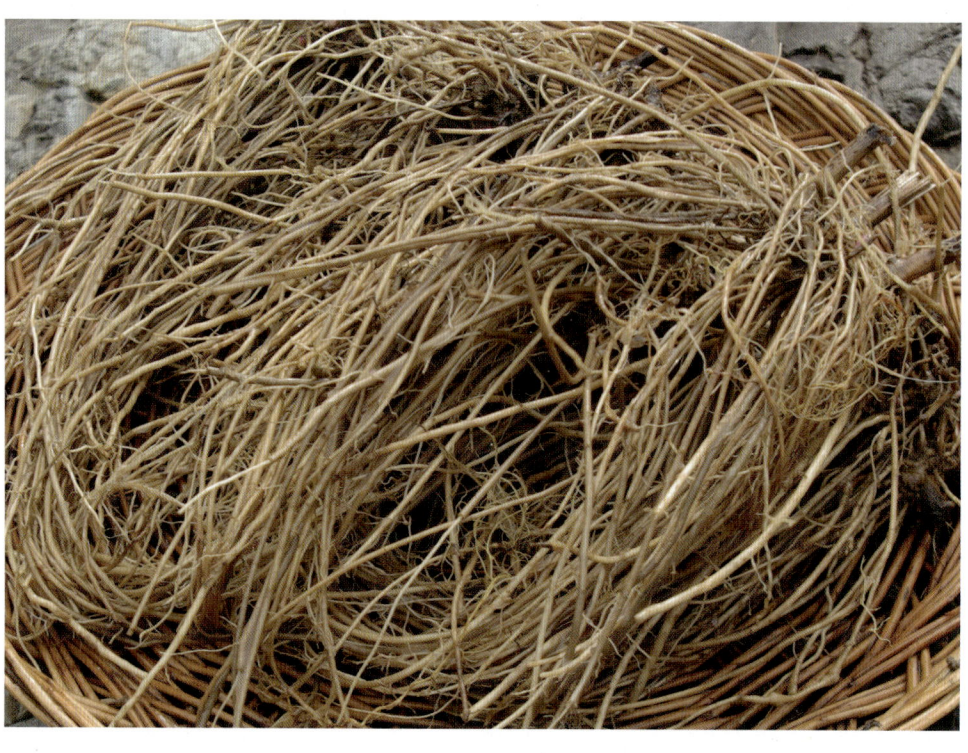

▶ 채취한 등골나물 뿌리. 2월 1일

식초 발효와 먹는 방법

생막걸리로 발효시키기

채취 뿌리째 캔 전초(봄), 뿌리(늦가을~겨울)

배합비율 **기본발효용** | 전초나 뿌리 100 : 생막걸리(멸균되지 않은 것) 100 : 조청 또는 엿기름가루 5
　　　　　　초앉히기용 | 원액 100 : (필요시) 씨식초 10

핵심요령 ❶ 잎·줄기·뿌리는 적당히 썰어 넣는다. ❷ 쓴맛이 덜하게 조청량을 조금 늘려도 된다.

발효와 먹는 방법 ▶ 등골나물을 항아리에 넣고 생막걸리와 조청 또는 엿기름가루를 넣어 40~50일 발효시킨다. ▶ 원액을 걸러 항아리에 앉히고, 씨식초는 이때 넣어서 3~6개월 발효시킨 뒤 찌꺼기를 거른다. ▶ 물에 5~10배 희석하여 식후에 마신다. ▶ 자세한 발효 원리와 방법, 먹는 방법은 p.43를 참조한다.

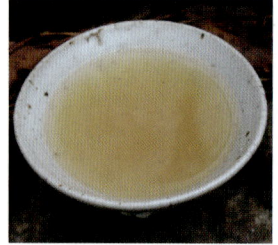

등골나물 뿌리 식초.

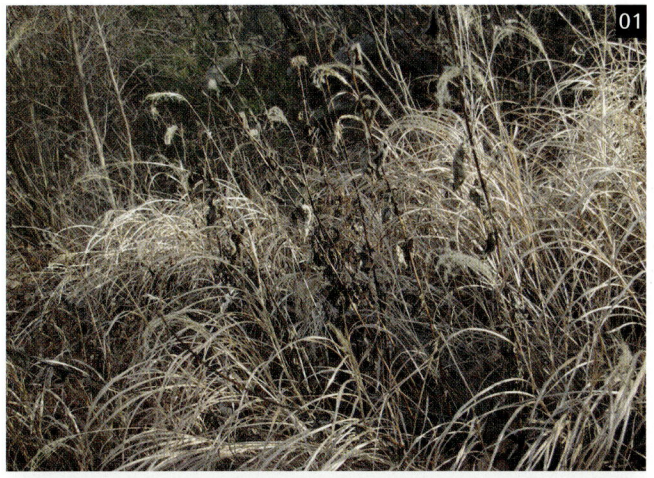

서식지 산과 들의 촉촉한 곳
뿌리 땅속에 뿌리줄기가 있고, 수염뿌리가 많이 나온다. **줄기** 1~2m. 곧게 자라고 단단하며, 줄기껍질에 검붉은색 반점이 있다. **잎** 길이 10~18cm. 마주 나고 긴 타원형이며, 끝이 뾰족하고 가장자리에 뾰족한 톱니가 있다. 앞뒷면에 잔털이 있고, 뒷면에는 기름점이 있다. **꽃** 7~10월에 자줏빛 도는 흰색으로 피며, 줄기 끝에 작은 꽃들이 모여 달린다. **열매** 11월에 여물고, 씨앗에 흰색 갓털이 있어 바람에 날려간다.

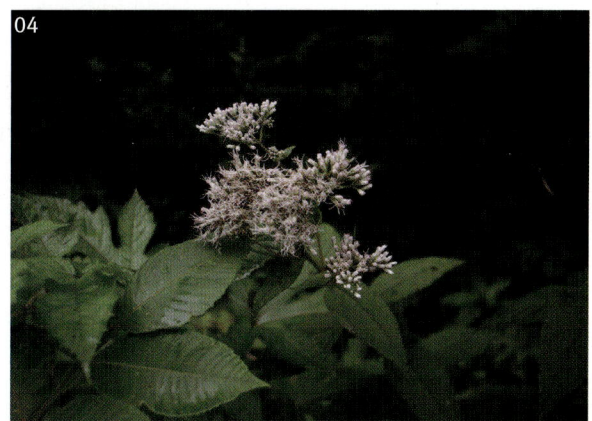

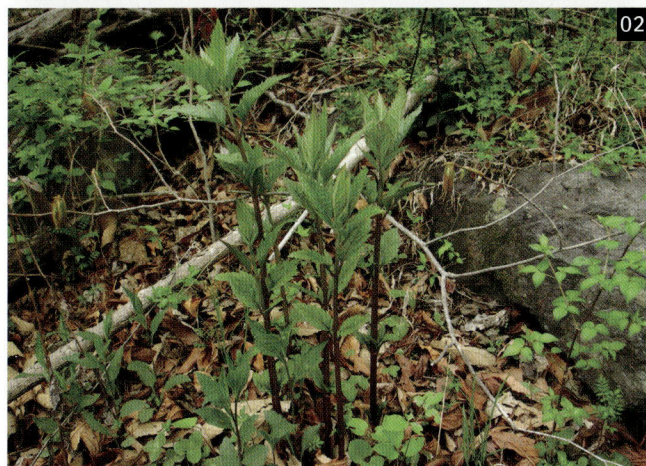

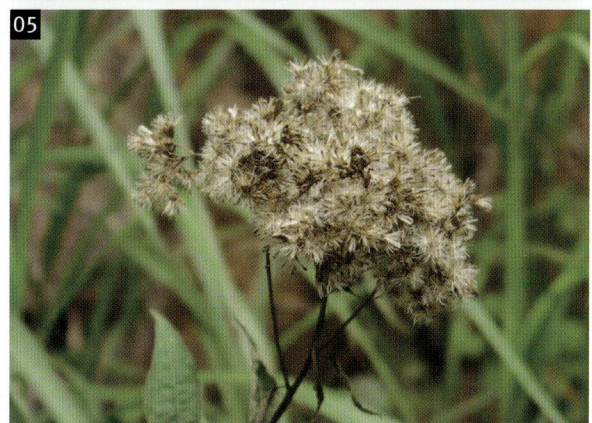

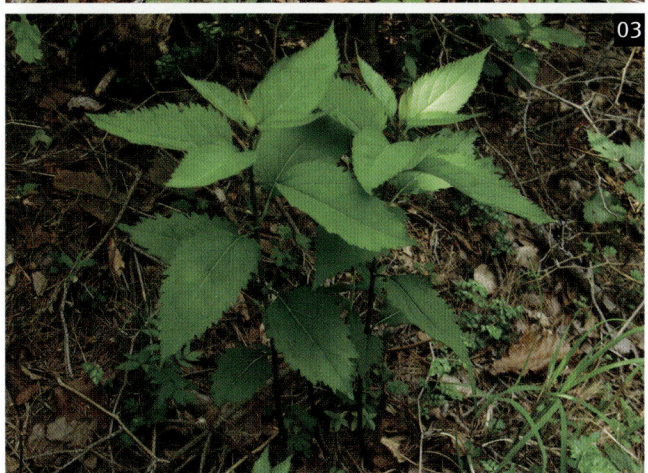

01 겨울에 남아 있는 묵은대. 1월 4일
02 봄에 새순 자라는 모습. 4월 19일
03 줄기 자라는 모습. 5월 17일
04 꽃 핀 모습. 7월 9일
05 열매. 9월 12일
06 겨울에 남아 있는 밑동. 1월 4일

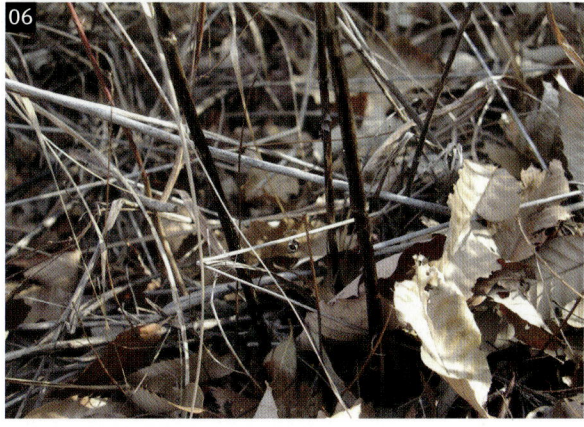

090 쉽싸리

Lycopus lucidus Turcz.
꿀풀과 여러해살이풀

생약명
택란(澤蘭)

작용 장부·경맥
간(木)
비장(土)

효능
요통
갑상샘질환
산후붓기
비만

성분
사포닌(면역력강화)
글루코사이드(종양억제)
우르솔산(비만억제)
아피게닌(염증억제)
타닌(수렴작용)

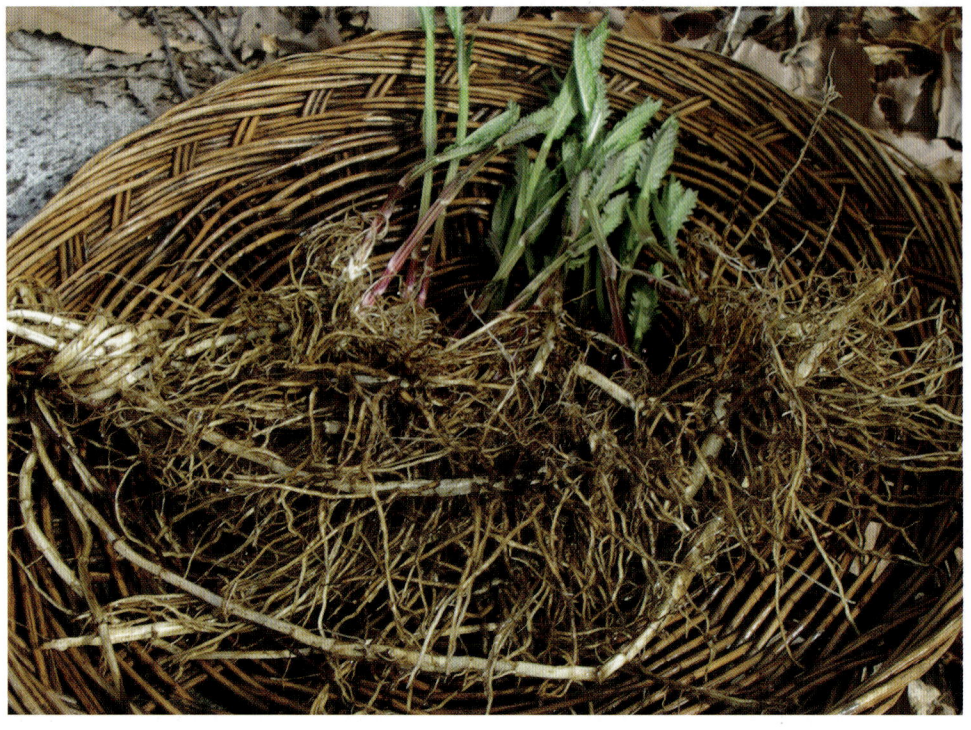

▶ 뿌리째 채취한 쉽싸리. 4월 7일

식초 발효와 먹는 방법

생막걸리로 발효시키기

채취 뿌리째 캔 전초(봄), 뿌리(늦가을~겨울)

배합비율 **기본발효용** | 전초나 뿌리 100 : 생막걸리(멸균되지 않은 것) 100 : 조청 또는 엿기름가루 5
　　　　　　초앉히기용 | 원액 100 : (필요시) 씨식초 10

핵심요령 ❶ 잎·줄기·뿌리는 적당히 썰어 넣는다. ❷ 취향에 따라 조청량을 조금 늘려도 된다.

발효와 먹는 방법 ▶ 쉽싸리를 항아리에 넣고 생막걸리와 조청 또는 엿기름가루를 넣어 40~50일 발효시킨다. ▶ 원액을 걸러 항아리에 앉히고, 씨식초는 이때 넣어서 3~6개월 발효시킨 뒤 찌꺼기를 거른다. ▶ 물에 5~10배 희석하여 식후에 마신다. ▶ 자세한 발효 원리와 방법, 먹는 방법은 p.43를 참조한다.

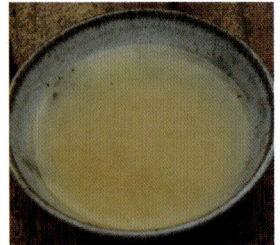

쉽싸리 식초.

서식지 산과 들의 양지나 습지

뿌리 땅속에 흰색 뿌리줄기가 있고, 수염뿌리가 많이 나온다. **줄기** 1m 정도. 곧게 자라고 흰색 잔털이 있으며, 단면이 네모지고 잎 달린 자리에 마디가 있다. **잎** 길이 2~3cm. 마주 나고 좁은 타원형이며, 가장자리에 날카로운 톱니가 있다. **꽃** 7~9월에 흰색으로 피며, 잎겨드랑이에 작은 꽃들이 빙 둘러 달린다. **열매** 9~10월에 여물며, 씨앗이 사각형이고 지름 2mm 정도이다.

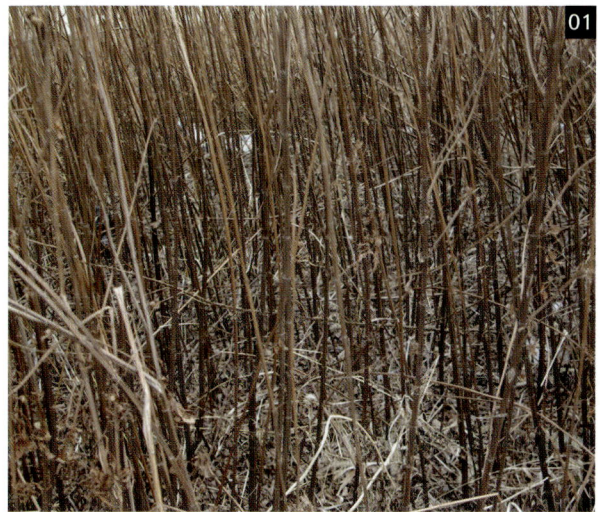
01 겨울에 남아 있는 묵은대. 1월 20일
02 봄에 올라온 새순. 4월 7일
03 꽃 핀 모습. 7월 15일

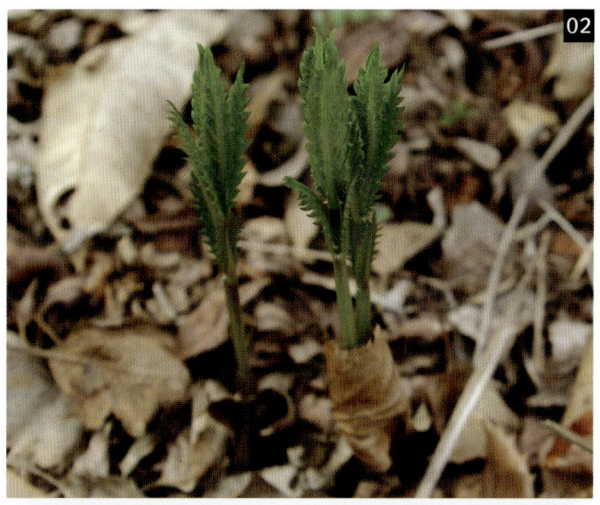

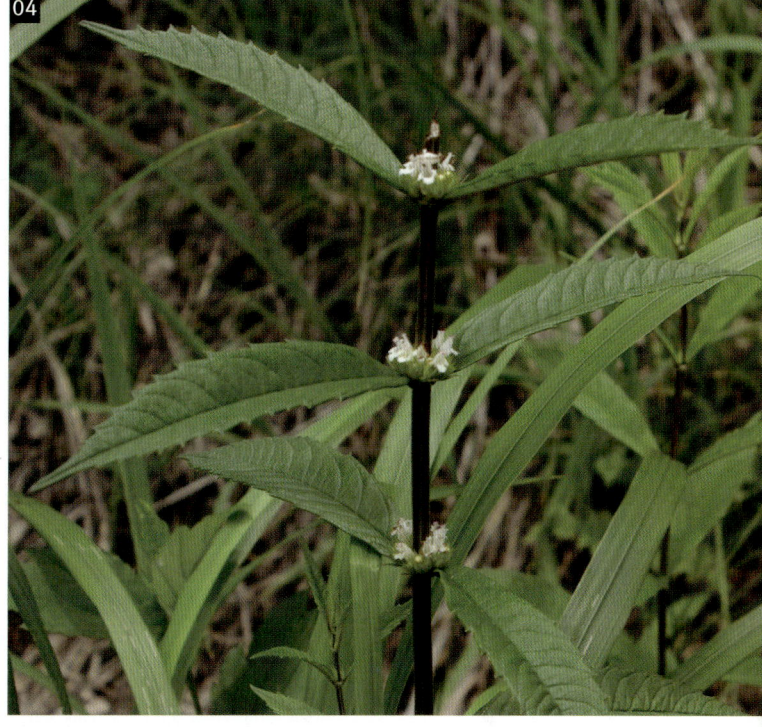
04 꽃과 줄기와 잎. 7월 5일
05 겨울에 남아 있는 열매. 1월 14일

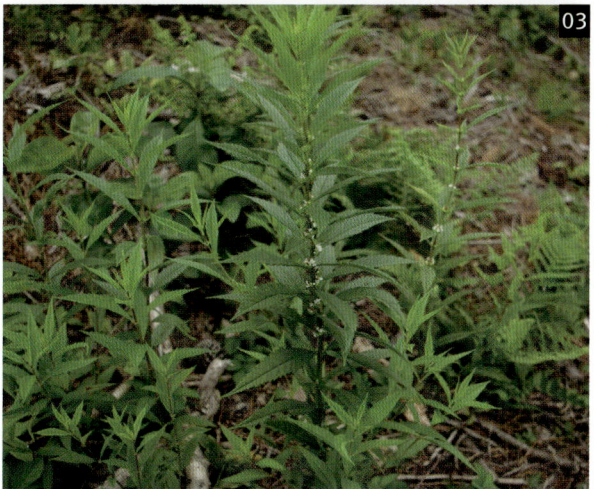

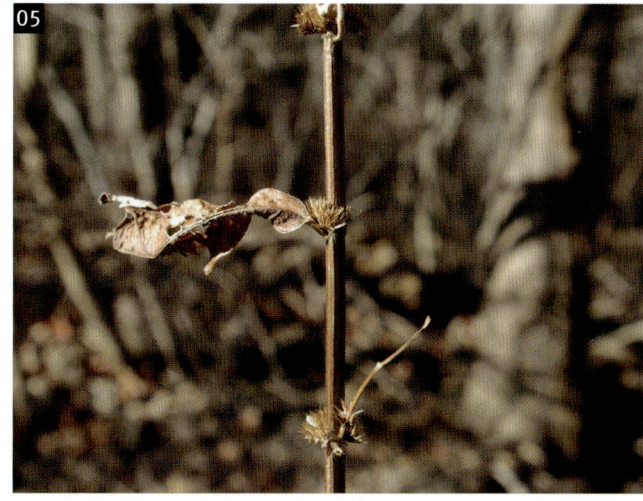

067 큰까치수염

Lysimachia clethroides Duby
앵초과 여러해살이풀

생약명
진주채(珍珠菜)

작용 장부·경맥
간(木)
비장(土)

효능
간염
류머티즘
생리불순
아이영양실조

성분
에피카테킨(뇌손상예방)
캠페롤(소염작용)
이소케르세틴
(피부노화억제)

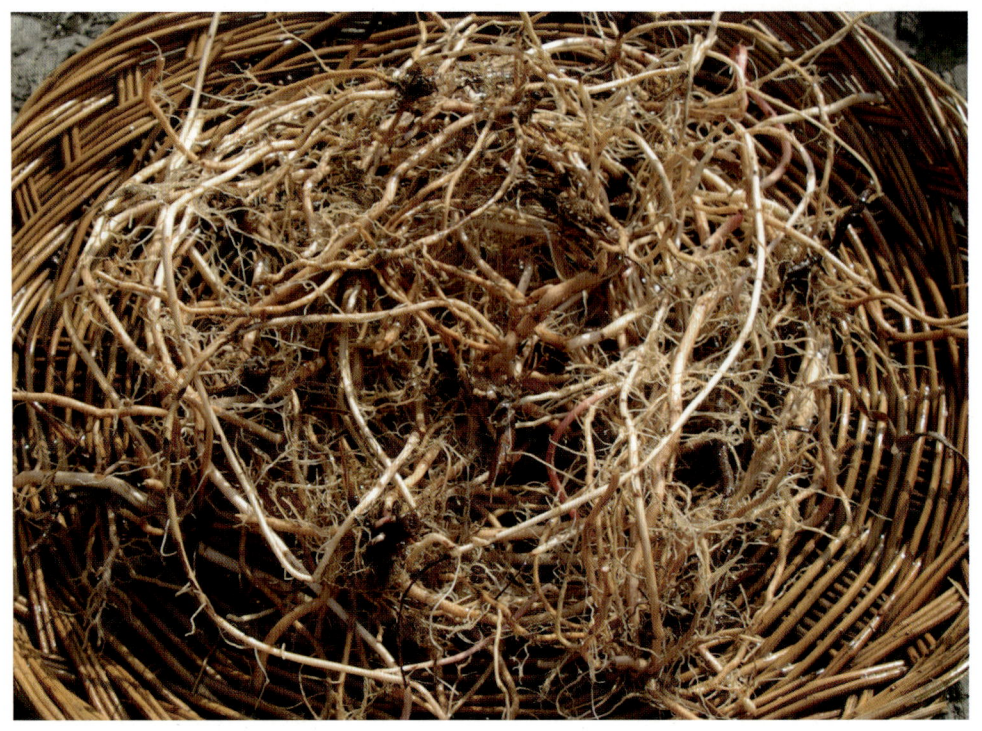

▶ 채취한 큰까치수염 뿌리.
2월 2일

식초 발효와 먹는 방법

당분으로 발효시키기

채취 뿌리째 캔 전초(봄), 뿌리(늦가을~겨울)

배합비율 **기본발효용 |** 전초나 뿌리 100 : 설탕 30 : 생효모 0.1(또는 누룩가루 5) : 설탕물(20% 농도) 적당량

초앉히기용 | 원액 100 : (필요시) 씨식초 또는 생막걸리 10

핵심요령 ❶ 잎·줄기·뿌리는 적당히 썰어 넣는다. ❷ 식초액이 적게 나오므로 설탕물을 추가한다.

발효와 먹는 방법 ▶ 큰까치수염을 설탕에 버무려 항아리에 넣고, 생효모나 누룩가루를 뿌린 뒤 끓인 물을 식혀서 설탕물을 만들어 붓는다. ▶ 미리 조금 남겨둔 설탕을 위에 덮고 40~50일 발효시킨다. ▶ 원액을 걸러 항아리에 앉히고, 씨식초나 생막걸리를 넣는 경우에는 이때 넣어서 3~6개월 발효시킨 뒤 찌꺼기를 거른다. ▶ 물에 5~10배 희석하여 식후에 마신다. ▶ 자세한 발효 원리와 방법, 먹는 방법은 p.45를 참조한다.

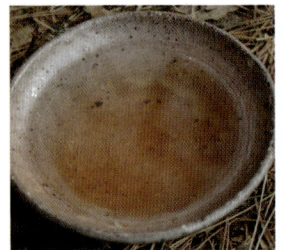

큰까치수염 뿌리 식초.

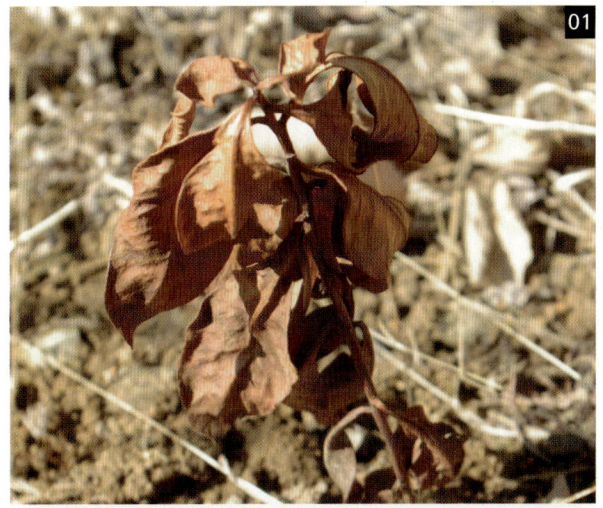

서식지 산속 양지나 반그늘 풀밭
뿌리 땅속의 뿌리줄기가 옆으로 뻗으며, 수염뿌리가 많이 나온다. **줄기** 50~100㎝. 밑동이 자줏빛을 띠고, 윗동에 잔털이 조금 있다. 가지는 거의 없다. **잎** 길이가 6~14㎝. 어긋나고 긴 타원 같은 피침형이며, 끝이 뾰족하고 검은색 기름점이 있다. **꽃** 6~7월에 흰색으로 피며, 줄기 끝에 작은 꽃들이 어긋나게 모여서 길이 10~20㎝의 꼬리모양으로 달린다. 열매가 맺힐 때쯤이면 40㎝까지 길어진다. **열매** 8~9월에 여물며, 둥글고 지름 2.5㎜ 정도이다. **주의** 어혈을 내보내므로 임신부는 먹지 않는다.

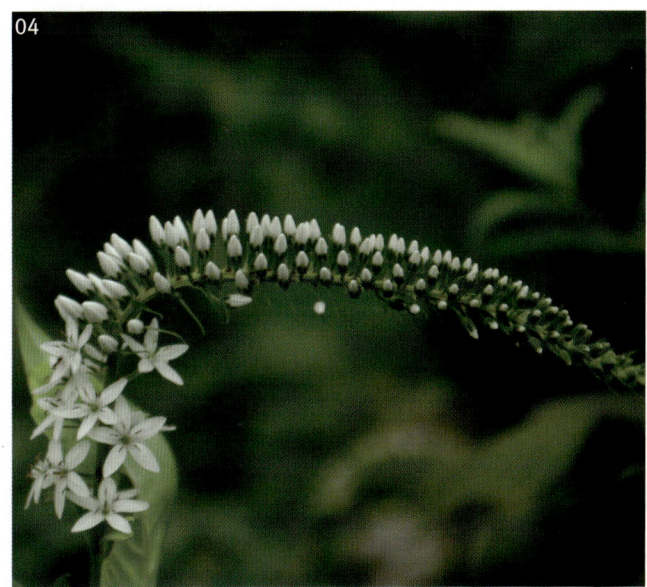

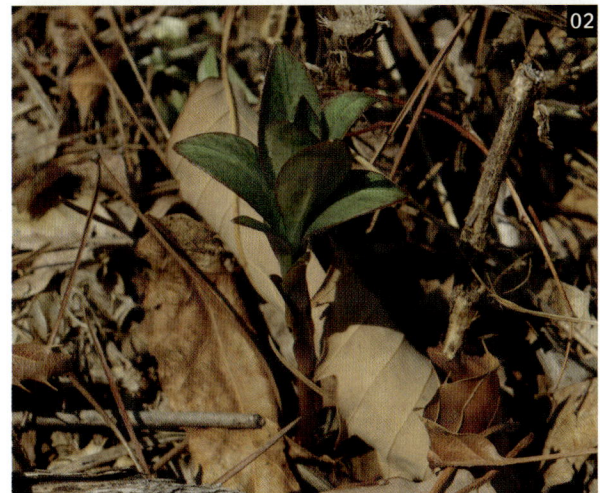

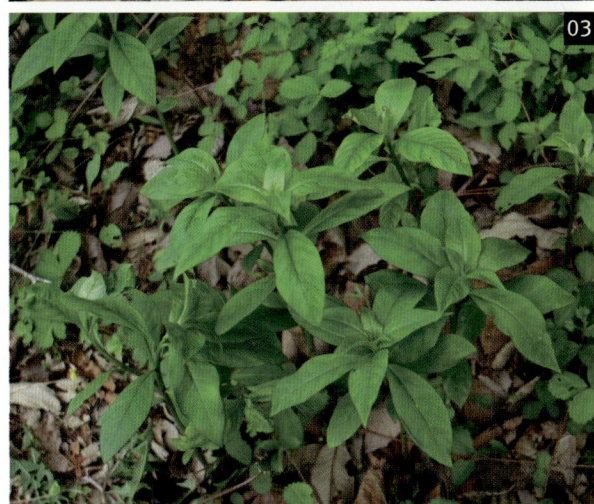

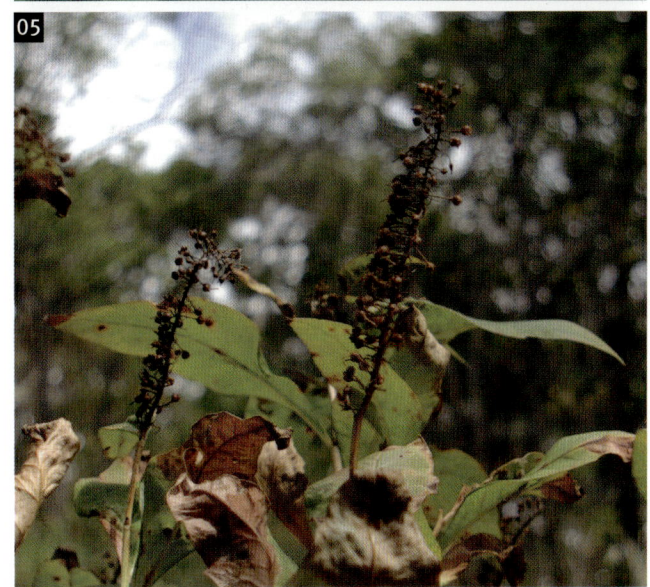

01 겨울에 남아 있는 묵은대. 2월 2일
02 봄에 올라온 새순. 4월 2일
03 줄기 자라는 모습. 5월 2일

04 꽃 피는 모습. 6월 11일
05 열매 달린 모습. 10월 18일

구절초

Chrysanthemum zawadskii var. *latilobum*
국화과 여러해살이풀

생약명
구절초(九折草)

작용 장부·경맥
간(木), 비장(土), 폐(金)

효능
생리불순, 불임
폐렴, 기관지염
더위 먹은 데

성분
루테올린(염증제거)
캄펜(해열소염)
리나린(노화방지)
장뇌(진균억제)

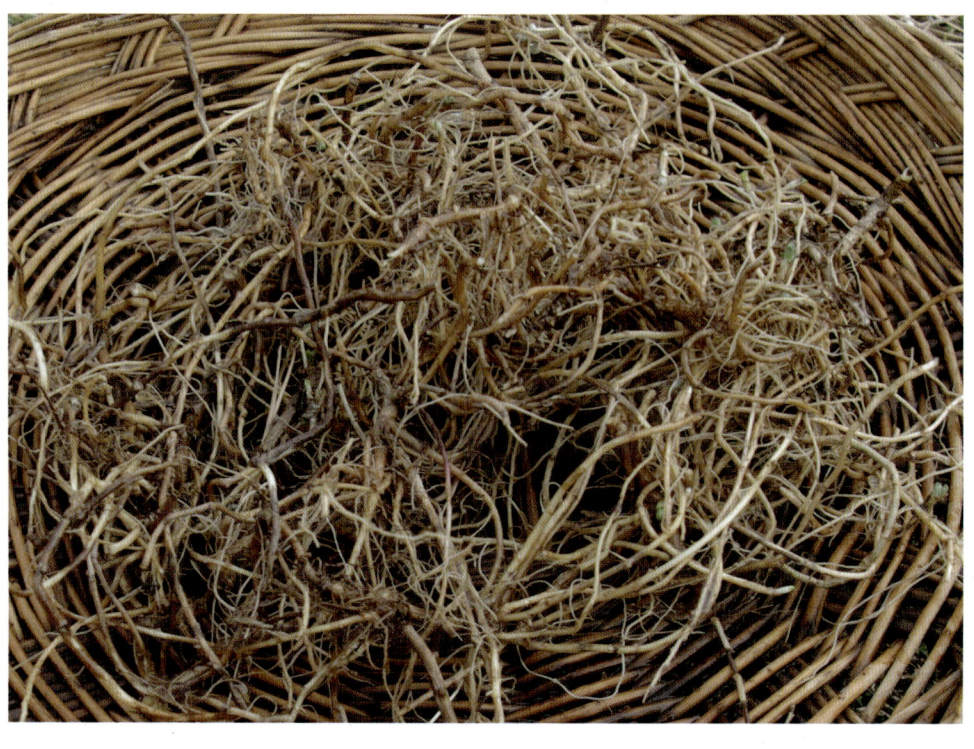

▶ 채취한 구절초 뿌리. 2월 3일

식초 발효와 먹는 방법

누룩으로 발효시키기

채취 잎·줄기·꽃(봄~가을. 음력 9월 9일에 채취한 것이 약효가 좋다), 뿌리(늦가을~겨울)

배합비율　**기본발효용 |** 잎·줄기·꽃이나 뿌리 달인 물 300 : 쌀이나 현미 100 : 누룩 10

　　　　　또는, 구절초 적당히 썬 것 5 : 쌀이나 현미 100 : 물 200 : 누룩 10

　　　　　초앉히기용 | 원액 100 : (필요시) 씨식초 10

핵심요령 ❶ 누룩은 거칠게 부숴서 쓴다. ❷ 원액이 독하면 발효 기간을 늘린다. ❸ 구절초를 쌀이나 현미로 지은 술밥과 함께 쪄서 식힌 뒤 누룩, 물(끓여서 식힌 것)과 섞어서 담그기도 한다.

발효와 먹는 방법 ▶ 쌀이나 현미로 지은 술밥을 식혀 누룩을 섞고, 구절초 달인 물을 식혀 부은 다음 항아리에 넣어 10일간 발효시킨다. ▶ 원액을 걸러 항아리에 앉히고, 씨식초는 이때 넣어서 40~50일 숙성시킨 뒤 찌꺼기를 거른다. ▶ 물에 5~10배 희석하여 식후에 마신다. ▶ 자세한 발효 원리와 방법, 먹는 방법은 p.40를 참조한다.

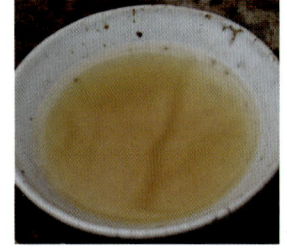

구절초 뿌리 식초.

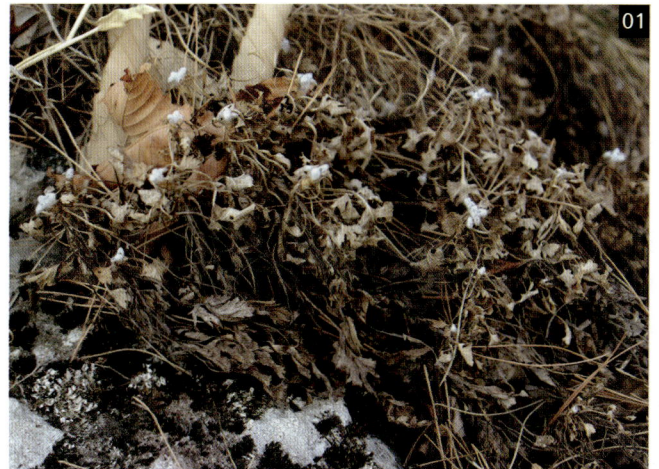

서식지 산속 양지나 반그늘, 바위 위
뿌리 땅속 뿌리줄기가 옆으로 뻗으면서 새순을 낸다. **줄기** 50㎝ 정도 곧게 자란다. **잎** 길이 4~7㎝. 어긋나게 달리고, 달걀모양 또는 넓은 달걀모양이며, 1회 갈라져 깃털처럼 된다. 윗동잎이 작다. **꽃** 7~8월에 흰색으로 피고 붉은빛이 돌기도 한다. 줄기와 가지 끝에 1송이씩 달린다. **열매** 10월에 여물며, 씨앗은 긴 타원형이고 길이 2㎜ 정도이다.

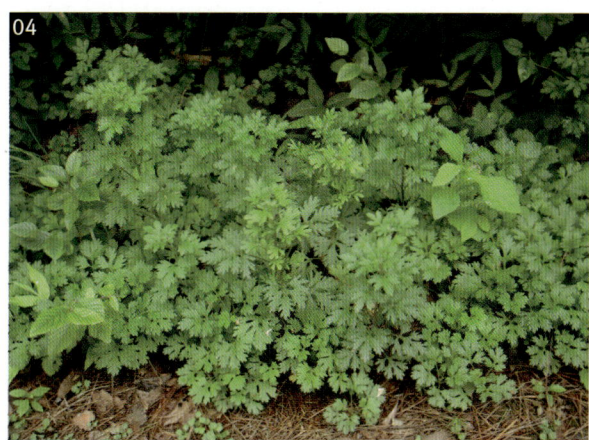

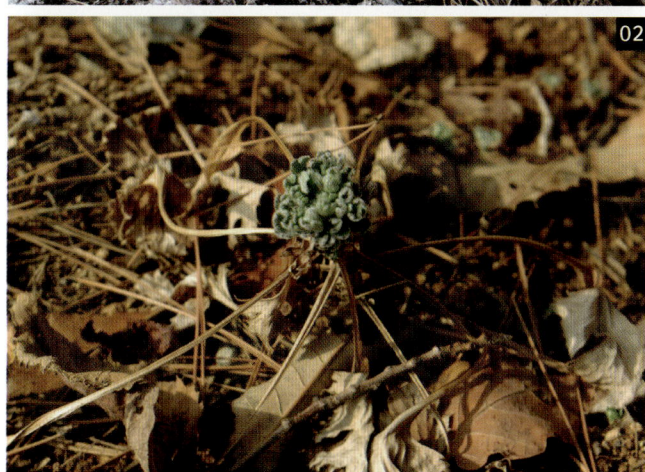

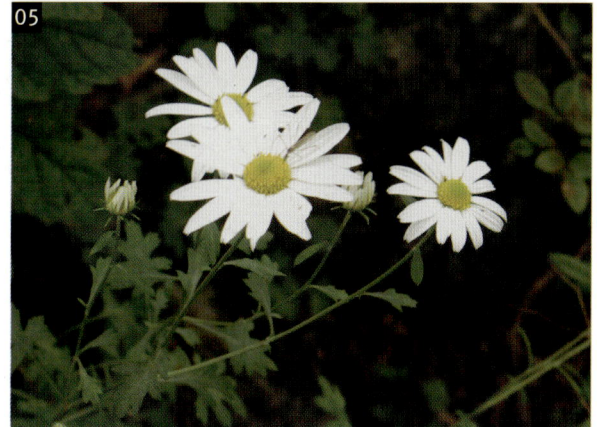

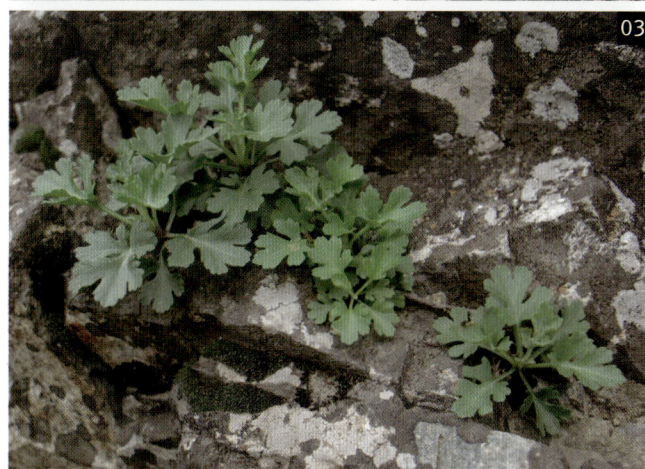

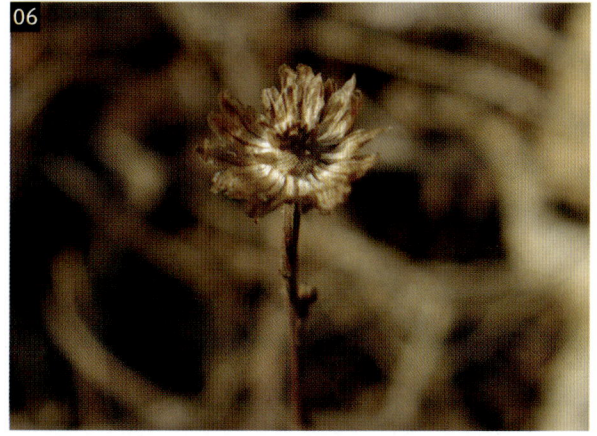

01 겨울에 남아 있는 묵은대. 1월 4일
02 늦겨울에 올라온 새순. 2월 3일
03 바위에 붙어 자라는 모습. 8월 13일
04 무성해진 군락 모습. 7월 13일
05 꽃 핀 모습. 9월 10일
06 묵은대에 남은 꽃싼잎조각. 1월 7일

참취

Aster scaber Thunb.
국화과 여러해살이풀

생약명
동풍채(東風菜)

작용 장부·경맥
간(木)
비장(土)
폐(金)

효능
관절염
감기
두통

성분
프리에델린(종양억제)
알파스피나스테롤
(해독소염)
쿠마린(혈전개선)

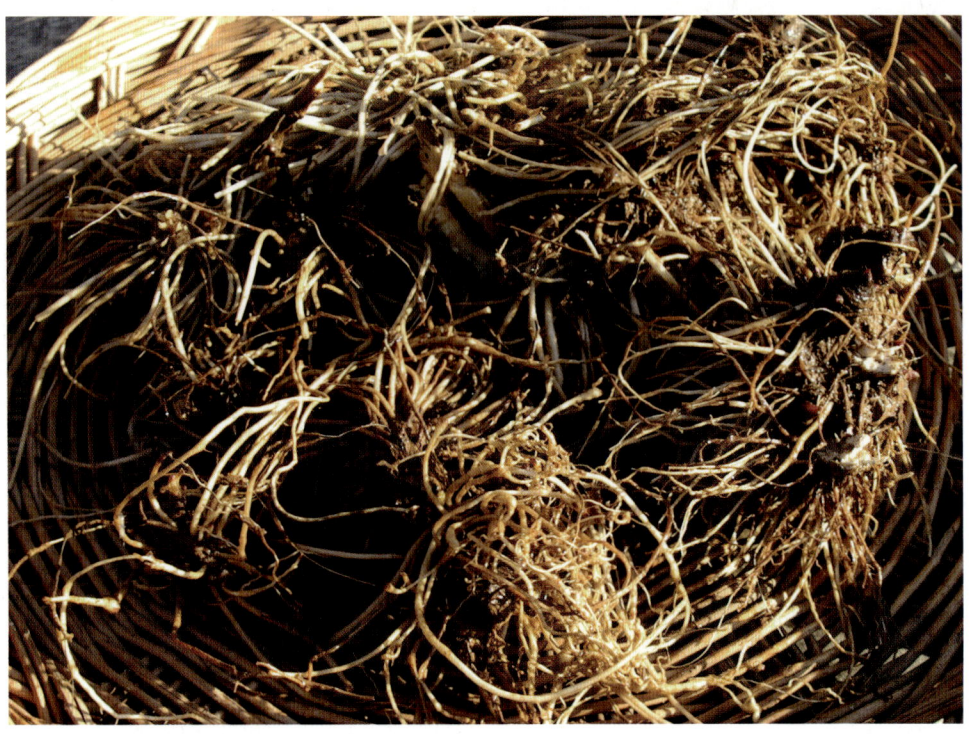

▶ 채취한 참취 뿌리. 1월 22일

식초 발효와 먹는 방법

생막걸리로 발효시키기

채취 뿌리째 캔 전초(봄), 뿌리(늦가을~겨울)

배합비율　**기본발효용** | 전초나 뿌리 100 : 생막걸리(멸균되지 않은 것) 100 : 조청 또는 엿기름가루 5
　　　　　　초앉히기용 | 원액 100 : (필요시) 씨식초 10

핵심요령　❶ 잎·줄기·뿌리는 적당히 썰어서 넣는다. ❷ 취향에 따라 조청량을 조금 늘려도 된다.

발효와 먹는 방법　▶ 참취를 항아리에 넣고 생막걸리와 조청 또는 엿기름가루를 넣어 40~50일 발효시킨다. ▶ 원액을 걸러 항아리에 앉히고, 씨식초는 이때 넣어서 3~6개월 발효시킨 뒤 찌꺼기를 거른다. ▶ 물에 5~10배 희석하여 식후에 마신다. ▶ 자세한 발효 원리와 방법, 먹는 방법은 p.43를 참조한다.

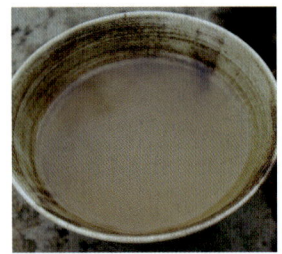

참취 뿌리 식초.

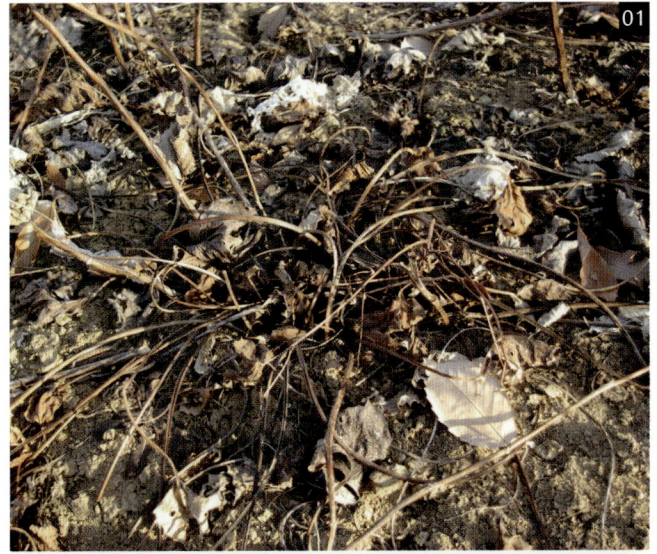

서식지 산과 들의 양지나 반그늘
뿌리 땅속에 짧고 굵은 뿌리줄기가 있고, 수염뿌리가 많이 나온다.
줄기 100~150㎝ 정도 자라고 거칠거칠하다. **잎** 뿌리잎은 뭉쳐서 나고, 심장모양이며 잎자루가 길다. 줄기잎은 어긋나고 삼각형 같은 타원형이며, 끝이 뾰족하고 이빨 같은 톱니가 있다. 밑동잎은 잎자루가 길고 윗동잎은 짧다. 잎자루에 날개가 있다. **꽃** 8~9월에 흰색으로 피고, 줄기와 가지에 꽃들이 달리며, 지름 1.8~2.4㎝이다. **열매** 10~11월에 여물고 씨앗이 긴 타원 같은 피침형이며, 갓털이 있어 바람에 날려간다.

01 겨울에 남아 있는 묵은대. 12월 29일
02 뿌리잎과 잎자루. 7월 5일
03 줄기 자라는 모습. 6월 2일
04 꽃 핀 모습. 7월 10일
05 비 맞은 열매. 11월 2일

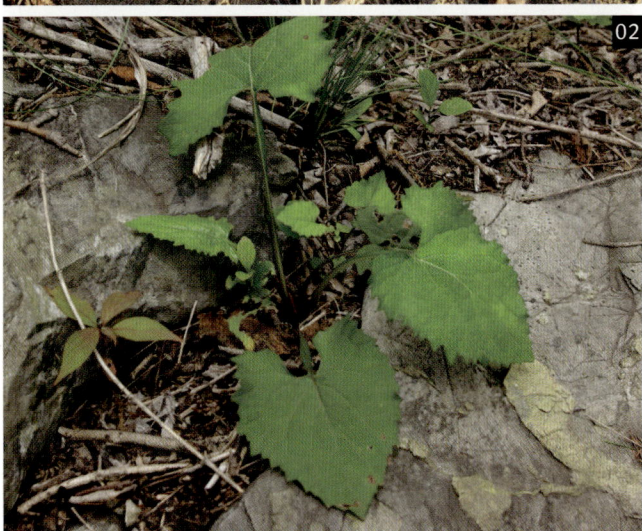

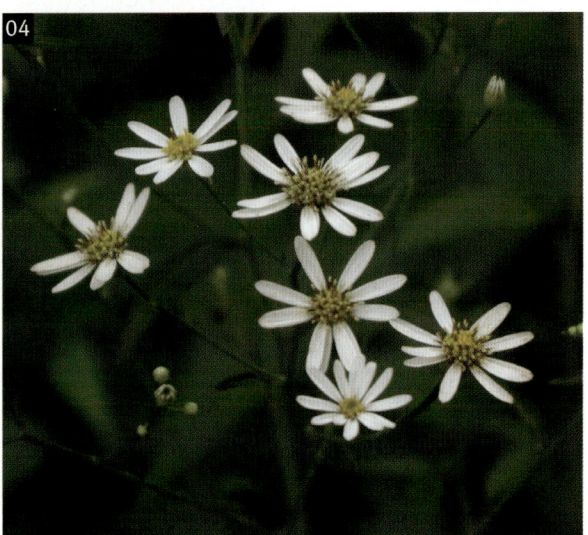

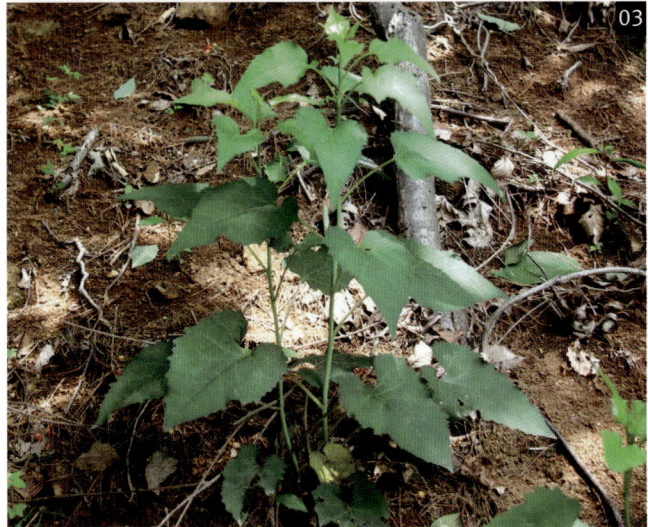

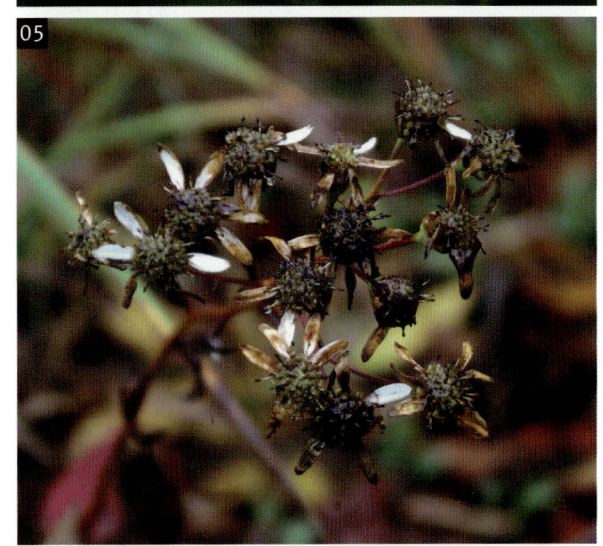

070 산딸나무

Cornus kousa Buerg.
층층나무과 잎지는 큰키나무

생약명
야여지(野荔枝)

작용 장부·경맥
간(木)
비장(土)
대장(金)

효능
골절
외상출혈
이질설사

성분
이소케르시트린(노화방지)
갈산(노화방지)
단백질(근육강화)

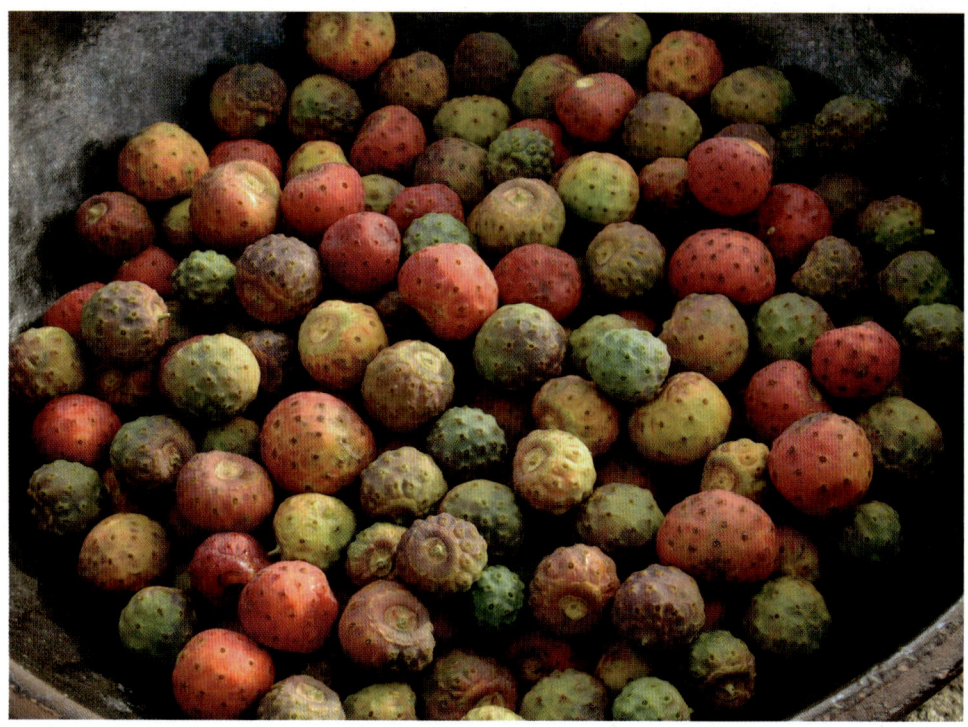

▶ 채취한 산딸나무 열매.
9월 24일

식초 발효와 먹는 방법

생막걸리로 발효시키기

채취 어린잎(봄), 열매(가을)

배합비율　**기본발효용 |** 어린잎이나 열매 100 : 생막걸리(멸균되지 않은 것) 100 : 조청 또는 엿기름 가루 5

　　　　　　초앉히기용 | 원액 100 : (필요시) 씨식초 10

핵심요령　❶ 어린잎은 적당히 썰어 넣는다. ❷ 취향에 따라 조청량을 조금 늘려도 된다. ❸ 열매로 담근 것은 요리에 넣어도 좋다.

발효와 먹는 방법 ▶ 어린잎이나 열매를 항아리에 넣고 생막걸리와 조청 또는 엿기름가루를 넣어 40~50일 발효시킨다. ▶ 원액을 걸러 항아리에 앉히고, 씨식초는 이때 넣어서 3~6개월 발효시킨 뒤 찌꺼기를 거른다. ▶ 물에 5~10배 희석하여 식후에 마신다. ▶ 자세한 발효 원리와 방법, 먹는 방법은 p.43를 참조한다.

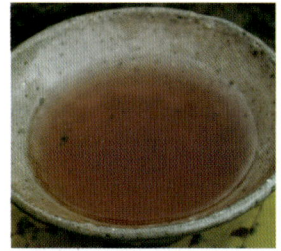

산딸나무 열매 식초.

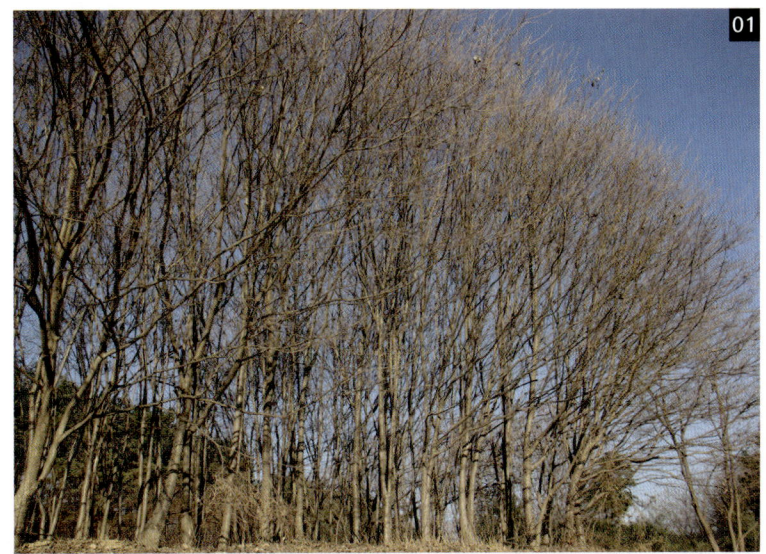

서식지 산속 촉촉한 땅

줄기 7~12m. 줄기껍질은 회갈색이고, 껍질눈이 많아 거칠며 점차 비늘처럼 벗겨진다. **잎** 길이 5~12㎝. 마주 나고 긴 타원형이며, 끝이 뾰족하고 가장자리가 물결처럼 구불거린다. 앞면에 잔털이 조금 있고, 뒷면은 흰녹색 잔털이 빽빽하다. **꽃** 6~7월에 흰색으로 피며, 꽃잎은 없고 4갈래의 큰 꽃받침 잎이 있다. **열매** 10월에 붉은색으로 여문다. 둥글고 울퉁불퉁하며 길이 1.5~2.5㎝이다.

01 겨울 모습. 1월 2일
02 꽃 핀 모습. 5월 27일
03 풋열매와 잎. 8월 7일
04 익은 열매. 8월 30일
05 줄기. 8월 22일

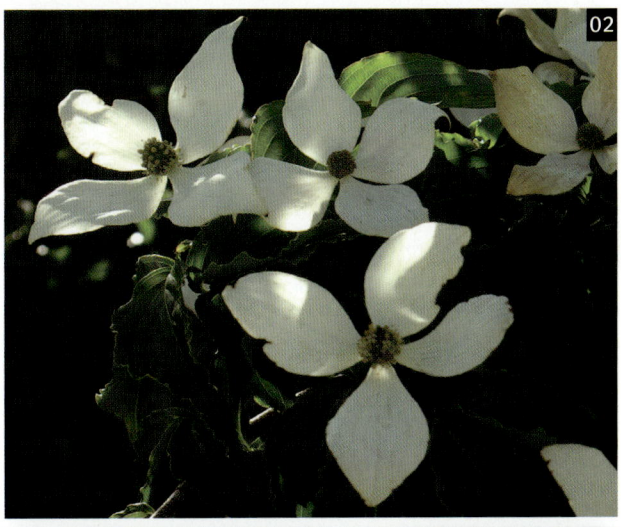

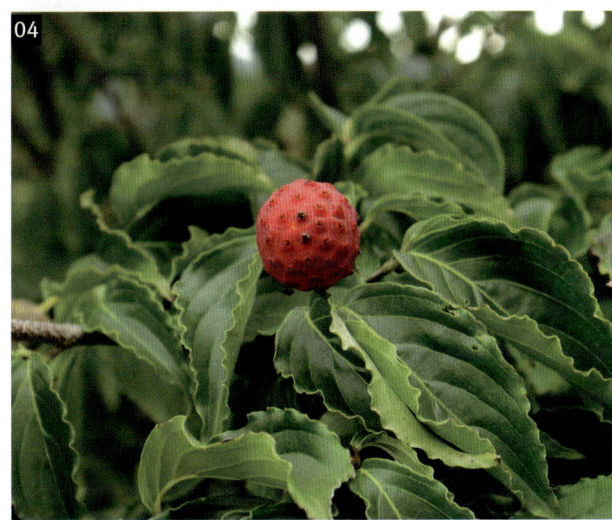

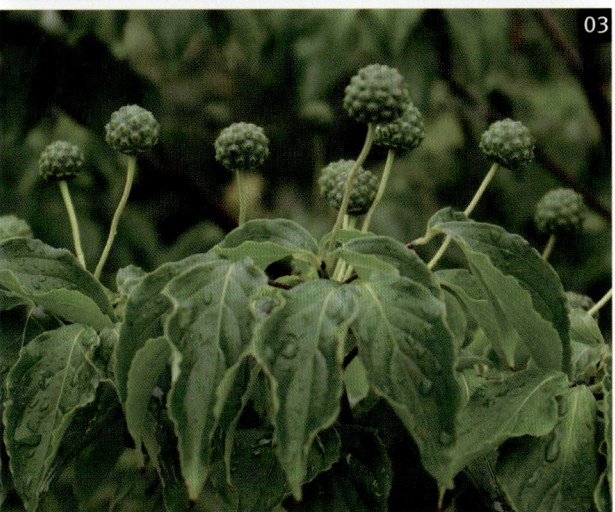

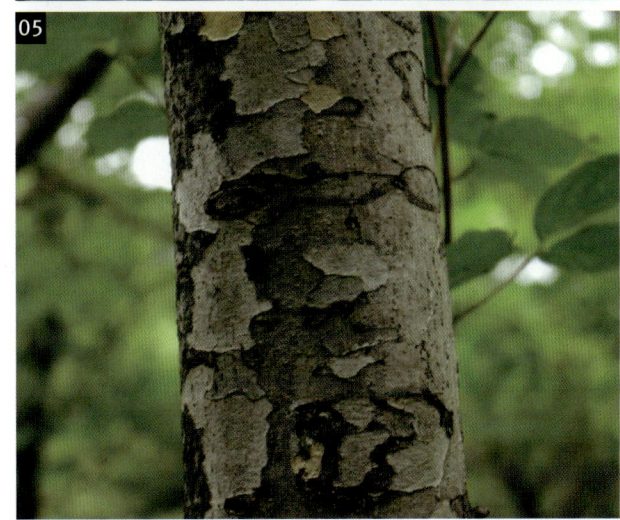

새삼 종류

간·비장·신장에 작용

071 - 072

같은 약재
새삼
실새삼

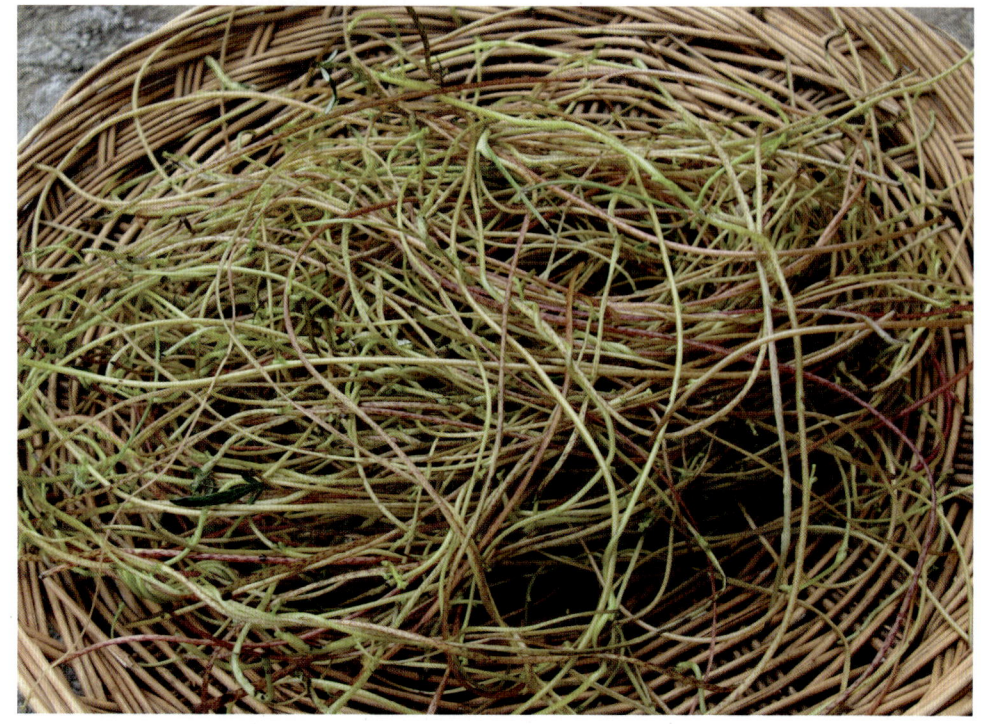

▶ 채취한 새삼 줄기. 7월 27일

식초 발효와 먹는 방법

생막걸리로 발효시키기

채취 새순(봄), 줄기(봄~여름)

배합비율 **기본발효용 |** 새순이나 줄기 100 : 생막걸리(멸균되지 않은 것) 100 : 조청 또는 엿기름가루 5

　　　　　초앉히기용 | 원액 100 : (필요시) 씨식초

핵심요령 ❶ 새순·줄기는 적당히 썰어 넣는다. ❷ 쓴맛이 덜하게 조청량을 조금 늘려도 된다. ❸ 1종류씩 담근다.

발효와 먹는 방법 ▶ 새순이나 줄기를 항아리에 넣고 생막걸리와 조청 또는 엿기름가루를 넣어 40~50일 발효시킨다. ▶ 원액을 걸러 항아리에 앉히고, 씨식초는 이때 넣어서 3~6개월 발효시켜 찌꺼기를 거른다. ▶ 물에 5~10배 희석하여 식후에 마신다. ▶ 자세한 발효 원리와 방법, 먹는 방법은 p.43을 참조한다.

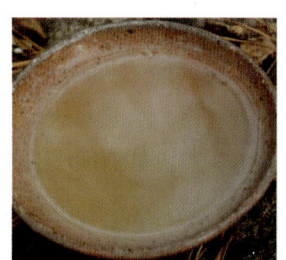

새삼 줄기 식초.

071 새삼

Cuscuta japonica Choisy
메꽃과 기생덩굴성 한해살이풀

- **생약명** 토사(菟絲)
- **작용 장부·경맥** 간(木), 비장(土), 신장(水)
- **효능** 간염, 발기부전, 당뇨, 이명증
- **성분** 하이페린(심장동맥확장), 글루코사이드(해독작용), 케르세틴(알러지예방), 알칼로이드(염증통증완화)

서식지 산과 들의 양지(주로 칡이나 쑥 등에 기생)
뿌리 숙주식물에 붙으면 퇴화하여 없어진다. **줄기** 길이 4~5m, 지름 2㎜ 정도. 붉고 노란갈색을 띠며 털이 없고, 다른 식물에 달라붙어 양분을 흡수한다. **잎** 퇴화되고 드물게 어긋나게 달리며, 삼각형의 비늘 같다. **꽃** 8~9월에 흰색으로 피고, 작은 꽃들이 이삭모양으로 모여서 달린다. 꽃부리가 5갈래이다. **열매** 9~10월에 여물며, 타원형이고 지름 4㎜ 정도이다. 익으면 껍질이 갈라져 검은 씨앗이 나온다.

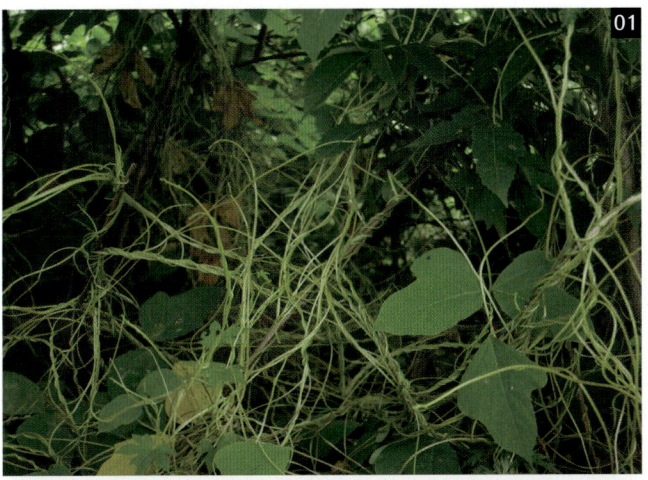

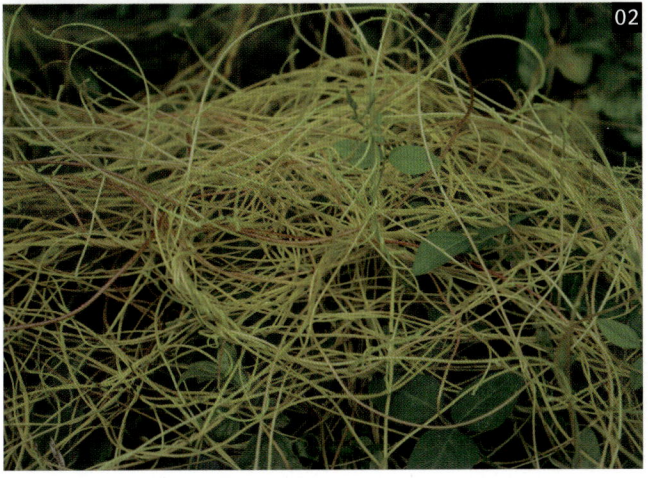

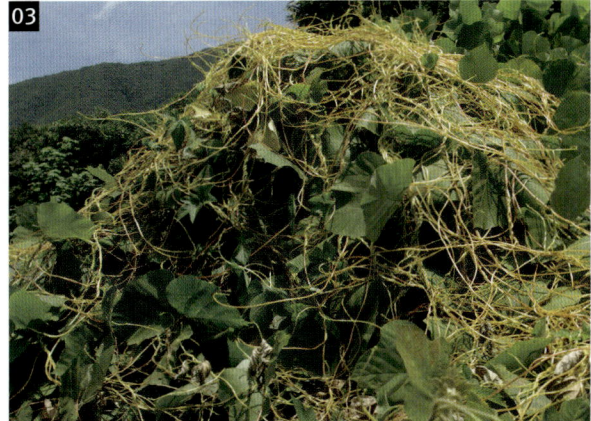

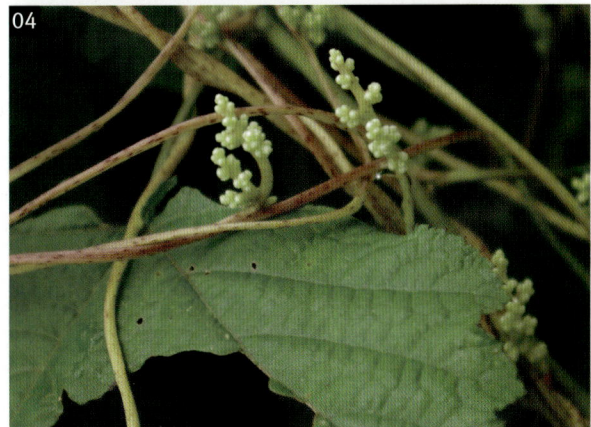

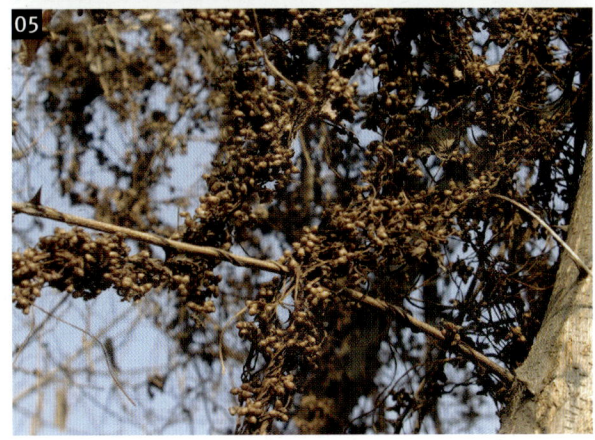

01 새삼 덩굴 뻗는 모습. 7월 10일
02 덩굴이 무성해진 모습. 8월 1일
03 칡덩굴 위에 붙어 자라는 모습. 7월 30일
04 꽃봉오리와 줄기. 8월 13일
05 겨울에 남아 있는 열매. 12월 30일

072 실새삼

Cuscuta australis R. Br.
메꽃과 기생덩굴성 한해살이풀

- **생약명** 토사(菟絲)
- **작용 장부·경맥** 간(木), 비장(土), 신장(水)
- **효능** 간염, 발기부전, 당뇨, 이명증
- **성분** 하이페린(심장동맥확장), 글루코사이드(해독작용), 케르세틴(알러지예방), 알칼로이드(염증통증완화)

서식지 들판이나 밭둑(주로 콩과식물에 기생)
줄기 길이 50㎝ 정도 뻗으며 실처럼 가늘다. **잎** 퇴화되고 드물게 어긋나게 달리며 비늘모양이다. **꽃** 7~8월에 흰색으로 피며, 작은 꽃들이 어긋나게 모여서 또는 마주 모여서 달린다. 꽃부리는 5갈래이다. **열매** 9~10월에 여문다.

01 새순 올라온 모습. 4월 23일
02 덩굴 자라는 모습. 4월 18일

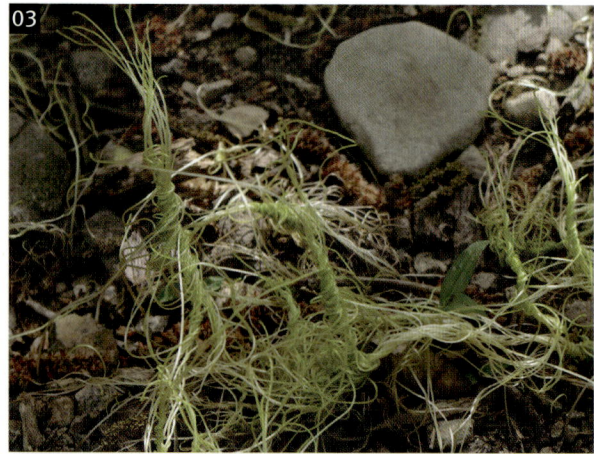
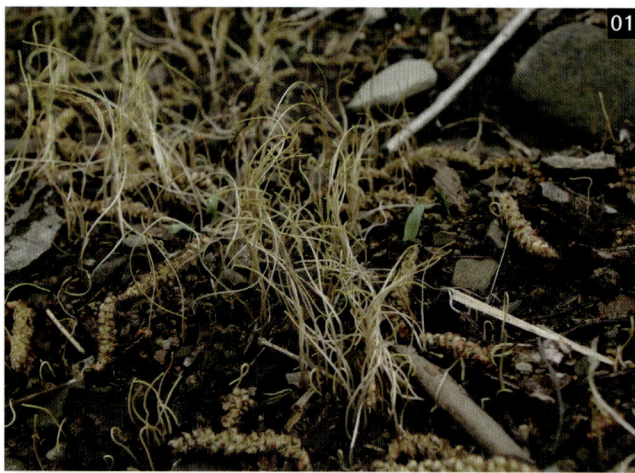
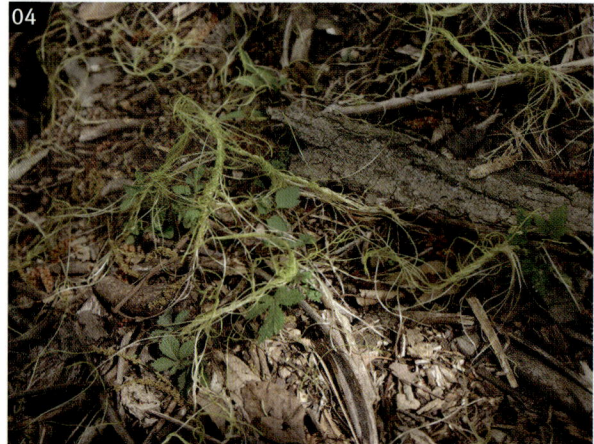
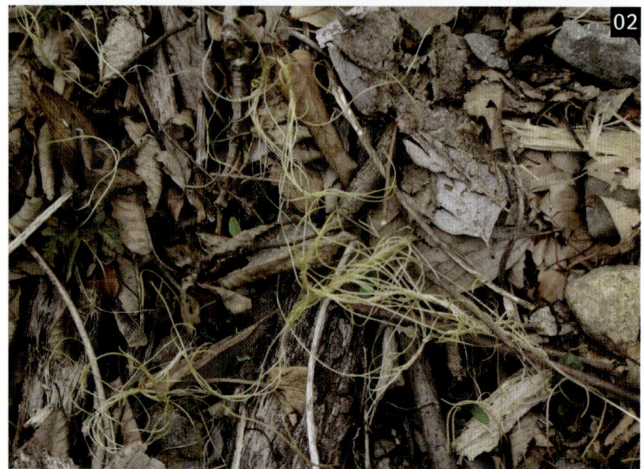
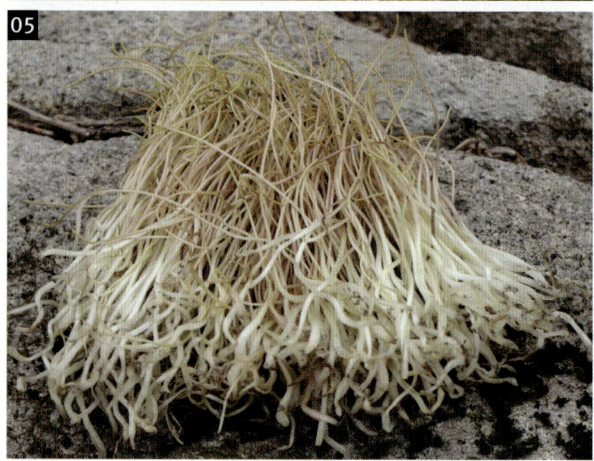

03 덩굴 꼬인 모습. 5월 3일
04 군락. 5월 3일
05 채취한 실새삼 새순. 4월 18일

산사나무 종류

간·비장·위장에 작용

073-074

같은 약재
산사나무
좁은잎산사

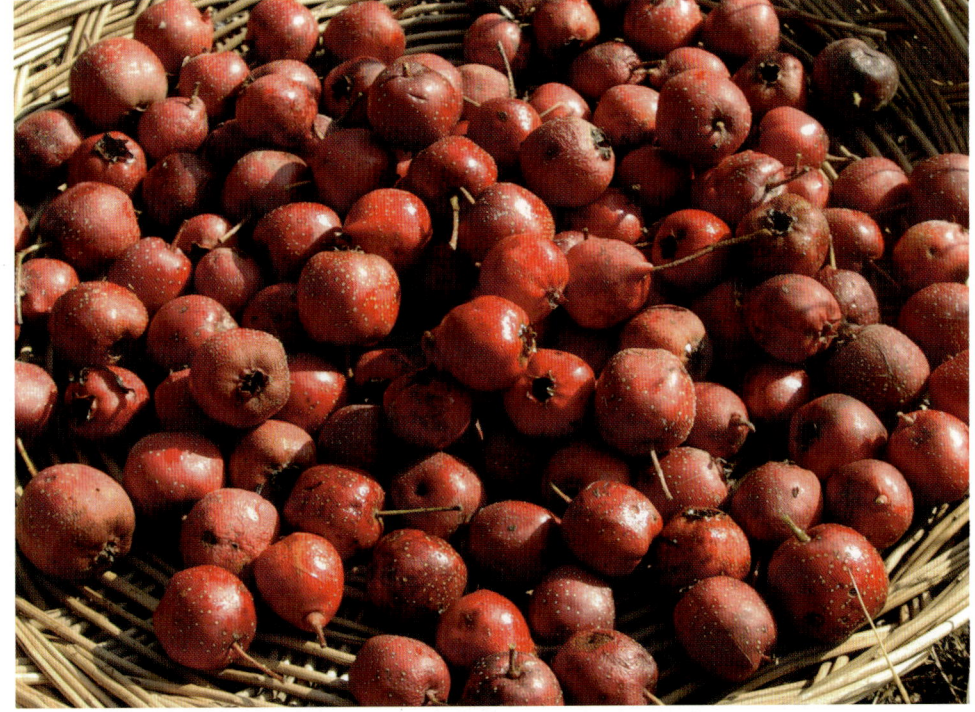

▶ 채취한 산사나무 열매.
11월 15일

식초 발효와 먹는 방법

누룩으로 발효시키기

채취 열매(가을~겨울), 뿌리(늦가을~겨울)

배합비율 **기본발효용 |** 산사나무 종류(열매·뿌리) 달인 물 300 : 쌀이나 현미 100 : 누룩 10

초앉히기용 | 원액 100 : (필요시) 씨식초 10

핵심요령 ❶ 뿌리는 껍질째 달인다. ❷ 누룩은 거칠게 부숴서 쓴다. ❸ 원액이 독하면 발효 기간을 늘린다. ❹ 열매로 담근 것은 요리에 넣어도 좋다.

발효와 먹는 방법 ▶ 쌀이나 현미로 지은 술밥을 식혀 누룩을 섞고, 열매·뿌리 달인 물을 식혀 부은 다음 항아리에 넣어 10일간 발효시킨다. ▶ 원액을 걸러 항아리에 앉히고, 씨식초는 이때 넣어서 40~50일 숙성시킨 뒤 찌꺼기를 거른다. ▶ 물에 5~10배 희석하여 식후에 마신다. ▶ 자세한 발효 원리와 방법, 먹는 방법은 p.40를 참조한다.

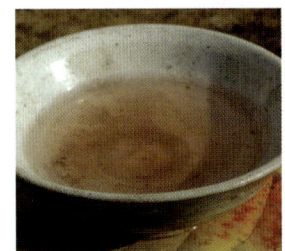

산사나무 열매 식초.

073 산사나무

Crataegus pinnatifida Bunge
장미과 잎지는 작은큰키나무

생약명 산사(山楂)
작용 장부·경맥 간(木), 비장·위장(土)
효능 소화불량, 식체, 산후어혈
성분 셀레늄(종양억제), 망간(뇌기능유지), 철분(빈혈개선), 인(혈전개선), 우르솔산(비만억제)

서식지 산과 들의 양지
줄기 3~6m. 줄기껍질은 회갈색이고 얕게 갈라진다. **잎** 길이 6~8cm. 어긋나고 넓은 달걀모양이며, 여러 갈래로 불규칙하게 갈라져 깃털모양이 된다. 가장자리에 불규칙한 톱니가 있고, 앞면에는 윤기가 있다. **꽃** 5월에 흰색으로 피고, 가지에 작은 꽃들이 모여 달리며, 꽃잎은 5장이다. **열매** 9~10월에 붉은색으로 여문다. 둥글고 흰색 반점이 많으며, 꽃받침이 남아 있고 지름 0.5cm 정도이다.

01 잎 달린 모습. 5월 31일
02 꽃. 6월 15일
03 열매. 11월 15일
04 초겨울에 열매 떨어진 모습. 11월 15일
05 초겨울에 열매 남은 모습. 11월 15일

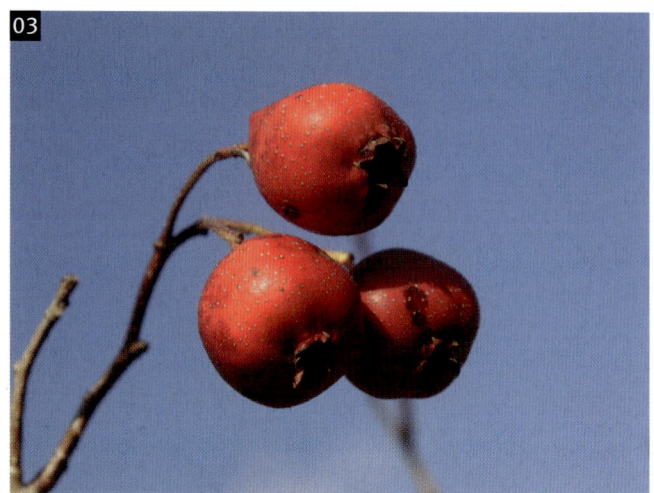
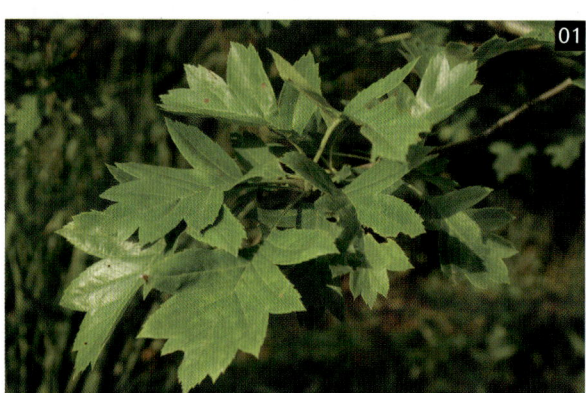
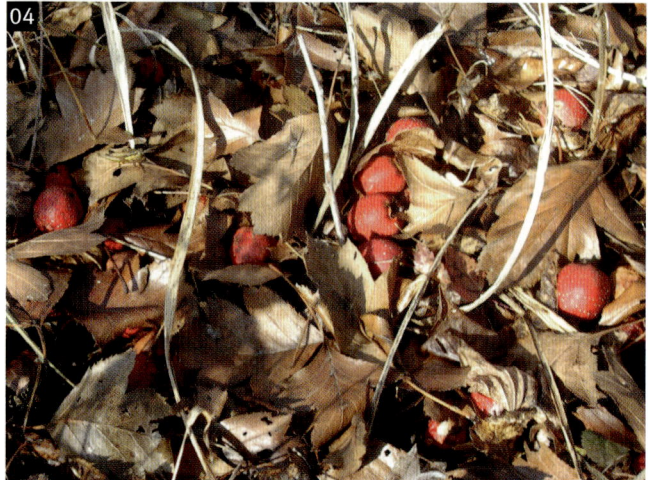
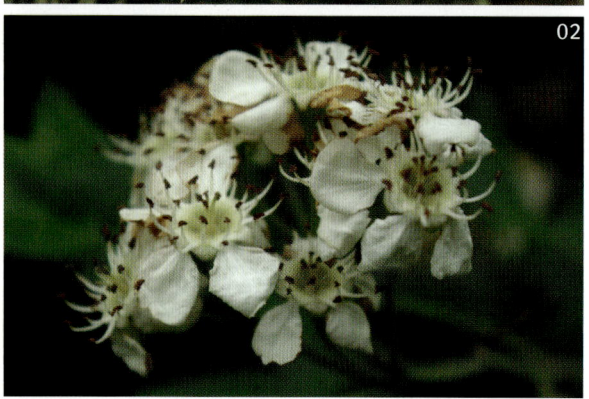
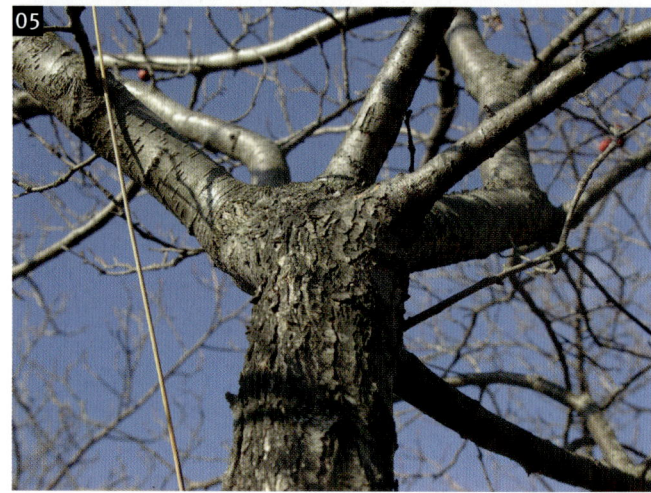

074 좁은잎산사

Crataegus pinnatifida f. *psilosa* (C. K. Schneid.) Kitag.
장미과 잎지는 작은큰키나무

생약명	산사(山楂), 무모산사(無毛山楂)
작용 장부·경맥	간(木), 비장·위장(土)
효능	소화불량, 식체, 산후어혈
성분	셀레늄(종양억제), 망간(뇌기능유지), 철분(빈혈개선), 인(혈전개선), 우르솔산(비만억제)

서식지 산과 들
줄기 줄기껍질이 회색이고, 어린가지에 가시가 있거나 없다. **잎** 어긋나며 5~9갈래로 좁고 깊게 갈라져 깃털모양이 된다. 가장자리에는 거친 톱니가 있다. **꽃** 5월에 흰색으로 피고, 꽃잎은 5장이다. **열매** 9~10월에 붉은색으로 여물며, 흰색 반점이 많다.

01 전체 모습. 4월 2일
02 어린잎. 4월 2일

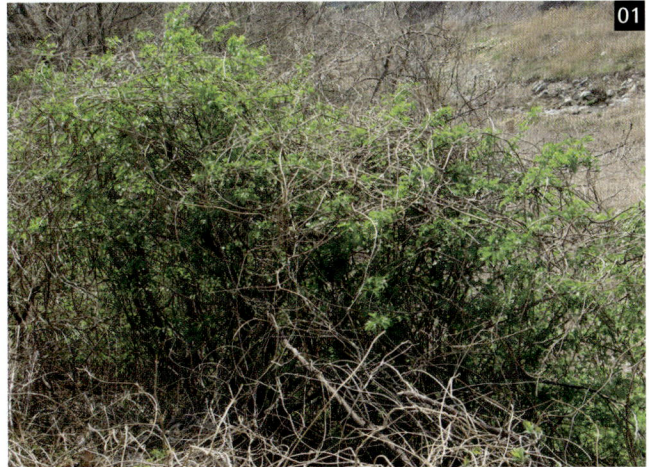

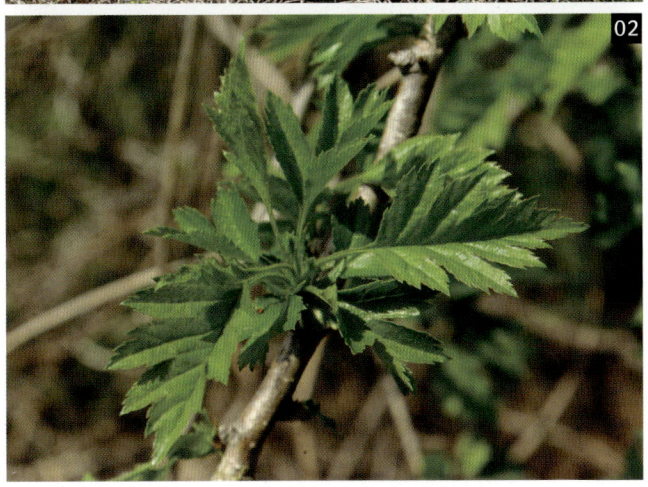

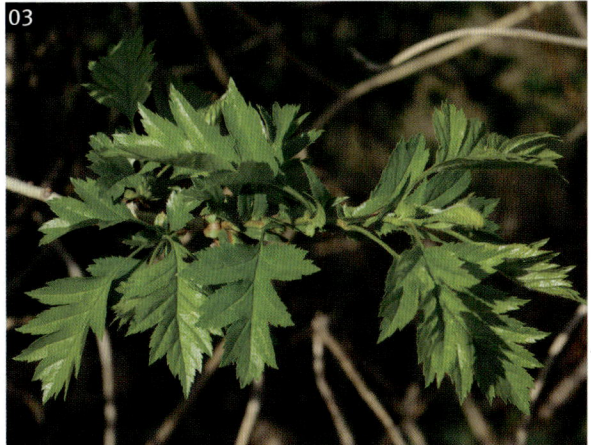

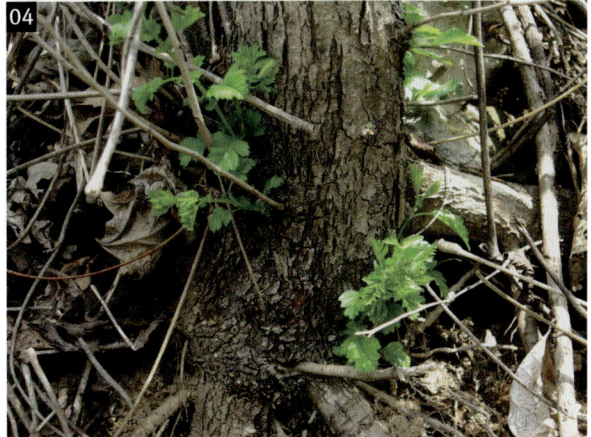

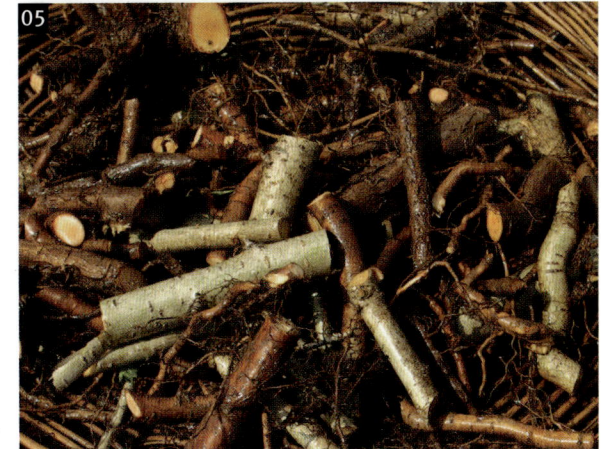

03 잎 달린 모습. 4월 2일
04 밑동과 새순. 4월 2일
05 채취한 좁은잎산사 뿌리. 4월 2일

075 모과나무

Chaenomeles sinensis Koehne
장미과 잎지는 큰키나무

생약명
목과(木瓜)

작용 장부·경맥
간(木)
비장·위장(土)

효능
기침가래
붓기
소화불량

성분
사포닌(면역력강화)
플라보노이드(노화방지)
타닌(수렴작용)
철분(빈혈개선)
말산(피로회복)

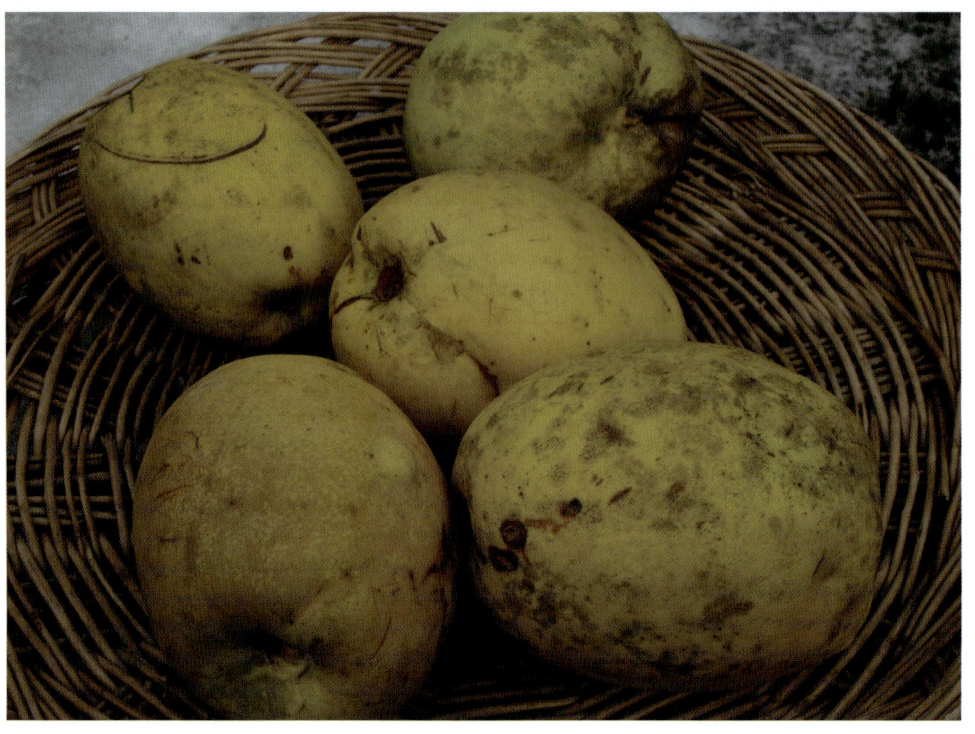

▶ 채취한 모과. 1월 18일

식초 발효와 먹는 방법

당분으로 발효시키기

채취 열매(여름~가을)

배합비율 **기본발효용** | 모과 100 : 설탕 30 : 생효모 0.1
　　　　　초앉히기용 | 원액 100 : (필요시) 씨식초 또는 생막걸리 10

핵심요령 ❶ 모과는 씨를 빼고 적당히 썰어서 넣는다. ❷ 열매는 누룩 대신 효모를 쓴다. ❸ 맛과 향이 뛰어나 요리에 넣어도 좋다.

발효와 먹는 방법 ▶ 모과를 설탕에 버무려 항아리에 넣고, 생효모를 뿌린 뒤 미리 조금 남겨둔 설탕을 위에 덮어 40~50일 발효시킨다. ▶ 원액을 걸러 항아리에 앉히고, 씨식초나 생막걸리를 넣는 경우에는 이때 넣어서 3~6개월 발효시킨 뒤 찌꺼기를 거른다. ▶ 물에 5~10배 희석하여 식후에 마신다. ▶ 자세한 발효 원리와 방법, 먹는 방법은 p.45를 참조한다.

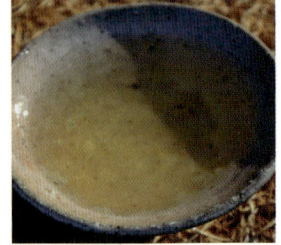

모과 식초.

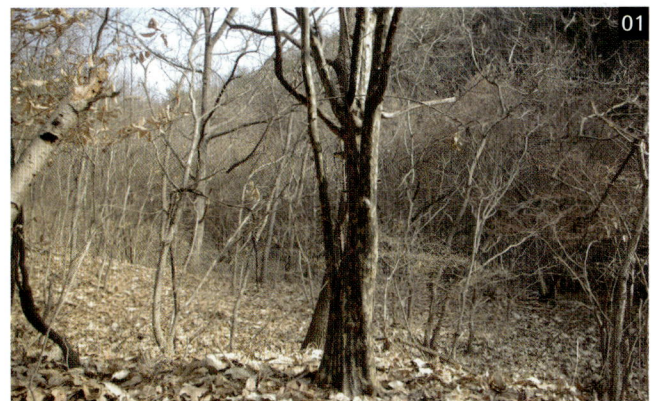

서식지 산과 들의 양지. 농가에서 재배하기도 한다.
줄기 10m 정도. 줄기껍질은 짙은 회색이고, 얇게 벗겨져 노란갈색, 녹갈색, 회갈색 무늬가 얼룩덜룩 생긴다. 어린가지는 긴 가시모양이다. **잎** 길이 6~12㎝. 어긋나고 긴 타원형이며, 가장자리에 비늘 같은 잔톱니가 있다. **꽃** 4~5월에 연분홍색으로 피며, 지름 2.5~3㎝이고 1송이씩 달린다. 꽃잎은 5장. **열매** 9월에 노란색으로 여물며, 타원형이고 길이 10~20㎝. 살이 코르크같이 딱딱하고 향기가 있다.

01 겨울 모습. 1월 18일
02 봄에 올라온 새순. 4월 8일
03 꽃과 잎. 4월 8일
04 풋열매 달린 모습. 10월 8일
05 겨울에 열매 떨어진 모습. 1월 18일
06 밑동과 줄기. 12월 12일
07 모과 썬 것.

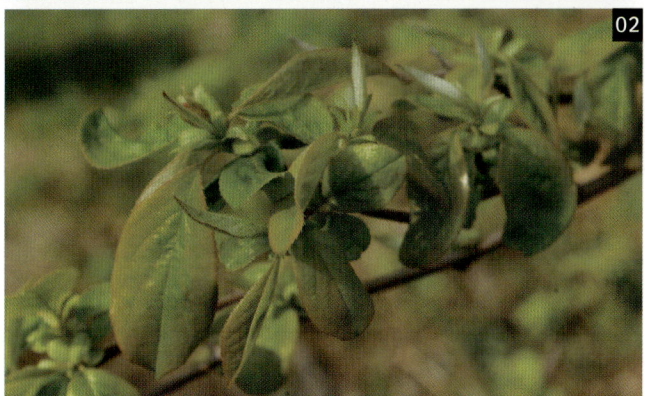

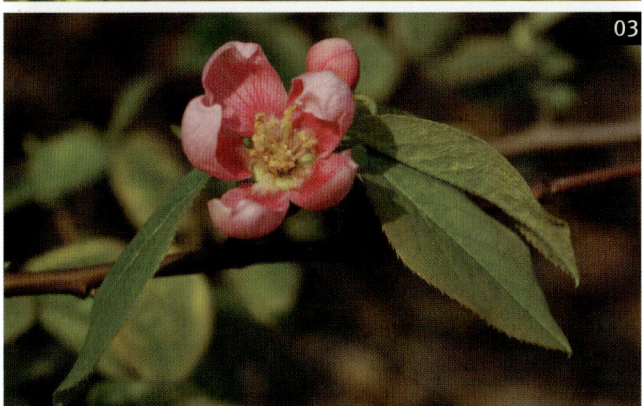

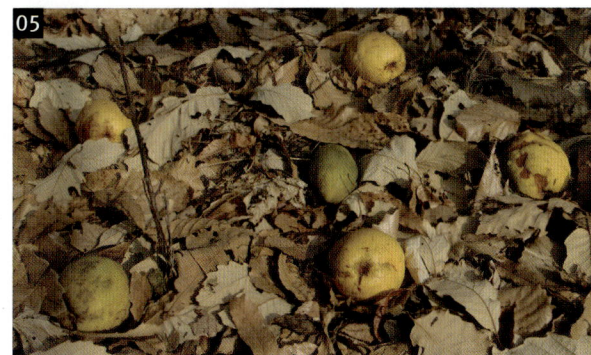

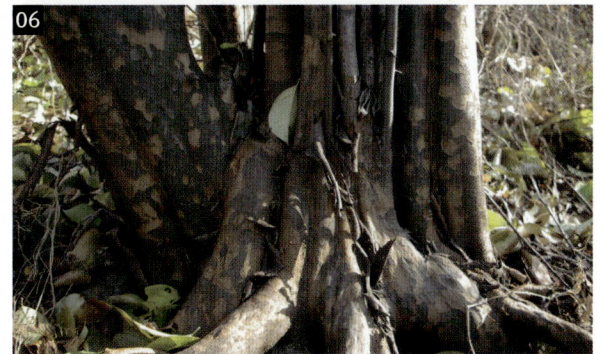

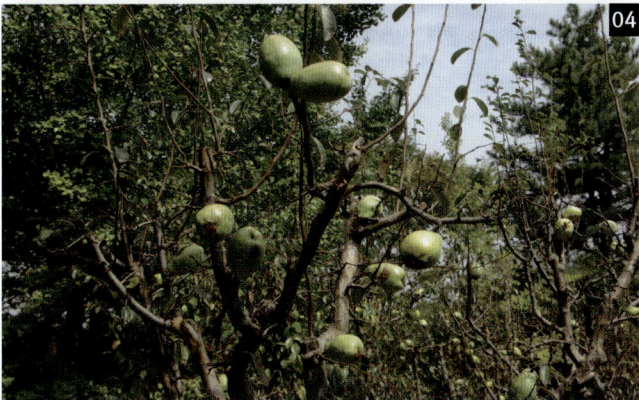

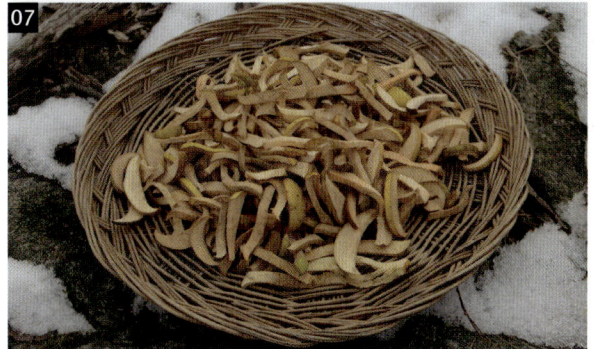

076 무화과

Ficus carica L.
뽕나무과 잎지는 작은큰키나무

생약명
무화과(無花果)
작용 장부·경맥
간(木)
비장·위장(土)
대장(金)
효능
기관지염, 장염
인후염, 변비
성분
벤즈알데히드(종양억제)
피신(소화촉진)
시트르산(에너지보충)
말산(피로회복)
석신산(피로회복)

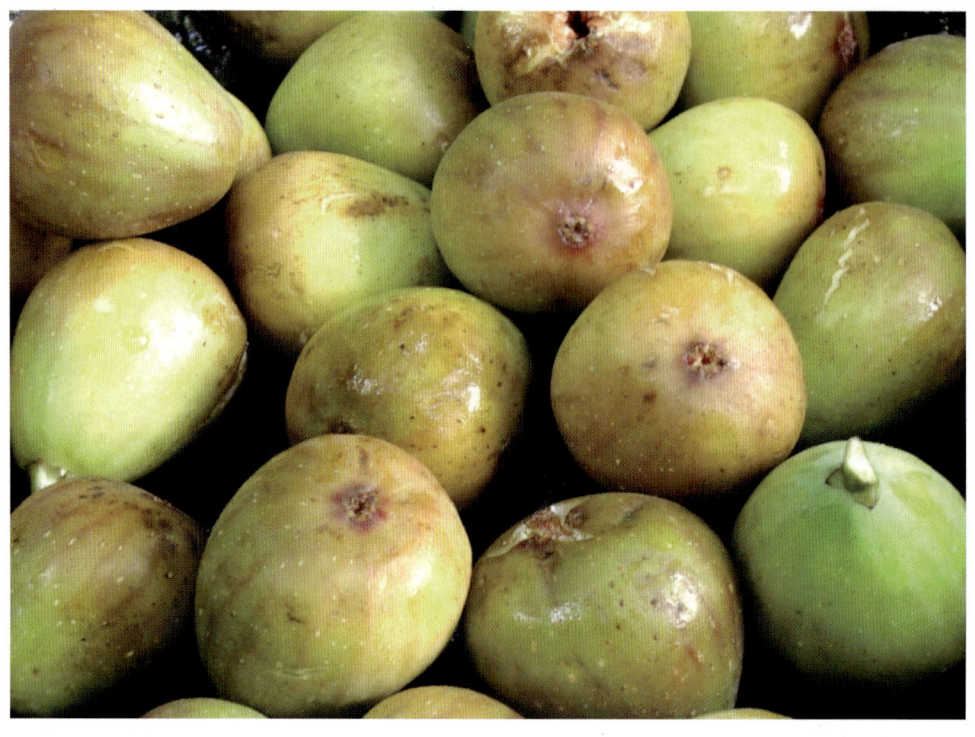

▶ 채취한 무화과. 9월 12일

식초 발효와 먹는 방법

당분으로 발효시키기

채취 열매(여름~가을)

배합비율 **기본발효용** | 무화과 100 : 설탕 10 : 생효모 0.1 : 설탕물(20% 농도) 적당량
　　　　　　초앉히기용 | 원액 100 : (필요시) 씨식초 또는 생막걸리 10

핵심요령 ❶ 으깨면 원액이 탁해지므로 열매를 적당히 썰어 넣는다. ❷ 껍질에 있는 효소가 발효를 도우므로 껍질을 벗기지 않는다. ❸ 열매는 누룩 대신 효모를 쓴다. ❹ 당도가 보통보다 떨어지면 설탕량을 조금 늘린다. ❺ 식초액이 적게 나오므로 설탕물을 추가한다. ❻ 맛과 향이 뛰어나 요리에 넣어도 좋다.

발효와 먹는 방법 ▶ 무화과를 설탕에 버무려 항아리에 넣고, 생효모를 뿌린 뒤 끓인 물을 식혀서 설탕물을 만들어 붓는다. ▶ 미리 조금 남겨둔 설탕을 위에 덮고 40~50일 발효시킨다. ▶ 원액을 걸러 항아리에 앉히고, 씨식초나 생막걸리를 넣는 경우에는 이때 넣어서 3~6개월 발효시킨 뒤 찌꺼기를 거른다. ▶ 물에 5~10배 희석하여 식후에 마신다. ▶ 자세한 발효 원리와 방법, 먹는 방법은 p.45를 참조한다.

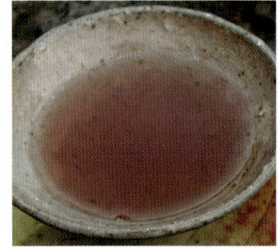

무화과 식초.

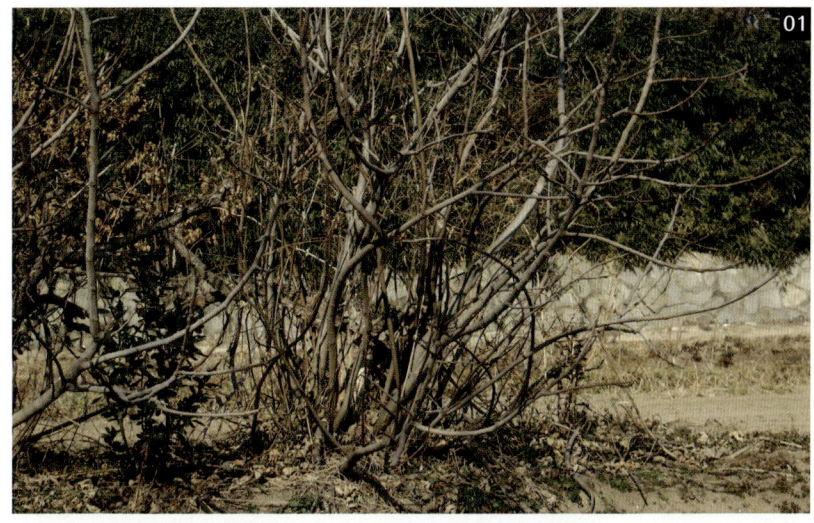

서식지 남부지방 들의 양지. 농가에서 재배하기도 한다.

줄기 2~4m. 줄기껍질은 짙은 회갈색이다. **잎** 길이 10~20㎝. 어긋나고 3~5갈래로 깊이 갈라진 손가락모양이며, 가장자리에 둔하고 큰 톱니가 있다. 앞면이 거칠고, 뒷면에 잔털이 있다. 상처가 나면 흰색 유액이 나온다. **꽃** 6~7월에 녹색으로 핀다. 지름 1㎝ 정도 되고, 둥근 주머니모양이며, 꽃잎이 없다. **열매** 8~9월에 노란녹색이나 검은자주색으로 여물며, 달걀모양이고 길이 5~8㎝이다.

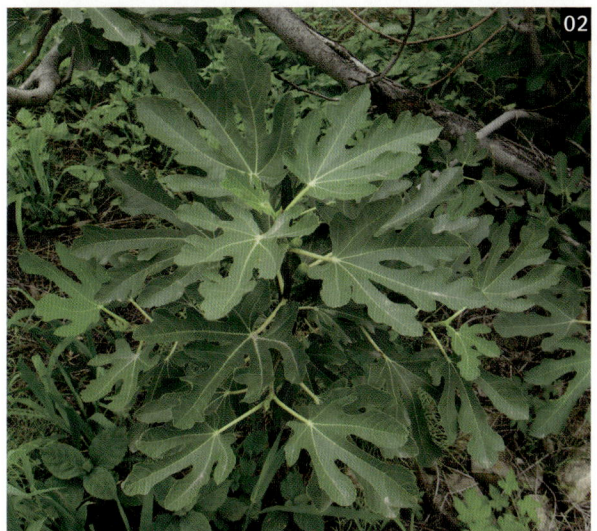

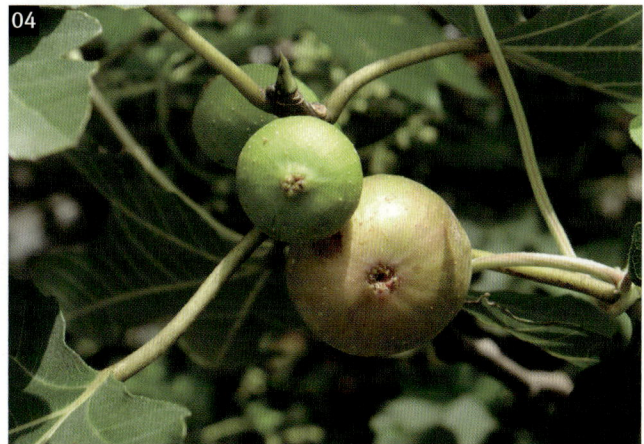

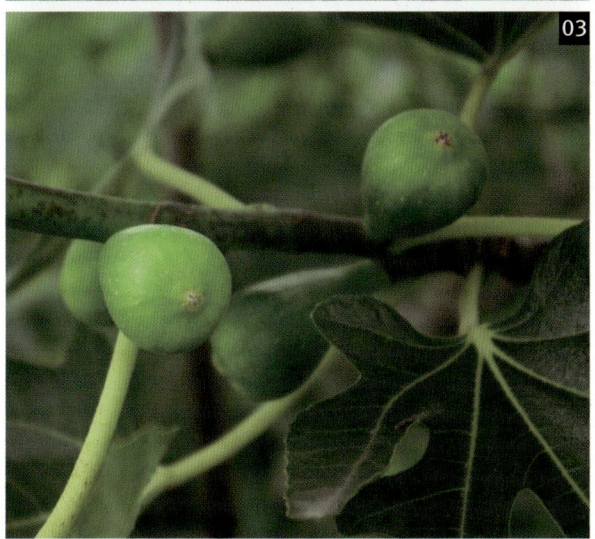

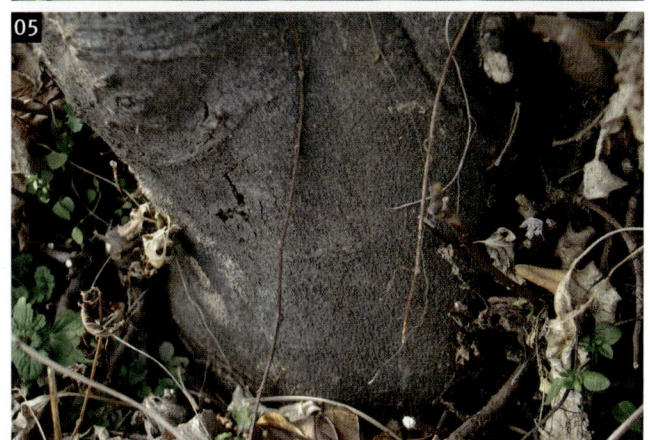

01 겨울 모습. 1월 16일
02 잎 달린 모습. 6월 23일
03 풋열매. 7월 2일
04 열매 익는 모습. 9월 12일
05 밑동. 1월 17일

077 소리쟁이

Rumex crispus L.
마디풀과 여러해살이풀

생약명
우이대황(牛耳大黃)

작용 장부·경맥
간(木)
비장·위장(土)
대장(金)
방광(水)

효능
혈소판감소성 자반병
간염
기관지염

성분
크리소파놀(동맥경화예방)
에모딘(위장기능강화)
타닌(수렴작용)

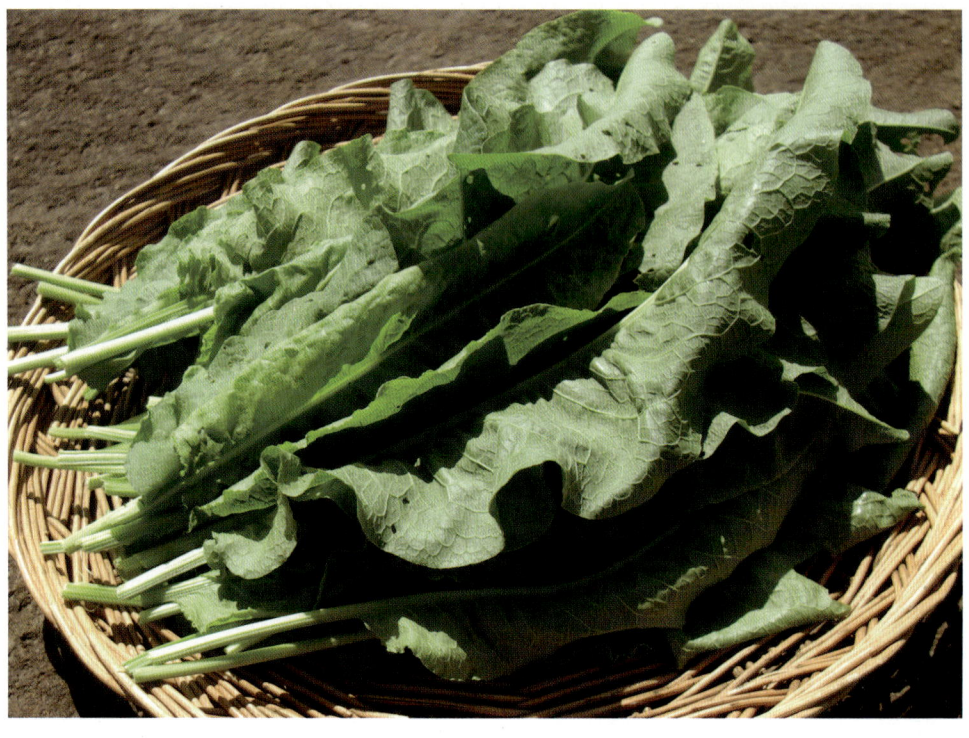

▶ 채취한 소리쟁이 잎. 8월 5일

식초 발효와 먹는 방법

당분으로 발효시키기

채취 뿌리째 캔 전초(봄), 뿌리(늦가을~겨울)

배합비율 **기본발효용** | 전초나 뿌리 100 : 설탕 30 : 생효모 0.1(또는 누룩가루 5) : 설탕물(20% 농도) 적당량

초앉히기용 | 원액 100 : (필요시) 씨식초 또는 생막걸리 10

핵심요령 ❶ 잎·줄기·뿌리는 적당히 썰어 넣는다. ❷ 식초액이 적게 나오므로 설탕물을 추가한다. ❸ 독성이 중화되게 오래 발효시킨다.

발효와 먹는 방법 ▶ 소리쟁이를 설탕에 버무려 항아리에 넣고, 생효모나 누룩가루를 뿌린 뒤 끓인 물을 식혀서 설탕물을 만들어 붓는다. ▶ 미리 조금 남겨둔 설탕을 위에 덮고 40~50일 발효시킨다. ▶ 원액을 걸러 항아리에 앉히고, 씨식초나 생막걸리를 넣는 경우에는 이때 넣어서 3~6개월 발효시킨 뒤 찌꺼기를 거른다. ▶ 물에 5~10배 희석하여 식후에 마신다. ▶ 자세한 발효 원리와 방법, 먹는 방법은 p.45를 참조한다.

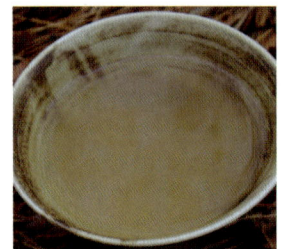

소리쟁이 식초.

서식지 산과 들의 물기 많은 곳
뿌리 굵게 자란다. **줄기** 30~80㎝. 곧게 자라고, 줄기껍질이 약간 붉은빛을 띤다. **잎** 길이 13~30㎝. 어긋나고 피침형 또는 긴 타원형이며, 가장자리가 물결처럼 구불거린다. 뿌리잎은 잎자루가 길고, 줄기잎은 짧다. **꽃** 6~7월에 연녹색으로 피며, 작은 꽃들이 원뿔모양으로 빽빽이 달린다. 꽃잎은 없고 꽃덮이가 있다. **열매** 9월에 갈색으로 여물며, 씨앗에 날개가 있다. **주의** 약간 독성이 있으므로 오래 복용하지 않는다.

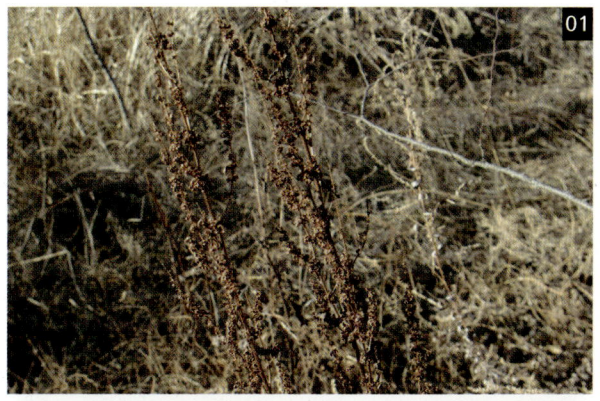
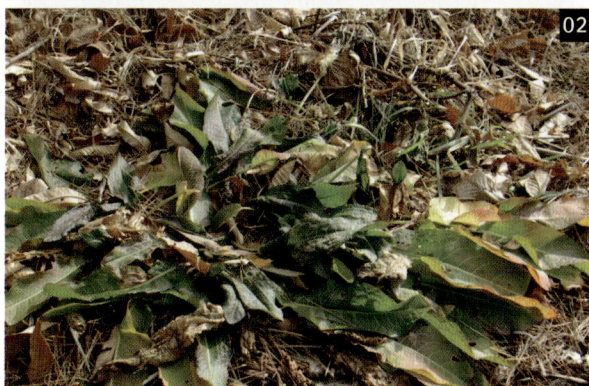
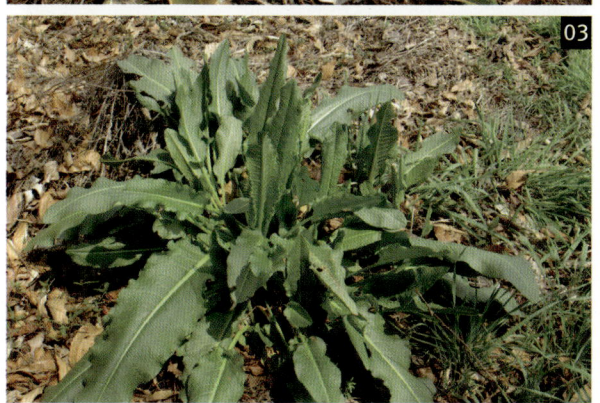
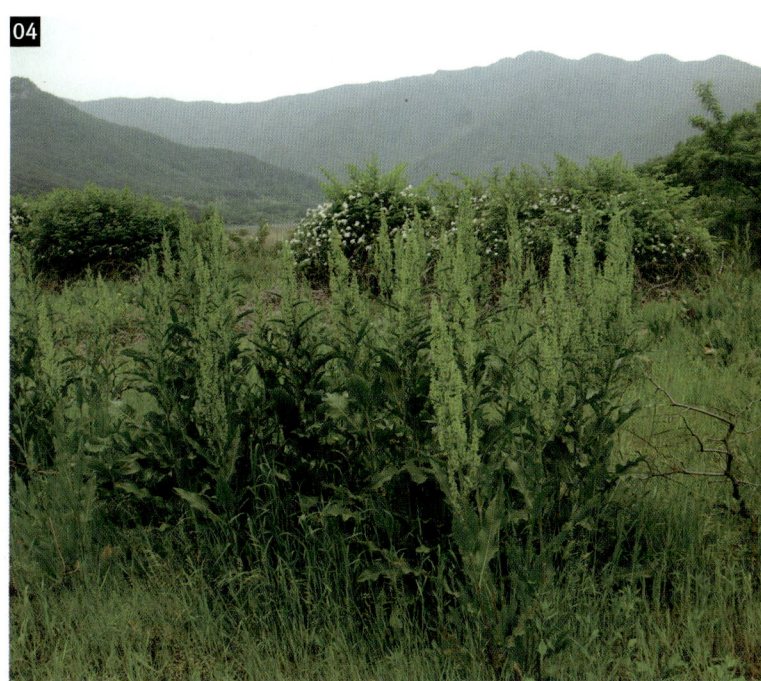

01 겨울에 남아 있는 묵은대. 1월 22일
02 겨울에 올라온 어린잎. 1월 7일
03 봄에 올라온 어린잎. 3월 27일
04 꽃 핀 군락 모습. 5월 20일
05 꽃. 5월 20일
06 열매. 6월 6일

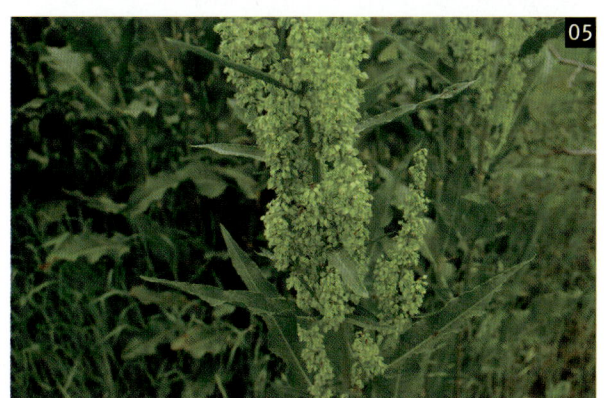
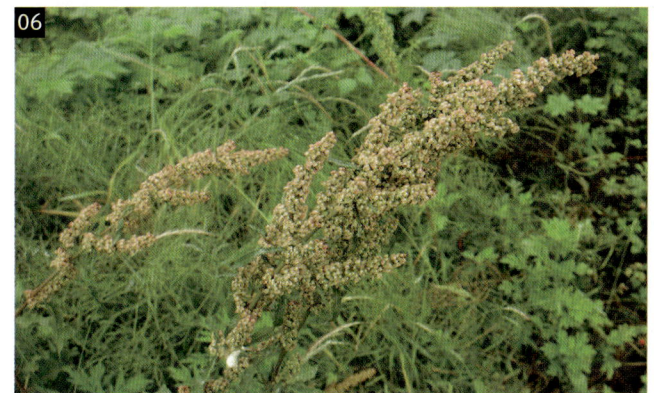

078 으름덩굴

Akebia quinata (Thunb.) Decne.
으름덩굴과 잎지는 덩굴나무

생약명
팔월찰(八月札)

작용 장부·경맥
간(木)
위장(土)

효능
간질환
위장병
자궁내막증
생리통

성분
사포닌(면역력강화)
올레산(동맥경화예방)
리놀레산(혈전개선)
팔미트산(담즙분비촉진)

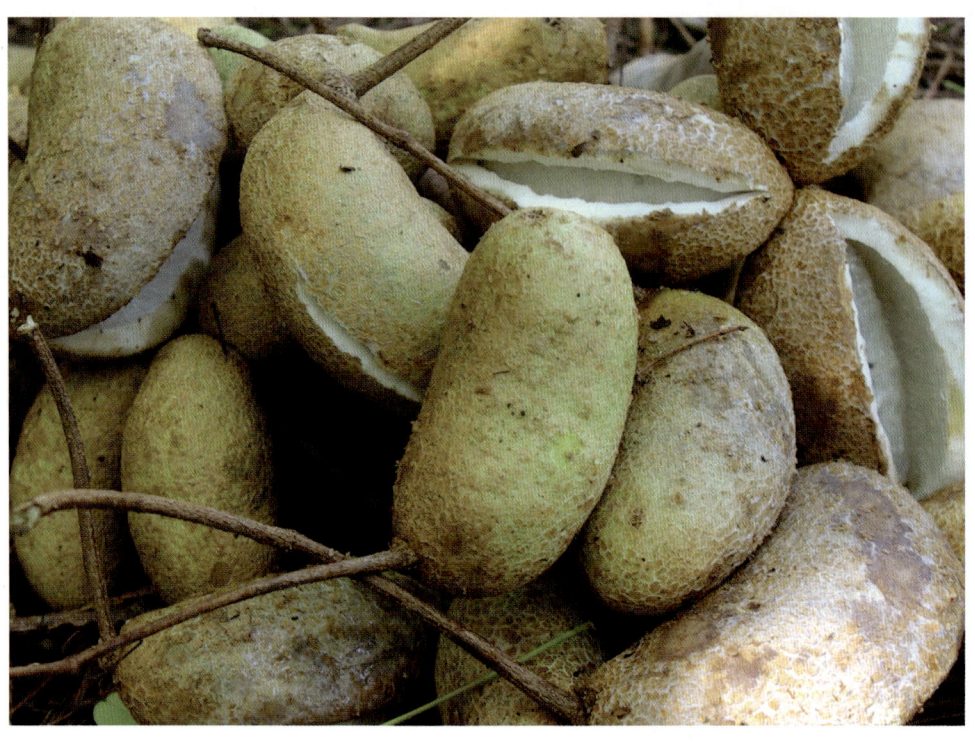

▶ 채취한 으름덩굴 열매(으름). 9월 8일

식초 발효와 먹는 방법

당분으로 발효시키기

채취 열매(가을)

배합비율 **기본발효용** | 으름 100 : 설탕 10 : 생효모 0.1 : 설탕물(20% 농도) 적당량
    초앉히기용 | 원액 100 : (필요시) 씨식초 또는 생막걸리 10

핵심요령 ❶ 으깨면 원액이 탁해지므로 열매를 적당히 썰어 넣는다. ❷ 열매껍질에 있는 효소가 발효를 도우므로 껍질을 벗기지 않는다. ❸ 열매는 누룩 대신 효모를 쓴다. ❹ 당도가 보통보다 떨어지면 설탕량을 조금 늘린다. ❺ 식초액이 적게 나오므로 설탕물을 추가한다. ❻ 맛과 향이 뛰어나 요리에 넣어도 좋다.

발효와 먹는 방법 ▶ 으름을 설탕에 버무려 항아리에 넣고, 생효모를 뿌린 뒤 끓인 물을 식혀서 설탕물을 만들어 붓는다. ▶ 미리 조금 남겨둔 설탕을 위에 덮고 40~50일 발효시킨다. ▶ 원액을 걸러 항아리에 앉히고, 씨식초나 생막걸리를 넣는 경우에는 이때 넣어서 3~6개월 발효시킨 뒤 찌꺼기를 거른다. ▶ 물에 5~10배 희석하여 식후에 마신다. ▶ 자세한 발효 원리와 방법, 먹는 방법은 p.45를 참조한다.

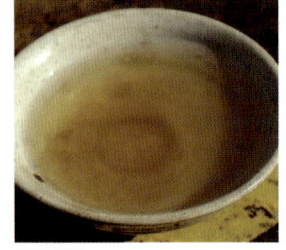

으름 식초.

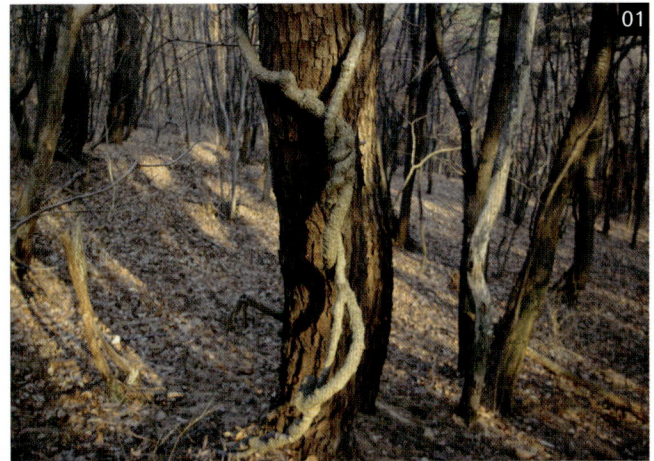

서식지 산속 반그늘 또는 그늘진 곳
줄기 길이 5m. 이웃한 식물에 기대거나 땅 위를 기며 자란다. 줄기 껍질은 갈색이고, 껍질눈이 있다. **잎** 길이 3~6㎝. 5장씩 빙 둘러나고 타원형이며, 가장자리가 밋밋하다. **꽃** 5~6월에 자줏빛 도는 연갈색으로 핀다. 암수꽃이 한 나무에 달리며, 암꽃은 지름 2.5~3㎝이고 수꽃은 작다. 꽃잎은 없고 3갈래의 꽃덮이가 있다. **열매** 10월에 자줏빛 도는 갈색으로 여물며, 타원형이고 길이 6~10㎝이다.

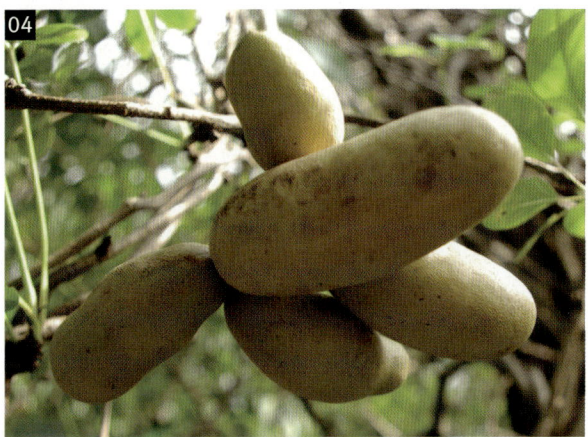

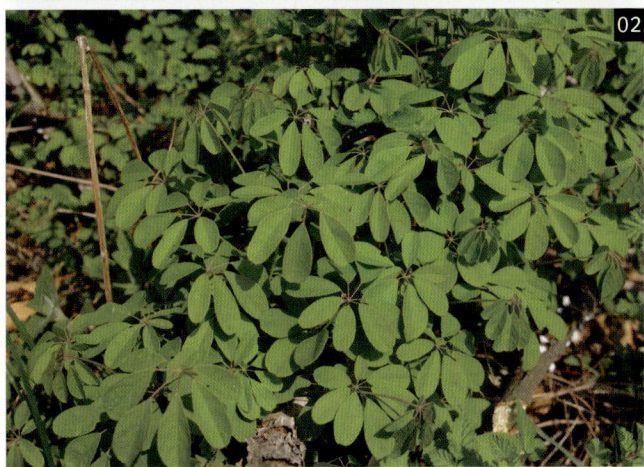

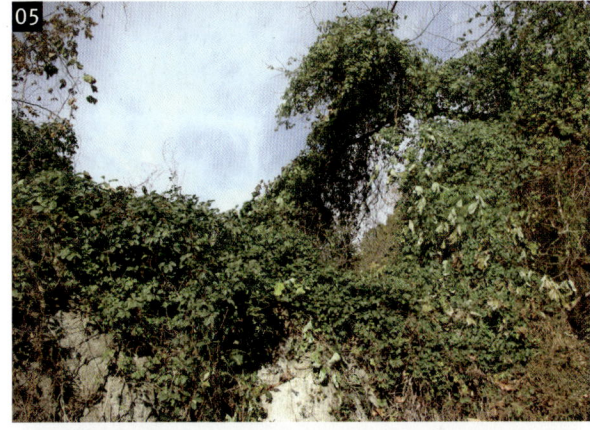

01 다른 나무를 감아 올라간 겨울 모습. 1월 3일
02 봄에 어린잎 자라는 모습. 4월 10일
03 꽃. 4월 13일
04 열매. 9월 30일
05 덩굴이 무성해진 모습. 11월 14일
06 밑동. 1월 10일

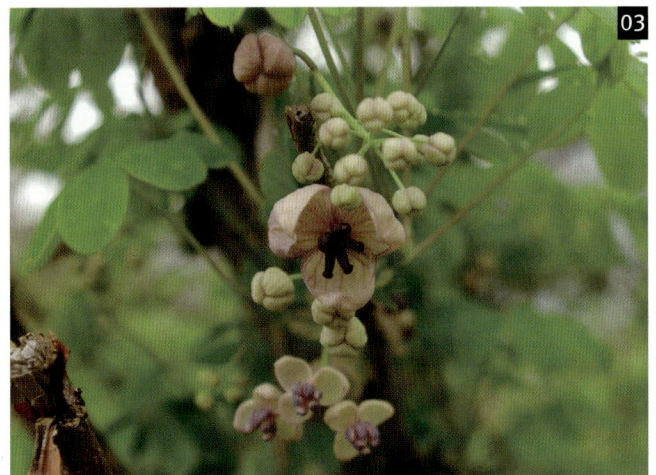

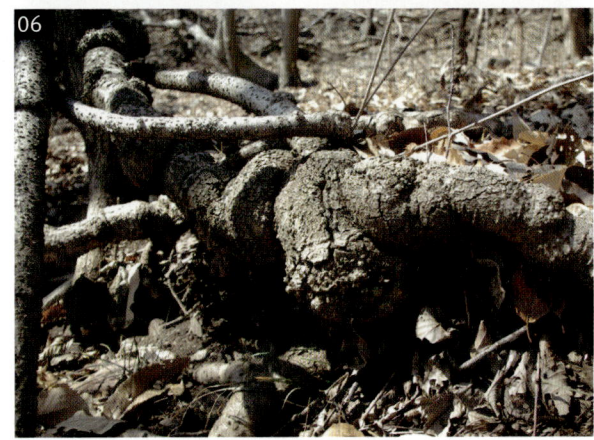

079 자두나무

Prunus salicina Lindl.
장미과 잎지는 큰키나무

생약명
이자(李子)

작용 장부·경맥
간(木), 위장(土)

효능
간질환, 인후염
소화불량

성분
폴리페놀(혈압상승억제)
안토시아닌(노화방지)
카로티노이드
(활성산소제거)
마그네슘(체내기능유지)
망간(골밀도유지)
철분(빈혈개선)

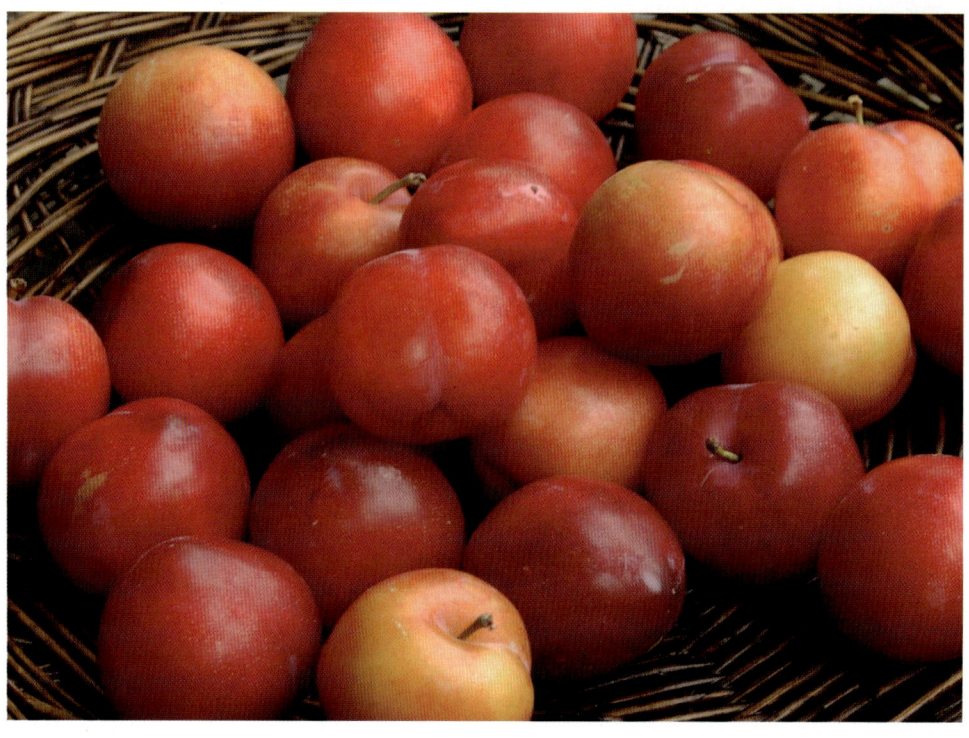

▶ 채취한 자두. 7월 2일

식초 발효와 먹는 방법

당분으로 발효시키기

채취 열매(가을)

배합비율 **기본발효용** | 자두 100 : 설탕 10 : 생효모 0.1
초앉히기용 | 원액 100 : (필요시) 씨식초 또는 생막걸리 10

핵심요령 ❶ 열매는 으깨면 원액이 탁해지므로 씨앗을 빼고 적당히 썰어 넣는다. ❷ 열매 껍질에 있는 효소가 발효를 도우므로 껍질을 벗기지 않는다. ❸ 열매는 누룩 대신 효모를 쓴다. ❹ 당도가 보통보다 떨어지면 설탕량을 조금 늘린다. ❺ 맛과 향이 뛰어나 요리에 넣어도 좋다.

발효와 먹는 방법 ▶ 자두를 설탕에 버무려 항아리에 넣고, 생효모를 뿌린 뒤 미리 조금 남겨둔 설탕을 위에 덮어 40~50일 발효시킨다. ▶ 원액을 걸러 항아리에 앉히고, 씨식초나 생막걸리를 넣는 경우에는 이때 넣어서 3~6개월 발효시킨 뒤 찌꺼기를 거른다. ▶ 물에 5~10배 희석하여 식후에 마신다. ▶ 자세한 발효 원리와 방법, 먹는 방법은 p.45를 참조한다.

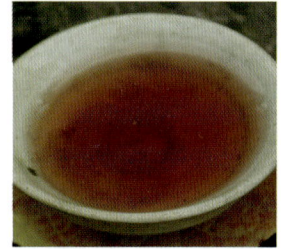

자두 식초.

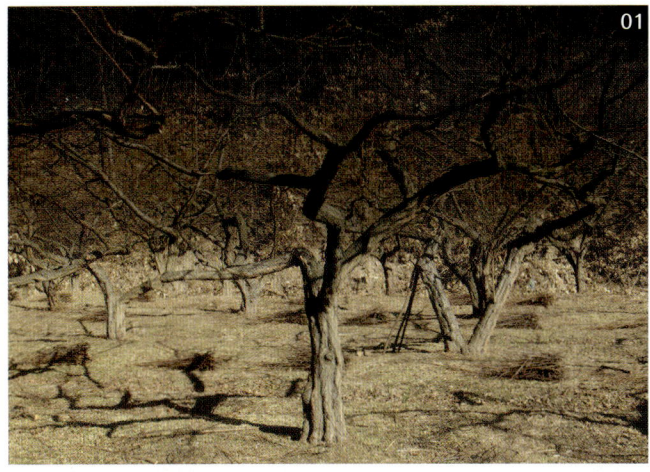

서식지 농가에서 재배(중국에서 들어옴)

줄기 5m 정도. 줄기껍질은 붉은회갈색이고, 세로로 불규칙하게 갈라져 얇게 벗겨진다. **잎** 길이 5~7㎝. 어긋나고 긴 타원형 또는 달걀 모양이다. 끝이 뾰족하고 좌우가 비대칭이며, 가장자리에 잔톱니가 있다. **꽃** 4월에 잎보다 먼저 피고 흰색이다. 가지에 작은 꽃들이 모여 달리며, 꽃잎은 5장이다. **열매** 7월에 노랗고 붉은색으로 여문다. 둥글고 한쪽에 홈이 있으며, 지름 2~7㎝이다.

01 겨울 모습. 1월 15일
02 초봄에 꽃 핀 모습. 3월 31일
03 꽃. 3월 27일
04 풋열매와 잎. 6월 2일
05 열매 익은 모습. 6월 22일
06 줄기. 1월 15일

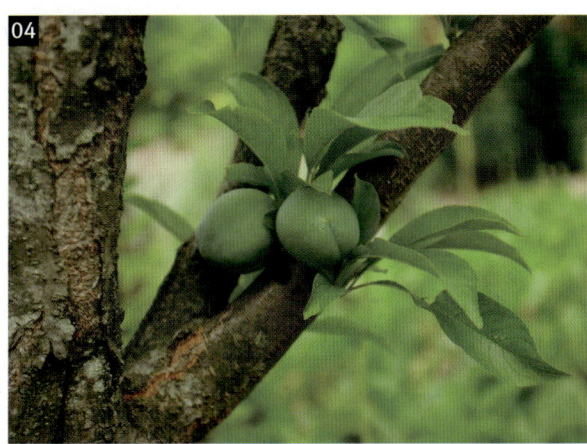

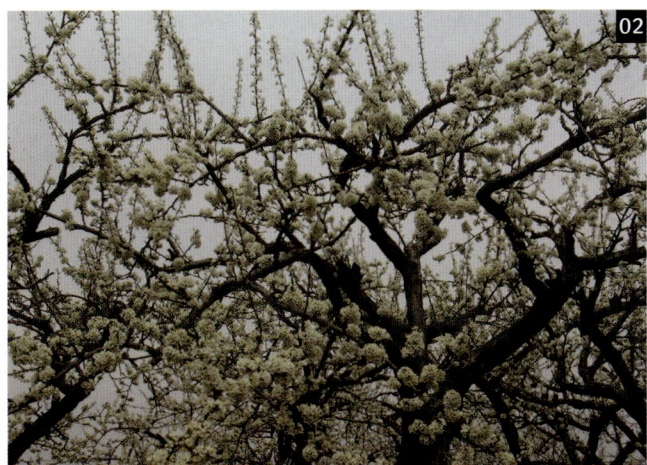

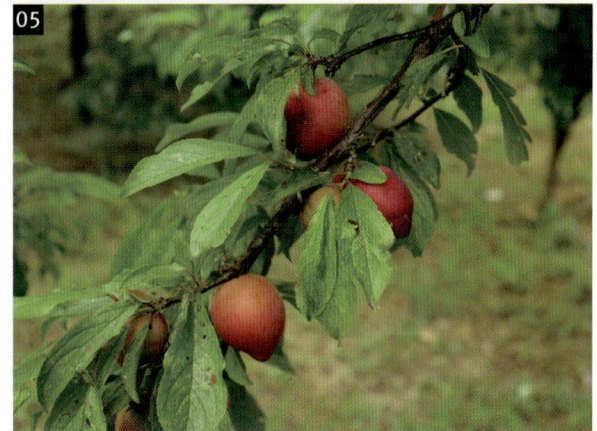

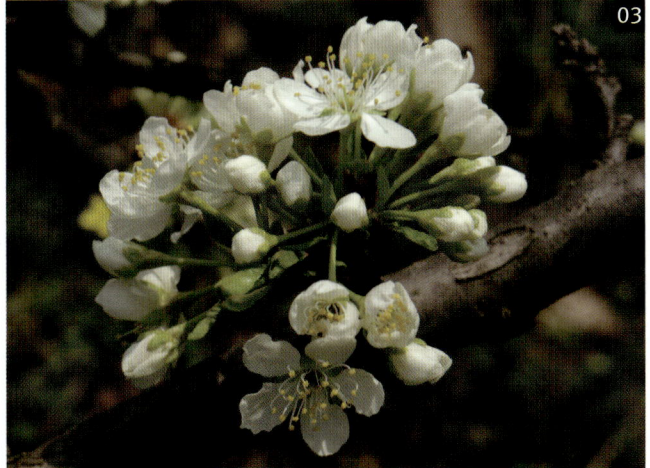

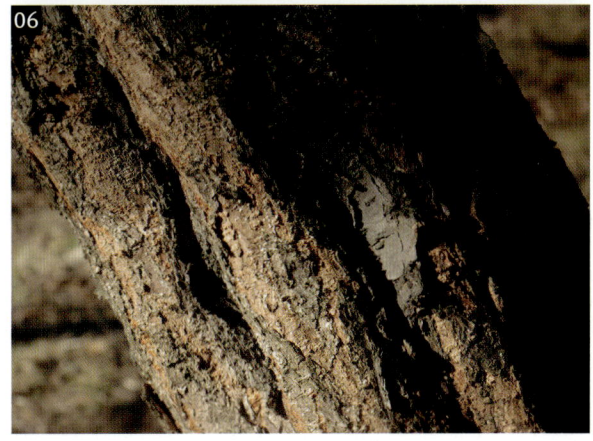

080 탱자나무

Poncirus trifoliata Rafin.
운향과 잎지는 작은큰키나무

생약명
구귤(枸橘)

작용 장부·경맥
간(木)
위장(土)

효능
숙취해소
기침가래
자궁하수
영유아설사

성분
리모넨(염증제거)
리날로올(혈전개선)
나린진(지방분해)

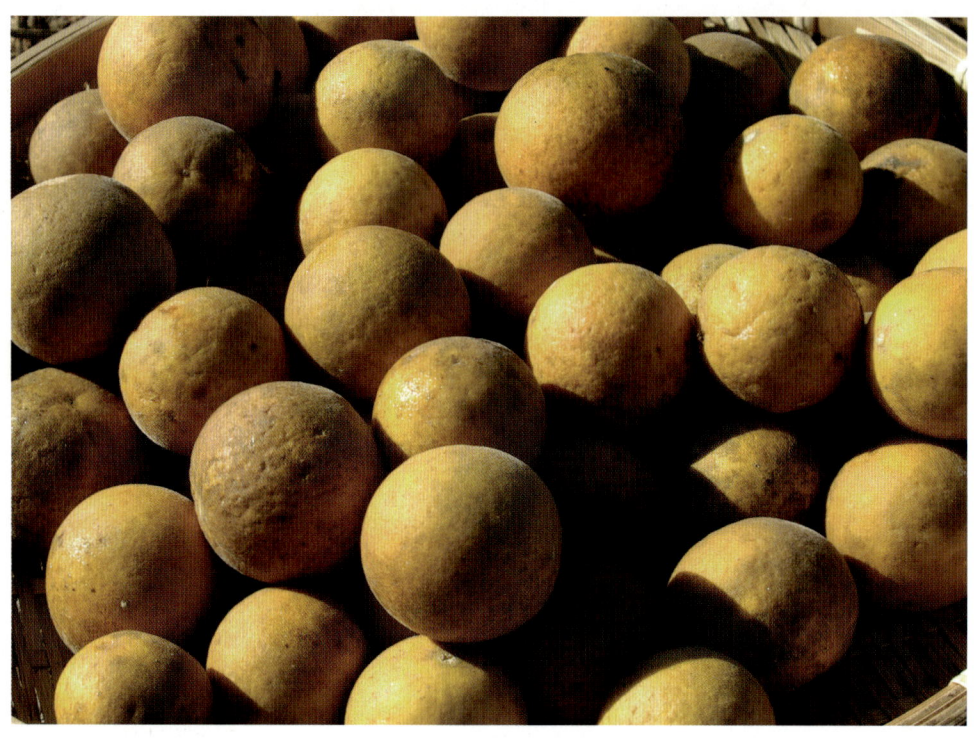

▶ 채취한 탱자나무 열매.
11월 2일

식초 발효와 먹는 방법

당분으로 발효시키기

채취 열매(가을)

배합비율　**기본발효용** | 탱자 100 : 설탕 30 : 생효모 0.1
　　　　　　초앉히기용 | 원액 100 : (필요시) 씨식초 또는 생막걸리 10

핵심요령　❶ 탱자는 으깨면 원액이 탁해지므로 씨앗을 빼고 적당히 썰어 넣는다. ❷ 열매 껍질에 있는 효소가 발효를 도우므로 껍질을 벗기지 않는다. ❸ 열매는 누룩 대신 효모를 쓴다. ❹ 맛과 향이 뛰어나 요리에 넣어도 좋다.

발효와 먹는 방법 ▶ 탱자를 설탕에 버무려 항아리에 넣고, 생효모를 뿌린 뒤 미리 조금 남겨둔 설탕을 위에 덮어 40~50일 발효시킨다. ▶ 원액을 걸러 항아리에 앉히고, 씨식초나 생막걸리를 넣는 경우에는 이때 넣어서 3~6개월 발효시킨 뒤 찌꺼기를 거른다. ▶ 물에 5~10배 희석하여 식후에 마신다. ▶ 자세한 발효 원리와 방법, 먹는 방법은 p.45를 참조한다.

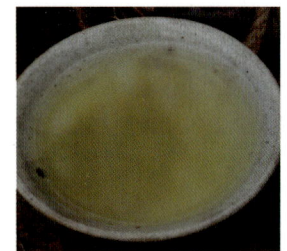

탱자 식초.

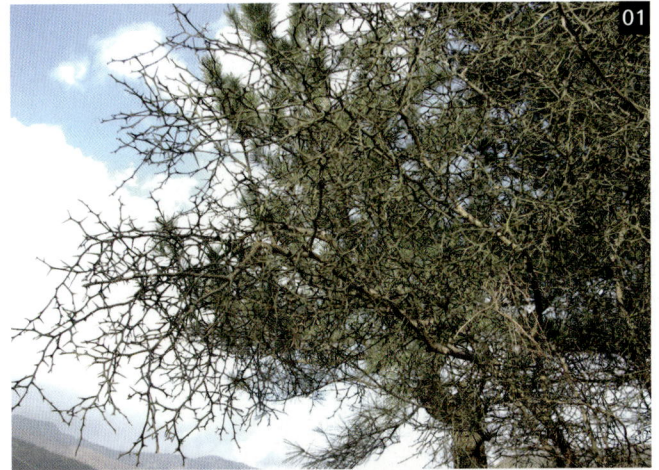

서식지 중부 이남 낮은 산과 들의 양지나 인가 근처
줄기 3~5m. 줄기껍질은 붉은갈색이고 얇게 갈라진다. 가지는 납작하면서 모가 나 있고, 짙은 녹색이며, 억센 가시가 어긋난다. **잎** 길이 3~6cm. 어긋나고 타원형 또는 달걀모양이며, 가장자리에 둔한 톱니가 있다. 앞면은 윤기가 있다. **꽃** 5월에 흰색으로 피며, 잎겨드랑이에 달리고 지름 3~3.5cm이다. 꽃잎은 5장이다. **열매** 9~10월에 노란색으로 여물며, 둥글고 길이 1~1.3cm이다.

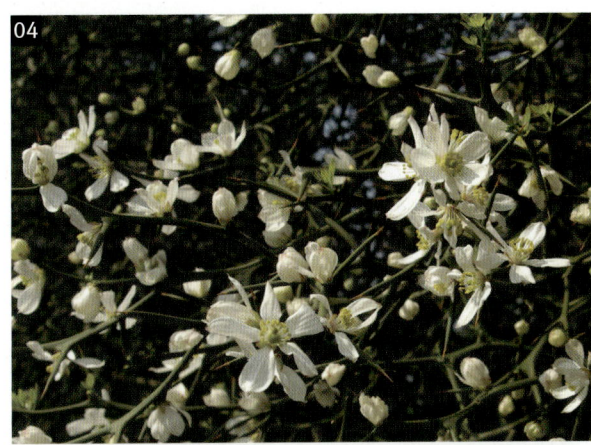

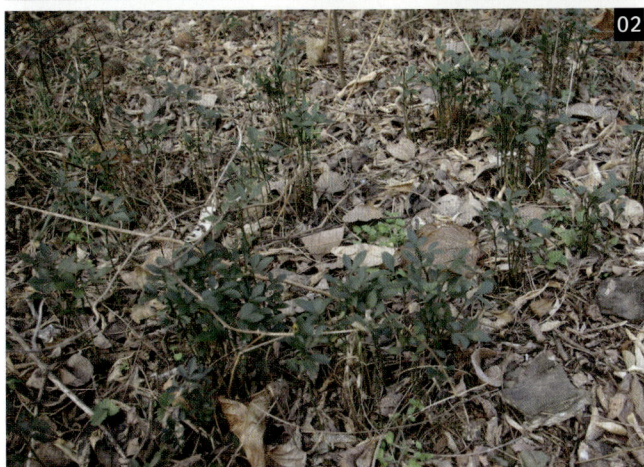

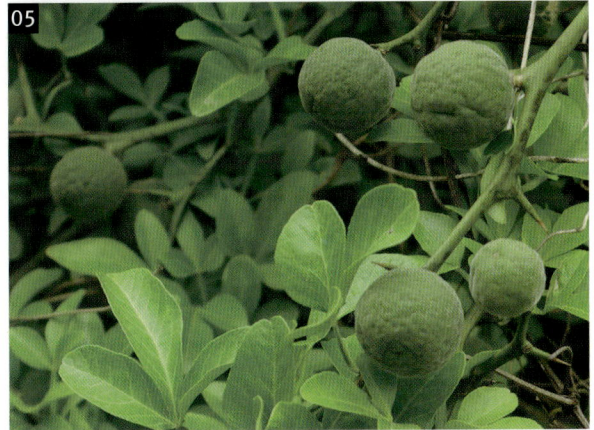

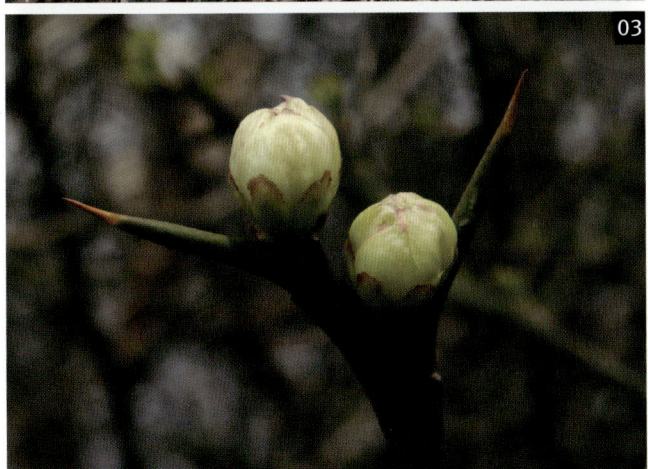

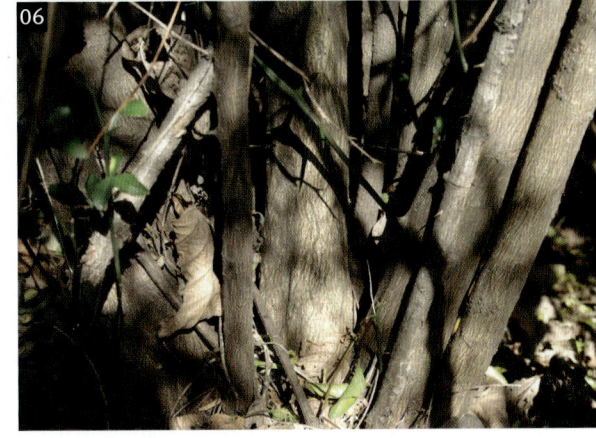

01 겨울 모습. 12월 30일
02 어린나무 자라는 모습. 12월 30일
03 꽃봉오리와 가시. 4월 7일
04 꽃 핀 모습. 4월 9일
05 풋열매와 잎. 6월 22일
06 밑동. 11월 13일

081 꿩의다리아재비

Caulophyllum robustum Maxim.
매자나무과 여러해살이풀

생약명
홍모칠(紅毛漆)

작용 장부·경맥
간(木)
위장(土)

효능
신경통
편도선염
산후어혈

성분
트리테르페노이드 사포닌
(종양억제)
타스핀(염증억제)

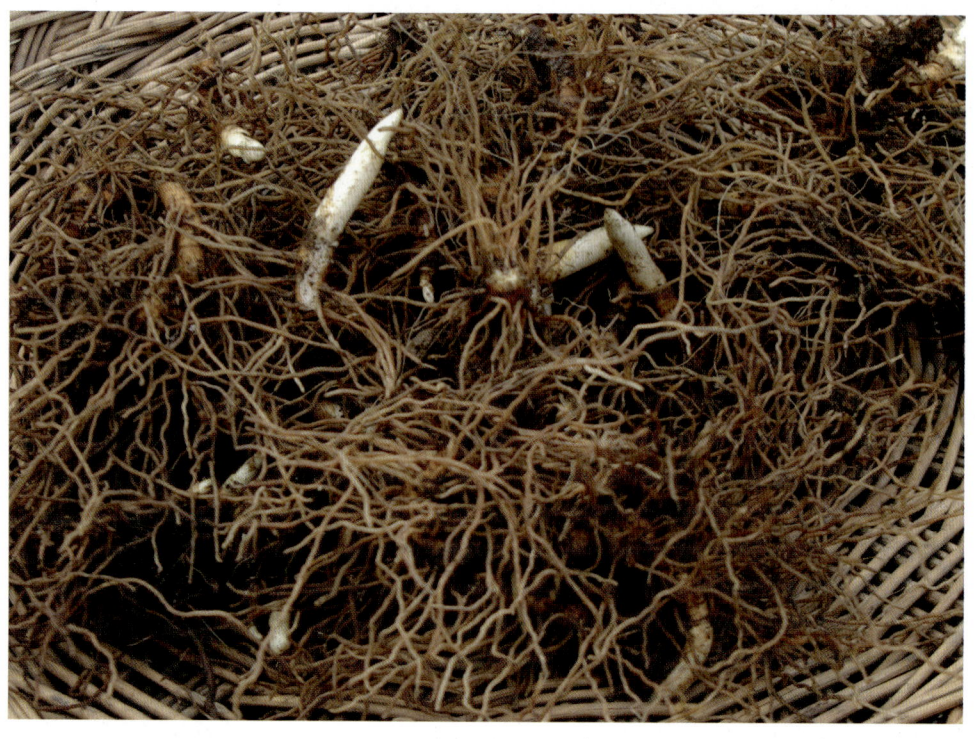

▶ 채취한 꿩의다리아재비 뿌리.
1월 28일

식초 발효와 먹는 방법

생막걸리로 발효시키기

채취 뿌리째 캔 전초(봄~여름), 뿌리(늦가을~겨울)

배합비율   **기본발효용** | 전초나 뿌리 100 : 생막걸리(멸균되지 않은 것) 200 : 조청 또는 엿기름가루 5~10

          초앉히기용 | 원액 100 : (필요시) 씨식초 10

핵심요령 ❶ 잎·줄기·뿌리는 적당히 썰어 넣는다. ❷ 쓴맛이 덜하게 조청량을 조금 늘려도 된다. ❸ 독성이 중화되게 오래 발효시킨다.

발효와 먹는 방법 ▶ 꿩의다리아재비를 항아리에 넣고 생막걸리와 조청 또는 엿기름가루를 넣어 40~50일 발효시킨다. ▶ 원액을 걸러 항아리에 앉히고, 씨식초는 이때 넣어서 3~6개월 발효시킨 뒤 찌꺼기를 거른다. ▶ 물에 5~10배 희석하여 식후에 마신다. ▶ 자세한 발효 원리와 방법, 먹는 방법은 p.43를 참조한다.

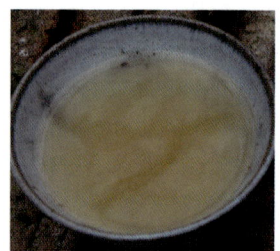

꿩의다리아재비 식초.

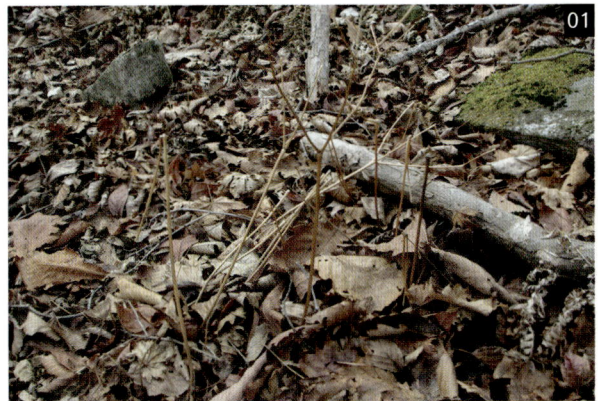

서식지 깊은 산 나무그늘 밑

뿌리 땅속에 굵은 뿌리줄기를 옆으로 뻗으며 새순을 내고, 수염뿌리가 많이 나온다. **줄기** 40~80㎝. 곧게 자라고 털이 없으며, 줄기껍질이 희끗하다. **잎** 어긋나며 잎줄기에 2~3번 갈라져 나와 깃털처럼 된다. 작은잎은 길이 4~8㎝이고, 긴 타원형 또는 타원 같은 피침형이다. 가장자리가 밋밋하거나 2~3갈래로 갈라지며, 앞면에 윤기가 있다. **꽃** 6~7월에 녹색이 도는 노란색으로 핀다. 줄기 끝에 작은 꽃들이 원뿔모양으로 모여 달린다. 꽃잎은 6장이고, 꽃받침잎이 크다. **열매** 9~10월에 하늘색으로 여물며, 익으면 껍질이 갈라져 둥근 씨앗이 나온다. **주의** 약간 독성이 있으므로 임산부는 먹지 않는다.

01 겨울에 남아 있는 묵은대. 1월 28일
02 초봄에 올라온 새순. 3월 19일
03 잎이 무성한 모습. 6월 1일
04 풋열매 달린 모습. 7월 12일
05 겨울에 남아 있는 줄기. 1월 28일
06 겨울에 뿌리 채취하는 모습. 1월 28일

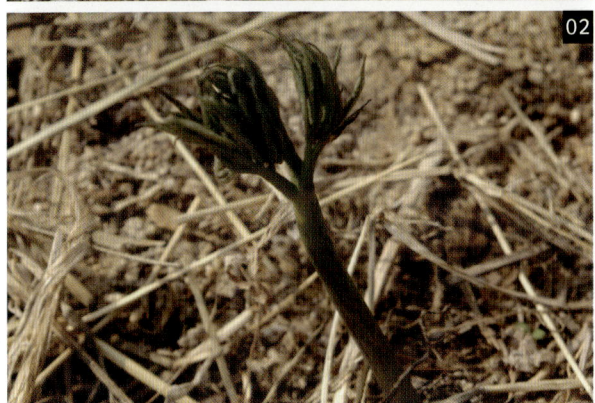

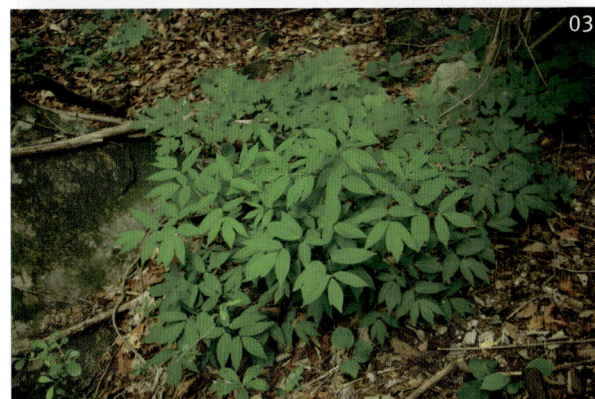

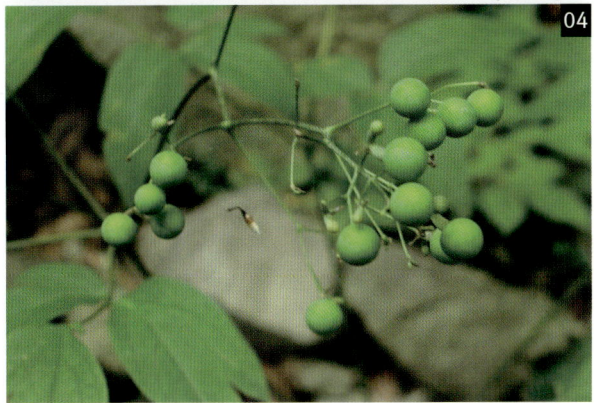

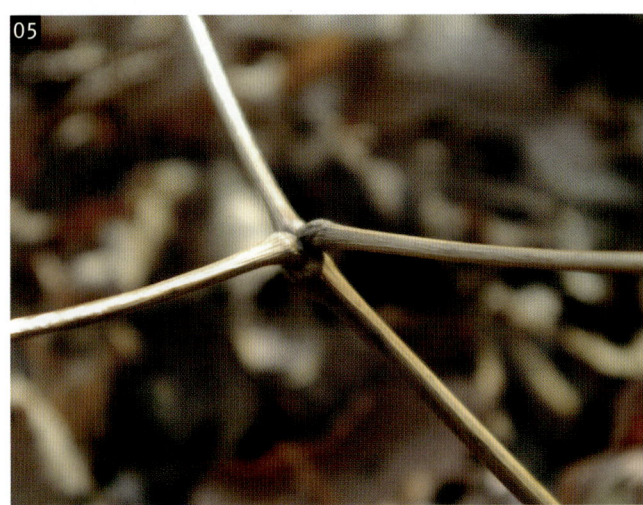

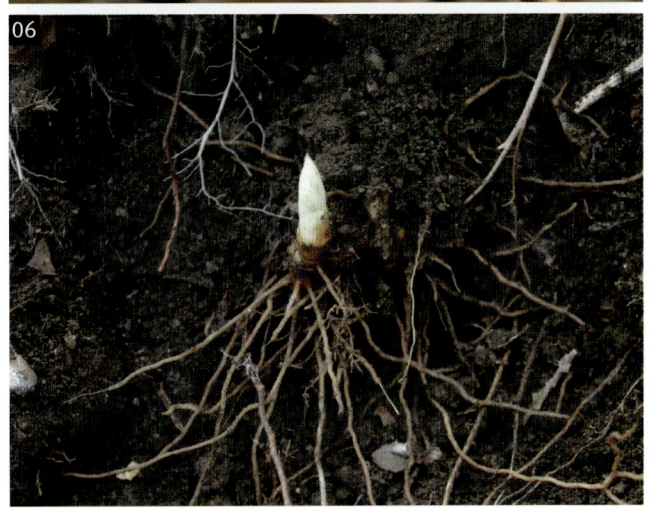

082 산해박

Cynanchum paniculatum Kitagawa
박주가리과 여러해살이풀

생약명
서장경(徐長卿)

작용 장부·경맥
간(木)
위장(土)

효능
기관지염
화병
고지혈증
류머티즘
습진

성분
사르코스틴(심장활동강화)
페오놀(통증완화)
쿠마린(혈전개선)
초산(부패방지)
신남산(세균억제)

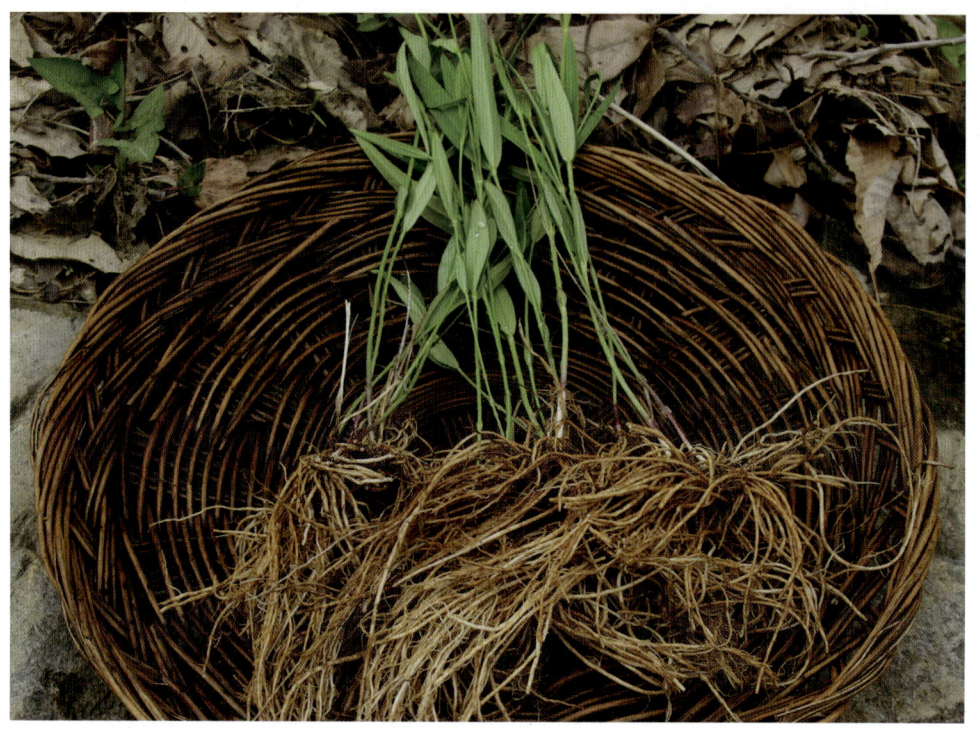

▶ 뿌리째 채취한 산해박. 5월 4일

식초 발효와 먹는 방법

생막걸리로 발효시키기

채취 뿌리째 캔 전초(봄), 뿌리(늦가을~겨울)

배합비율 **기본발효용** | 전초나 뿌리 100 : 생막걸리(멸균되지 않은 것) 100 : 조청 또는 엿기름가루 5
초앉히기용 | 원액 100 : (필요시) 씨식초 10

핵심요령 ❶ 잎·줄기·뿌리는 적당히 썰어 넣는다. ❷ 쓴맛이 덜하게 조청량을 조금 늘려도 된다.

발효와 먹는 방법 ▶ 산해박을 항아리에 넣고 생막걸리와 조청 또는 엿기름가루를 넣어 40~50일 발효시킨다. ▶ 원액을 걸러 항아리에 앉히고, 씨식초는 이때 넣어서 3~6개월 발효시킨 뒤 찌꺼기를 거른다. ▶ 물에 5~10배 희석하여 식후에 마신다. ▶ 자세한 발효 원리와 방법, 먹는 방법은 p.43을 참조한다.

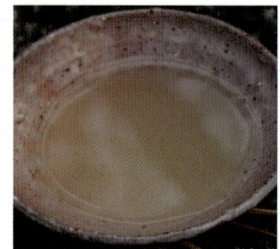

산해박 식초.

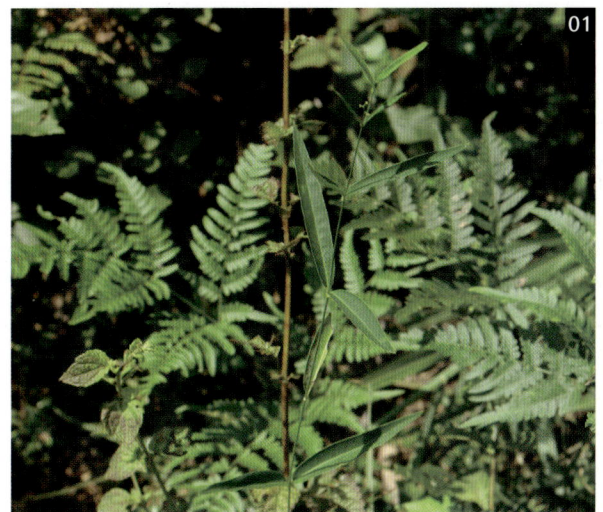

서식지 산과 들의 양지바른 풀밭
뿌리 땅속에서 짧은 뿌리줄기를 옆으로 뻗고, 수염뿌리가 많이 나온다. **줄기** 40~100㎝. 곧게 자라고, 가늘고 단단하며, 잎 달린 자리에 마디가 있다. **잎** 길이 6~12㎝. 마주 나며 가늘고 긴 피침형이다. 가장자리가 밋밋하고 짧은 잔털이 있으며, 뒷면은 조금 희끗하다. **꽃** 8~9월에 노란갈색으로 피며, 윗동 잎겨드랑이에 모여서 달린다. 꽃봉오리는 5각형이며, 꽃부리가 5갈래로 갈라진다. **열매** 8~9월에 여물며, 길이 6~8㎝이고 긴 뿔모양이다.

01 줄기에 잎 달린 모습. 8월 26일
02 꽃봉오리. 8월 20일
03 꽃 피는 모습. 6월 9일

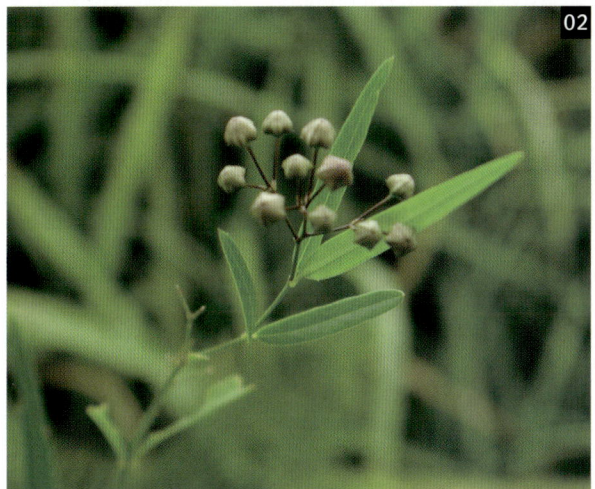

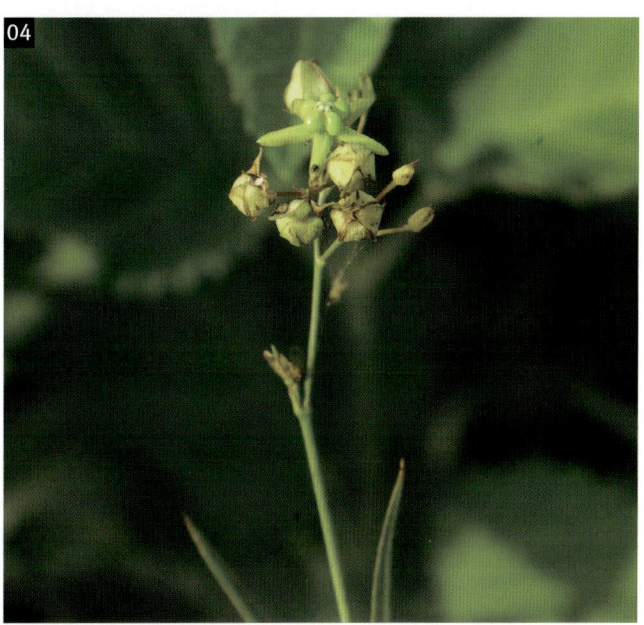

04 꽃과 꽃봉오리. 6월 1일
05 열매. 8월 20일

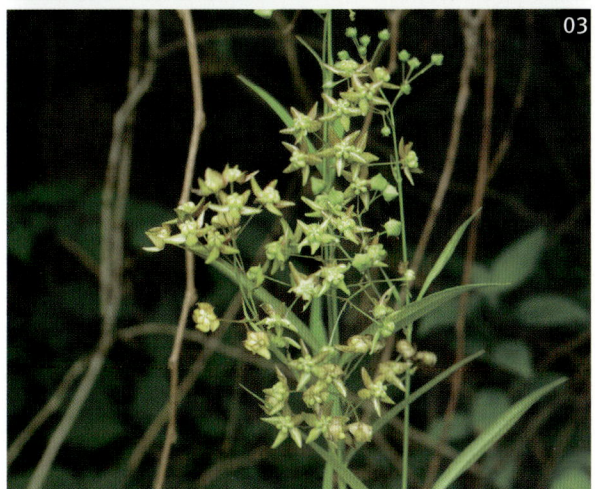

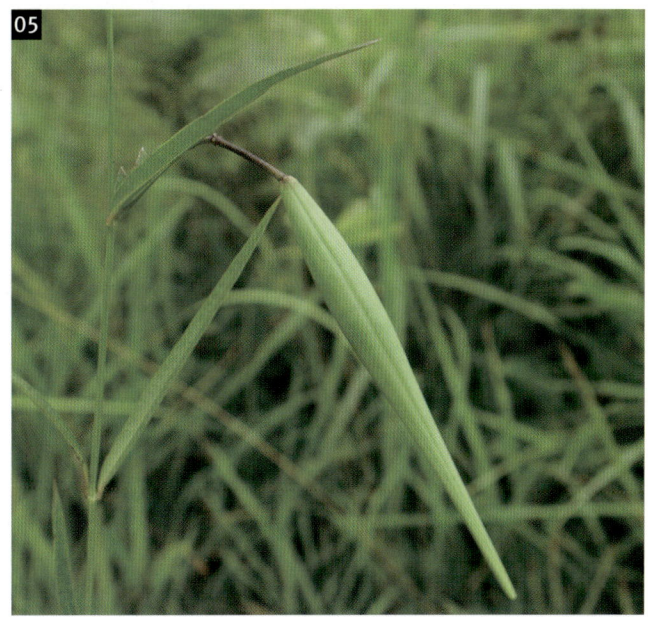

083 연리초

Lathyrus quinquenervius (Miq.) Litv.
콩과 여러해살이풀

생약명
산려두(山藜豆)
오맥산려두(五脉山藜豆)

작용 장부·경맥
간(木)
위장(土)

효능
신경통
근육통
홍역 후 해독

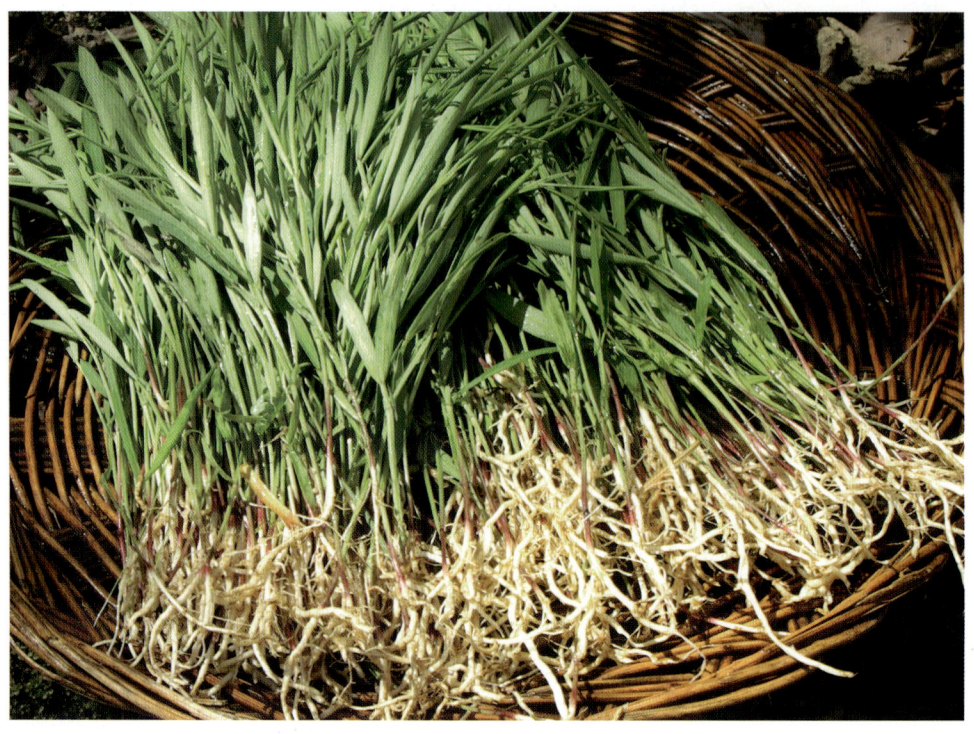

▶ 뿌리째 채취한 연리초.
4월 14일

식초 발효와 먹는 방법

당분으로 발효시키기

채취 뿌리째 캔 전초(봄)

배합비율 **기본발효용** | 전초 100 : 설탕 30 : 생효모 0.1(또는 누룩가루 5) : 설탕물(20% 농도) 적당량
초앉히기용 | 원액 100 : (필요시) 씨식초 또는 생막걸리 10

핵심요령 ❶ 잎·줄기·뿌리는 적당히 썰어 넣는다. ❷ 식초액이 적게 나오므로 설탕물을 추가한다.

발효와 먹는 방법 ▶ 연리초를 설탕에 버무려 항아리에 넣고, 생효모나 누룩가루를 뿌린 뒤 끓인 물을 식혀서 설탕물을 만들어 붓는다. ▶ 미리 조금 남겨둔 설탕을 위에 덮고 40~50일 발효시킨다. ▶ 원액을 걸러 항아리에 앉히고, 씨식초나 생막걸리를 넣는 경우에는 이때 넣어서 3~6개월 발효시킨 뒤 찌꺼기를 거른다. ▶ 물에 5~10배 희석하여 식후에 마신다. ▶ 자세한 발효 원리와 방법, 먹는 방법은 p.45를 참조한다.

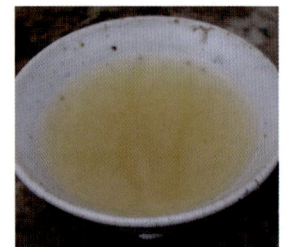

연리초 식초.

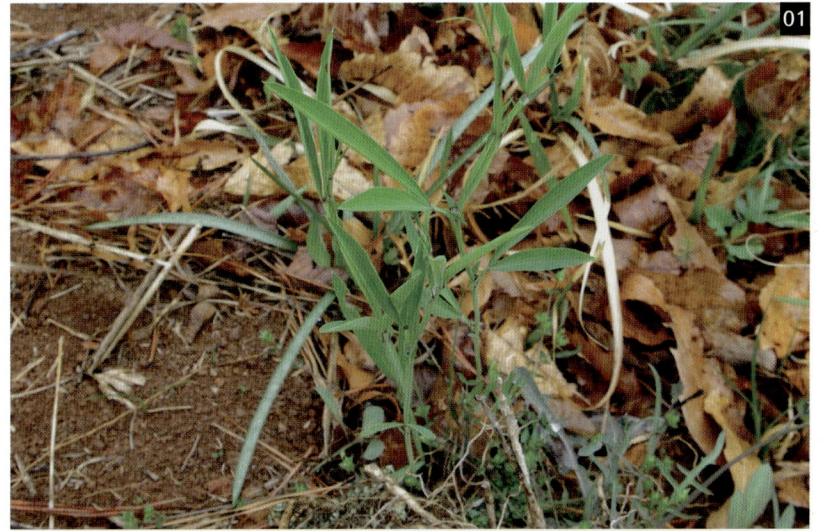

서식지 산기슭이나 냇가 풀밭
뿌리 땅속의 뿌리줄기가 옆으로 뻗으면서 새순을 낸다. **줄기** 30~60㎝. 곧게 자라고 단면이 세모지며 날개가 있다. **잎** 길이 6~10㎝. 어긋나고 1~3쌍의 잎이 깃털처럼 달린다. 덩굴손이 있으며 갈라지지 않는다. 작은잎은 좁은 피침형이고 양끝이 뾰족하며, 가장자리가 밋밋하다. 턱잎은 2개이고 피침형이다. **꽃** 5월에 붉은자주색으로 피며, 잎겨드랑이에 5~8송이가 어긋나게 달린다. 꽃부리는 나비모양으로 갈라진다. **열매** 6~7월에 꼬투리모양으로 여물며, 길이 4㎝이고 털이 없다. **주의** 씨앗은 독성이 있으므로 먹지 않는다.

01 전체 모습. 4월 13일
02 줄기와 잎과 턱잎. 4월 13일
03 잎 달린 모습. 4월 13일
04 꽃 떨어진 모습. 7월 27일

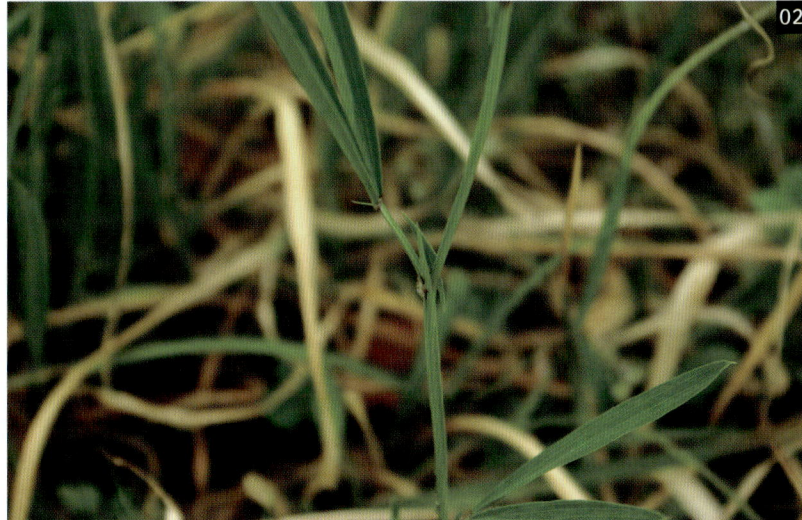

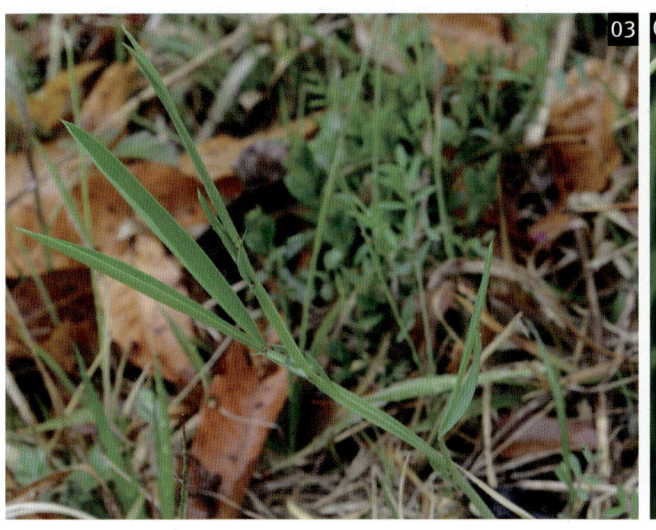

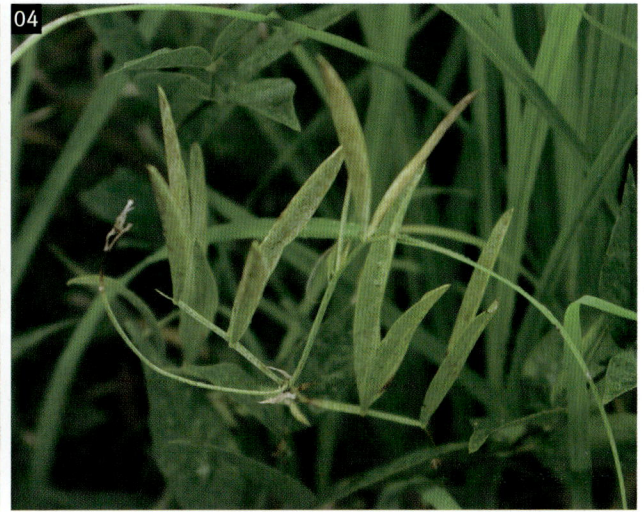

480 매실나무

Cynanchum ascyrifolium (Franch. & Sav.) Matsum.
장미과 잎지는 작은키나무

생약명
매실(梅實)

작용 장부·경맥
간(木), 위장(土), 대장(金)

효능
신경쇠약, 화병
간질환, 술독

성분
폴리페놀(혈압상승억제)
리오니레시놀(노화방지)
인(혈전개선)
시트르산(에너지보충)
말산(피로회복)

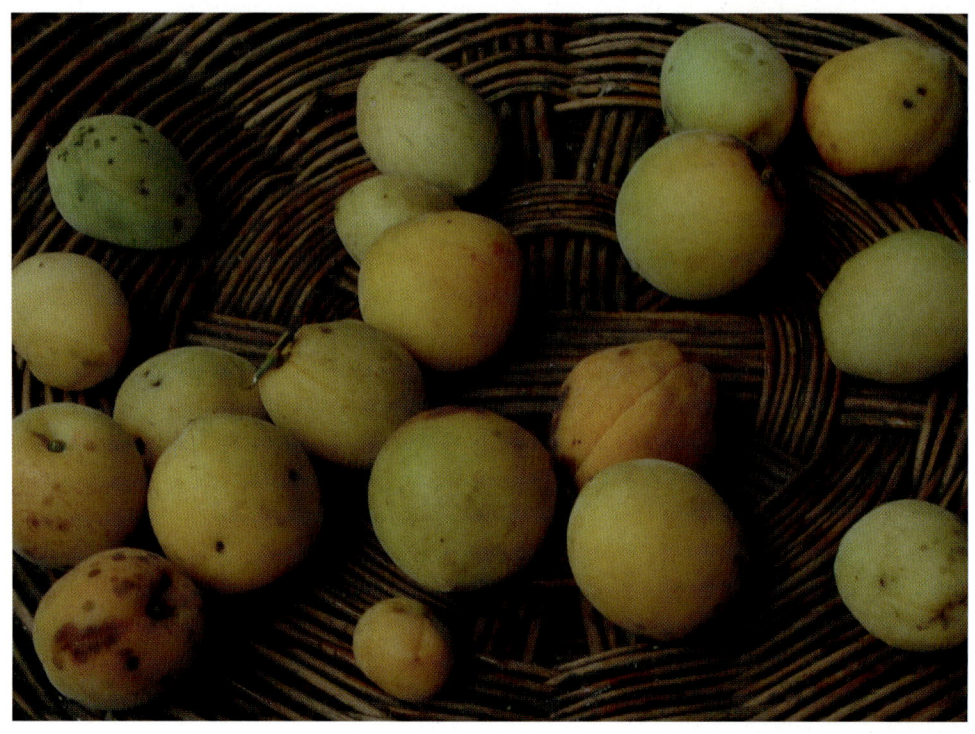

▶ 채취한 매실. 6월 2일

식초 발효와 먹는 방법

당분으로 발효시키기

채취 열매(여름~가을)

배합비율   **기본발효용 |** 매실 100 : 설탕 20

              초앉히기용 | 원액 100 : (필요시) 씨식초 또는 생막걸리 10

핵심요령 ❶ 매실은 씨앗에 독성이 있으므로 빼고 넣는다. ❷ 껍질에 있는 효소가 발효를 돕기 때문에 효모를 넣지 않아도 된다. ❸ 맛과 향이 뛰어나 요리에 넣어도 좋다.

발효와 먹는 방법 ▶ 매실을 설탕에 버무려 항아리에 넣고 미리 조금 남겨둔 설탕을 위에 덮어 3~6개월 발효시킨다. ▶ 원액을 걸러 항아리에 앉히고, 씨식초나 생막걸리를 넣는 경우에는 이때 넣어서 3~6개월 발효시킨 뒤 찌꺼기를 거른다. ▶ 물에 5~10배 희석하여 식후에 마신다. ▶ 자세한 발효 원리와 방법, 먹는 방법은 p.45를 참조한다.

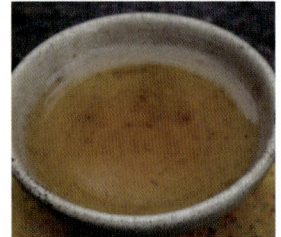

매실 식초.

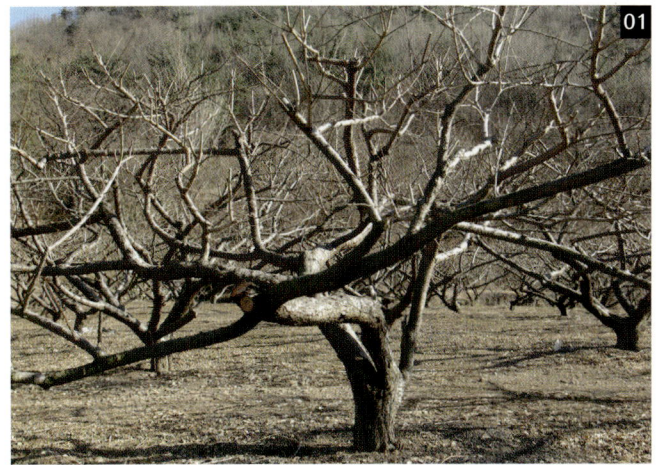

서식지 산과 들판의 양지. 농가에서 재배하기도 한다.
줄기 5~10m. 줄기껍질은 붉거나 노란갈색을 띤다. **잎** 길이 4~10㎝. 어긋나고 타원형 또는 달걀모양이며, 끝이 뾰족하고 가장자리에 날카로운 잔톱니가 있다. 앞뒷면에는 잔털이 있다. **꽃** 2~4월에 잎보다 먼저 피며 흰분홍색, 붉은색, 흰푸른색, 흰색 등으로 다양하다. 꽃잎은 5장이고 향기가 있다. **열매** 7월에 노란색으로 여문다. 둥근 타원형이고 잔털이 있으며, 지름 2~3㎝이다.

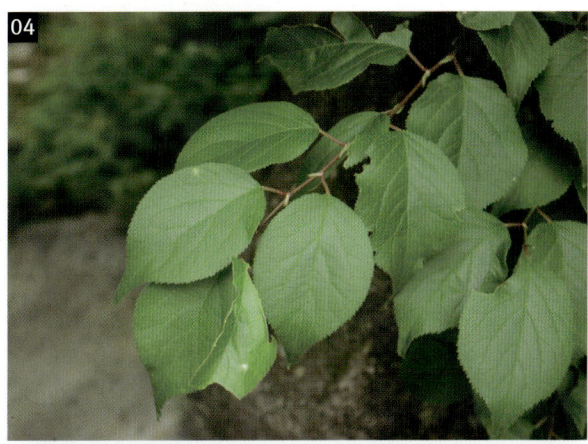

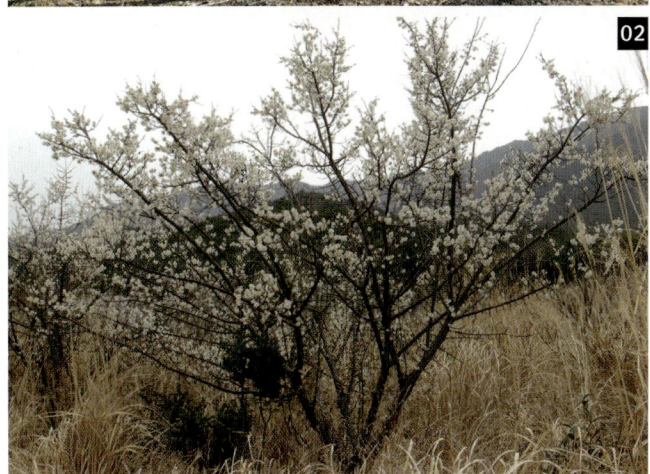

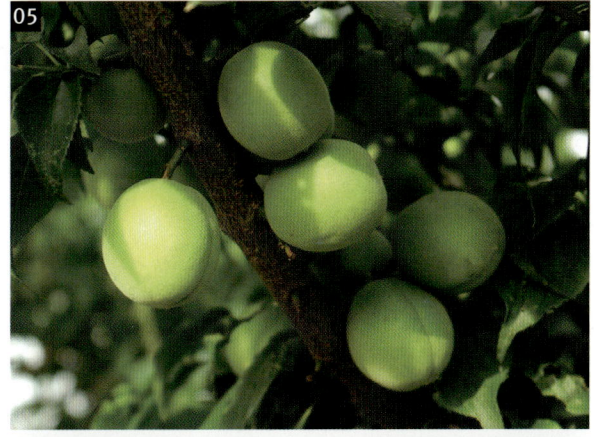

01 겨울 모습. 12월 28일
02 꽃 핀 모습. 3월 19일
03 꽃. 3월 19일
04 잎 달린 모습. 5월 28일
05 풋열매. 6월 1일
06 줄기. 12월 28일

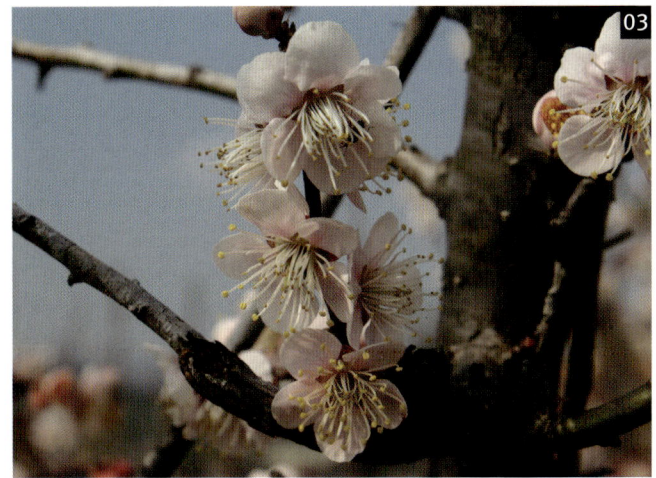

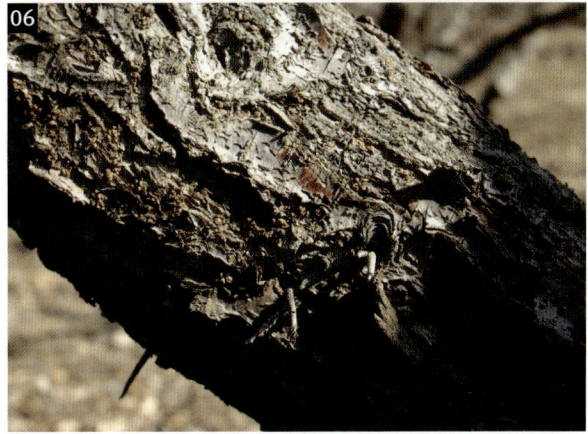

189

오이풀 종류

간·위장·대장에 작용

085 - 087

같은 약재
오이풀
산오이풀

유사 약재
가는오이풀

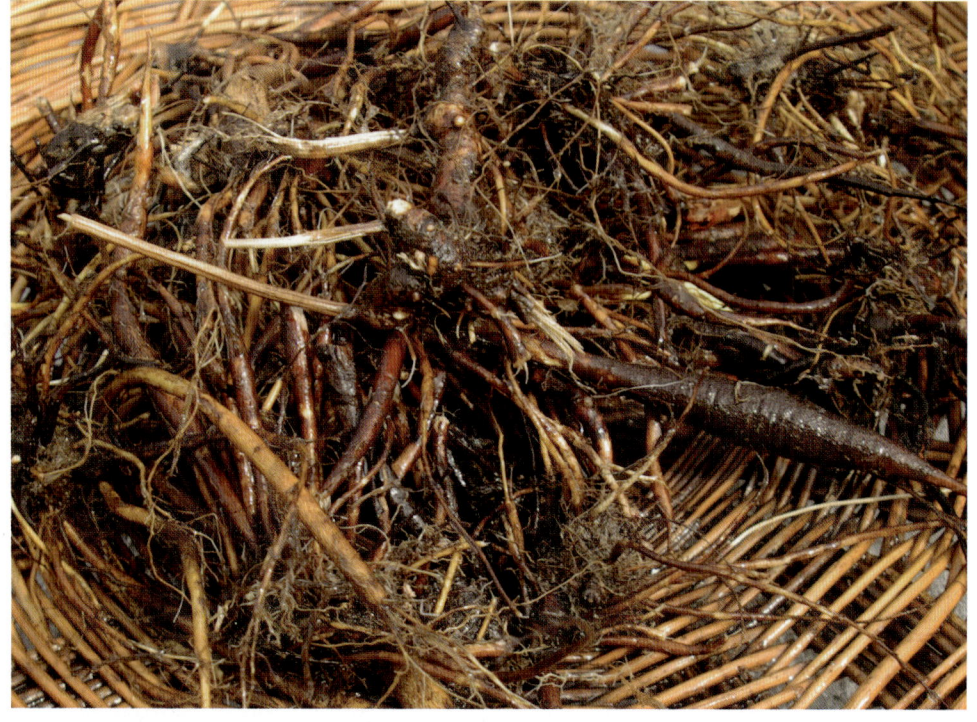

▶ 채취한 오이풀 뿌리. 2월 1일

식초 발효와 먹는 방법

생막걸리로 발효시키기

채취 뿌리째 캔 전초(봄), 뿌리(늦가을~겨울)

배합비율 **기본발효용** | 오이풀 종류(전초·뿌리) 100 : 생막걸리(멸균되지 않은 것) 100 : 조청 또는 엿기름가루 5

초앉히기용 | 원액 100 : (필요시) 씨식초 10

핵심요령 ❶ 잎·줄기·뿌리는 적당히 썰어 넣는다. ❷ 쓴맛이 덜하게 조청량을 조금 늘려도 된다. ❸ 1종류씩 담근다.

발효와 먹는 방법 ▶ 잎·줄기·뿌리를 항아리에 넣고 생막걸리와 조청 또는 엿기름가루를 넣어 40~50일 발효시킨다. ▶ 원액을 걸러 항아리에 앉히고, 씨식초는 이때 넣어서 3~6개월 발효시킨 뒤 찌꺼기를 거른다. ▶ 물에 5~10배 희석하여 식후에 마신다. ▶ 자세한 발효원리와 방법, 먹는 방법은 p.43를 참조한다.

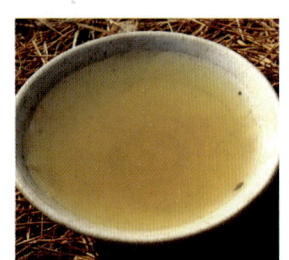

산오이풀 식초.

085 오이풀

Sanguisorba officinalis L.
장미과 여러해살이풀

- **생약명** 지유(地楡)
- **작용 장부·경맥** 간(木), 위장(土), 대장(金)
- **효능** 치질출혈, 자궁출혈, 생리혈과다, 아토피
- **성분** 캠페롤(노화방지), 케르세틴(알러지예방), 카테킨(체지방분해), 타닌(수렴작용)

서식지 산과 들의 양지
뿌리 땅속의 뿌리줄기가 옆으로 뻗으면서 가운데가 덩이처럼 굵어지고 잔뿌리가 나온다. **줄기** 30~150cm. 곧게 자라고 털이 없으며, 윗동에서 가지가 갈라진다. **잎** 잎줄기에 5~11장이 깃털모양으로 달린다. 작은잎은 길이가 2.5~5cm이고 타원형이며, 가장자리에 삼각 톱니가 있고, 연하게 오이냄새가 난다. **꽃** 7~9월에 자주색으로 피며, 가지 끝에 작은 꽃들이 이삭모양으로 뭉쳐서 달린다. 꽃차례 길이 1~2.5cm이며, 꽃잎이 없다. **열매** 10월에 여물고 꽃받침잎으로 싸여 있다. **주의** 몸을 차게 하므로 허약하고 몸이 찬 사람은 먹지 않는다.

01 겨울에 남아 있는 묵은대. 1월 10일
02 봄에 어린잎 자라는 모습. 4월 10일

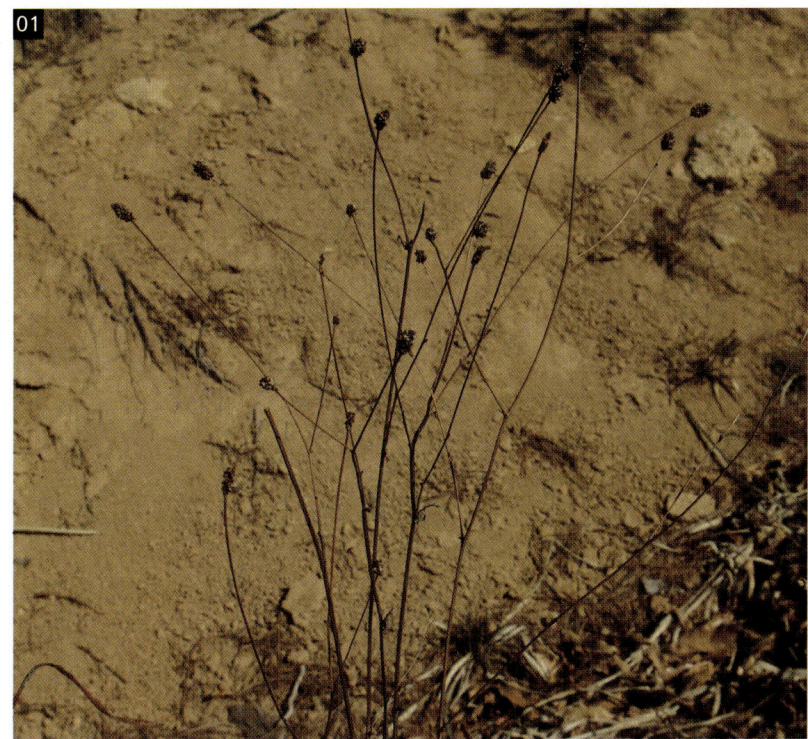

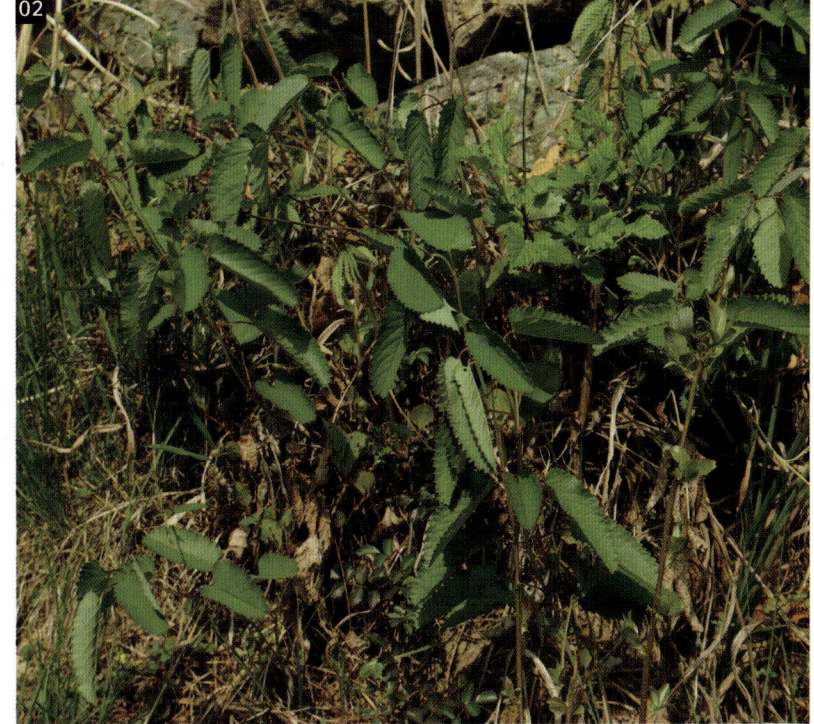

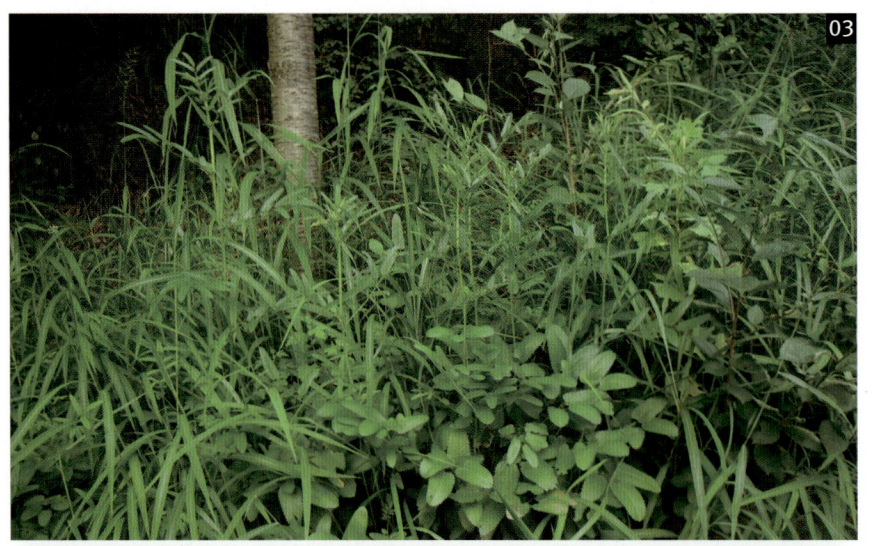

03 줄기 자란 모습. 7월 29일
04 꽃. 7월 29일
05 겨울에 남아 있는 줄기와 밑동. 1월 11일
06 겨울에 뿌리 채취하는 모습. 1월 29일

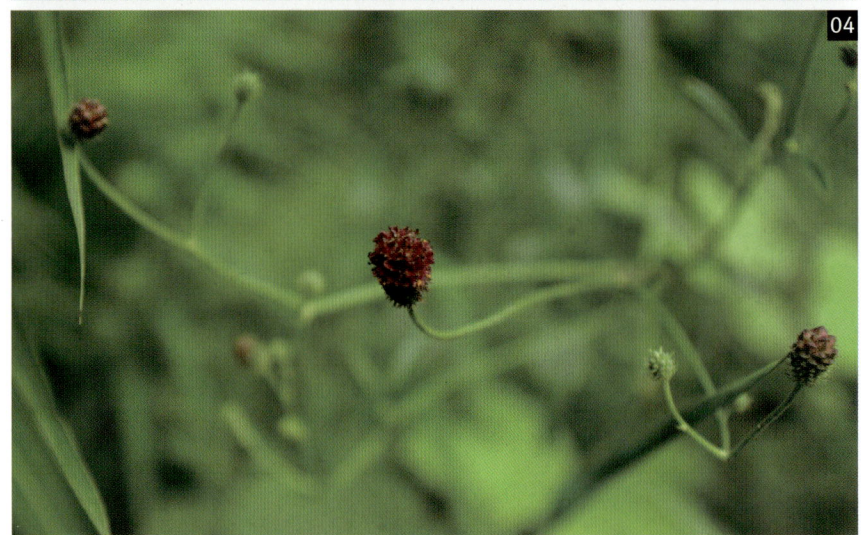

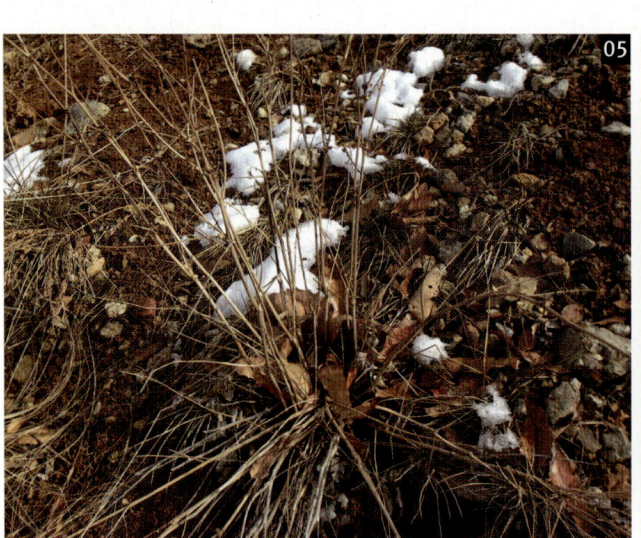
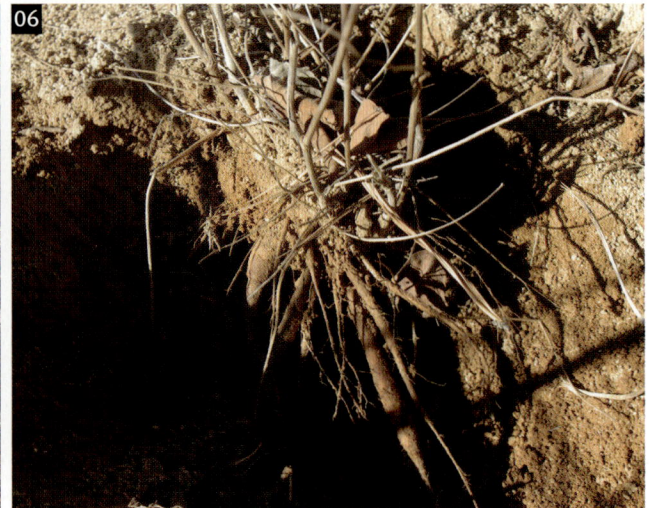

980 산오이풀

Sanguisorba hakusanensis Makino
장미과 여러해살이풀

- **생약명** 지유(地楡), 백산지유(白山地楡)
- **작용 장부·경맥** 간(木), 위장(土), 대장(金)
- **효능** 치질출혈, 자궁출혈, 생리혈과다, 아토피
- **성분** 캠페롤(노화방지), 케르세틴(알러지예방), 카테킨(체지방분해), 타닌(수렴작용)

서식지 깊은 산 중턱
뿌리 땅속 뿌리줄기가 깊게 뻗으며, 가운데가 덩이처럼 굵어진다. **줄기** 40~80㎝. 뭉쳐서 올라오며 붉은빛이 돈다. **잎** 잎줄기에 4~6쌍이 깃털모양으로 달리고, 타원형이며 가장자리에 톱니가 있다. 오이풀과 달리 향이 없다. **꽃** 8~9월에 붉은자주색으로 피고, 꽃차례 길이가 4~10㎝이다. **열매** 10월에 여문다. **주의** 몸을 차게 하므로 허약하고 몸이 찬 사람은 먹지 않는다.

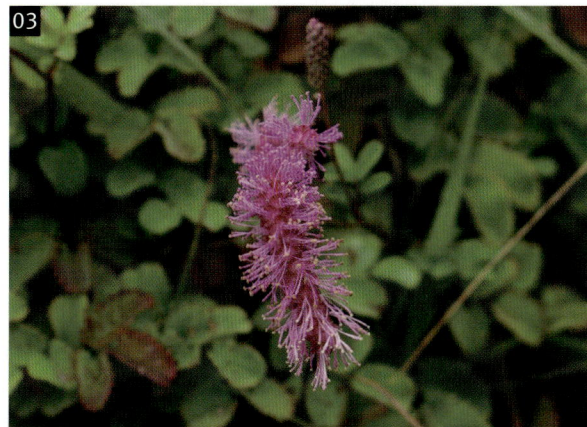

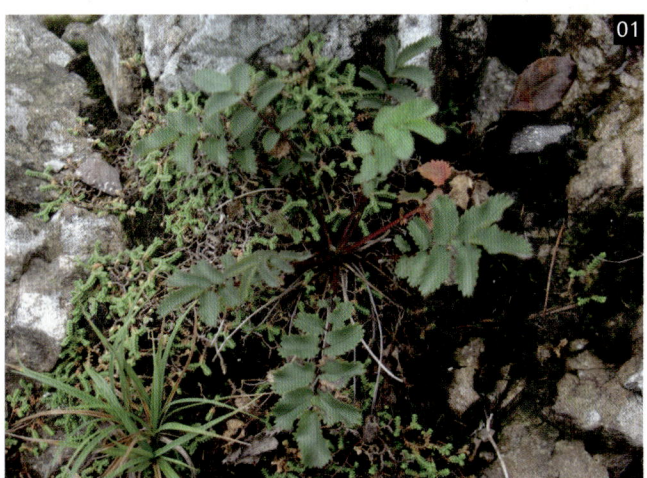

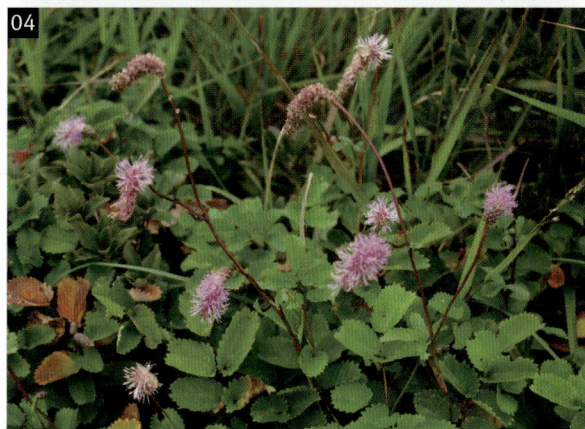

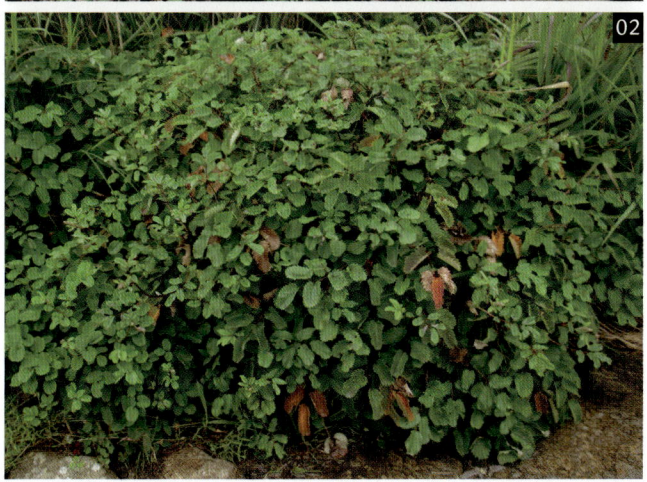

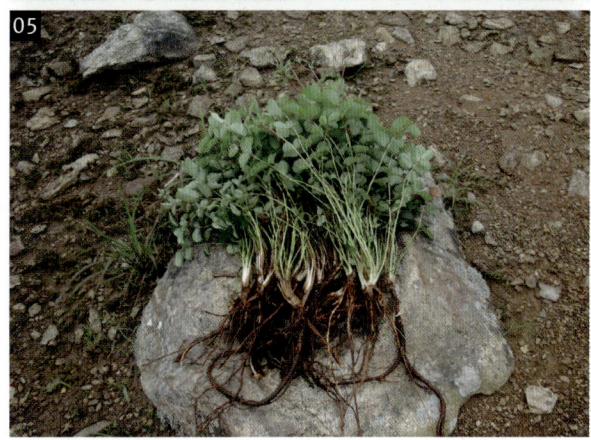

01 새순 자라는 모습. 8월 13일
02 잎이 무성한 모습. 8월 13일
03 꽃. 8월 13일
04 꽃 핀 모습. 8월 13일
05 뿌리째 채취한 산오이풀. 8월 13일

087 가는오이풀

Sanguisorba tenuifolia Fisch. ex Link
장미과 여러해살이풀

| **생약명** 세엽지유(細葉地楡) |
| **효능** 치질출혈, 관절염, 산후복통, 습진 |

서식지 산속 습지
뿌리 땅속 뿌리줄기가 깊게 뻗으며, 가운데가 덩이처럼 굵어진다.
줄기 50~120㎝. 가지가 갈라진다. **잎** 잎줄기에 3~7쌍이 깃털모양으로 달리며, 좁고 긴 피침형이고 가장자리에 톱니가 있다. **꽃** 8~9월에 흰색으로 피며, 꽃차례 길이가 3~9㎝이다. **열매** 10월에 여문다.

01 어린잎 자라는 모습. 11월 2일
02 잎. 11월 2일
03 줄기와 잎. 11월 2일
04 꽃 피는 모습. 11월 2일

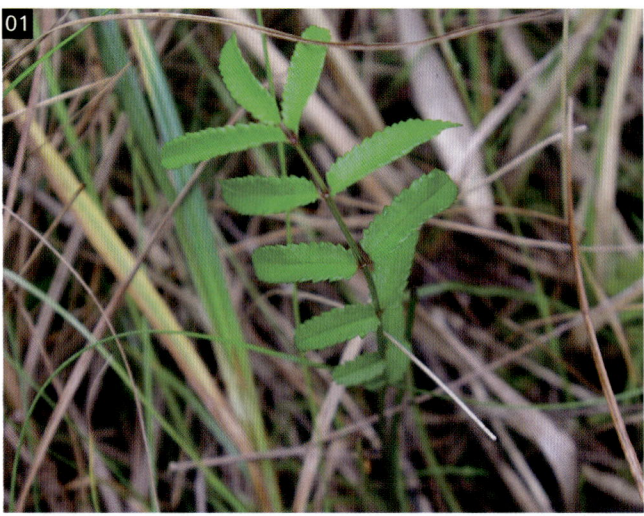
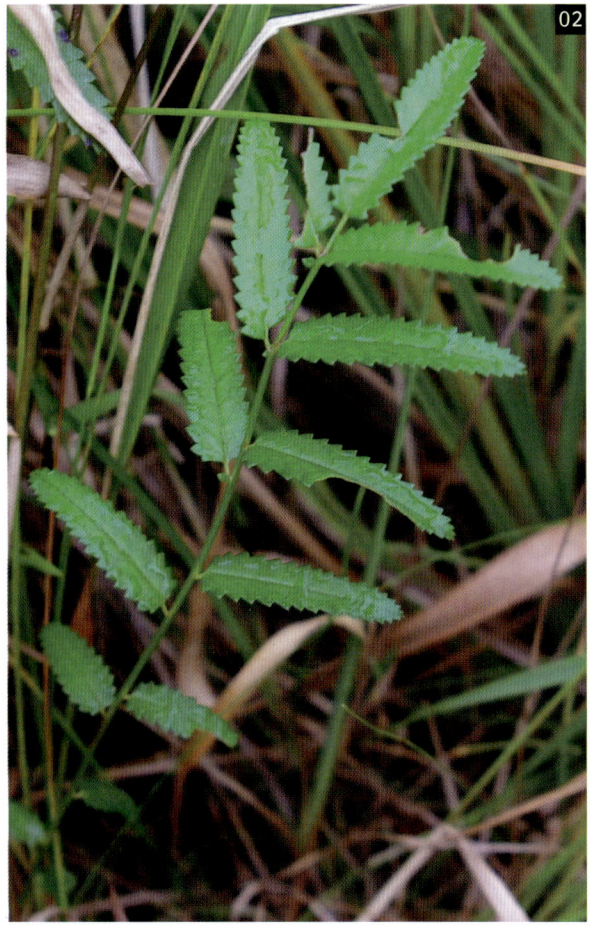
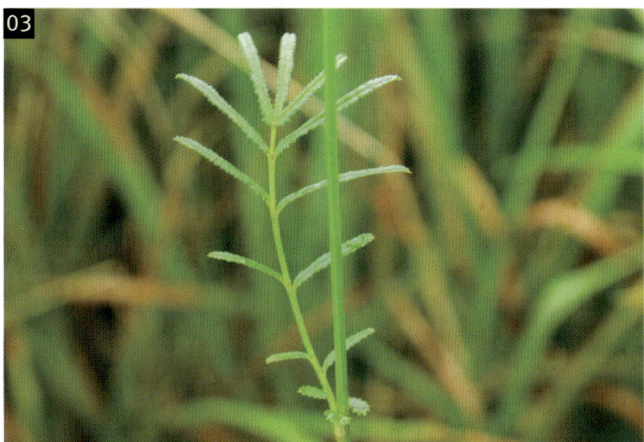
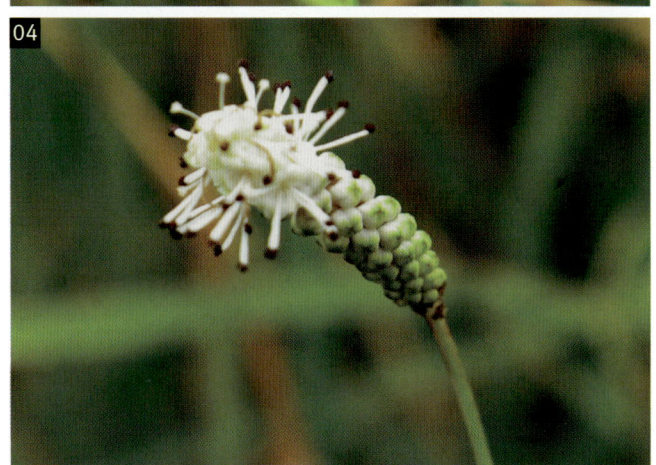

패장 종류

간·위장·대장에 작용

마타리

유사 약재
뚝갈

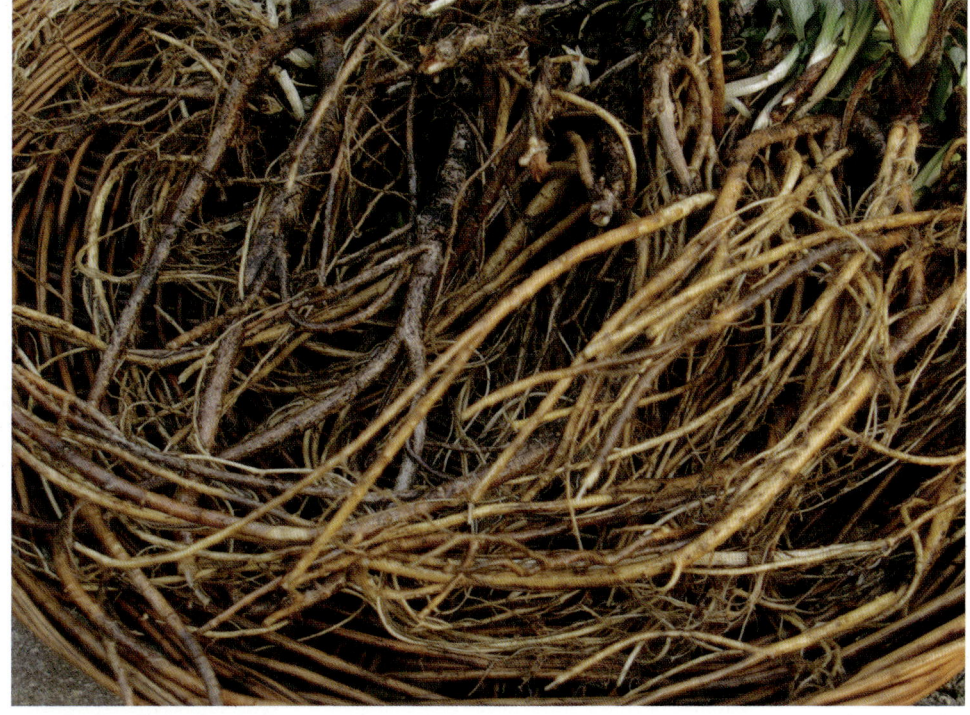

▶ 채취한 마타리 뿌리. 4월 22일

식초 발효와 먹는 방법

생막걸리로 발효시키기

채취 뿌리째 캔 전초(봄), 뿌리(늦가을~겨울)

배합비율 **기본발효용 |** 패장 종류(잎·줄기·뿌리) 100 : 생막걸리(멸균되지 않은 것) 100 : 조청 또는 엿기름가루 5

초앉히기용 | 원액 100 : (필요시) 씨식초 10

핵심요령 ❶ 잎·줄기·뿌리는 적당히 썰어 넣는다. ❷ 쓴맛이 덜하게 조청량을 조금 늘려도 된다. ❸ 1종류씩 담근다.

발효와 먹는 방법 ▶ 잎·줄기·뿌리를 항아리에 넣고 생막걸리와 조청 또는 엿기름가루를 넣어 40~50일 발효시킨다. ▶ 원액을 걸러 항아리에 앉히고, 씨식초는 이때 넣어서 3~6개월 발효시켜 찌꺼기를 거른다. ▶ 물에 5~10배 희석하여 식후에 마신다. ▶ 자세한 발효 원리와 방법, 먹는 방법은 p.43를 참조한다.

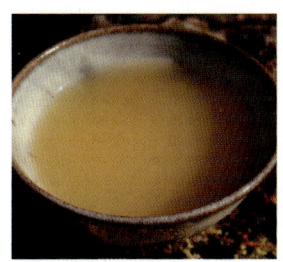

마타리 뿌리 식초.

080 마타리

Patrinia scabiosaefolia Fisch. ex Trevir.
마타리과 여러해살이풀

생약명	패장(敗醬)
작용 장부·경맥	간(木), 위장(土), 대장(金)
효능	산후어혈, 혈액순환장애, 장염, 복막염, 신경쇠약
성분	사포닌(면역력강화), 시니그린(종양억제), 올레노인산(생리활성), 타닌(수렴작용)

서식지 산과 들판의 양지바른 풀밭
뿌리 땅속 뿌리줄기가 비스듬히 뻗어 굵어지며, 잔뿌리가 있다. 장 썩는 냄새가 난다. **줄기** 60~150cm. **잎** 뿌리잎은 뭉쳐서 나고, 달걀모양 또는 긴 타원형이며, 잎자루가 길다. 줄기잎은 마주 나고, 깃털모양으로 깊게 갈라진다. 잎 가장자리에 톱니가 있거나 없고, 앞뒷면에는 겹잔털이 있다. **꽃** 7~8월에 노란색으로 피며, 줄기와 가지 끝에 작은 꽃들이 어긋나게 모여서 쟁반모양으로 달린다. 지름 3~4mm이고 꽃부리가 5갈래이다. **열매** 9월에 여물며 타원형이고, 가장자리에 날개가 있다. **주의** 어혈을 풀어주므로 산후어혈이 없거나 빈혈이 있을 때는 먹지 않는다.

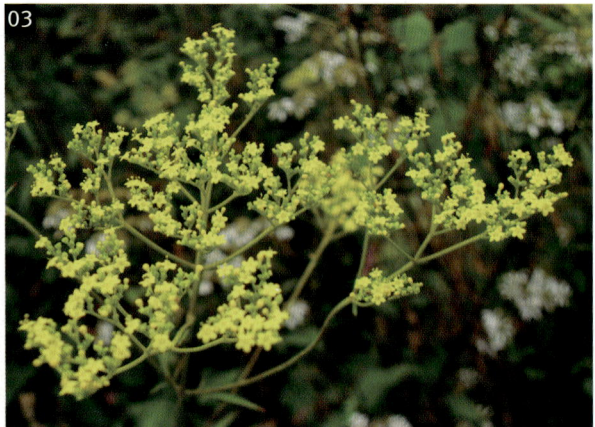

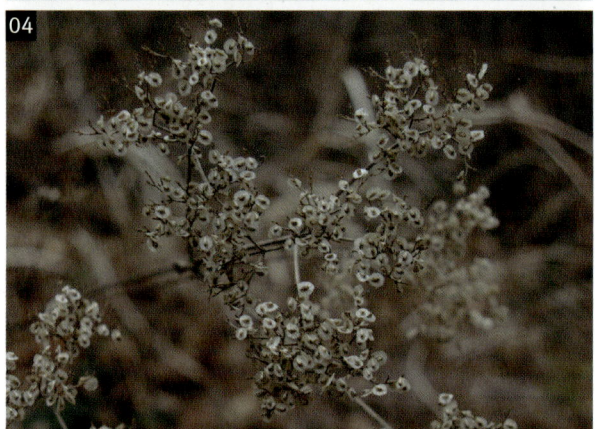

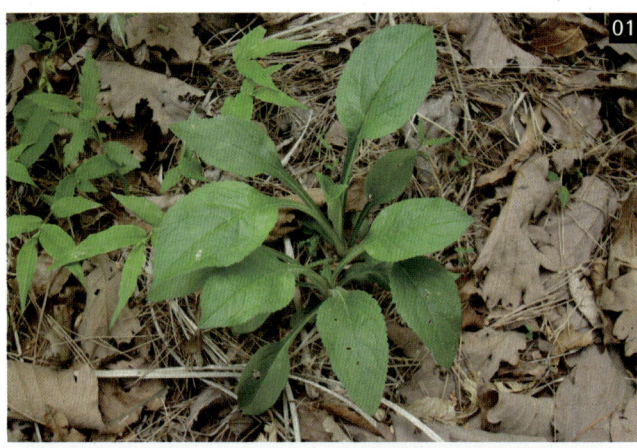

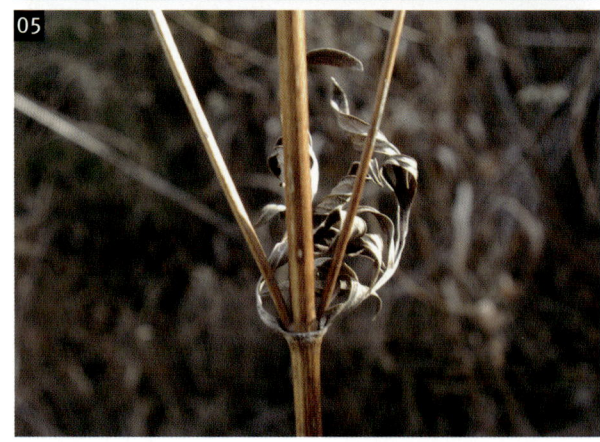

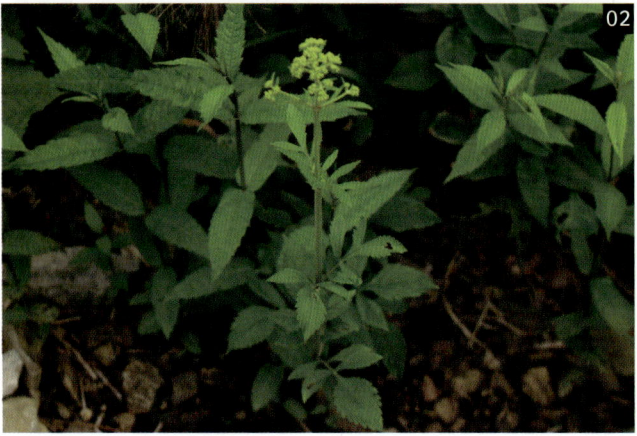

01 봄에 올라온 뿌리잎. 5월 17일
02 꽃 핀 모습. 7월 15일
03 꽃. 11월 2일
04 겨울에 남아 있는 열매. 1월 25일
05 겨울에 남아 있는 줄기와 가지. 1월 11일

뚝갈

Patrinia villosa (Thunb.) Juss.
마타리과 여러해살이풀

생약명	백화패장(白花敗醬)
작용 장부·경맥	간(木), 위장(土), 대장(金)
효능	산후어혈, 장염, 위장통, 고혈압
성분	올레노인산(생리활성), 스코폴렉틴(종양억제), 에스쿨레틴(면역력강화), 타닌(수렴작용)

서식지 산과 들판의 메마른 땅
뿌리 수염뿌리가 굵게 뻗으며, 장 썩는 냄새가 난다. **줄기** 100~150㎝. 흰색 잔털이 빽빽하며, 가지가 밑동에서 뻗어 나와 뿌리를 내린다. **잎** 길이 3~15㎝. 마주 나고 달걀 같은 타원형이며, 깃털처럼 갈라지기도 한다. 가장자리에 물결 같은 톱니가 있다. **꽃** 7~8월에 흰색으로 핀다. **열매** 9~10월에 여문다.

01 봄에 올라온 뿌리잎. 4월 30일
02 꽃 핀 모습. 7월 23일
03 꽃. 8월 5일
04 뿌리째 채취한 뚝갈. 4월 30일

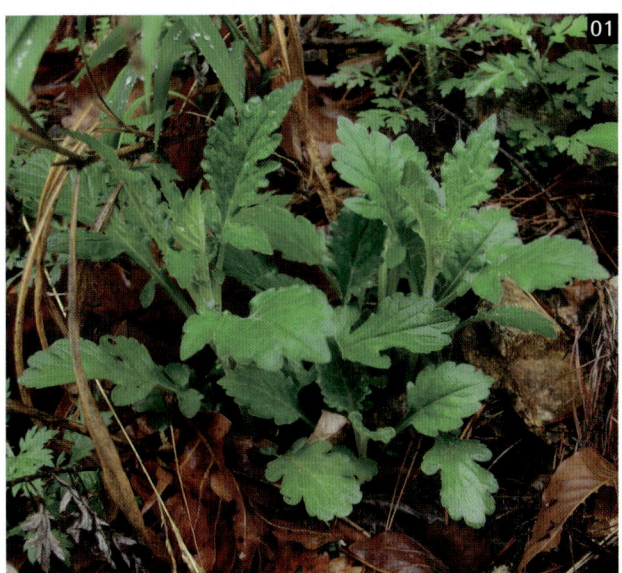

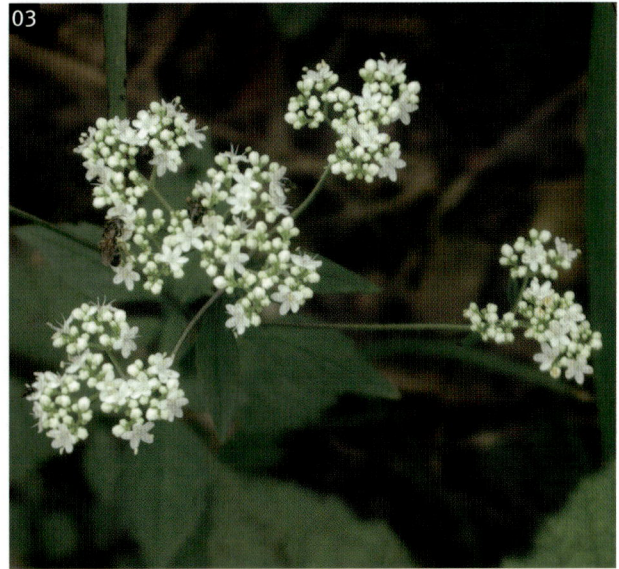

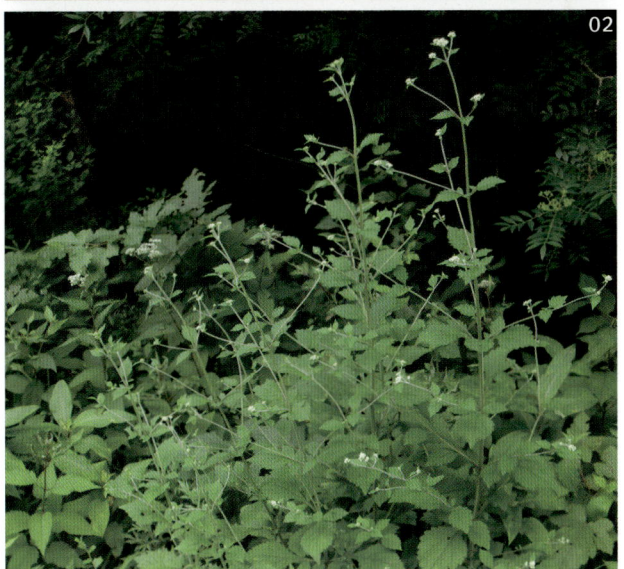

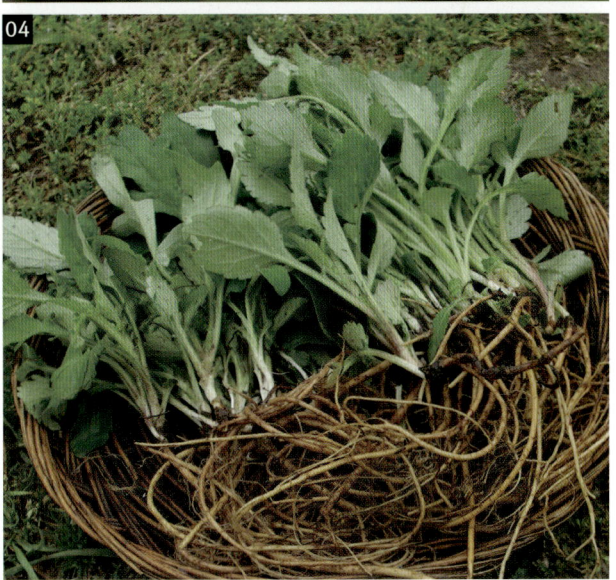

090 동백나무

Camellia japonica L.
차나무과 늘푸른 작은키나무

생약명
산다화(山茶花)

작용 장부·경맥
간(木)
폐(金)

효능
폐결핵
코피
치질출혈
인후통
생리통

성분
사포닌(면역력강화)
비타민E(항산화물질 생성)
비타민K(출혈방지)
카로틴(종양억제)

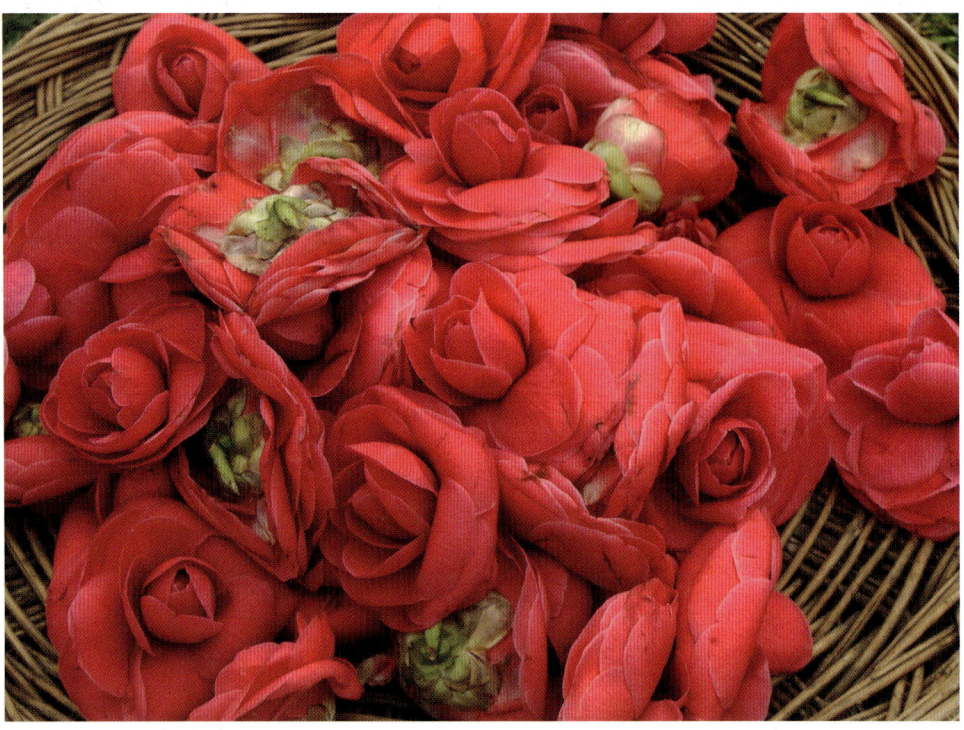

▶ 채취한 동백꽃. 3월 25일

식초 발효와 먹는 방법

당분으로 발효시키기

채취 꽃(초겨울~봄)

배합비율 | **기본발효용** | 꽃 100 : 설탕 30 : 생효모 0.1 : 설탕물(20% 농도) 적당량
             초앉히기용 | 원액 100 : (필요시) 씨식초 또는 생막걸리 10

핵심요령 ❶ 꽃은 꽃술을 떼고 넣는다. ❷ 누룩 대신 효모를 쓴다. ❸ 식초액이 적게 나오므로 설탕물을 꽃이 잠길 만큼 붓는다.

발효와 먹는 방법 ▶ 동백꽃을 설탕에 버무려 항아리에 넣고, 생효모를 뿌린 뒤 끓인 물을 식혀서 설탕물을 만들어 붓는다. ▶ 미리 조금 남겨둔 설탕을 위에 덮고 40~50일 발효시킨다. ▶ 원액을 걸러 항아리에 앉히고, 씨식초나 생막걸리를 넣는 경우에는 이때 넣어서 3~6개월 발효시킨 뒤 찌꺼기를 거른다. ▶ 물에 5~10배 희석하여 식후에 마신다. ▶ 자세한 발효 원리와 방법, 먹는 방법은 p.44를 참조한다.

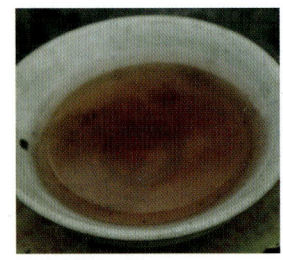

동백나무 꽃 식초.

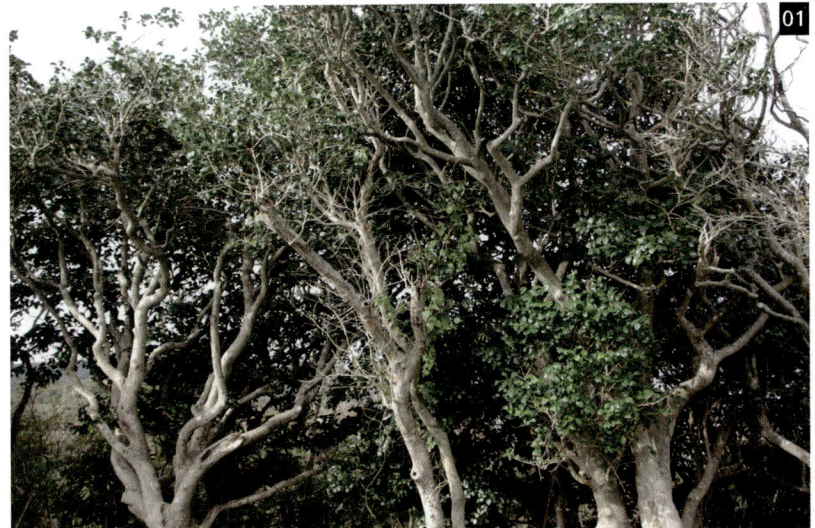

서식지 중부 이남의 낮은 산이나 바닷가, 섬지역, 인가 근처

줄기 7~15m. 줄기껍질은 회갈색이고 밋밋하다. **잎** 길이 5~12㎝. 어긋나고 두꺼우며, 타원형이고 가장자리에 잔톱니가 있다. 겨울에도 푸르다. **꽃** 2~4월에 붉은색으로 피며, 가지에 1송이씩 달린다. 꽃잎은 5~7장이며, 수술이 많다. **열매** 11월에 여물고 타원형이며, 검은갈색 씨앗이 3개 들어있다.

01 가을 모습. 10월 19일
02 꽃봉오리와 잎. 3월 26일
03 초봄에 꽃 핀 모습. 3월 26일
04 줄기. 10월 19일

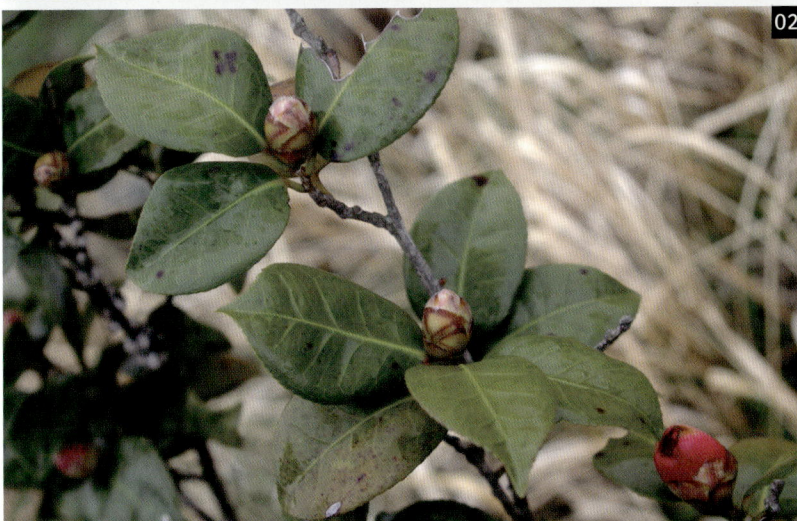

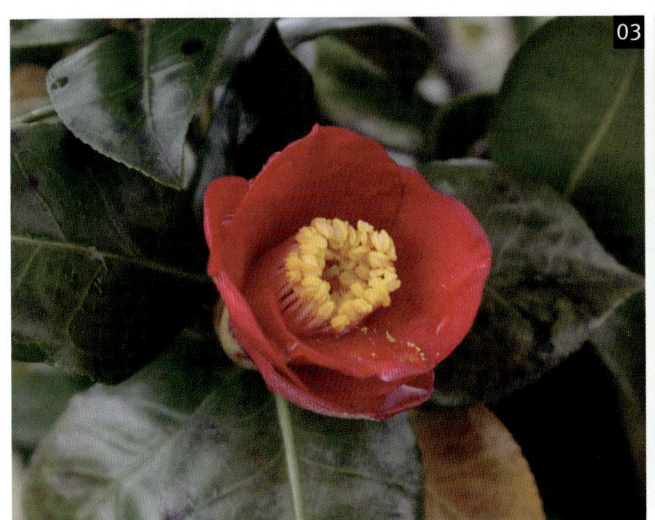

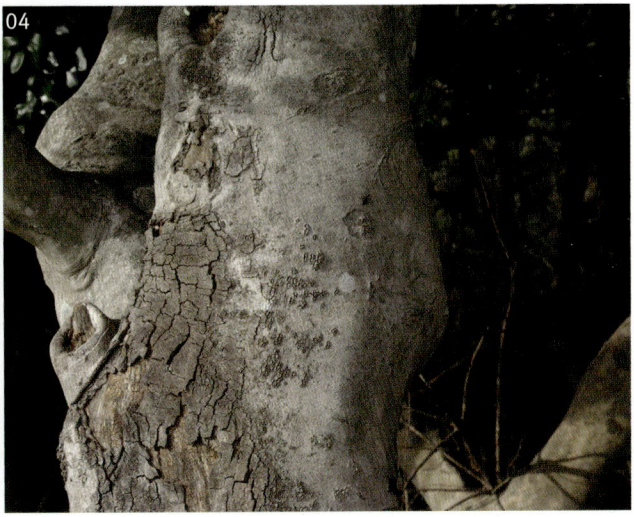

091 곰취

Ligularia fischeri (Ledeb.) Turcz.
국화과 여러해살이풀

생약명
호로칠(胡蘆七)

작용 장부·경맥
간(木), 폐(金)

효능
결핵, 천식
백일해, 기침가래
신경통

성분
니아신(혈액순환촉진)
푸마르산(부패억제)
칼륨
(신경세포 근육기능강화)
철분(빈혈개선)

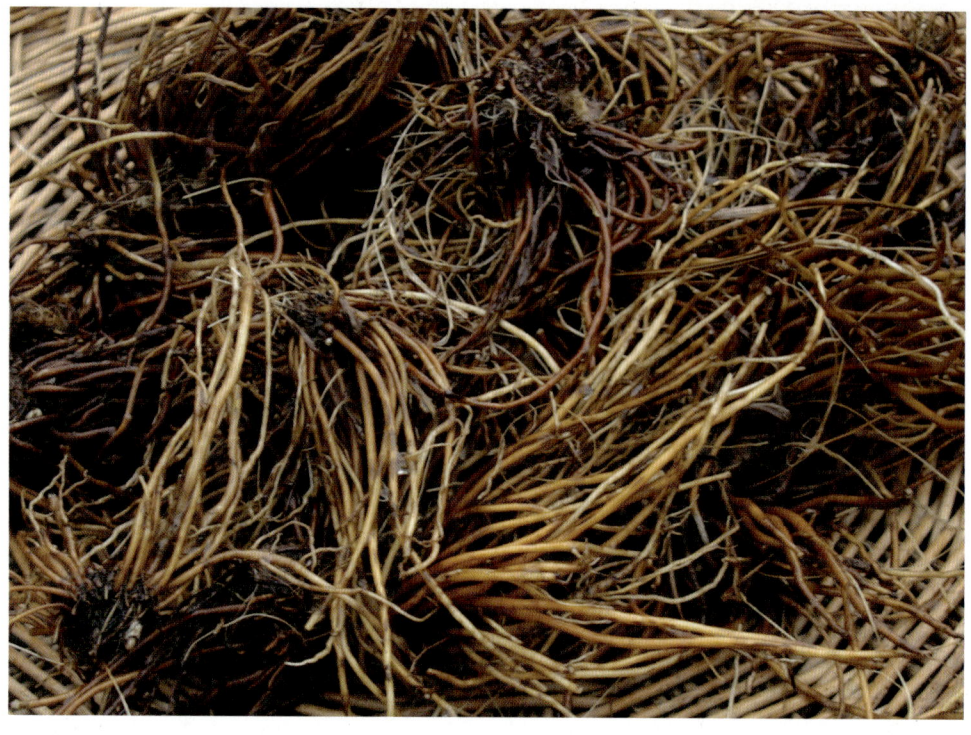

▶ 채취한 곰취 뿌리. 2월 1일

식초 발효와 먹는 방법

생막걸리로 발효시키기

채취 뿌리(늦가을~겨울)

배합비율 **기본발효용** | 뿌리 100 : 생막걸리(멸균되지 않은 것) 100 : 조청 또는 엿기름가루 5
　　　　　　초앉히기용 | 원액 100 : (필요시) 씨식초 10

핵심요령 ❶ 뿌리는 적당히 썰어서 넣는다. ❷ 쓴맛이 덜하게 조청량을 조금 늘려도 된다.

발효와 먹는 방법 ▶ 뿌리를 항아리에 넣고 생막걸리와 조청 또는 엿기름가루를 넣어 40~50일 발효시킨다. ▶ 원액을 걸러 항아리에 앉히고, 씨식초는 이때 넣어서 3~6개월 발효시켜 찌꺼기를 거른다. ▶ 물에 5~10배 희석하여 식후에 마신다. ▶ 자세한 발효 원리와 방법, 먹는 방법은 p.43를 참조한다.

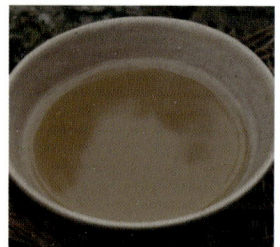

곰취 뿌리 식초.

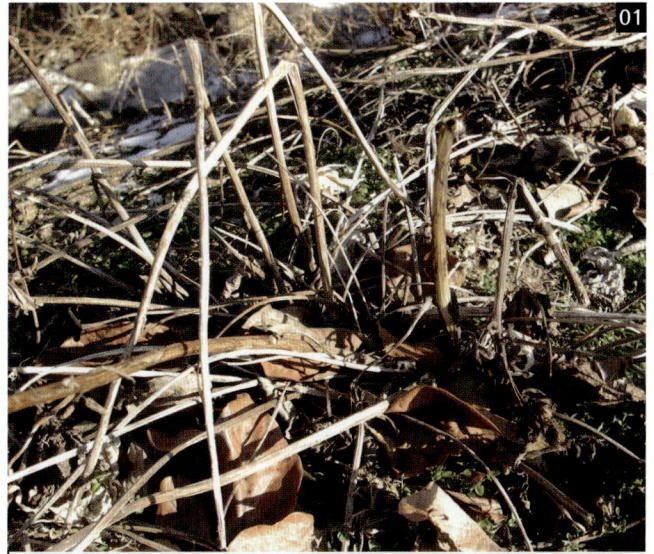

서식지 깊은 산 반그늘이고 촉촉한 땅
뿌리 땅속에 굵은 뿌리줄기가 있으며, 수염뿌리가 사방으로 뻗는다.
줄기 1~2m. 곧게 자라고 세로로 홈이 있다. **잎** 뿌리잎은 뭉쳐서 나고 길이 30㎝ 정도이며, 콩팥 같은 심장모양이고 날카로운 톱니가 있으며 잎자루가 길다. 줄기잎은 작고 3장 정도 나며, 잎자루가 잎집이 된다. **꽃** 7~9월에 노란색으로 피고, 줄기 끝에 여러 송이가 어긋나게 모여서 달리며, 꽃잎모양의 혀꽃이 5~9장이다. **열매** 9~10월에 여물며, 씨앗은 원통모양이고 갈색 또는 자주갈색 갓털이 있어 바람에 날려간다.

01 겨울에 남아 있는 묵은대. 12월 28일
02 잎. 6월 25일
03 꽃 핀 모습. 9월 7일
04 꽃. 7월 29일
05 겨울에 남아 있는 열매. 1월 25일

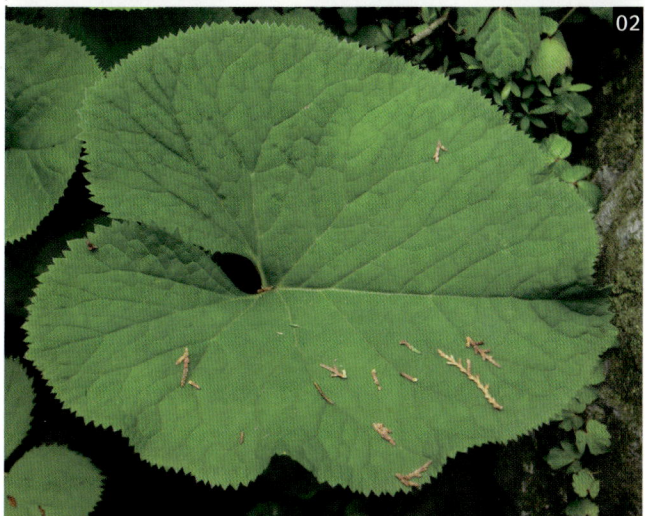

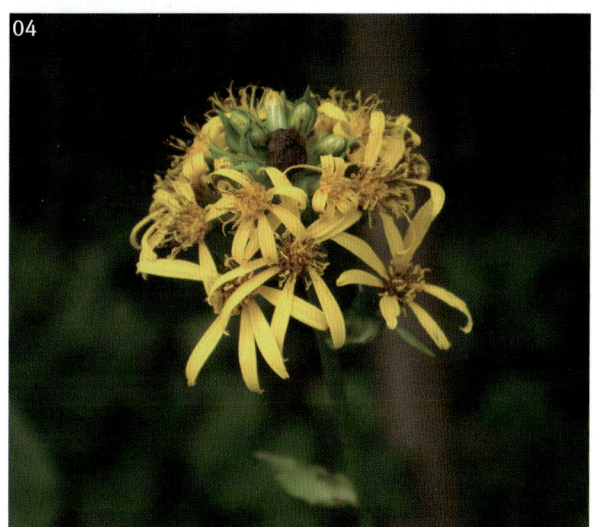

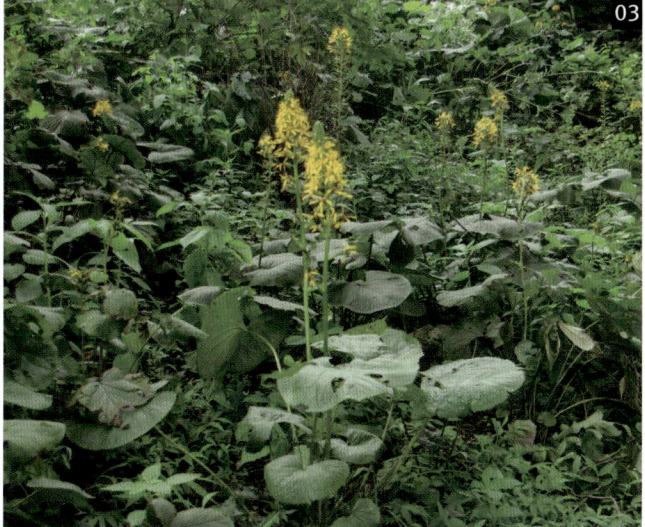

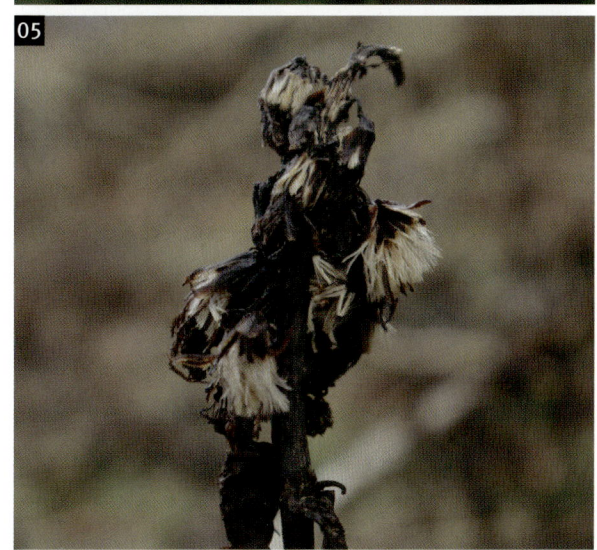

092 밀나물

Smilax riparia var. *ussuriensis* (Regel) Hara & T. Koyama
백합과 덩굴성 여러해살이풀

생약명
중요채(中尿菜)

작용 장부·경맥
간(木), 폐(金)

효능
마비, 류머티즘
결핵, 강장
혈액순환

성분
바닐산(노화방지)
파라히드록시신나믹산
(진균억제)
페룰린산
(혈당혈전수치 내림)

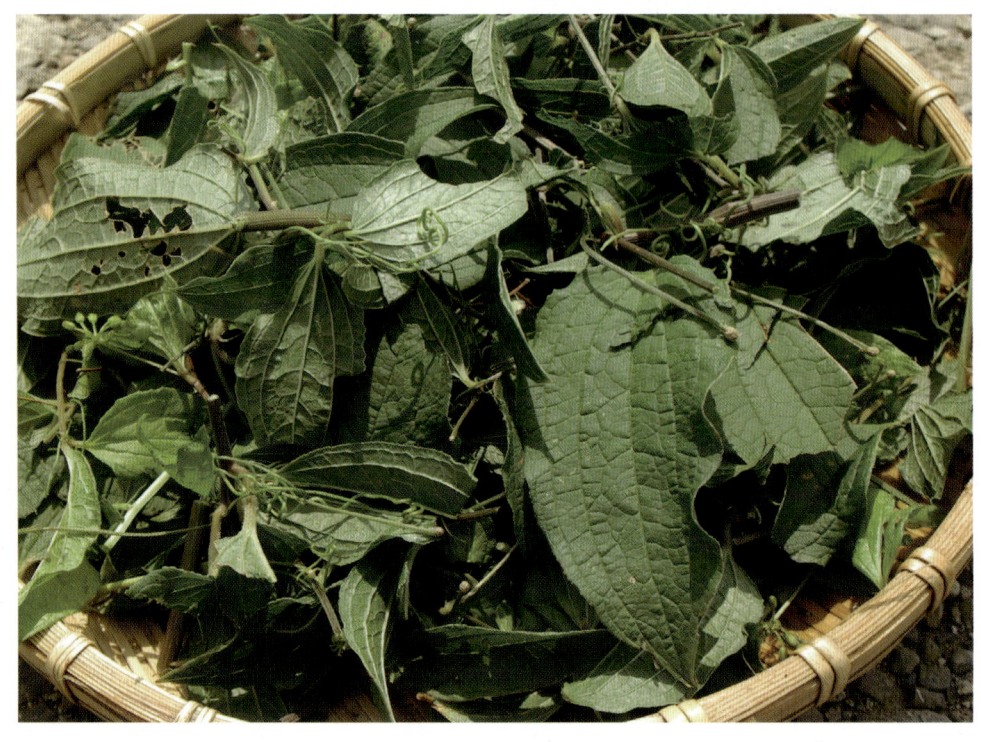

▶ 채취한 밀나물 잎과 줄기.
7월 31일

식초 발효와 먹는 방법

생막걸리로 발효시키기

채취 잎·줄기(봄~여름)

배합비율 **기본발효용** | 잎·줄기 100 : 생막걸리(멸균되지 않은 것) 100 : 조청 또는 엿기름가루 5
　　　　　　초앉히기용 | 원액 100 : (필요시) 씨식초 10

핵심요령 ❶ 잎·줄기는 적당히 썰어서 넣는다. ❷ 쓴맛이 덜하게 조청량을 조금 늘려도 된다.

발효와 먹는 방법 ▶ 잎·줄기를 항아리에 넣고 생막걸리와 조청 또는 엿기름가루를 넣어 40~50일 발효시킨다. ▶ 원액을 걸러 항아리에 앉히고, 씨식초는 이때 넣어서 3~6개월 발효시킨 뒤 찌꺼기를 거른다. ▶ 물에 5~10배 희석하여 식후에 마신다. ▶ 자세한 발효 원리와 방법, 먹는 방법은 p.43를 참조한다.

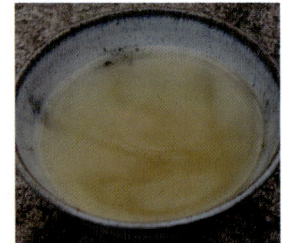

밀나물 식초.

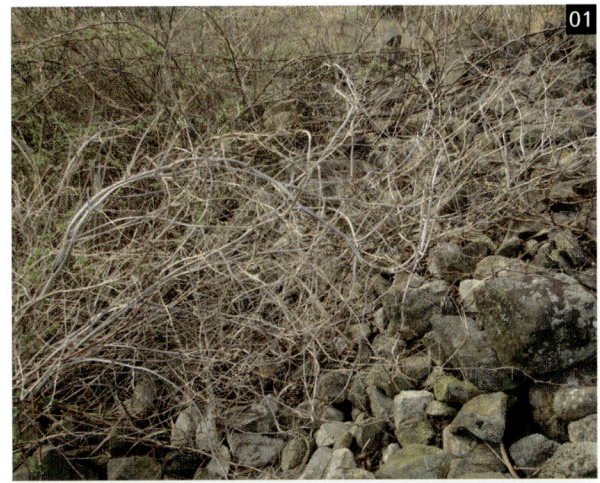

서식지 산과 들의 양지바른 풀밭, 강기슭

줄기 길이 1.5~2㎝. 덩굴손이 있어 이웃식물에 기대거나 땅 위를 기며 자라고, 가지가 많이 나온다. **잎** 길이 5~15㎝. 어긋나고 긴 달걀모양이며, 끝이 뾰족하고 가장자리가 밋밋하다. 앞면에 잎맥 5~7개가 선명하다. **꽃** 5~7월에 노란빛이 도는 연녹색으로 피며, 잎겨드랑이에 작은 꽃들이 우산모양으로 모여서 달린다. 꽃잎은 없고 꽃덮이가 6갈래이다. **열매** 8~9월에 검은색으로 여물며 둥글다.

01 봄에 남아 있는 묵은대. 4월 6일
02 햇줄기가 땅 위로 뻗는 모습. 6월 9일
03 새순과 덩굴손. 5월 26일
04 잎 달린 모습. 6월 9일
05 꽃과 줄기. 6월 9일

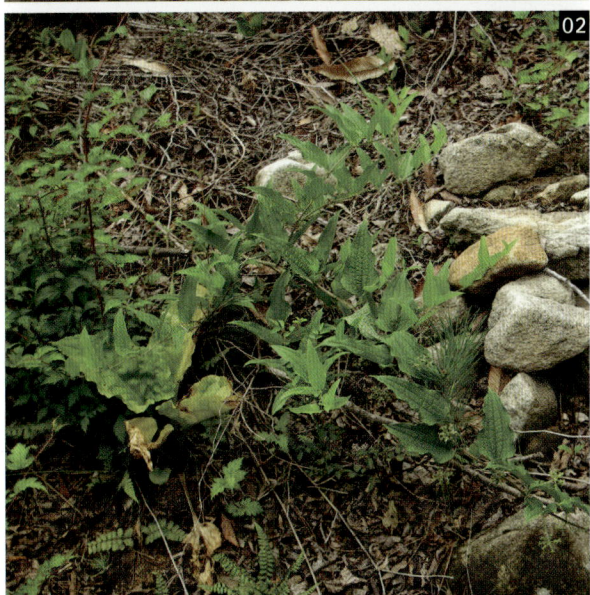

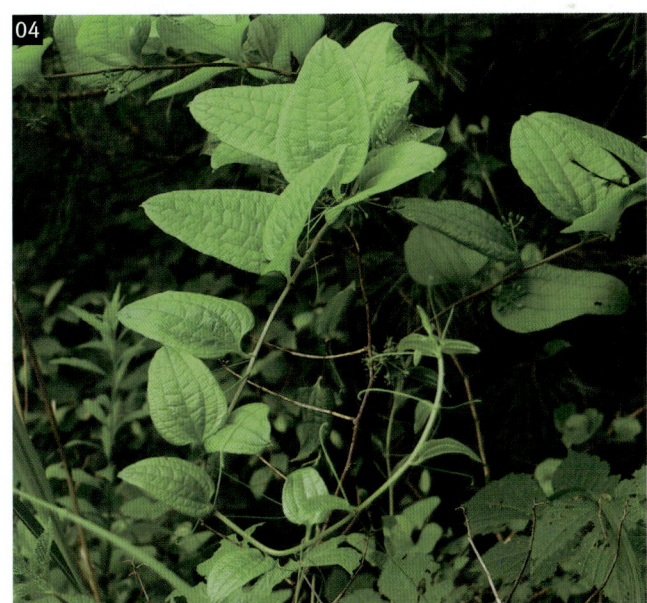

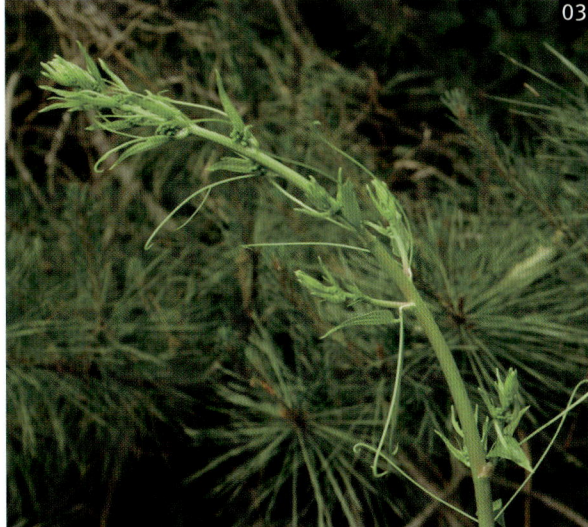

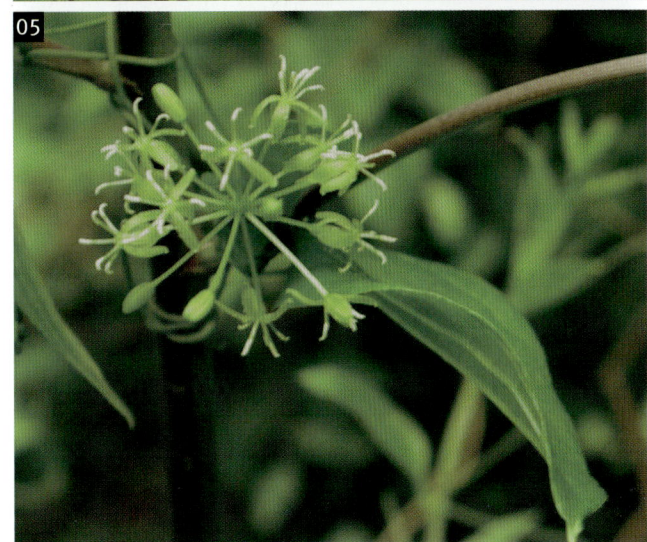

093 박하

Mentha arvensis var. *piperascens*
꿀풀과 여러해살이풀

생약명
박하(薄荷)

작용 장부·경맥
간(木)
폐(金)

효능
열감기
두통
기관지염
소화불량
가슴답답함

성분
L멘톨(통증 가려움증진정)
캄펜(해열소염)
피넨(살균)
리모넨(염증제거)

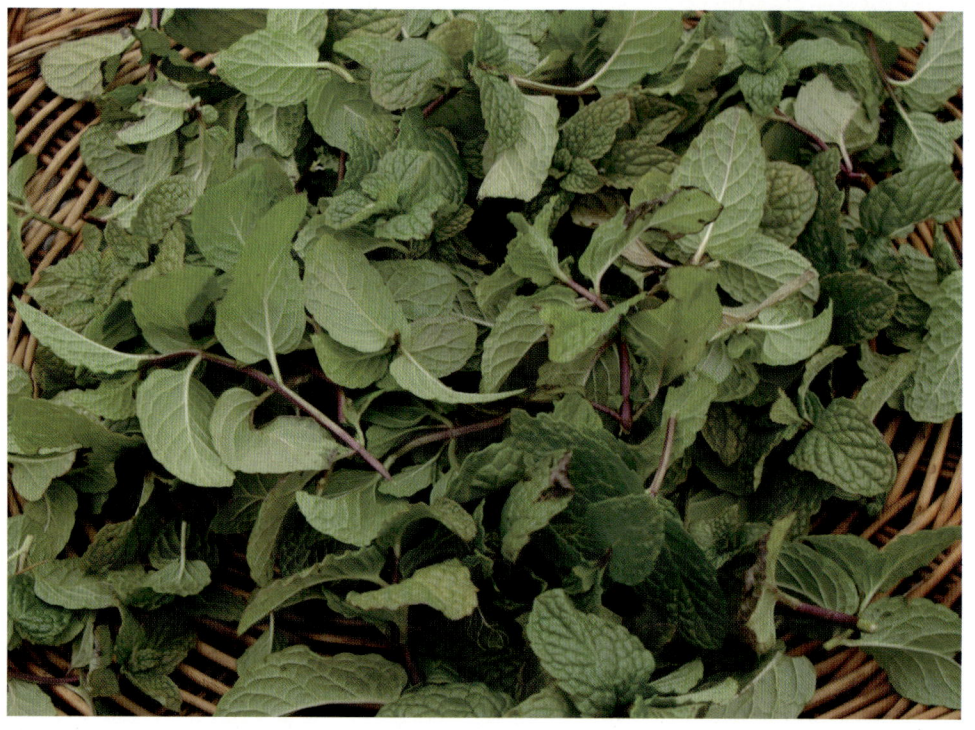

▶ 채취한 박하 잎. 7월 12일

식초 발효와 먹는 방법

당분으로 발효시키기

채취 잎(봄~여름)

배합비율　**기본발효용** | 잎 100 : 설탕 30 : 생효모 0.1 : 설탕물(20% 농도) 적당량
　　　　　　초앉히기용 | 원액 100 : (필요시) 씨식초 또는 생막걸리 10

핵심요령 ❶ 향이 살도록 누룩 대신 효모를 쓴다. ❷ 식초액이 적게 나오므로 설탕물을 추가한다.

발효와 먹는 방법 ▶ 박하 잎을 설탕에 버무려 항아리에 넣고, 생효모를 뿌린 뒤 끓인 물을 식혀서 설탕물을 만들어 붓는다. ▶ 미리 조금 남겨둔 설탕을 위에 덮고 40~50일 발효시킨다. ▶ 원액을 걸러 항아리에 앉히고, 씨식초나 생막걸리를 넣는 경우에는 이때 넣어서 3~6개월 발효시킨 뒤 찌꺼기를 거른다. ▶ 물에 5~10배 희석하여 식후에 마신다. ▶ 자세한 발효 원리와 방법, 먹는 방법은 p.44를 참조한다.

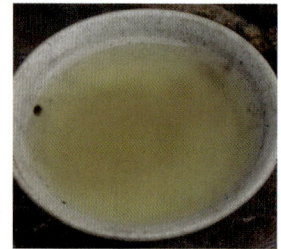

박하 식초

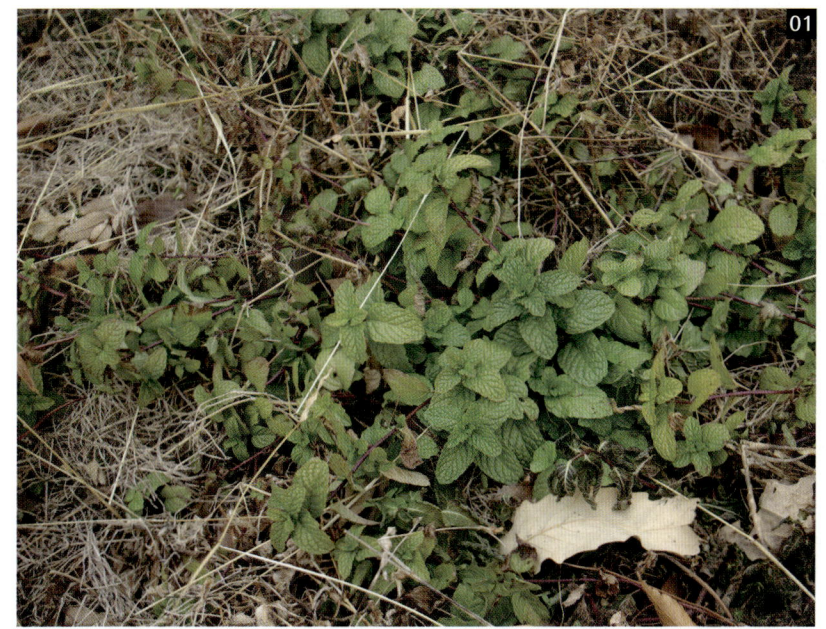

서식지 들판의 촉촉한 곳이나 냇가
줄기 60~100㎝. 잔털이 있고 단면이 네모지다.
잎 길이 2~5㎝. 마주 나고 긴 타원형 또는 달걀모양이며, 가장자리에 날카로운 톱니가 있다. 겉면에는 기름샘이 있고, 시원한 향이 난다. **꽃** 7~8월에 연보라색, 흰보라색으로 피며, 줄기 윗동과 가지의 잎겨드랑이에 작은 꽃들이 층층이 빙 둘러 달린다. 꽃부리는 4갈래이다. **열매** 9~10월에 연갈색으로 여물며, 씨앗이 달걀모양이다. **주의** 생리혈을 내보내는 작용을 하므로 임신한 여성은 먹지 않는다.

01 새순 자라는 모습. 7월 12일
02 줄기 자라는 모습. 6월 12일
03 꽃 핀 모습. 7월 17일
04 겨울에 남아 있는 열매. 1월 3일

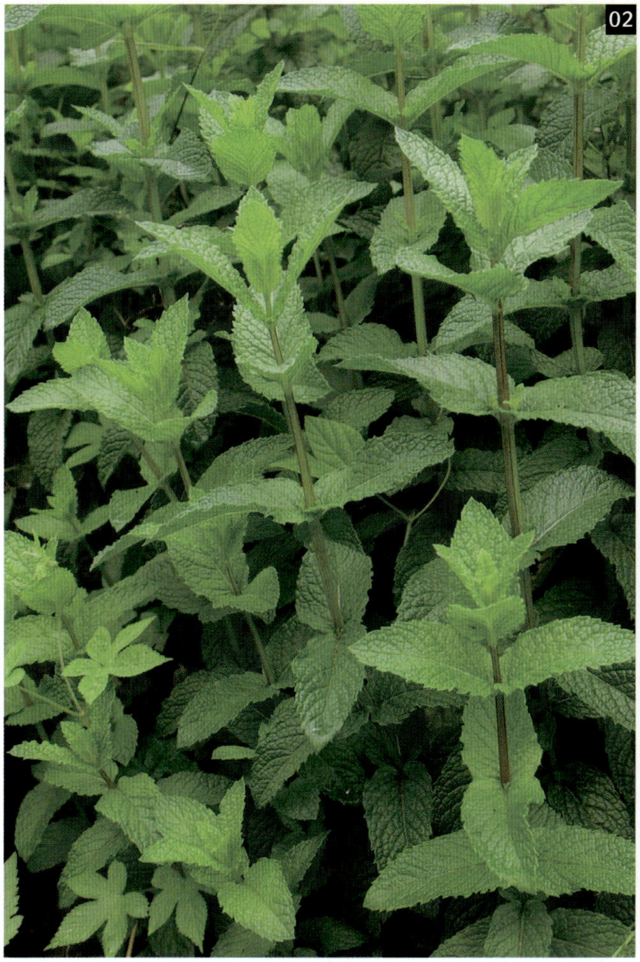

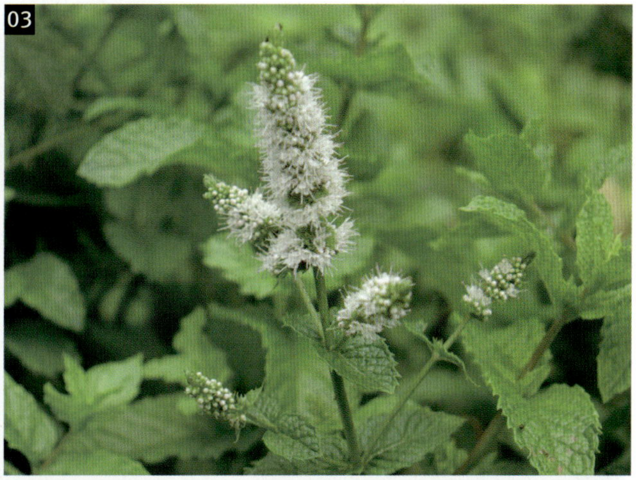

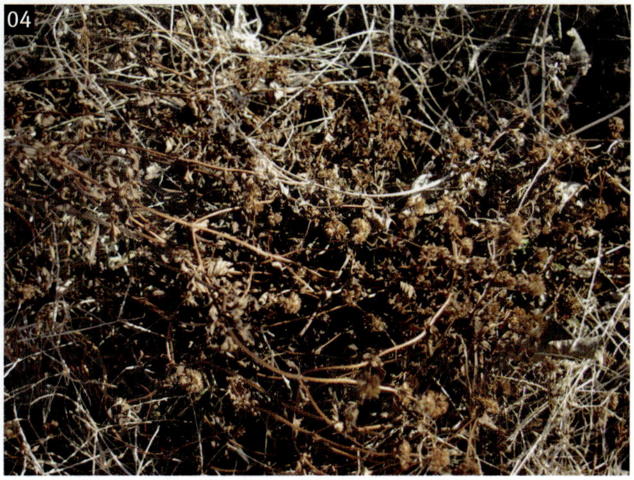

760 약모밀

Houttuynia cordata Thunb.
삼백초과 여러해살이풀

생약명
어성초(魚腥草)

작용 장부·경맥
간(木), 폐(金)

효능
폐렴, 기관지염
신장염, 붓기
탈모염증, 아토피

성분
리날로올(혈전개선)
코르닌(부교감신경활성)
캄펜(해열소염)
니아신(혈액순환촉진)

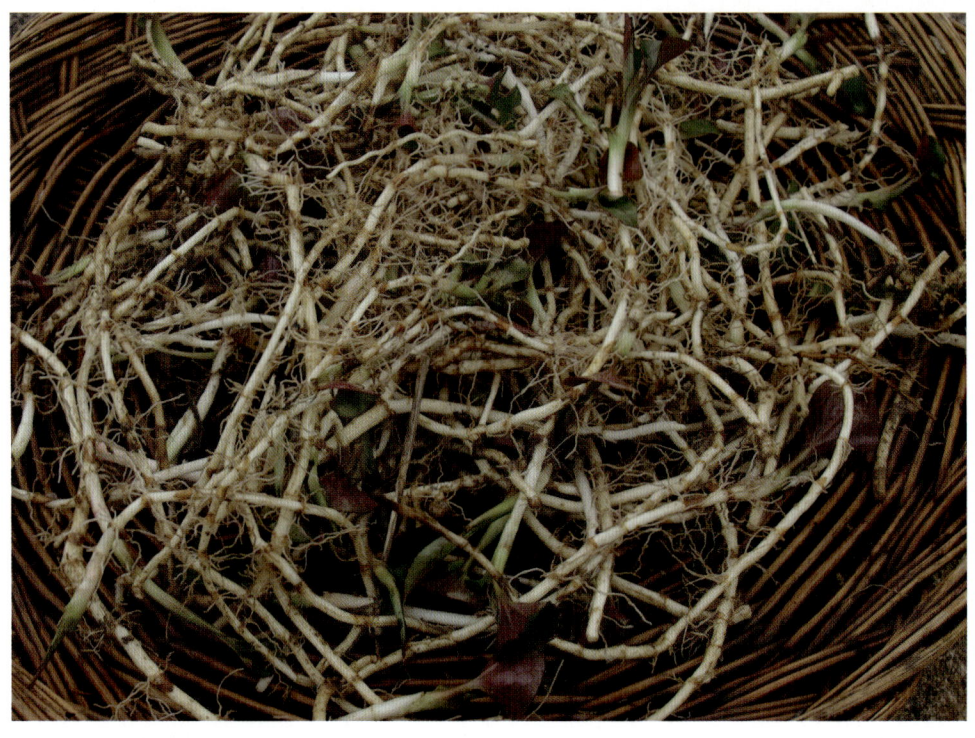

▶ 채취한 약모밀 뿌리. 3월 29일

식초 발효와 먹는 방법

누룩으로 흑초 발효시키기

채취 잎·줄기(봄~여름), 뿌리(늦가을~겨울)

배합비율 **기본발효용(밑술밥)** | 잎·줄기나 뿌리 달인 물 100 : 쌀이나 현미 50 : 누룩 50

기본발효용(덧술밥) | 약모밀 달인 물 200 : 쌀이나 현미 100 : 누룩 25

핵심요령 ❶ 원액을 독하게 만들어 장기 발효시킨다. ❷ 누룩은 거칠게 부숴서 쓴다. ❸ 말린 어성초를 술밥, 누룩, 물(끓여서 식힌 것)과 섞어서 담그기도 한다.

발효와 먹는 방법 ▶ 쌀이나 현미로 지은 술밥을 식혀 누룩을 섞고, 약모밀 달인 물을 식혀 부은 다음 항아리에 넣어 7일간 발효시킨다. ▶ 덧술밥을 추가하여 100일간 발효시킨다. ▶ 원액을 걸러 항아리에 앉히고 실외에서 4계절 이상 숙성시켜 찌꺼기를 거른다. ▶ 물에 5~10배 희석하여 식후에 마신다. ▶ 자세한 발효 원리와 방법, 먹는 방법은 p.42를 참조한다.

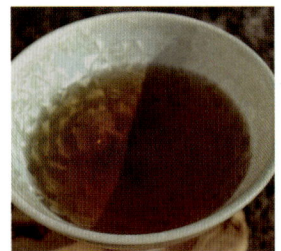

약모밀 흑초.

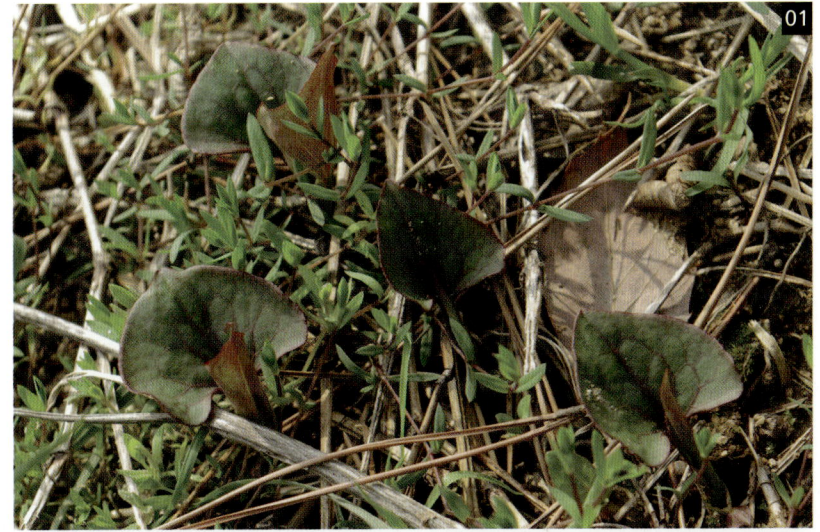

서식지 산과 들의 반그늘. 농가에서 재배하기도 한다.
뿌리 땅속 뿌리줄기가 옆으로 뻗으며 흰색을 띤다. **줄기** 20~50㎝. 곧게 자라고 조금 붉은빛을 띤다. **잎** 길이 3~8㎝. 어긋나고 심장모양이며, 가장자리가 밋밋하다. 비릿한 냄새가 나며, 잎자루 밑부분에 턱잎이 있다. **꽃** 5~6월에 흰색으로 피며, 꽃잎은 없고 꽃잎모양의 비늘잎조각이 4장 달린다. **열매** 9월에 여문다.

01 새순. 4월 3일
02 새순 자라는 모습. 4월 13일
03 줄기 자라는 모습. 7월 4일
04 꽃. 7월 10일

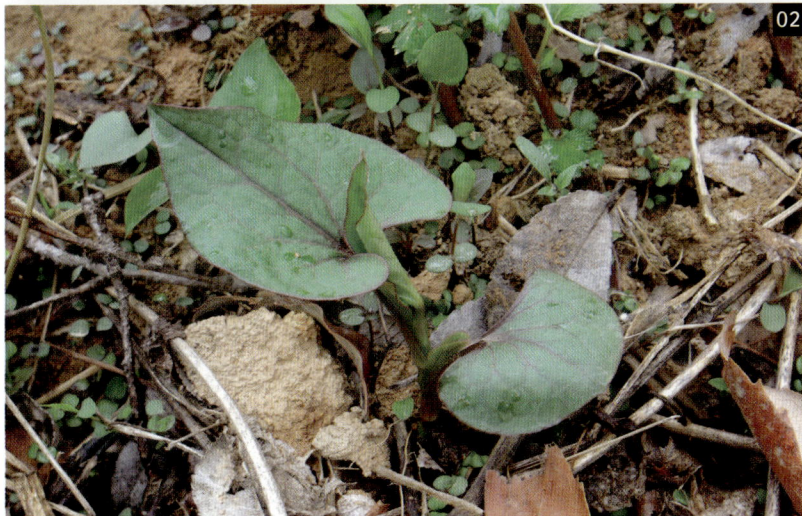

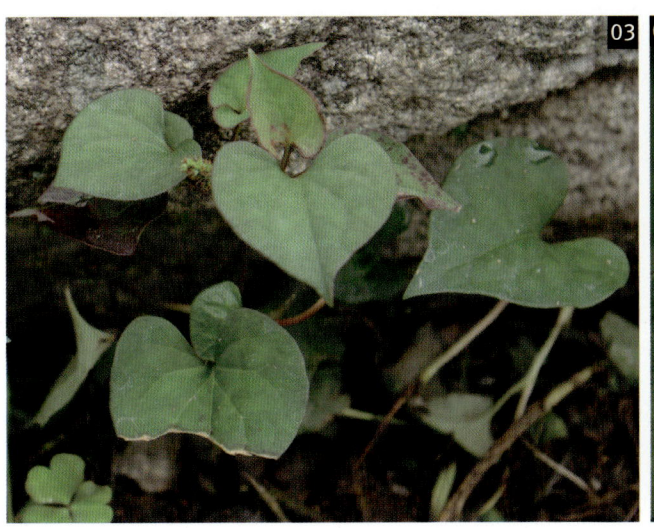

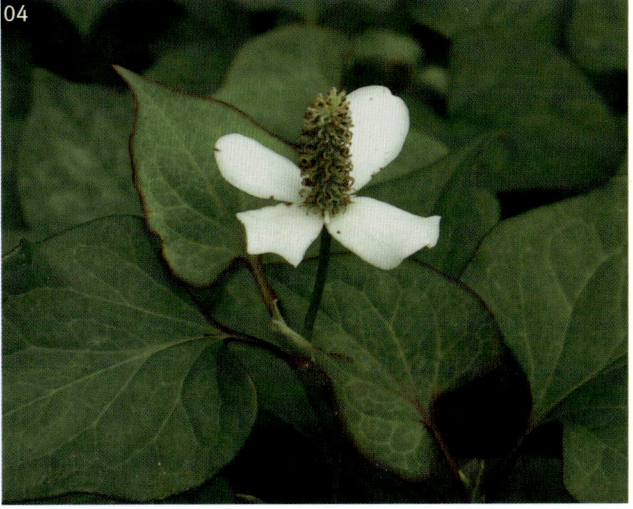

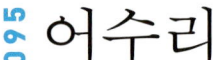 어수리

Heracleum moellendorffii Hance
산형과 여러해살이풀

| **생약명** |
| 토당귀(土當歸) |
| **작용 장부·경맥** |
| 간(木) |
| 폐(金) |
| **효능** |
| 고혈압 |
| 두통 |
| 신경통 |
| **성분** |
| 쿠마린(혈전예방) |
| 사포닌(면역력강화) |
| 플라보노이드(산화방지) |

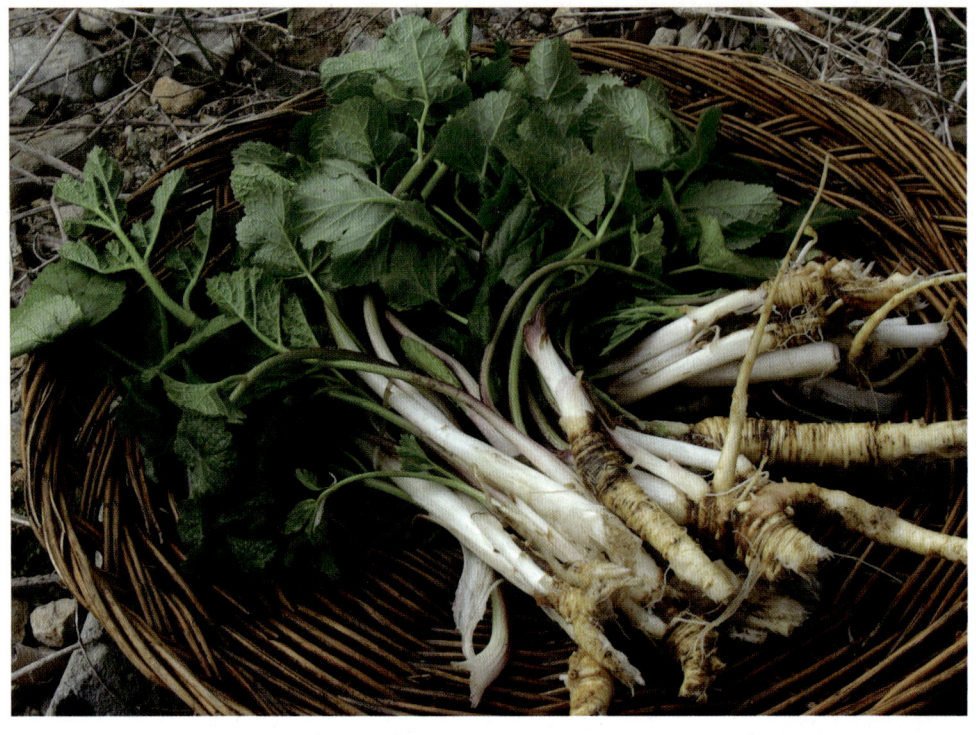

▶ 뿌리째 채취한 어수리.
4월 10일

식초 발효와 먹는 방법

생막걸리로 발효시키기

채취 뿌리째 캔 전초(봄~여름), 뿌리(늦가을~겨울)

배합비율 **기본발효용** | 전초나 뿌리 100 : 생막걸리(멸균되지 않은 것) 100 : 조청 또는 엿기름가루 5
  초앉히기용 | 원액 100 : (필요시) 씨식초 10

핵심요령 ❶ 잎·줄기·뿌리는 적당히 썰어 넣는다. ❷ 쓴맛이 덜하게 조청량을 조금 늘려도 된다.

발효와 먹는 방법 ▶ 어수리를 항아리에 넣고 생막걸리와 조청 또는 엿기름가루를 넣어 40~50일 발효시킨다. ▶ 원액을 걸러 항아리에 앉히고, 씨식초는 이때 넣어서 3~6개월 발효시킨 뒤 찌꺼기를 거른다. ▶ 물에 5~10배 희석하여 식후에 마신다. ▶ 자세한 발효 원리와 방법, 먹는 방법은 p.43를 참조한다.

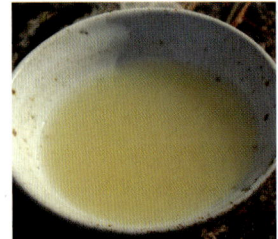

어수리 식초.

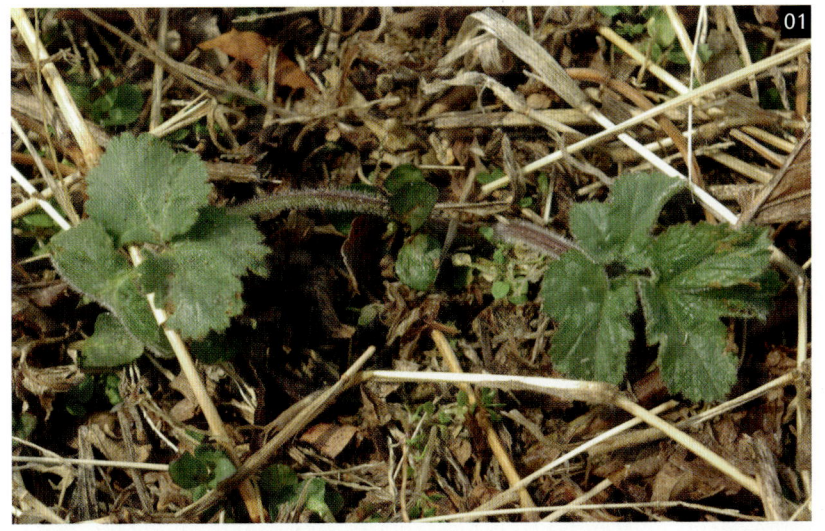

서식지 깊은 산 습한 곳

뿌리 굵고 깊게 뻗는다. **줄기** 70~150㎝. 곧게 자라고, 굵은 잔털이 있으며, 속이 비어 있고, 가지가 굵다. **잎** 어긋나게 나는 잎줄기에 3~5장씩 깃털처럼 달린다. 작은잎은 길이 7~20㎝이고, 넓거나 갸름한 타원형 또는 삼각형이며 좌우가 비대칭이다. 가장자리에는 뾰족한 톱니가 있다. 옆에서 난 작은잎은 2~3갈래로 갈라지고, 맨위의 작은잎은 3갈래로 갈라진다. **꽃** 7~8월에 흰색으로 피고, 줄기와 가지 끝에 작은 꽃들이 겹우산모양으로 달린다. 꽃잎은 5장이고, 바깥쪽 꽃이 크다. **열매** 9월에 여물고 납작한 달걀모양이며, 두꺼운 날개가 있다.

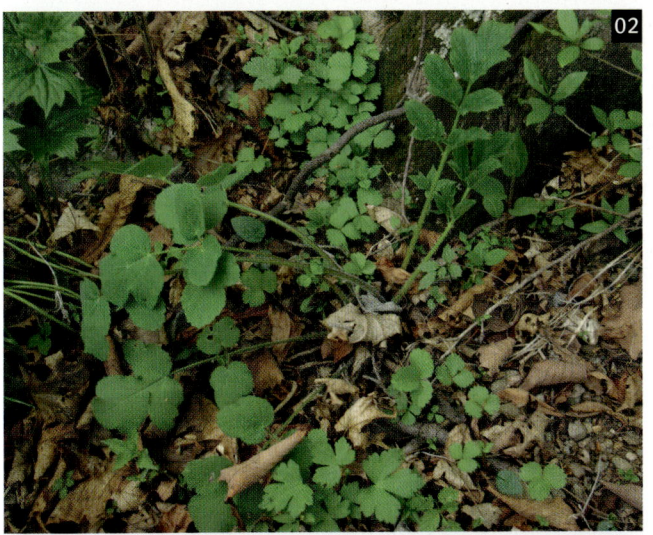

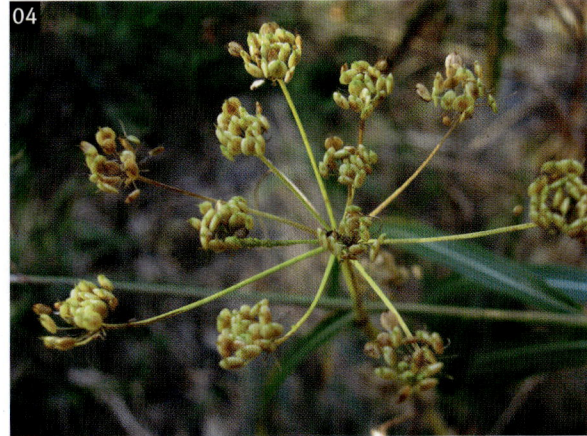

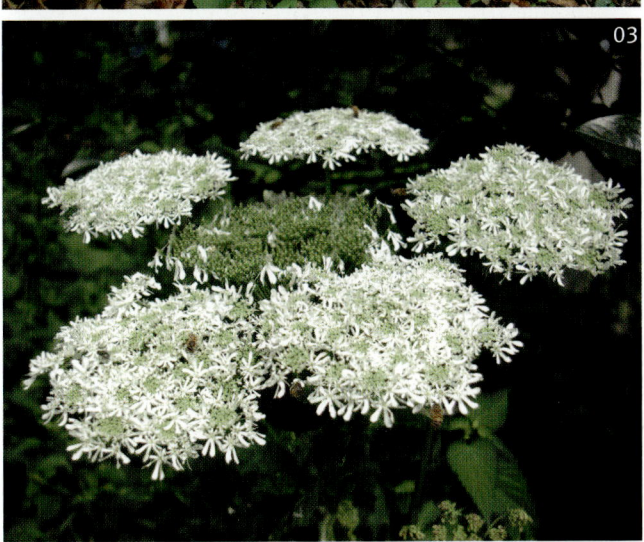

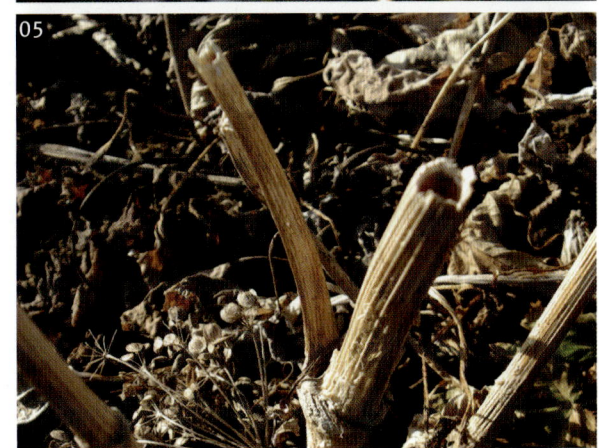

01 봄에 올라온 새순. 3월 20일
02 잎이 무성한 모습. 4월 26일
03 꽃. 7월 16일
04 열매. 11월 2일
05 줄기 속. 1월 1일

090 구기자나무

Lycium chinense Mill.
가지과 잎지는 반덩굴성 작은키나무

생약명
구기(拘杞)

작용 장부·경맥
간(木)
폐(金)
신장(水)

효능
간질환
당뇨
성기능장애

성분
루틴(모세혈관강화)
칼슘(뼈강화)
니코틴산(숙취해소)

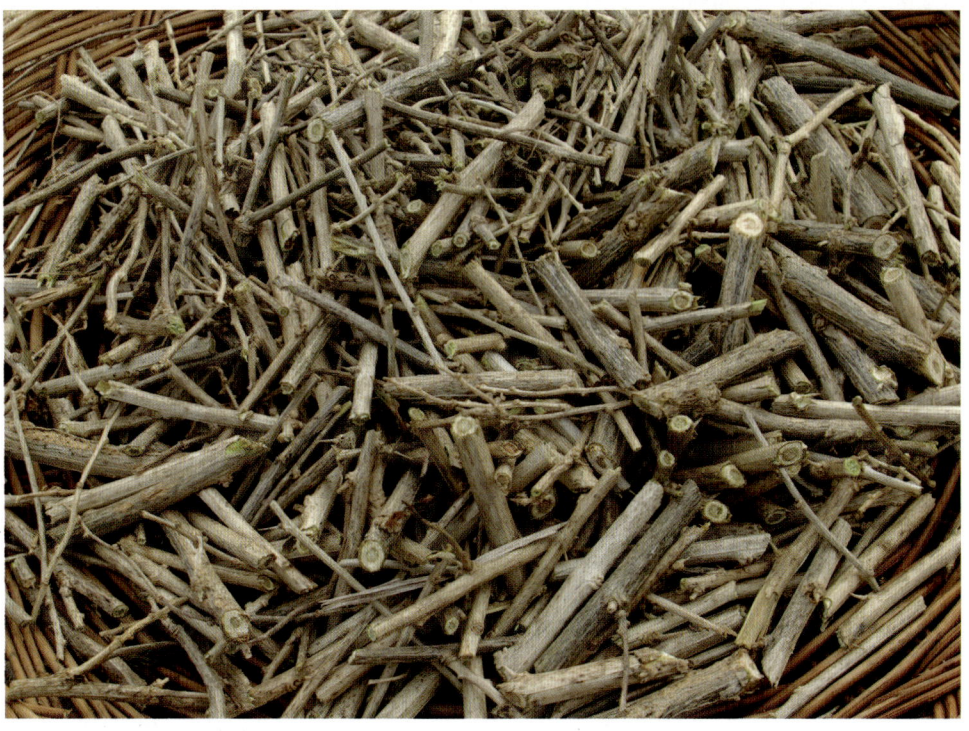

▶ 채취한 구기자나무 가지.
2월 1일

식초 발효와 먹는 방법

누룩으로 흑초 발효시키기

채취 열매(가을~겨울), 잔가지(수시로)

배합비율 **기본발효용(밑술밥)** | 열매나 잔가지 달인 물 100 : 쌀이나 현미 50 : 누룩 50
　　　　　 기본발효용(덧술밥) | 열매나 잔가지 달인 물 200 : 쌀이나 현미 100 : 누룩 25

핵심요령 ❶ 원액을 독하게 만들어 장기 발효시킨다. ❷ 누룩은 거칠게 부숴서 쓴다. ❸ 말린 열매를 술밥과 함께 쪄서 식힌 뒤 누룩, 물(끓여서 식힌 것)과 섞어서 담그기도 한다.

발효와 먹는 방법 ▶ 쌀이나 현미로 지은 술밥을 식혀 누룩을 섞고, 가지나 열매 달인 물을 식혀 부은 다음 항아리에 넣어 7일간 발효시킨다. ▶ 덧술밥을 추가하여 100일간 발효시킨다. ▶ 원액을 걸러 항아리에 앉히고 실외에서 4계절 이상 숙성시켜 찌꺼기를 거른다. ▶ 물에 5~10배 희석하여 식후에 마신다. ▶ 자세한 발효 원리와 방법, 먹는 방법은 p.42를 참조한다.

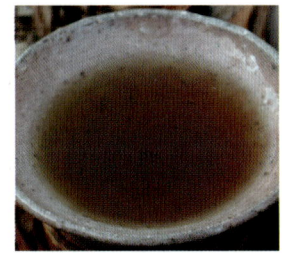

구기자나무 잔가지 흑초.

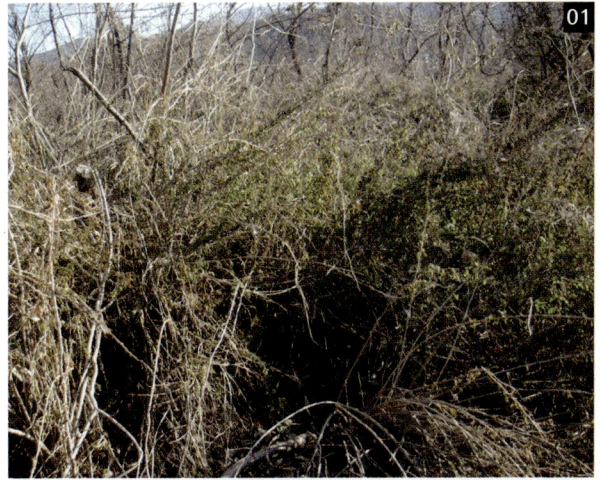

서식지 산과 들의 양지

줄기 길이 2~4m. 무더기로 올라오며, 줄기껍질이 회색이고, 가지에 가시가 있다. **잎** 길이 3~8㎝. 짧은 가지에는 뭉쳐서 나고, 긴 가지에는 어긋난다. 넓은 타원형 또는 달걀 같은 피침형이며, 가장자리가 밋밋하다. **꽃** 6~9월에 연보라색으로 피며, 잎겨드랑이에 1~4송이씩 달린다. 길이 1㎝ 정도이며, 꽃부리는 5갈래이다. **열매** 8~10월에 붉은색으로 여물며, 둥근 달걀모양 또는 긴 타원형이다.

01 겨울 모습. 12월 29일
02 봄에 올라온 새순. 4월 3일
03 꽃과 잎. 7월 23일
04 겨울에 남아 있는 열매. 1월 24일
05 밑동. 12월 29일

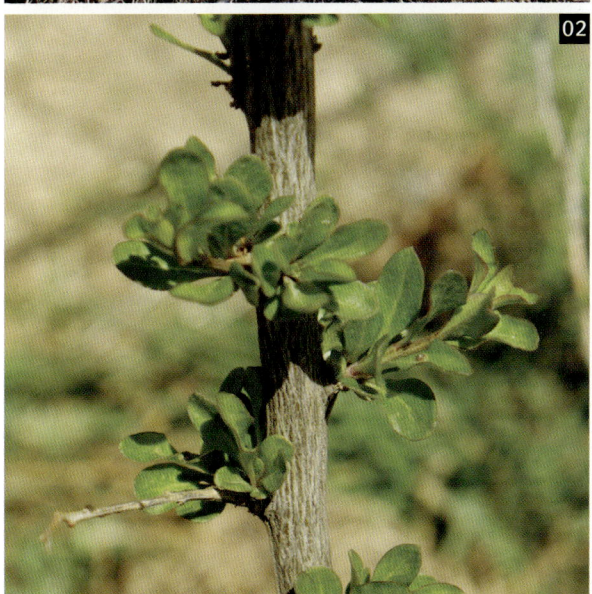

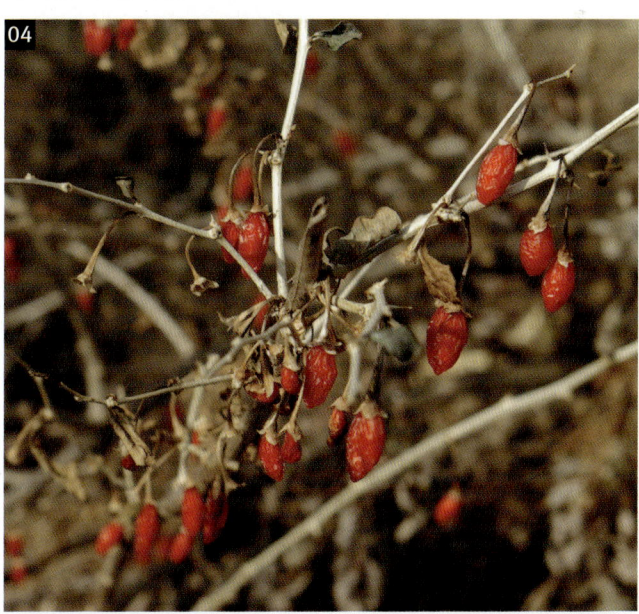

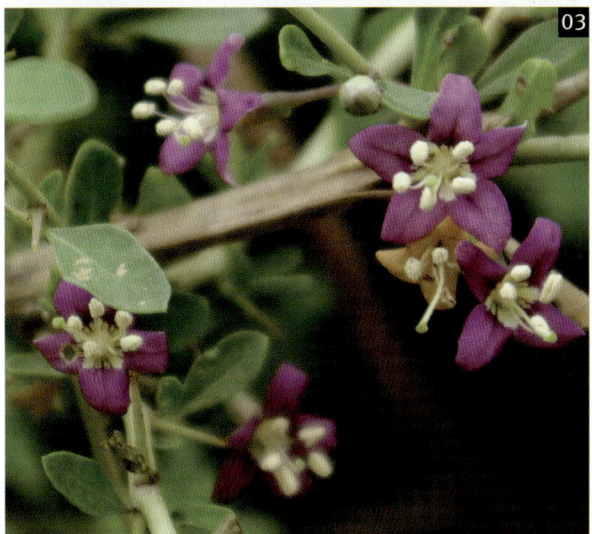

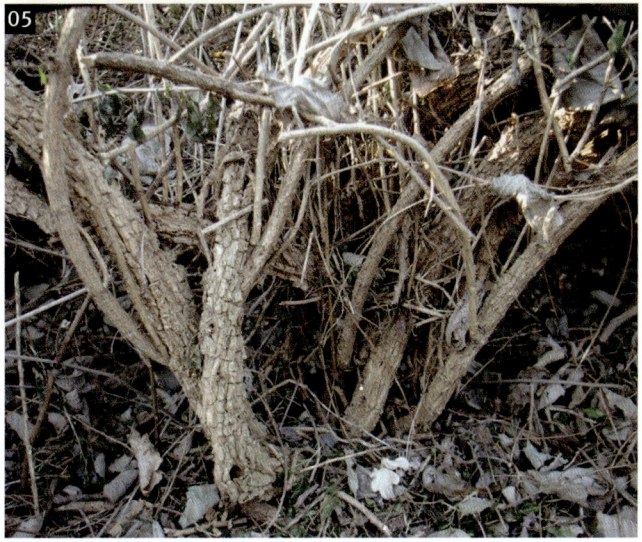

097 비수리

Lespedeza cuneata G. Don
콩과 여러해살이풀(반 나무 반 풀)

생약명
야관문(夜關門)

작용 장부·경맥
간(木)
폐(金)
신장(水)

효능
간염
신장염
천식
기력회복

성분
시토스테롤(혈전개선)
피니톨(혈당조절)
플라보노이드(노화방지)
타닌(수렴작용)

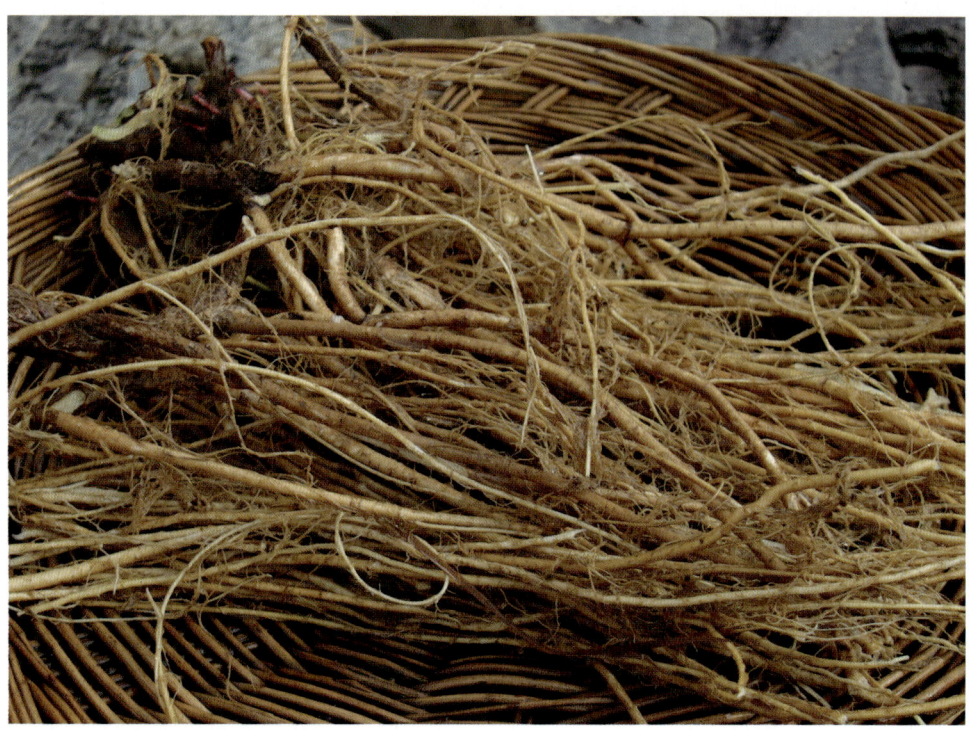

▶ 채취한 비수리 뿌리. 2월 2일

식초 발효와 먹는 방법

누룩과 엿기름으로 발효시키기

채취 잎·줄기(봄), 뿌리(늦가을~겨울)

배합비율 **기본발효용** | 잎·줄기나 뿌리 달인 물 300 : 쌀이나 현미 100 : 누룩 10 : 엿기름가루 5

　　　　　　초앉히기용 | 원액 100 : (필요시) 씨식초 10

핵심요령 ❶ 쓴맛이 덜하게 엿기름 양을 조금 늘려도 된다. ❷ 엿기름 윗물을 써도 좋다. ❸ 누룩은 거칠게 부숴서 쓴다. ❹ 원액이 독하면 발효 기간을 늘린다.

발효와 먹는 방법 ▶ 쌀이나 현미로 지은 술밥을 식혀 누룩과 엿기름가루를 섞고, 비수리 달인 물을 식혀 부은 다음 항아리에 넣어 10일간 발효시킨다. ▶ 원액을 걸러 항아리에 앉히고, 씨식초는 이때 넣어서 40~50일 숙성시킨 뒤 찌꺼기를 거른다. ▶ 물에 5~10배 희석하여 식후에 마신다. ▶ 자세한 발효 원리와 방법, 먹는 방법은 p.41를 참조한다.

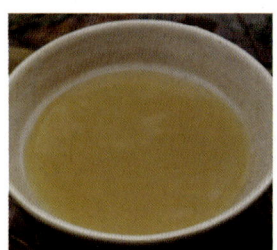

비수리 뿌리 식초.

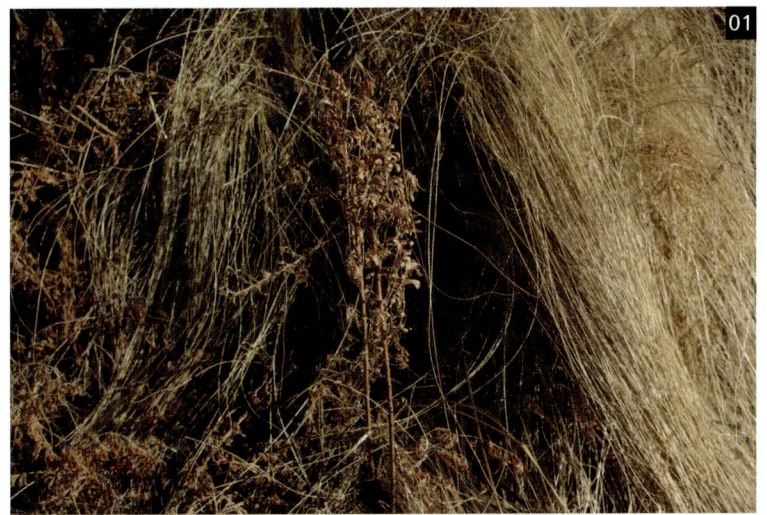

서식지 산기슭과 들의 양지쪽

뿌리 가늘고 길게 뻗는다. **줄기** 50~100cm. 곧게 자라고 가늘며, 잔털이 있고 가지가 짧다. **잎** 길이 1~2cm. 3장씩 어긋나고, 아주 긴 타원형이며, 가장자리가 밋밋하다. **꽃** 8~9월에 흰색으로 피며, 잎겨드랑이에 작은 꽃들이 모여 달린다. 꽃부리가 나비모양으로 갈라지며, 붉은자주색 줄무늬가 있다. **열매** 10월에 짙은 갈색으로 여물며, 타원형이고 잔털이 있다. 길이 3mm 정도.

01 겨울에 남아 있는 묵은대. 1월 9일
02 묵은대 밑에 올라온 새순. 4월 1일
03 줄기 자라는 모습. 5월 16일
04 꽃과 잎. 7월 28일
05 겨울에 남아 있는 열매. 1월 26일

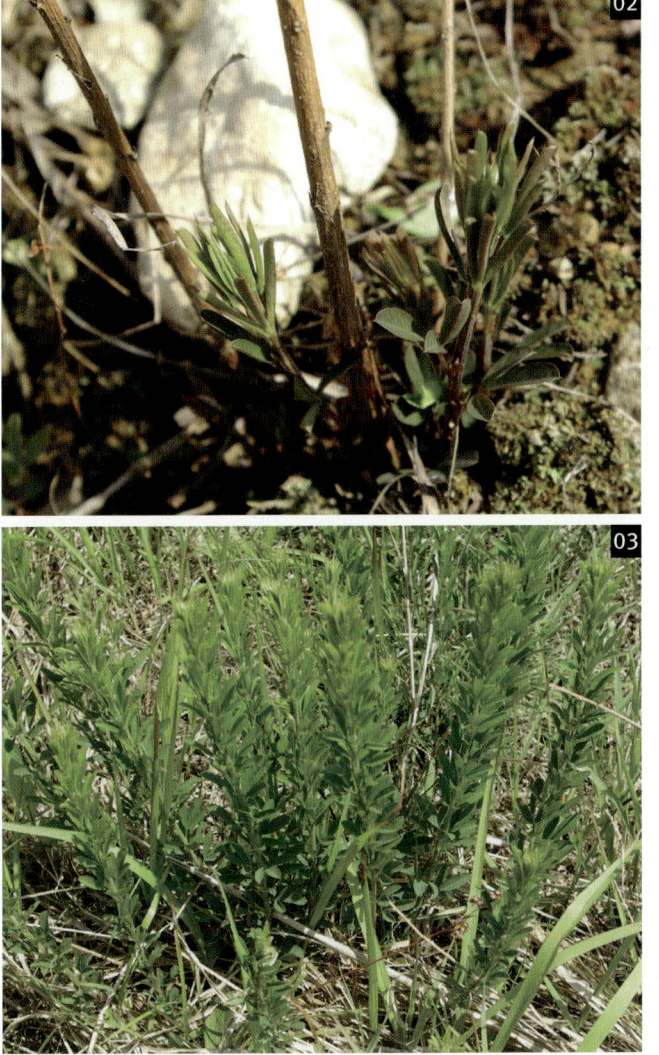

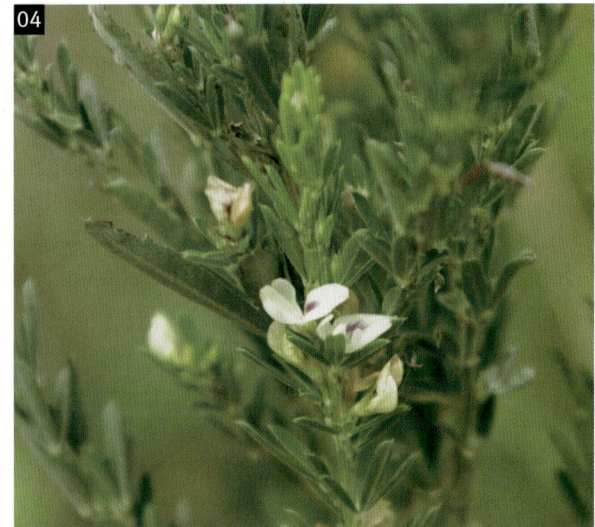

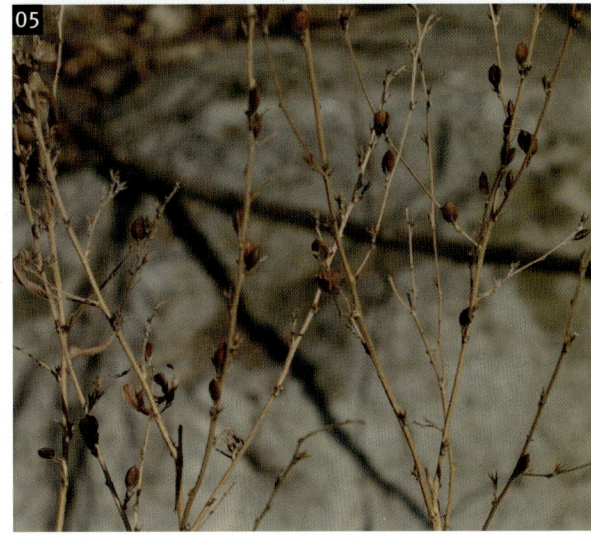

098 뱀딸기

Duchesnea indica (Andr.) Focke
장미과 여러해살이풀

생약명
사매(蛇莓)

작용 장부·경맥
간(木), 폐(金), 신장(水)

효능
간질, 기침
인후염, 뱀 물린 데

성분
베타시토스테롤(혈전개선)
갈산(노화방지)
캠페롤(노화방지)
리놀레산(혈전개선)
우르솔산(비만억제)

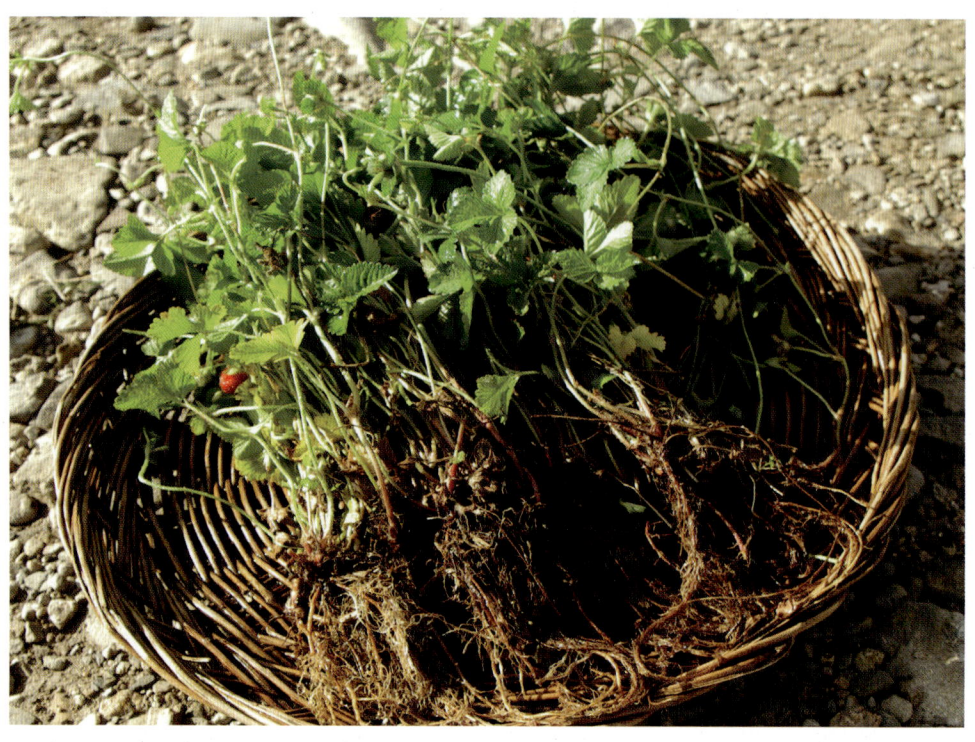

▶ 뿌리째 채취한 뱀딸기.
5월 16일

식초 발효와 먹는 방법

생막걸리로 발효시키기

채취　뿌리째 캔 전초(봄~여름), 열매(여름)

배합비율　**기본발효용** | 전초나 열매 100 : 생막걸리(멸균되지 않은 것) 100 : 조청 또는 엿기름가루 5
　　　　　　초앉히기용 | 원액 100 : (필요시) 씨식초 10

핵심요령　❶ 잎·줄기·뿌리는 적당히 썰어서 넣는다. ❷ 취향에 따라 조청량을 조금 늘려도 된다.

발효와 먹는 방법　▶ 뱀딸기를 항아리에 넣고 생막걸리와 조청 또는 엿기름가루를 넣어 40~50일 발효시킨다. ▶ 원액을 걸러 항아리에 앉히고, 씨식초는 이때 넣어서 3~6개월 발효시킨 뒤 찌꺼기를 거른다. ▶ 물에 5~10배 희석하여 식후에 마신다. ▶ 자세한 발효 원리와 방법, 먹는 방법은 p.43를 참조한다.

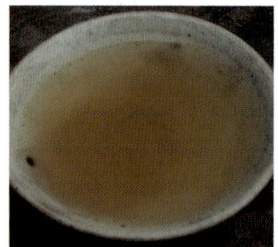

뱀딸기 전초 식초.

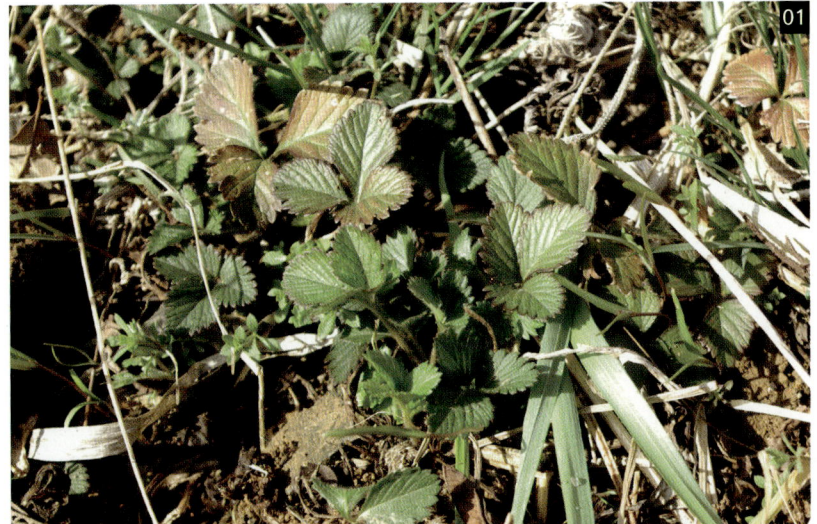

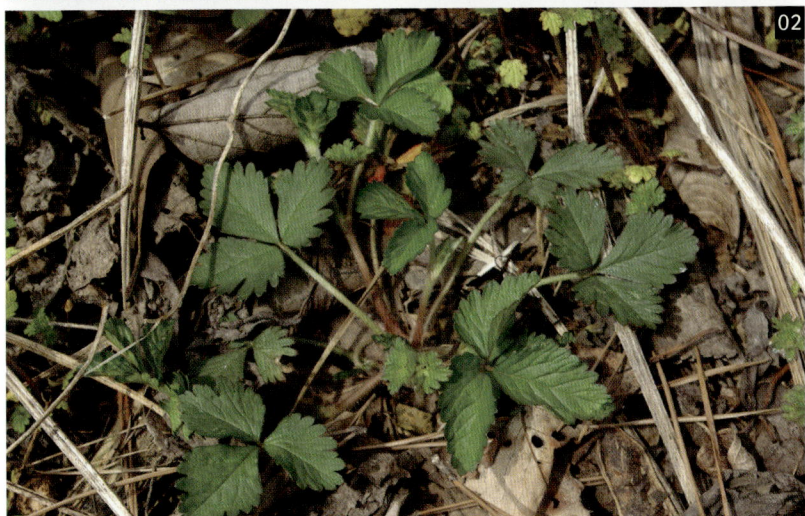

서식지 산과 들의 양지바른 풀밭
줄기 길이 25~100㎝. 땅 위로 뻗으며, 전체에 긴 털이 있다. **잎** 길이 2~3.5㎝. 3장씩 어긋나며, 달걀 같은 타원형이고, 가장자리에 겹톱니가 있다. **꽃** 4~7월에 노란색으로 피며, 잎겨드랑이에서 나온 긴 꽃대에 1송이씩 달린다. **열매** 6~7월에 붉은색으로 여물며, 둥글면서 오톨도톨하고 지름 1㎝ 정도이다.

01 봄에 올라온 새순. 3월 10일
02 잎 자라는 모습. 4월 7일
03 꽃. 4월 7일
04 열매 달린 모습. 5월 12일

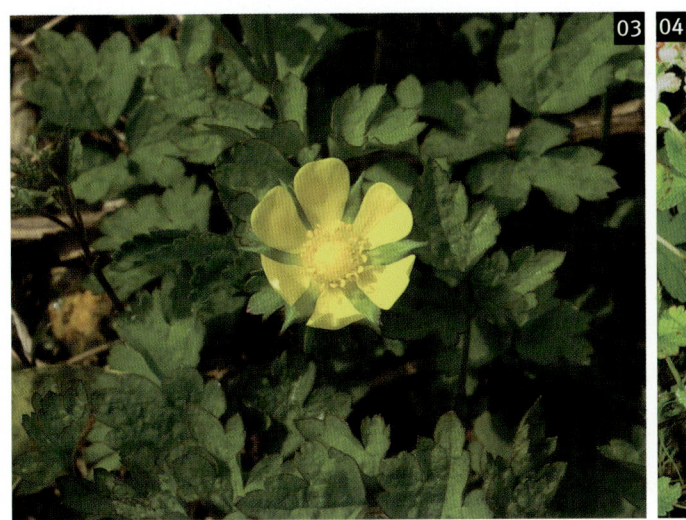

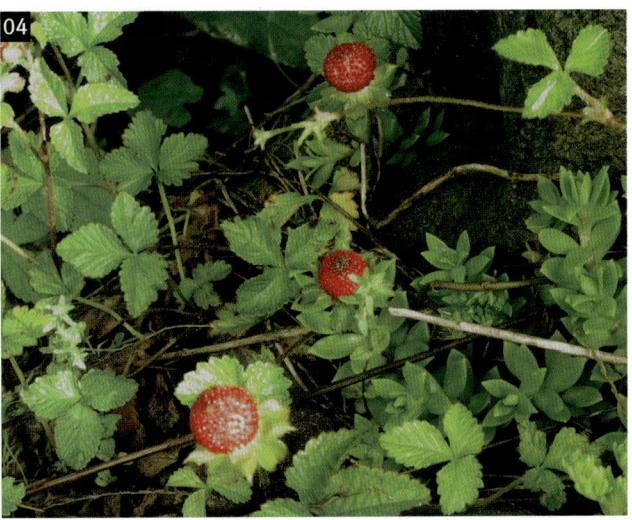

산딸기 종류
간·신장에 작용

산딸기
곰딸기
맥도딸기
줄딸기
복분자딸기
서양오엽딸기

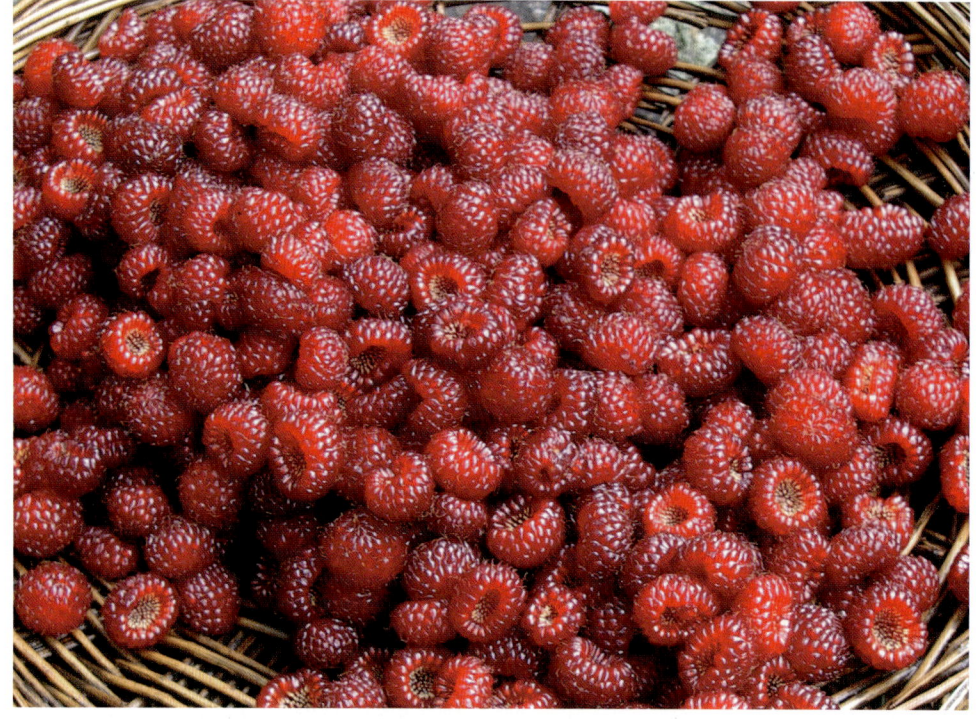

▶ 채취한 산딸기. 6월 5일

식초 발효와 먹는 방법

무첨가 자연발효 시키기

채취 열매(여름)

배합비율 **기본발효용** | 산딸기 종류(열매) 100 : (생략 가능) 생효모 0.1(또는 막걸리 10)

핵심요령 ❶ 완전히 익은 상태가 가장 적합하다. ❷ 으깨면 원액이 탁해지므로 통째로 넣고, 상처 부분은 완전히 제거한다. ❸ 자체에 당분과 산이 있으므로 아무것도 넣지 않아도 된다. 단, 당도가 보통보다 떨어질 때는 설탕을 조금 추가하면 좋다. ❹ 생효모나 막걸리를 넣으면 실패가 적다. ❺ 맛과 향이 그윽해서 요리에 넣어도 좋다. ❻ 1종류씩 담근다.

발효와 먹는 방법 ▶ 열매를 항아리에 넣고 설탕이나 효모 또는 막걸리를 추가하는 경우 이때 위에 뿌린다. ▶ 100일간 발효시킨 뒤 원액을 걸러 항아리에 앉힌다. ▶ 50일간 발효시켜 찌꺼기를 거른다. ▶ 물에 5~10배 희석하여 식후에 마신다. ▶ 자세한 발효 원리와 방법, 먹는 방법은 p.39를 참조한다.

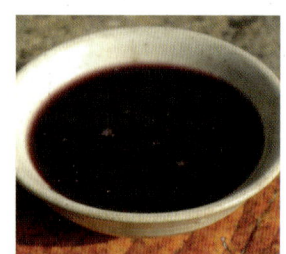

복분자 식초.

099 산딸기

Rubus crataegifolius Bunge
장미과 잎지는 작은키나무

생약명	현구자(懸鉤子), 복분자(覆盆子), 조선복분자(朝鮮覆盆子), 산사엽현구자(山楂葉懸鉤子), 우질두(牛迭肚)
작용 장부·경맥	간(木), 신장(水)
효능	성기능장애, 류머티즘, 통풍, 관절염
성분	플라보노이드(노화방지), 라이신(면역력강화), 아스파라긴산(숙취해소), 살리실산(해열진통), 베타카로틴(노화방지), 말산(피로회복)

서식지 산과 들의 양지바른 곳
줄기 1~2m. 곧거나 비스듬히 굽고, 줄기껍질은 붉은빛이 돈다. **잎** 길이 4~10cm. 어긋나고 넓은 달걀모양이며, 끝이 3~4갈래로 갈라지고, 가장자리에 날카로운 겹톱니가 있다. 열매가 달리는 가지의 잎은 갈라지지 않는 것도 있다. **꽃** 5~6월에 흰색으로 피며, 가지 끝에 작은 꽃들이 모여 달리고, 꽃잎이 5장이다. 꽃받침에 잔털이 있으며, 안쪽이 흰녹색을 띤다. **열매** 6~7월에 붉은색으로 여문다.

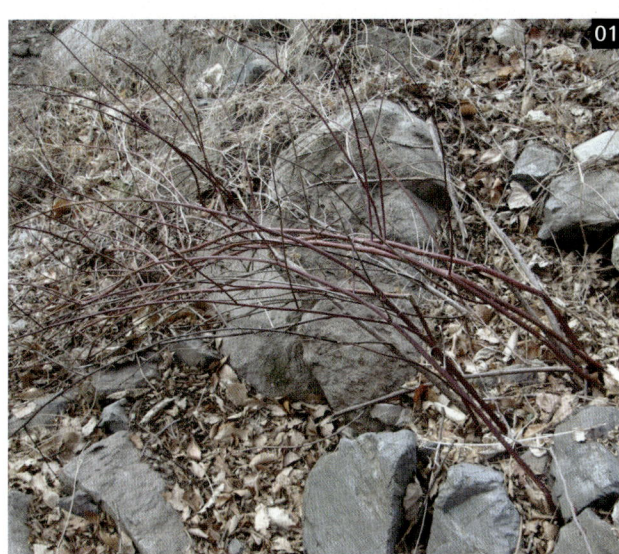

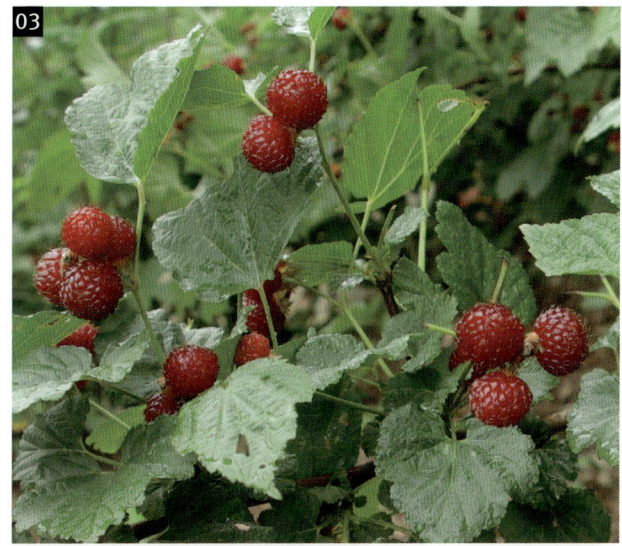

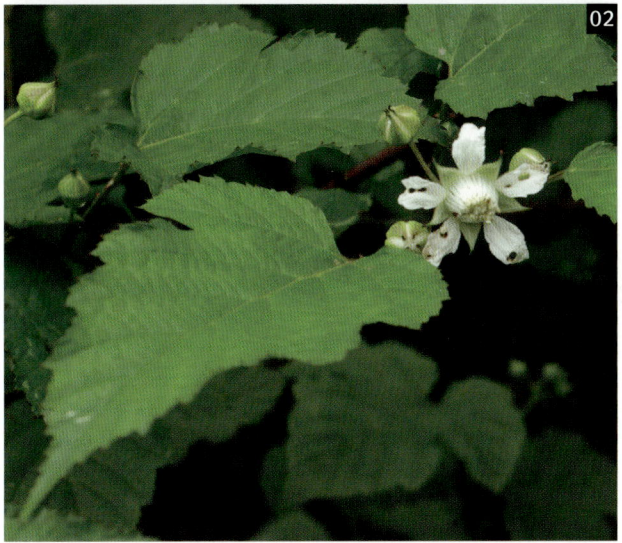

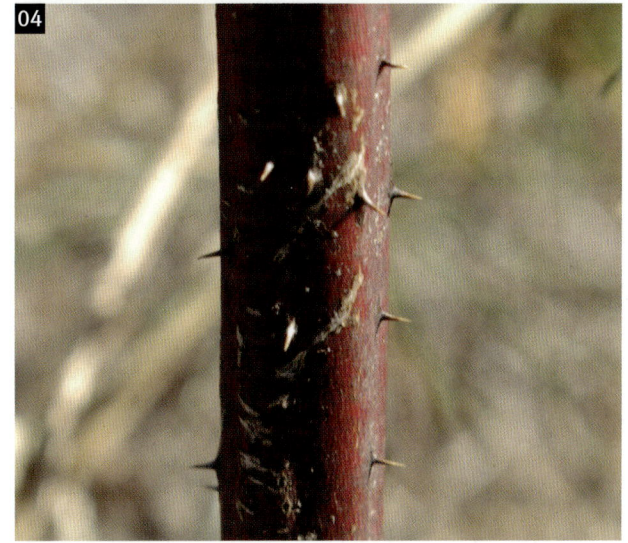

01 겨울 모습. 1월 29일
02 꽃과 잎. 4월 29일
03 열매. 6월 5일
04 줄기와 가시. 12월 28일

100 곰딸기

Rubus phoenicolasius Maxim. for. *phoenicolasius*
장미과 잎지는 작은키나무

생약명 현구자(懸鉤子), 복분자(覆盆子), 다선현구자(多腺懸鉤子), 공통포(空筒泡)
작용 장부·경맥 간(木), 신장(水)
효능 성기능장애, 류머티즘, 통풍, 관절염
성분 플라보노이드(노화방지), 라이신(면역력강화), 아스파라긴산(숙취해소), 살리실산(해열진통), 베타카로틴(노화방지), 말산(피로회복)

서식지 산속 그늘지고 촉촉한 땅
줄기 2~3m. 붉은자주색에서 짙은 회갈색이 되고, 갈고리 같은 잔털과 끈끈한 잔털이 빽빽하다.
잎 어긋나고 3~5장이 깃털모양으로 달리며, 넓은 달걀모양이고 톱니가 있다. 뒷면에 흰색 잔털이 빽빽하고, 잎자루에도 털이 많다. **꽃** 5~6월에 연분홍색으로 핀다. **열매** 7~8월에 붉은색으로 여문다.

01 잎. 7월 1일
02 꽃. 5월 31일
03 열매 달린 모습. 7월 9일

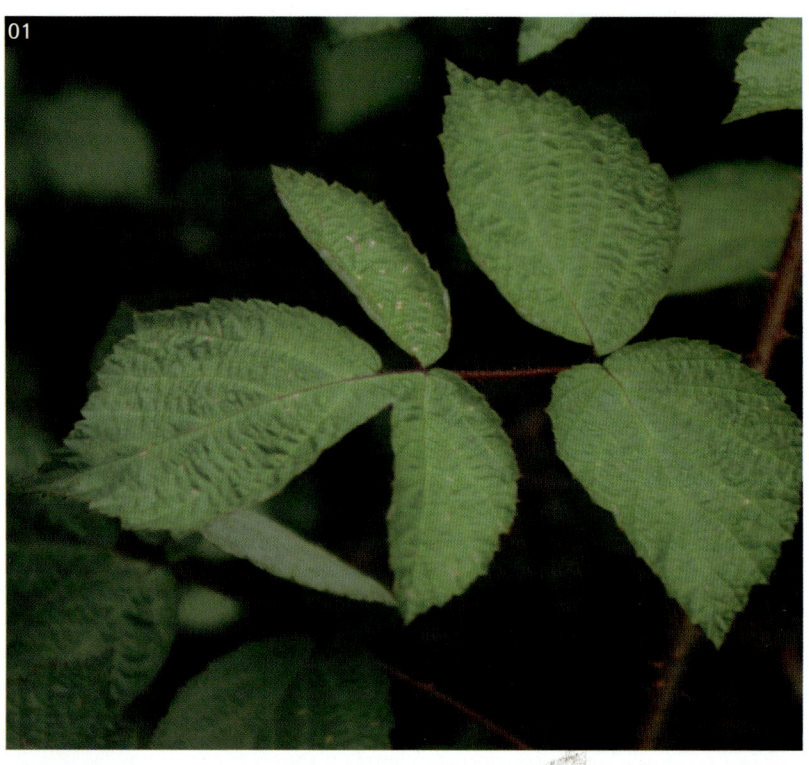
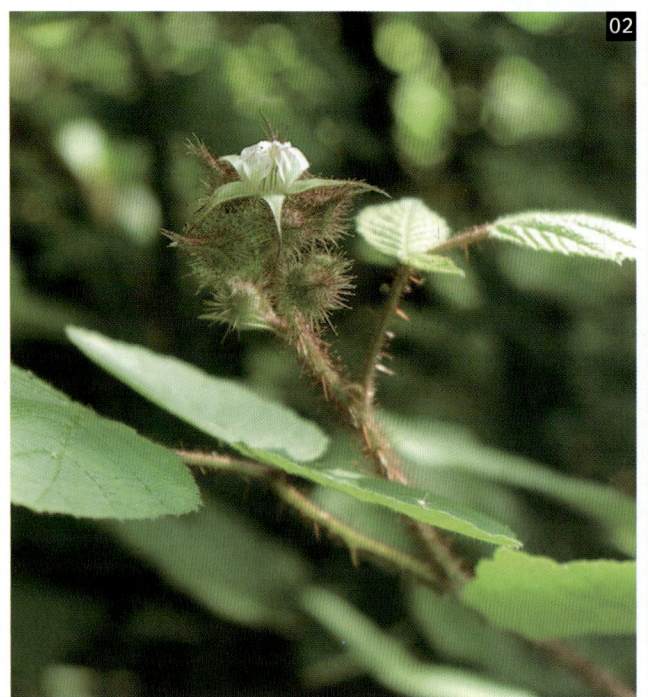
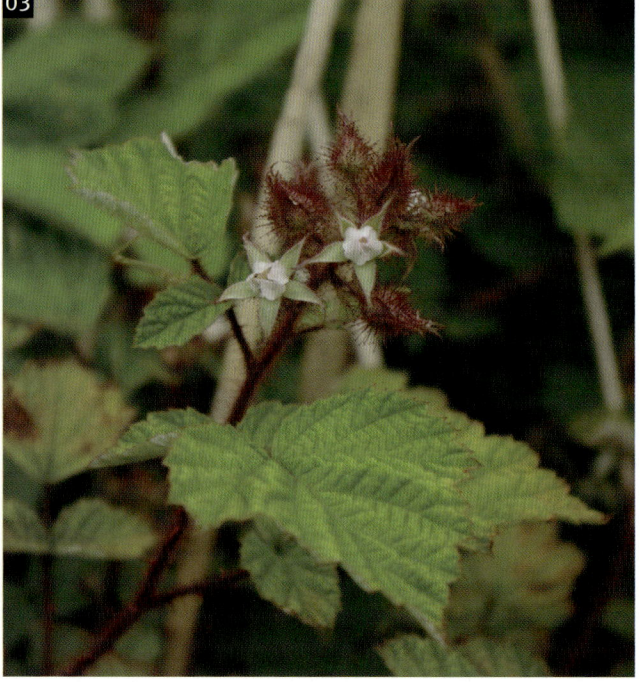

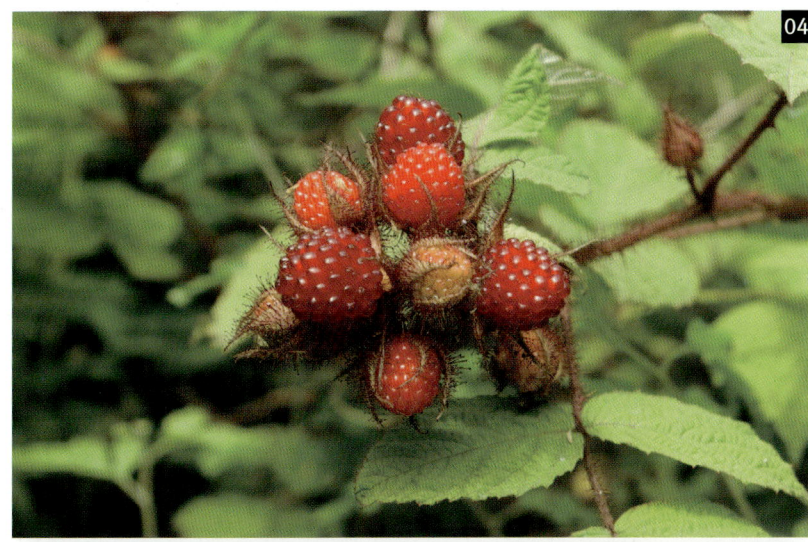
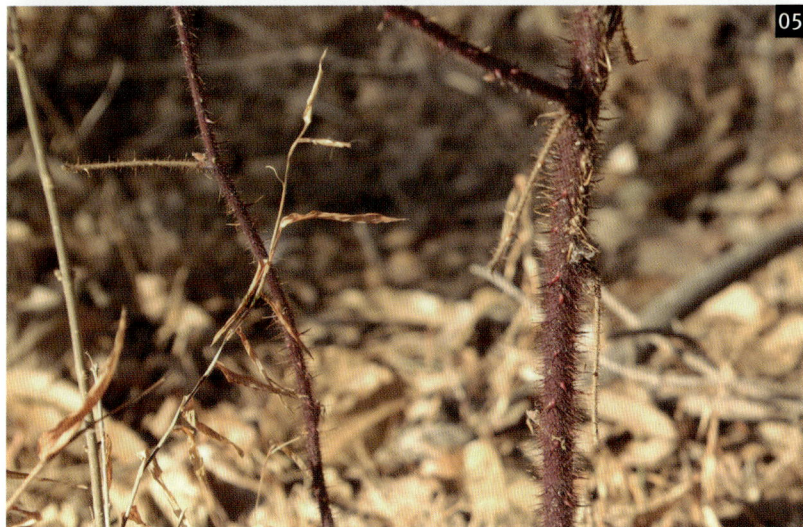
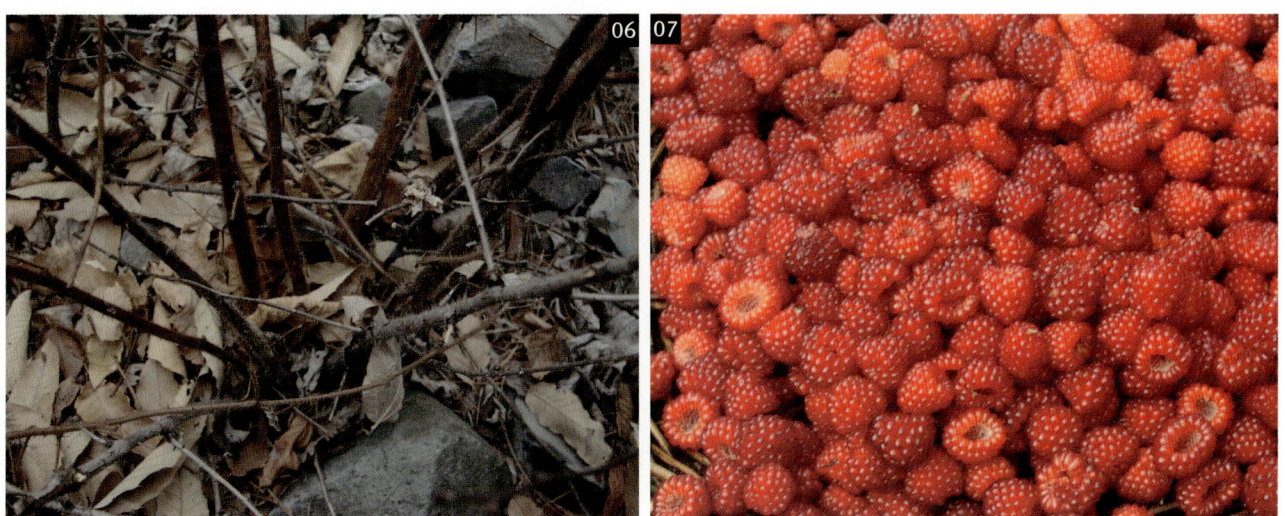

04 열매와 잎. 6월 26일
05 줄기와 가시. 1월 4일
06 밑동. 1월 30일
07 채취한 곰딸기. 6월 26일

101 맥도딸기

Rubus longisepalus Nakai
장미과 잎지는 작은키 반나무

생약명	현구자(懸鉤子), 복분자(覆盆子)
작용 장부·경맥	간(木), 신장(水)
효능	성기능장애, 류머티즘, 통풍, 관절염
성분	플라보노이드(노화방지), 라이신(면역력강화), 아스파라긴산(숙취해소), 살리실산(해열진통), 베타카로틴(노화방지), 말산(피로회복)

서식지 섬지역, 바닷가 산기슭(전남 맥도에서 발견)
줄기 2m 정도 자란다. **잎** 어긋나고 원형이며, 3갈래로 갈라지고 잔톱니가 있다. 앞뒷면에는 잔털이 있다. **꽃** 5~6월에 흰색으로 피며, 꽃받침잎이 길고 뾰족하다. **열매** 6월에 붉은빛 도는 노란색으로 여문다.

01 꽃과 잎. 4월 29일
02 열매. 5월 20일
03 줄기. 6월 17일
04 채취한 맥도딸기. 5월 25일

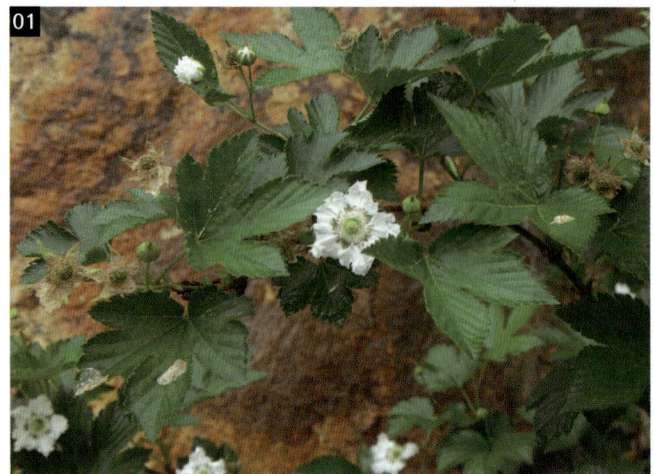
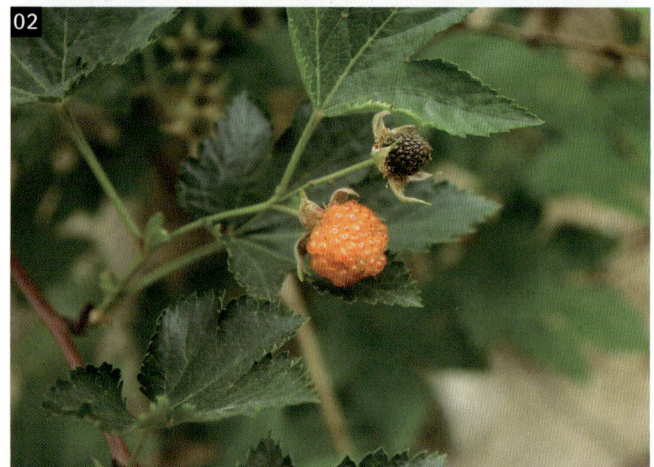
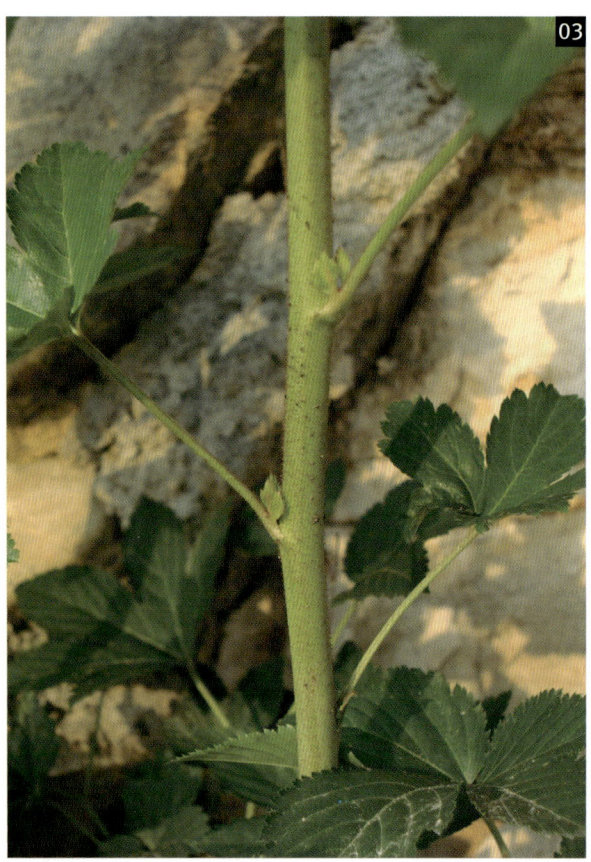
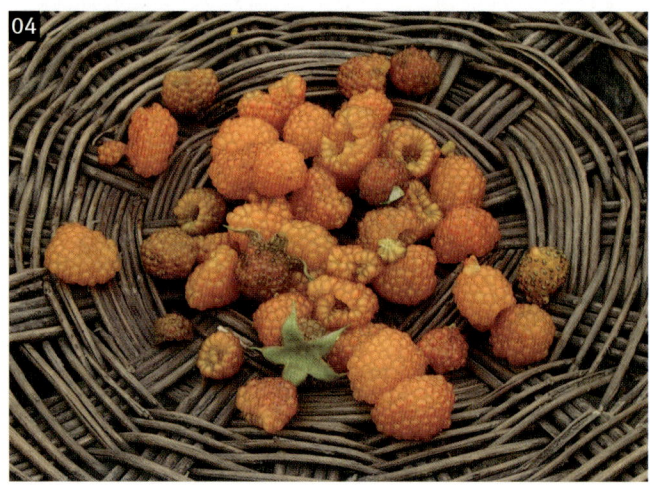

102 줄딸기

Rubus oldhamii Miq.
장미과 잎지는 덩굴나무

- **생약명** 현구자(懸鉤子), 복분자(覆盆子), 모자현구자(毛刺懸鉤子), 향매(香苺)
- **작용 장부·경맥** 간(木), 신장(水)
- **효능** 성기능장애, 류머티즘, 통풍, 관절염
- **성분** 플라보노이드(노화방지), 라이신(면역력강화), 아스파라긴산(숙취해소), 살리실산(해열진통), 베타카로틴(노화방지), 말산(피로회복)

서식지 산속 계곡가

줄기 2~3m. 줄기껍질은 붉은자주색을 띠고, 희끗한 가루로 덮여 있으며, 가시가 있다. **잎** 어긋나게 난 잎줄기에 5~9장이 깃털모양으로 달린다. 달걀모양이고, 겹톱니가 있으며, 겉면과 뒷면 잎맥에 잔털이 있다. **꽃** 5월에 연보라색으로 피며, 꽃잎이 꽃받침잎보다 길다. 꽃대에는 가시가 있다. **열매** 7~8월에 붉은색으로 여문다.

01 꽃과 잎. 4월 5일
02 열매. 5월 20일
03 줄기 밑동. 1월 3일
04 채취한 줄딸기 열매. 5월 25일

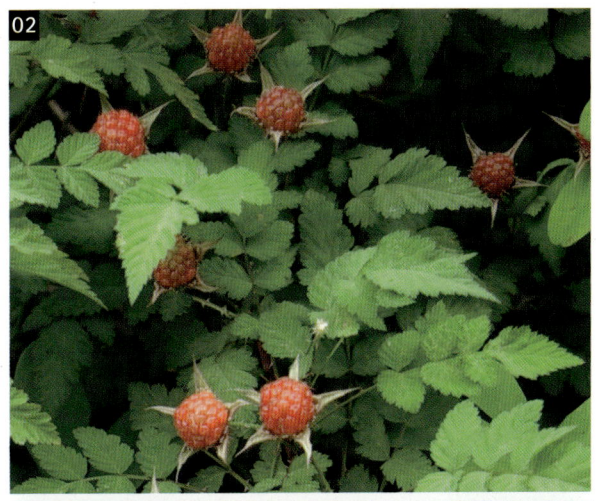
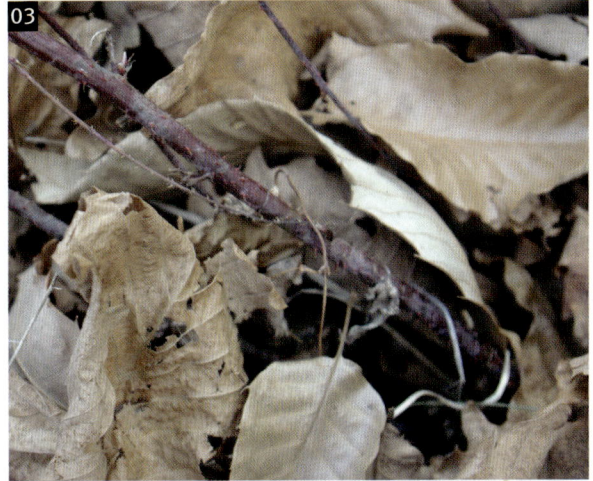
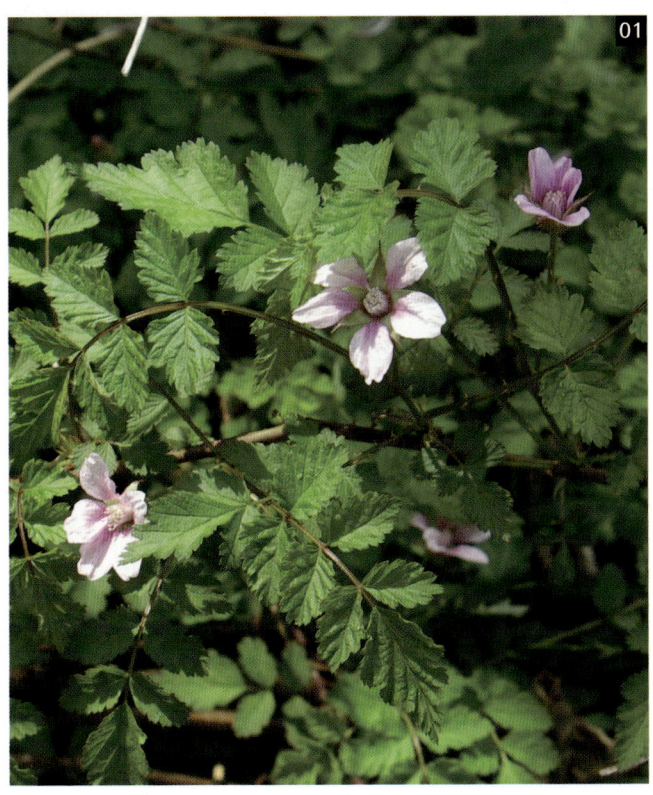
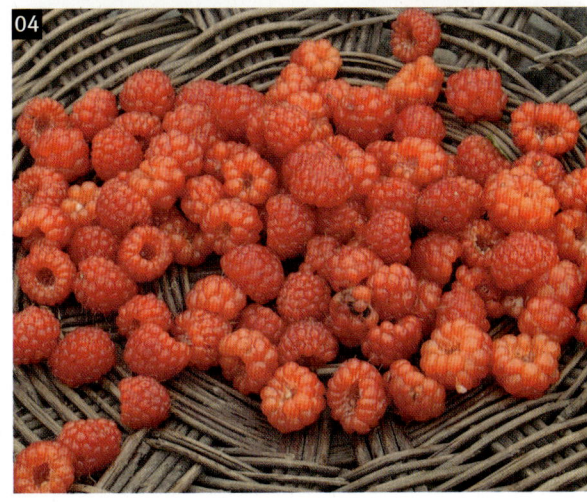

103 복분자딸기

Rubus coreanus Miq.
장미과 잎지는 작은키나무

생약명 현구자(懸鉤子), 복분자(覆盆子), 고려현구자(高麗懸鉤子), 삽전포(揷田泡)
작용 장부·경맥 간(木), 신장(水)
효능 성기능장애, 류머티즘, 통풍, 관절염
성분 플라보노이드(노화방지), 라이신(면역력강화), 아스파라긴산(숙취해소), 살리실산(해열진통), 베타카로틴(노화방지), 말산(피로회복)

서식지 산기슭 양지바른 곳. 농가에서 재배하기도 한다.
줄기 2~3m. 덩굴처럼 굽는다. 줄기껍질은 검붉은색이고 흰 가루로 덮여 있으며, 잔가시가 있다. **잎** 어긋나게 난 잎줄기에 3~7장이 깃털모양으로 달리며, 마름모 같은 달걀모양이고 불규칙한 톱니가 있다. 잎자루에 가시가 있다. **꽃** 5~6월에 연한 홍색으로 핀다. **열매** 7~8월에 검붉은색으로 여문다.

01 초겨울 모습. 11월 23일
02 잎 달린 모습. 7월 1일
03 풋열매와 잎. 7월 1일
04 채취한 복분자딸기. 7월 8일

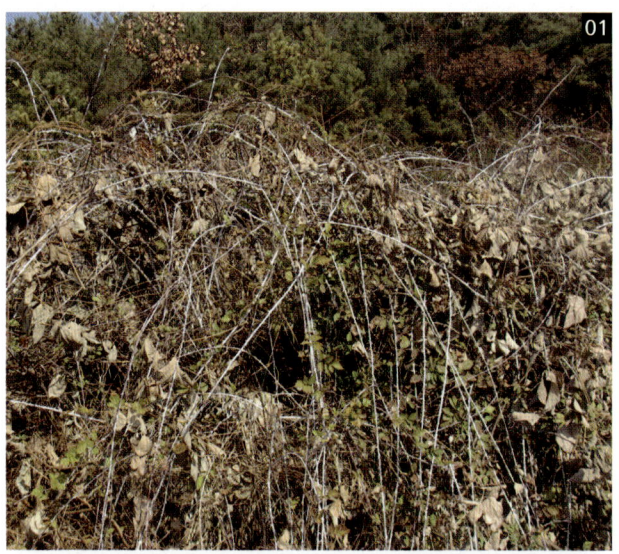

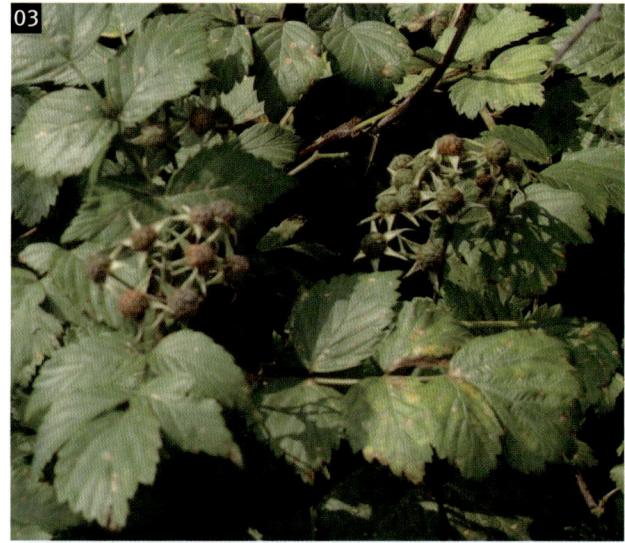

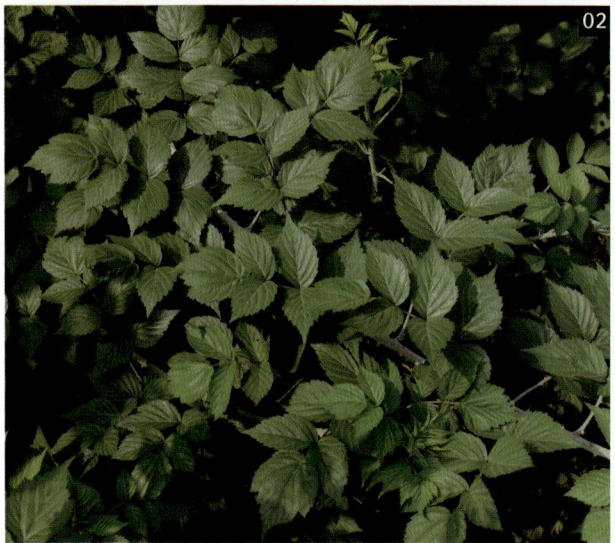

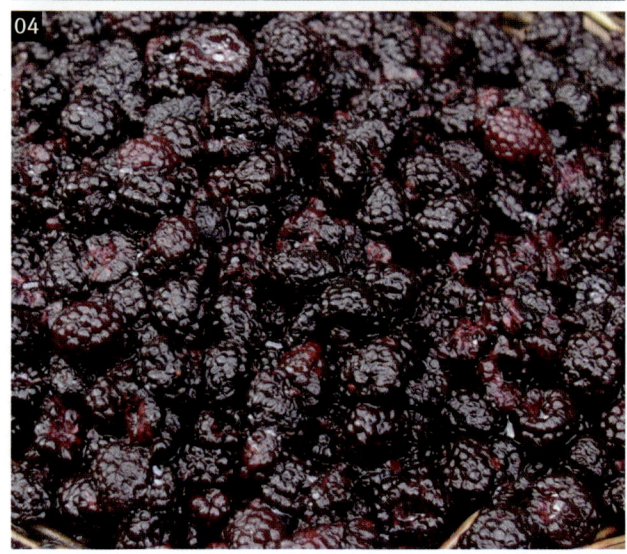

104 서양오엽딸기

Rubus fruicosus L.
장미과 잎지는 작은키나무

생약명	현구자(懸鉤子), 복분자(覆盆子), 흑매(黑莓)
작용 장부·경맥	간(木), 신장(水)
효능	성기능장애, 류머티즘, 통풍, 관절염
성분	플라보노이드(노화방지), 아스파라긴산(숙취해소), 라이신(면역력강화), 살리실산(해열진통), 베타카로틴(노화방지), 말산(피로회복)

서식지 산속 메마른 양지. 유럽에서 들어온 것으로 농가에서 재배하기도 한다.
줄기 2m 정도. 날카로운 가시가 있고, 단면은 모가 나 있다. **잎** 어긋나게 난 잎줄기에 3~5장이 손바닥모양으로 달리고, 가장자리에 톱니가 있으며, 뒷면에는 흰색 솜털이 빽빽하다. **꽃** 흰색으로 핀다. **열매** 검은색으로 여문다.

01 잎 달린 모습. 7월 8일
02 꽃과 잎. 5월 14일
03 열매 익는 모습. 7월 8일

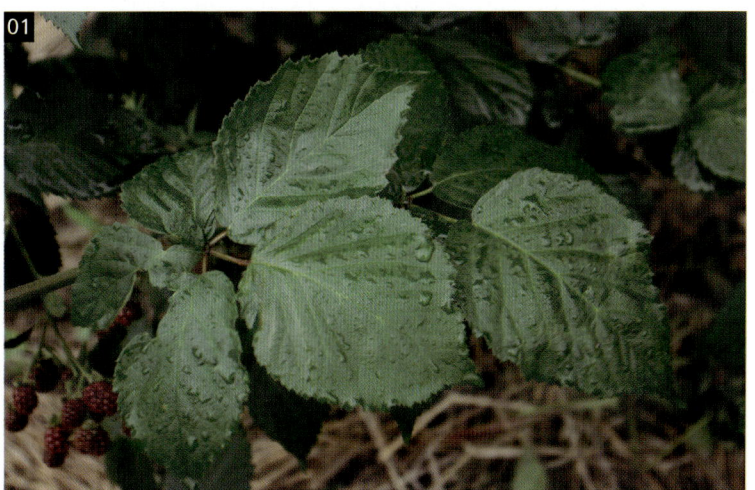
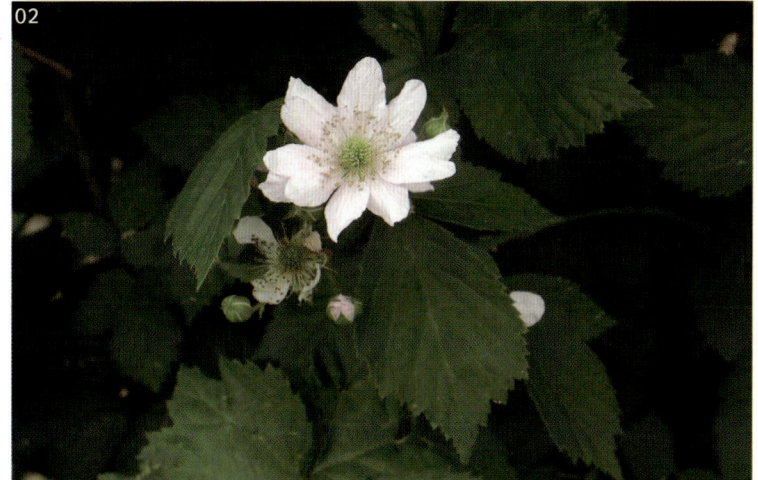
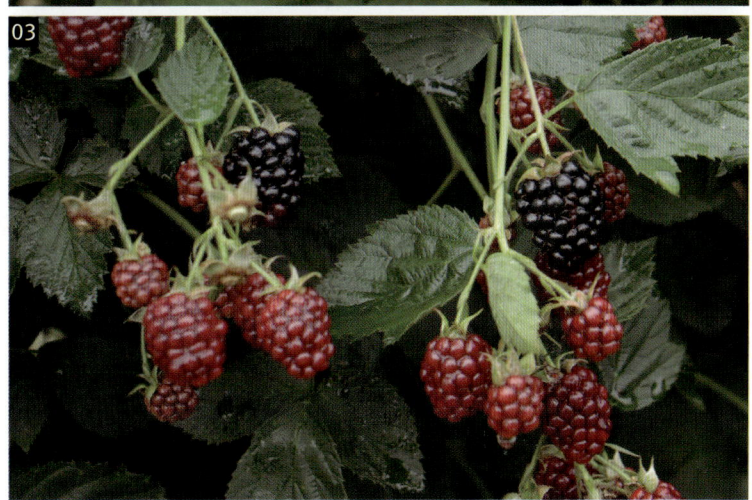

105 겨우살이

Viscum album var. *coloratum* (Kom.) Ohwi
늘푸른 기생성 작은키나무

생약명
상기생(桑寄生)

작용 장부·경맥
간(木)
신장(水)

효능
당뇨, 중풍
심장병

성분
렉틴(종양억제)
루페올(노화방지)
올레아놀릭산(위장보호)
베타아미린(염증억제)
아세틸콜린
(뇌신경전달물질)

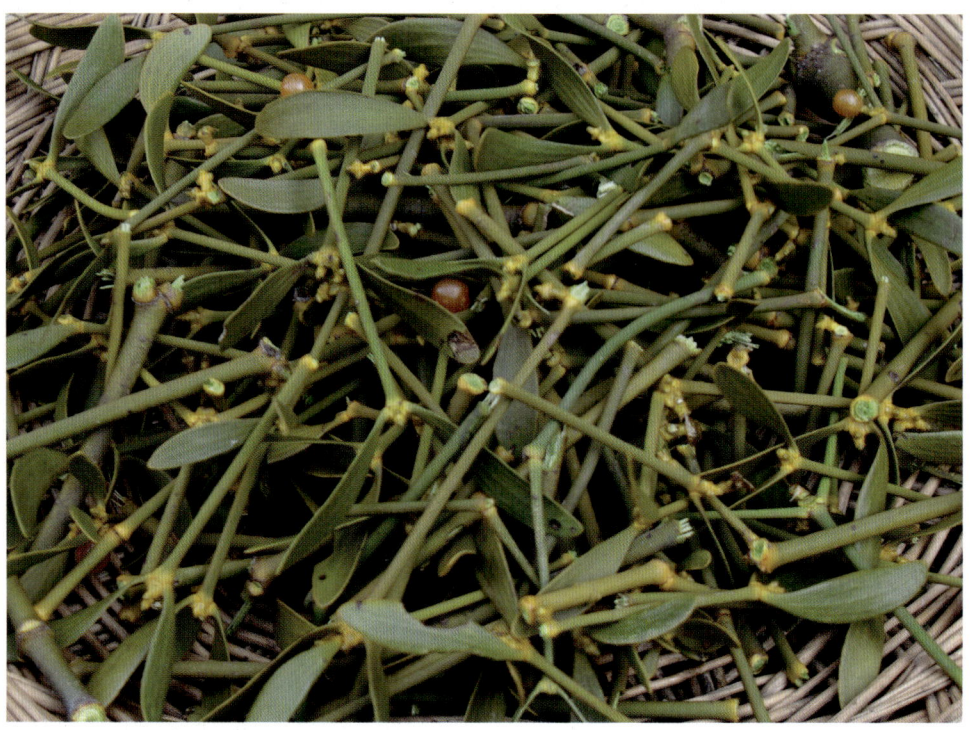

▶ 채취한 겨우살이 전체 모습.
1월 23일

식초 발효와 먹는 방법

누룩과 엿기름으로 발효시키기

채취 전초(수시로)

배합비율 **기본발효용** | 전초 달인 물 300 : 쌀이나 현미 100 : 누룩 10 : 엿기름가루 5

초앉히기용 | 원액 100 : (필요시) 씨식초 10

핵심요령 ❶ 쓴맛이 덜하게 엿기름 양을 조금 늘려도 된다. ❷ 엿기름 윗물을 써도 좋다.
❸ 누룩은 거칠게 부숴서 쓴다. ❹ 원액이 독하면 발효 기간을 늘린다.

발효와 먹는 방법 ▶ 쌀이나 현미로 지은 술밥을 식혀 누룩과 엿기름가루를 섞고, 겨우살이 달인 물을 식혀서 부은 다음 항아리에 넣어 10일간 발효시킨다. ▶ 원액을 걸러 항아리에 앉히고, 씨식초는 이때 넣어서 40~50일 숙성시킨 뒤 찌꺼기를 거른다. ▶ 물에 5~10배 희석하여 식후에 마신다. ▶ 자세한 발효 원리와 방법, 먹는 방법은 p.41를 참조한다.

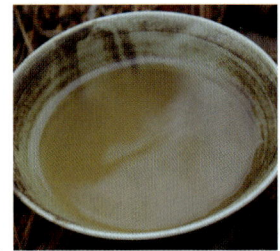

겨우살이 식초.

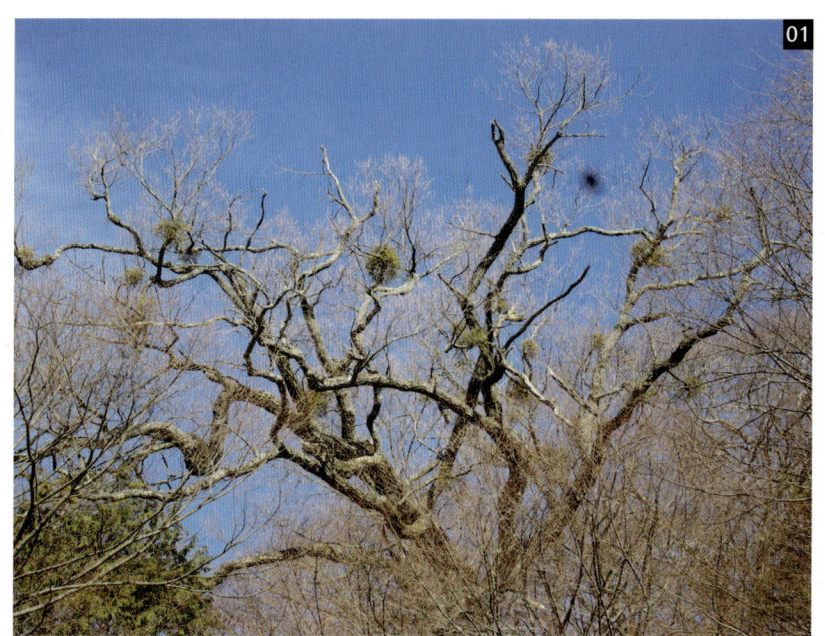

서식지 깊은 산 큰 나무 위
줄기 40~60㎝. 노란녹색을 띠고, 전체가 새둥지 모양으로 둥글어진다. 가지는 3~6㎝마다 마디가 있고, 새잎이 돋을 무렵 떨어져 나간다. **잎** 길이 3~6㎝. 마주 나며 좁고 긴 타원형이며, 두껍고 끝이 갸름하다. 겨울에도 푸르다. **꽃** 4월에 노란색으로 피며, 꽃잎은 없고 꽃잎모양의 꽃덮이가 4갈래로 펴진다. **열매** 10~12월에 반투명 연노란색으로 여물며, 둥글고 끈적하다.

01 겨울 모습. 1월 6일
02 열매 달린 모습. 1월 23일
03 열매와 잎. 1월 23일
04 겨울에 채취한 흔적. 1월 23일

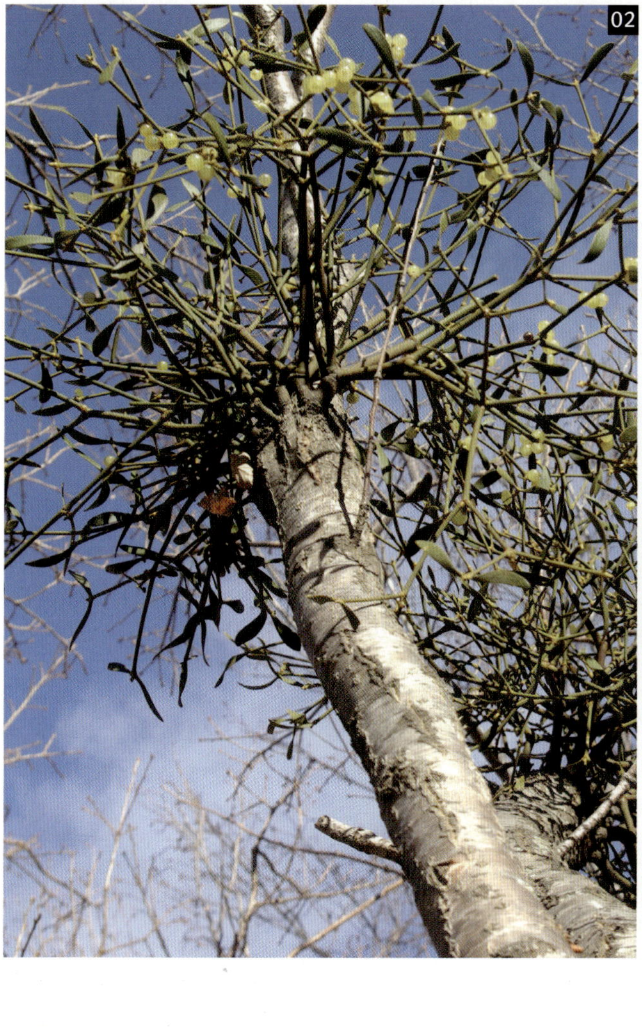

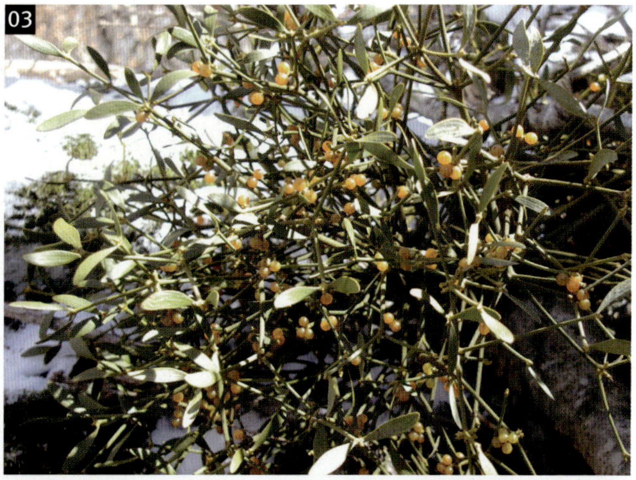

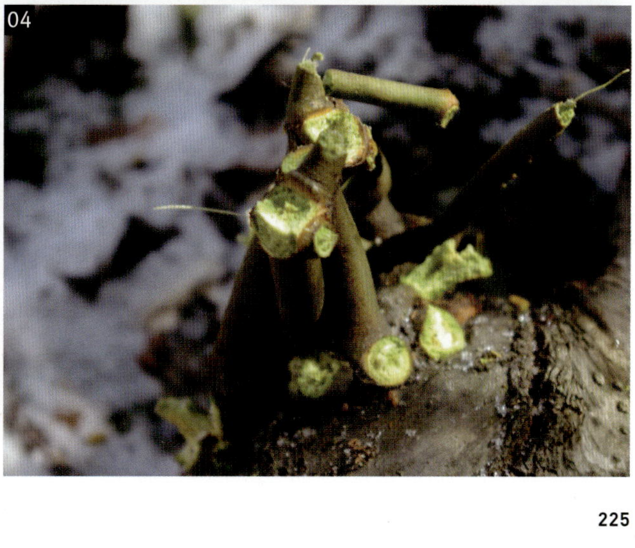

106 다릅나무

Maackia amurensis Rupr. et Maxim.
콩과 잎지는 큰키나무

생약명
조선괴(朝鮮槐)

작용 장부·경맥
간(木)
신장(水)

효능
관절통
지혈제

성분
제니스테인(종양억제)
이소플라본(성인병예방)
레스베라트롤(노화방지)
포르모노네틴
(식물성여성호르몬)
타닌(수렴작용)

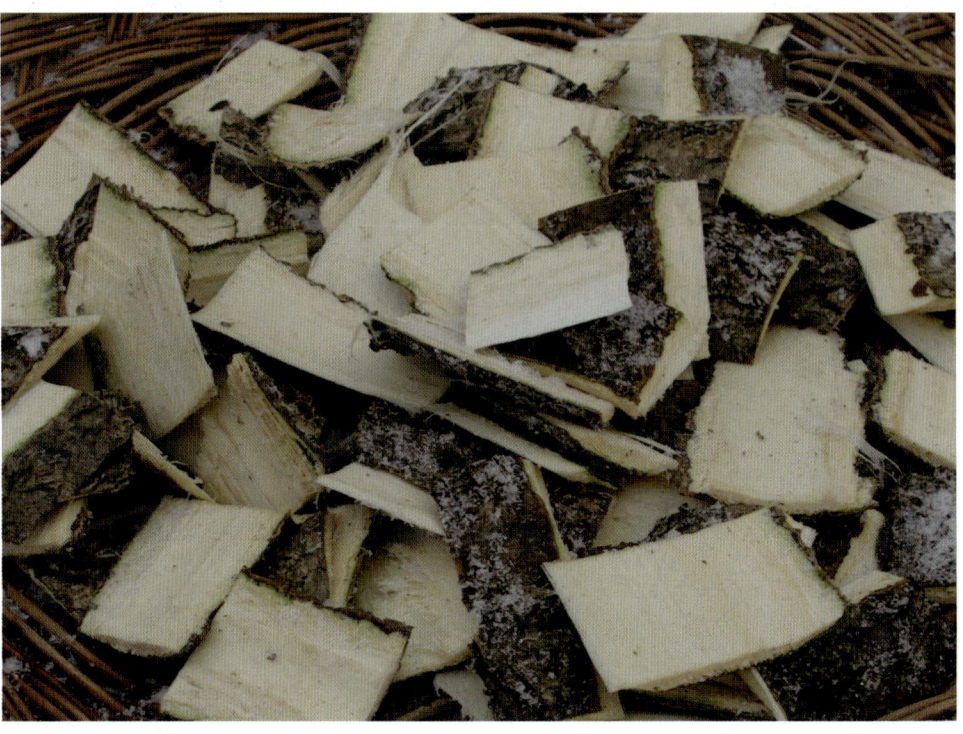

▶ 채취한 다릅나무 줄기껍질.
2월 9일

식초 발효와 먹는 방법

누룩으로 흑초 발효시키기

채취 줄기껍질(수시로)

배합비율　**기본발효용(밑술밥)** | 줄기껍질 달인 물 100 : 쌀이나 현미 50 : 누룩 50
　　　　　　기본발효용(덧술밥) | 줄기껍질 달인 물 200 : 쌀이나 현미 100 : 누룩 25

핵심요령 ❶ 원액을 독하게 만들어 장기 발효시킨다. ❷ 누룩은 거칠게 부숴서 쓴다. ❸ 독성이 중화되게 오래 발효시킨다.

발효와 먹는 방법 ▶ 쌀이나 현미로 지은 술밥을 식혀 누룩을 섞고, 줄기껍질 달인 물을 식혀 부은 다음 항아리에 넣어 7일간 발효시킨다. ▶ 덧술밥을 추가하여 100일간 발효시킨다. ▶ 원액을 걸러 항아리에 앉히고 실외에서 4계절 이상 숙성시켜 찌꺼기를 거른다. ▶ 물에 5~10배 희석하여 식후에 마신다. ▶ 자세한 발효 원리와 방법, 먹는 방법은 p.42를 참조한다.

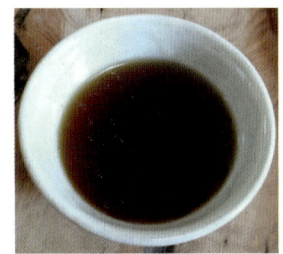

다릅나무 흑초.

서식지 깊은 산기슭이나 산골짜기

줄기 15m 정도. 줄기껍질은 노란갈색이고, 종잇장처럼 얇게 벗겨진다. **잎** 어긋난 잎줄기에 9~11장이 깃털모양으로 달린다. 작은잎은 길이 5~8㎝이며, 타원형 또는 달걀모양이고 끝이 뾰족하다. **꽃** 7월에 흰색으로 피며, 가지 끝에 작은 꽃들이 어긋나게 원뿔모양으로 모여 달린다. 꽃부리는 나비모양으로 갈라진다. **열매** 9월에 꼬투리모양으로 여문다. 주의 조금 독성이 있어 많이 먹으면 어지러우므로 소량만 복용한다.

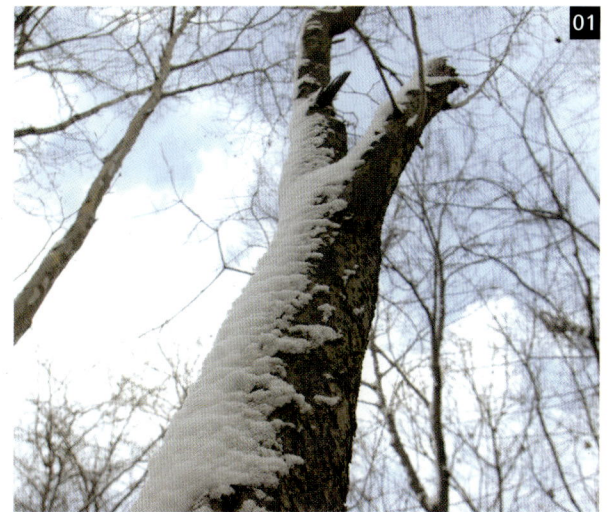
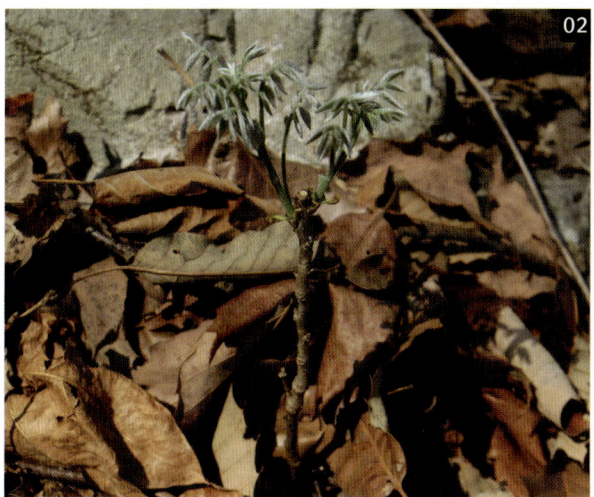
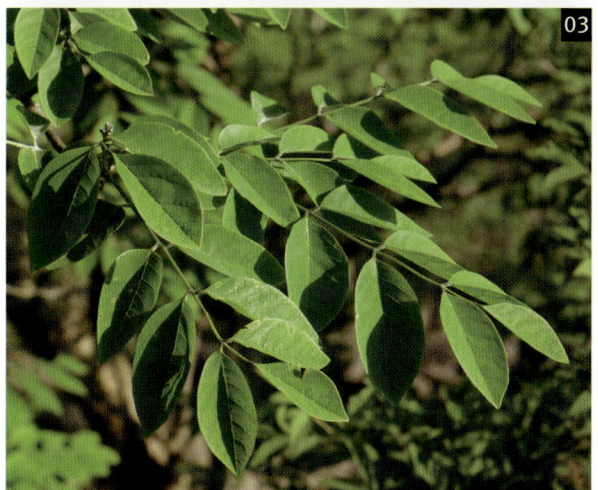

01 겨울 모습. 2월 9일
02 봄에 나온 새순. 4월 10일
03 잎 달린 모습. 5월 11일

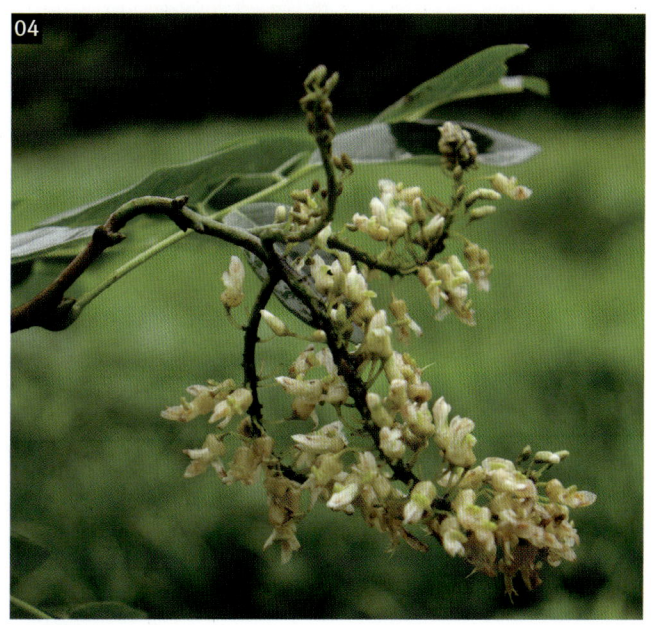

04 꽃. 8월 1일
05 줄기. 5월 5일

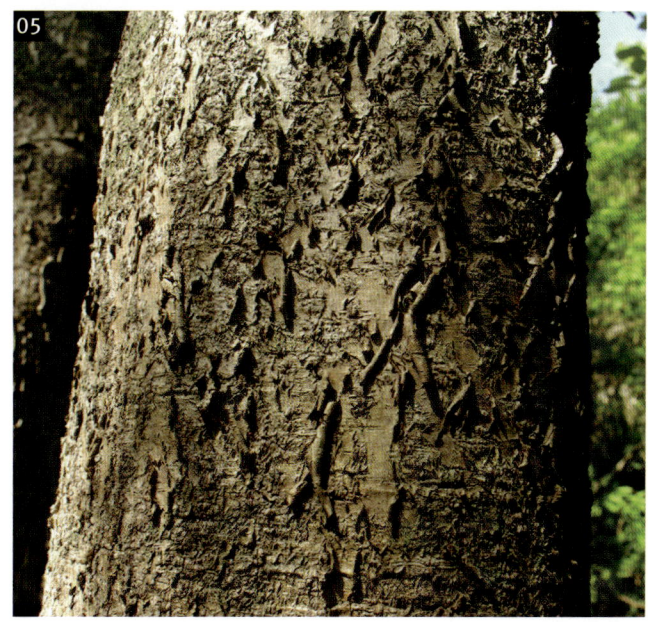

107 산수유

Cornus officinalis S. et Z.
층층나무과 잎지는 큰키나무

생약명
산수유(山茱萸)

작용 장부·경맥
간(木), 신장(水)

효능
고혈압, 산후쇠약
이명, 당뇨

성분
사포닌(면역력강화)
코르닌(부교감신경 흥분작용)
로가닌(중추신경 흥분작용)
팔미트산(담즙분비촉진)
우르솔산(비만억제)
리놀산(동맥경화예방)
올레산(동맥경화예방)
말산(피로회복)
타르타르산(염증완화)

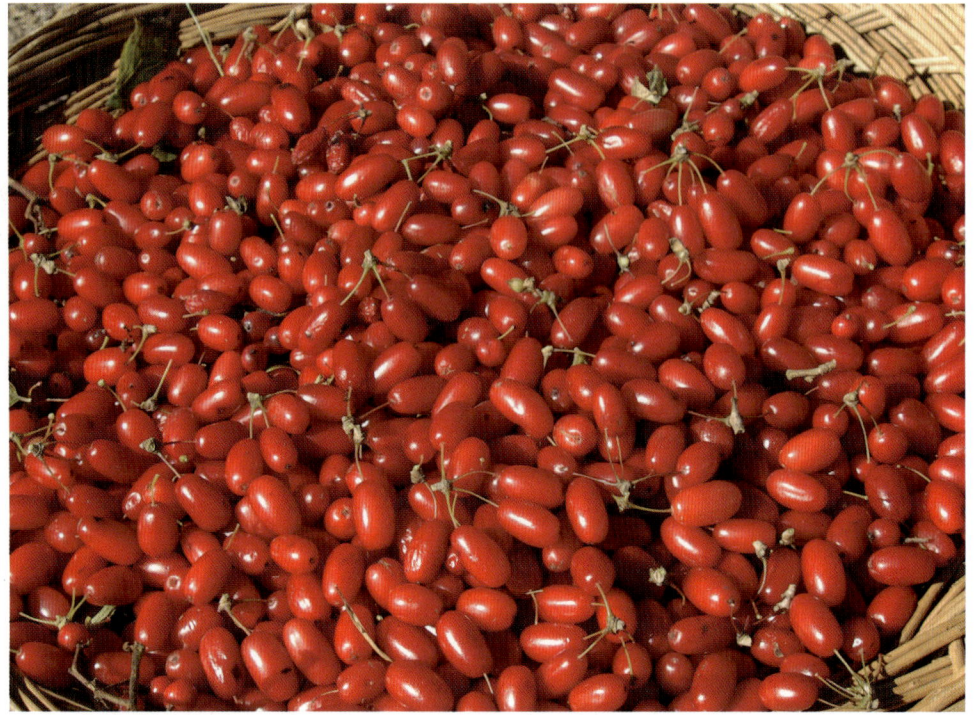

▶ 채취한 산수유 열매.
11월 11일

식초 발효와 먹는 방법

생막걸리로 발효시키기

채취 열매(가을~겨울)

배합비율 **기본발효용 |** 산수유 100 : 생막걸리(멸균되지 않은 것) 100 : 조청 또는 엿기름가루 5
초앉히기용 | 원액 100 : (필요시) 씨식초 10

핵심요령 ❶ 산수유는 살짝 말려서 구멍을 내고 밀어내듯 씨앗을 발라내는 것이 좋다. 씨앗을 먹으면 정력이 약해진다. ❷ 취향에 따라 조청량을 조금 늘려도 된다. ❸ 독성이 중화되게 오래 발효시킨다.

발효와 먹는 방법 ▶ 산수유를 항아리에 넣고 생막걸리와 조청 또는 엿기름가루를 넣어 40~50일 발효시킨다. ▶ 원액을 걸러 항아리에 앉히고, 씨식초는 이때 넣어서 3~6개월 발효시킨 뒤 찌꺼기를 거른다. ▶ 물에 5~10배 희석하여 식후에 마신다. ▶ 자세한 발효 원리와 방법, 먹는 방법은 p.43를 참조한다.

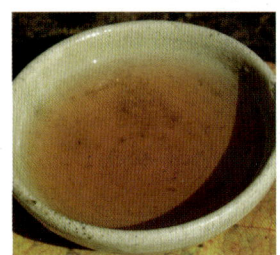

산수유 식초.

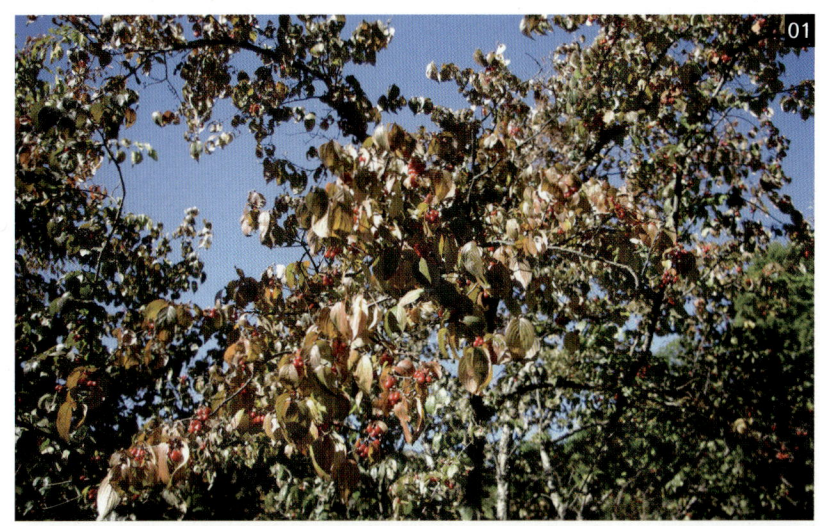

서식지 산과 들의 양지

줄기 5~7m. 줄기껍질은 연갈색이며, 얇고 불규칙하게 갈라진다. **잎** 길이 4~12㎝. 마주 나고 긴 타원형이며, 끝이 뾰족하다. 앞면은 윤기가 있고, 뒷면 잎맥에는 잔털이 있다. **꽃** 3~4월에 잎보다 먼저 피고 노란색이다. 작은 꽃 20~30송이가 우산모양으로 뭉쳐서 달리며, 꽃잎은 없고 꽃덮이가 4조각이다. 꽃대가 꽃보다 길다. **열매** 8~10월에 윤기 있는 붉은색으로 여물며, 타원형이고 길이 1.5~2㎝이다. 주의 씨앗에 독성이 조금 들어 있다.

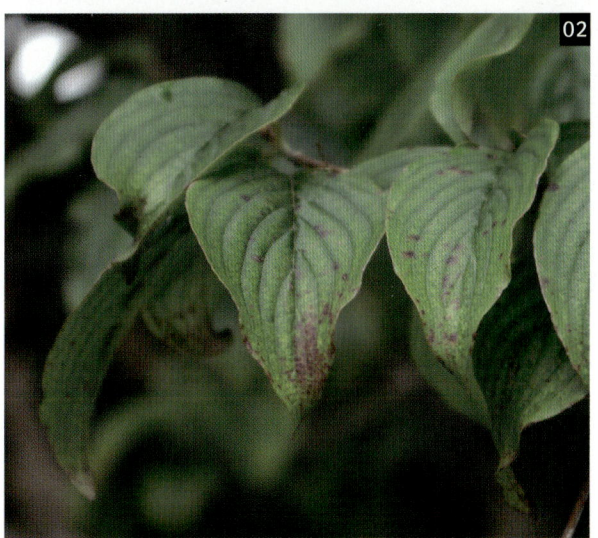

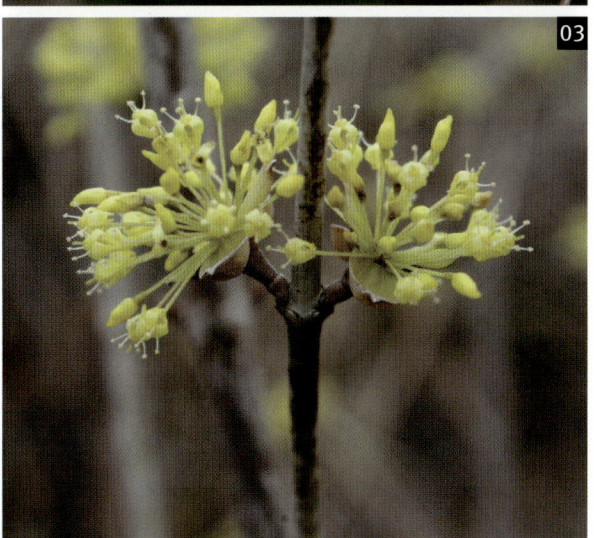

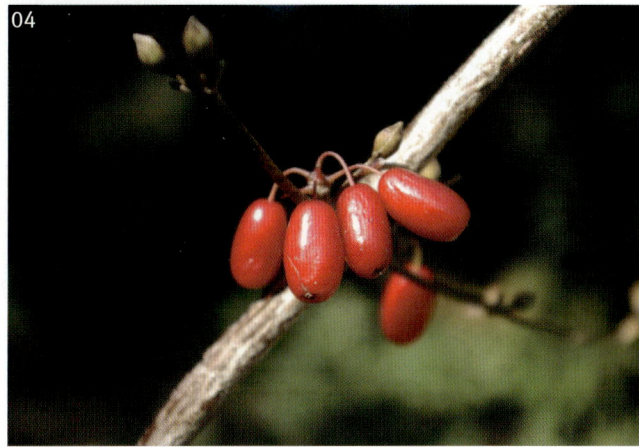

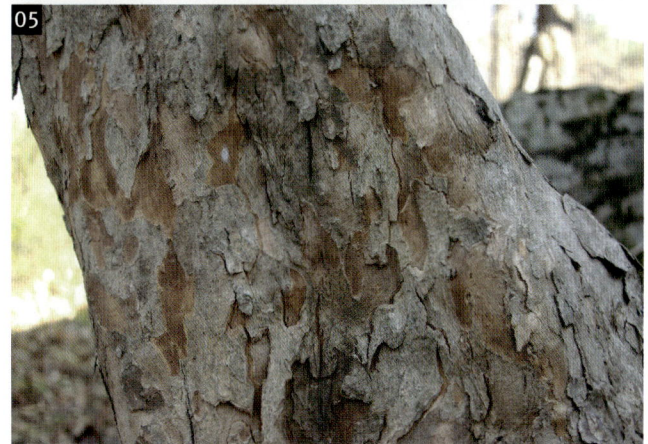

01 늦가을에 열매 달린 모습. 11월 11일
02 잎. 7월 8일
03 꽃. 3월 19일
04 열매. 11월 11일
05 줄기. 12월 12일

108 오갈피나무

Eleutherococcus sessiliflorus (Rupr. & Maxim.) S. Y. Hu
두릅나무과 잎지는 작은키나무

생약명
오가피(五加皮)

작용 장부·경맥
간(木), 신장(水)

효능
류머티즘, 신경통, 근육통
골절, 허약한 아이

성분
아칸토사이드(혈액순환개선)
엘레우테로사이드(강정효과)
치사노사이드
(생체기능활성화)
사포닌(면역력강화)
세사민(숙취해소)
세사몰(노화방지)
망간(뇌기능유지)
마그네슘(체내기능유지)

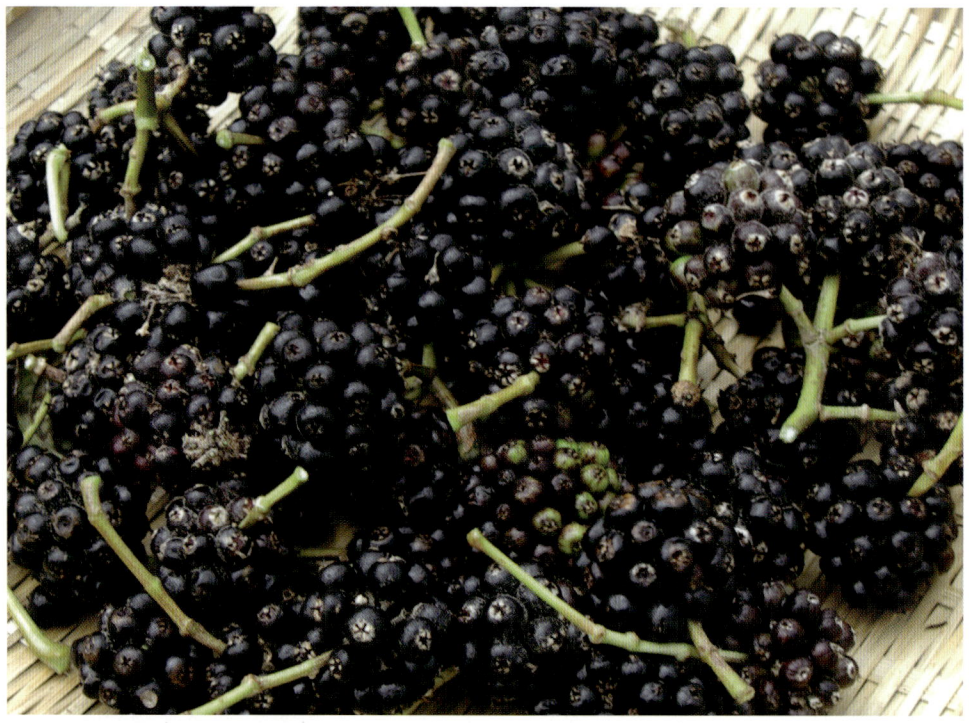

▶ 채취한 오갈피나무 열매.
11월 11일

식초 발효와 먹는 방법

누룩으로 흑초 발효시키기

채취 열매(가을), 가지(수시로)

배합비율　**기본발효용(밑술밥)** | 열매나 가지 달인 물 100 : 쌀이나 현미 50 : 누룩 50
　　　　　　기본발효용(덧술밥) | 열매나 가지 달인 물 200 : 쌀이나 현미 100 : 누룩 25

핵심요령　❶ 원액을 독하게 만들어서 장기 발효시킨다. ❷ 누룩은 거칠게 부숴서 쓴다.
❸ 열매나 가지는 말려서 달인다. ❹ 말린 열매를 쌀이나 현미로 지은 술밥, 누룩, 물(끓여서 식힌 것)과 섞어서 담그기도 한다.

발효와 먹는 방법 ▶ 쌀이나 현미로 지은 술밥을 식혀 누룩을 섞고, 열매나 가지 달인 물을 식혀 부은 다음 항아리에 넣어 7일간 발효시킨다. ▶ 덧술밥을 추가하여 100일간 발효시킨다. ▶ 원액을 걸러 항아리에 앉히고 실외에서 4계절 이상 숙성시켜 찌꺼기를 거른다. ▶ 물에 5~10배 희석하여 식후에 마신다. ▶ 자세한 발효 원리와 방법, 먹는 방법은 p.42를 참조한다.

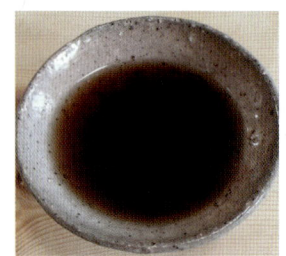

오갈피나무 흑초.

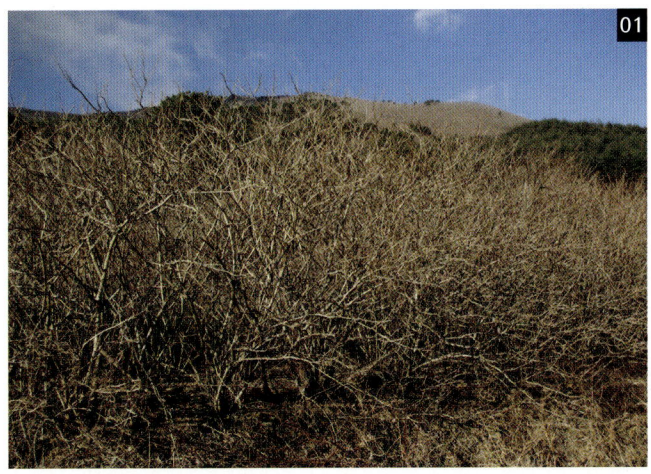

서식지 깊은 산 서늘한 곳

줄기 2~3m. 줄기껍질은 회갈색이고, 껍질눈과 가시가 있다. **잎** 길이 6~15cm. 3~5장이 둥글게 모여서 나고, 달걀 같은 타원형이며 끝이 뾰족하다. 가장자리에는 잔톱니가 겹으로 있으며, 뒷면 잎맥에 잔털이 있다. 새순이 일찍 나오는 편이다. **꽃** 8~9월에 노란 녹색으로 핀다. 가지 끝에 작은 꽃들이 우산모양으로 모여서 달리며, 꽃잎은 5장이다. **열매** 10월에 검은색으로 여물며, 둥글고 길이 1~1.4cm이다.

01 겨울 군락. 12월 28일
02 잎 달린 모습. 6월 7일
03 꽃과 꽃봉오리. 7월 23일
04 열매. 10월 9일
05 밑동. 4월 15일
06 채취한 오갈피나무 가지. 2월 6일

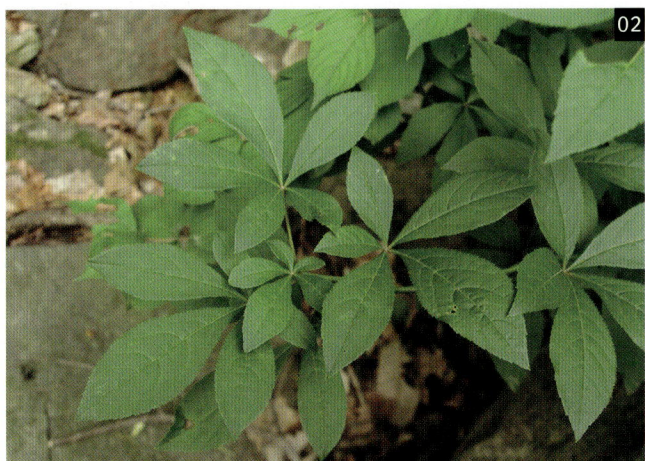

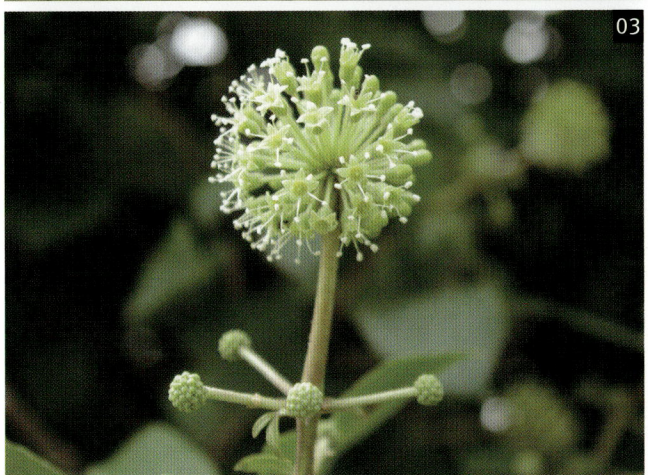

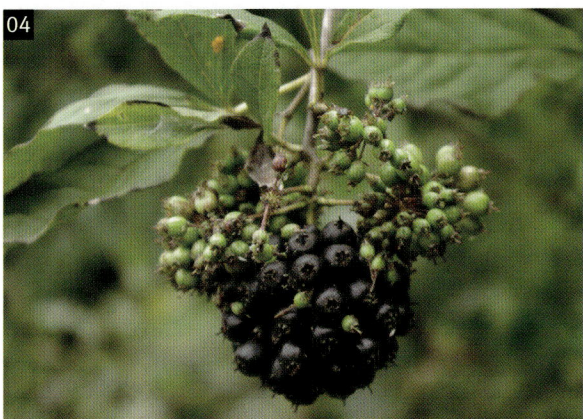

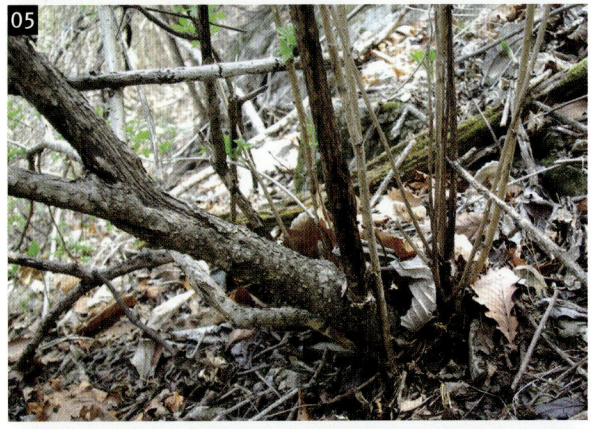

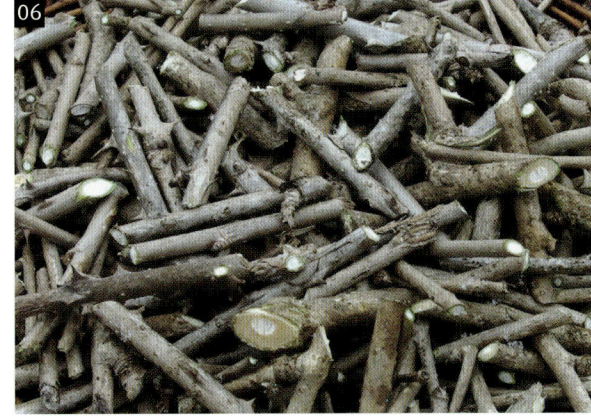

109 청미래덩굴(망개나무)

Smilax china L.
백합과 덩굴성 잎지는 작은키나무

생약명
발계(菝葜)

작용 장부·경맥
간(木)
신장(水)

효능
중풍
간질환
허약체질

성분
사포닌(면역력강화)
아미노산(근육강화)
루틴(모세혈관강화)
리놀레산(체지방감소)
리놀렌산(혈전개선)

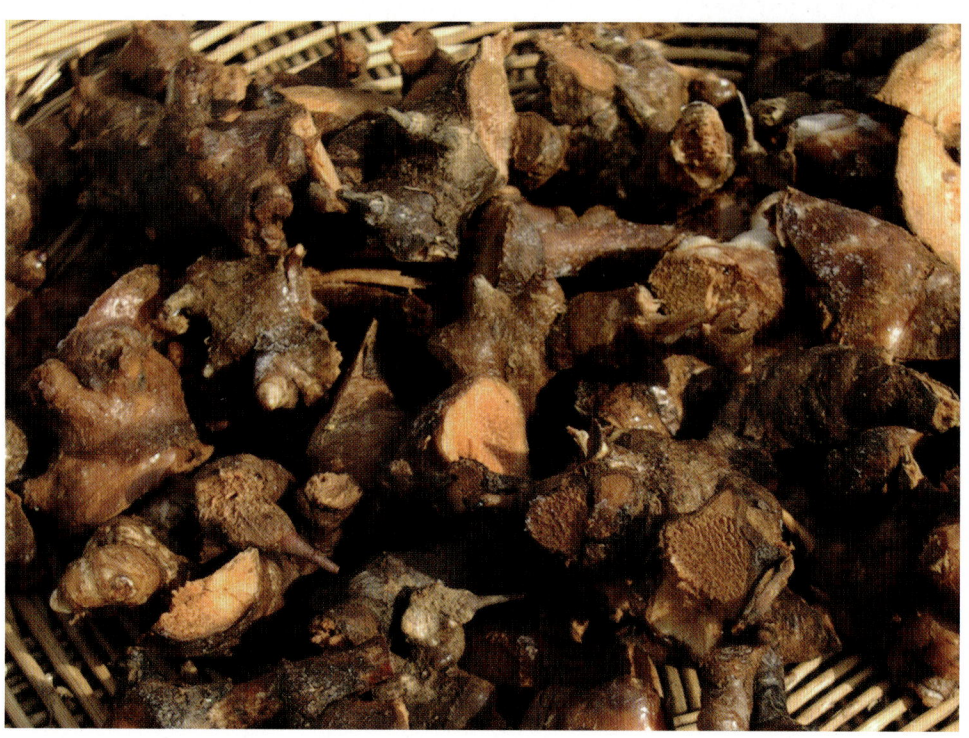

▶ 채취한 청미래덩굴 뿌리.
12월 15일

식초 발효와 먹는 방법

누룩으로 발효시키기

채취 뿌리(늦가을~겨울)

배합비율 | **기본발효용** | 뿌리 달인 물 300 : 쌀이나 현미 100 : 누룩 10
초앉히기용 | 원액 100 : (필요시) 씨식초 10

핵심요령 ❶ 뿌리는 껍질째 달인다. ❷ 누룩은 거칠게 부숴서 쓴다. ❸ 원액이 독하면 발효 기간을 늘린다.

발효와 먹는 방법 ▶ 쌀이나 현미로 지은 술밥을 식혀 누룩을 섞고, 뿌리 달인 물을 식혀 부은 다음 항아리에 넣어 10일간 발효시킨다. ▶ 원액을 걸러 항아리에 앉히고, 씨식초는 이때 넣어서 40~50일 숙성시킨 뒤 찌꺼기를 거른다. ▶ 물에 5~10배 희석하여 식후에 마신다. ▶ 자세한 발효 원리와 방법, 먹는 방법은 p.40를 참조한다.

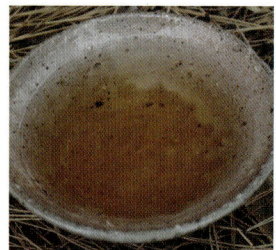

청미래덩굴 뿌리 식초.

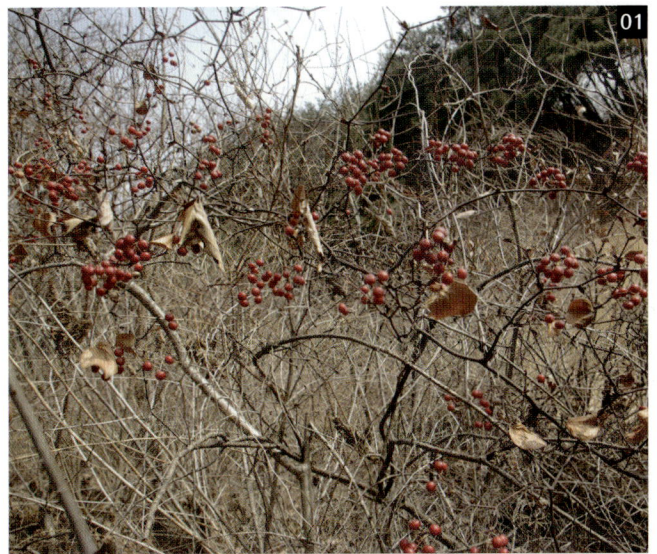

서식지 높은 산 양지
뿌리 땅속 뿌리줄기가 옆으로 구불구불하게 뻗고 단단하며 잔뿌리가 있다. 뿌리껍질은 희거나 붉은갈색을 띤다. **줄기** 길이 3m 정도. 줄기껍질은 붉은갈색을 띠고, 마디와 날카로운 가시가 있다. **잎** 길이 3~12㎝. 어긋나고 두꺼우며, 둥근데 끝이 조금 뾰족하다. 앞면에 윤기가 있고 5~7개의 잎맥이 있다. 잎자루 밑에는 덩굴손이 있다. **꽃** 5월에 노란빛이 도는 연녹색으로 피며, 꽃잎은 없고 꽃잎모양의 꽃덮이가 6갈래로 갈라진다. **열매** 9~10월에 붉은색으로 여물며, 둥글고 지름 1㎝ 정도이다.

01 겨울에 남아 있는 열매 모습. 1월 7일
02 꽃과 잎. 4월 13일
03 풋열매 달린 모습. 5월 20일
04 덩굴손 뻗는 모습. 7월 21일
05 겨울 밑동. 12월 13일

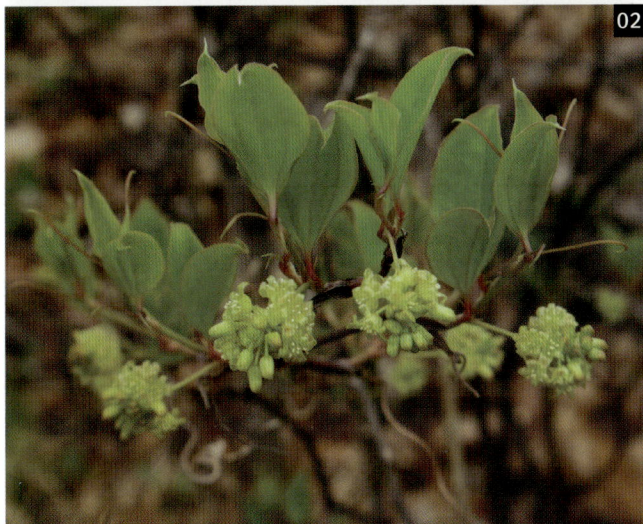

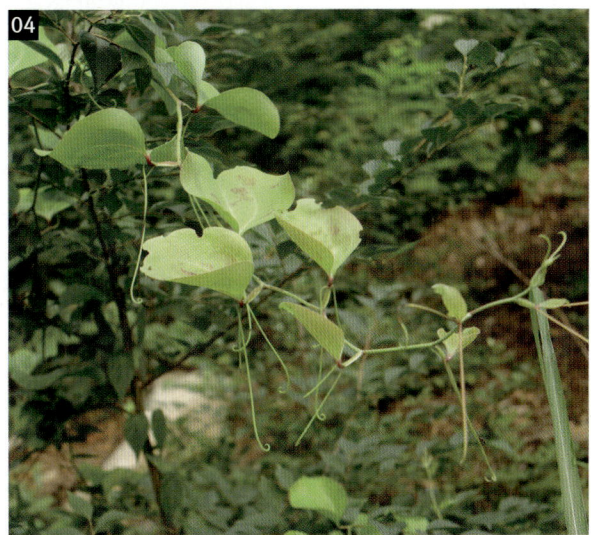

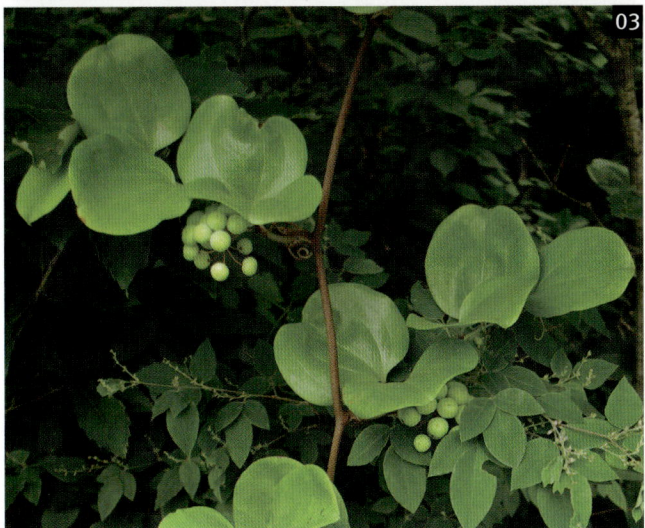

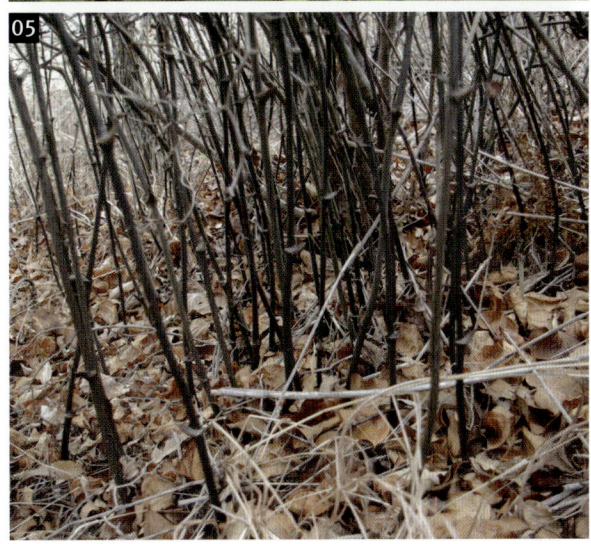

110 노루발

Pyrola japonica Klenze ex Alef.
노루발과 늘푸른 여러해살이풀

생약명
녹제초(鹿蹄草)
녹함초(鹿銜草)

작용 장부·경맥
간(木)
신장(水)

효능
신경통
무기력증
오래된 기침
생리혈과다

성분
페놀(노화방지)
타닌(수렴작용)
자당(혈당조절)

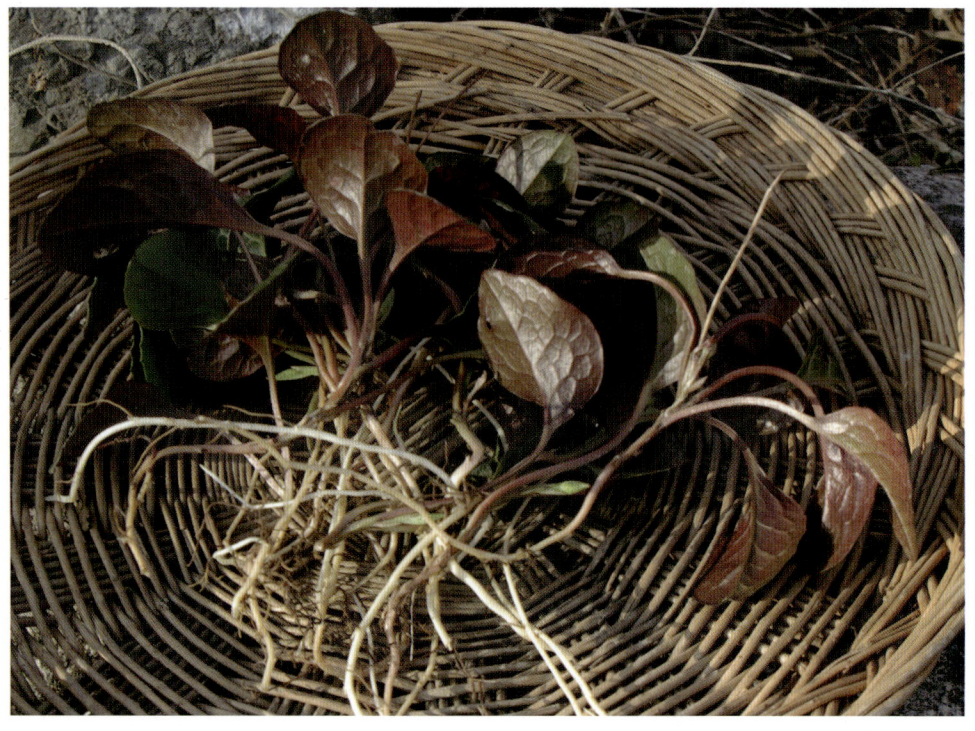

▶ 뿌리째 채취한 노루발.
1월 31일

식초 발효와 먹는 방법

생막걸리로 발효시키기

채취 뿌리째 캔 전초(수시로)

배합비율 **기본발효용** | 전초 100 : 생막걸리(멸균되지 않은 것) 100 : 조청 또는 엿기름가루 5

초앉히기용 | 원액 100 : (필요시) 씨식초 10

핵심요령 ❶ 잎·줄기·뿌리는 적당히 썰어서 넣는다. ❷ 쓴맛이 덜하게 조청량을 조금 늘려도 된다.

발효와 먹는 방법 ▶ 노루발을 항아리에 넣고 생막걸리와 조청 또는 엿기름가루를 넣어 40~50일 발효시킨다. ▶ 원액을 걸러 항아리에 앉히고, 씨식초는 이때 넣어서 3~6개월 발효시킨 뒤 찌꺼기를 거른다. ▶ 물에 5~10배 희석하여 식후에 마신다. ▶ 자세한 발효 원리와 방법, 먹는 방법은 p.43를 참조한다.

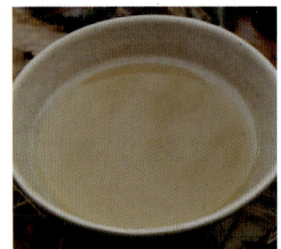

노루발 식초.

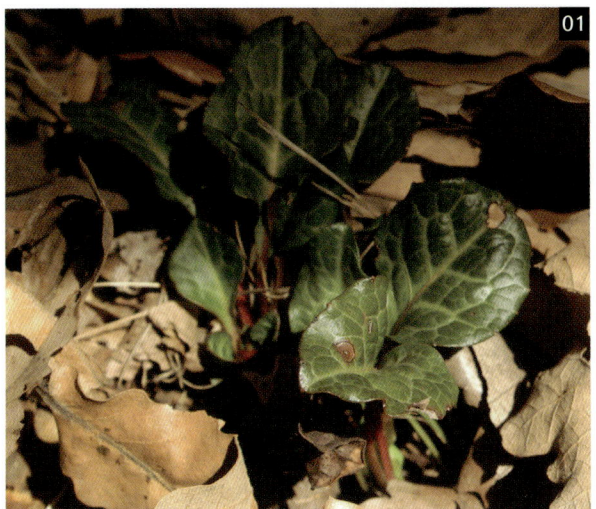

01 겨울에도 푸른 잎. 1월 15일
02 꽃 핀 모습. 6월 10일
03 풋열매 달린 모습. 8월 5일

서식지 산속 나무그늘 밑
뿌리 땅속에 가는 뿌리줄기가 옆으로 길게 뻗으며 잔뿌리가 있다. **꽃줄기** 20~30㎝. 홈이 있으며 1~2개의 비늘잎이 있다. **잎** 길이 4~7㎝. 밑동에 뭉쳐서 나고, 둥글거나 넓은 타원형이며, 가장자리에 얕은 톱니가 있다. 겨울에도 푸르며, 자줏빛이 돈다. 잎자루 길이는 3~8㎝. **꽃** 7월에 노란흰색으로 피며, 꽃줄기에 어긋나게 모여서 달린다. 지름 1.2~2.5㎝이며 꽃잎은 5장이다. **열매** 9월에 갈색으로 여물며 납작한 공모양이고, 익으면 5갈래로 갈라져 씨앗이 나온다.

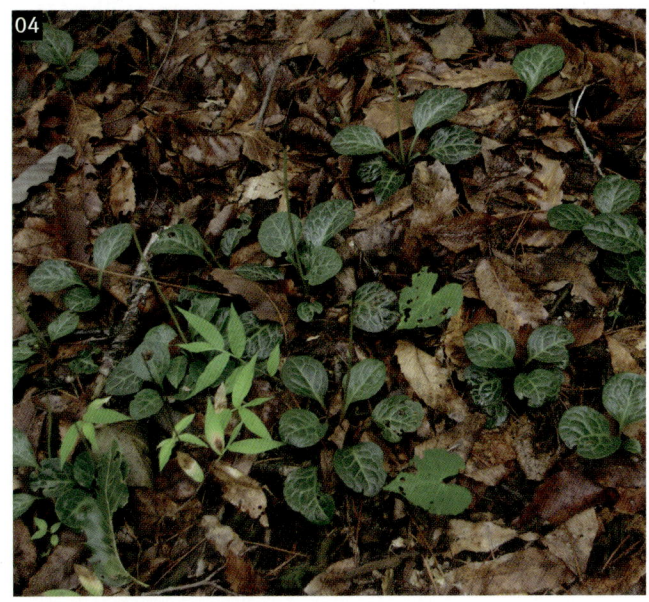

04 여름철 군락 모습. 7월 8일
05 겨울에 남아 있는 열매. 2월 19일

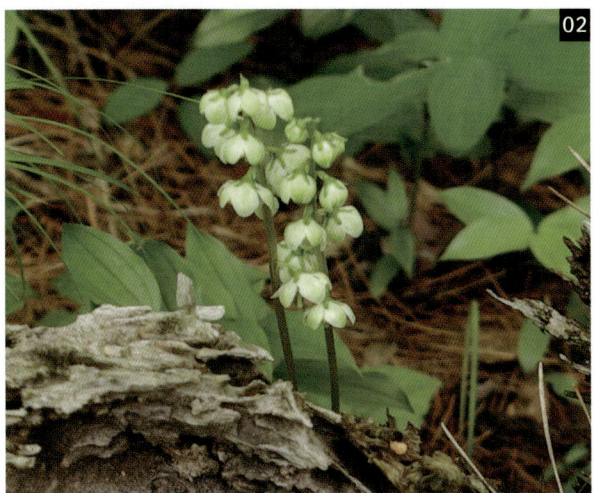

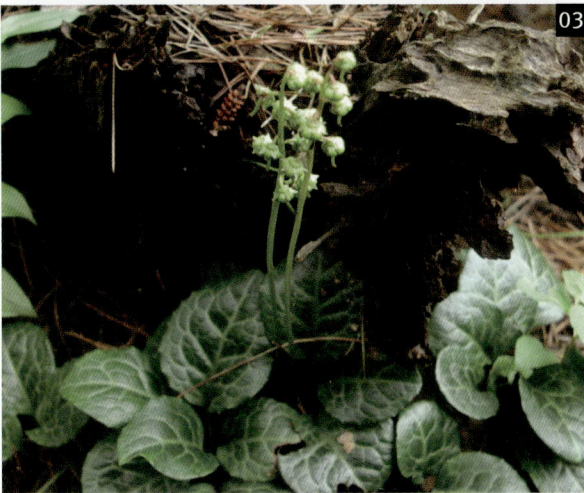

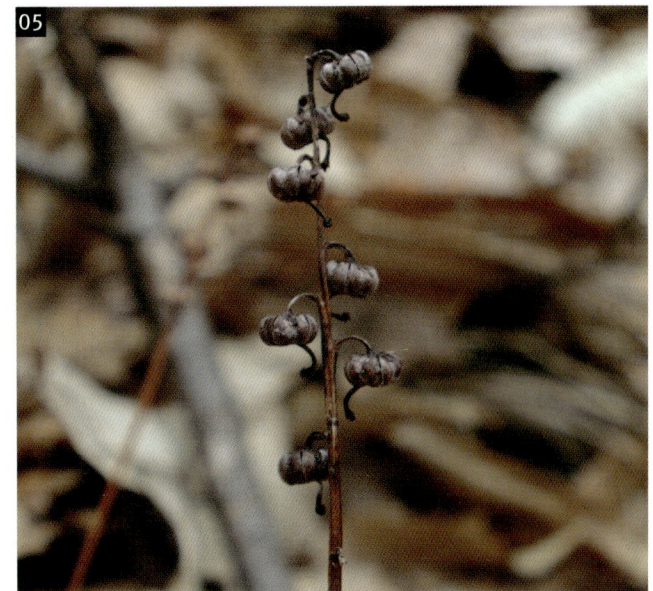

부추

Allium tuberosum Rottler ex Spreng.
백합과 여러해살이풀

생약명
구채(韭菜)

작용 장부·경맥
간(木)
신장(水)

효능
허약체질
결핵
위장병
아토피

성분
사포닌(면역력강화)
유황(신경안정)
알칼로이드(염증통증완화)

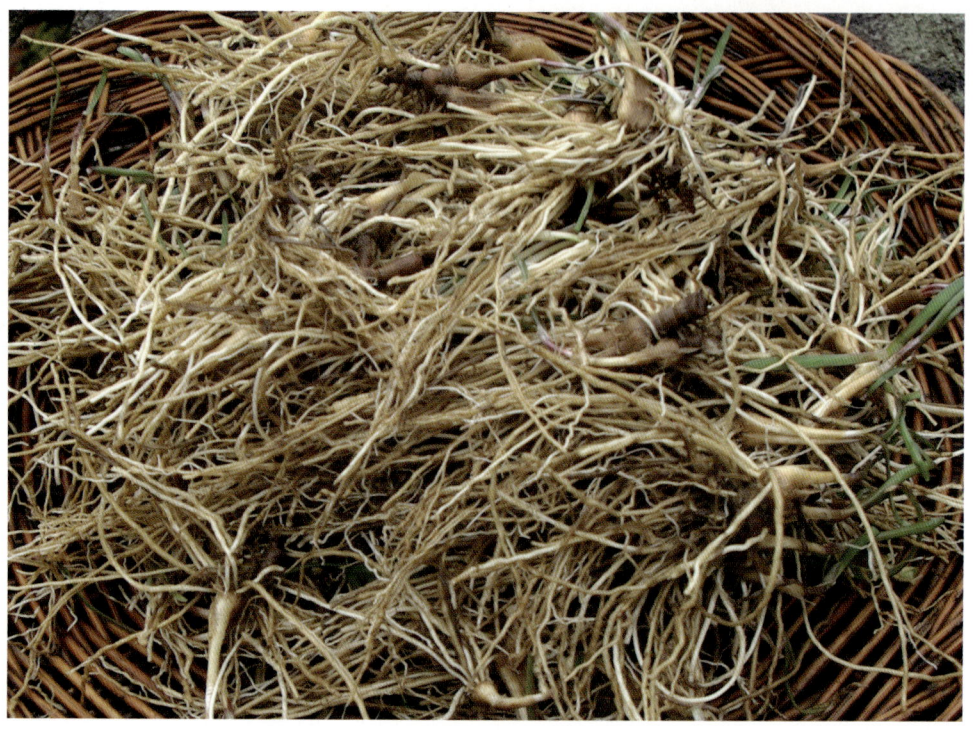

▶ 채취한 부추 뿌리. 3월 1일

식초 발효와 먹는 방법

당분으로 발효시키기

채취 뿌리(늦가을~초봄)

배합비율 **기본발효용** | 뿌리 100 : 설탕 30 : 생효모 0.1(또는 누룩가루 5) : 설탕물(20% 농도) 적당량
초앉히기용 | 원액 100 : (필요시) 씨식초 또는 생막걸리 10

핵심요령 ❶ 뿌리는 적당히 썰어서 넣는다. ❷ 독특한 향이 살도록 누룩 대신 효모를 쓴다. ❸ 식초액이 적게 나오므로 설탕물을 추가한다. ❹ 맛이 개운해서 요리에 넣어도 좋다.

발효와 먹는 방법 ▶ 부추 뿌리를 설탕에 버무려 항아리에 넣고, 생효모를 뿌린 뒤 끓인 물을 식혀서 설탕물을 만들어 붓는다. ▶ 미리 조금 남겨둔 설탕을 위에 덮고 40~50일 발효시킨다. ▶ 원액을 걸러 항아리에 앉히고, 씨식초나 생막걸리를 넣는 경우에는 이때 넣어서 3~6개월 발효시킨 뒤 찌꺼기를 거른다. ▶ 물에 5~10배 희석하여 식후에 마신다. ▶ 자세한 발효 원리와 방법, 먹는 방법은 p.44를 참조한다.

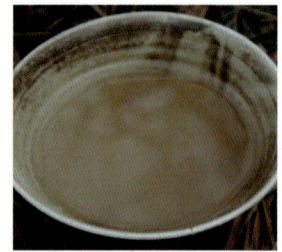

부추 뿌리 식초.

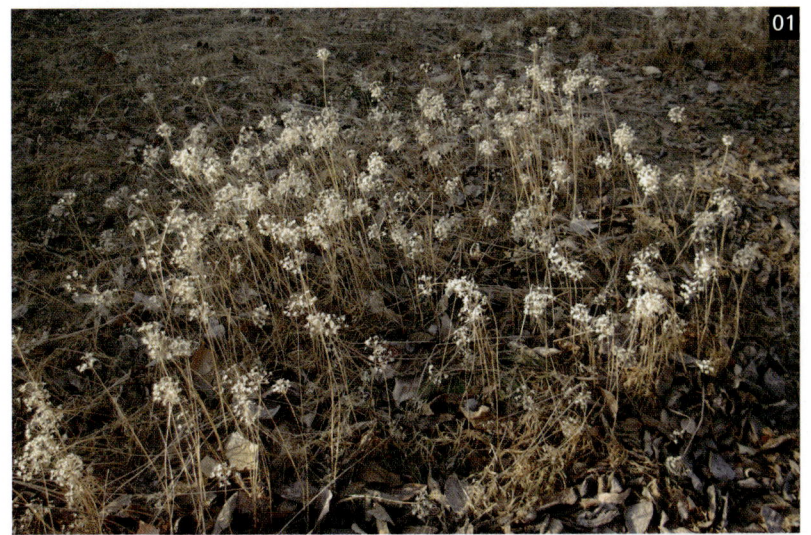

서식지 낮은 산과 들. 농가에서 재배하기도 한다.
뿌리 땅속에 좁은 달걀모양의 비늘줄기(알뿌리)가 있고, 수염뿌리가 나온다. **꽃줄기** 30~40㎝ 정도 올라온다. **잎** 길이 30㎝ 정도. 뿌리에 뭉쳐서 나며, 좁고 긴 줄모양이다. **꽃** 7~8월에 흰색으로 피며, 꽃줄기 끝에 작은 꽃들이 우산모양으로 달린다. 꽃잎은 없고 꽃잎모양의 꽃덮이가 5갈래로 퍼진다. **열매** 10월에 여물며 거꾸로 된 심장모양이다. 익으면 껍질이 3갈래로 갈라져서 씨앗이 나온다.

01 겨울에 남아 있는 묵은대. 12월 29일
02 씨앗이 붙은 채 올라온 새순. 3월 20일
03 꽃. 8월 1일
04 겨울에 남아 있는 열매. 2월 19일

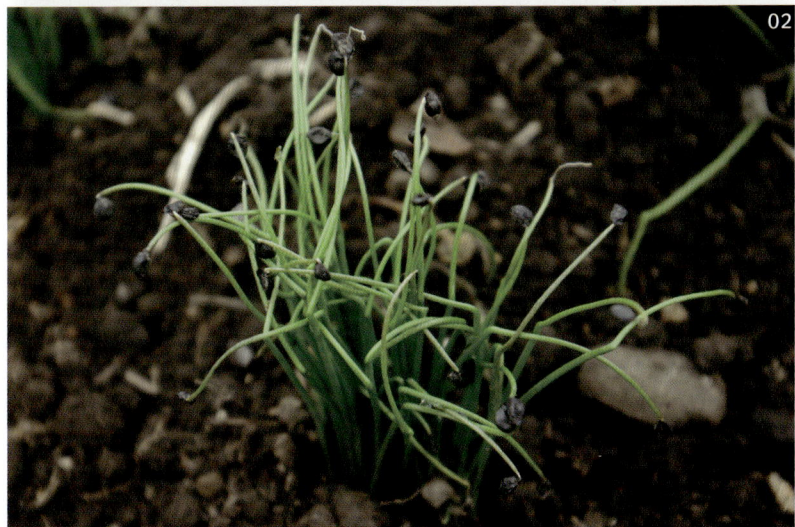

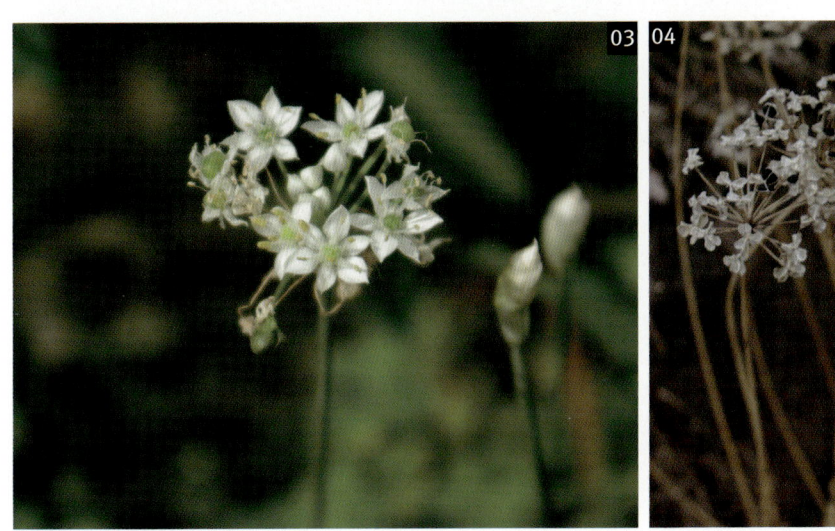

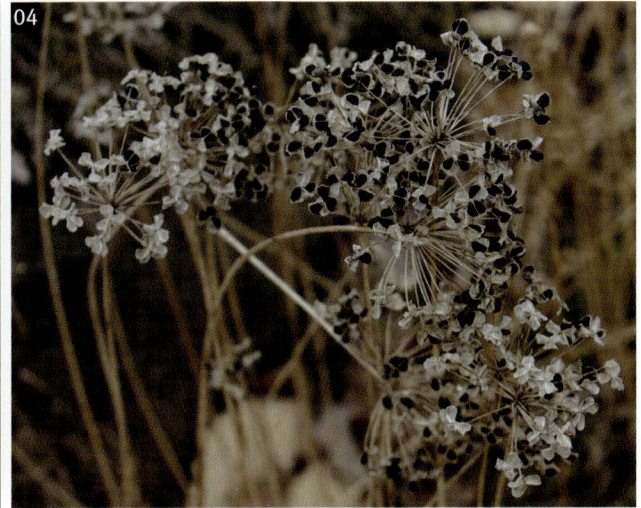

112 삼지구엽초

Epimedium koreanum Nakai
매자나무과 여러해살이풀

생약명
음양곽(淫羊藿)
조선음양곽(朝鮮淫羊藿)

작용 장부·경맥
간(木), 신장(水)

효능
성기능장애, 류머티즘
중풍마비, 고혈압, 폐경

성분
이카리인(강장작용)
리그난(종양억제)
피토스테롤(혈전개선)
케르세틴(알러지예방)
타닌(수렴작용)
올레산(동맥경화예방)

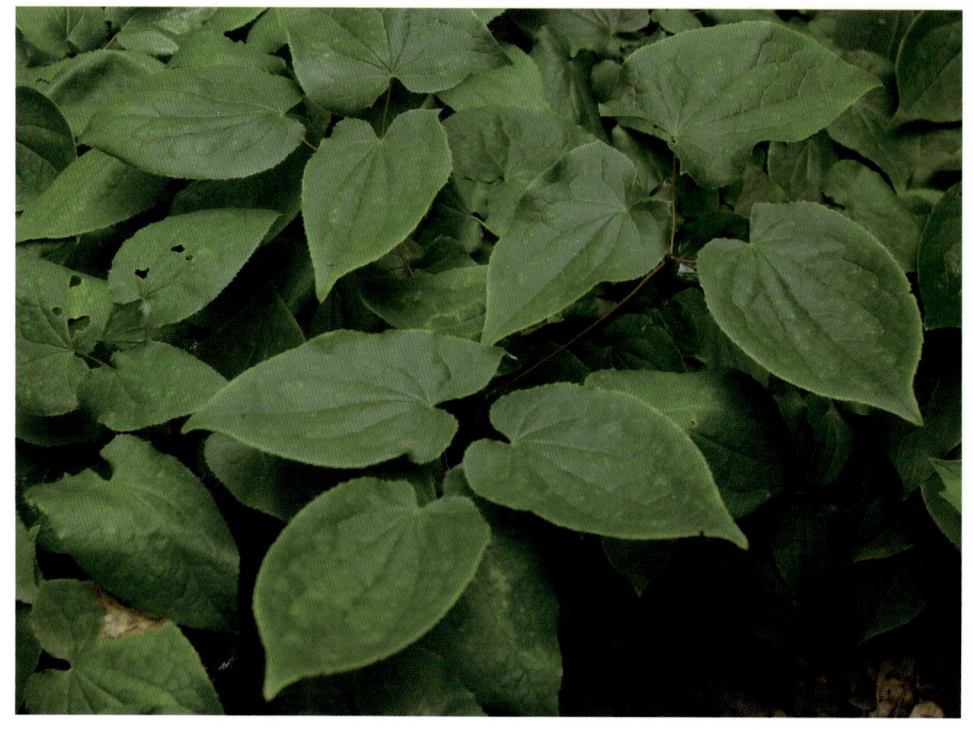

▶ 잎이 무성한 삼지구엽초.
6월 2일

식초 발효와 먹는 방법

누룩으로 흑초 발효시키기

채취 잎(봄~여름), 뿌리(늦가을~겨울)

배합비율 **기본발효용(밑술밥)** | 잎이나 뿌리 달인 물 100 : 쌀이나 현미 50 : 누룩 50

기본발효용(덧술밥) | 잎이나 뿌리 달인 물 200 : 쌀이나 현미 100 : 누룩 25

핵심요령 ❶ 원액을 독하게 만들어 장기 발효시킨다. ❷ 누룩은 거칠게 부숴서 쓴다. ❸ 뿌리는 껍질째 달인다.

발효와 먹는 방법 ▶ 쌀이나 현미로 지은 술밥을 식혀 누룩을 섞고, 삼지구엽초 달인 물을 식혀 부은 다음 항아리에 넣어 7일간 발효시킨다. ▶ 덧술밥을 추가하여 100일간 발효시킨다. ▶ 원액을 걸러 항아리에 앉히고 실외에서 4계절 이상 숙성시켜 찌꺼기를 거른다. ▶ 물에 5~10배 희석하여 식후에 마신다. ▶ 자세한 발효 원리와 방법, 먹는 방법은 p.42를 참조한다.

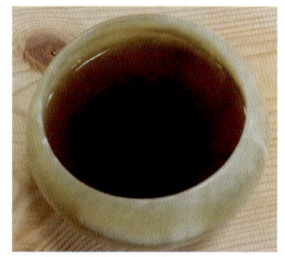

삼지구엽초 전초 식초.

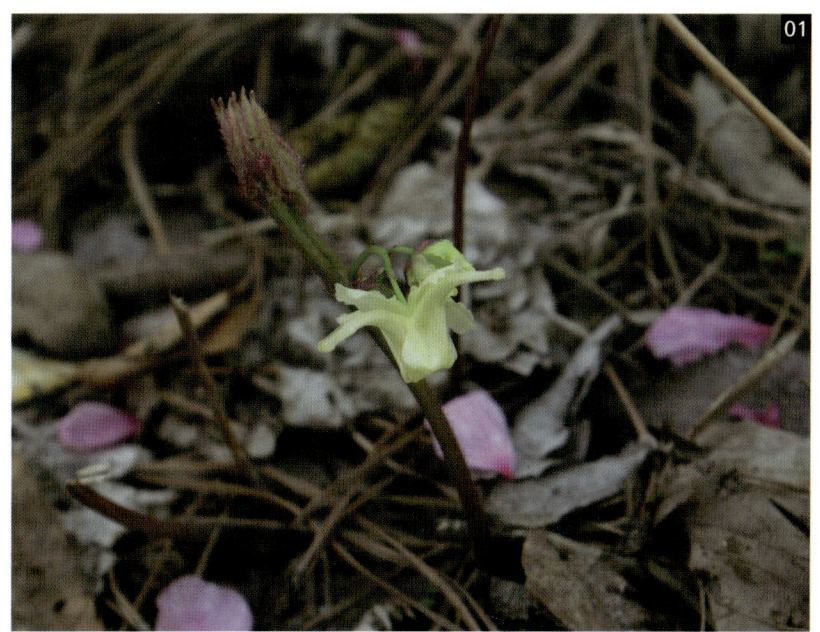

서식지 산기슭이나 계곡가

뿌리 땅속 뿌리줄기가 옆으로 구불구불 뻗으며, 잔뿌리가 많이 나온다. **줄기** 30㎝ 정도. 가늘고 곧으며 털이 없고, 가지가 3갈래로 갈라지며 불룩한 마디가 있다. **잎** 길이 5~13㎝. 3장씩 모여서 나고, 갸름한 심장모양이며, 가장자리에 잔털 같은 톱니가 있다. 잎자루가 길다. **꽃** 3~5월에 노란빛이 도는 흰색으로 피며, 줄기에 난 꽃대에 작은 꽃들이 아래를 향해 달린다. 꽃잎이 4장이며, 촉수 모양의 꿀주머니가 있다. **열매** 10월에 여물며, 양 끝이 뾰족한 뿔모양이다. 익으면 껍질이 갈라져 씨앗이 나온다.

01 새순에 꽃 달린 모습. 4월 9일
02 줄기와 어린잎 자라는 모습. 4월 9일
03 잎. 6월 2일
04 꽃. 4월 9일

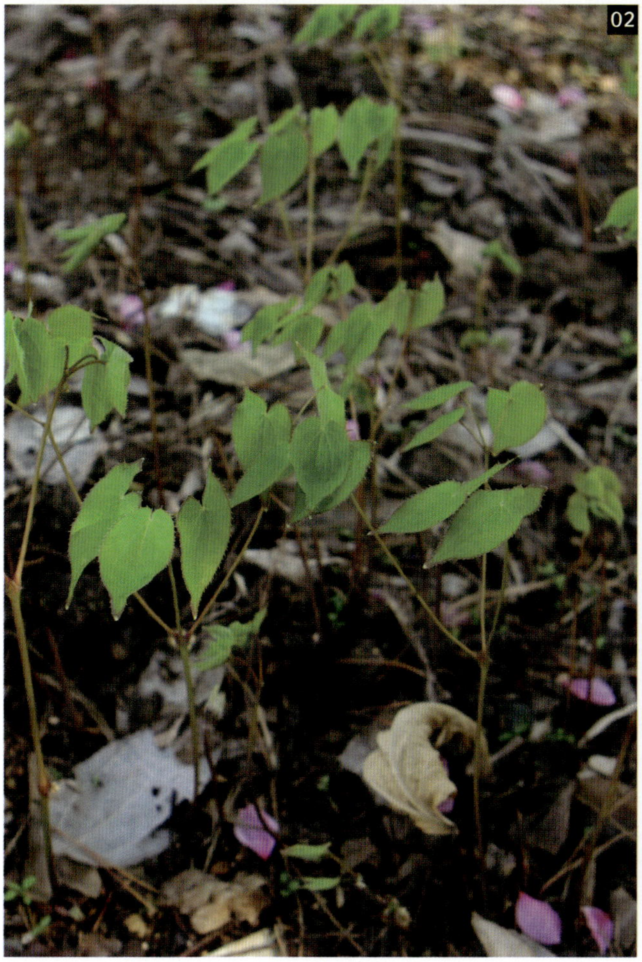

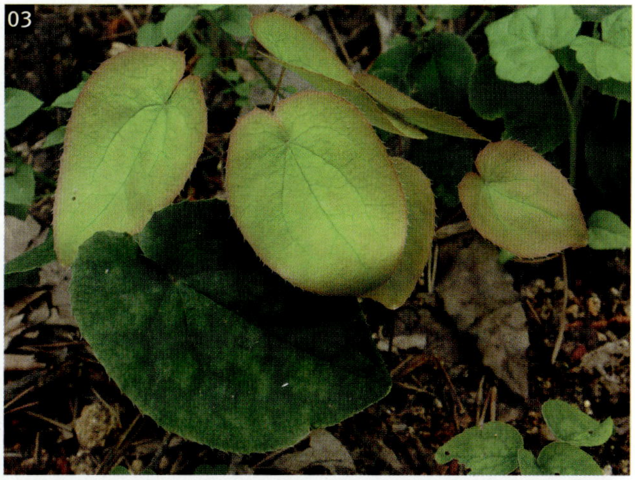

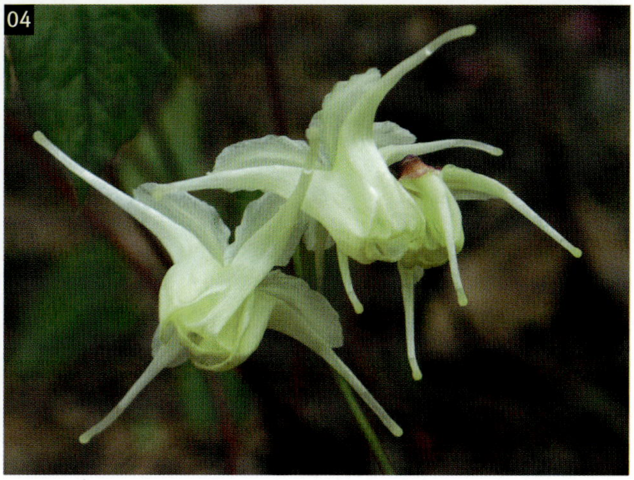

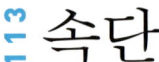 속단

Phlomis umbrosa Turcz.
꿀풀과 여러해살이풀

| **생약명** |
| 조소(糙蘇) |
| **작용 장부·경맥** |
| 간(木) |
| 신장(水) |
| **효능** |
| 기관지염 |
| 신경통 |
| 조루 |
| **성분** |
| 알칼로이드(염증통증완화) |
| 스테로이드(소염진통해열) |
| 타닌(수렴작용) |
| 석신산(피로회복) |

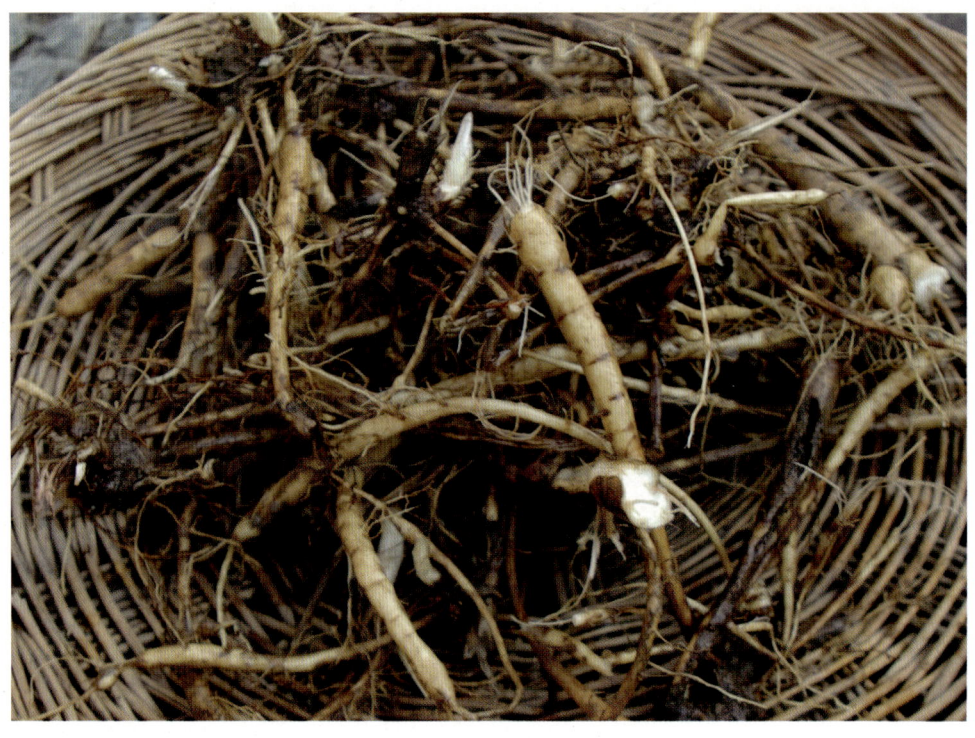

▶ 채취한 속단 뿌리. 1월 28일

식초 발효와 먹는 방법

생막걸리로 발효시키기

채취 뿌리(늦가을~겨울)

배합비율 **기본발효용** | 뿌리 100 : 생막걸리(멸균되지 않은 것) 100 : 조청 또는 엿기름가루 5
　　　　　초앉히기용 | 원액 100 : (필요시) 씨식초 10

핵심요령 ❶ 뿌리는 껍질째 적당히 썰어서 넣는다. ❷ 취향에 따라 조청량을 조금 늘려도 된다.

발효와 먹는 방법 ▶ 속단 뿌리를 항아리에 넣고 생막걸리와 조청 또는 엿기름가루를 넣어 40~50일 발효시킨다. ▶ 원액을 걸러 항아리에 앉히고, 씨식초는 이때 넣어서 3~6개월 발효시킨 뒤 찌꺼기를 거른다. ▶ 물에 5~10배 희석하여 식후에 마신다. ▶ 자세한 발효 원리와 방법, 먹는 방법은 p.43를 참조한다.

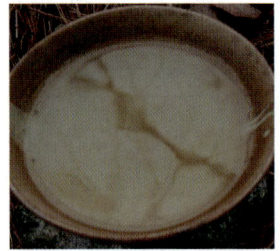

속단 뿌리 식초.

서식지 산과 들의 반그늘

뿌리 길게 뻗으며, 양끝이 좁은 긴 타원형의 덩어리뿌리가 생긴다. **줄기** 1m 정도. 단면이 네모지며 잔털이 있다. **잎** 길이가 13㎝ 정도. 마주 나고 심장 같은 달걀모양이며, 가장자리에 규칙적인 톱니가 있다. 뒷면에는 잔털이 있다. **꽃** 7~8월에 흰자주색으로 피며, 자주색 반점이 있다. 잎겨드랑이에서 나온 가지에 작은 꽃들이 층층이 모여 달린다. 꽃부리가 입술모양이며, 우단 같은 잔털로 덮여 있다. **열매** 9~10월에 여물며, 씨앗은 넓은 달걀모양이고 통모양의 꽃받침에 싸여 있다.

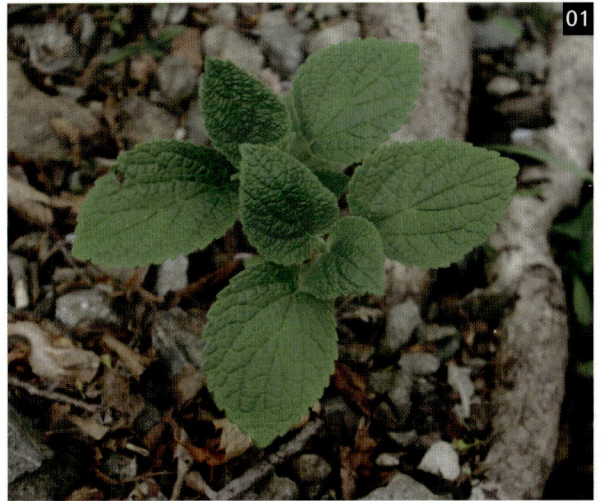

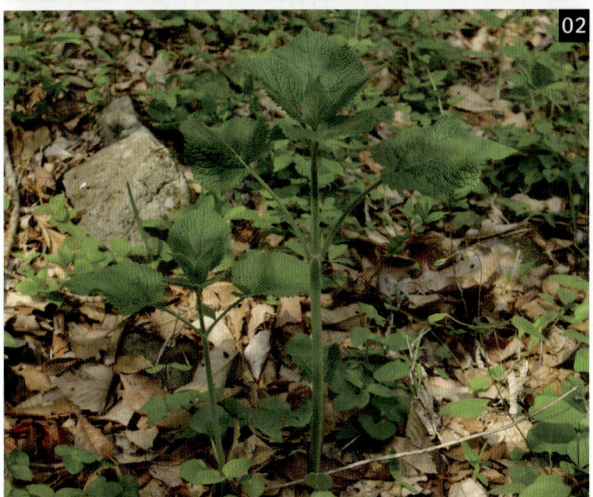

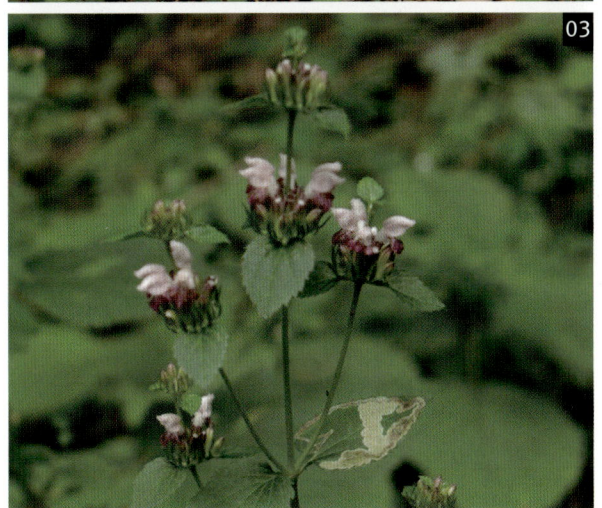

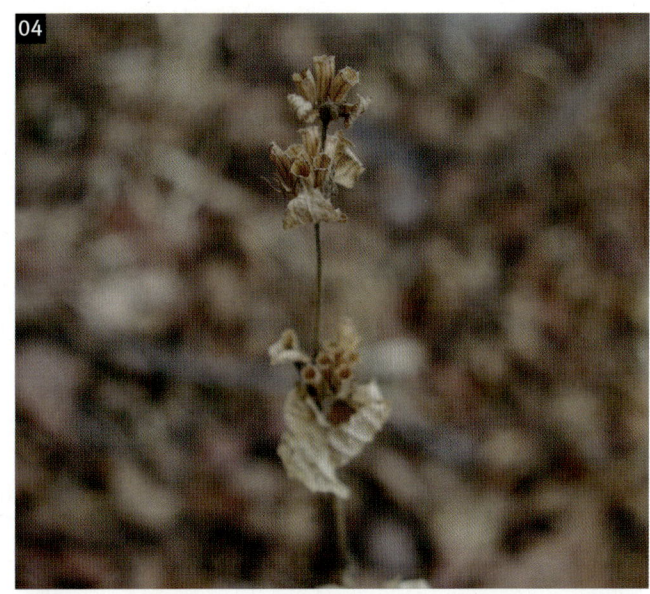

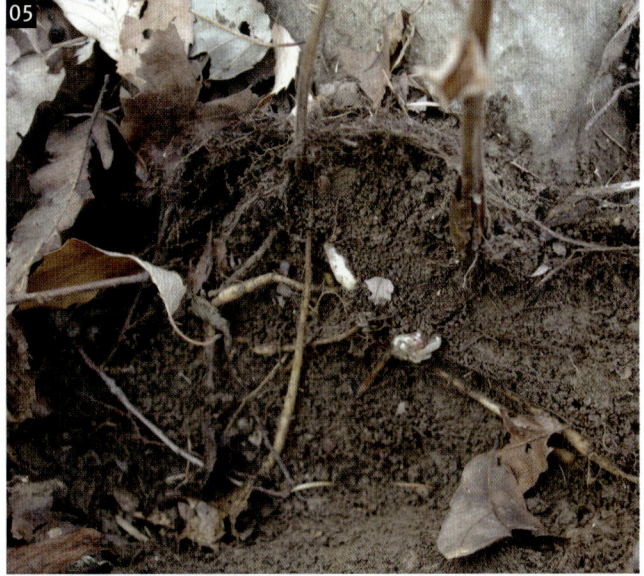

01 어린잎. 5월 1일
02 줄기와 잎. 4월 24일
03 꽃 달린 모습. 7월 21일

04 겨울에 남아 있는 열매. 1월 26일
05 겨울에 뿌리 채취하는 모습. 1월 28일

쇠무릎

Achyranthes japonica (Miq.) Nakai
비름과 여러해살이풀

생약명
우슬(牛膝)

작용 장부·경맥
간(木)
신장(水)

효능
신경통
관절통
흰머리

성분
사포닌(면역력강화)

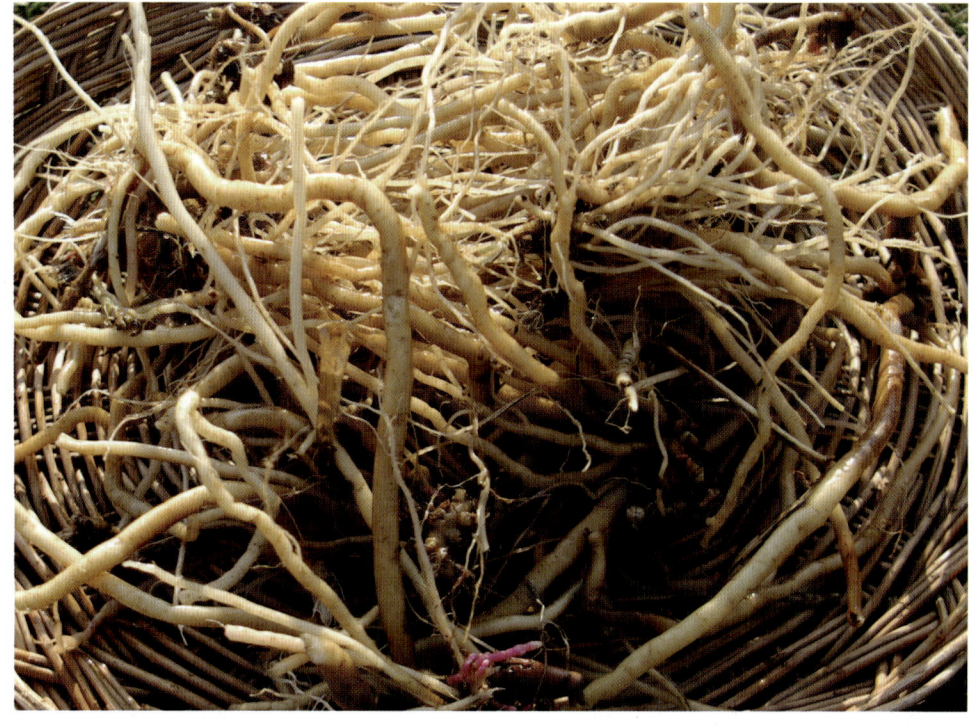

▶ 채취한 쇠무릎 뿌리. 12월 23일

식초 발효와 먹는 방법

누룩으로 흑초 발효시키기

채취 뿌리(늦가을~겨울)

배합비율 **기본발효용(밑술밥) |** 뿌리 달인 물 100 : 쌀이나 현미 50 : 누룩 50
기본발효용(덧술밥) | 뿌리 달인 물 200 : 쌀이나 현미 100 : 누룩 25

핵심요령 ❶ 원액을 독하게 만들어 장기 발효시킨다. ❷ 누룩은 거칠게 부숴서 쓴다. ❸ 뿌리는 껍질째 달인다.

발효와 먹는 방법 ▶ 쌀이나 현미로 지은 술밥을 식혀 누룩을 섞고, 뿌리 달인 물을 식혀 부은 다음 항아리에 넣어 7일간 발효시킨다. ▶ 덧술밥을 추가하여 100일간 발효시킨다. ▶ 원액을 걸러 항아리에 앉히고 실외에서 4계절 이상 숙성시켜 찌꺼기를 거른다. ▶ 물에 5~10배 희석하여 식후에 마신다. ▶ 자세한 발효 원리와 방법, 먹는 방법은 p.42를 참조한다.

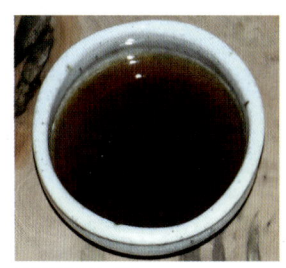

쇠무릎 뿌리 식초.

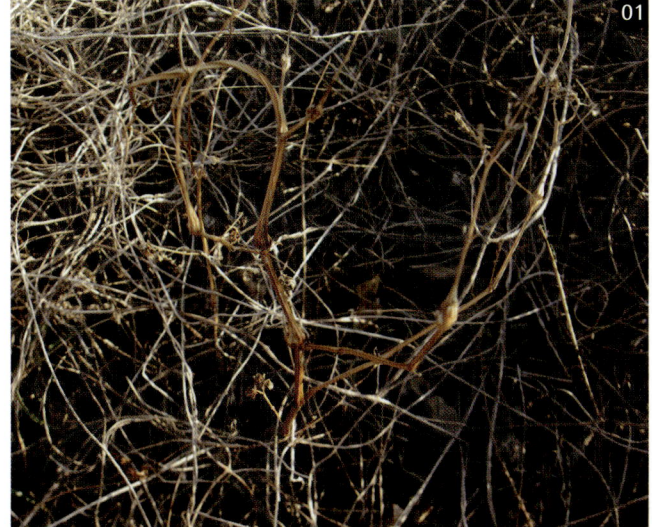

서식지 산과 들의 양지, 냇가
뿌리 굵고 길게 뻗는다. **줄기** 50~100㎝. 곧게 자라고, 가지가 나온 자리에 굵은 마디가 있으며, 불룩한 벌레집이 잘 생긴다. **잎** 길이 10~20㎝. 마주 나고 긴 타원형이며, 가장자리가 밋밋하거나 물결처럼 구불거린다. 앞뒷면에는 잔털이 조금 있다. **꽃** 8~9월에 녹색으로 피며, 줄기 끝과 잎겨드랑이에 작은 꽃들이 이삭모양으로 모여서 달린다. 꽃잎은 없고 송곳모양의 꽃싸기잎이 3장 달리며, 달걀모양의 돌기가 2개씩 있다. **열매** 9~10월에 여물고 긴 타원형이며, 다른 물체에 잘 달라붙는다. **주의** 생리혈이 나오게 하므로 임신한 여성은 먹지 않는다.

01 겨울에 남아 있는 묵은대. 1월 22일
02 꽃과 잎. 8월 17일
03 꽃 핀 모습. 8월 17일
04 줄기가 불룩해진 모습. 8월 30일
05 겨울에 남아 있는 열매. 1월 26일

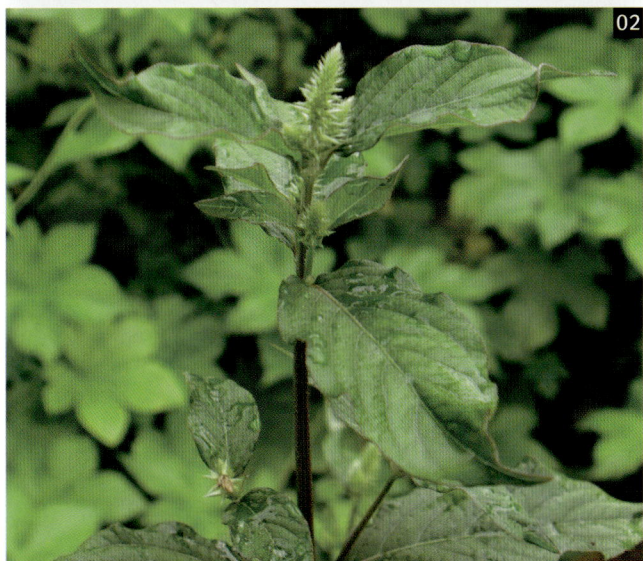

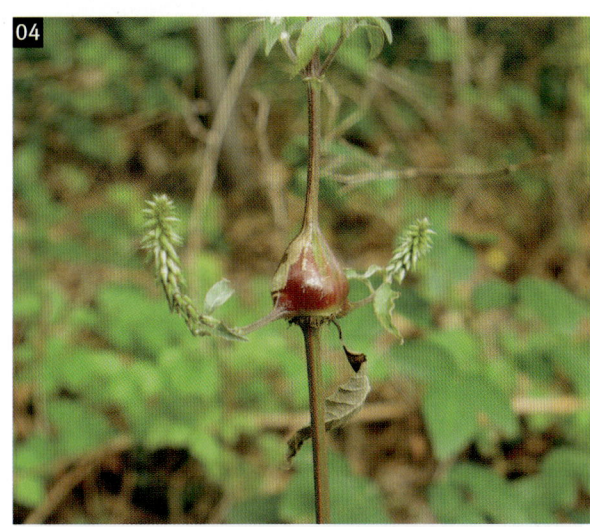

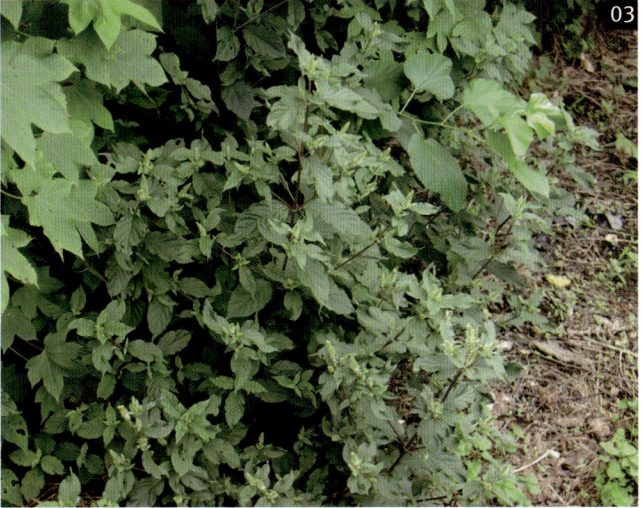

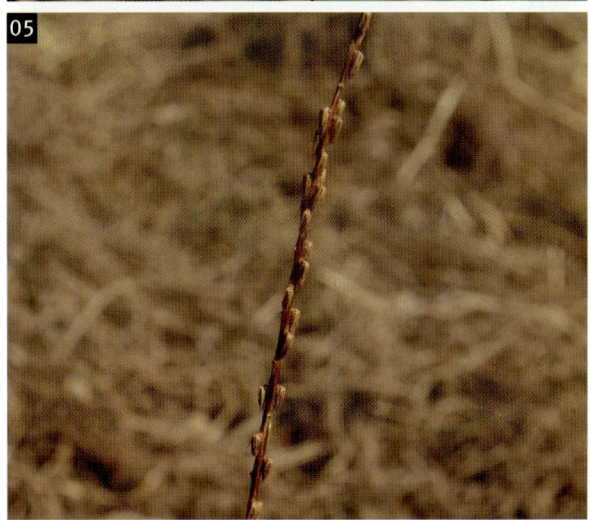

115 풀솜대

Smilacina japonica A. Gray var. *japonica*
백합과 여러해살이풀

생약명
녹약(鹿藥)

작용 장부·경맥
간(木)
신장(水)

효능
성기능장애
류머티즘
편두통
만성피로

성분
이소람네틴(혈전개선)

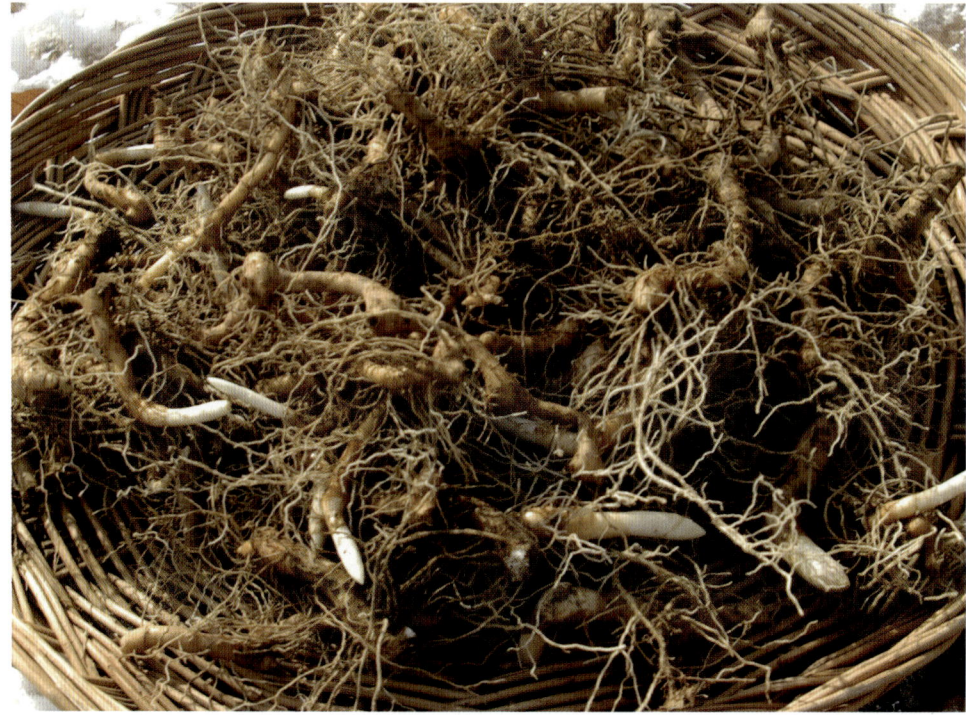

▶ 채취한 풀솜대 뿌리. 1월 11일

식초 발효와 먹는 방법

생막걸리로 발효시키기

채취 잎(봄~여름), 뿌리(늦가을~겨울)

배합비율 **기본발효용** | 잎이나 뿌리 100 : 생막걸리(멸균되지 않은 것) 100 : 조청 또는 엿기름가루 5
초앉히기용 | 원액 100 : (필요시) 씨식초 10

핵심요령 ❶ 잎·뿌리는 적당히 썰어서 넣는다. ❷ 쓴맛이 덜하게 조청량을 조금 늘려도 된다.

발효와 먹는 방법 ▶ 풀솜대를 항아리에 넣고 생막걸리와 조청 또는 엿기름가루를 넣어 40~50일 발효시킨다. ▶ 원액을 걸러 항아리에 앉히고, 씨식초는 이때 넣어서 3~6개월 발효시킨 뒤 찌꺼기를 거른다. ▶ 물에 5~10배 희석하여 식후에 마신다. ▶ 자세한 발효 원리와 방법, 먹는 방법은 p.43을 참조한다.

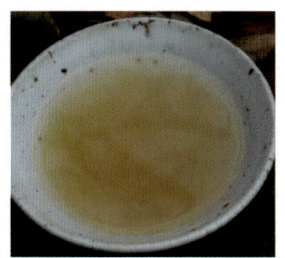

풀솜대 뿌리 식초.

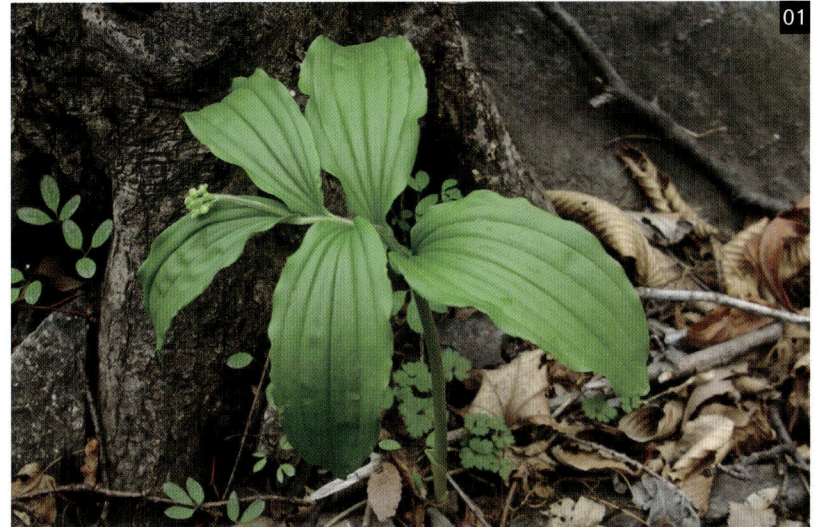

서식지 깊은 산 그늘
뿌리 땅속에 원기둥모양의 뿌리줄기가 옆으로 뻗으며, 불룩한 마디가 있다. **줄기** 20~50cm. 비스듬히 자라고, 윗동으로 갈수록 잔털이 빽빽하며, 밑동이 얇은 막 3개로 둘러싸여 있다. **잎** 길이 6~15cm. 5~7장이 어긋나고, 타원형 또는 달걀모양이며 끝이 뾰족하다. 앞뒷면에는 거친 잔털이 있다. **꽃** 5~7월에 흰색으로 피며, 줄기 끝에 작은 꽃들이 겹으로 어긋나게 모여서 달린다. 꽃잎은 없고, 꽃잎모양의 꽃덮이가 6갈래로 갈라진다. **열매** 8월에 붉은색으로 여물며 둥글다.

01 봄에 꽃봉오리 달린 모습. 4월 11일
02 꽃과 잎. 5월 1일
03 풋열매. 7월 31일
04 겨울에 뿌리 채취하는 모습. 1월 11일

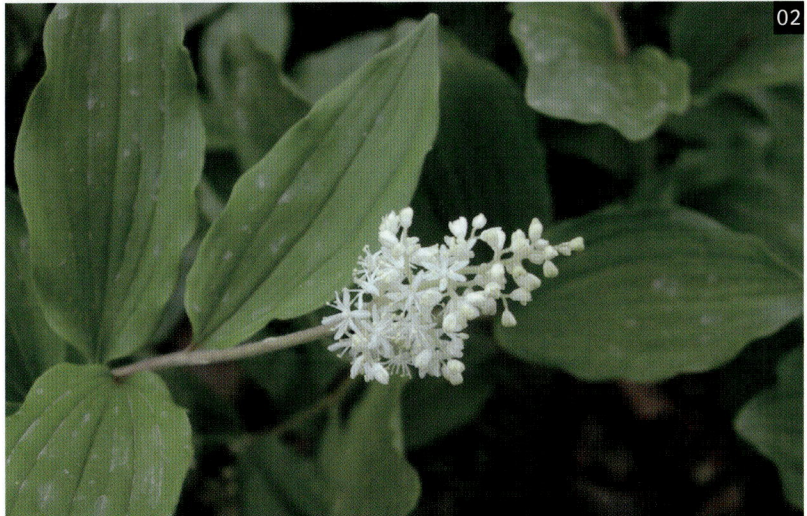

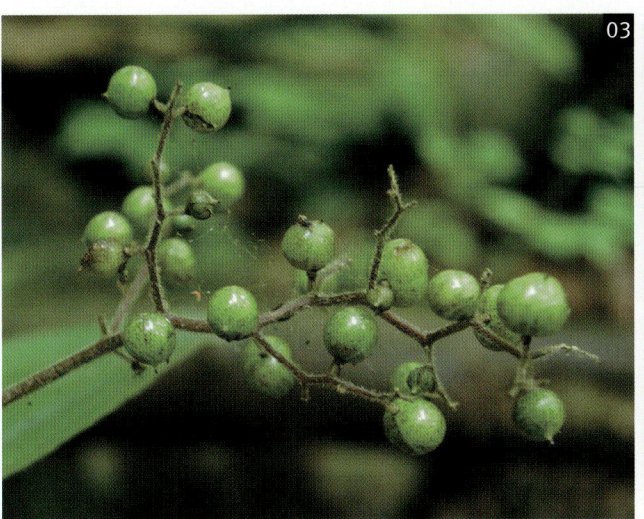
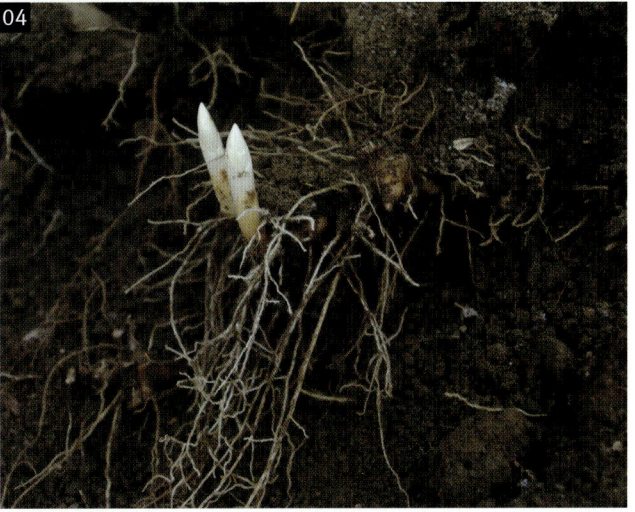

116 노박덩굴

Celastrus orbiculatus Thunb.
노박덩굴과 잎지는 넓은잎 덩굴나무

생약명
남사등(南蛇藤)

작용 장부·경맥
간(木)
신장·방광(水)

효능
대상포진
중풍마비
류머티즘
혈액순환장애
생리통

성분
캠페롤(노화방지)
알칼로이드(염증통증완화)
케르세틴(알러지예방)

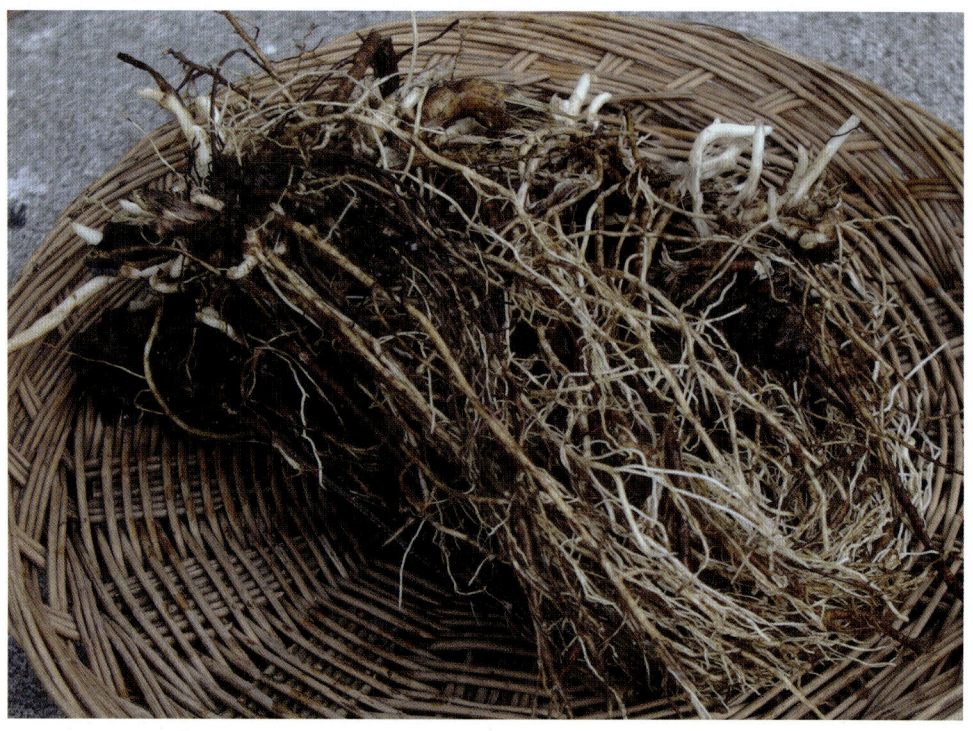

▶ 채취한 노박덩굴 뿌리.
1월 29일

식초 발효와 먹는 방법

누룩으로 발효시키기

채취   뿌리(수시로)

배합비율   **기본발효용** | 뿌리 달인 물 300 : 쌀이나 현미 100 : 누룩 10

　　　　　　초앉히기용 | 원액 100 : (필요시) 씨식초 10

핵심요령   ❶ 뿌리는 껍질째 달인다. ❷ 누룩은 거칠게 부숴서 쓴다. ❸ 독성이 중화되게 오래 발효시킨다. ❹ 원액이 독하면 발효 기간을 늘린다.

발효와 먹는 방법 ▶ 쌀이나 현미로 지은 술밥을 식혀 누룩을 섞고, 뿌리 달인 물을 식혀 부은 다음 항아리에 넣어 10일간 발효시킨다. ▶ 원액을 걸러 항아리에 앉히고, 씨식초는 이때 넣어서 40~50일 숙성시킨 뒤 찌꺼기를 거른다. ▶ 물에 5~10배 희석하여 식후에 마신다. ▶ 자세한 발효 원리와 방법, 먹는 방법은 p.40을 참조한다.

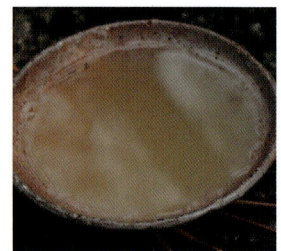

노박덩굴 뿌리 식초.

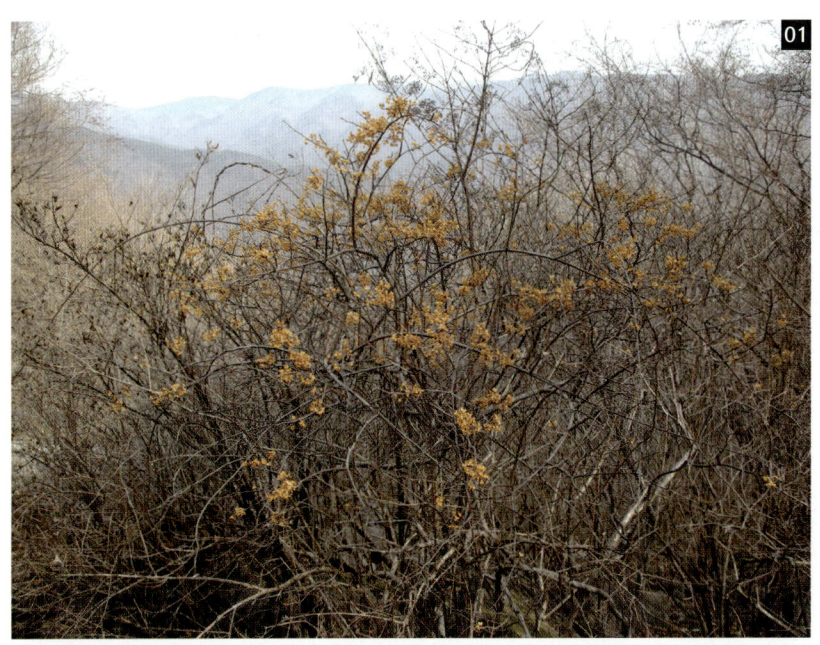

서식지 산골짜기 반그늘, 도랑가, 들판
뿌리 길고 무성하게 뻗는다. **줄기** 길이 10m 정도. 줄기껍질은 회갈색이고, 세로로 불규칙하게 갈라진다. **잎** 길이 5~10㎝. 어긋나고 타원형이며, 끝이 뾰족하다. 가장자리에 둔한 잔톱니가 있다. **꽃** 5월에 노란빛이 도는 연녹색으로 피고, 암꽃과 수꽃이 다른 나무에 달리며, 꽃잎은 5장이다. **열매** 10월에 노란갈색으로 여물며, 둥글고 길이 8mm 정도이다. 익으면 껍질이 3갈래로 갈라져 노란빛이 도는 붉은색 씨앗이 나온다. **주의** 임신한 여성은 먹어선 안 되며, 조금 독성이 있으므로 오래 복용하지 않는다.

01 겨울 모습. 2월 17일
02 꽃과 잎. 5월 3일
03 겨울에 열매껍질 벌어진 모습. 12월 3일
04 줄기. 12월 15일

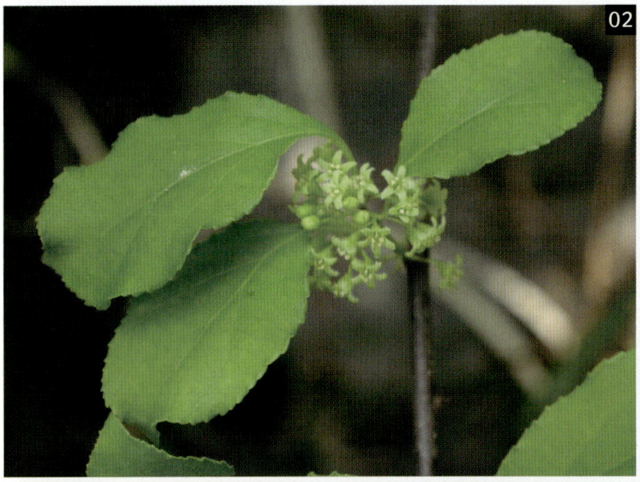

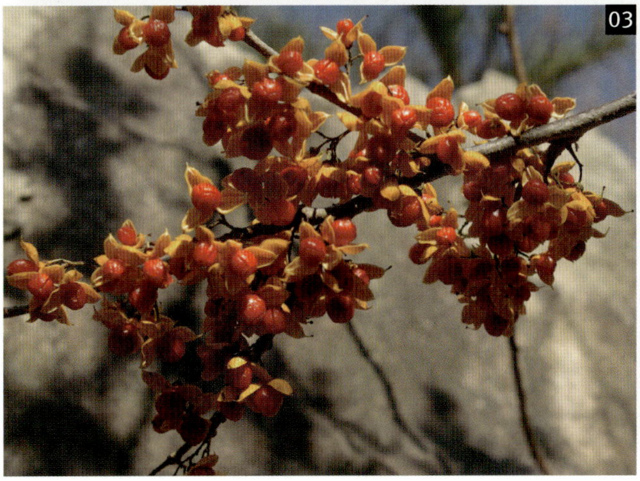

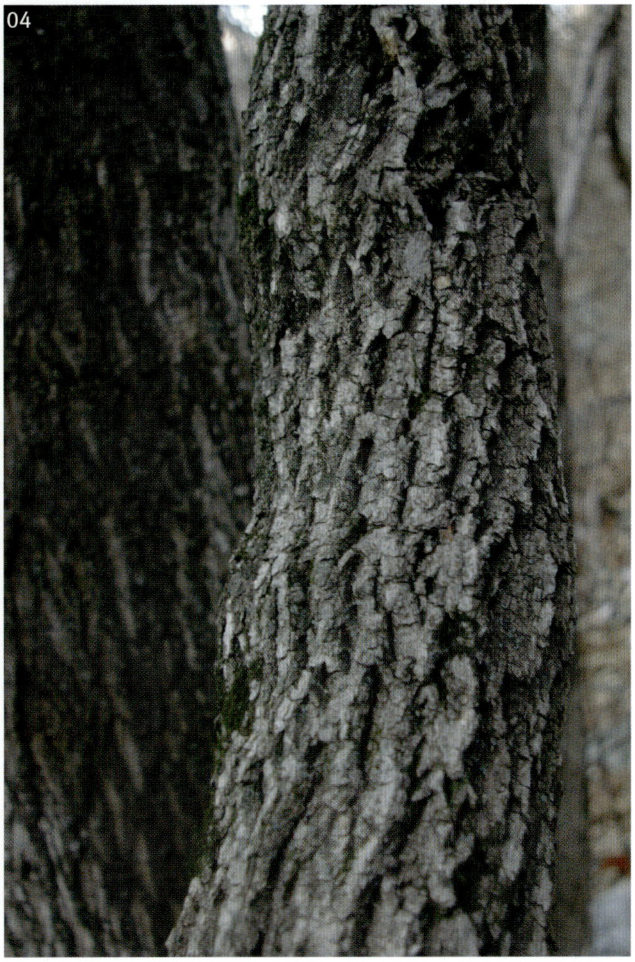

117 꿀풀

Prunella vulgaris var. *lilacina* Nakai
꿀풀과 여러해살이풀

생약명
하고초(夏枯草)

작용 장부·경맥
간·쓸개(木)

효능
갑상샘종양
간염
고혈압

성분
트리테르펜(염증억제)
우르솔산(비만억제)
타닌(수렴작용)

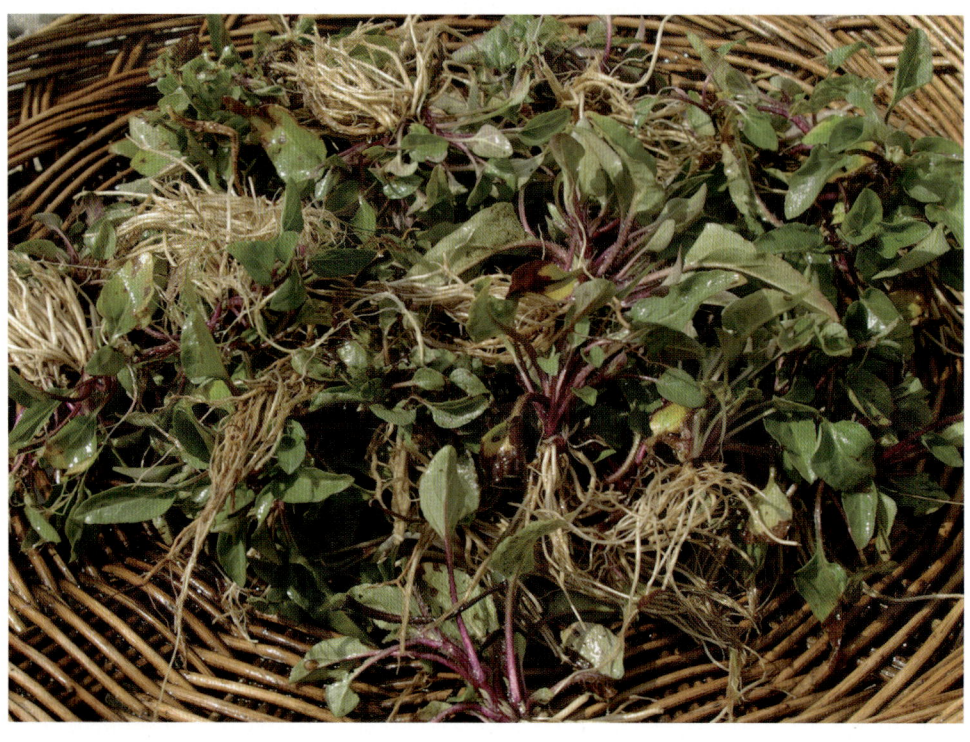

▶ 뿌리째 채취한 꿀풀. 3월 21일

식초 발효와 먹는 방법

당분으로 발효시키기

채취 뿌리째 캔 새순(봄), 뿌리(늦가을~겨울)

배합비율 **기본발효용 |** 새순이나 뿌리 100 : 설탕 30 : 생효모 0.1(또는 누룩가루 5) : 설탕물(20% 농도) 적당량

초앉히기용 | 원액 100 : (필요시) 씨식초 또는 생막걸리 10

핵심요령 ❶ 잎·줄기·뿌리는 적당히 썰어서 넣는다. ❷ 식초액이 적게 나오므로 설탕물을 추가한다.

발효와 먹는 방법 ▶ 꿀풀을 설탕에 버무려 항아리에 넣고, 생효모나 누룩가루를 뿌린 뒤 끓인 물을 식혀 설탕물을 만들어 붓는다. ▶ 미리 조금 남겨둔 설탕을 위에 덮고 40~50일 발효시킨다. ▶ 원액을 걸러 항아리에 앉히고, 씨식초나 생막걸리를 넣는 경우에는 이때 넣어서 3~6개월 발효시킨 뒤 찌꺼기를 거른다. ▶ 물에 5~10배 희석하여 식후에 마신다. ▶ 자세한 발효 원리와 방법, 먹는 방법은 p.44를 참조한다.

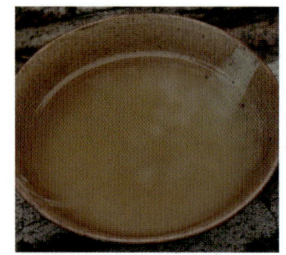

꿀풀 식초.

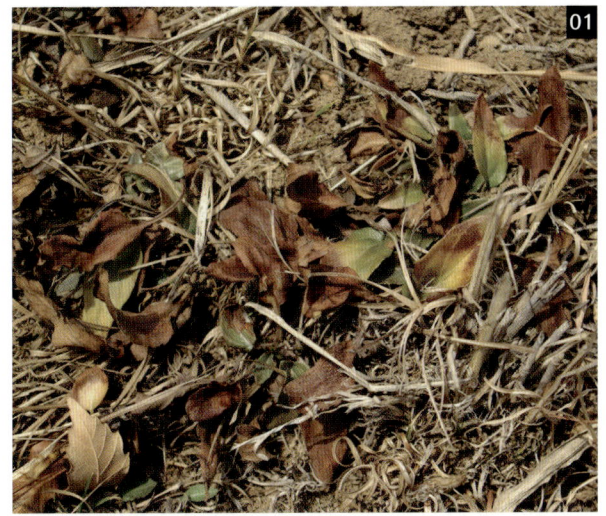

01 겨울에 남아 있는 묵은대. 1월 7일
02 봄에 올라온 새순. 3월 21일
03 줄기 자라는 모습. 5월 17일

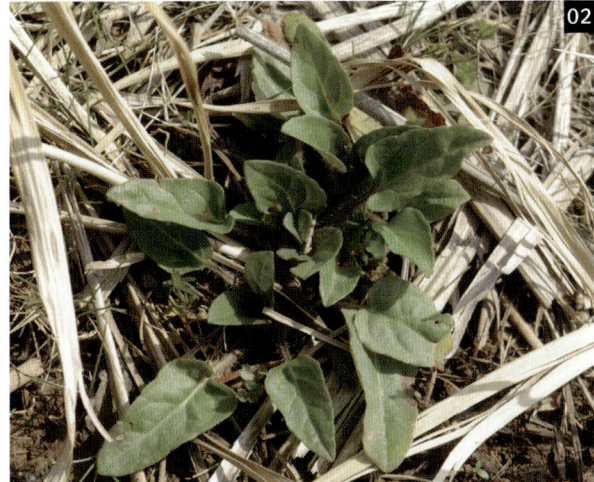

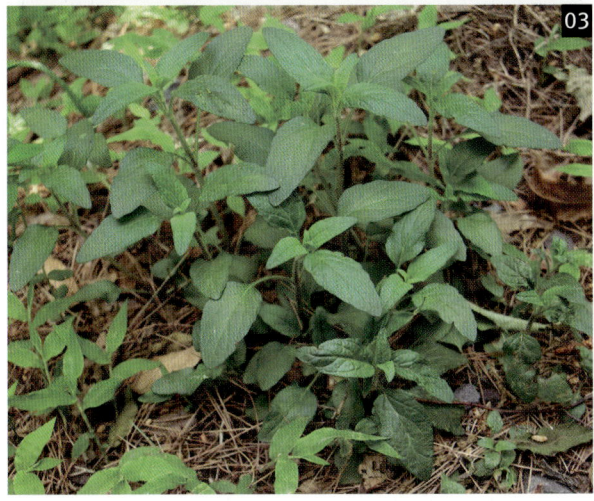

서식지 산과 들의 양지

뿌리 가늘고 길게 뻗으며, 수염뿌리가 많이 나온다. **줄기** 20~30㎝. 곧게 자라며, 단면은 네모지고 세로로 홈이 있다. 붉은자줏빛이 돌기도 한다. **잎** 길이 2~5㎝. 마주 나며 길고 좁은 타원형이다. 끝이 무디며, 가장자리에 물결 같은 톱니가 있거나 없다. 잎자루는 길이 1~3㎝인데, 윗동잎은 잎자루가 없다. **꽃** 5~7월에 보라색으로 피며, 줄기에 작은 꽃들이 뭉쳐서 달린다. 꽃부리가 입술모양으로 갈라진다. **열매** 7~8월에 여물며, 둥글고 씨앗 길이가 1.6㎜ 정도이다. 주의 몸을 차게 하므로 몸이 찬 사람은 먹지 않는다.

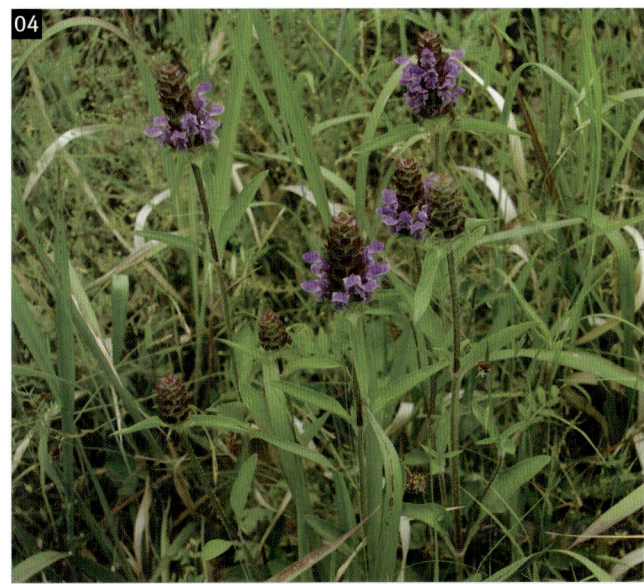

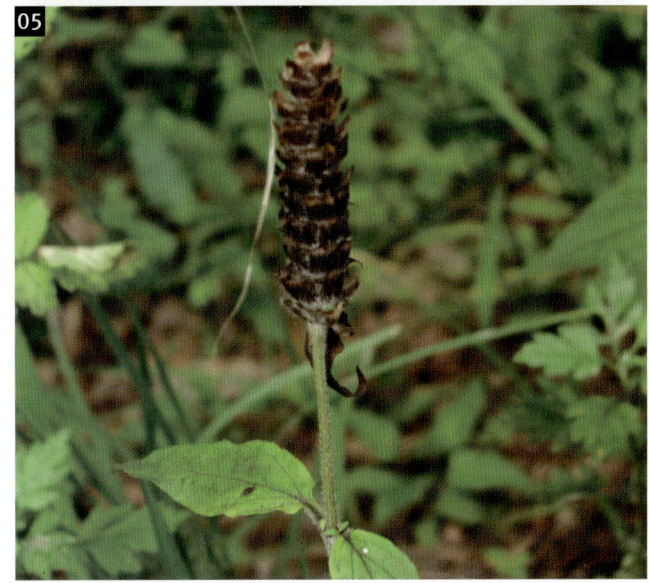

04 꽃 핀 모습. 5월 20일
05 열매. 6월 29일

미역취 종류
간·쓸개에 작용

같은 약재
미역취
울릉미역취

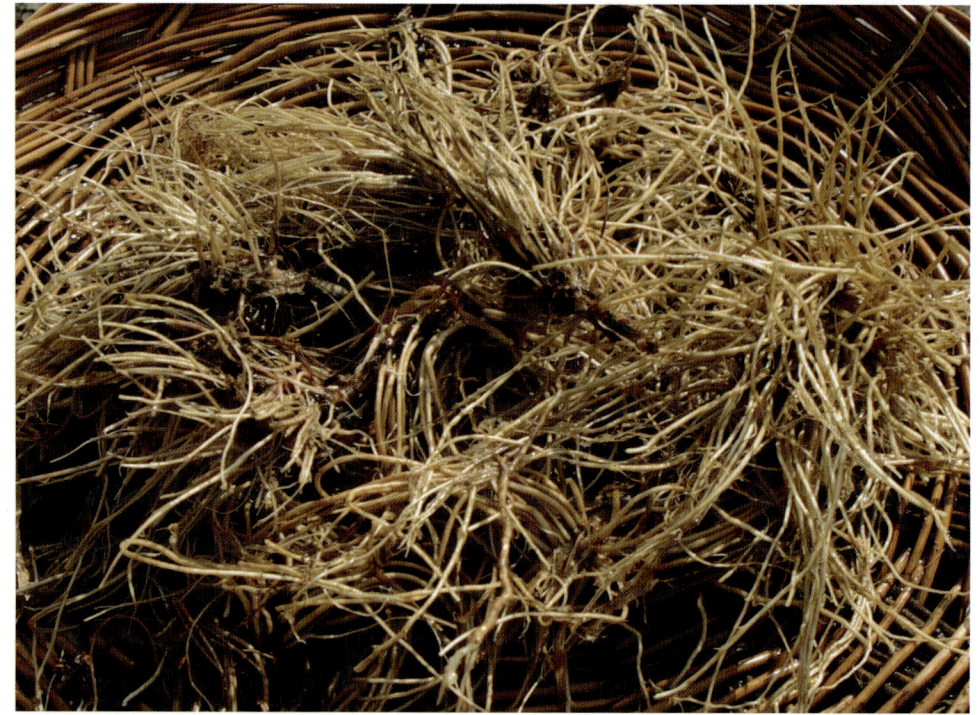

▶ 채취한 미역취 뿌리. 2월 2일

식초 발효와 먹는 방법

생막걸리로 발효시키기

채취 뿌리째 캔 전초(봄~여름), 뿌리(늦가을~겨울)

배합비율 **기본발효용** | 전초나 뿌리 100 : 생막걸리(멸균되지 않은 것) 100 : 조청 또는 엿기름가루 5
　　　　　초앉히기용 | 원액 100 : (필요시) 씨식초 10

핵심요령 ❶ 잎·줄기·뿌리는 적당히 썰어서 넣는다. ❷ 쓴맛이 덜하게 조청량을 조금 늘려도 된다.

발효와 먹는 방법 ▶ 미역취를 항아리에 넣고 생막걸리와 조청 또는 엿기름가루를 넣어 40~50일 발효시킨다. ▶ 원액을 걸러 항아리에 앉히고, 씨식초는 이때 넣어서 3~6개월 발효시킨 뒤 찌꺼기를 거른다. ▶ 물에 5~10배 희석하여 식후에 마신다. ▶ 자세한 발효 원리와 방법, 먹는 방법은 p.43를 참조한다.

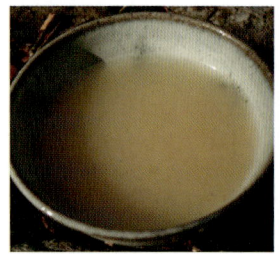

미역취 뿌리 식초.

118 미역취

Solidago virgaurea subsp. *asiatica* Kitam. ex Hara var. *asiatica*
국화과 여러해살이풀

생약명	일지황화(一枝黃花)
작용 장부·경맥	간·쓸개(木)
효능	결핵, 편도선염, 신장염
성분	루틴(모세혈관강화), 케르세틴(알러지예방), 클로로겐산(담즙분비촉진), 카페산(노화방지)

서식지 산과 들의 양지
뿌리 수염뿌리가 사방으로 길게 뻗는다. **줄기** 35~85cm. 곧게 자라고 잔털이 있다. **잎** 길이 7~9cm. 뿌리잎은 뭉쳐서 나고, 줄기잎은 어긋난다. 타원형이고 가장자리에 날카로운 톱니가 있으며, 잎자루에 날개가 있다. 윗동잎은 작고, 잎자루가 없어진다. **꽃** 7~10월에 노란색으로 피고, 지름 1.2~1.4cm이다. **열매** 10월에 여물며, 씨앗에 갓털이 있다.

01 어린잎 자라는 모습. 5월 3일
02 줄기 자라는 모습. 6월 20일
03 꽃. 5월 3일
04 열매. 1월 7일

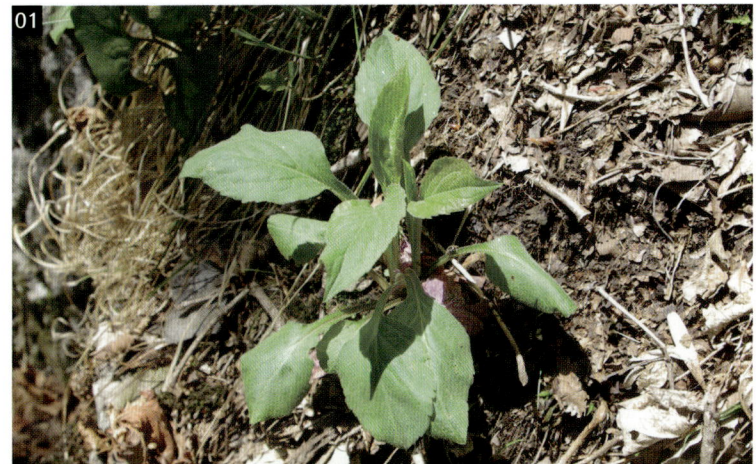
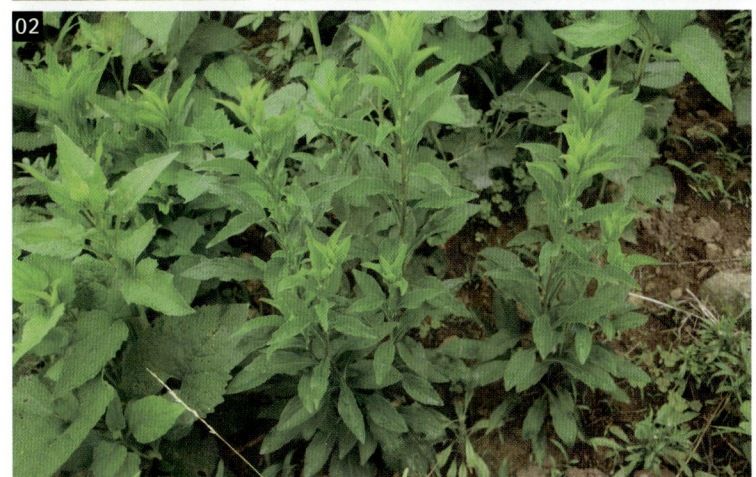
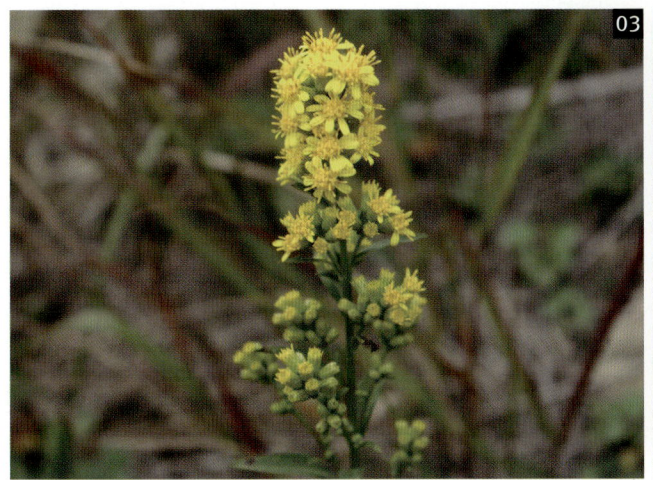
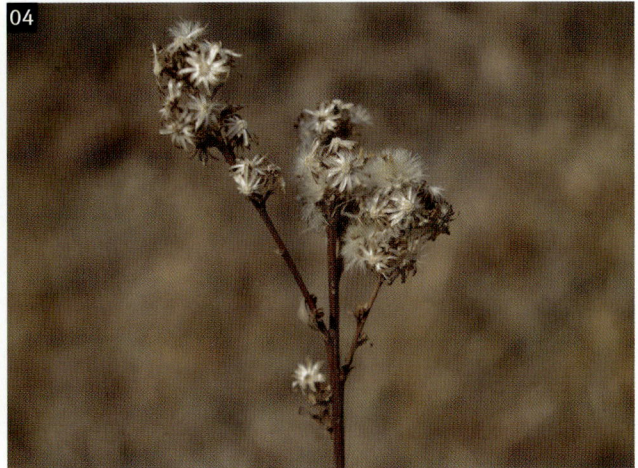

119 울릉미역취

Solidago virgaurea subsp. *gigantea* (Nakai) Kitam.
국화과 여러해살이풀.

생약명 일지황화(一枝黃花)
작용 장부·경맥 간·쓸개(木)
효능 결핵, 편도선염, 신장염
성분 루틴(모세혈관강화), 케르세틴(알러지 예방), 클로로겐산(담즙분비촉진), 카페산(노화방지)

서식지 산속 양지쪽 풀밭, 울릉도
줄기 60~80㎝ 정도 자라고 잔털이 있다. **잎** 길이 4~10㎝. 어긋나고 양면에 잔털이 나기도 한다. 잎자루에는 날개가 있다. **꽃** 7~10월에 노란색으로 피고, 원뿔모양으로 모여서 달린다. **열매** 10월에 여물고, 씨앗에 갓털이 있다.

01 잎이 무성한 모습. 5월 1일
02 줄기와 잎. 8월 8일
03 꽃. 8월 8일

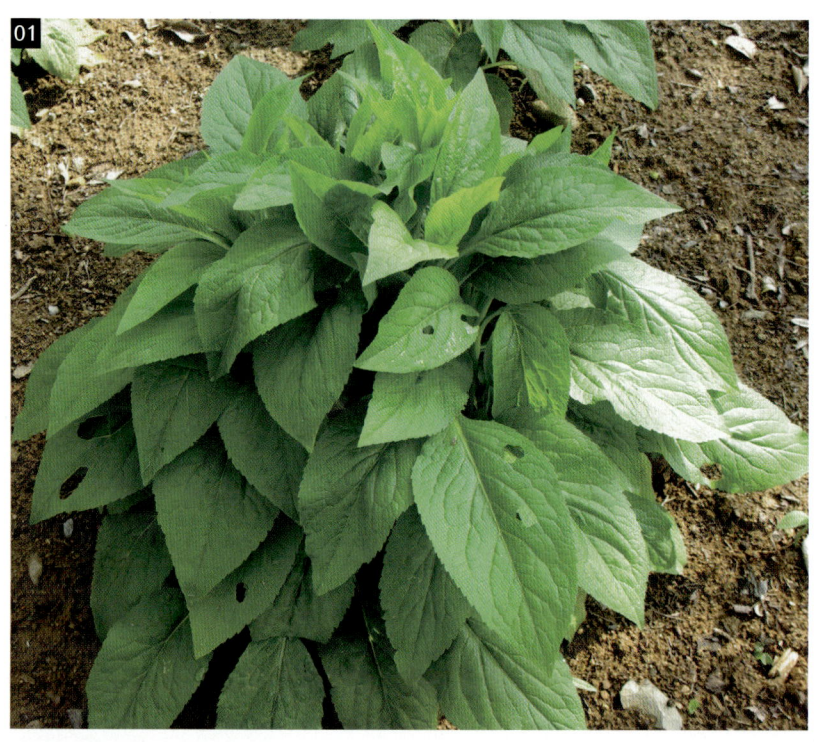
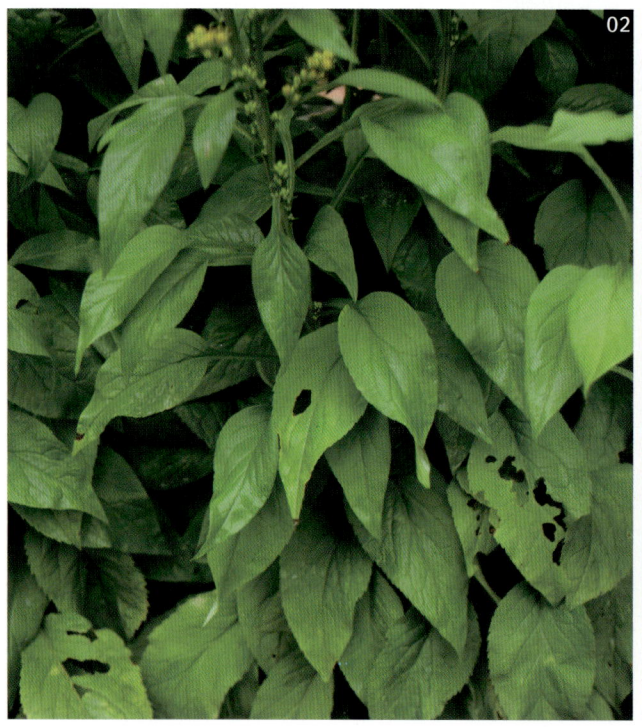
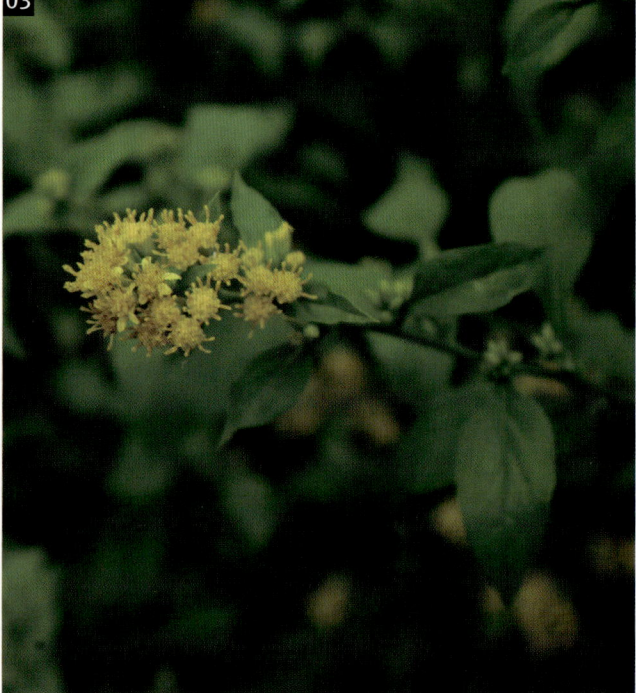

120 섬시호

Bupleurum latissimum Nakai
산형과 여러해살이풀

생약명
시호(柴胡)

작용 장부·경맥
간·쓸개(木)

효능
생리불순
자궁하수
감기

성분
사포닌(면역력강화)
올레산(동맥경화예방)
루틴(모세혈관강화)

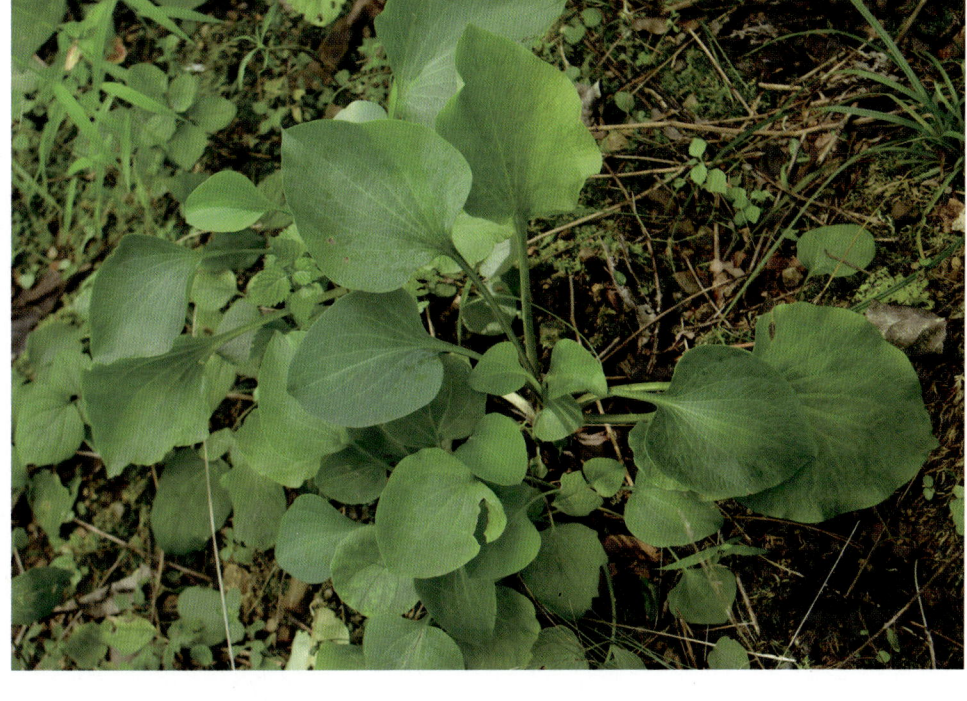

▶ 섬시호 전체 모습. 8월 22일

식초 발효와 먹는 방법

생막걸리로 발효시키기

채취 뿌리째 캔 전초(봄~여름), 뿌리(늦가을~겨울)

배합비율　**기본발효용** | 전초나 뿌리 100 : 생막걸리(멸균되지 않은 것) 100 : 조청 또는 엿기름가루 5
　　　　　　초앉히기용 | 원액 100 : (필요시) 씨식초 10

핵심요령　❶ 잎·줄기·뿌리는 적당히 썰어서 넣는다. ❷ 쓴맛이 덜하게 조청량을 조금 늘려도 된다.

발효와 먹는 방법 ▶ 섬시호를 항아리에 넣고 생막걸리와 조청 또는 엿기름가루를 넣어 40~50일 발효시킨다. ▶ 원액을 걸러 항아리에 앉히고, 씨식초는 이때 넣어서 3~6개월 발효시킨 뒤 찌꺼기를 거른다. ▶ 물에 5~10배 희석하여 식후에 마신다. ▶ 자세한 발효 원리와 방법, 먹는 방법은 p.43를 참조한다.

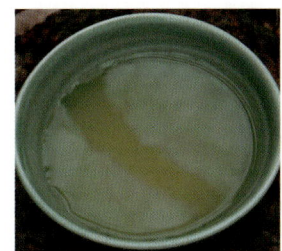

섬시호 전초 식초.

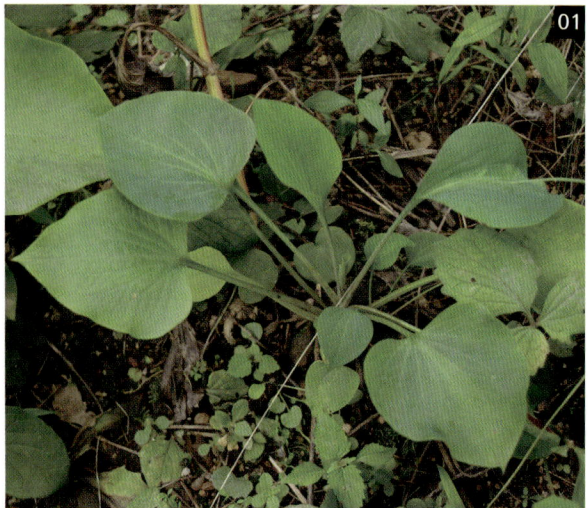

서식지 바닷가 숲속(우리나라 특산종)
뿌리 땅속에 뿌리줄기를 뻗으며 새순을 낸다. **줄기** 60㎝ 정도. 털이 없으며, 세로로 얕은 홈이 있다. **잎** 길이 6~13㎝. 뿌리잎은 모여서 나고, 줄기잎은 어긋나서 2줄처럼 된다. 넓은 달걀모양이고 끝이 뾰족하며, 밑부분이 콩팥모양으로 줄기를 감싼다. 뒷면이 조금 희끗하며, 밑동잎은 잎자루에 날개가 있다. **꽃** 7~8월에 노란색으로 피며, 줄기와 가지 끝에 작은 꽃들이 겹우산모양으로 달린다. 꽃잎은 5장이고, 꽃대와 씨방에 털이 없다. **열매** 9~10월에 여물며 타원형이다.

01 뿌리잎. 8월 22일
02 줄기 자란 모습. 8월 22일
03 줄기잎. 7월 10일

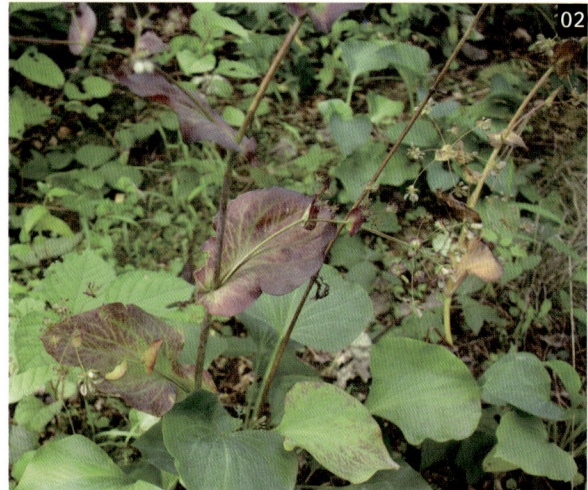

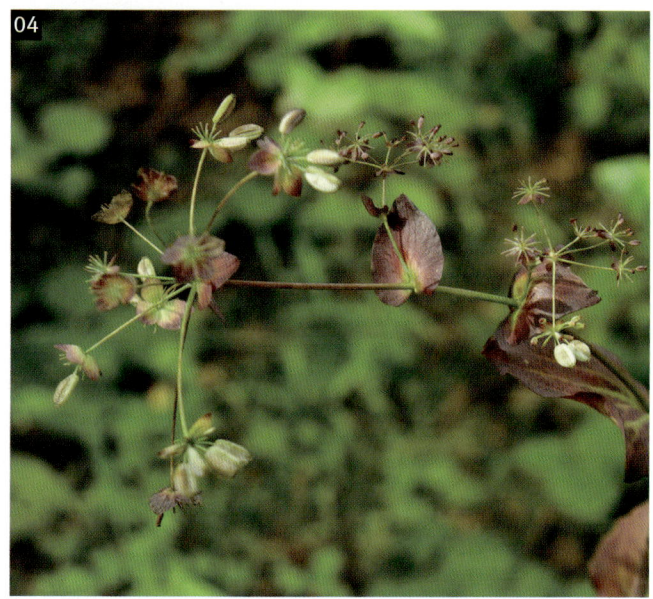

04 꽃 지고 열매 맺히는 모습. 8월 22일
05 열매. 8월 22일

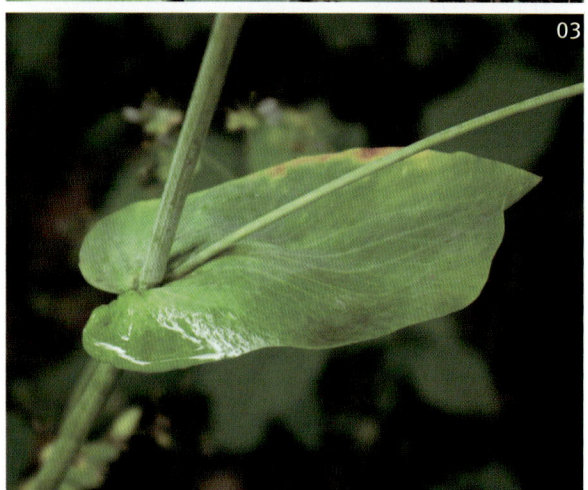

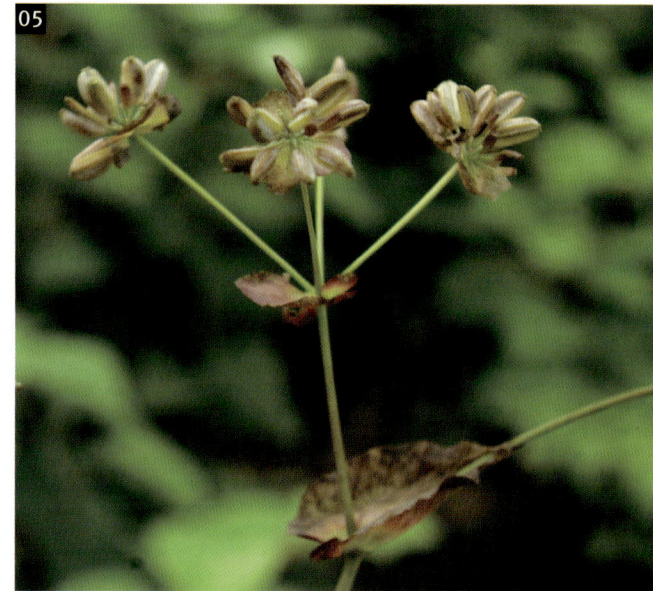

천궁 종류 간·쓸개·심포에 작용

121 - 122

천궁

천궁 대용
궁궁이

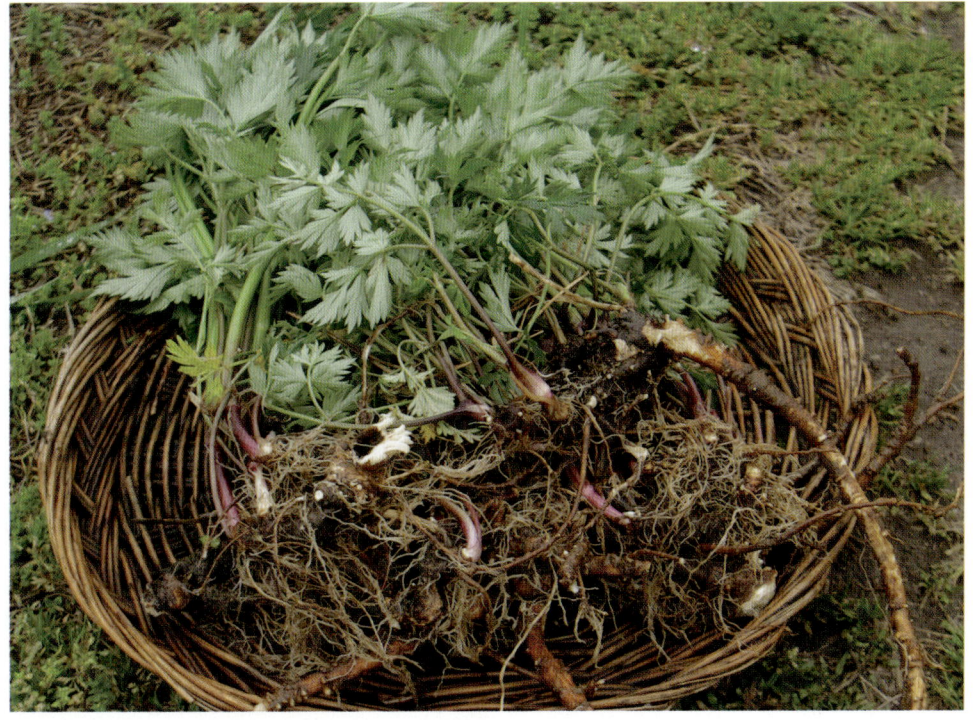

▶ 뿌리째 채취한 천궁. 4월 29일

식초 발효와 먹는 방법

생막걸리로 발효시키기

채취 뿌리째 캔 전초(봄~여름), 뿌리(늦가을~겨울)

배합비율 **기본발효용 |** 천궁 종류(잎·줄기·뿌리) 100 : 생막걸리(멸균되지 않은 것) 100 : 조청 또는 엿기름가루 5

초앉히기용 | 원액 100 : (필요시) 씨식초 10

핵심요령 ❶ 잎·줄기·뿌리는 적당히 썰어 넣는다. ❷ 천궁 뿌리는 쌀뜨물에 1~2일 담갔다가 헹궈서 사용한다. 그냥 쓰면 두통이 생길 수 있다. ❸ 1종류씩 담근다.

발효와 먹는 방법 ▶ 잎·줄기·뿌리를 항아리에 넣고 생막걸리와 조청 또는 엿기름가루를 넣어 40~50일 발효시킨다. ▶ 원액을 걸러 항아리에 앉히고, 씨식초는 이때 넣어서 3~6개월 발효시킨 뒤 찌꺼기를 거른다. ▶ 물에 5~10배 희석하여 식후에 마신다. ▶ 자세한 발효 원리와 방법, 먹는 방법은 p.43를 참조한다.

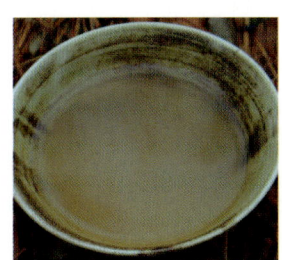

천궁 전초 식초.

121 천궁

Cnidium officinale Makino
산형과 여러해살이풀

생약명 천궁(芎川), 동천궁(東川芎), 일본천궁(日本川芎)
작용 장부·경맥 간·쓸개(木), 심포(火)
효능 협심증, 류머티즘, 두통, 골반통
성분 페룰산(노화방지), 크니딜라이드(점막 충혈작용)

서식지 들의 양지나 반그늘. 농가에서 재배하기도 한다.
뿌리 굵게 뻗고 마디가 있으며, 구슬 같은 혹이 달린다. 강한 향이 난다. **줄기** 30~50cm. 밑동이 붉은빛을 띠고, 가지가 난 곳에 마디가 있다. 속은 비어 있다. **잎** 어긋나고 2회씩 3회 갈라져 깃털모양이 되며, 가장자리에 깊고 뾰족한 톱니가 있다. 뿌리잎과 밑동잎은 잎자루가 길고, 잎집이 줄기를 감싼다. **꽃** 8~9월에 흰색으로 피고, 작은 꽃들이 겹우산모양으로 달리며, 꽃잎은 5장이다. **열매** 10월에 여무나 씨앗을 맺지 못하고 뿌리로 번식한다. **주의** 오래 먹으면 혈압이 높아질 수 있으므로 소량씩 단기간 복용한다. 참고로, 중국에서는 중국천궁(*Ligusticum chuanxiong* Hort.)을 천궁이라 한다.

01 어린잎 자라는 모습. 4월 1일
02 꽃. 9월 1일

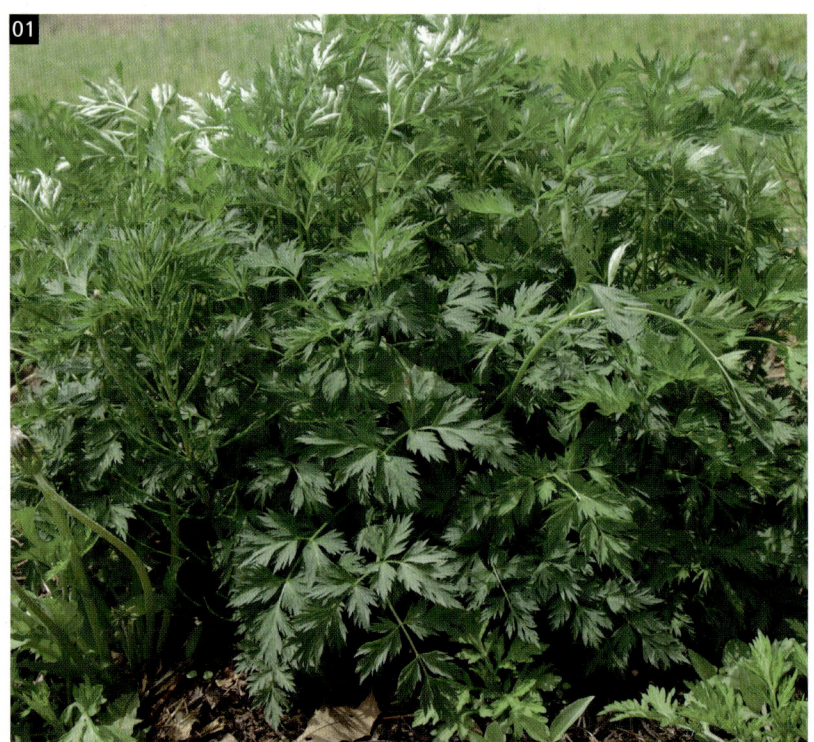

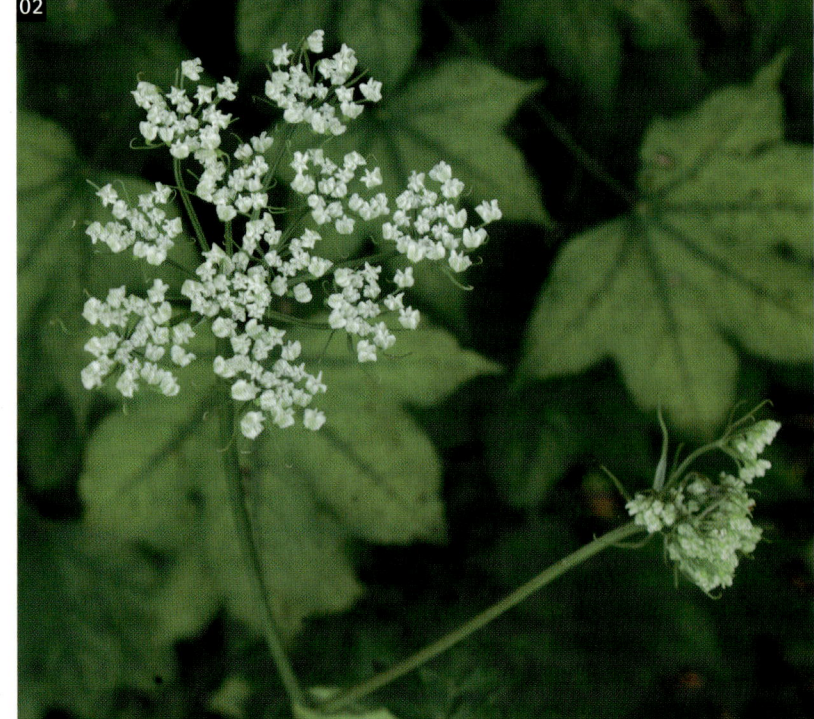

122 궁궁이

Angelica polymorpha Maxim.
산형과 여러해살이풀

> **생약명** 백근천궁(白根川芎), 괴근(拐芹)
> **효능** 가슴통증, 위통, 두통, 생리불순, 산후회복
> **성분** 쿠마린(혈전개선), 페룰산(노화방지), 임페라토린(경련진정), 소랄렌(종양억제), 미르센(세포손상억제)

서식지 산속 골짜기나 계곡가

뿌리 굵게 뻗는다. **줄기** 80~150㎝ 정도 자라고, 붉은자줏빛을 띤다. **잎** 3개씩 3~4회 갈라져 깃털모양이 되며, 가장자리에 깊고 뾰족한 톱니가 있다. 줄기잎은 퇴화된다. **꽃** 8~9월에 흰색으로 피고, 작은 꽃들이 겹우산모양으로 달리며, 꽃잎은 5장이다. **열매** 10월에 여물며, 씨앗은 납작한 타원형이고 날개가 있다.

01 어린잎 자라는 모습. 5월 4일
02 줄기. 8월 31일
03 꽃과 잎. 9월 8일
04 뿌리째 채취한 궁궁이. 4월 24일

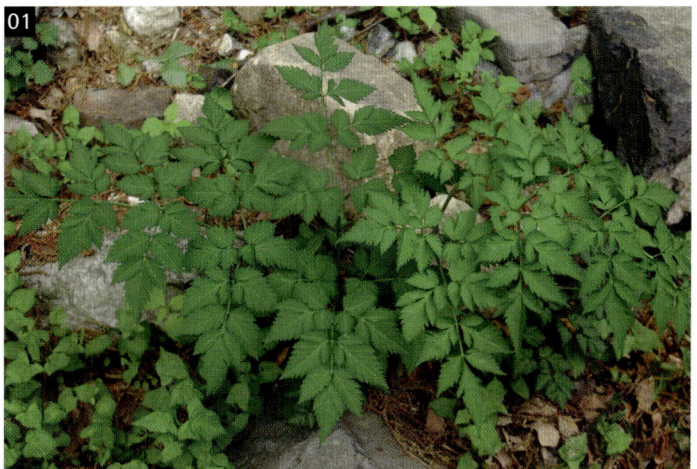
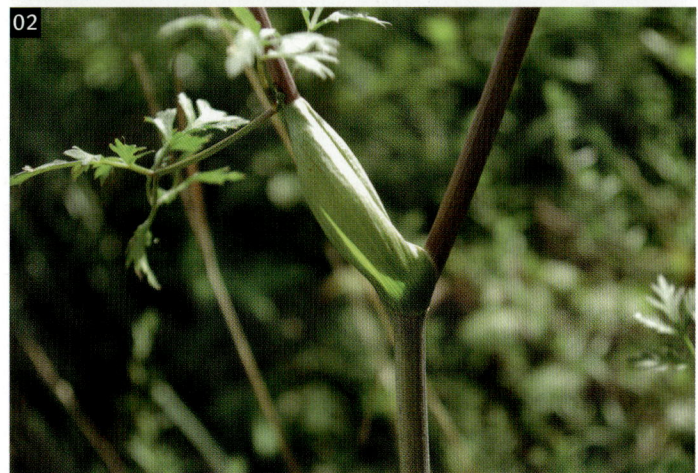
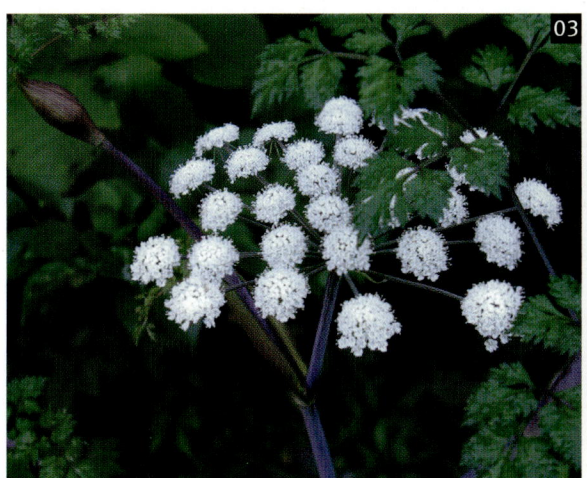
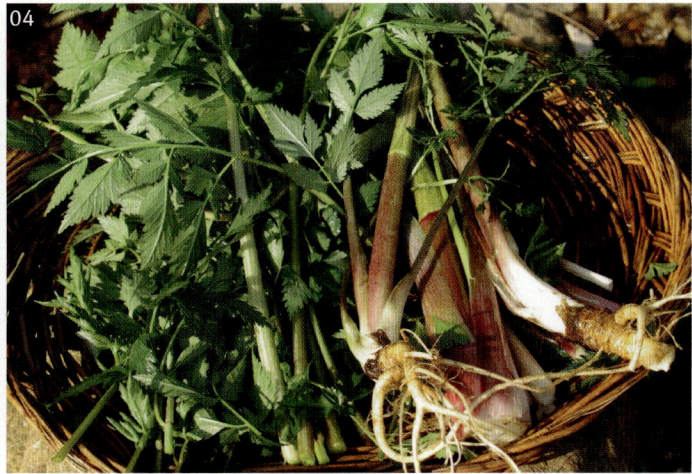

123 절국대

Siphonostegia chinensis Benth.
현삼과 반기생 한해살이풀

생약명
음행초(陰行草)

작용 장부·경맥
간·쓸개(木)
비장·위장(土)

효능
관절염
황달
붓기
생리불순

성분
제라니올(진균억제)
아피게닌(염증억제)
베타시토스테롤(혈전개선)
테르피네올(살균작용)

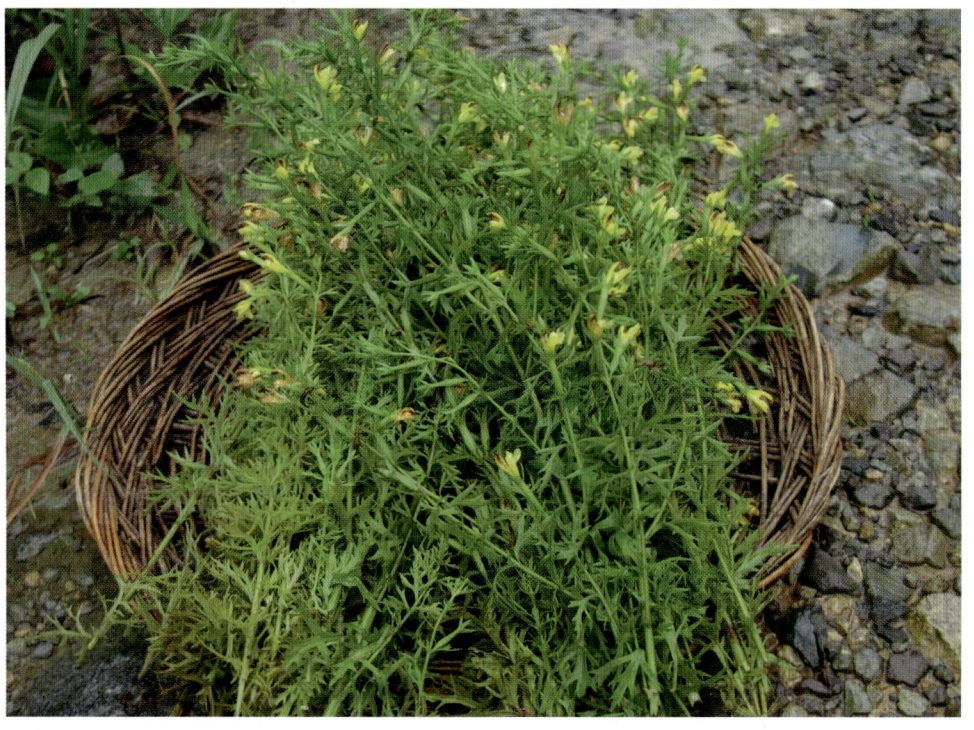

▶ 채취한 절국대 잎과 줄기.
8월 9일

식초 발효와 먹는 방법

생막걸리로 발효시키기

채취 잎·줄기(봄~여름)

배합비율 **기본발효용** | 잎·줄기 100 : 생막걸리(멸균되지 않은 것) 100 : 조청 또는 엿기름가루 5
　　　　　　초앉히기용 | 원액 100 : (필요시) 씨식초 10

핵심요령 ❶ 잎·줄기는 적당히 썰어서 넣는다. ❷ 쓴맛이 덜하게 조청량을 조금 늘려도 된다.

발효와 먹는 방법 ▶ 절국대를 항아리에 넣고 생막걸리와 조청 또는 엿기름가루를 넣어 40~50일 발효시킨다. ▶ 원액을 걸러 항아리에 앉히고, 씨식초는 이때 넣어서 3~6개월 발효시킨 뒤 찌꺼기를 거른다. ▶ 물에 5~10배 희석하여 식후에 마신다. ▶ 자세한 발효 원리와 방법, 먹는 방법은 p.43를 참조한다.

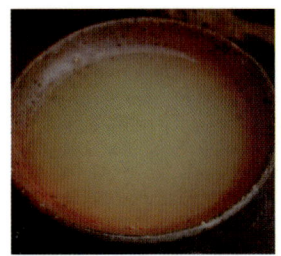

절국대 식초.

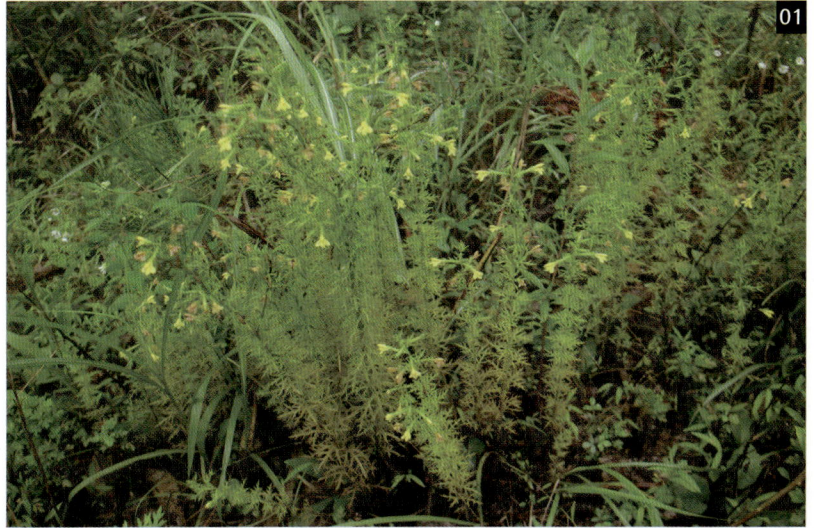

서식지 산기슭 양지
뿌리 땅속에 굵은 뿌리를 뻗어 이웃식물의 뿌리에 기생하며 양분을 흡수한다. **줄기** 30~60㎝. 곧게 자라고, 샘털과 흰색 잔털이 빽빽하며, 단면은 조금 모가 나 있다. **잎** 밑동잎은 마주 나고, 윗동잎은 어긋난다. 깃털모양으로 깊게 갈라지며, 가장자리에 1~3개의 톱니가 있다. **꽃** 7~8월에 노란색으로 피며, 붉은자주색 얼룩이 있다. 잎겨드랑이에 1송이씩 옆을 향해 달리며, 꽃부리가 입술모양으로 갈라지고 겉에 털이 있다. **열매** 8~9월에 여물고 피침형이며, 꽃받침잎에 싸여 있다. 익으면 2갈래로 갈라져 달걀모양의 씨앗이 나온다. 주의 생리혈이 나오게 하므로 임산부는 먹지 않는다.

01 꽃 핀 모습. 8월 9일
02 꽃과 잎. 8월 9일
03 꽃. 8월 9일
04 줄기와 잎. 8월 9일

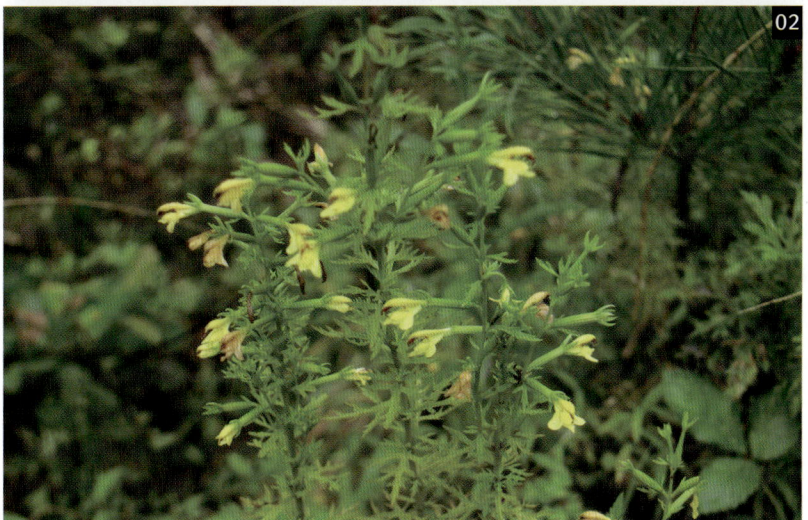

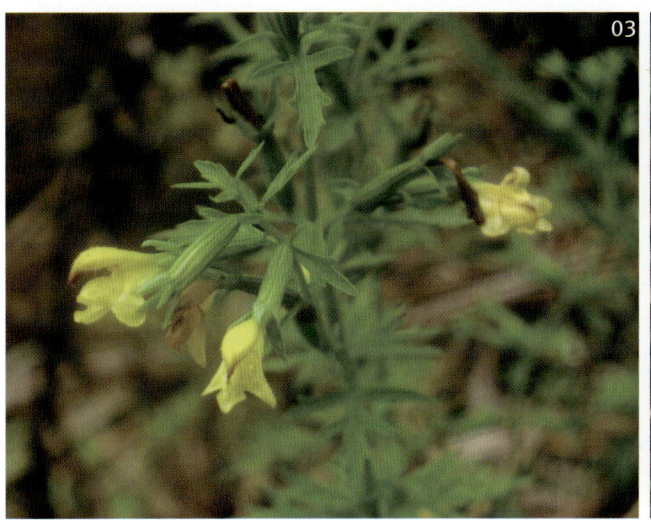

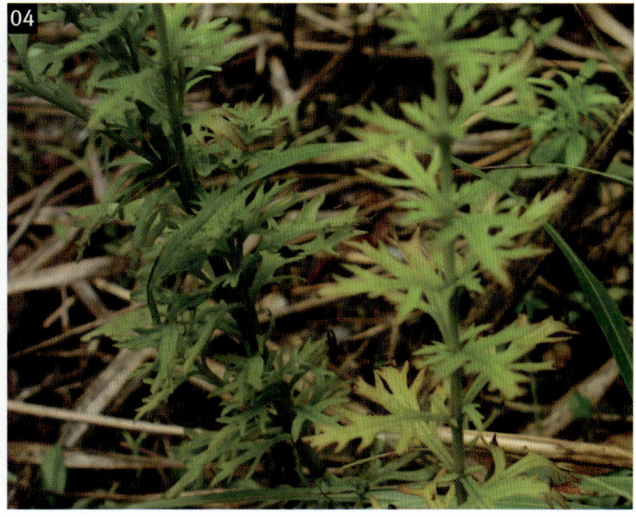

호장근 종류

간·쓸개·폐에 작용

같은 약재
호장근
왕호장근
감절대

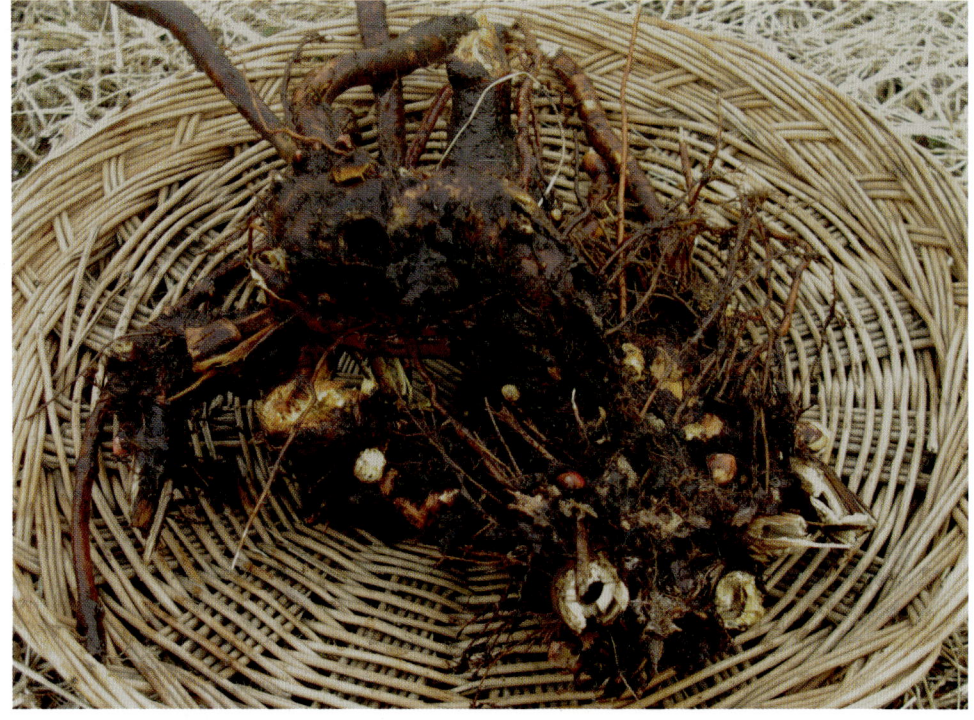

▶ 채취한 호장근 뿌리. 1월 12일

식초 발효와 먹는 방법

생막걸리로 발효시키기

채취 잎·줄기(봄~여름), 뿌리(늦가을~겨울)

배합비율 **기본발효용 |** 호장근 종류(잎·줄기·뿌리) 100 : 생막걸리(멸균되지 않은 것) 100 : 조청 또는 엿기름가루 5

초앉히기용 | 원액 100 : (필요시) 씨식초 10

핵심요령 ❶ 잎·줄기·뿌리는 적당히 썰어 넣는다. ❷ 뿌리는 껍질째 담근다. ❸ 쓴맛이 덜하게 조청량을 조금 늘려도 된다.

발효와 먹는 방법 ▶ 잎·줄기·뿌리를 항아리에 넣고 생막걸리와 조청 또는 엿기름가루를 넣어 40~50일 발효시킨다. ▶ 원액을 걸러 항아리에 앉히고, 씨식초는 이때 넣어서 3~6개월 발효시킨 뒤 찌꺼기를 거른다. ▶ 물에 5~10배 희석하여 식후에 마신다. ▶ 자세한 발효 원리와 방법, 먹는 방법은 p.43를 참조한다.

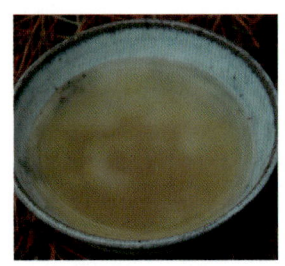

호장근 뿌리 식초.

124 호장근

Fallopia japonica (Houtt.) RonseDecr.
마디풀과 여러해살이풀

- **생약명** 호장(虎杖)
- **작용 장부·경맥** 간·쓸개(木), 폐(金)
- **효능** 기관지염, 류머티즘, 폐경, 산후어혈, 변비
- **성분** 에모딘(위장기능강화), 케르세틴(알러지예방), 클로로겐산(종양억제), 갈산(종양억제), 활성싱아산(혈당내림), 타닌(수렴작용)

서식지 산과 들판의 반그늘

뿌리 땅속 뿌리줄기가 길게 뻗고 굵어진다. **줄기** 1~1.5m. 곧게 자라고 마디가 있다. 어릴 때 붉은자주색 얼룩이 있고, 마디가 흰붉은색 턱잎으로 둘러싸여 있다가 떨어진다. 속은 비어 있다. **잎** 길이가 6~15㎝. 어긋나고 넓거나 달걀 같은 타원형이며, 끝이 뾰족하고 밑부분이 잘린 모양이다. 어린잎은 붉은빛이 돈다. **꽃** 6~8월에 흰색이나 흰붉은색으로 피며, 줄기 끝이나 잎겨드랑이에 작은 꽃들이 겹원뿔모양으로 모여 달린다. 꽃잎은 없고 꽃잎모양의 꽃덮이가 5장이다. **열매** 10월에 여물며 길이 2~2.3㎜이고, 날개 같은 꽃받침에 싸여 있다. **주의** 생리혈이 나오게 하므로 임신한 여성은 먹지 않는다.

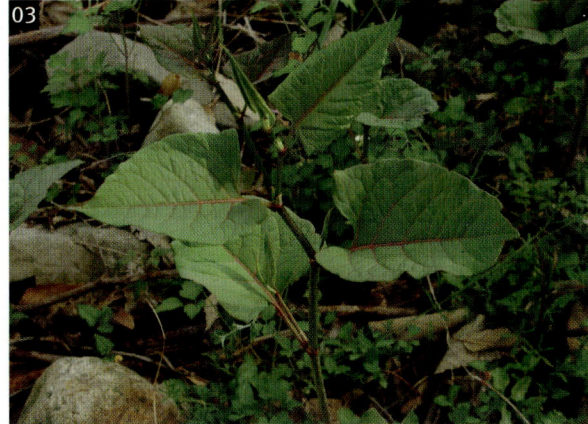

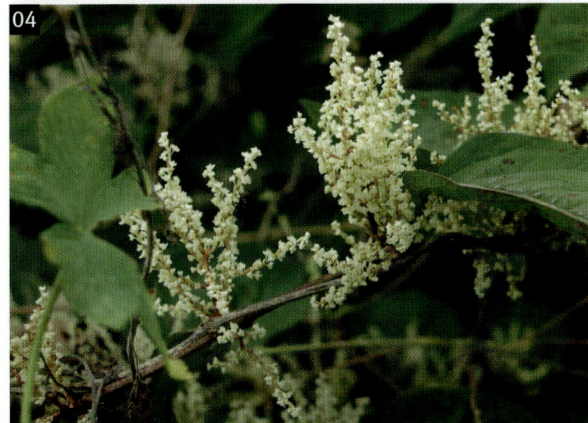

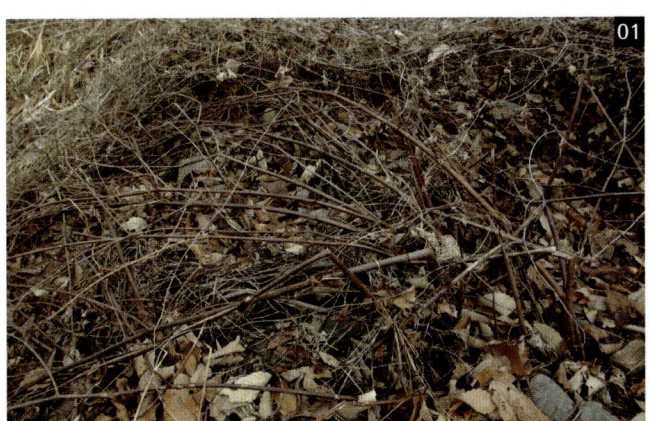

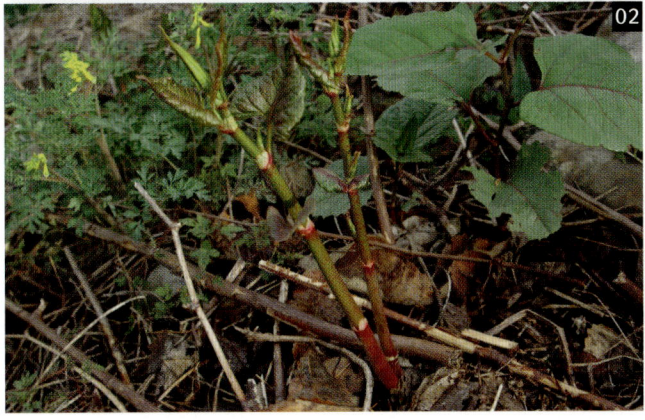

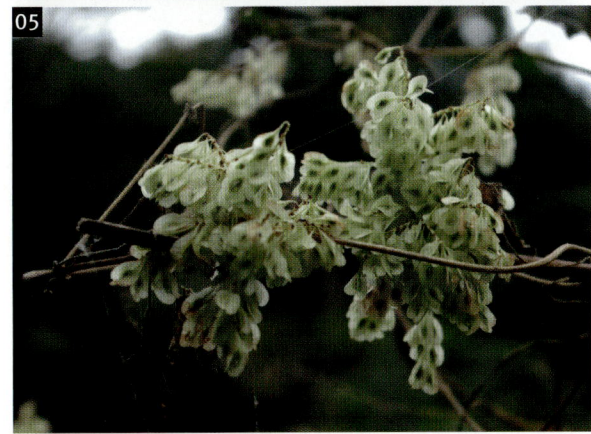

01 겨울에 남아 있는 묵은대. 1월 12일
02 봄에 올라온 새순. 4월 19일
03 줄기 자라는 모습. 4월 19일
04 꽃. 9월 30일
05 풋열매. 10월 19일

125 왕호장근

Fallopia sachalinensis (F. Schmidt) RonseDecr.
마디풀과 여러해살이풀

생약명 호장(虎杖), 대호장(大虎杖)
작용 장부·경맥 간·쓸개(木), 폐(金)
효능 기관지염, 류머티즘, 폐경, 산후어혈, 변비
성분 에모딘(위장기능강화), 케르세틴(알러지예방), 클로로겐산(종양억제), 갈산(종양억제), 활성싱아산(혈당내림), 타닌(수렴작용)

서식지 산속 계곡가

뿌리 땅속 뿌리줄기가 길고 굵다. **줄기** 2~3m. 햇빛을 받으면 붉어지고, 속은 비어 있다. **잎** 길이 15~30cm. 어긋나고 긴 심장모양이며, 뒷면이 희끗하다. 잎자루 밑에 막질의 턱잎이 있다. **꽃** 6~8월에 흰색으로 피고, 겹원뿔모양으로 달리며, 꽃대에 잔털이 빽빽하다. **열매** 10월에 여물고 길이 3mm 정도이다. **주의** 생리혈이 나오게 하므로 임신한 여성은 먹지 않는다.

01 잎. 8월 22일
02 줄기와 잎자루. 8월 22일
03 꽃. 8월 22일

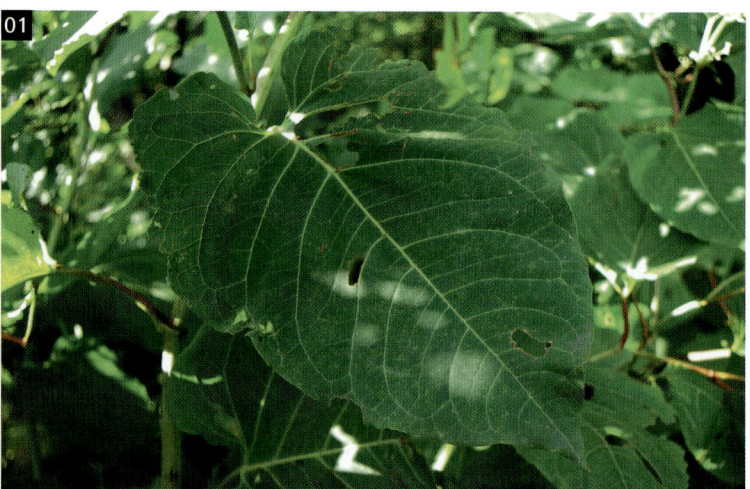

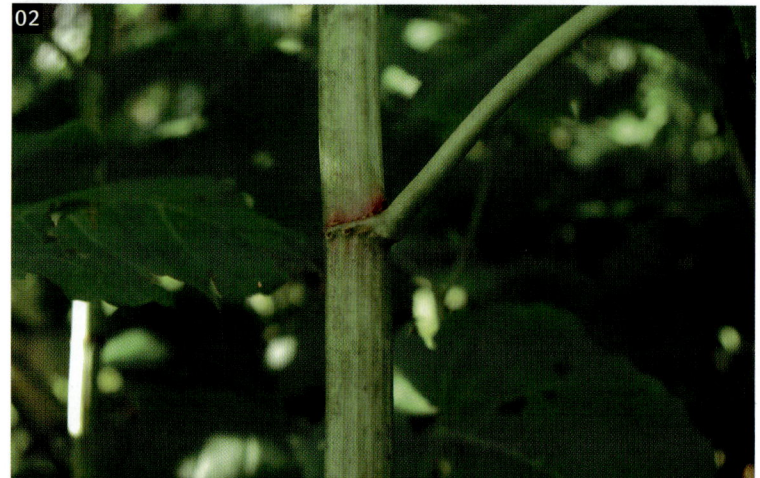

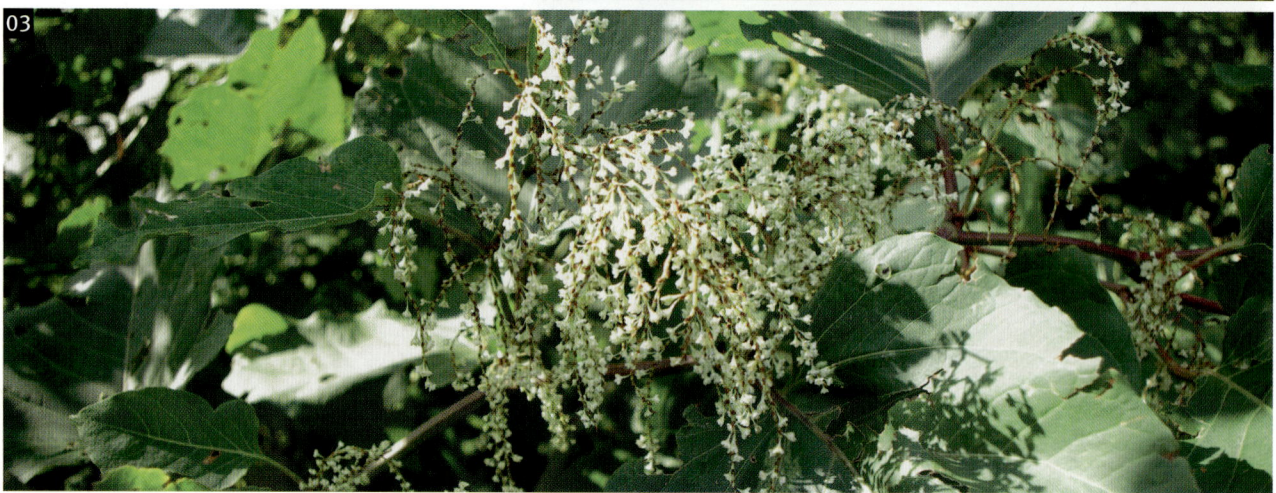

126 감절대

Fallopia forbesii (Hance) Yonekura & H. Ohashi
마디풀과 여러해살이풀

- **생약명** 호장(虎杖), 화만수오(華蔓首烏)
- **작용 장부·경맥** 간·쓸개(木), 폐(金)
- **효능** 기관지염, 류머티즘, 폐경, 산후어혈, 변비
- **성분** 에모딘(위장기능강화), 케르세틴(알러지예방), 클로로겐산(종양억제제), 갈산(종양억제제), 활성싱아산(혈당내림), 타닌(수렴작용)

서식지 산기슭이나 계곡가 그늘진 곳
뿌리 땅속 뿌리줄기가 길고 굵다. **줄기** 1~2.5m. 자줏빛 반점이 많으며, 털이 드물게 있다. **잎** 길이 6~11㎝. 어긋나고 둥근 달걀모양이며, 끝이 뾰족하고 앞뒷면에 샘털이 있다. **꽃** 6~8월에 흰색으로 피고, 원뿔모양으로 달린다. **열매** 10월에 여물고 길이가 4~5㎜이다. **주의** 생리혈이 나오게 하므로 임신한 여성은 먹지 않는다.

01 잎 달린 모습. 6월 11일
02 줄기와 가지. 5월 2일
03 줄기 자라는 모습. 5월 16일
04 채취한 감절대 잎과 줄기. 5월 16일

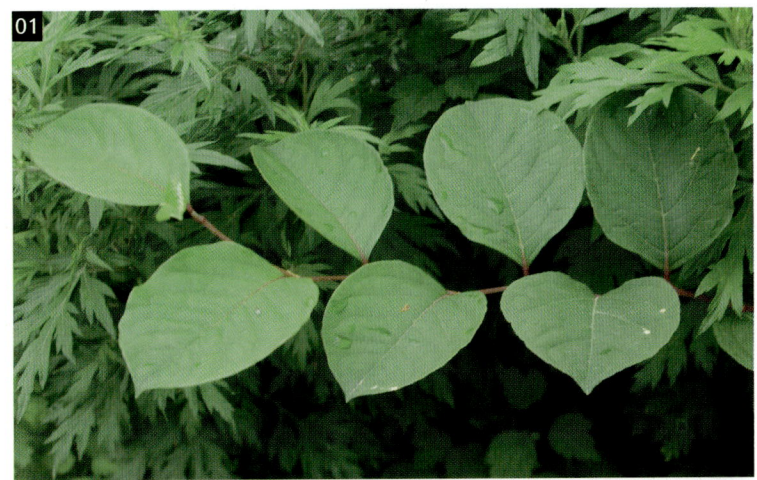

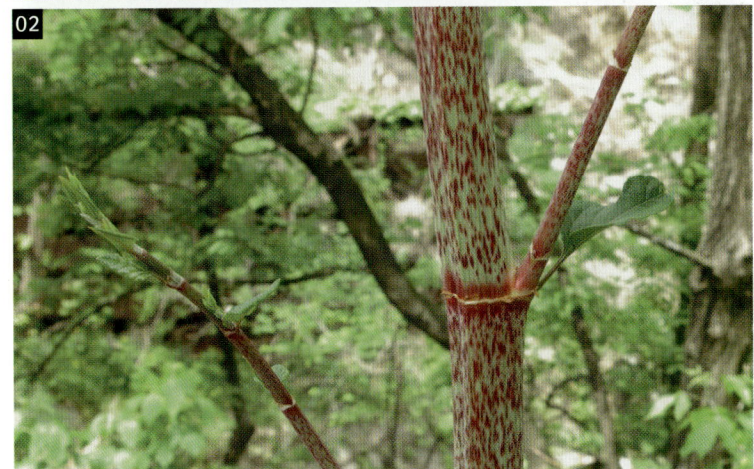

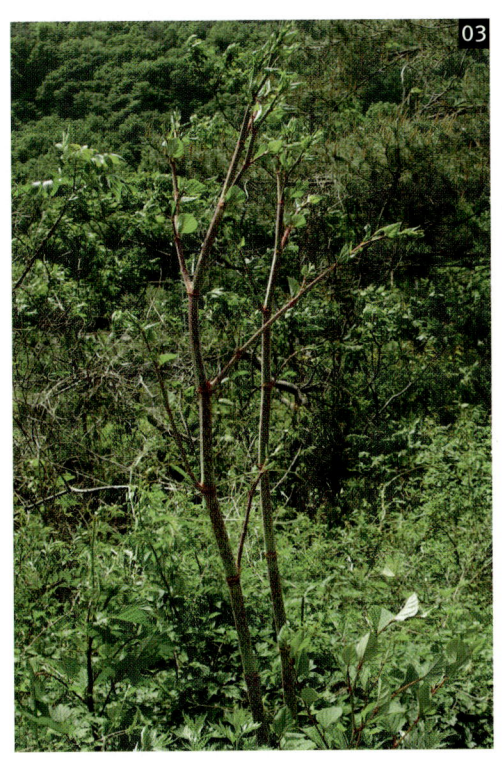

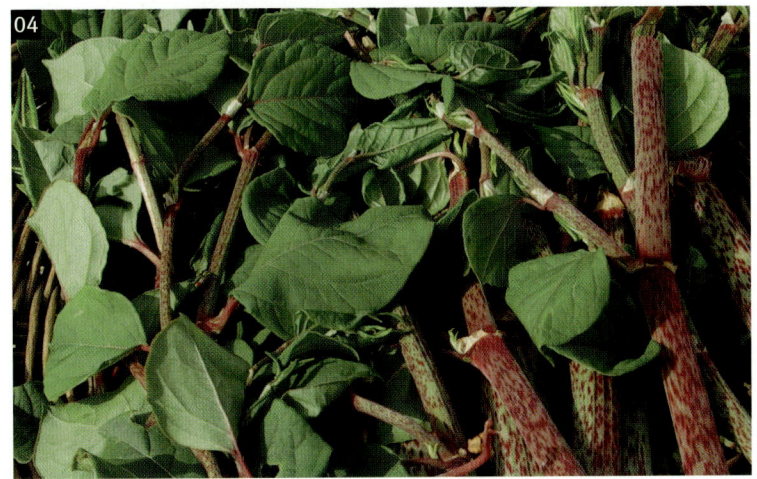

127 가지더부살이

Phacellanthus tubiflorus Siebold & Zucc.
열당과 여러해살이 기생식물

생약명
황통화(黃筒花)

작용 장부·경맥
간·쓸개(木)
폐(金)

효능
강장
신경쇠약
장염
신경통
붓기

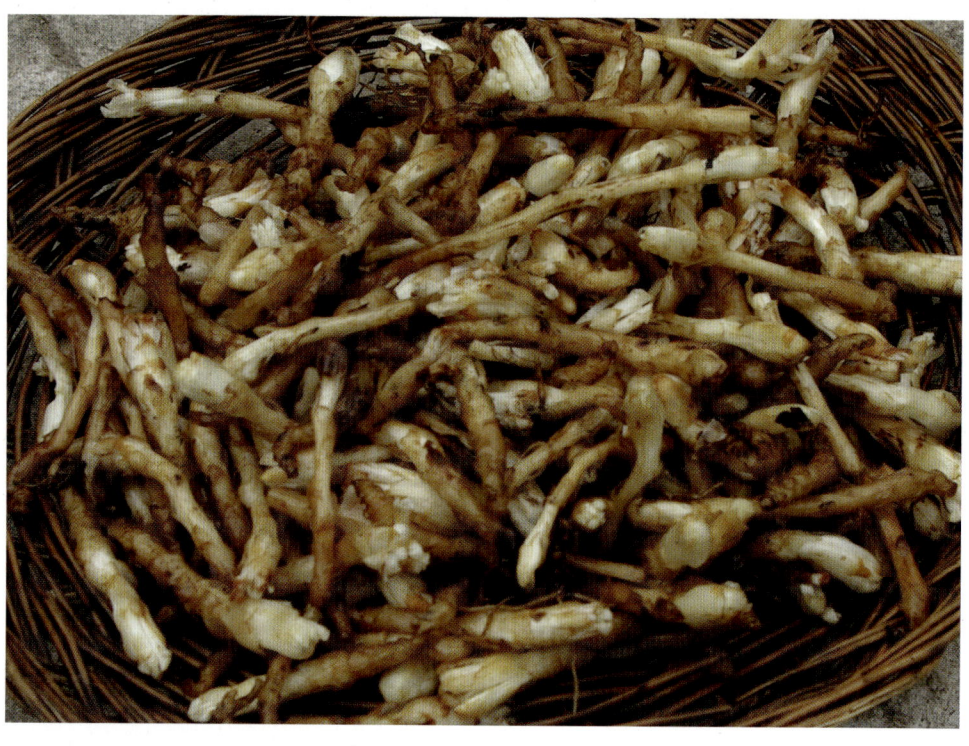

▶ 뿌리째 채취한 가지더부살이.
6월 29일

식초 발효와 먹는 방법

누룩과 엿기름으로 발효시키기

채취 뿌리째 캔 전초(여름~가을)

배합비율　**기본발효용** | 전초 달인 물 300 : 쌀이나 현미 100 : 누룩 10 : 엿기름가루 5
　　　　　또는, 전초 찧은 것 5 : 쌀이나 현미 100 : 물 300 : 누룩 10 : 엿기름가루 5
　　　　초앉히기용 | 원액 100 : (필요시) 씨식초 10

핵심요령 ❶ 쓴맛이 덜하게 엿기름 양을 조금 늘려도 된다. ❷ 엿기름 윗물을 써도 좋다. ❸ 누룩은 거칠게 부숴서 쓴다. ❹ 원액이 독하면 발효 기간을 늘린다. ❺ 찧은 것을 쌀이나 현미로 지은 술밥, 누룩, 물(끓여서 식힌 것)과 섞어서 담가도 된다.

발효와 먹는 방법 ▶ 쌀이나 현미로 지은 술밥을 식혀 누룩과 엿기름가루를 섞고, 가지더부살이 달인 물을 식혀 부은 다음 항아리에 넣어 10일간 발효시킨다. ▶ 원액을 걸러 항아리에 앉히고, 씨식초는 이때 넣어서 40~50일 숙성시킨 뒤 찌꺼기를 거른다. ▶ 물에 5~10배 희석하여 식후에 마신다. ▶ 자세한 발효 원리와 방법, 먹는 방법은 p.41을 참조한다.

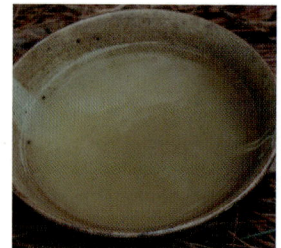

가지더부살이 뿌리 식초.

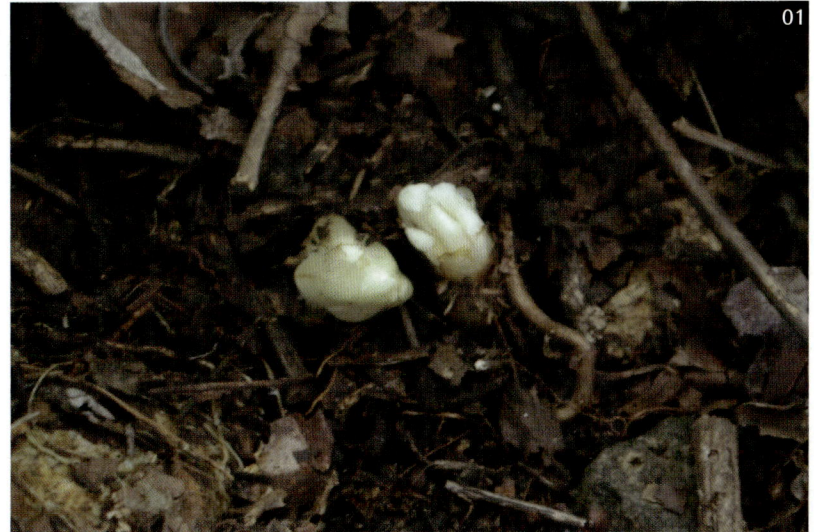

서식지 높은 산 숲속

뿌리 땅속에 짧은 뿌리줄기가 있고 여러 개로 갈라지며, 숙주식물의 뿌리에 기생한다. **줄기** 5~10㎝. 줄기껍질은 흰색 또는 흰노란색으로 엽록소가 없고 살이 많으며, 작은 비늘조각으로 덮여 있다. **꽃** 7월에 흰색으로 피고, 점차 연노란색이 된다. 줄기에 매우 짧은 꽃대가 나와 작은 꽃들이 잇달아 핀다. 길이 2~3㎝이고, 꽃부리가 입술모양으로 갈라지며, 암술대와 4개의 수술이 있다. **열매** 타원 같은 달걀모양이고, 길이 1㎝ 정도이다.

01 꽃봉오리 올라온 모습. 6월 29일
02 꽃 피는 모습. 6월 24일
03 꽃 핀 모습. 6월 24일

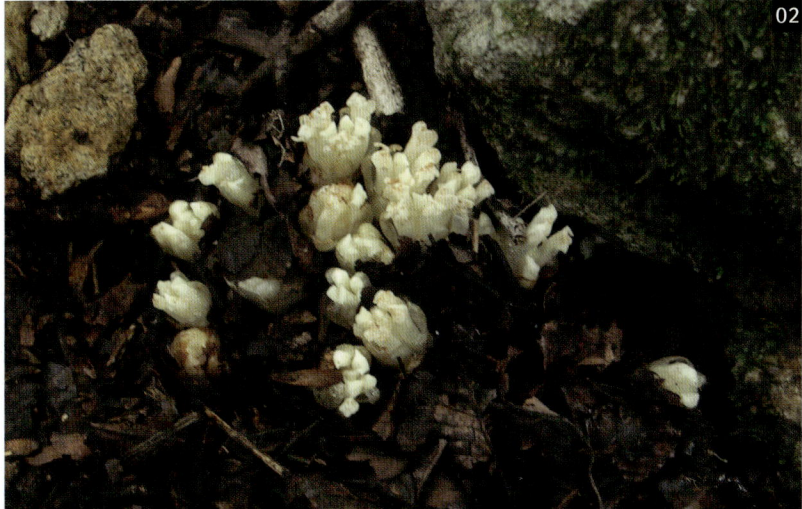

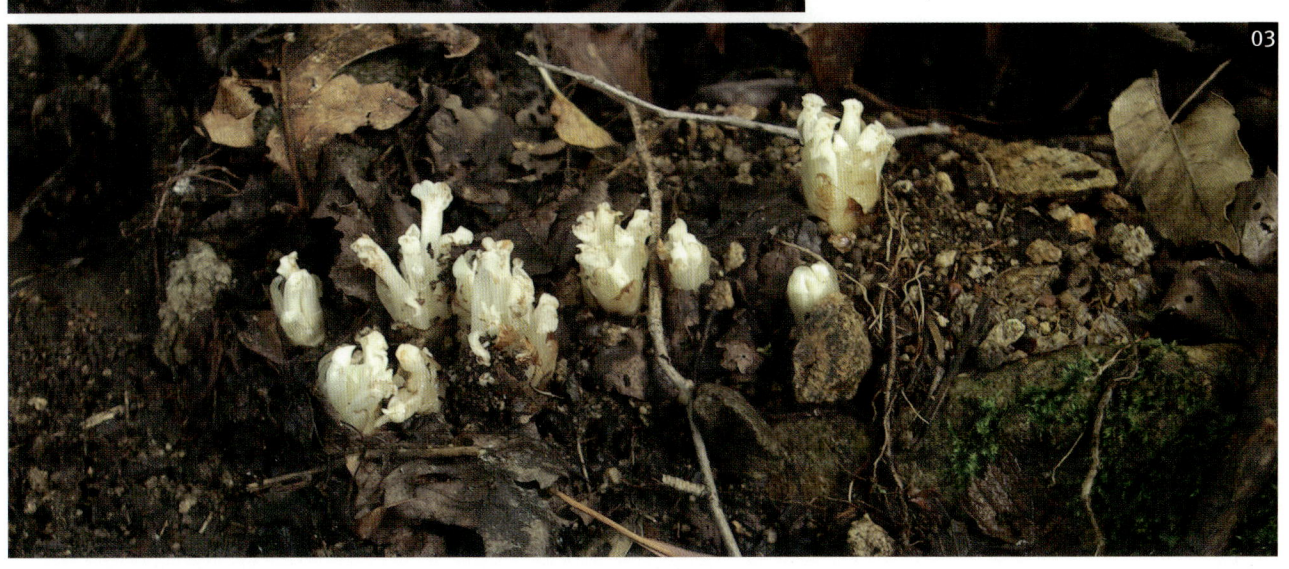

128 떡잎골무꽃

Scutellaria indica var. *tsusimensis* (Hara) Ohwi
꿀풀과 여러해살이풀

생약명
한신초(韓信草)

작용 장부·경맥
간·쓸개(木)
폐(金)

효능
폐렴, 인후염
쑤시고 아픈 데
피부염, 가려움증

성분
캘콘(종양억제)
크리신(항균작용)
아피게닌(염증억제)
루테올린(염증제거)
스쿠텔라레인(가려움증억제)

▶ 뿌리째 채취한 떡잎골무꽃.
5월 11일

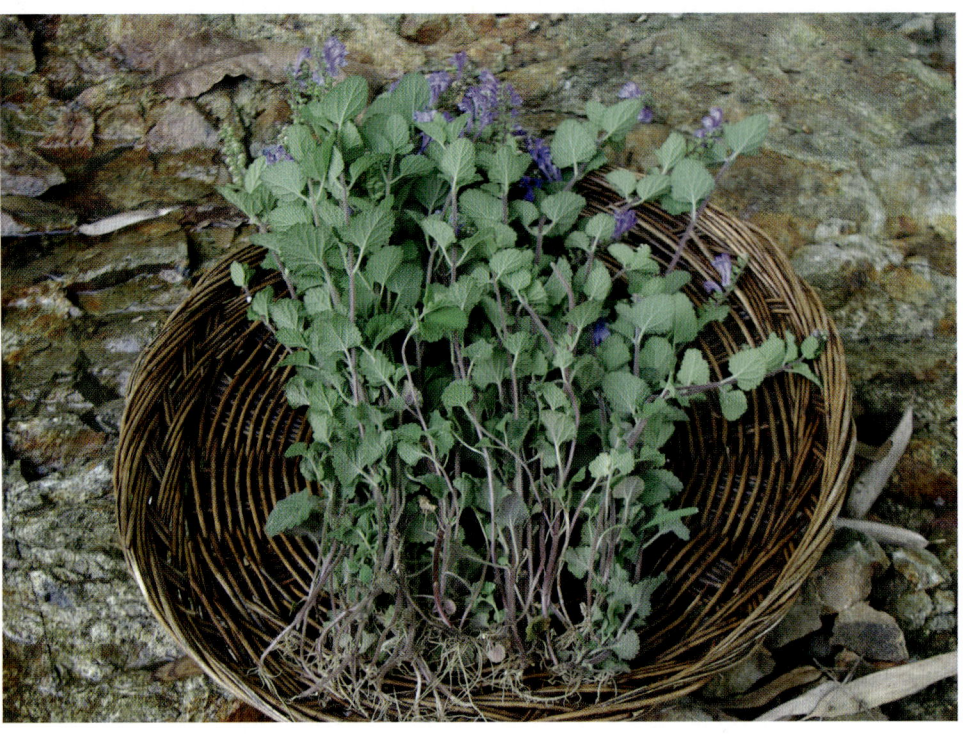

식초 발효와 먹는 방법

생막걸리로 발효시키기

채취 뿌리째 캔 전초(봄~여름)

배합비율 **기본발효용 |** 전초 100 : 생막걸리(멸균되지 않은 것) 100 : 조청 또는 엿기름가루 5

초앉히기용 | 원액 100 : (필요시) 씨식초 10

핵심요령 ❶ 잎·줄기·뿌리는 적당히 썰어서 넣는다. ❷ 쓴맛이 덜하게 조청량을 조금 늘려도 된다.

발효와 먹는 방법 ▶ 떡잎골무꽃을 항아리에 넣고 생막걸리와 조청 또는 엿기름가루를 넣어 40~50일 발효시킨다. ▶ 원액을 걸러 항아리에 앉히고, 씨식초는 이때 넣어서 3~6개월 발효시킨 뒤 찌꺼기를 거른다. ▶ 물에 5~10배 희석하여 식후에 마신다. ▶ 자세한 발효 원리와 방법, 먹는 방법은 p.43를 참조한다.

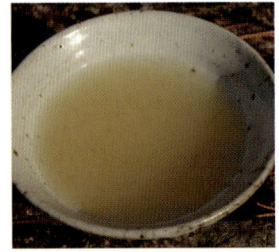

떡잎골무꽃 식초.

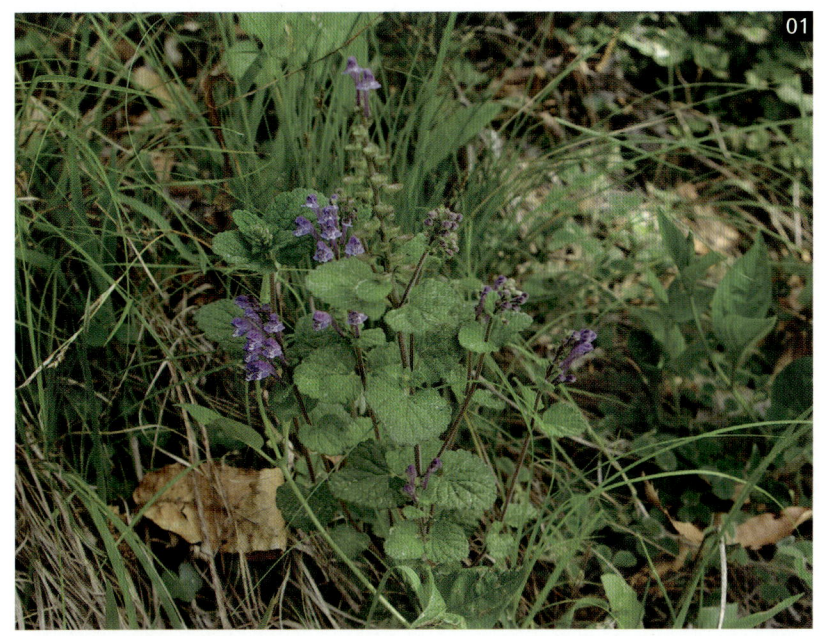

서식지 산속 숲 가장자리
줄기 10~30cm. 자라면서 비스듬해지다가 곧게 된다. 자줏빛을 띠고, 퍼진 긴 털이 빽빽하며, 단면이 둔한 사각형이다. **잎** 길이 2~4cm. 마주 나고 심장모양 또는 둥근 심장모양이며, 끝이 무디고 잎맥이 깊다. **꽃** 5~6월에 자주색으로 피며, 진한 자주색 반점이 있다. 작은 꽃들이 2줄로 치우쳐서 달리며, 길이 1.8~2.2cm이고 꽃부리가 입술모양으로 갈라진다. **열매** 7~8월에 여물며, 씨앗은 꽃받침에 싸여 있고 잔돌기가 있다. **주의** 몸을 차게 하므로 임신한 여성은 먹지 않는다.

01 꽃 핀 모습. 5월 11일
02 줄기와 잎. 5월 11일
03 꽃. 5월 11일
04 열매 달린 모습. 5월 11일

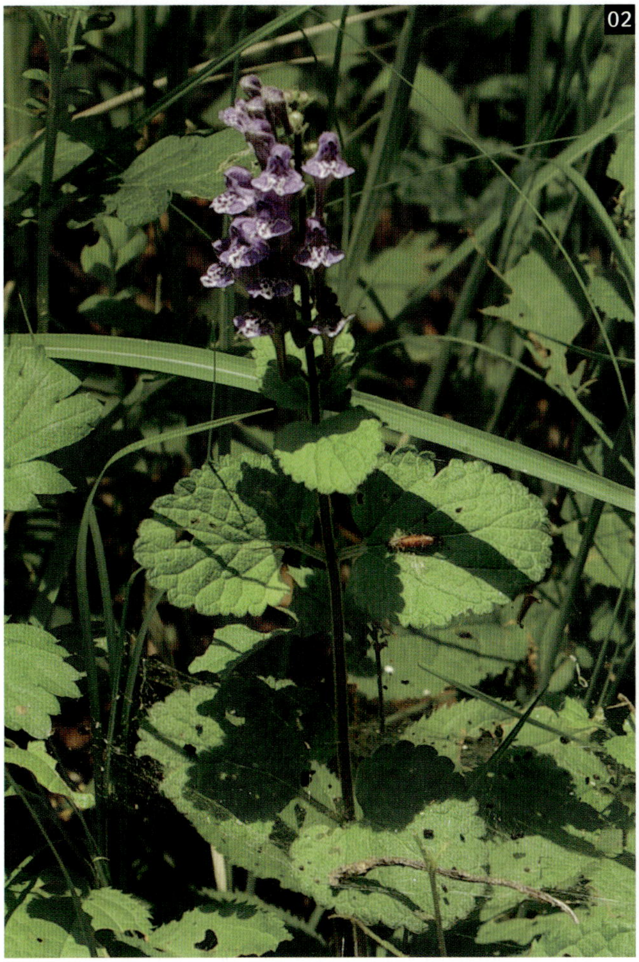

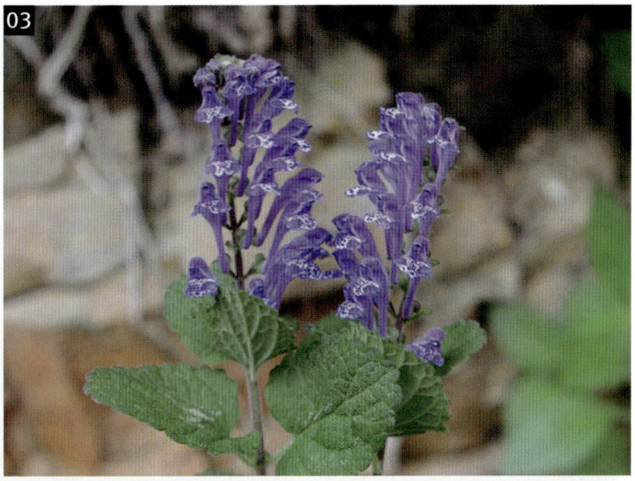

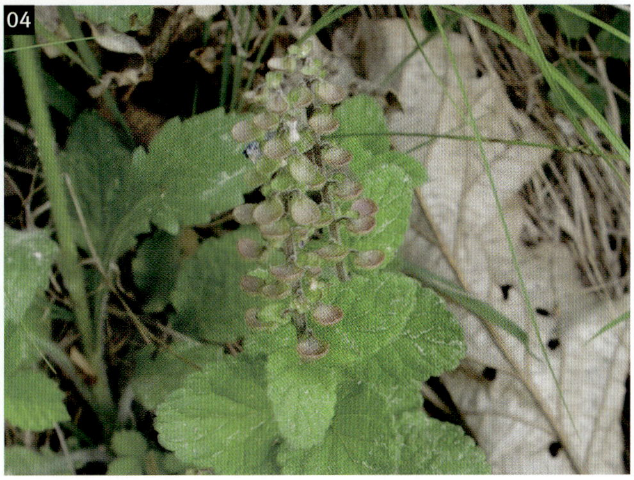

심장은 혈액을 순환시키는 역할을 하여 우리 몸의 펌프라 불리며, 관련 질병으로 협심증, 심근경색증, 부정맥, 대동맥질환 등이 있다. 소장은 음식을 소화하고 흡수하는 기능을 하며, 관련 질병으로 궤양, 장염, 장유착, 장폐쇄 등이 있다.

심장, 심포
소장, 삼초에
작용하는 **약초**

다정큼 종류 **심장에 작용**

같은 약재
다정큼나무
둥근잎다정큼

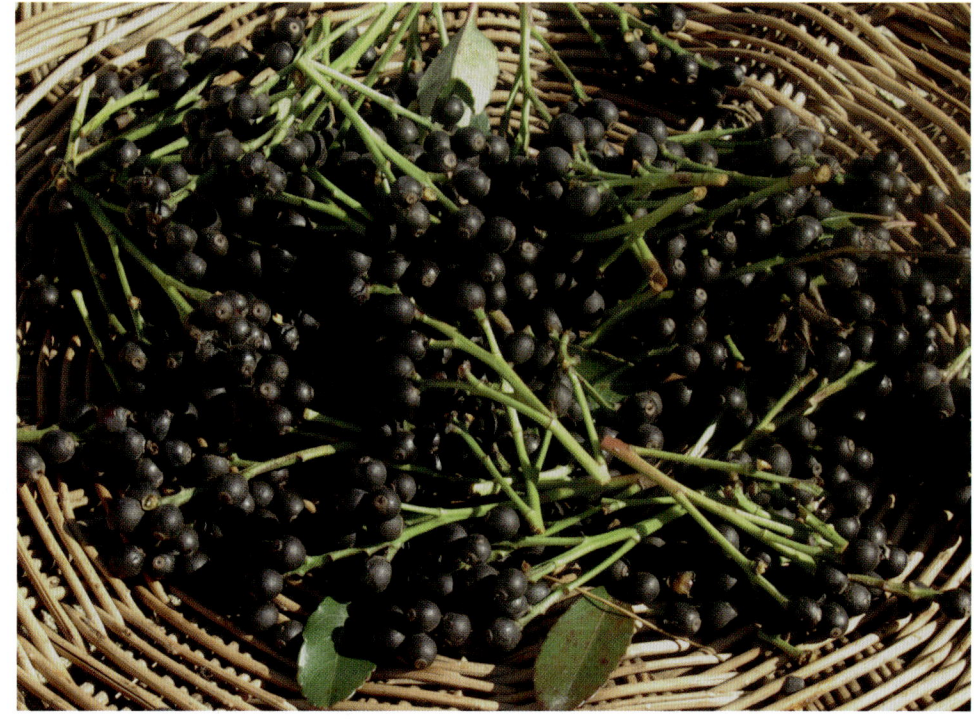

▶ 채취한 다정큼나무 열매.
11월 20일

식초 발효와 먹는 방법

누룩과 엿기름으로 발효시키기

채취 잔가지나 잎(수시로), 열매(가을~겨울)

배합비율 **기본발효용 |** 다정큼 종류(잔가지·잎·열매) 달인 물 300 : 쌀이나 현미 100 : 누룩 10 : 엿기름가루 5

초앉히기용 | 원액 100 : (필요시) 씨식초 10

핵심요령 ❶ 쓴맛이 덜하게 엿기름 양을 조금 늘려도 된다. ❷ 엿기름 윗물을 써도 좋다. ❸ 누룩은 거칠게 부숴서 쓴다. ❹ 원액이 독하면 발효 기간을 늘린다. ❺ 1종류씩 담근다.

발효와 먹는 방법 ▶ 쌀이나 현미로 지은 술밥을 식혀 누룩과 엿기름가루를 섞고, 다정큼 달인 물을 식혀 부은 다음 항아리에 넣어 10일간 발효시킨다. ▶ 원액을 걸러 항아리에 앉히고, 씨식초는 이때 넣어서 40~50일 숙성시킨 뒤 찌꺼기를 거른다. ▶ 물에 5~10배 희석하여 식후에 마신다. ▶ 자세한 발효 원리와 방법, 먹는 방법은 p.41를 참조한다.

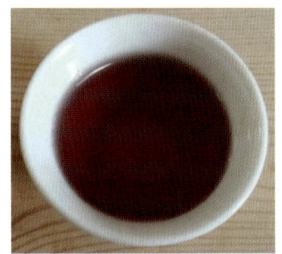

다정큼나무 열매 식초.

129 다정큼나무

Raphiolepis indica var. *umbellata* (Thunb.) Ohashi
장미과 늘푸른 작은키나무

생약명	석반목(石斑木)
작용 장부·경맥	심장(火)
효능	관절통, 타박상, 붓기, 피부궤양
성분	타닌(수렴작용)

서식지 남부지방 바닷가, 산기슭 양지
줄기 1~4m. 곧게 자라며, 줄기껍질이 회갈색이고 점차 거칠어진다.
잎 길이 3~10㎝. 어긋나게 모여서 나고 두꺼우며, 긴 타원형 또는 달걀모양이고, 가장자리에 둔한 톱니가 있다. 겨울에도 푸르다. **꽃** 4~6월에 흰색으로 피고, 가지 끝에 작은 꽃들이 원뿔모양으로 모여 달린다. 꽃잎은 5장이고, 꽃받침잎에 갈색 잔털이 빽빽하다. **열매** 10~12월에 검은자주색으로 여물며 둥글다.

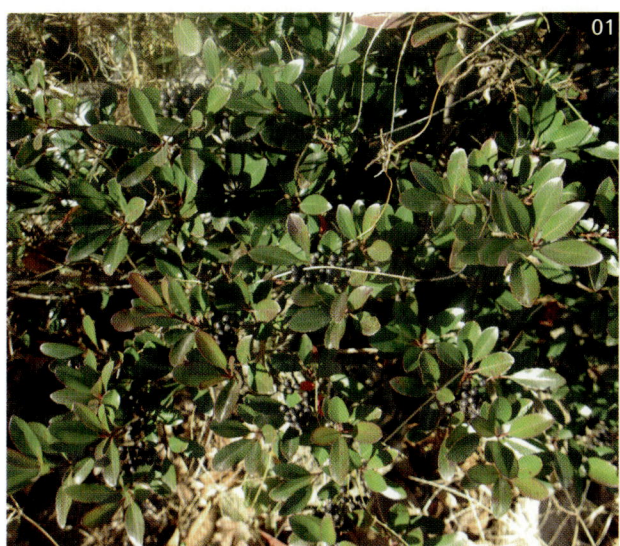

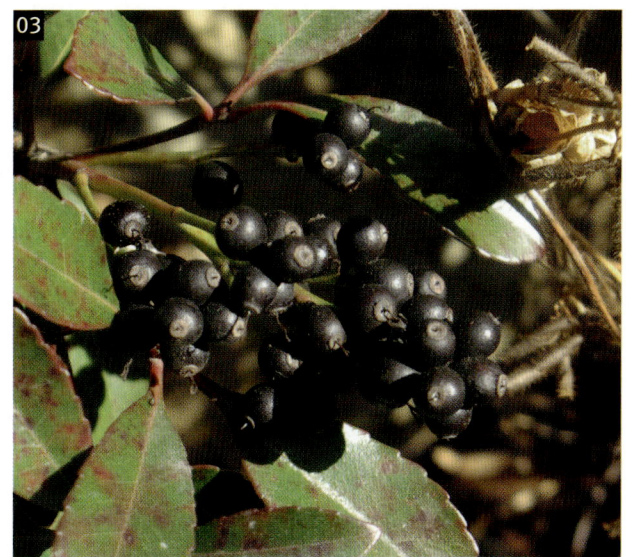

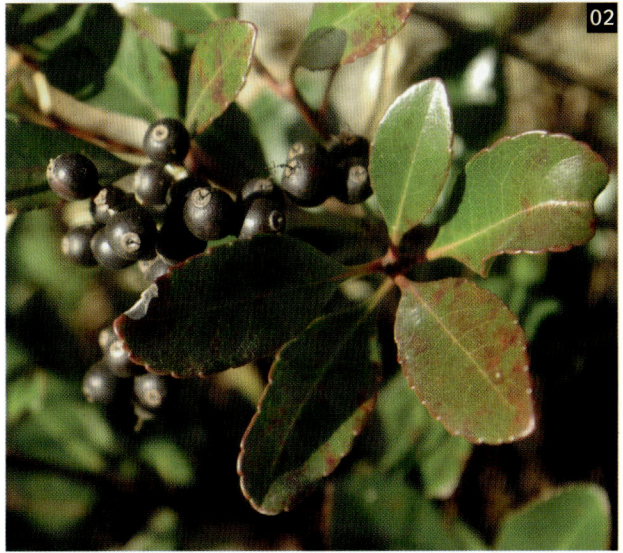

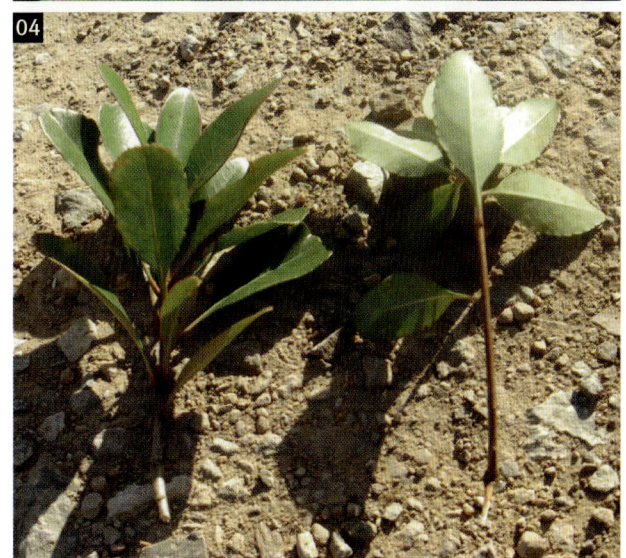

01 초겨울 모습. 11월 20일
02 잎. 11월 20일
03 열매. 11월 20일
04 잎 앞뒷면. 11월 20일

130 둥근잎다정큼

Raphiolepsis indica var. *integerrima*
장미과 늘푸른 작은키나무

생약명	석반목(石斑木), 후엽석반목(厚葉石斑木)
작용 장부·경맥	심장(火)
효능	관절통, 타박상, 붓기, 피부궤양
성분	타닌(수렴작용)

서식지 남부지방 바닷가, 산기슭 양지

줄기 2~4m 정도 곧게 자란다. **잎** 어긋나게 모여서 나고 두꺼우며, 둥근 타원형이고 톱니가 거의 없다. 겨울에도 푸르다. **꽃** 4~6월에 흰색으로 핀다. **열매** 10~12월에 여물고 검은자주색이다.

01 잎 달린 모습. 11월 23일
02 열매. 11월 23일
03 다정큼나무(왼쪽)와 둥근다정큼(오른쪽) 잎 비교. 11월 23일

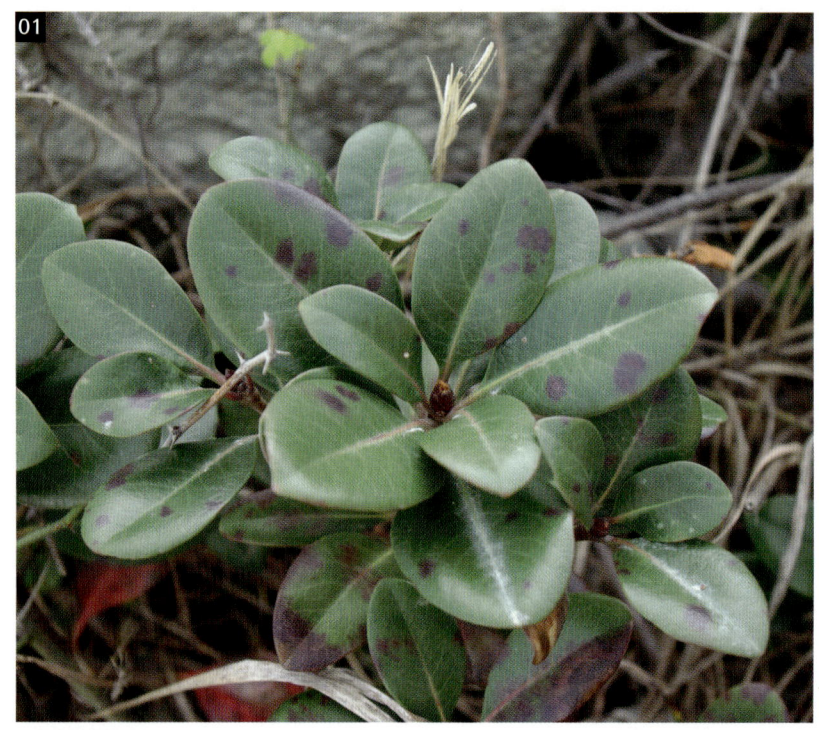
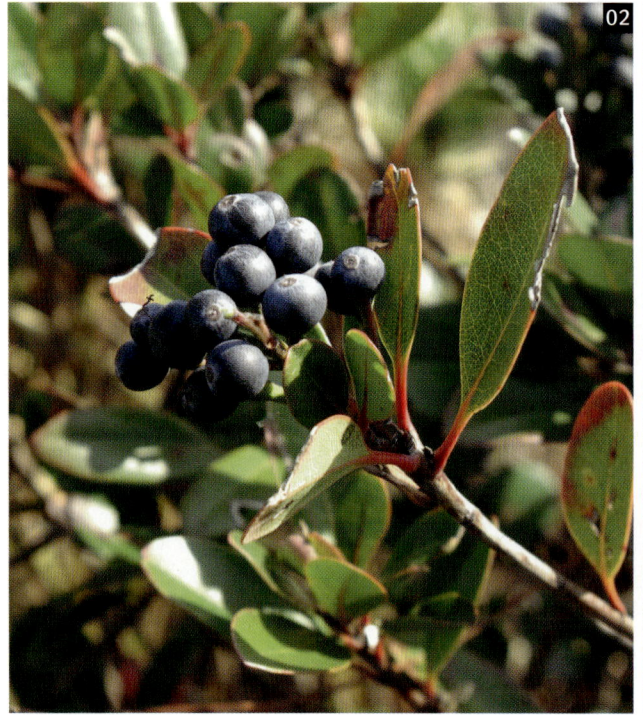
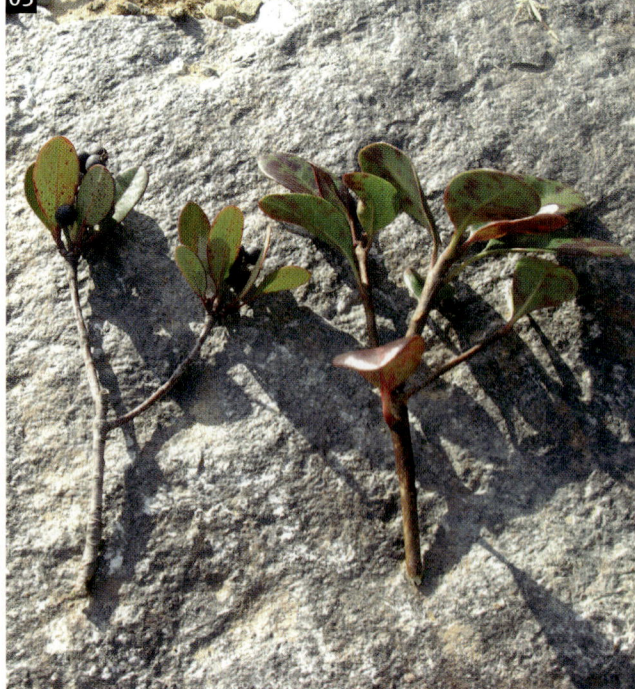

131 소나무

Pinus densiflora Siebold & Zucc.
소나무과 늘푸른 큰키나무

생약명
송엽(松葉)

작용 장부·경맥
심장(火), 비장(土)

효능
산후풍
류머티즘
고혈압
불면증
습진

성분
테르펜(독성중화)
글루코키닌(식물성인슐린)
루틴(모세혈관강화)
플라보노이드(산화방지)
타닌(수렴작용)

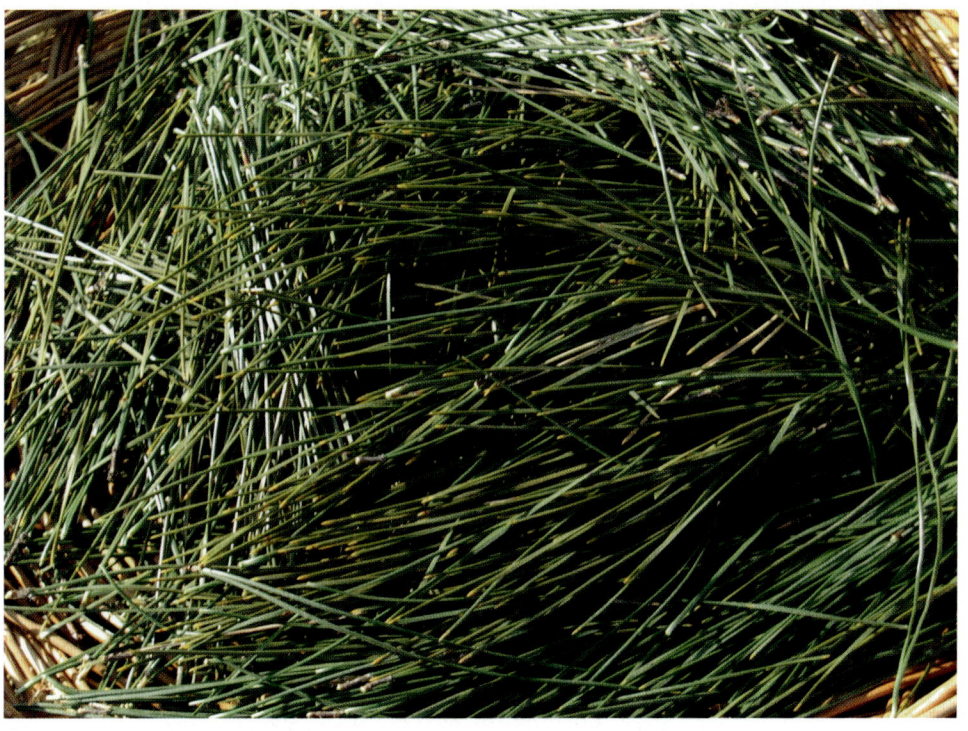

▶ 채취한 솔잎. 12월 23일

식초 발효와 먹는 방법

당분으로 발효시키기

채취 새순(봄), 잎(수시로)

배합비율 **기본발효용** | 새순·잎 100 : 설탕 30 : 생효모 0.1 : 설탕물(20% 농도) 적당량
초앉히기용 | 원액 100 : (필요시) 씨식초 또는 생막걸리 10

핵심요령 ❶ 새순·잎은 밑동을 잘라내고 적당히 썰어서 넣는다. ❷ 향이 살도록 누룩 대신 효모를 쓴다. ❸ 식초액이 적게 나오므로 설탕물을 추가한다.

발효와 먹는 방법 ▶ 새순·잎을 설탕에 버무려 항아리에 넣고, 생효모를 뿌린 뒤 끓인 물을 식혀서 설탕물을 만들어 붓는다. ▶ 미리 조금 남겨둔 설탕을 위에 덮고 100일간 발효시킨다. ▶ 원액을 걸러 항아리에 앉히고, 씨식초나 생막걸리를 넣는 경우에는 이때 넣어서 3~6개월 발효시킨 뒤 찌꺼기를 거른다. ▶ 물에 5~10배 희석하여 식후에 마신다. ▶ 자세한 발효 원리와 방법, 먹는 방법은 p.45를 참조한다.

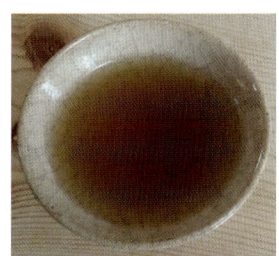

소나무 잎 식초.

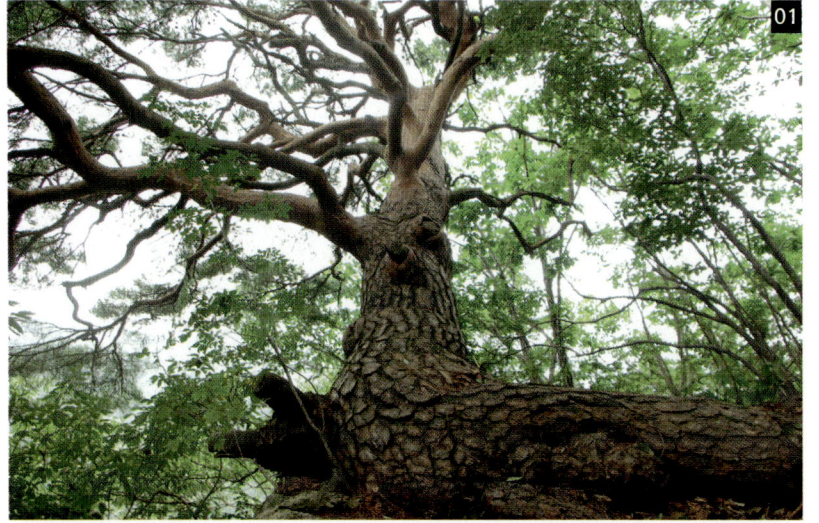

서식지 산속 토질 좋은 곳
줄기 25~35m. 줄기껍질은 검붉은회색이고, 점차 다각형으로 갈라져서 붉은 속살이 나온다. **잎** 길이 8~9㎝. 2장씩 맞붙어 연이어 나고 바늘모양이며, 겨울에도 푸르다. **꽃** 5월에 피며 암꽃과 수꽃이 한 나무에 달린다. 수꽃은 노랗고, 암꽃은 자주색이다. **열매** 9~10월에 여문다. **주의** 송진이 들어 있어 오래 먹으면 몸이 무거워지므로 가끔씩 복용한다.

01 초가을 모습. 9월 2일
02 씨앗이 붙어 있는 새순. 5월 17일
03 어린나무에서 올라온 새순. 4월 29일
04 꽃 피기 전의 새순. 5월 26일

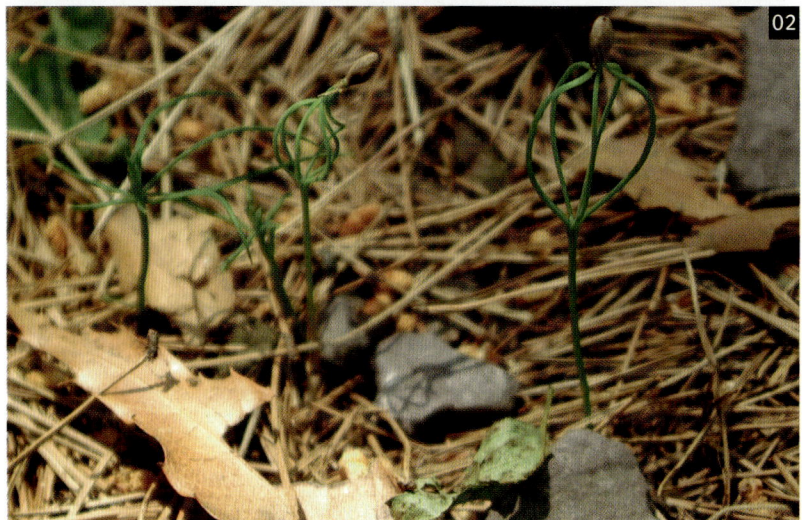

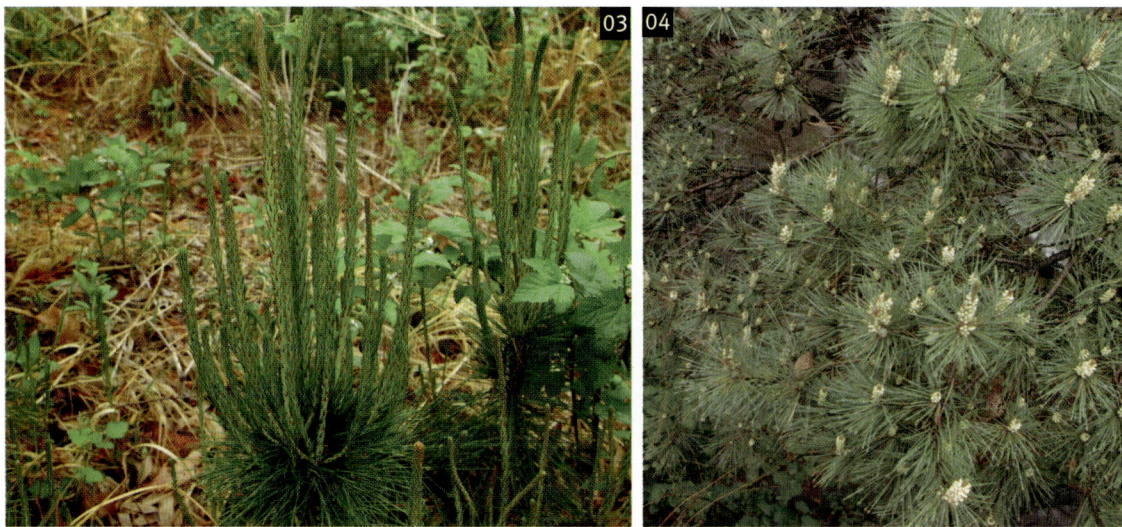

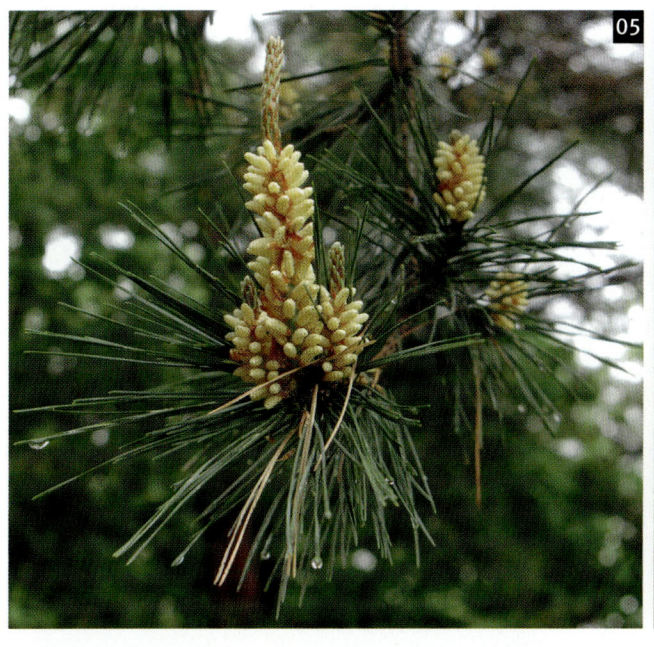
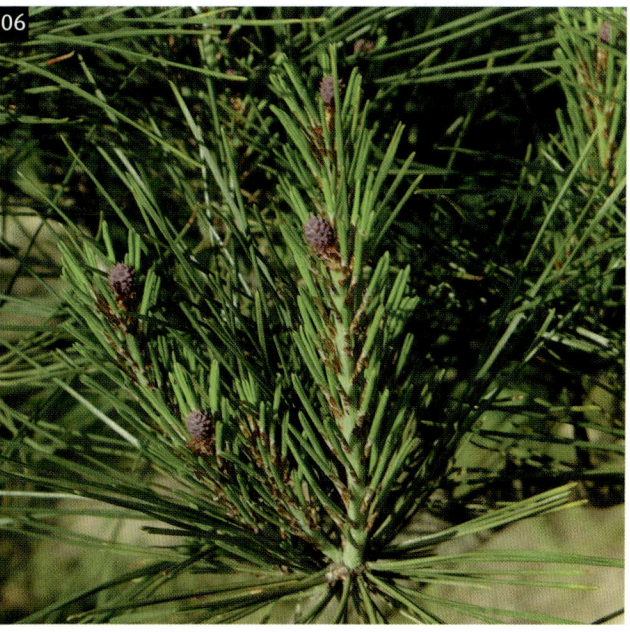
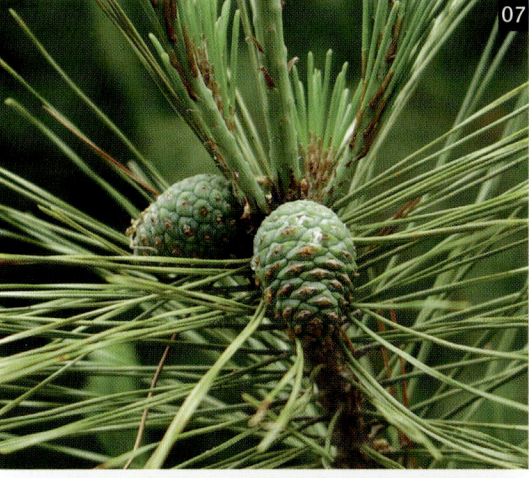

05 수꽃. 4월 29일
06 암꽃. 5월 16일
07 풋열매. 5월 26일
08 묵은 열매. 1월 3일
09 밑동. 12월 28일

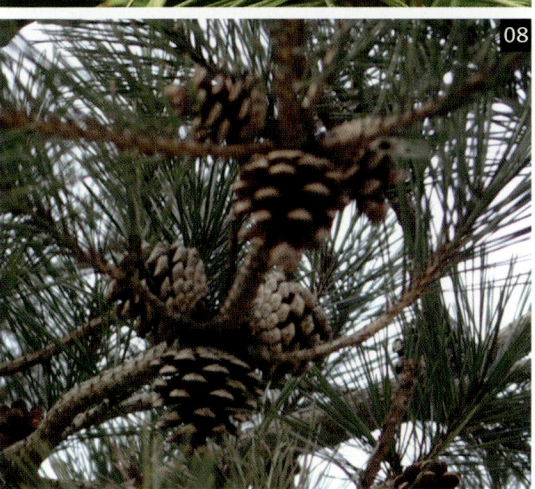
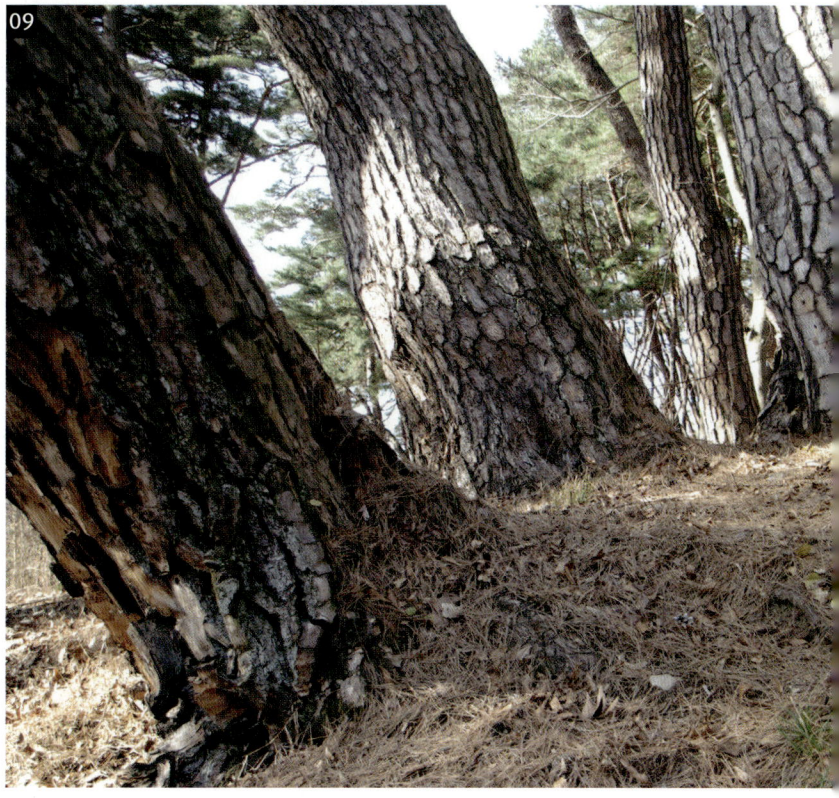

132 층꽃풀

Caryopteris incana (Thunb.) Miq.
마편초과 잎지는 반작은키나무

생약명
난향초(蘭香草)

작용 장부·경맥
심장(火)
비장(土)
폐(金)

효능
기관지염, 류머티즘
가려움증, 습진

성분
캄펜(해열소염)
베타피넨(진균억제)
알파쿠베벤(신경안정)
스테로이드(소염진통해열)
아미노산(근육강화)

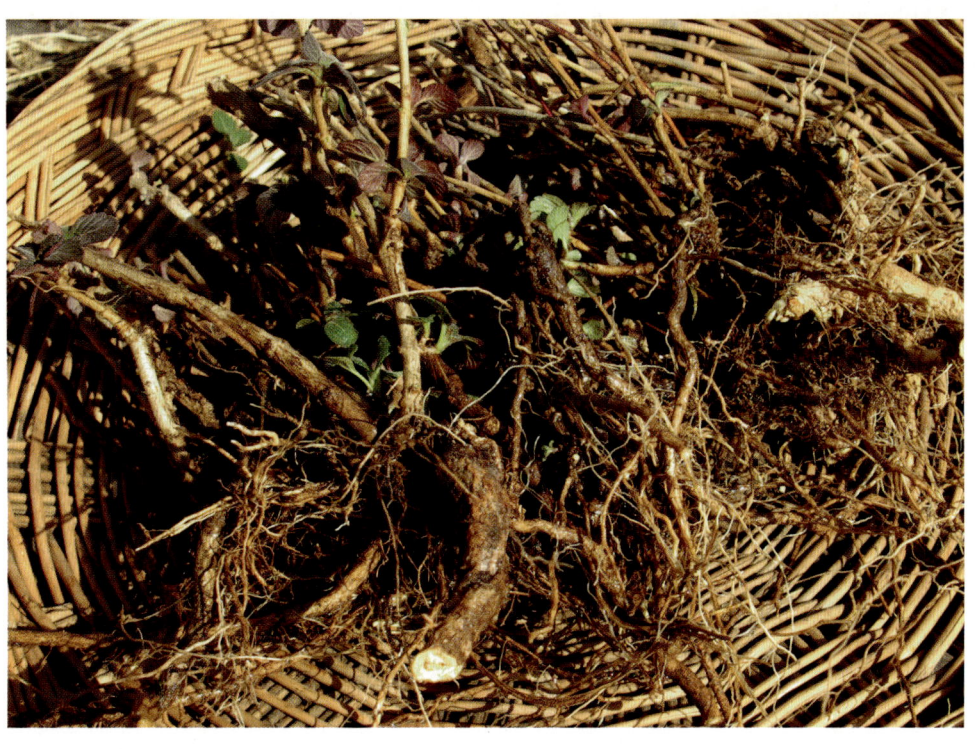

▶ 채취한 층꽃풀 뿌리. 1월 29일

식초 발효와 먹는 방법

누룩으로 발효시키기

채취 뿌리(늦가을~겨울)

배합비율   **기본발효용** | 뿌리 달인 물 300 : 쌀이나 현미 100 : 누룩 10

          초앉히기용 | 원액 100 : (필요시) 씨식초 10

핵심요령 ❶ 뿌리는 껍질째 달인다. ❷ 누룩은 거칠게 부숴서 쓴다. ❸ 원액이 독하면 발효 기간을 늘린다.

발효와 먹는 방법 ▶ 쌀이나 현미로 지은 술밥을 식혀 누룩을 섞고, 뿌리 달인 물을 식혀 부은 다음 항아리에 넣어 10일간 발효시킨다. ▶ 원액을 걸러 항아리에 앉히고, 씨식초는 이때 넣어서 40~50일 숙성시킨 뒤 찌꺼기를 거른다. ▶ 물에 5~10배 희석하여 식후에 마신다. ▶ 자세한 발효 원리와 방법, 먹는 방법은 p.40를 참조한다.

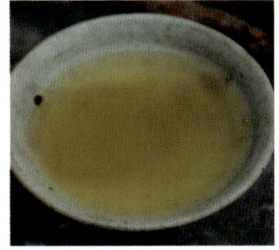

층꽃풀 뿌리 식초.

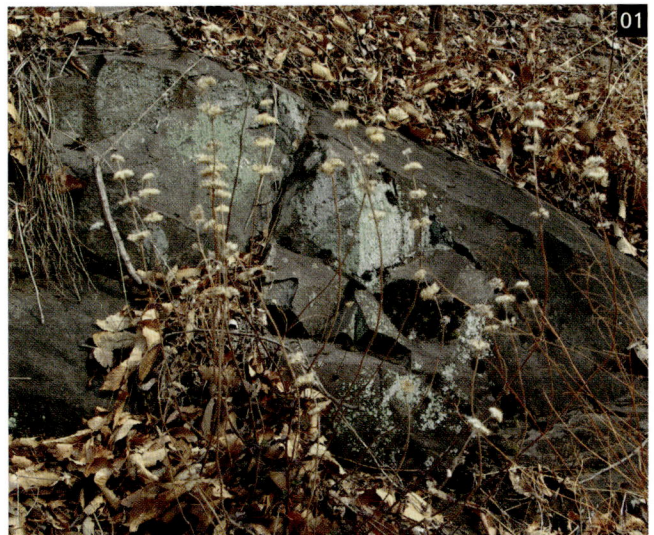

서식지 산과 들의 비탈이나 바위 있는 곳
뿌리 굵게 뻗는다. **줄기** 30~60㎝. 무더기로 올라오며, 밑동은 나무처럼 단단하고, 윗동은 푸르다. 겨울에 말라죽는다. **잎** 길이 2.5~8㎝. 마주 나고 긴 타원형이며, 끝이 갸름하거나 뾰족하다. 가장자리에 큰 톱니가 있고, 앞뒷면에는 잔털이 있다. **꽃** 7~8월에 푸른보라색으로 피며, 잎겨드랑이에 작은 꽃들이 층층이 빙 둘러 달린다. 꽃부리가 5갈래이다. **열매** 9~10월에 여문다. 씨앗은 검고 날개가 있으며, 꽃받침에 싸여 있다.

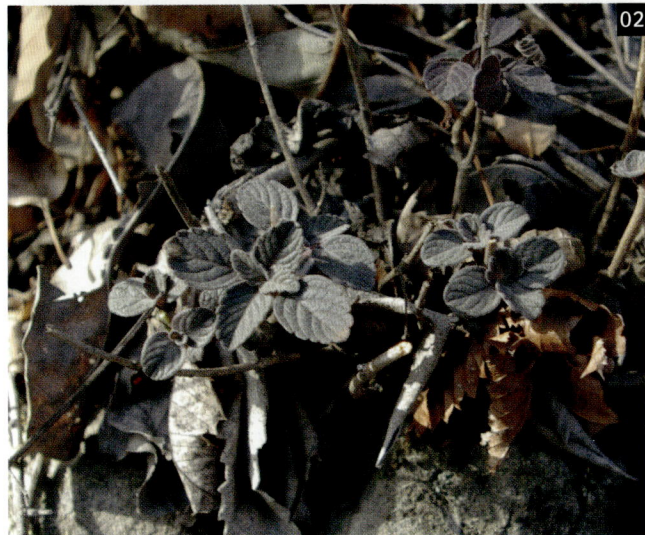

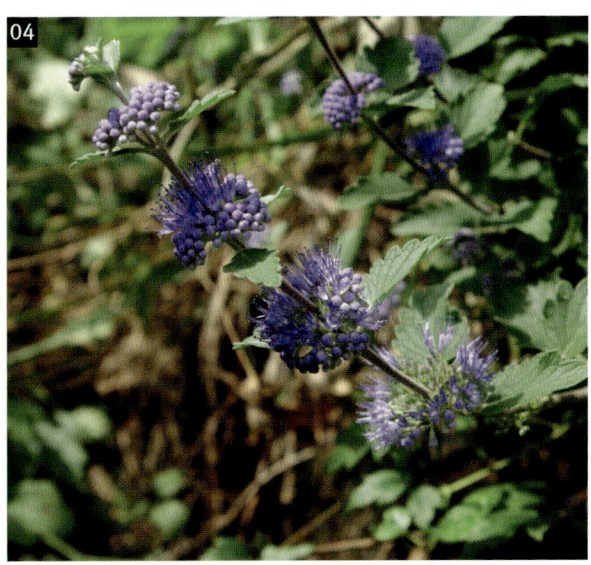

01 겨울에 남아 있는 묵은대. 2월 25일
02 묵은대 밑에 올라온 겨울 새순. 1월 29일
03 줄기 자라는 모습. 7월 3일
04 꽃과 꽃봉오리. 9월 12일
05 겨울에 남아 있는 열매. 1월 29일

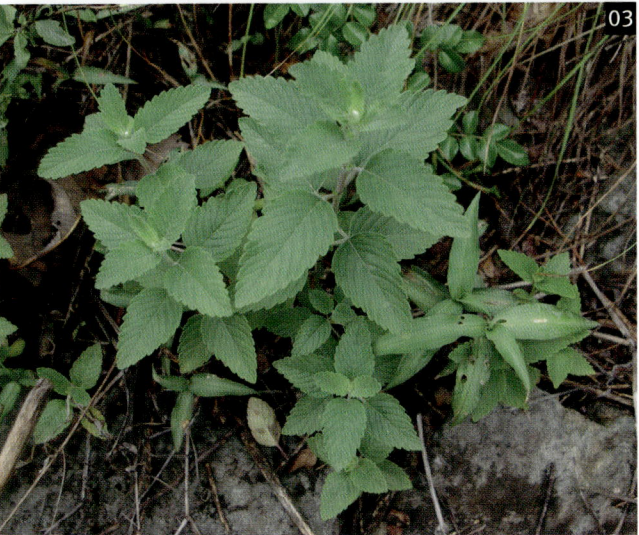

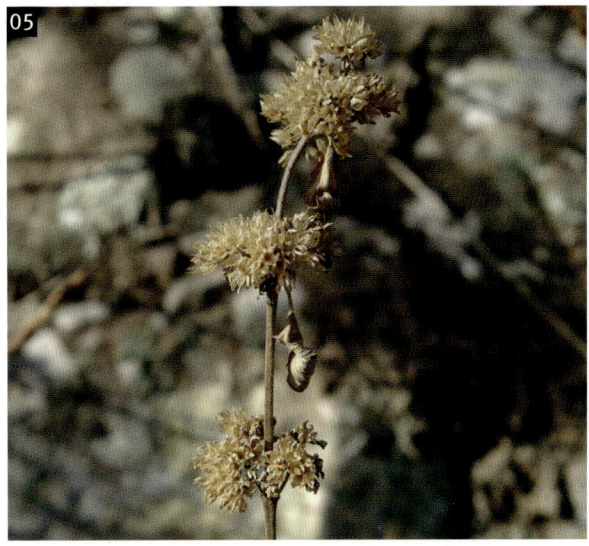

133 산삼

Panax ginseng
두릅나무과 여러해살이풀

생약명
산삼(山蔘)
고려산삼(高麗山蔘)

작용 장부·경맥
심장(火), 비장(土)
폐(金), 신장(水)

효능
병증쇠약, 면역력저하
성기능장애, 산후출혈
종양, 결핵, 심장병,
고혈압, 건망증, 당뇨
소아경기

성분
인삼사포닌(면역력강화)
파낙소사이드
(중추신경흥분작용)
스페르민(발기중추자극)
폴리아세틸렌(종양억제)
산성펩타이드(유사인슐린)
베타시토스테롤(혈전개선)
콜레스티라민(동맥경화예방)
콜린(숙취해소)
아미노산(근육강화)
판토텐산(항스트레스)
니코틴산(숙취해소)
니코틴산아미드
(담즙합성촉진)
팔미트산(종양억제)
사포게닌(거담작용)

▶ 채취한 산삼. 5월 30일

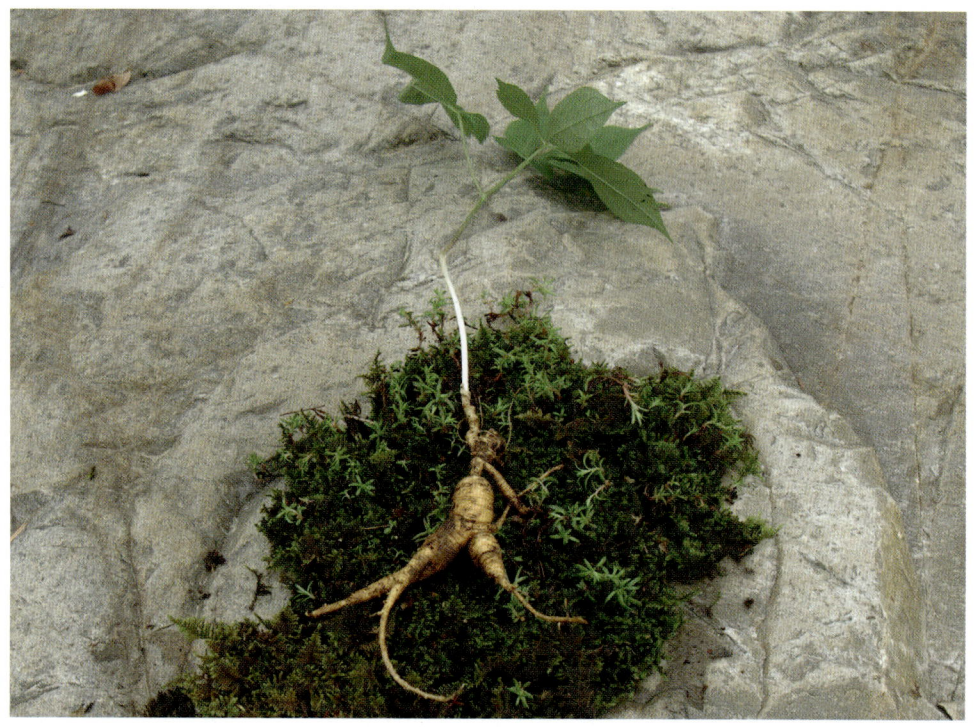

식초 발효와 먹는 방법

누룩으로 흑초 발효시키기

채취 뿌리째 캔 전초(수시로)

배합비율　**기본발효용(밑술밥)** | 전초 달인 물 100 : 쌀이나 현미 50 : 누룩 50
　　　　　기본발효용(덧술밥) | 끓인 물 200 : 쌀이나 현미 100 : 누룩 25

핵심요령 ❶ 원액을 독하게 만들어 장기 발효시킨다. ❷ 누룩은 거칠게 부숴서 쓴다. ❸ 산삼은 껍질째 달인다. ❹ 달이고 남은 산삼은 잘게 썰어서 술밥, 누룩과 함께 섞어 담근다.

발효와 먹는 방법 ▶ 쌀이나 현미로 지은 술밥을 식혀 누룩을 섞고, 산삼 달인 물을 식혀 부은 다음 항아리에 넣어 7일간 발효시킨다. ▶ 덧술밥을 추가하여 100일간 발효시킨다. ▶ 원액을 걸러 항아리에 앉히고 실외에서 4계절 이상 숙성시켜 찌꺼기를 거른다. ▶ 물에 5~10배 희석하여 식후에 마신다. ▶ 자세한 발효 원리와 방법, 먹는 방법은 p.42를 참조한다.

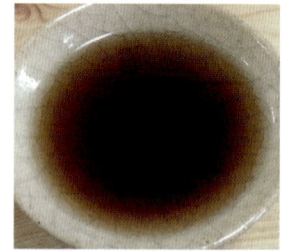

산삼 흑초.

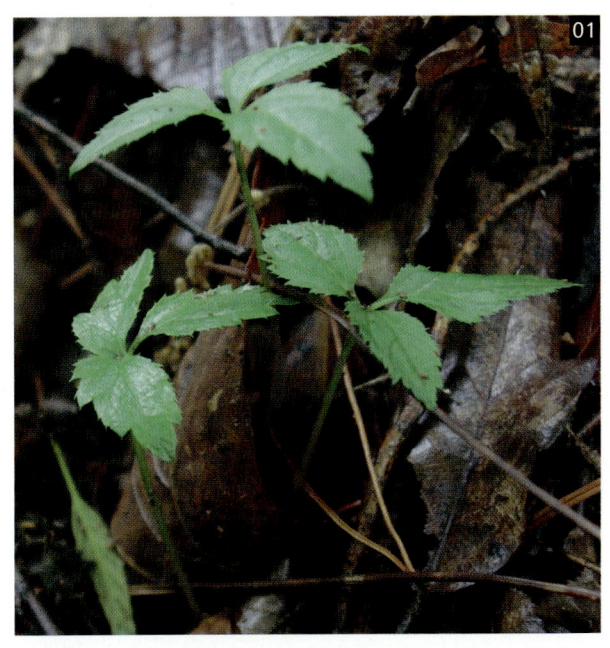

서식지 깊은 산 혼합림(넓은잎나무와 바늘잎나무)의 반양지 반그늘의 토질이 부드러운 곳

뿌리 땅속에 짧은 뿌리줄기(노두)가 있고, 해마다 나이테가 생긴다. 원뿌리는 굵게 자라고 갈라지며, 잔뿌리가 있다. **줄기** 50~60㎝. 비스듬히 자라고, 가지가 3~4개 정도 갈라져 나온다. **잎** 5장씩 빙 둘러 나는데 간혹 7장씩 달리는 것도 있다. 달걀모양으로 끝이 뾰족하고 밑이 갸름하며, 가장자리에 잔톱니가 있다. **꽃** 4~5월에 연녹색으로 피며, 줄기 끝에 작은 꽃들이 우산모양으로 모여서 달린다. 꽃잎은 5장이다. **열매** 6~7월에 여물고 눌린 공모양이며, 익으면 붉은색이 된다. **주의** 급성간염, 급성신장염 환자나 임산부는 부작용이 있을 수 있으므로 먹지 않는다. 사람 손이 닿지 않고, 새가 열매를 먹은 뒤 배설하여 싹이 돋아난 것을 천종이라 하여 가장 귀하게 여긴다.

01 1년생 모습. 5월 13일
02 줄기 자라는 모습. 6월 10일
03 잎 달린 모습. 5월 22일
04 뿌리째 채취한 모습. 5월 22일

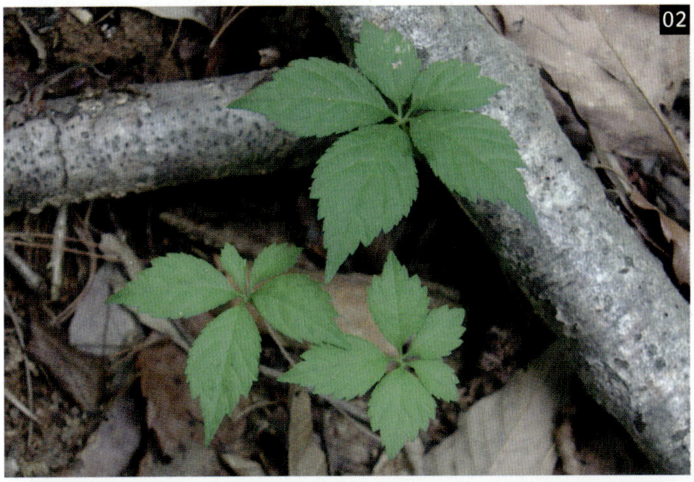

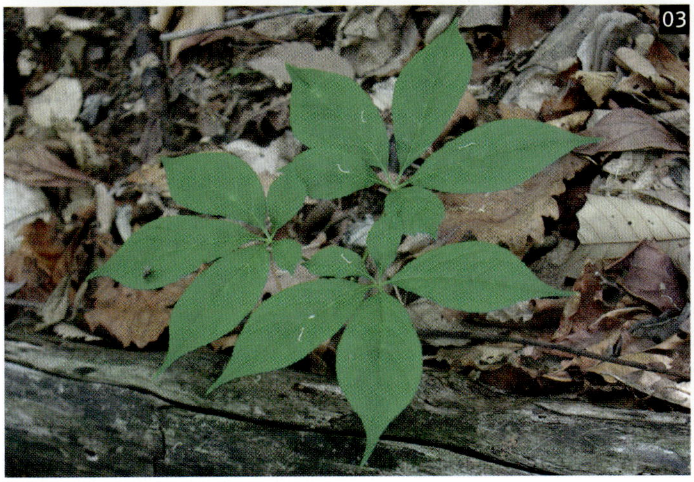

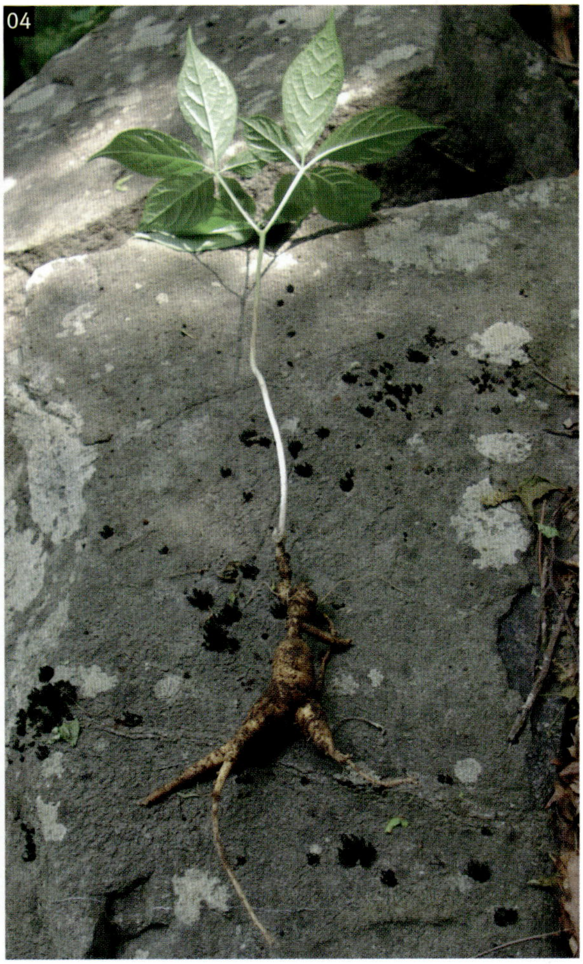

꿩의다리 종류

심장·위·폐에 작용

꿩의다리

같은 약재
산꿩의다리

유사 약재
자주꿩의다리

꿩의다리 대용
금꿩의다리
은꿩의다리

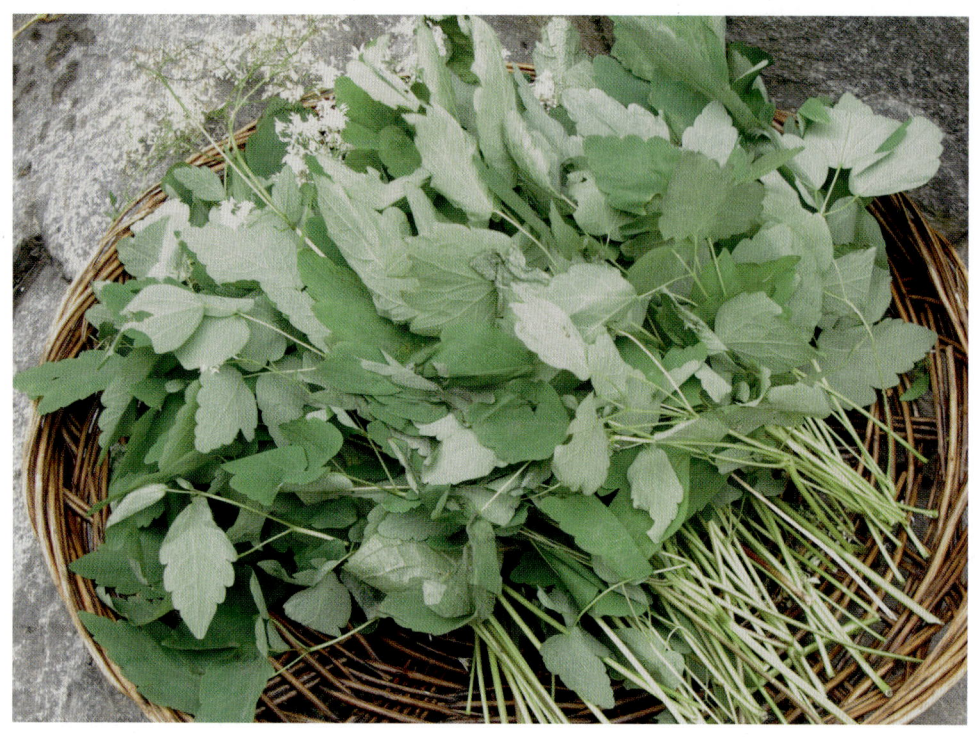

▶ 채취한 산꿩의다리 잎과 줄기.
7월 12일

식초 발효와 먹는 방법

생막걸리로 발효시키기

채취 뿌리째 캔 전초(봄~여름), 뿌리(늦가을~겨울)

배합비율　**기본발효용** | 꿩의다리 종류(잎·줄기·뿌리) 100 : 생막걸리(멸균되지 않은 것) 100 : 조청 또는 엿기름가루 5

　　　　　초앉히기용 | 원액 100 : (필요시) 씨식초 10

핵심요령 ❶ 잎·줄기·뿌리는 적당히 썰어 넣는다. ❷ 쓴맛이 덜하게 조청량을 조금 늘려도 된다. ❸ 1종류씩 담근다.

발효와 먹는 방법 ▶ 잎·줄기·뿌리를 항아리에 넣고 생막걸리와 조청 또는 엿기름가루를 넣어 40~50일 발효시킨다. ▶ 원액을 걸러 항아리에 앉히고, 씨식초는 이때 넣어서 3~6개월 발효시킨 뒤 찌꺼기를 거른다. ▶ 물에 5~10배 희석하여 식후에 마신다. ▶ 자세한 발효 원리와 방법, 먹는 방법은 p.43를 참조한다.

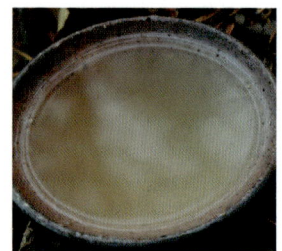

꿩의다리 뿌리 식초.

134 산꿩의다리

Thalictrum filamentosum var. *tenerum* (Huth) Ohwi
미나리아재비과 여러해살이풀

생약명 당송초(唐松草), 심산당송초(深山唐松草), 화당송초(花唐松草)
작용 장부·경맥 심장(火), 위장(土), 폐(金)
효능 신장결석, 피부염, 화병

서식지 산속 반그늘 풀숲
뿌리 땅속에 짧은 뿌리줄기가 있고, 뿌리가 사방으로 뻗으며, 뿌리에 덩이가 생기기도 한다. **줄기** 40~60cm 정도 자란다. **잎** 마주 난 잎줄기가 2회 갈라져 3장씩 달리고, 뒷면이 희끗하며, 잎자루가 없다. 작은잎은 길이 1.5~8cm이고 둥근 달걀모양이며, 밑부분이 쐐기모양 또는 심장모양이고 둔한 톱니가 있으며, 2~3갈래로 얕게 갈라지기도 한다. **꽃** 6~7월에 흰색으로 피며, 줄기 끝에 작은 꽃들이 쟁반모양으로 모여서 달린다. 꽃잎은 없고, 꽃받침조각이 4~5개이며, 수술이 많다. **열매** 7~8월에 여물며 조금 납작하다.

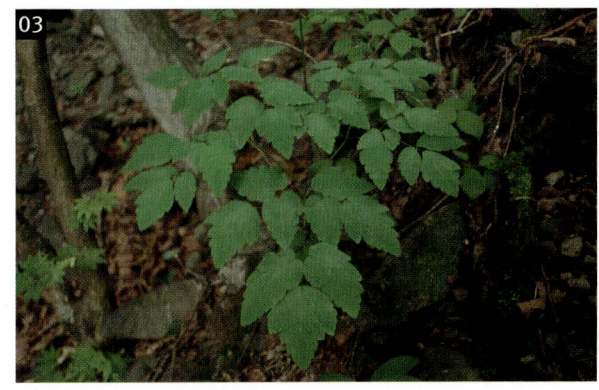

01 어릴 때 모습. 7월 12일
02 줄기 자라는 모습. 7월 12일
03 줄기에 잎 달린 모습. 7월 12일
04 꽃 핀 모습. 7월 12일
05 꽃. 7월 12일

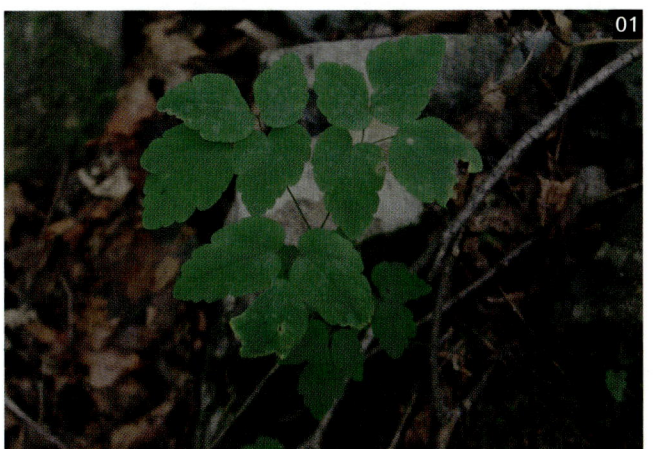

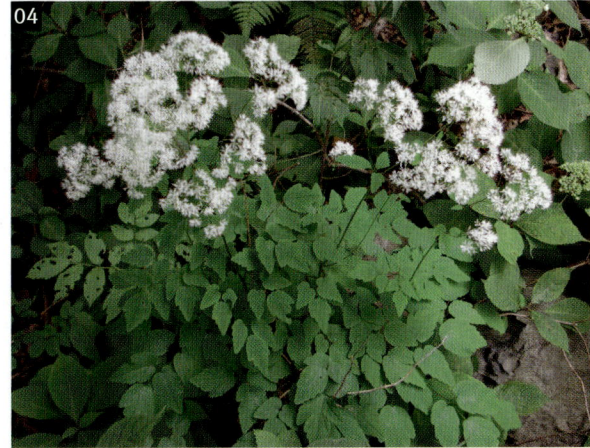

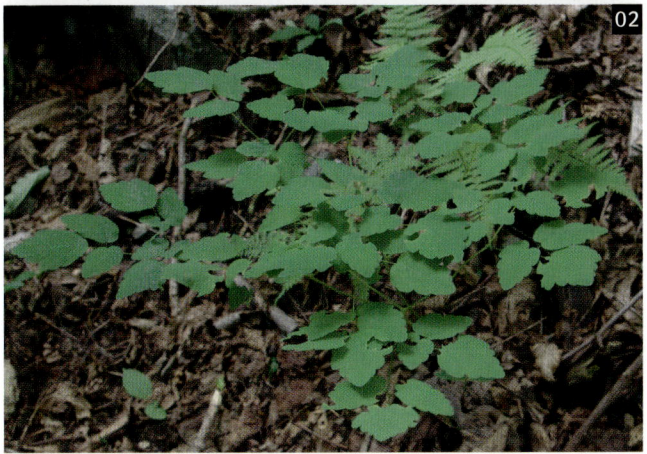

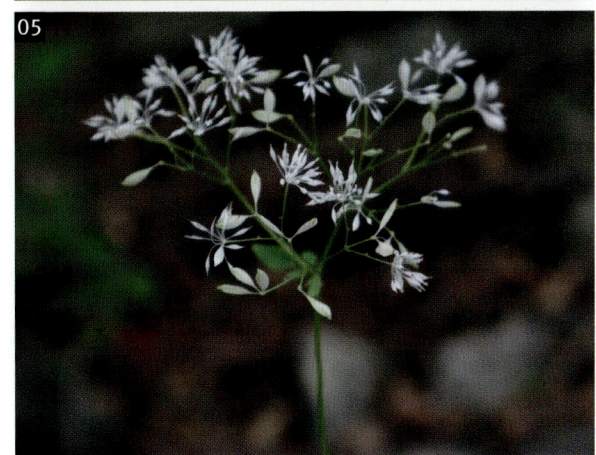

135 좀꿩의다리

Thalictrum kemense var. *hypoleucum* (Siebold & Zucc.) Kitag.
미나리아재비과 여러해살이풀

생약명 소당송초(小唐松草), 연과초(烟鍋草)
효능 백일해, 치통, 습진, 급성피부염
성분 베르베린(진균억제), 알칼로이드(염증통증완화)

서식지 산과 들의 양지
뿌리 사방으로 뻗는다. **줄기** 50~100㎝ 정도 자란다. **잎** 어긋난 잎줄기가 2~4회 갈라져 3장씩 달리며, 끝이 2~3갈래로 얕게 갈라진다. **꽃** 7~8월에 노란연녹색으로 핀다. **열매** 9월에 여물고 달걀모양이며, 8개의 능선이 있다.

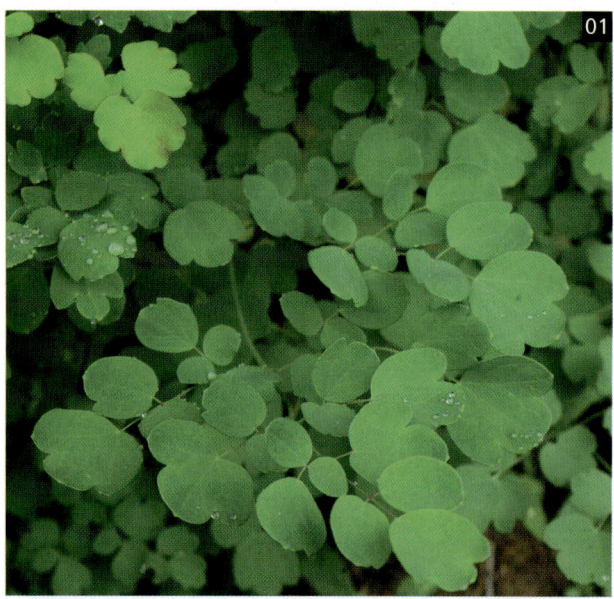

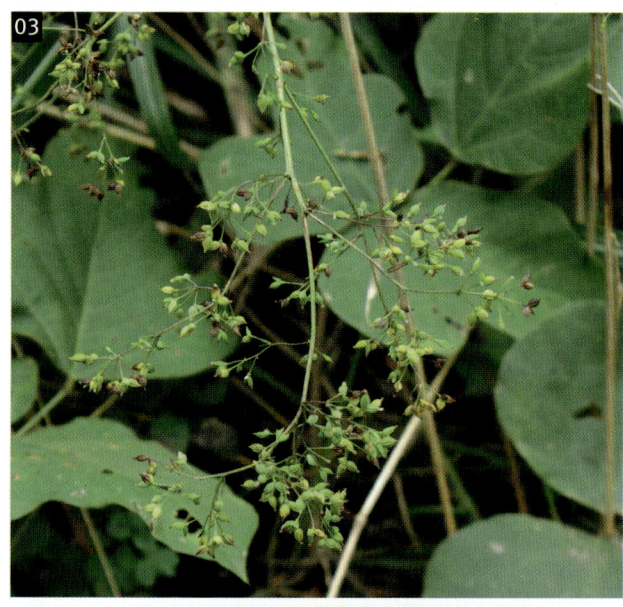

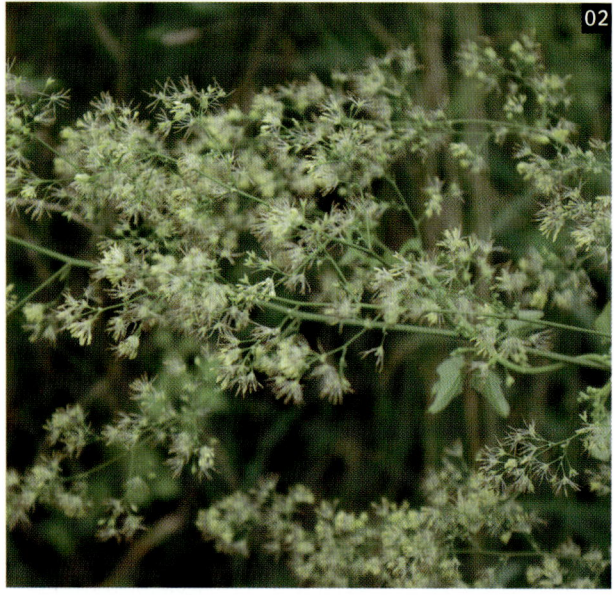

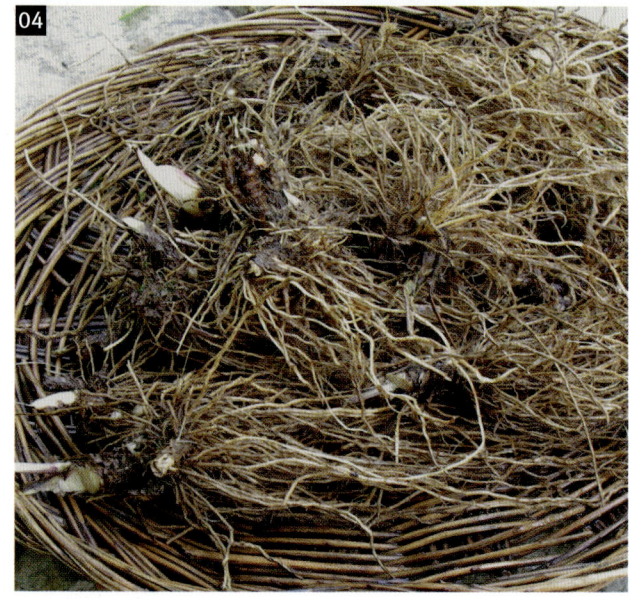

01 잎 달린 모습. 5월 8일.
02 꽃. 7월 21일.
03 열매. 9월 16일.
04 채취한 좀꿩의다리 뿌리. 5월 10일

136 자주꿩의다리

Thalictrum uchiyamai Nakai
미나리아재비과 여러해살이풀

생약명 자당송초(紫唐松草)
효능 화병, 결막염, 인후염, 편도선염, 심한 기침
성분 테탄드린(면역력강화), 베르베린(진균억제)

서식지 산속 반그늘의 촉촉한 바위 옆
줄기 50~60cm. 자줏빛이 돌기도 한다. **잎** 어긋난 잎줄기가 2~3회 갈라져 3장씩 달리며, 둥글거나 달걀모양이다. 큰 톱니가 있으며, 3갈래로 얕게 갈라지기도 한다. **꽃** 6~7월에 흰자주색으로 피고, 작은 꽃들이 엉성하게 원뿔모양으로 달린다. **열매** 짧은 대가 있으며, 편평한 달걀모양에 6개의 맥이 있다.

01 새순. 3월 26일
02 꽃. 7월 13일
03 꽃 핀 모습. 7월 13일
04 채취한 자주꿩의다리 잎과 줄기. 7월 13일

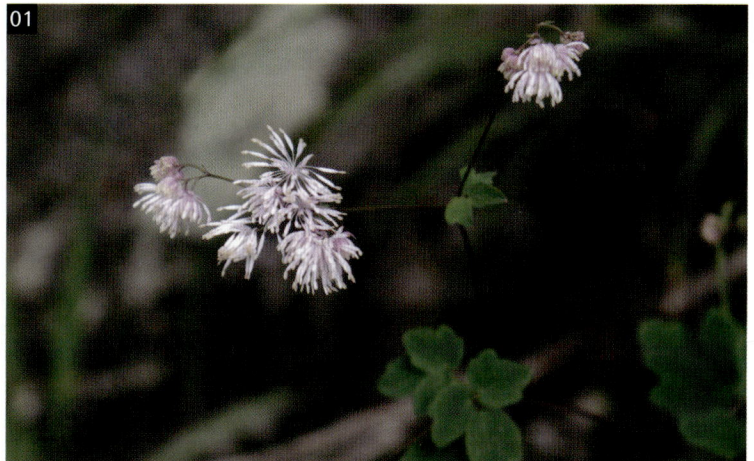
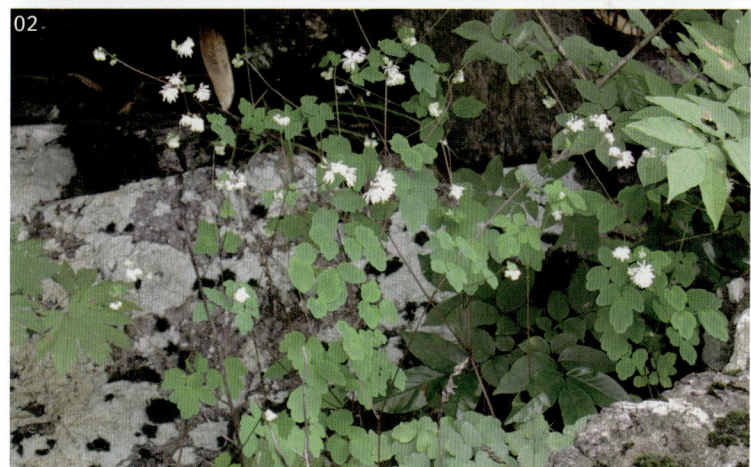
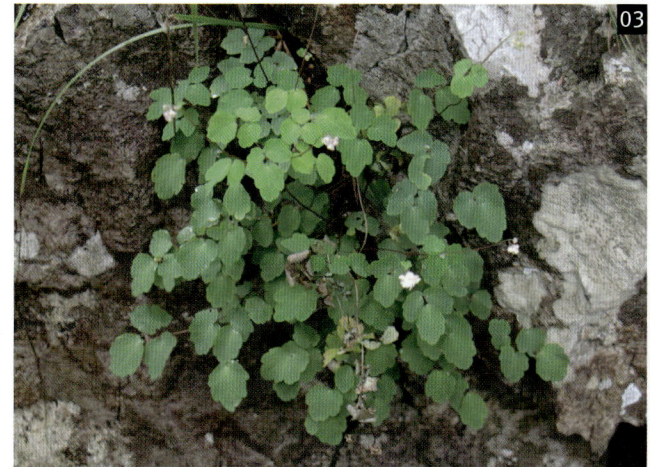
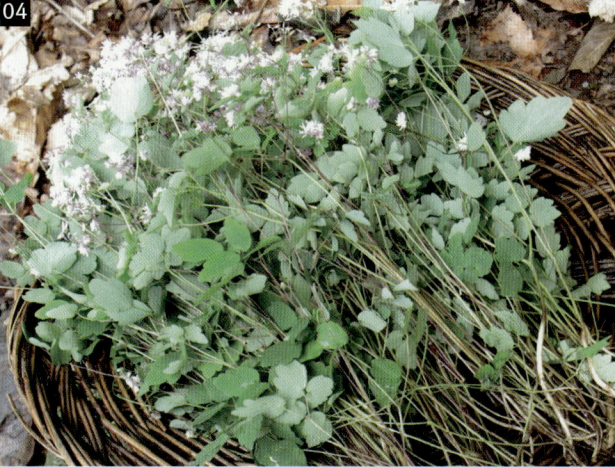

137 금꿩의다리

Thalictrum rochebrunianum var. *grandisepalum* (H. Lev.) Nakai
미나리아재비과 여러해살이풀

생약명 당송초(唐松草), 라씨당송초(羅氏唐松草)

서식지 깊은 산 양지바르고 촉촉한 곳
줄기 70~100㎝. 자주색을 띠며, 세로로 홈이 있다. **잎** 어긋난 잎줄기가 3~4회 갈라져 3장씩 달리고, 달걀모양으로 밑부분이 둥글거나 심장모양이며 3개의 둔한 톱니가 있다. 뒷면은 희끗하다. **꽃** 7~8월에 연자주색으로 피고, 작은 꽃들이 엉성하게 원뿔모양으로 달리며, 수술대와 꽃밥이 노란색이다. **열매** 짧은 대가 있고, 넓고 긴 타원형이며 능선이 있다.

01 꽃. 8월 8일
02 꽃 달린 모습. 8월 8일
03 잎. 8월 8일

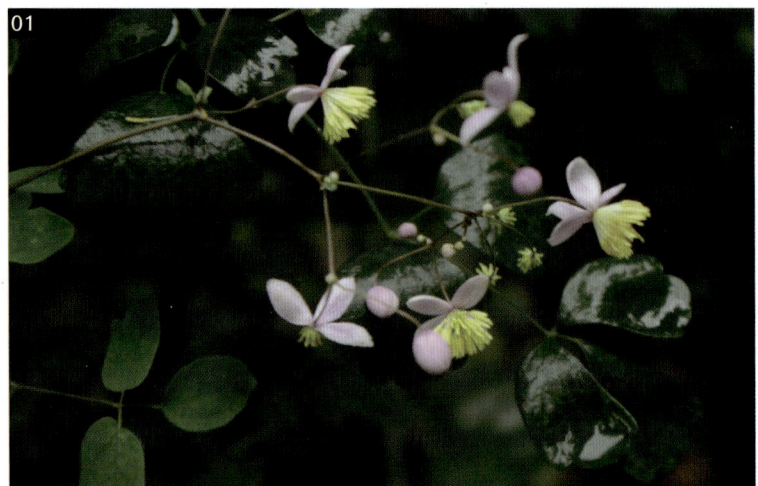

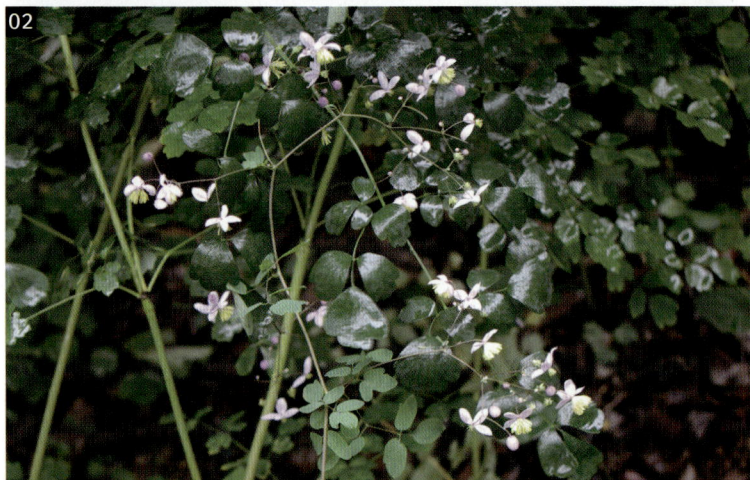

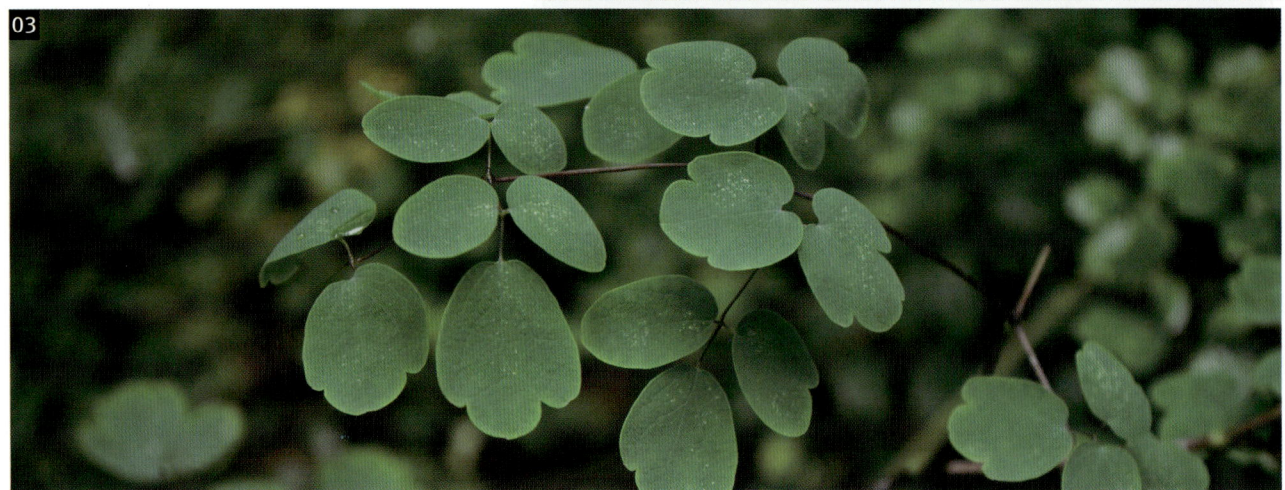

138 은꿩의다리

Thalictrum actaefolium var. *brevistylum* Nakai
미나리아재비과 여러해살이풀

생약명 당송초(唐松草)

서식지 산속 풀밭

줄기 30~60㎝ 정도 곧게 자란다. **잎** 어긋난 잎줄기가 2~3회 갈라져 3장씩 달리며, 둥근 달걀모양이다. 가장자리에 깊게 파인 톱니가 있고, 뒷면은 희끗하다. **꽃** 7~8월에 붉은흰색으로 피고, 작은 꽃들이 엉성하게 원뿔모양으로 달린다. **열매** 좁은 달걀모양이며, 능선은 없다.

01 꽃과 꽃봉오리. 8월 6일
02 꽃 핀 모습. 8월 6일
03 열매. 9월 1일
04 뿌리째 채취한 은꿩의다리. 4월 12일

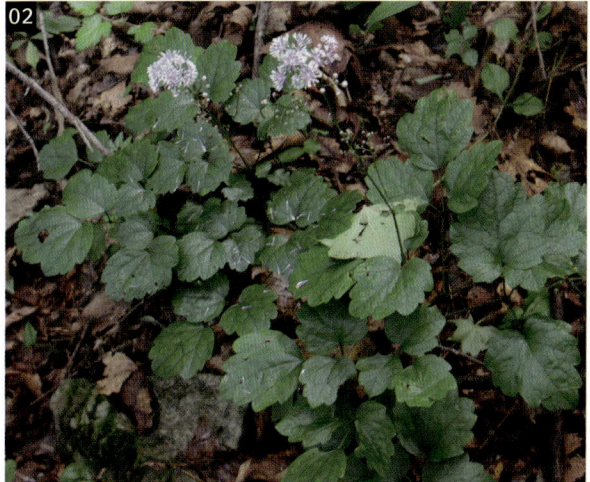
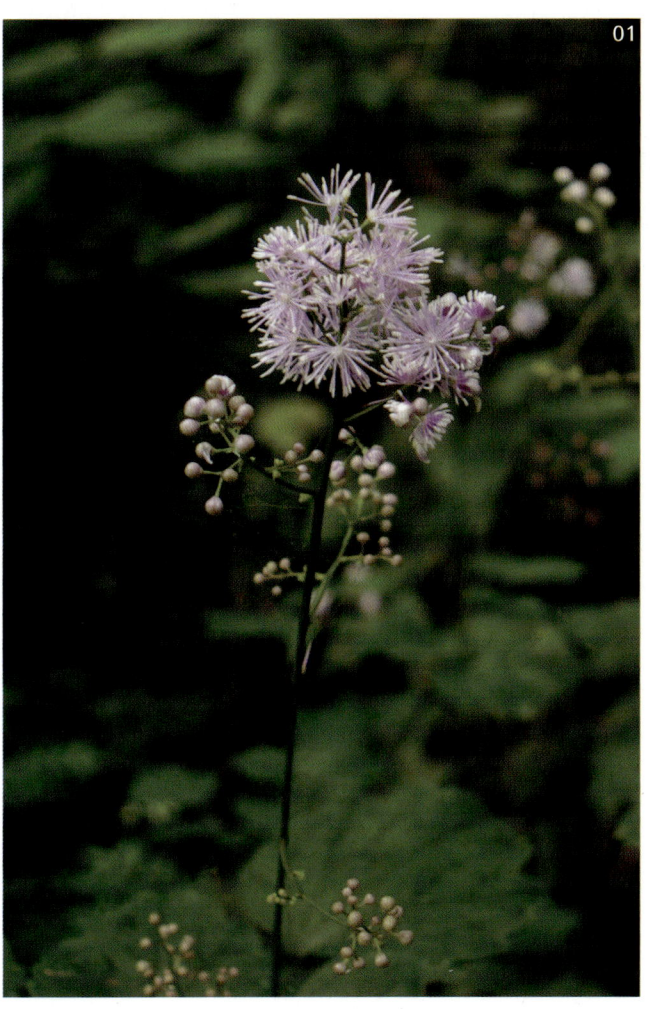
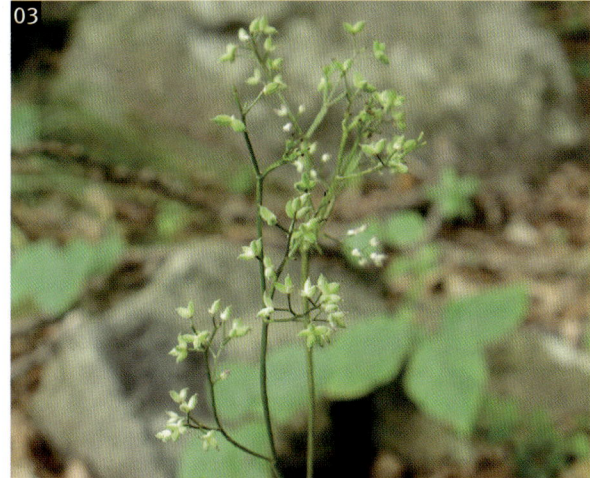
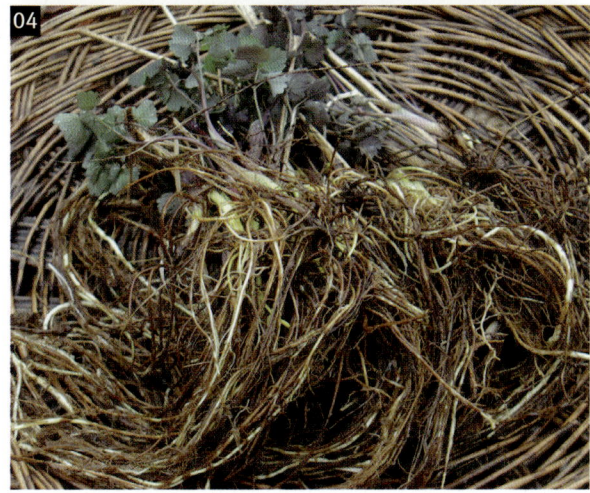

나리 종류 **심장·폐에 작용**

같은 약재
참나리
말나리
하늘말나리

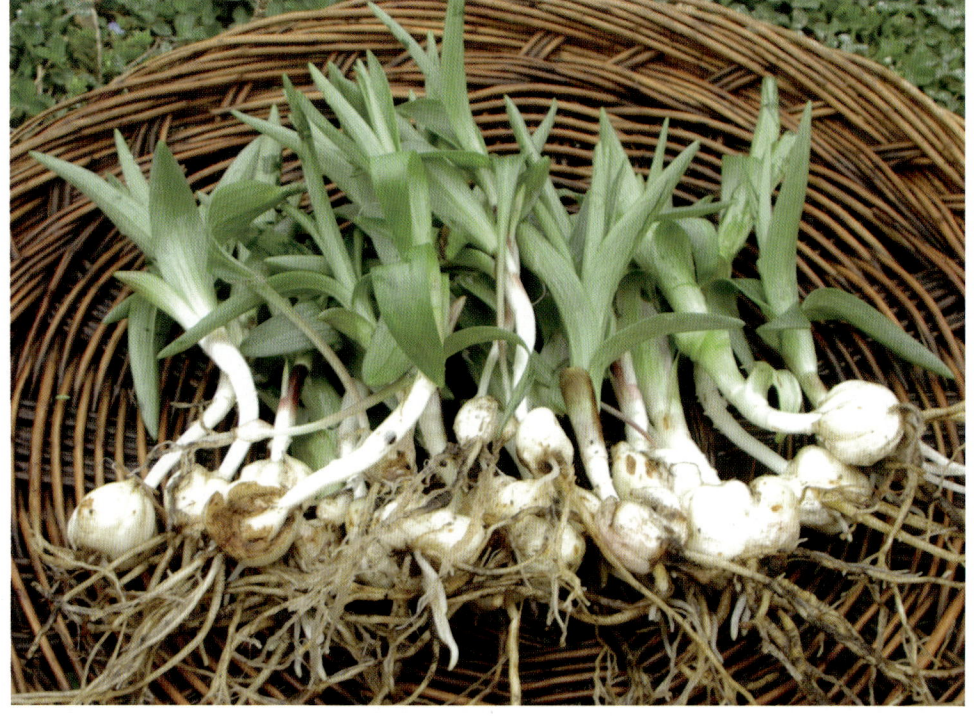

▶ 뿌리째 채취한 참나리.
3월 29일

식초 발효와 먹는 방법

누룩과 엿기름으로 발효시키기

채취 잎(봄), 뿌리(늦가을~초봄)

배합비율 **기본발효용** | 나리 종류(잎·뿌리) 잘게 썬 것 5 : 쌀이나 현미 100 : 물 300 : 누룩 10 : 엿기름가루 5

초앉히기용 | 원액 100 : (필요시) 씨식초 10

핵심요령 ❶ 쓴맛이 덜하게 엿기름 양을 조금 늘려도 된다. ❷ 엿기름 윗물을 써도 좋다. ❸ 누룩은 거칠게 부숴서 쓴다. ❹ 원액이 독하면 발효 기간을 늘린다. ❺ 1종류씩 담근다.

발효와 먹는 방법 ▶ 잎·줄기·뿌리를 쌀이나 현미로 지은 술밥과 함께 쪄서 식힌 뒤 누룩과 엿기름가루를 섞고, 물을 끓여서 식혀 부은 뒤 항아리에 넣어 10일간 발효시킨다. ▶ 원액을 걸러 항아리에 앉히고, 씨식초는 이때 넣어서 40~50일 숙성시킨 뒤 찌꺼기를 거른다. ▶ 물에 5~10배 희석하여 식후에 마신다. ▶ 자세한 발효 원리와 방법, 먹는 방법은 p.41를 참조한다.

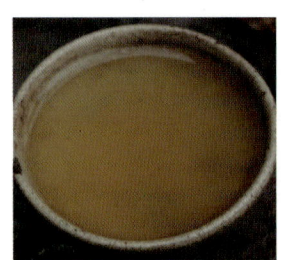

참나리 전초 식초.

139 참나리

Lilium lancifolium Thunb.
백합과 여러해살이풀

- **생약명** 백합(百合), 권단(卷丹)
- **작용 장부·경맥** 심장(火), 폐(金)
- **효능** 폐렴, 인후염, 불면증, 가슴두근거림, 빈혈
- **성분** 페오니플로린(통증염증제거), 페오놀(통증완화), 타닌(수렴작용), 리놀렌산(혈전개선)

서식지 산과 들판의 양지
뿌리 지름 5~6cm. 땅속에 둥근 비늘줄기(알뿌리)가 있고, 잔뿌리가 있다. **줄기** 1~2m. 곧게 자라 끝이 굽고, 줄기껍질에 검은자주색 반점이 있다. **잎** 길이 5~18cm. 어긋나고 촘촘히 빙 둘러 달리며, 피침형이고 두껍다. 잎겨드랑이에 검은갈색 구슬눈이 생겨서 땅에 떨어지면 싹이 난다. **꽃** 7~8월에 땅을 향해 달리고, 선명한 주황색 바탕에 검은자주색 반점이 있으며 뒤로 말린다. 암술과 수술이 길게 뻗는다. **열매** 잘 맺히지 않는다. **주의** 몸을 차게 하므로 임신한 여성은 먹지 않는다.

01 줄기가 자란 모습. 7월 3일
02 잎과 구슬눈(검은색). 6월 15일
03 꽃과 꽃봉오리. 7월 8일

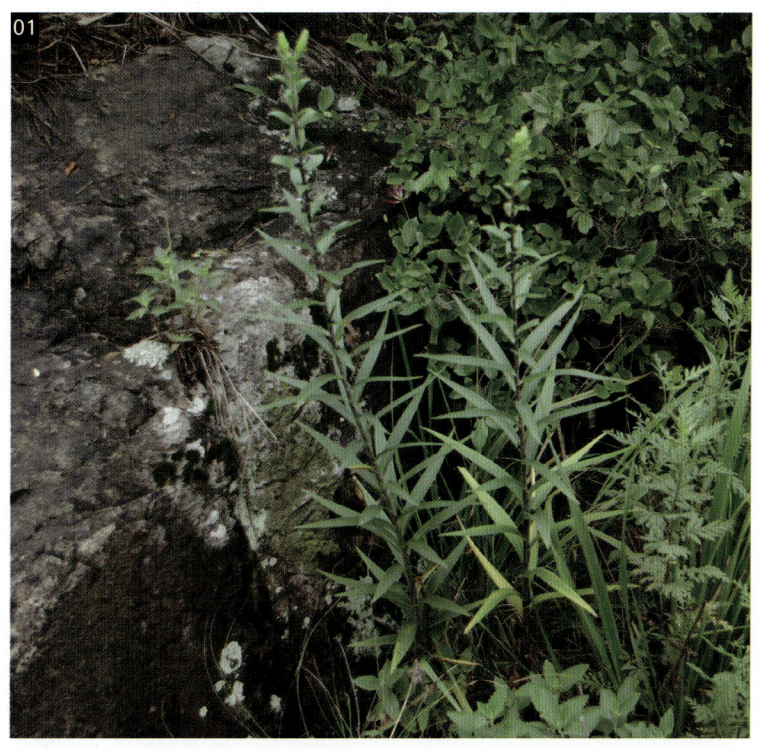

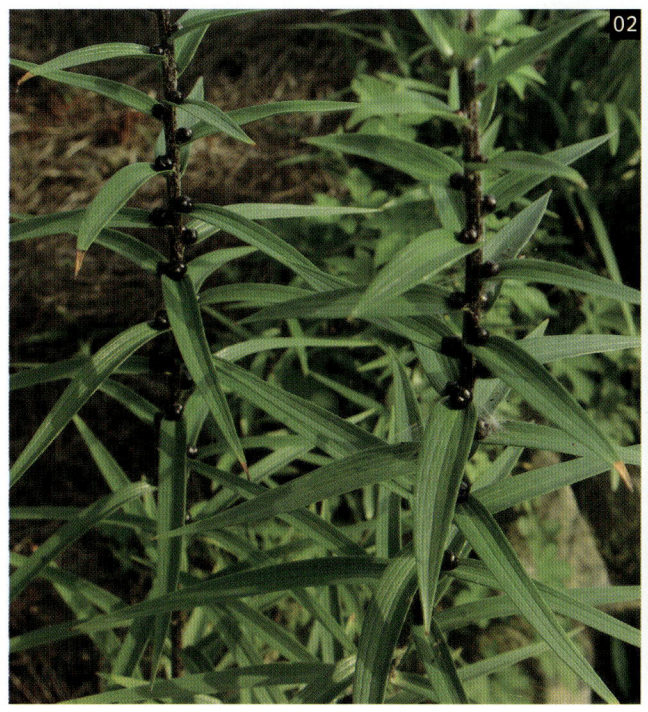

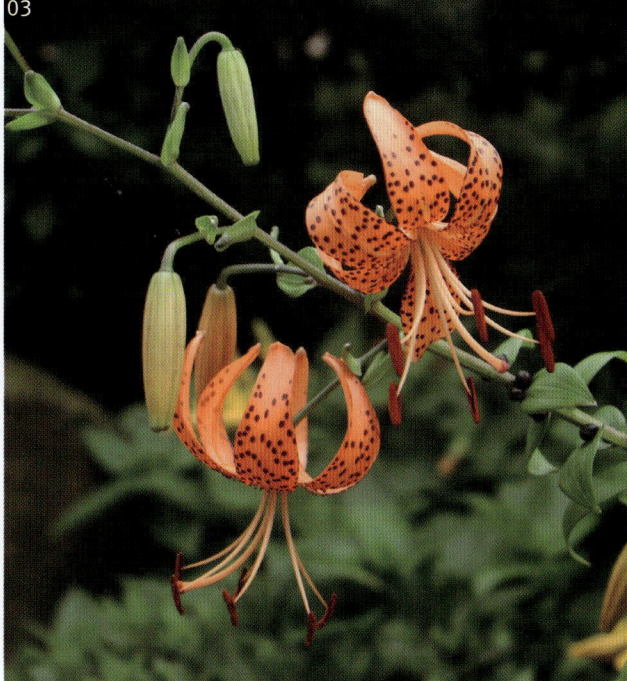

140 말나리

Lilium distichum Nakai ex Kamib.
백합과 여러해살이풀

생약명 백합(百合), 동북백합(東北百合)
작용 장부·경맥 심장(火), 폐(金)
효능 폐렴, 인후염, 불면증, 가슴두근거림, 빈혈
성분 페오니플로린(통증염증제거), 페오놀(통증완화), 타닌(수렴작용), 리놀렌산(혈전개선)

서식지 깊은 산 중턱
뿌리 땅속에 둥근 비늘줄기(알뿌리)가 있다. **줄기** 80cm 정도 자란다. **잎** 4~9장이 빙 둘러 나서 모두 10~20장 정도 달린다. 윗동잎은 피침형이며 작고 어긋난다. **꽃** 7월에 옆을 향해 달리고, 주황색 바탕에 자주색 반점이 있다. 암술과 수술이 길게 뻗지 않는다. **열매** 10월에 여문다. **주의** 몸을 차게 하므로 임신한 여성은 먹지 않는다.

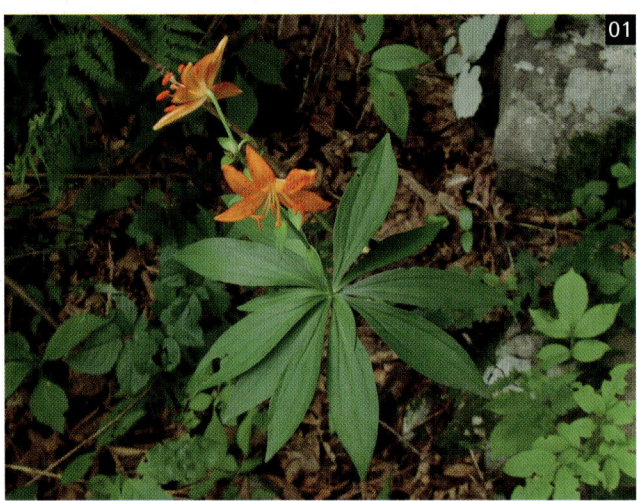

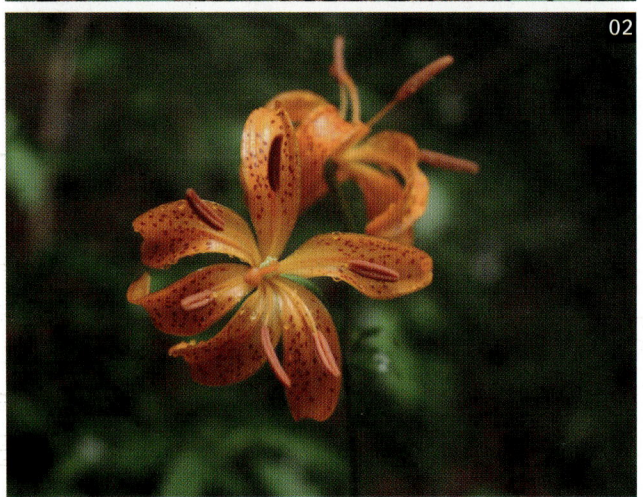

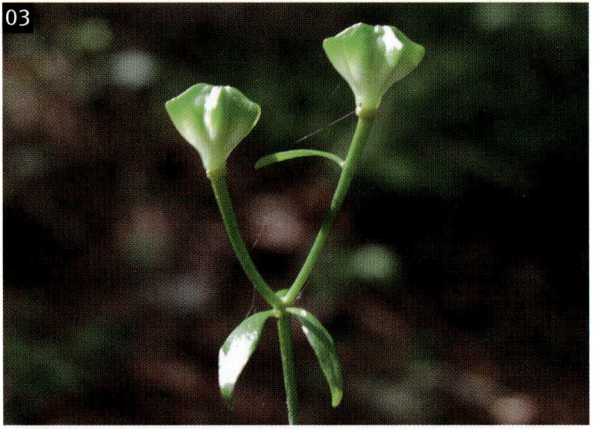

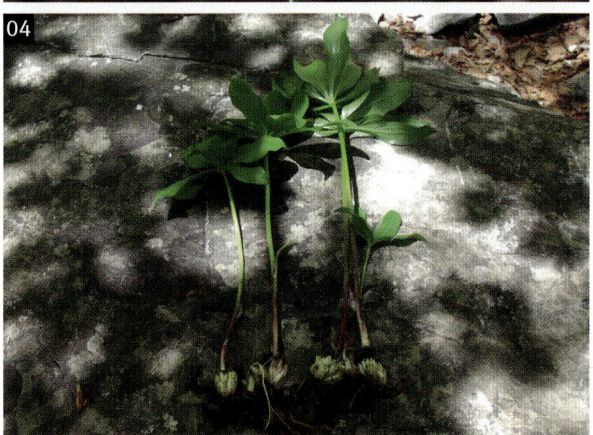

01 꽃 핀 모습. 7월 12일
02 꽃. 7월 8일
03 열매. 8월 22일
04 뿌리(채취한 전체 모습??). 5월 3일
05 채취한 말나리 잎. 5월 3일

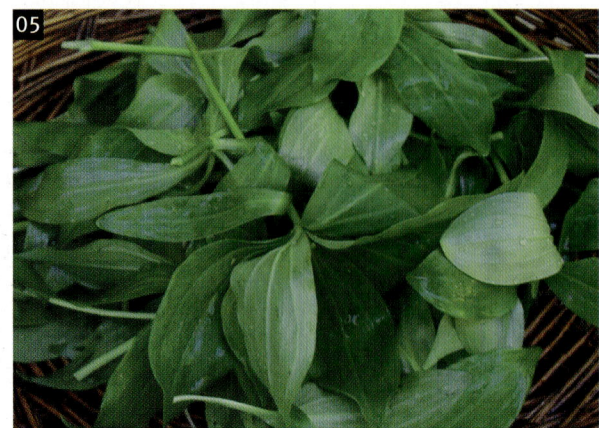

141 하늘말나리

Lilium tsingtauense Gilg
백합과 여러해살이풀

생약명	백합(百合), 소근백합(小芹百合), 청도백합(青島百合)
작용 장부·경맥	심장(火), 폐(金)
효능	폐렴, 인후염, 불면증, 가슴두근거림, 빈혈
성분	페오니플로린(통증염증제거), 페오놀(통증완화), 타닌(수렴작용), 리놀렌산(혈전개선)

서식지 산기슭의 반그늘
뿌리 지름 2~3cm. 땅속에 둥근 비늘줄기(알뿌리)가 있다. **줄기** 1m 정도 자란다. **잎** 6~12장이 빙 둘러 나며, 윗동잎은 피침형으로 작고 어긋난다. **꽃** 7월에 하늘을 향해 달린다. 주황색 바탕에 자주색 반점이 있으며, 약간 뒤로 젖혀진다. **열매** 10월에 여문다. **주의** 몸을 차게 하므로 임신한 여성은 먹지 않는다.

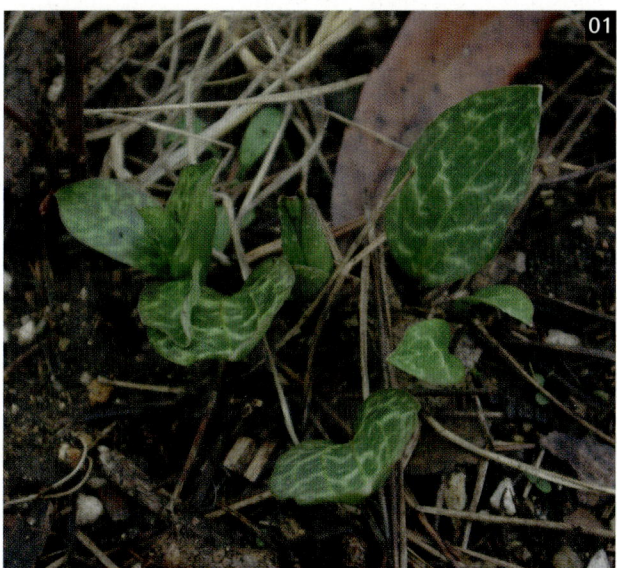

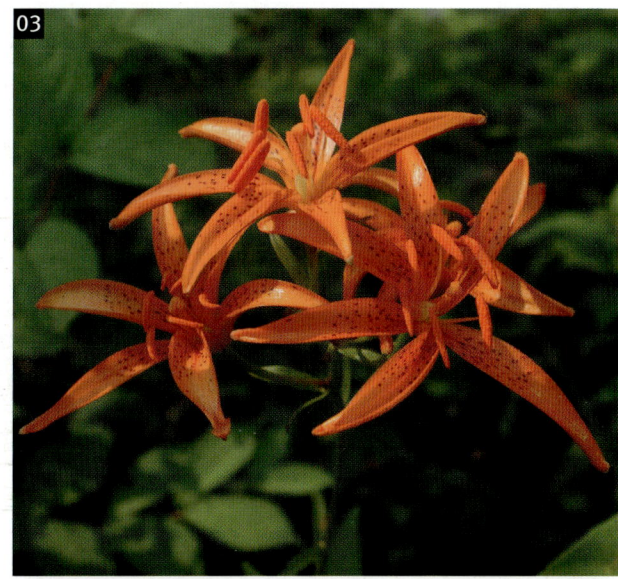

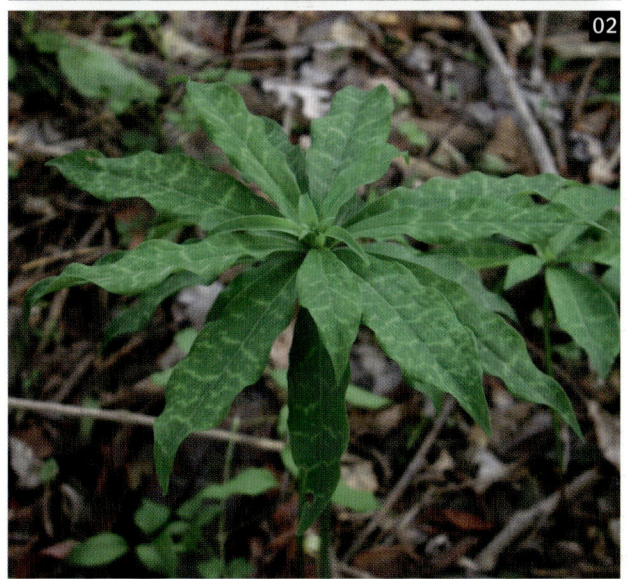

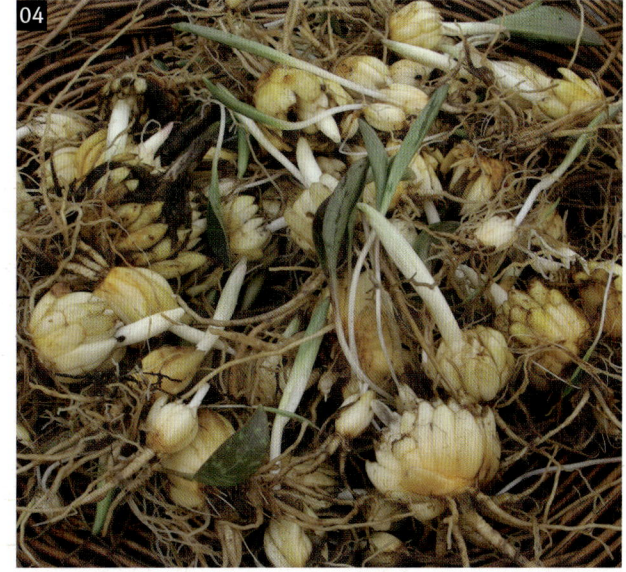

01 새순. 3월 26일
02 어린잎 자라는 모습. 5월 4일
03 꽃. 7월 1일
04 채취한 하늘말나리 뿌리. 3월 27일

142 개솔새

Cymbopogon tortilis var. goeringii (Steud.) Hand.-Mazz.
벼과 여러해살이풀

생약명
구협운향초(韭葉蕓香草)

작용 장부·경맥
심장(火)
폐(金)

효능
천식
여름감기
두통
발열
식욕부진
배탈
말라리아
콜레라

성분
엘레미신(폐렴억제)

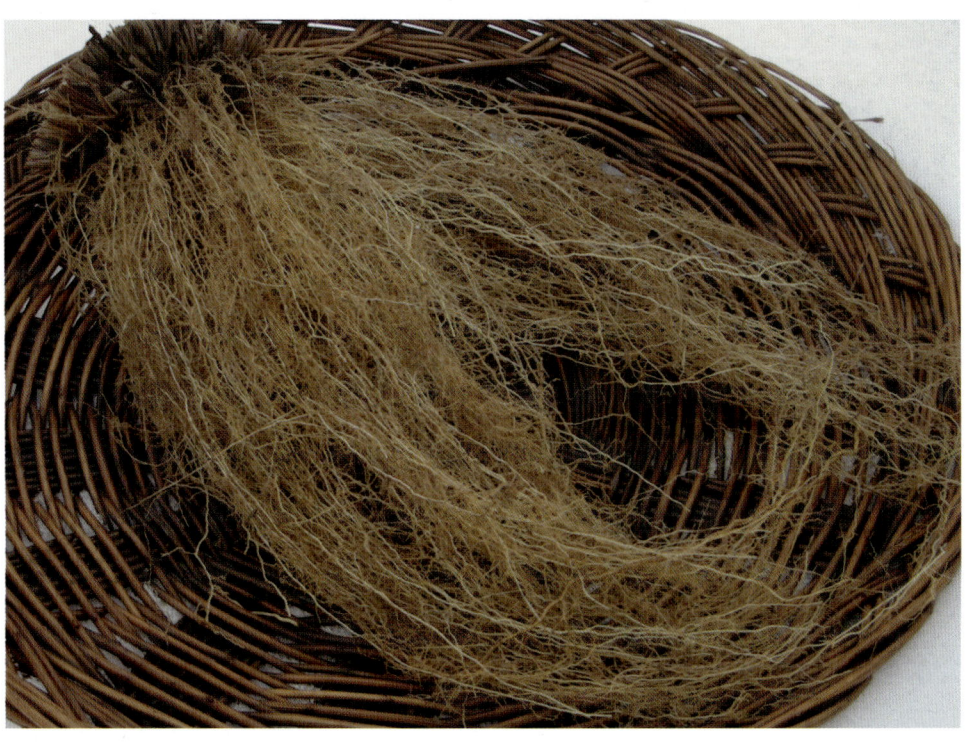

▶ 채취한 개솔새 뿌리. 2월 13일

식초 발효와 먹는 방법

누룩으로 발효시키기

채취 뿌리(늦가을~겨울)

배합비율 **기본발효용** | 뿌리 달인 물 300 : 쌀이나 현미 100 : 누룩 10

초앉히기용 | 원액 100 : (필요시) 씨식초 10

핵심요령 ❶ 누룩은 거칠게 부숴서 쓴다. ❷ 원액이 독하면 발효 기간을 늘린다.

발효와 먹는 방법 ▶ 쌀이나 현미로 지은 술밥을 식혀 누룩을 섞고, 뿌리 달인 물을 식혀 부은 다음 항아리에 넣어 10일간 발효시킨다. ▶ 원액을 걸러 항아리에 앉히고, 씨식초는 이때 넣어서 40~50일 숙성시킨 뒤 찌꺼기를 거른다. ▶ 물에 5~10배 희석하여 식후에 마신다. ▶ 자세한 발효 원리와 방법, 먹는 방법은 p.40를 참조한다.

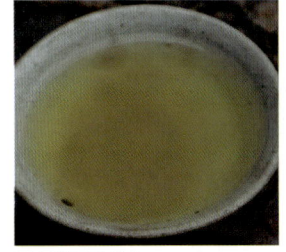

개솔새 뿌리 식초.

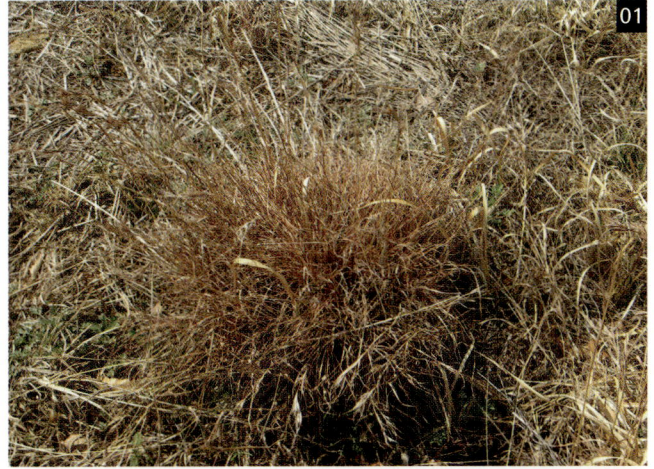

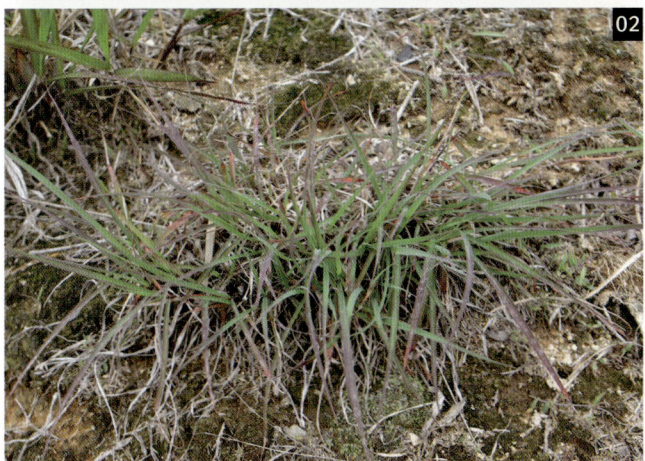

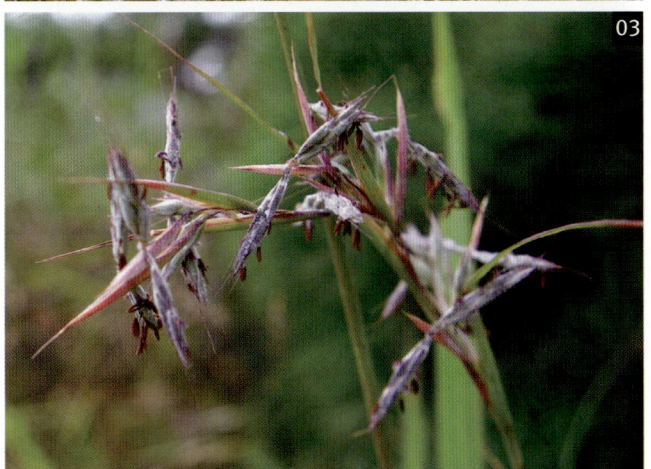

서식지 산비탈과 들의 메마른 양지
뿌리 수염뿌리가 매우 가늘고 길며 무성하게 뻗는다. 철사처럼 딱딱하다. **줄기** 1m 정도 자란다. **잎** 길이 20~40㎝, 가늘고 길며, 앞면 밑부분이 보드라운 털로 덮여 있고, 잎집에는 털이 없다. **꽃** 9월에 이삭모양으로 달린다. 윗동의 잎겨드랑이에서 꽃이삭이 나와 땅을 향해 굽고, 녹색 또는 붉은자주색을 띠며, 흔히 희끗한 가루로 덮여 있다. 꽃밥은 거무스름하다. **열매** 8~10월에 여문다.

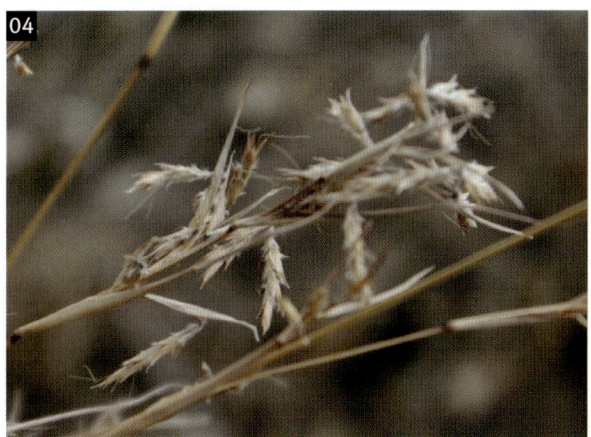

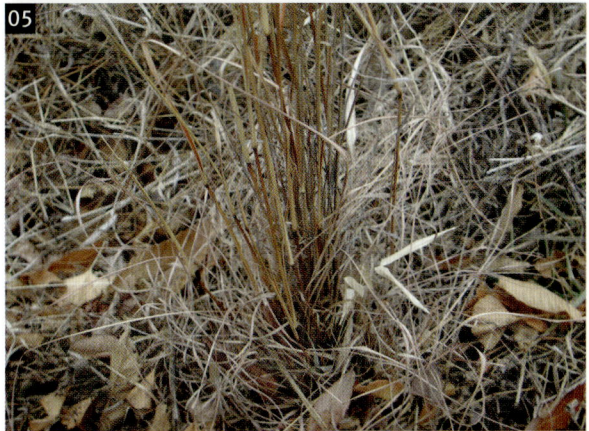

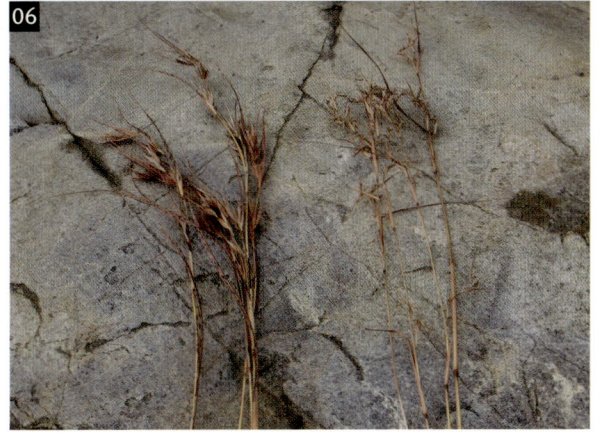

01 봄까지 남아 있는 묵은대. 4월 2일
02 잎 자라는 모습. 6월 8일
03 꽃. 9월 17일
04 겨울에 남아 있는 열매. 2월 13일
05 묵은대 밑동과 줄기. 2월 13일
06 솔새(왼쪽)와 개솔새(오른쪽) 비교. 2월 13일

143 감나무

Diospyros kaki
감나무과 잎지는 큰키나무

생약명
시(柿)

작용 장부·경맥
심장(火)
폐·대장(金)

효능
위장병
고혈압
중풍
숙취해소

성분
비타민C(노화방지)
타닌(수렴작용)
포도당(에너지공급)
과당(피로회복)
카로틴(종양억제)

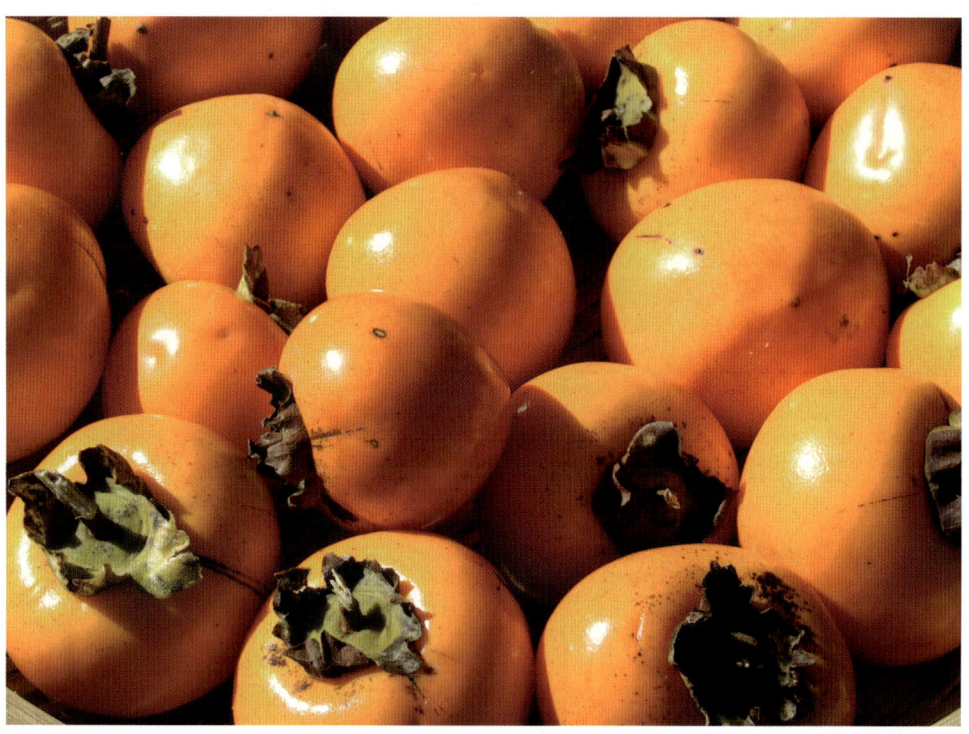

▶ 채취한 감. 11월 2일

식초 발효와 먹는 방법

무첨가로 자연발효 시키기

채취 열매(가을)

배합비율 **기본발효용** | 감 100 : (생략 가능) 생효모 0.1(또는 막걸리 10)

핵심요령 ❶ 잘익은 연시 상태가 가장 적합하다. ❷ 껍질에 발효를 돕는 효모가 많으므로 벗기지 않는다. ❸ 으깨면 원액이 탁해지므로 꼭지와 상처 부분을 완전히 제거한 뒤 통째로 넣는다. ❹ 자체에 당분이 있으므로 아무것도 넣지 않아도 된다. 단, 당도가 대봉감보다 떨어질 때는 설탕을 조금 추가하면 좋다. ❺ 생효모나 막걸리를 넣으면 실패가 적다.

발효와 먹는 방법 ▶ 감을 항아리에 넣고 설탕이나 효모 또는 막걸리를 추가할 경우 이때 위에 뿌린다. ▶ 100일간 발효시킨 뒤 원액을 걸러 항아리에 앉힌다. ▶ 50일간 발효시켜 찌꺼기를 거른다. ▶ 물에 5~10배 희석하여 식후에 마신다. ▶ 자세한 발효 원리와 방법, 먹는 방법은 p.39를 참조한다.

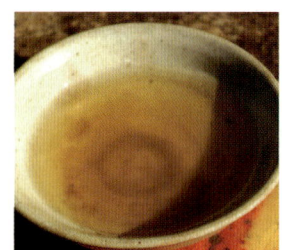

감식초.

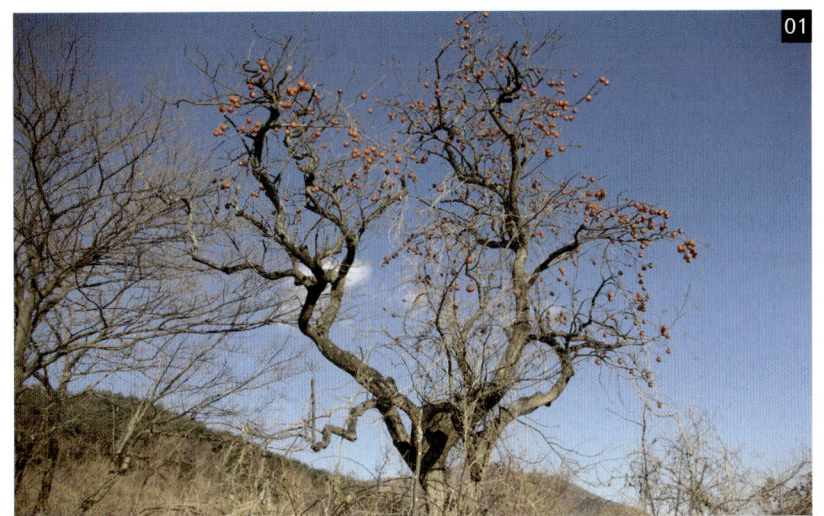

서식지 산과 들의 양지

줄기 6~14m. 줄기껍질이 회갈색이고, 점차 비늘처럼 갈라진다. 가지는 연해서 잘 부러진다. **잎** 길이 7~17㎝. 어긋나고 두꺼우며, 타원 같은 달걀 모양이다. 앞면에 윤기가 있다. **꽃** 5~6월에 흰노란색으로 핀다. **열매** 10월에 주황색으로 여문다.

01 겨울에 열매 달린 모습. 12월 28일
02 잎 달린 모습. 5월 28일
03 꽃 핀 모습. 5월 20일
04 가지에 열매 달린 모습. 11월 2일
05 밑동. 3월 24일

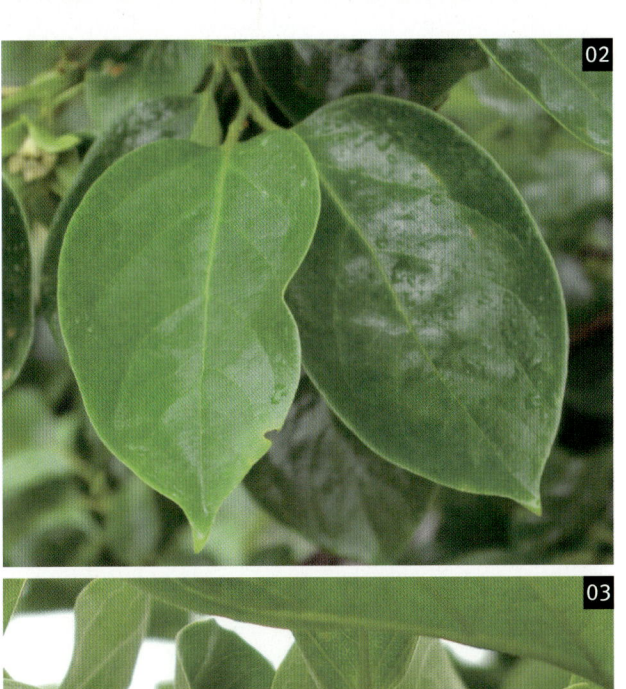
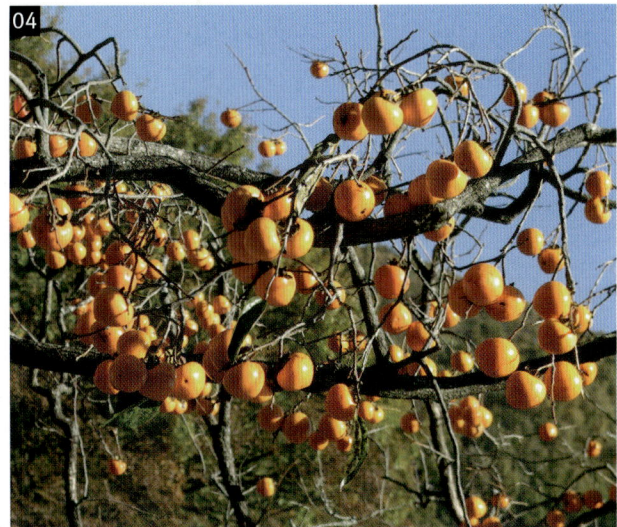
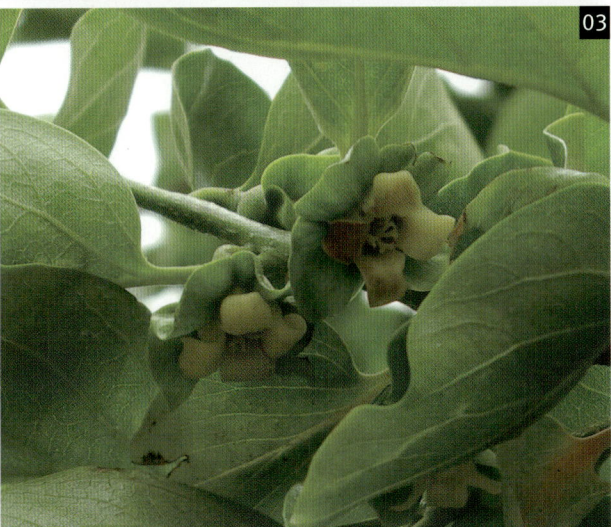
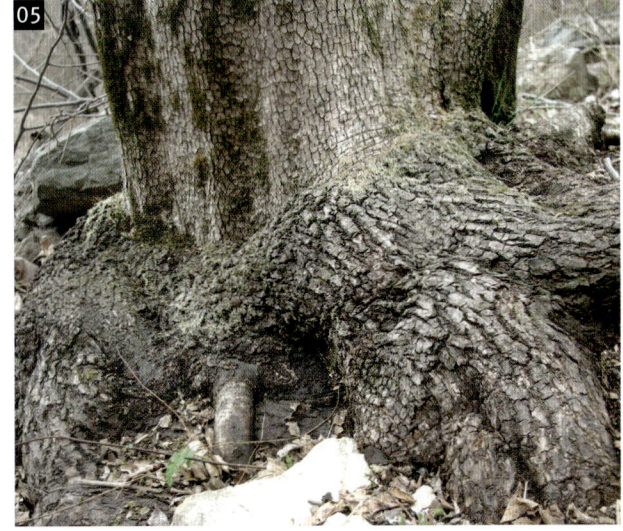

솜양지꽃

Potentilla discolor Bunge
장미과 여러해살이풀

생약명
번백초(翻白草)

작용 장부·경맥
심장(火), 폐·대장(金)

효능
폐농양, 결핵
기침, 백선, 붓기

성분
나린제닌
(발암물질활성억제)
캠페롤(노화방지)
프로토카테츄산(암예방)
카테킨(체지방분해)
갈산(노화방지)
타닌(수렴작용)
케르세틴(알러지예방)

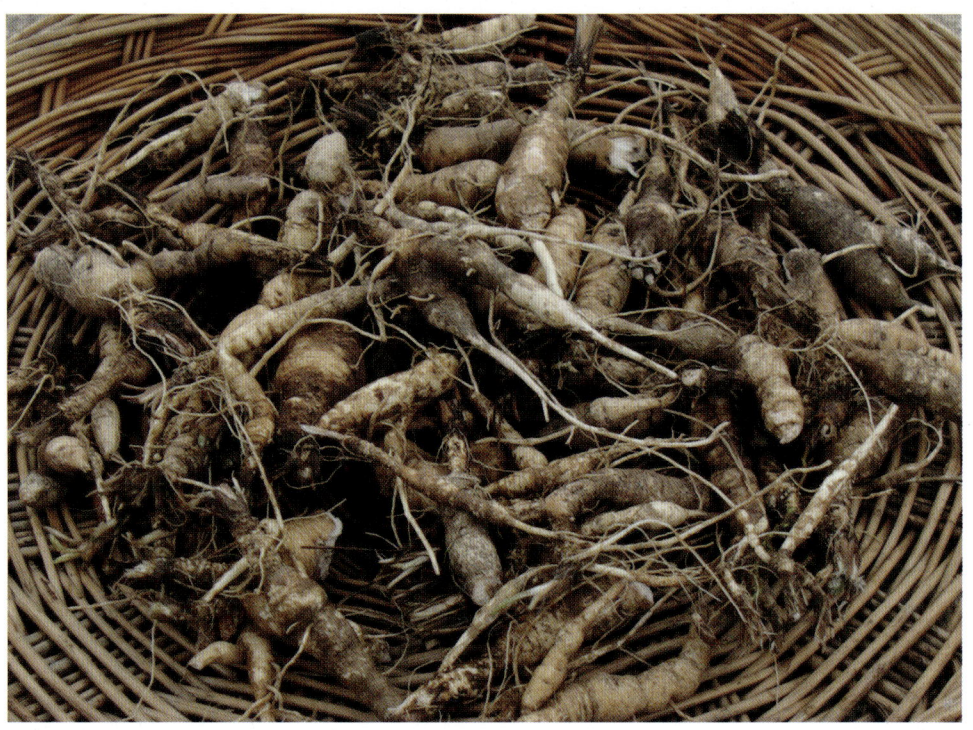

▶ 채취한 솜양지꽃 뿌리.
12월 26일

식초 발효와 먹는 방법

누룩과 엿기름으로 발효시키기

채취 뿌리(늦가을~겨울)

배합비율 **기본발효용** | 뿌리 달인 물 300 : 쌀이나 현미 100 : 누룩 10 : 엿기름가루 5 또는, 뿌릿가루 5 : 쌀이나 현미 100 : 물 300 : 누룩 10 : 엿기름가루 5

초앉히기용 | 원액 100 : (필요시) 씨식초 10

핵심요령 ❶ 엿기름 윗물을 써도 좋다. ❷ 누룩은 거칠게 부숴서 쓴다. ❸ 뿌리는 껍질째 달인다. ❹ 원액이 독하면 발효 기간을 늘린다. ❺ 뿌리를 햇볕에 말린 뒤 가루를 내서 술밥, 누룩, 물(끓여서 식힌 것)과 섞어서 담가도 된다. ❻ 1종류씩 담근다.

발효와 먹는 방법 ▶ 쌀이나 현미로 지은 술밥을 식혀 누룩과 엿기름가루를 섞고, 뿌리 달인 물을 식혀 부은 다음 항아리에 넣어 10일간 발효시킨다. ▶ 원액을 걸러 항아리에 앉히고, 씨식초는 이때 넣어서 40~50일 숙성시킨 뒤 찌꺼기를 거른다. ▶ 물에 5~10배 희석하여 식후에 마신다. ▶ 자세한 발효 원리와 방법, 먹는 방법은 p.41를 참조한다.

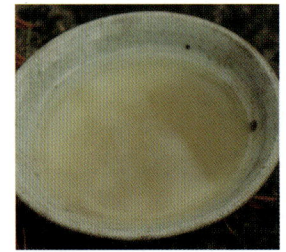

솜양지꽃 뿌리 식초.

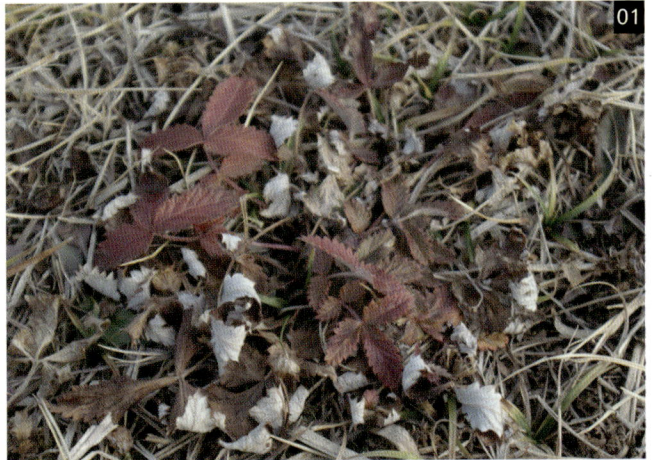

서식지 산과 들의 양지, 바닷가
뿌리 땅속에 덩이뿌리가 있다. **줄기** 15~40㎝. 비스듬히 자란다. **잎** 겉면을 제외한 전체가 솜 같은 잔털로 덮여 있다. 뿌리잎은 모여서 나고, 잎줄기에 3~4쌍의 작은잎이 깃털모양으로 달린다. 줄기잎은 어긋난 잎줄기에 3장씩 달린다. 모양은 달걀 같은 긴 타원형이고, 가장자리에 톱니가 있으며, 뒷면이 흰색 털로 덮여 있다. **꽃** 4~8월에 노란색으로 피며, 가지 끝에 꽃대가 마주 나와 달린다. 꽃잎은 심장모양이고 5장이다. **열매** 5~9월에 갈색으로 여물며 털이 없다.

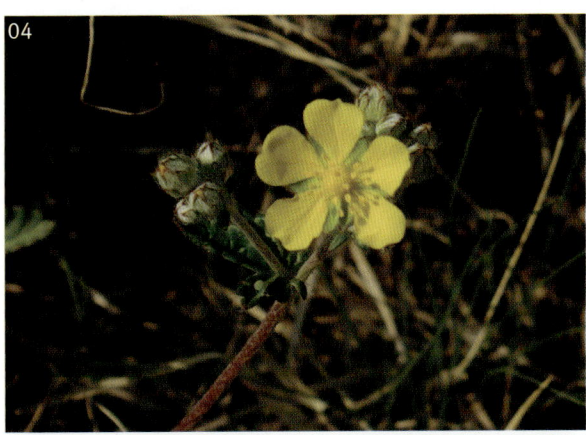

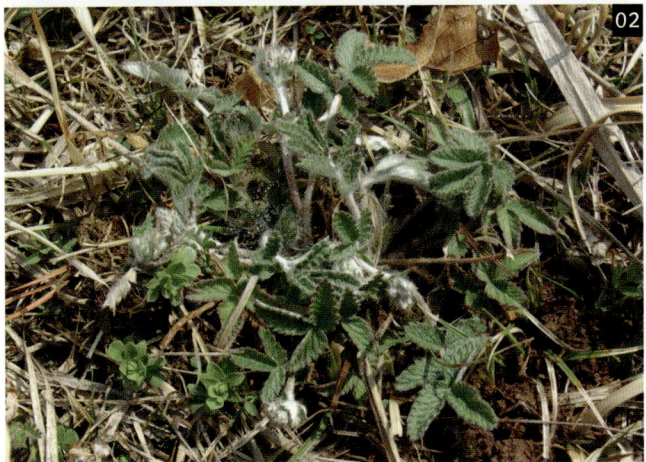

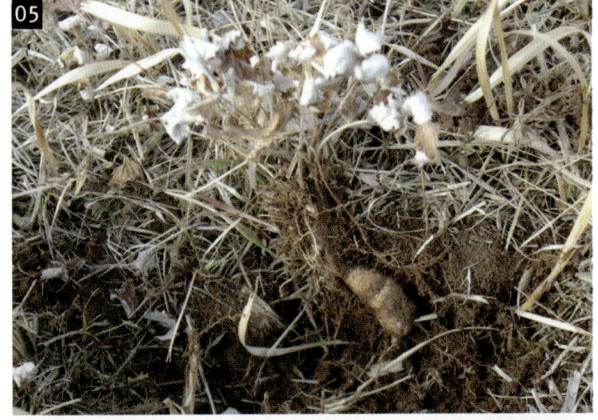

01 겨울에 올라온 새순. 12월 25일
02 봄에 올라온 새순. 3월 27일
03 꽃과 잎. 4월 8일
04 꽃. 4월 8일
05 겨울에 뿌리 채취하는 모습. 1월 30일
06 솜양지꽃 뿌리를 말려서 간 가루.

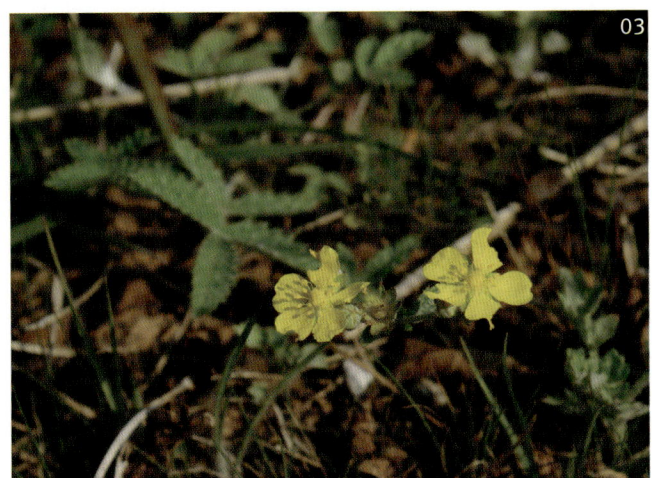

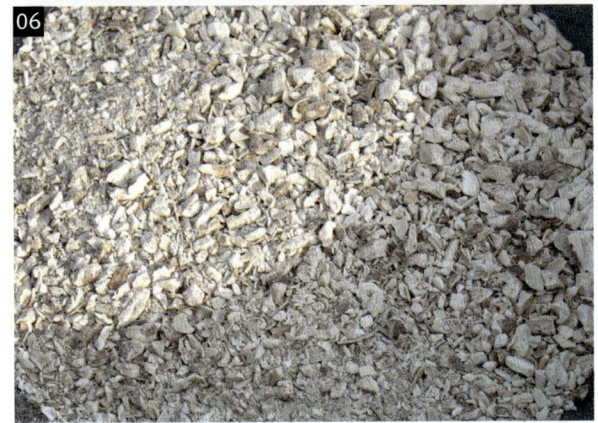

오미자 종류
심장·폐·신장에 작용

오미자

오미자 대용
남오미자

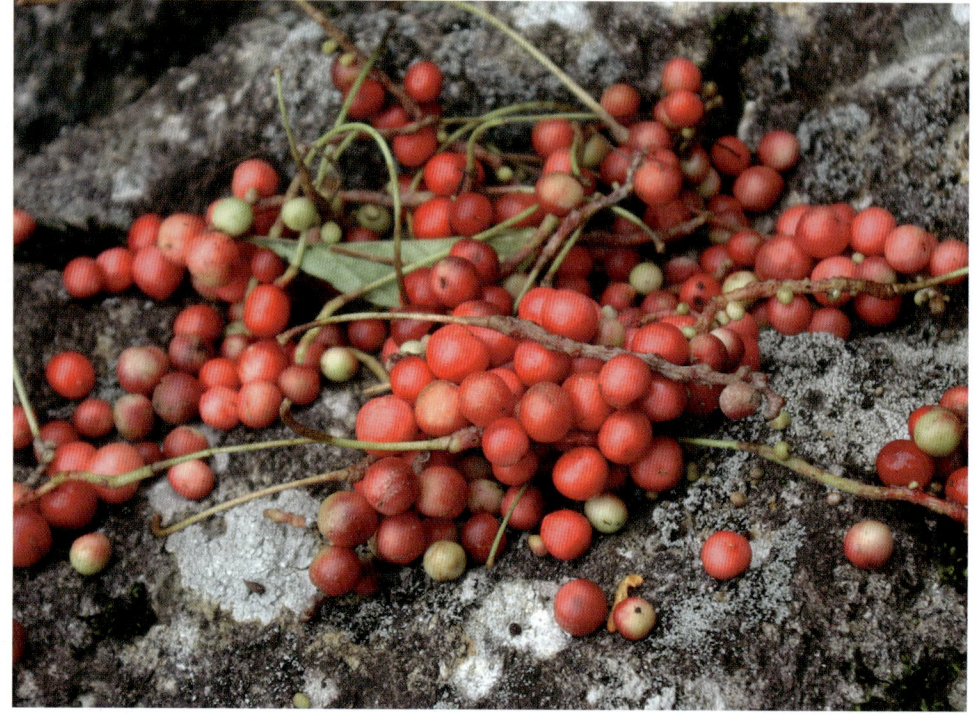

▶ 채취한 오미자 열매. 8월 20일

식초 발효와 먹는 방법

무첨가 자연발효 시키기

채취 열매(여름~가을)

배합비율　**기본발효용 |** 오미자 종류(열매) 100 : (생략 가능) 생효모 0.1(또는 막걸리 10)

핵심요령　❶ 완전히 익은 생열매가 가장 적합하다. ❷ 으깨면 원액이 탁해지므로 꼭지와 상처 부분을 완전히 제거한 뒤 통째로 넣는다. ❸ 자체에 당분과 산이 있으므로 아무것도 넣지 않아도 된다. 단, 당도가 보통보다 떨어질 때는 설탕을 조금 추가하면 좋다. ❹ 생효모나 막걸리를 넣으면 실패가 적다. ❺ 맛과 향이 그윽해서 요리에 넣어도 좋다. ❻ 1종류씩 담근다.

발효와 먹는 방법 ▶ 열매를 항아리에 넣고 설탕이나 효모 또는 막걸리를 추가할 경우 이때 위에 뿌린다. ▶ 3~6개월 발효시킨 뒤 원액을 걸러 항아리에 앉힌다. ▶ 3~6개월 발효시켜 찌꺼기를 거른다. ▶ 물에 5~10배 희석하여 식후에 마신다. ▶ 자세한 발효 원리와 방법, 먹는 방법은 p.39를 참조한다.

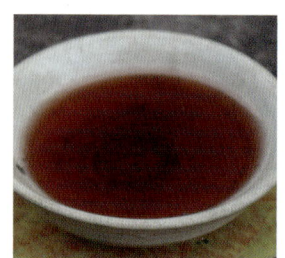

오미자 식초.

145 오미자

Schisandra chinensis (Turcz.) Baill.
오미자과 잎지는 덩굴나무

생약명	오미자(五味子)
작용 장부·경맥	심장(火), 폐(金), 신장(水)
효능	간질환, 불면증, 건망증, 고혈압, 비만
성분	리그난(종양억제), 아연(면역력증가), 망간(뇌기능유지), 타닌(수렴작용), 비타민E(항산화물질생성)

서식지 높은 산 숲속
줄기 길이 6~9m. 이웃식물을 감아 올라가거나 땅 위를 기며 자란다. 줄기껍질은 회갈색이고 점차 얇게 벗겨진다. **잎** 길이 7~10㎝. 어긋나고 넓은 타원형이며, 끝이 갸름하거나 뾰족하고, 가장자리에 톱니가 있다. 잎자루는 불그스름하다. **꽃** 6~7월에 노란흰색으로 피고, 암꽃과 수꽃이 각기 다른 나무에 달린다. 꽃잎은 없고, 꽃잎모양의 꽃덮이가 6~9갈래로 달린다. **열매** 8~9월에 붉은색으로 여물며, 둥글고 지름 1.2㎝ 정도이다.

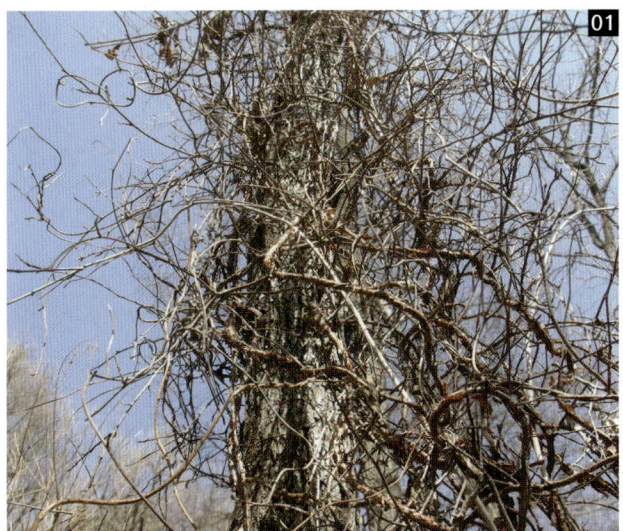

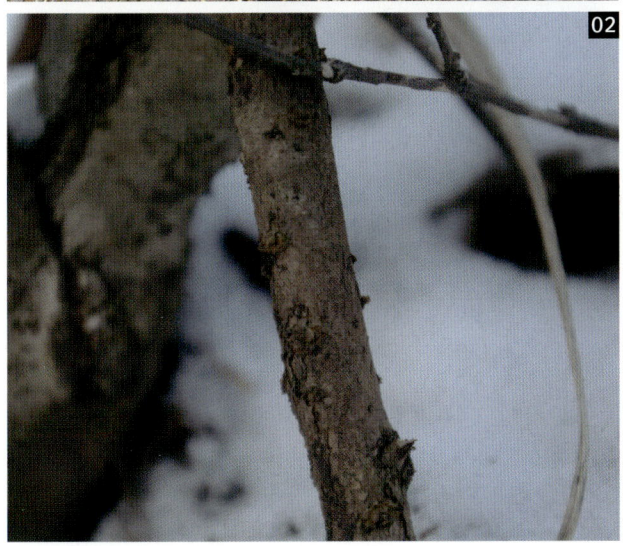

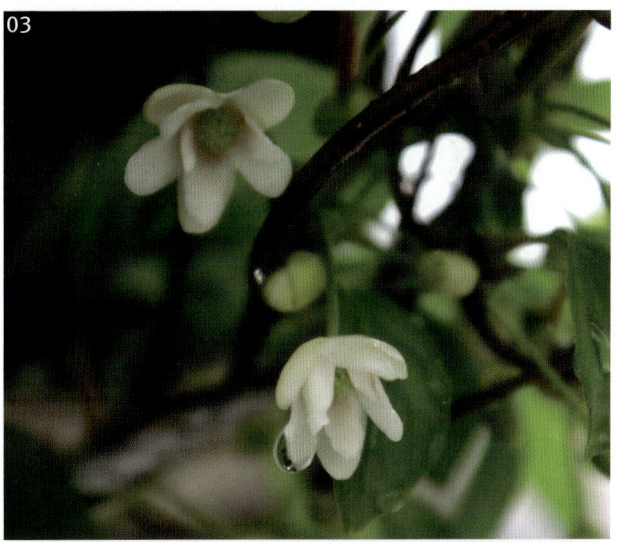

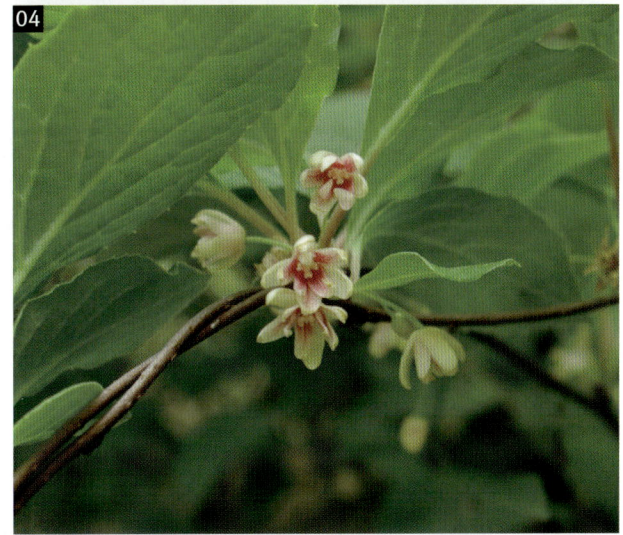

01 겨울 모습. 2월 29일
02 어린 줄기. 1월 3일
03 암꽃. 5월 26일
04 수꽃. 5월 7일

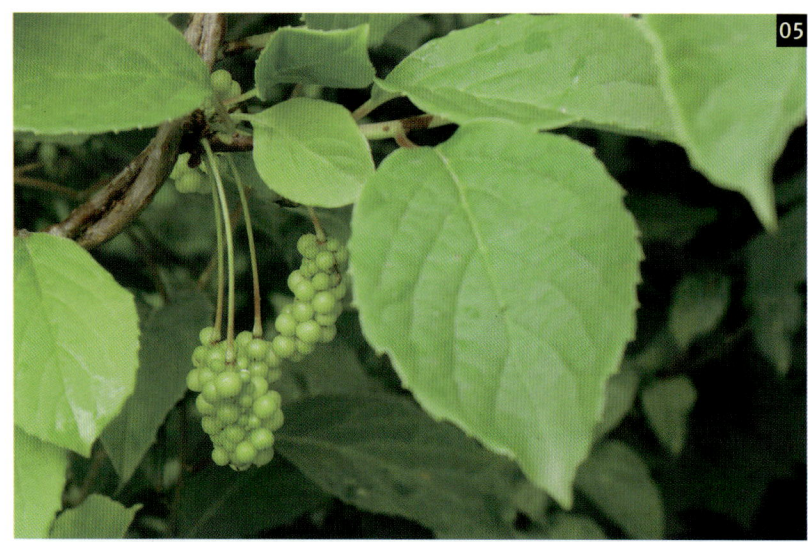

05 풋열매와 잎. 6월 10일
06 열매 익는 모습. 8월 5일
07 열매 익은 모습. 9월 7일
08 겨울 줄기. 1월 26일

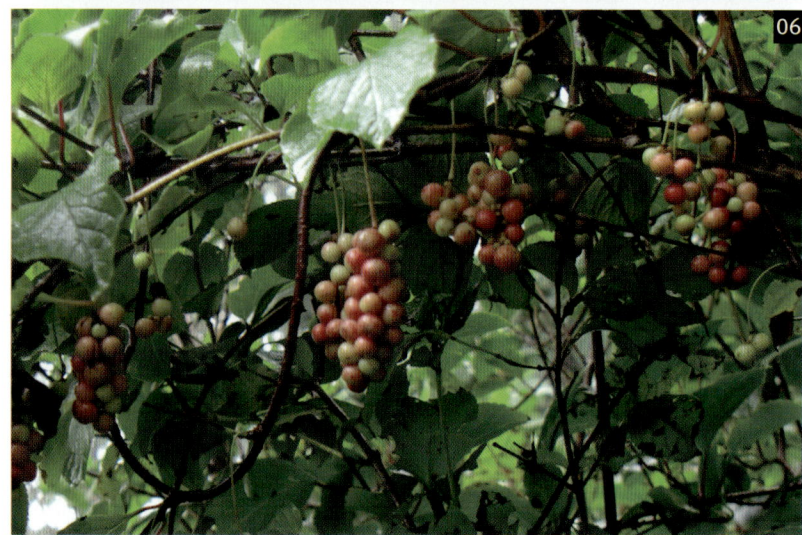

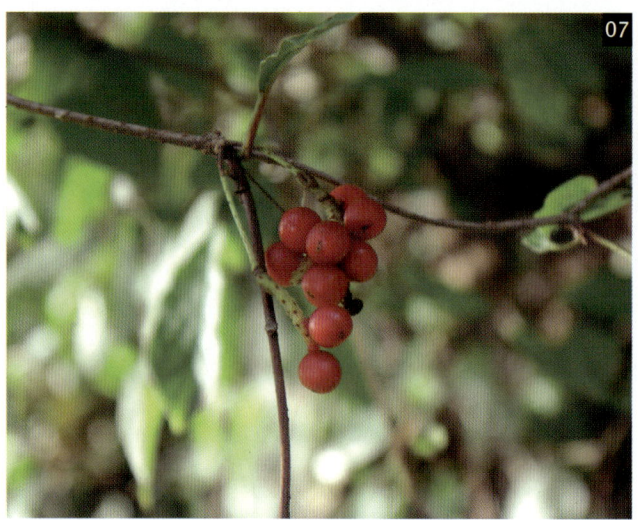

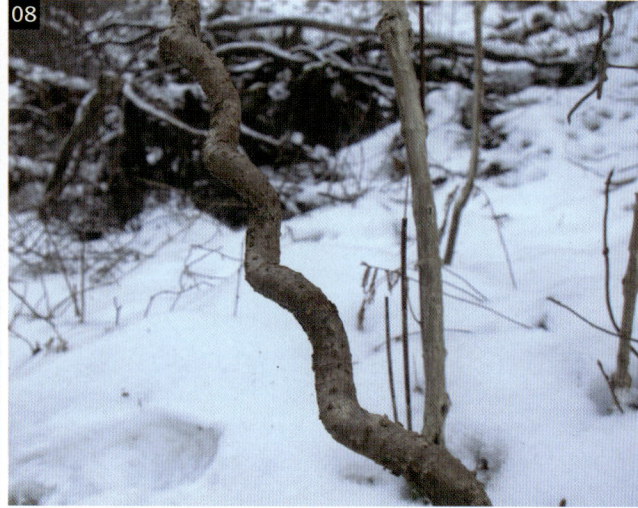

146 남오미자

학명 *Kadsura japonica* (L.) Dunal
과명 오미자과 늘푸른 덩굴나무

- **생약명** 남오미자(南五味子), 일본남오미자(日本南五味子)
- **작용 장부·경맥** 심장(火), 폐(金), 신장(水)
- **효능** 천식, 몽정, 야뇨증, 당뇨, 불면증, 가슴두근거림

서식지 산과 들, 남부지방 바닷가나 섬지역
줄기 길이 3m 정도. 줄기껍질은 갈색이며, 점차 코르크처럼 된다. **잎** 어긋나고 두꺼우며, 긴 타원형에 얕은 톱니가 드문드문 있다. 앞면은 윤기가 나고, 뒷면에 기름점이 있다. 겨울에도 푸르다. **꽃** 6~7월에 노란흰색으로 피고, 암꽃과 수꽃이 다른 나무에 달린다. **열매** 8~9월에 붉은색으로 여물며, 둥글고 지름 2~3cm이다.

01 풋열매. 10월 19일
02 잎 달린 모습. 10월 19일
03 줄기. 10월 19일
04 채취한 남오미자 열매. 11월 27일

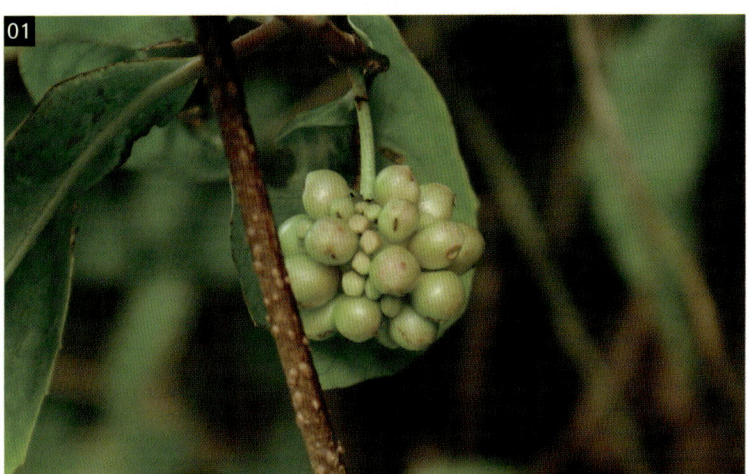
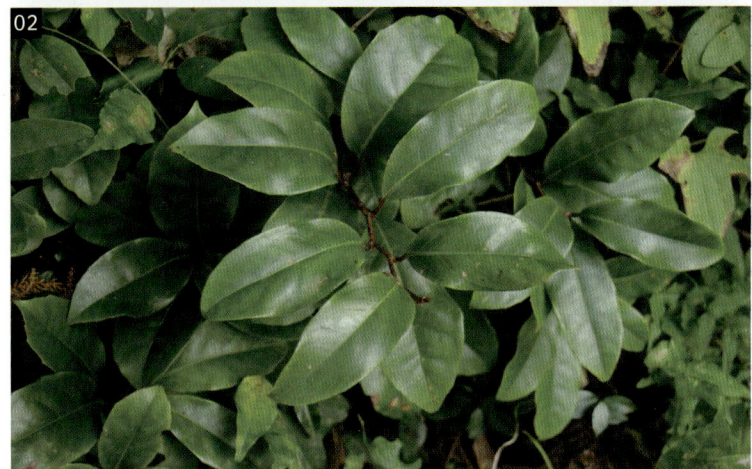
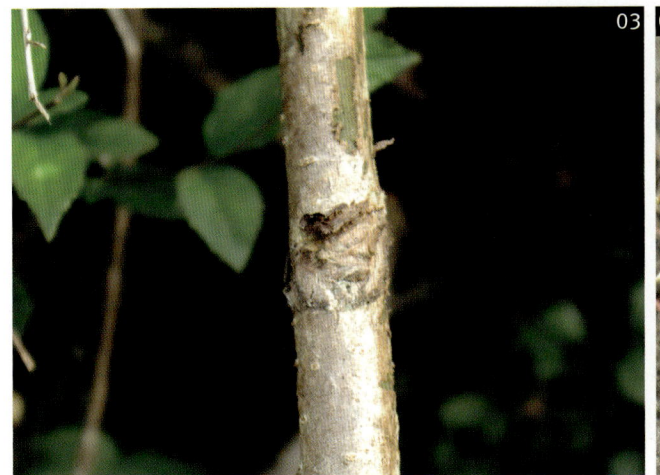
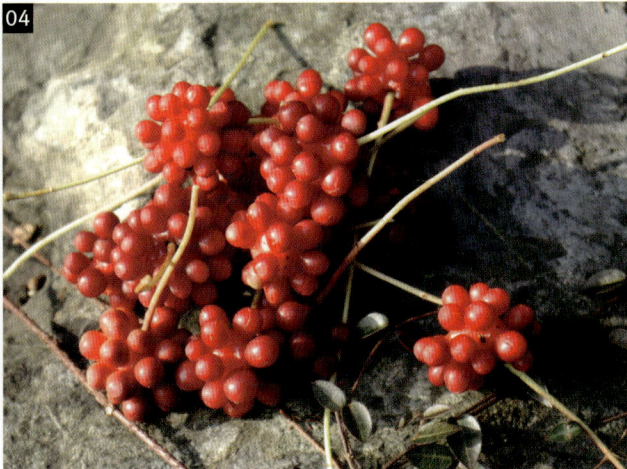

147 멀꿀

Stauntonia hexaphylla (Thunb.) Decne
으름덩굴과 늘푸른 덩굴나무

생약명
우등과(牛藤果)
야목과(野木瓜)

작용 장부·경맥
심장(火)
신장(水)

효능
심장병
수술 후 통증
두통
신경통

성분
트리테르페노이드 사포닌
(종양억제)
페놀(노화방지)
아미노산(근육강화)

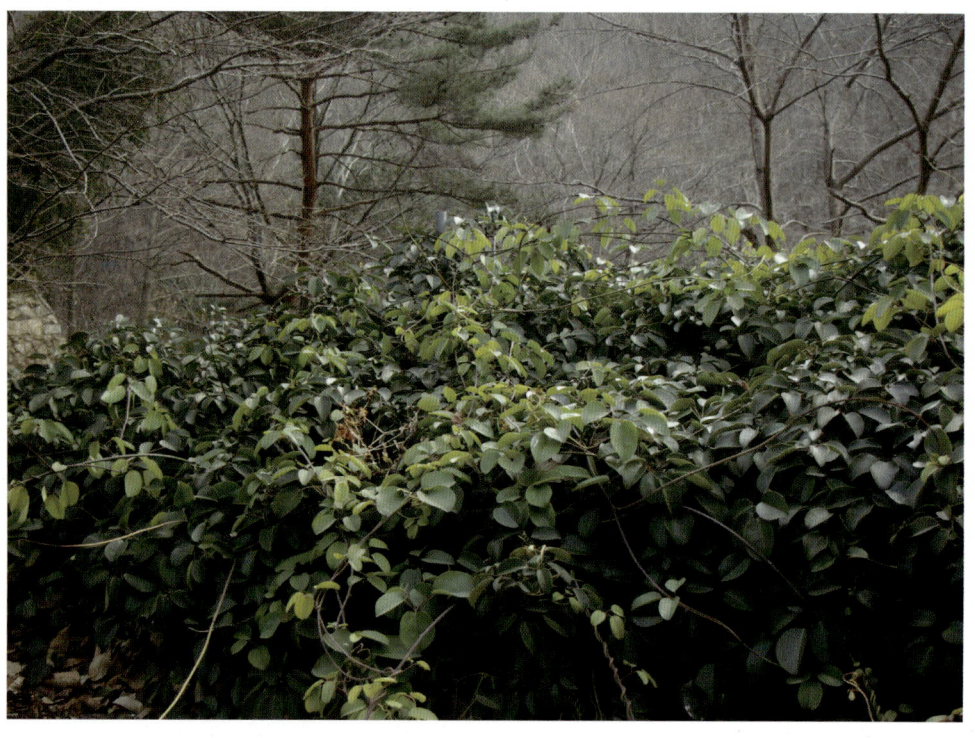

▶ 전체 모습. 1월 21일

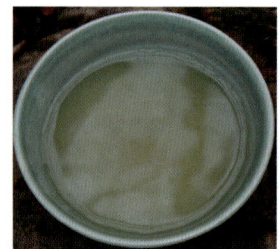

멀꿀 줄기 식초.

식초 발효와 먹는 방법

누룩으로 발효시키기

채취 잎·줄기(수시로)

배합비율 **기본발효용 |** 잎·줄기 달인 물 300 : 쌀이나 현미 100 : 누룩 10

초앉히기용 | 원액 100 : (필요시) 씨식초 10

핵심요령 ❶ 줄기는 껍질을 벗겨서 달인다. ❷ 누룩은 거칠게 부숴서 쓴다. ❸ 원액이 독하면 발효 기간을 늘린다.

발효와 먹는 방법 ▶ 쌀이나 현미로 지은 술밥을 식혀 누룩을 섞고, 잎·줄기 달인 물을 식혀 부은 다음 항아리에 넣어 10일간 발효시킨다. ▶ 원액을 걸러 항아리에 앉히고, 씨식초는 이때 넣어서 40~50일 숙성시킨 뒤 찌꺼기를 거른다. ▶ 물에 5~10배 희석하여 식후에 마신다. ▶ 자세한 발효 원리와 방법, 먹는 방법은 p.40를 참조한다.

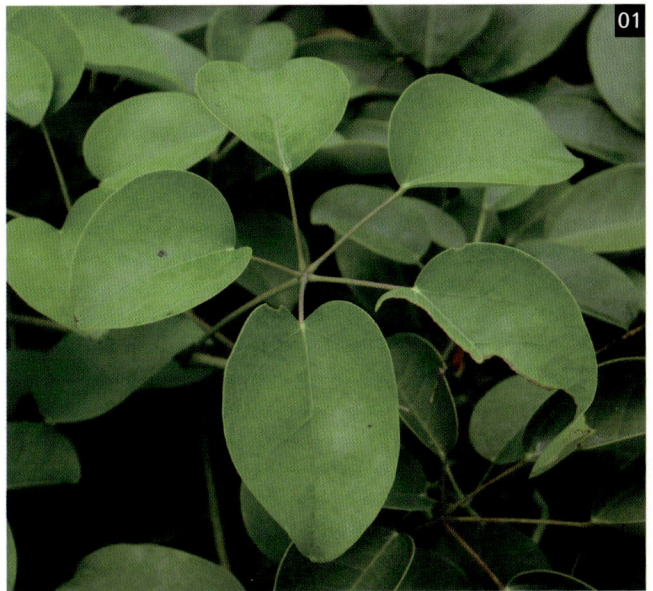

서식지 남부지방 산기슭, 해안가

줄기 길이 15m 정도. 줄기껍질에 껍질눈이 있어 거칠며, 햇가지는 녹색을 띤다. **잎** 길이 6~10㎝. 5~7장이 빙 둘러 손바닥모양으로 나고 두꺼우며, 달걀모양 또는 타원형이다. 끝이 뾰족하거나 무디고, 앞면에 윤기가 있다. 겨울에도 푸르다. **꽃** 4~5월에 연노란빛 도는 흰색으로 피며, 잎겨드랑이에 작은 꽃 2~4송이가 어긋나게 모여 달린다. 꽃잎은 없고 꽃잎모양의 꽃받침잎이 6장 달리며, 안쪽에 붉은 자주색 얼룩이 있다. **열매** 10~11월에 검붉은자주색으로 여물며, 달걀 같은 타원형이다. 길이 5~10㎝이고 살이 적으며 씨앗이 많다. 익어도 껍질이 갈라지지 않는다.

01 잎 달린 모습. 10월 24일
02 꽃. 5월 8일
03 풋열매. 7월 8일
04 열매. 10월 20일
05 멀꿀의 잎 앞뒷면. 10월 24일

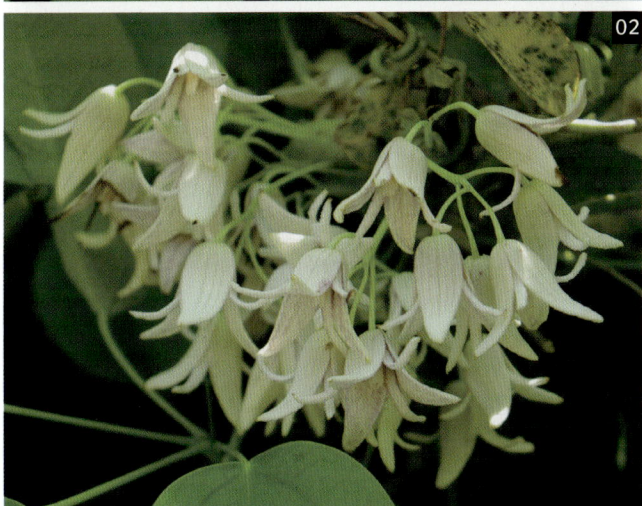

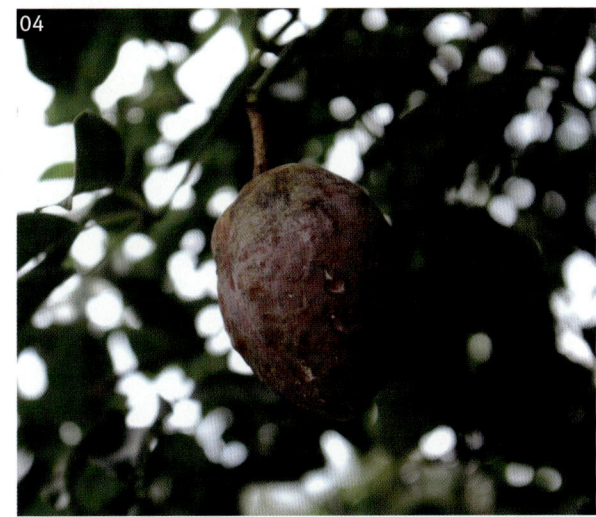

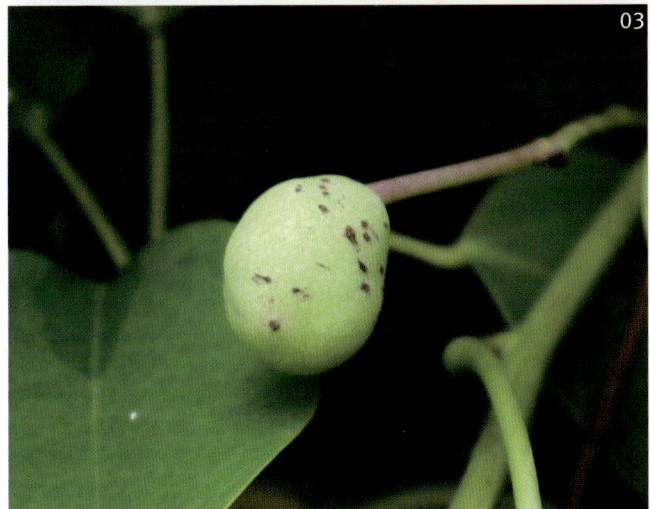

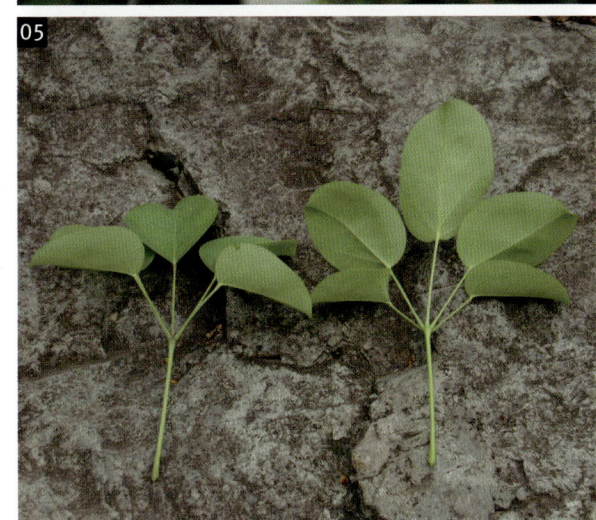

148 곤달비

Ligularia stenocephala (Maxim.) Matsum. & Koidz.
국화과 여러해살이풀

생약명
협두탁오(狹頭橐吾)

작용 장부·경맥
심장·소장(火)
폐(金)

효능
심한 기침
가래
인후염
배뇨곤란
붓기

성분
퓨란(숙취해소)
케톤(세포재생)
게르마늄(면역력강화)
아미노산(근육강화)

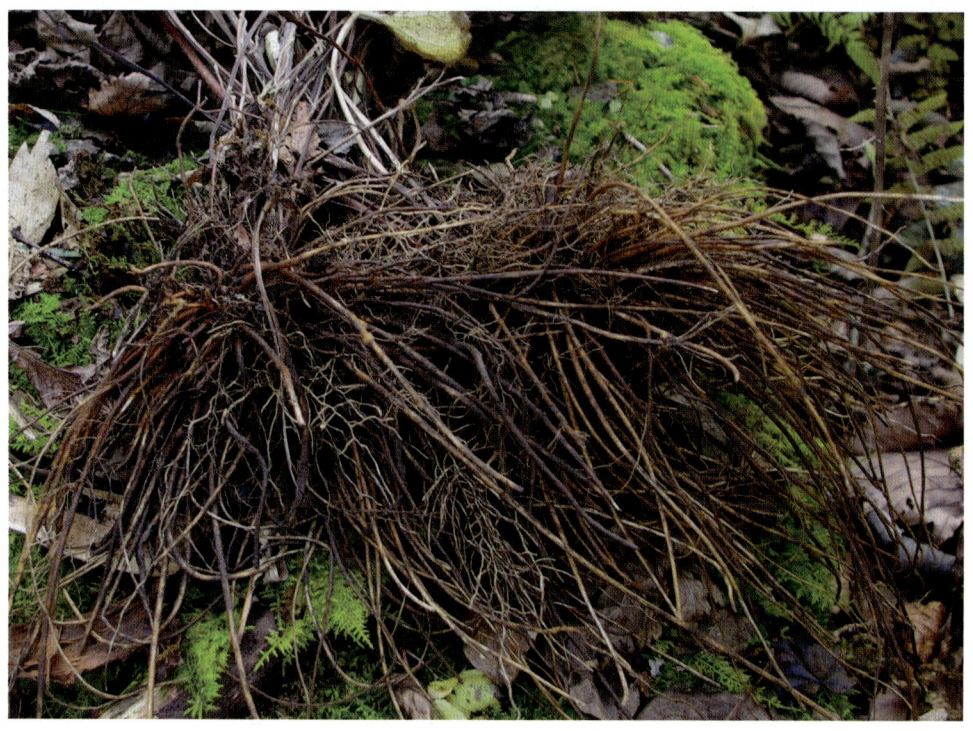

▶ 채취한 곤달비 뿌리. 11월 2일

식초 발효와 먹는 방법

당분으로 발효시키기

채취 잎(봄~여름), 뿌리(늦가을~겨울)

배합비율 **기본발효용 |** 잎·뿌리 100 : 설탕 30 : 생효모 0.1(또는 누룩가루 5) : 설탕물(20% 농도) 적당량

초앉히기용 | 원액 100 : (필요시) 씨식초 또는 생막걸리 10

핵심요령 ❶ 잎·뿌리는 적당히 썰어서 넣는다. ❷ 식초액이 많이 나오지 않으므로 설탕물을 추가한다.

발효와 먹는 방법 ▶ 잎·뿌리를 설탕에 버무려 항아리에 넣고, 생효모나 누룩가루를 뿌린 뒤 끓인 물을 식혀서 설탕물을 만들어 붓는다. ▶ 미리 조금 남겨둔 설탕을 위에 덮고 40~50일 발효시킨다. ▶ 원액을 걸러 항아리에 앉히고, 씨식초나 생막걸리를 넣는 경우에는 이때 넣어서 3~6개월 발효시킨 뒤 찌꺼기를 거른다. ▶ 물에 5~10배 희석하여 식후에 마신다. ▶ 자세한 발효 원리와 방법, 먹는 방법은 p.45를 참조한다.

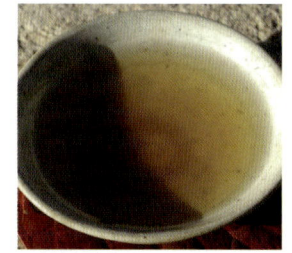

곤달비 뿌리 식초.

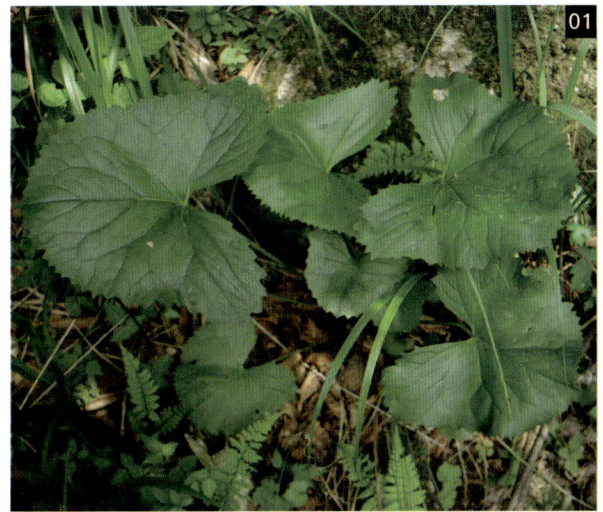

서식지 깊은 산 습한 곳. 농가에서 재배하기도 한다.
뿌리 땅속 뿌리줄기가 굵게 자라고, 수염뿌리가 사방으로 길게 뻗는다. **줄기** 60~100㎝. 곧게 자라며 털이 없다. **잎** 뿌리잎은 뭉쳐서 나고 잎자루가 길며, 길이 24㎝ 정도 되고 심장모양이며, 가장자리에 날카로운 톱니가 있다. 줄기잎은 3장이 어긋나고 작으며, 잎자루가 잎집이 되어 줄기를 감싼다. **꽃** 8~9월에 노란색으로 피며, 작은 꽃 여러 송이가 줄기 끝에 어긋나게 모여 달린다. 꽃잎모양의 혀꽃이 1~3장 있다. **열매** 10월에 여물며, 씨앗은 피침형이고 흰색 갓털이 있다.

01 잎 자란 모습. 7월 26일
02 습한 곳에서 자라는 모습. 8월 12일
03 꽃과 꽃봉오리(오른쪽). 7월 18일

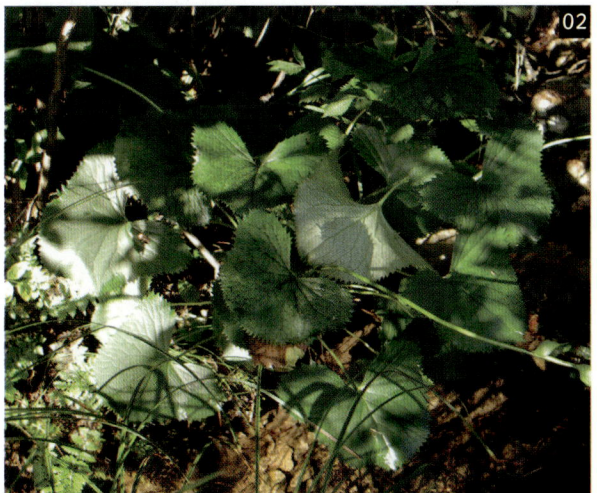

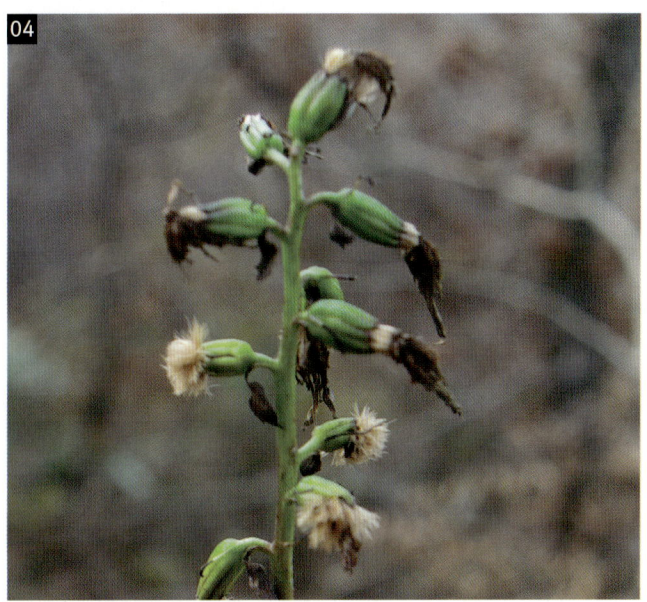

04 열매에 갓털 달린 모습. 11월 2일
05 채취한 곤달비 잎. 8월 12일

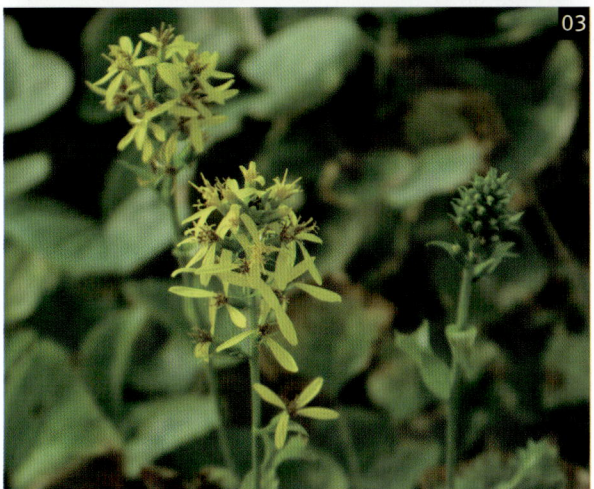

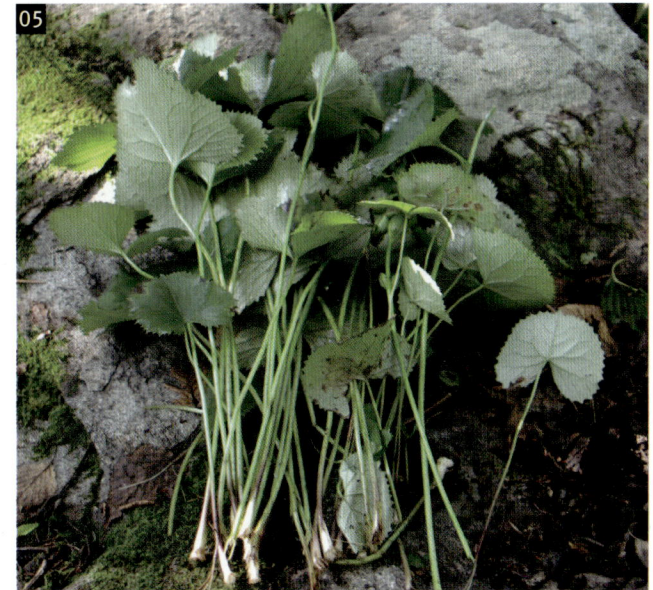

149 나비나물

Vicia unijuga A. Braun
콩과 여러해살이풀

생약명
왜두채(歪頭菜)

작용 장부·경맥
소장(火), 비장(土)
폐·대장(金)
신장·방광(水)

효능
고혈압
현기증
붓기
술독 푸는 데

성분
사포닌(면역력강화)
렉틴(종양억제)
플라보노이드(노화방지)

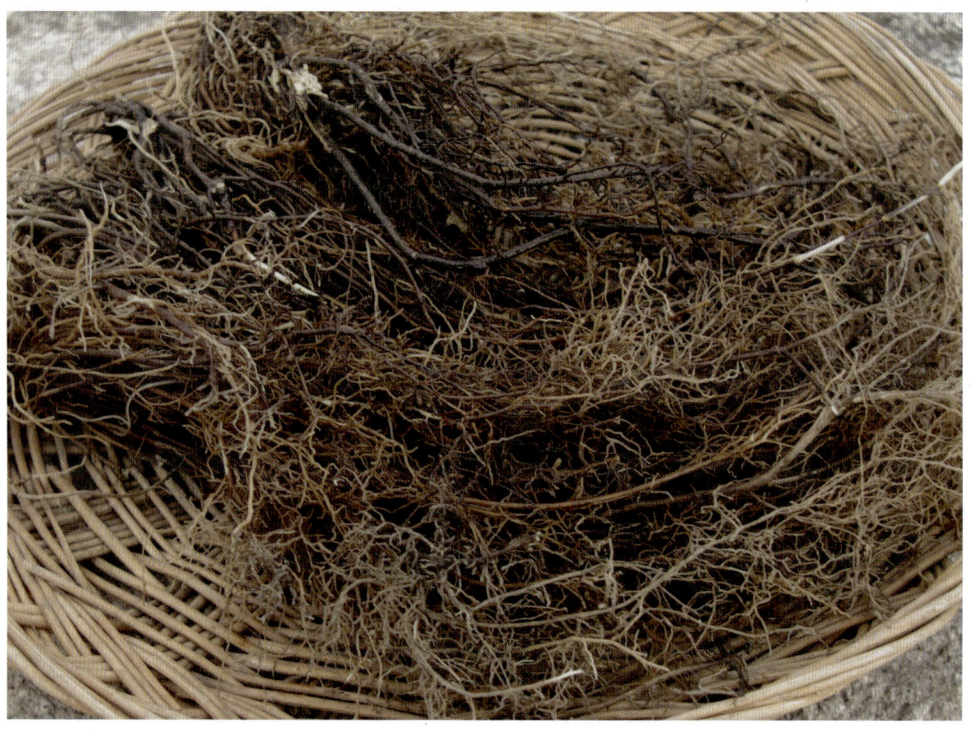

▶ 채취한 나비나물 뿌리.
1월 30일

식초 발효와 먹는 방법

누룩으로 발효시키기

채취 뿌리(늦가을~겨울)

배합비율 **기본발효용** | 뿌리 달인 물 300 : 쌀이나 현미 100 : 누룩 10

초앉히기용 | 원액 100 : (필요시) 씨식초 10

핵심요령 ❶ 누룩은 거칠게 부숴서 쓴다. ❷ 원액이 독하면 발효 기간을 늘린다.

발효와 먹는 방법 ▶ 쌀이나 현미로 지은 술밥을 식혀 누룩을 섞고, 뿌리 달인 물을 식혀 부은 다음 항아리에 넣어 10일간 발효시킨다. ▶ 원액을 걸러 항아리에 앉히고, 씨식초는 이때 넣어서 40~50일 숙성시킨 뒤 찌꺼기를 거른다. ▶ 물에 5~10배 희석하여 식후에 마신다. ▶ 자세한 발효 원리와 방법, 먹는 방법은 p.40를 참조한다.

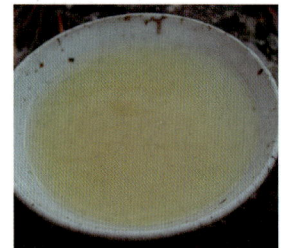

나비나물 뿌리 식초.

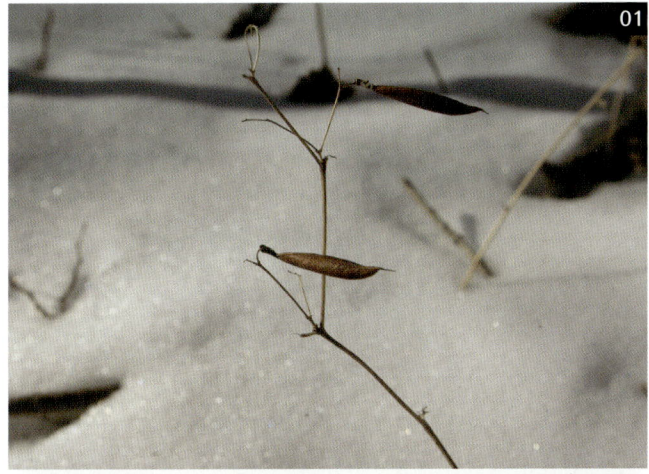

서식지 산과 들의 양지
뿌리 땅속에 나무처럼 단단한 뿌리줄기가 있고, 수염뿌리를 무성하고 길게 뻗는다. **줄기** 30~100㎝. 세로로 얕은 홈이 있으며, 단면이 네모지다. **잎** 길이 3~8㎝. 2장씩 나비모양으로 달리며, 달걀모양 또는 넓은 피침형이고 끝이 뾰족하다. **꽃** 8월에 붉은자주색으로 피며, 잎겨드랑이에 작은 꽃들이 어긋나게 모여 한쪽으로 치우쳐 달린다. 꽃부리가 나비모양으로 갈라지며, 길이 1.2~1.5㎝이다. **열매** 10월에 콩꼬투리 모양으로 여물고, 길이 3㎝ 정도이며 털이 없다.

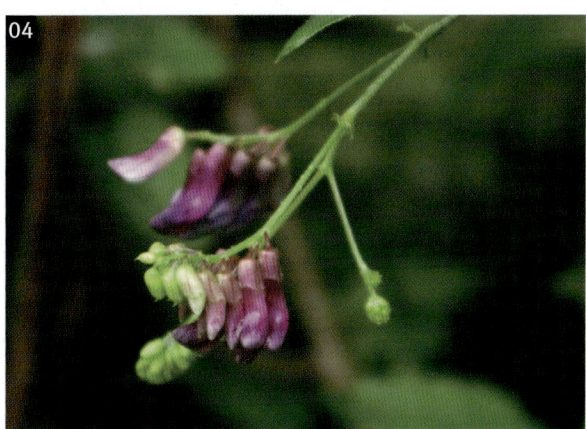

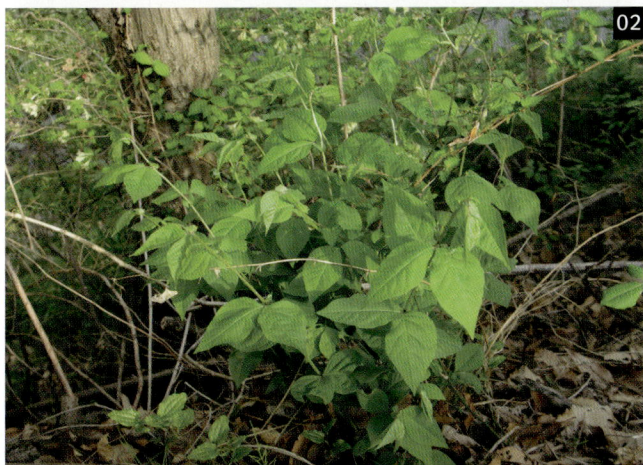

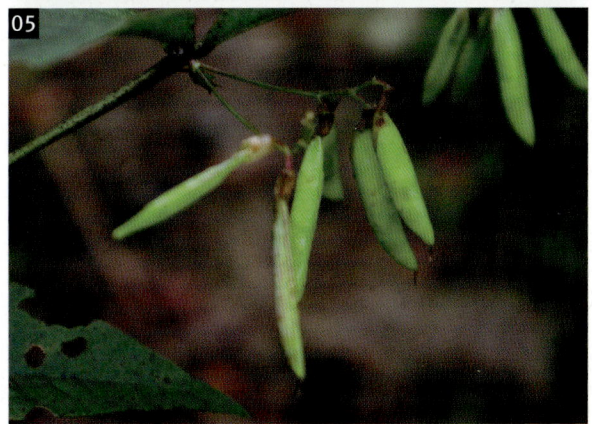

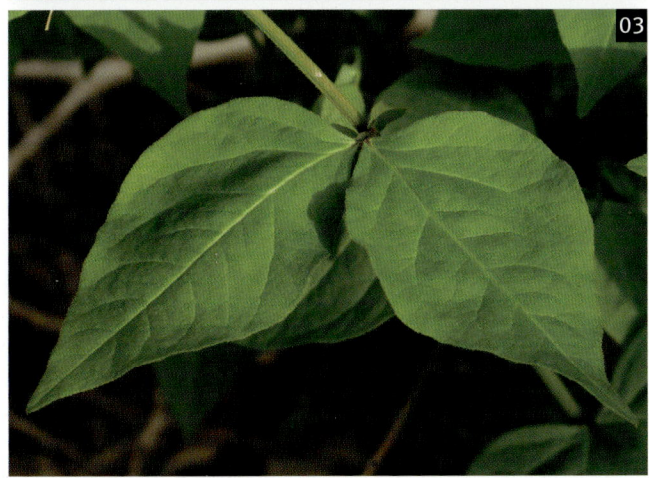

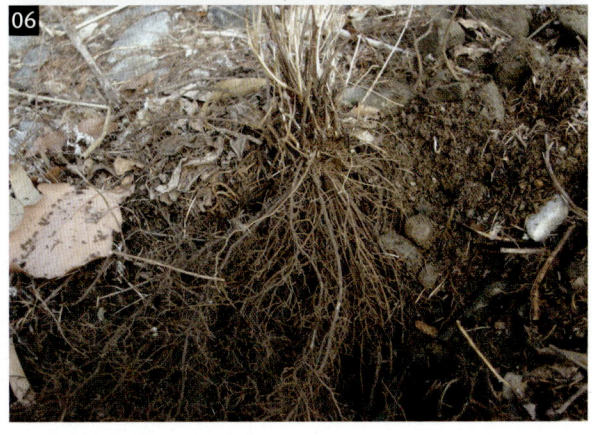

01 겨울에 남아 있는 묵은대. 1월 23일
02 봄에 줄기 자라는 모습. 4월 19일
03 잎 달린 모습. 4월 19일
04 꽃 피는 모습. 7월 8일
05 열매. 11월 2일
06 겨울에 뿌리 채취하는 모습. 1월 30일

비장(지라)은 세균이나 외부 단백질을 제거하는 면역 기능을 하고, 적혈구와 림프구를 만들고 저장하는 역할을 하며, 관련 질병으로 비장기능항진증, 비장기능저하증, 비종대, 비장농양 등이 있다. 위장은 음식물을 소화하고 살균 및 단백질 분해 작용을 하며, 주요 질병으로 위궤양, 위염, 위암 등이 있다.

비장
위장에
작용하는 **약초**

보리수 종류 비장에 작용

150 - 152

보리수나무(보리똥)

유사 약재
뜰보리수
보리밥나무

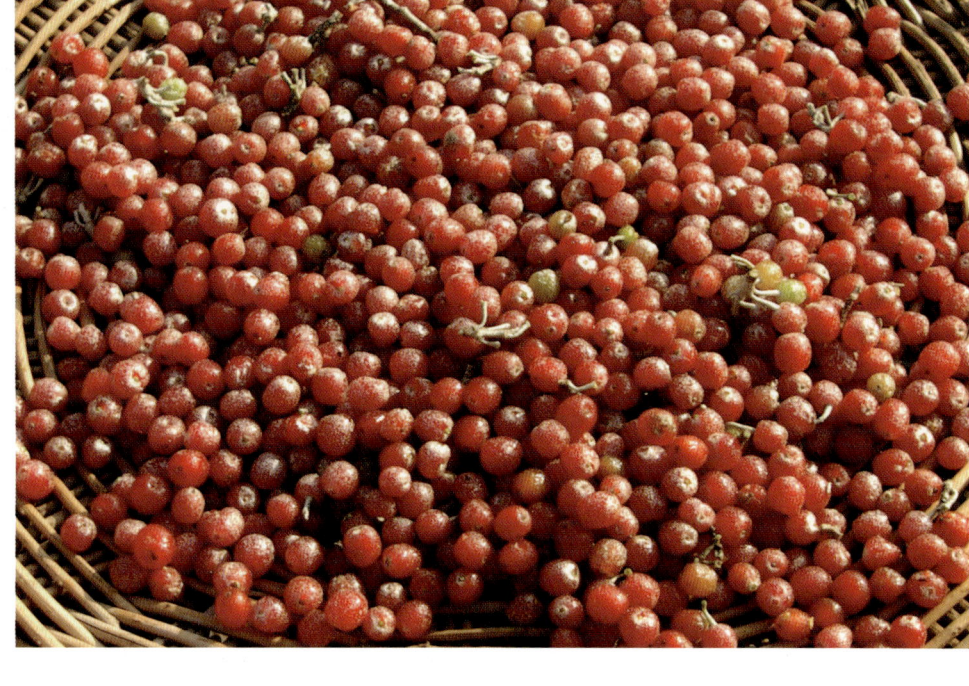

▶ 채취한 보리수나무 열매.
10월 29일

식초 발효와 먹는 방법

당분으로 발효시키기

채취 열매(보리밥나무_봄, 뜰보리수_여름, 보리수나무_가을)

배합비율 **기본발효용** | 보리수 종류(열매) 100 : 설탕 20 : 생효모 0.1
  초앉히기용 | 원액 100 : (필요시) 씨식초 또는 생막걸리 10

핵심요령 ❶ 으깨면 원액이 탁해지므로 열매를 통째 넣는다. ❷ 고유의 향미가 살도록 누룩 대신 효모를 쓴다. ❸ 당도가 보통보다 떨어지면 설탕량을 조금 늘린다. ❹ 맛과 향이 좋아 요리에 넣어도 좋다. ❺ 1종류씩 담근다.

발효와 먹는 방법 ▶ 열매를 설탕에 버무려 항아리에 넣고, 생효모를 뿌린 뒤 미리 조금 남겨둔 설탕을 위에 덮어 40~50일 발효시킨다. ▶ 원액을 걸러 항아리에 앉히고, 씨식초나 생막걸리를 넣는 경우에는 이때 넣어서, 3~6개월 발효시킨 뒤 찌꺼기를 거른다. ▶ 물에 5~10배 희석하여 식후에 마신다. ▶ 자세한 발효 원리와 방법, 먹는 방법은 p.45를 참조한다.

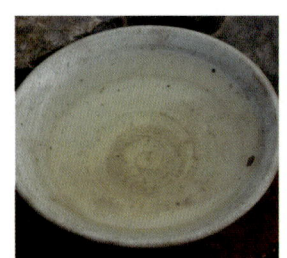

보리수나무 열매 식초.

150 보리수나무(보리똥)

Elaeagnus umbellata Thunb.
보리수나무과 잎지는 작은키나무

- **생약명** 우내자(牛奶子)
- **작용 장부·경맥** 비장(土), 폐(金)
- **효능** 천식, 심한 기침, 인후염, 류머티즘, 설사, 아이영양실조
- **성분** 세로토닌(행복호르몬), 포도당(에너지공급), 과당(피로회복), 폴리페놀(혈압상승억제), 타닌(수렴작용), 아미노산(근육강화), 아스파라긴산(숙취해소), 인(혈전개선)

서식지 산기슭, 들, 하천가

줄기 3~5m. 줄기껍질은 황갈색이고, 세로로 갈라진다. 가지는 가시가 있고, 햇가지에 은회색 비늘털이 있다. **잎** 길이 3~7cm. 어긋나고 2~3장이 뭉쳐서 달린다. 긴 타원형이고 끝이 갸름하며, 뒷면에 은회색 비늘털이 빽빽하다. **꽃** 5~6월에 흰색으로 피어 점차 흰노란색이 되며, 잎겨드랑이에 작은 꽃들이 1~7송이씩 달린다. 꽃받침통에 은회색 비늘털이 있다. **열매** 10~11월에 붉은색으로 여물고 은회색 비늘털로 덮여 있으며, 둥글거나 타원형이고 지름 7mm 정도이다.

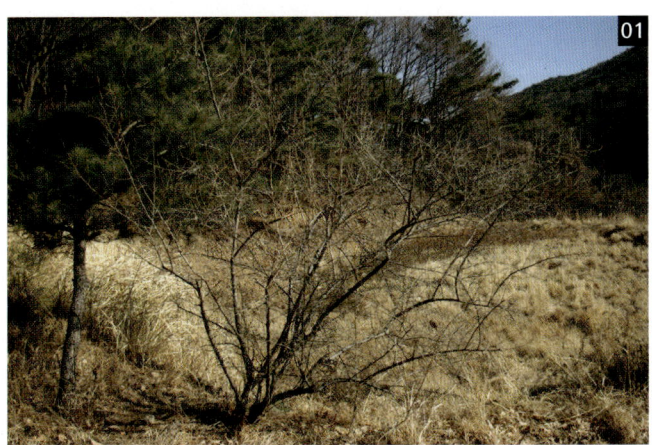

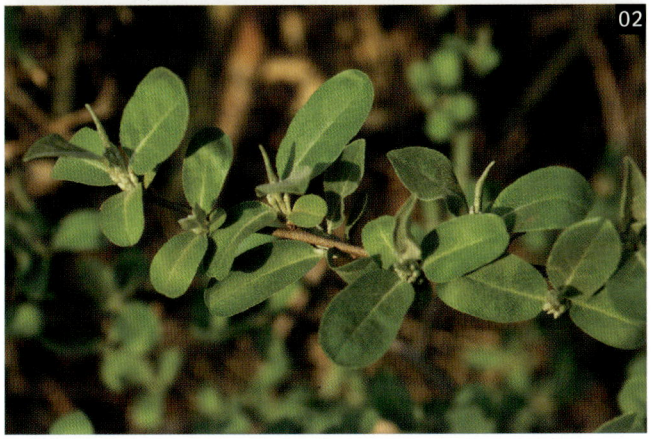

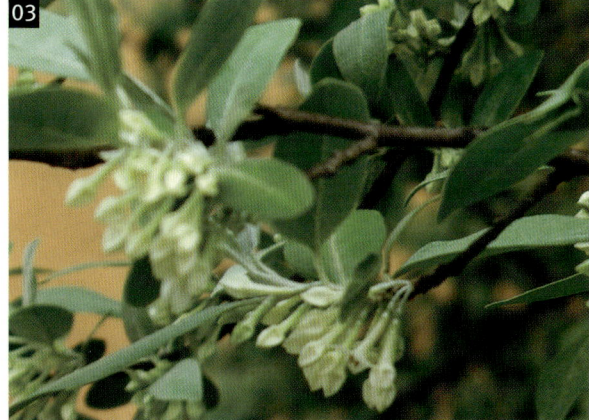

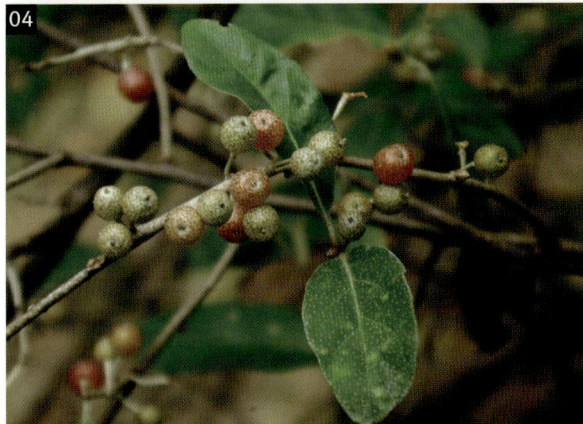

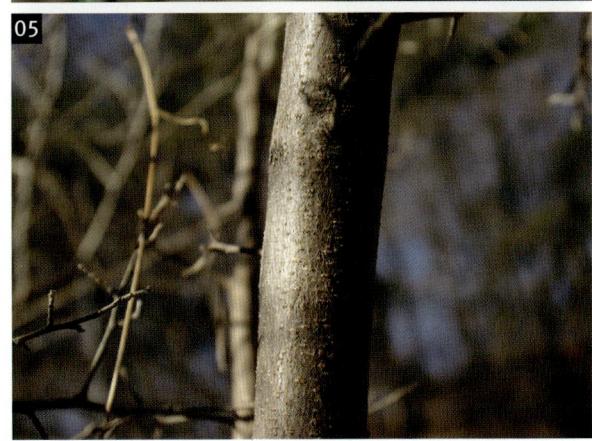

01 겨울 모습. 12월 29일
02 봄에 잎 자라는 모습. 4월 2일
03 꽃과 꽃봉오리. 4월 21일
04 잎과 열매. 10월 9일
05 줄기. 12월 29일

151 뜰보리수

Elaeagnus multiflora Thunb.
보리수나무과 잎지는 작은키나무

생약명	목반하(木半夏)
작용 장부·경맥	간(木), 비장(土)
효능	천식, 간염, 이질설사, 류머티즘, 치질, 타박상
성분	캠페롤(노화방지), 글루코사이드(해독작용), 포도당(에너지공급)

서식지 인가 근처에서 재배(일본에서 들어옴)
줄기 2~3m. 햇가지에 붉은갈색 비늘털이 있다. **잎** 어긋나고 뒷면에 흰노란색과 갈색 비늘털이 빽빽하다. **꽃** 5~6월에 연노란색으로 피고, 잎겨드랑이에 1~2송이씩 달린다. **열매** 7월에 붉은색으로 여물며, 긴 타원형이고 길이 1.5cm 정도이다.

01 꽃봉오리. 4월 2일
02 열매. 5월 29일
03 잎. 5월 29일
04 줄기. 12월 29일
05 채취한 뜰보리수 열매. 6월 1일

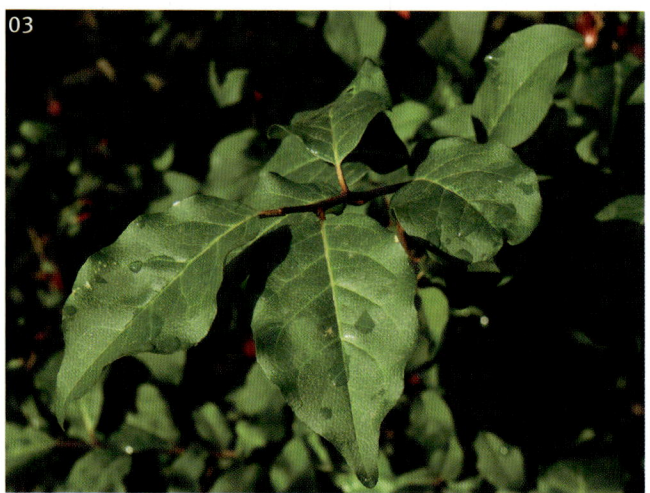

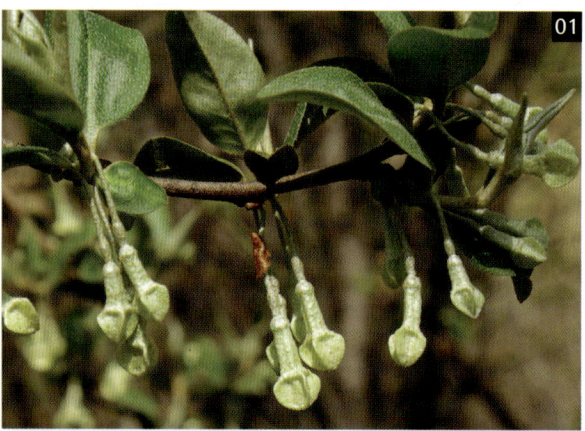

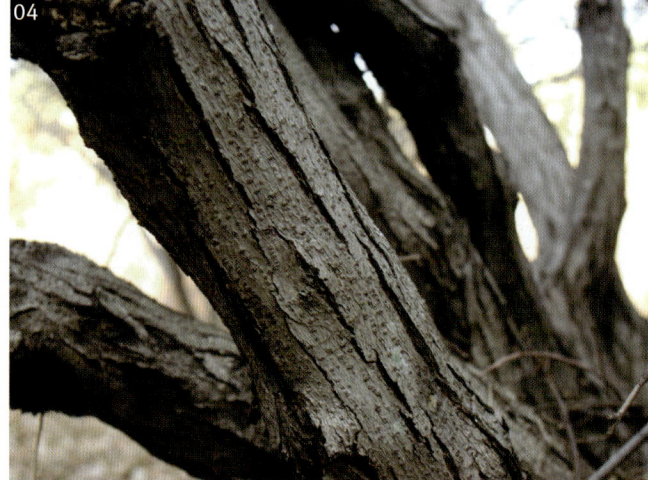

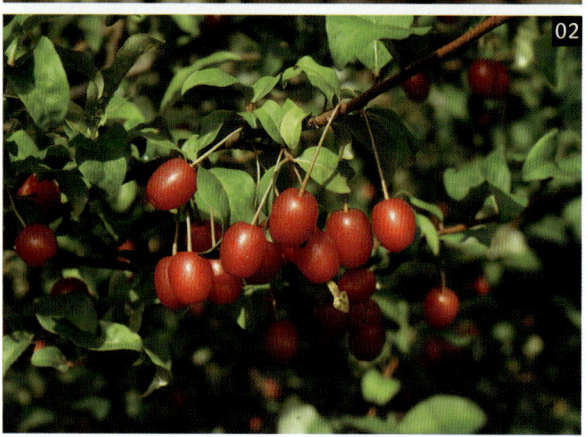

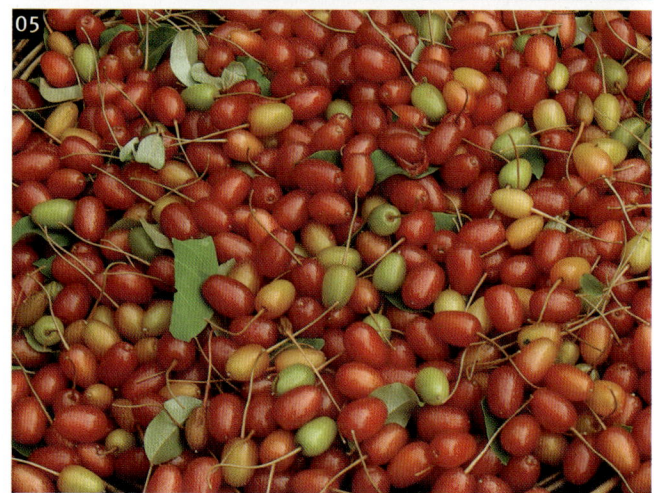

152 보리밥나무

Elaeagnus macrophylla Thunb.
보리수나무과 늘푸른 반덩굴나무

- **생약명** 목반하(木半夏)
- **작용 장부·경맥** 간(木), 비장(土)
- **효능** 천식, 간염, 이질설사, 류머티즘, 치질, 타박상
- **성분** 캠페롤(노화방지), 글루코사이드(해독작용), 포도당(에너지 공급)

서식지 남부지방 바닷가의 산비탈이나 언덕
줄기 길이 3~8m. 햇가지에 은회색과 갈색 비늘털이 있다. **잎** 어긋나고 두꺼우며, 겨울에도 푸르다. 뒷면에는 은회색 비늘털이 있다. **꽃** 9~11월에 흰갈색으로 피고, 잎겨드랑이에 몇 송이씩 달린다. **열매** 이듬해 4~5월에 여물고, 흰색 비늘털로 덮여 있으며, 타원형이고 길이 1.7cm 정도이다.

01 꽃. 11월 23일
02 잎 달린 모습. 11월 23일
03 가지 뻗어나가는 모습. 11월 23일

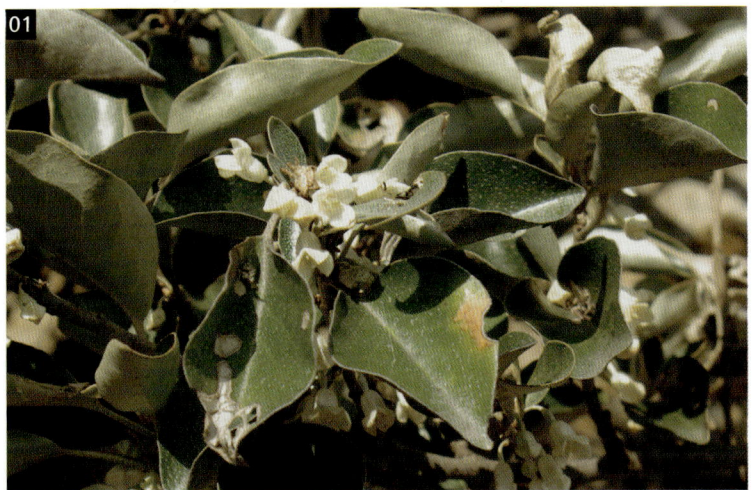
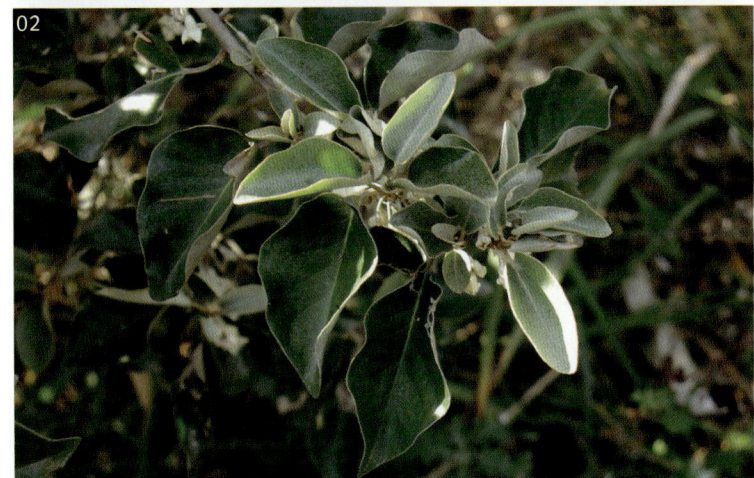
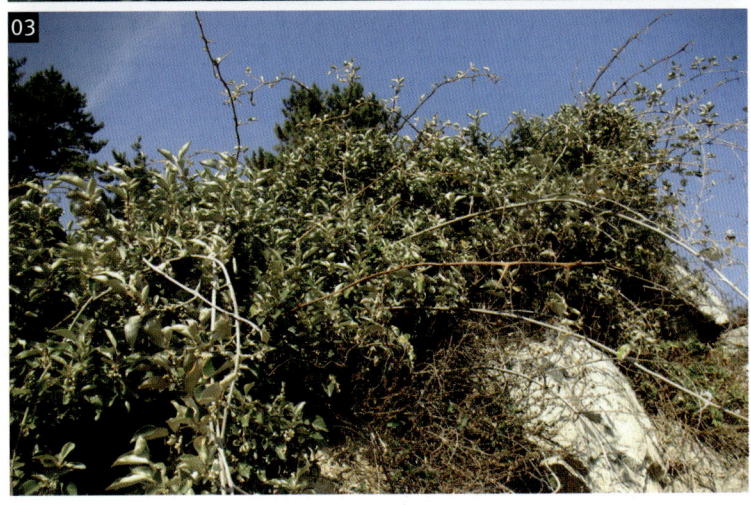

앵두 종류 비장에 작용

153 - 154

이스라지(산앵두)

유사 약재
앵두나무

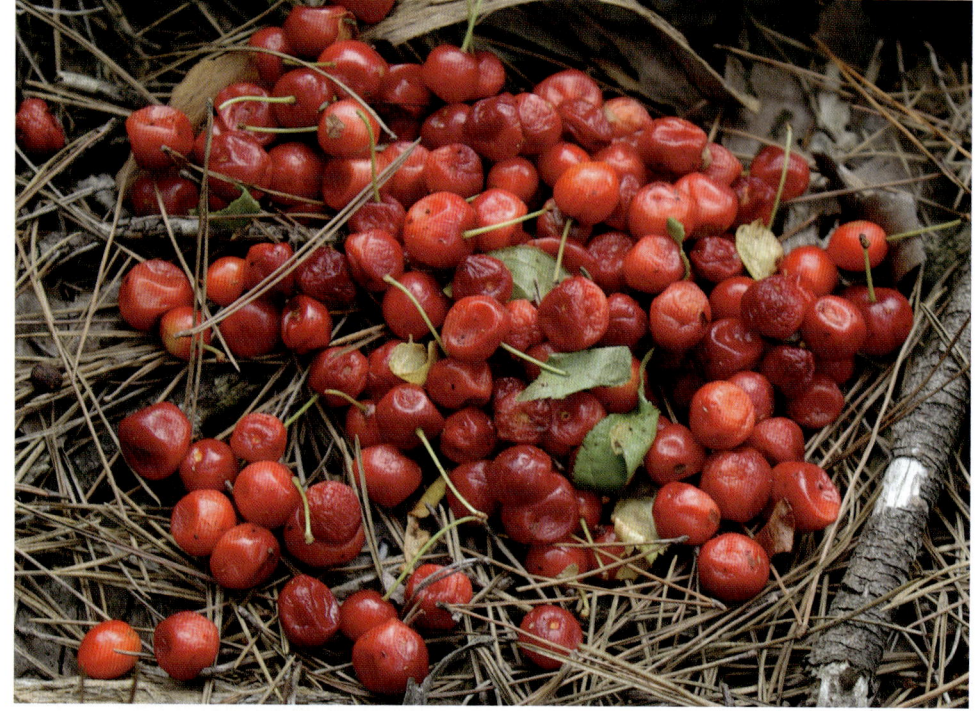

▶ 채취한 이스라지 열매.
7월 28일

식초 발효와 먹는 방법

당분으로 발효시키기

채취 열매(여름)

배합비율 **기본발효용 |** 앵두 종류(열매) 100 : 설탕 10 : 생효모 0.1

초앉히기용 | 원액 100 : (필요시) 씨식초 또는 생막걸리 10

핵심요령 ❶ 열매는 으깨면 원액이 탁해지므로 꼭지를 떼고 통째로 넣는다. ❷ 고유의 향미가 살도록 누룩 대신 효모를 쓴다. ❸ 당도가 보통보다 떨어지면 설탕량을 조금 늘린다. ❹ 맛과 향이 그윽해서 요리에 넣어도 좋다. ❺ 1종류씩 담근다.

발효와 먹는 방법 ▶ 열매를 설탕에 버무려 항아리에 넣고, 생효모를 뿌린 뒤 미리 조금 남겨둔 설탕을 위에 덮어 40~50일 발효시킨다. ▶ 원액을 걸러 항아리에 앉히고, 씨식초나 생막걸리를 넣는 경우에는 이때 넣어서, 3~6개월 발효시킨 뒤 찌꺼기를 거른다. ▶ 물에 5~10배 희석하여 식후에 마신다. ▶ 자세한 발효 원리와 방법, 먹는 방법은 p.45를 참조한다.

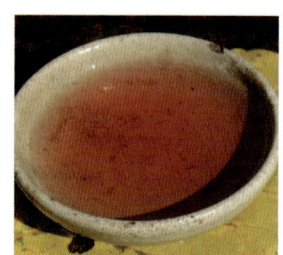

앵두 식초.

153 이스라지

Prunus japonica var. *nakaii* (H. Lev.) Rehder
장미과 잎지는 작은키나무

- **생약명** 욱리인(郁李仁)
- **작용 장부·경맥** 비장(土), 소장(火), 대장(金)
- **효능** 중풍마비, 류머티즘, 장염, 위장병, 가슴두근거림
- **성분** 사포닌(면역력강화), 아미그달린(폐기능강화), 올레산(동맥경화예방), 캠페롤(노화방지), 우르솔산(비만억제), 리튬(우울증완화)

서식지 산속 숲 가장자리나 계곡가
줄기 1.5m 정도. 줄기껍질은 갈색이고, 점차 가로로 넓은 비늘처럼 갈라진다. **잎** 길이 3~7㎝. 어긋나고 긴 타원형이며, 끝이 긴 꼬리처럼 뾰족하고, 가장자리에 깊게 파인 겹톱니가 있다. **꽃** 5월에 잎보다 먼저 분홍색으로 핀다. 잎겨드랑이에 2~4송이가 모여 달리며, 꽃잎은 5장이다. **열매** 7~8월에 붉은색으로 여물며, 둥글고 길이 1.2㎝ 정도이다.

01 꽃. 4월 3일
02 잎. 7월 21일
03 줄기. 1월 3일

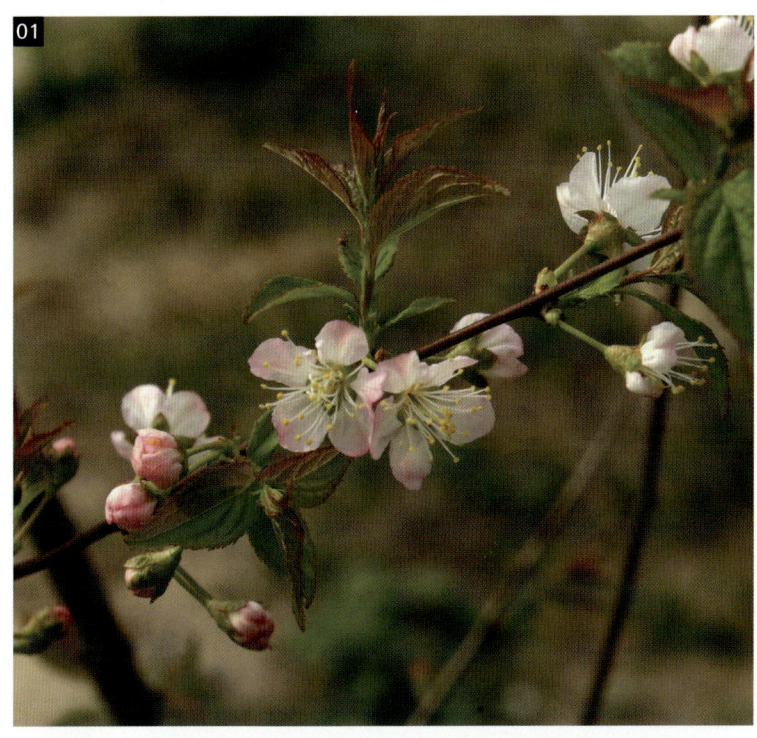

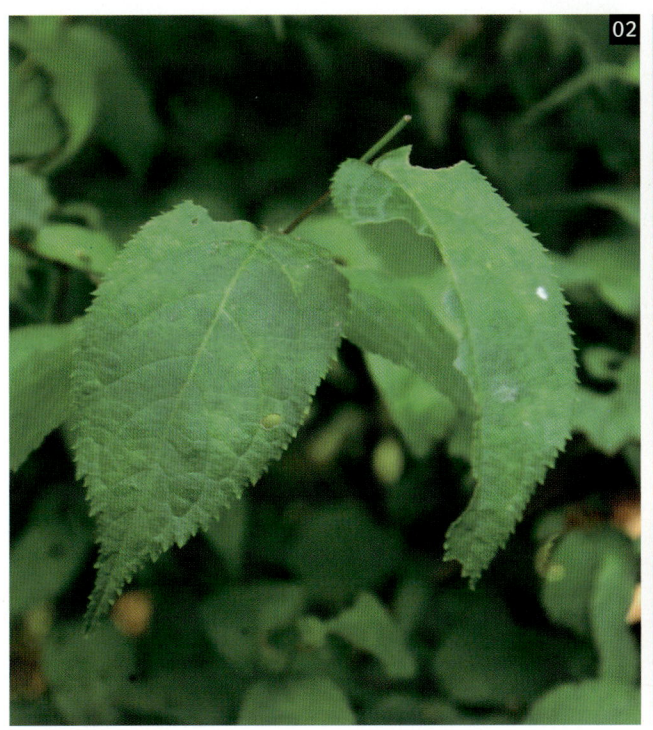

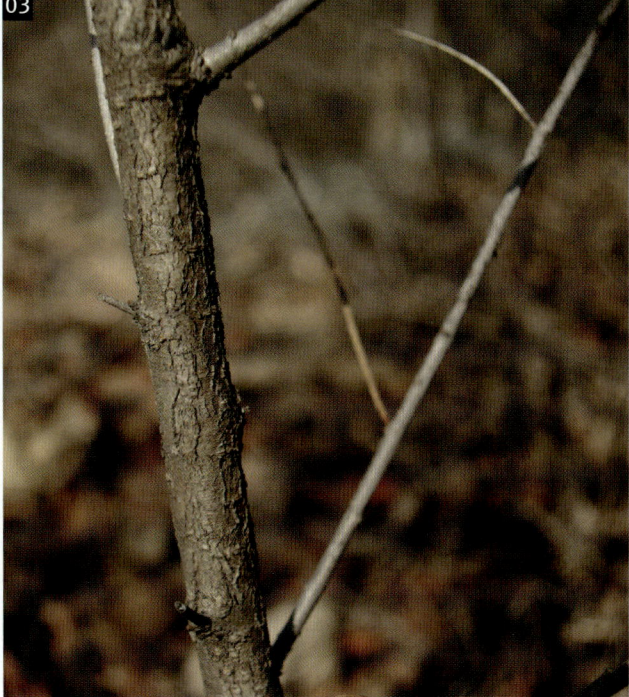

313

154 앵두나무

Cirsium tomentos Thunb.
장미과 잎지는 작은키나무

생약명	산앵도(山櫻桃)
작용 장부·경맥	비장·위장(土), 신장(水)
효능	몽정, 병후쇠약, 허리 아픈 데, 피로, 식욕부진, 가슴두근거림
성분	아미그달린(폐기능강화), 케르시트린(혈압내림), 카테킨(체지방분해), 철분(빈혈개선), 말산(피로회복), 시트르산(에너지보충), 인(혈전개선)

서식지 산과 들의 양지. 농가에서 재배하기도 한다.
줄기 1~3m. 줄기껍질이 검은구리갈색이다. **잎** 어긋나고 타원형이며, 끝이 뾰족하다. 가장자리에 잔톱니가 있고, 뒷면에는 잔털이 있다. **꽃** 4~5월에 잎보다 먼저 붉은흰색으로 피고, 잎겨드랑이에 1~2송이가 달린다. **열매** 7~8월에 붉은색으로 여물며, 둥글고 지름 1㎝ 정도이다.

01 꽃이 잎보다 먼저 핀다. 3월 28일
02 꽃. 4월 3일
03 꽃이 피면 어린잎이 올라오기 시작한다. 3월 29일
04 가지에 열매가 많이 달린다. 6월 10일

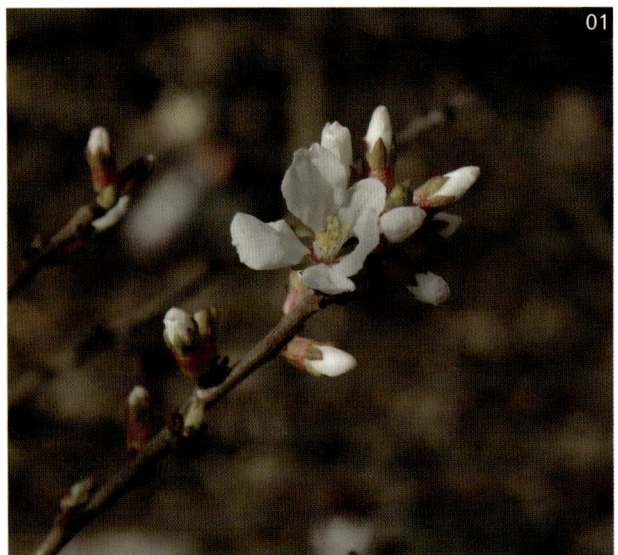

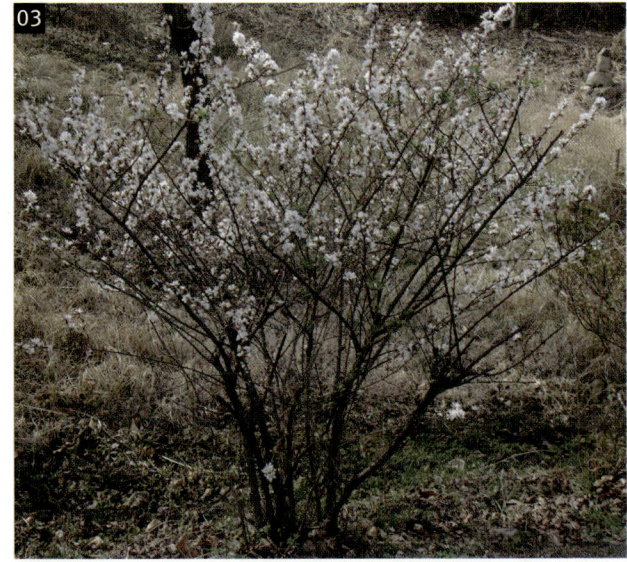

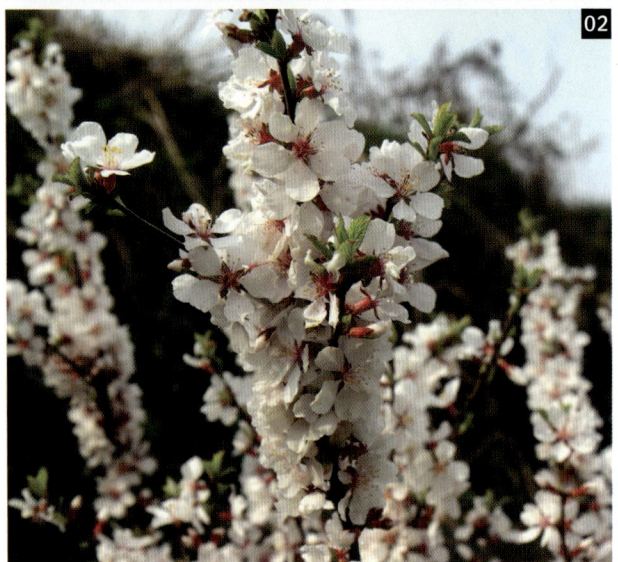

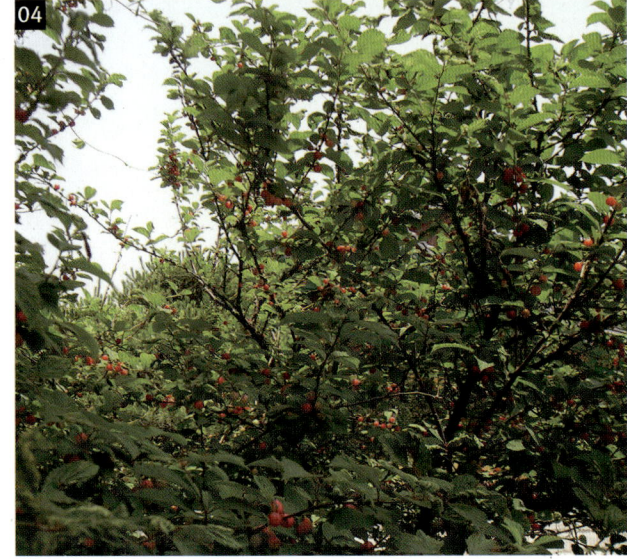

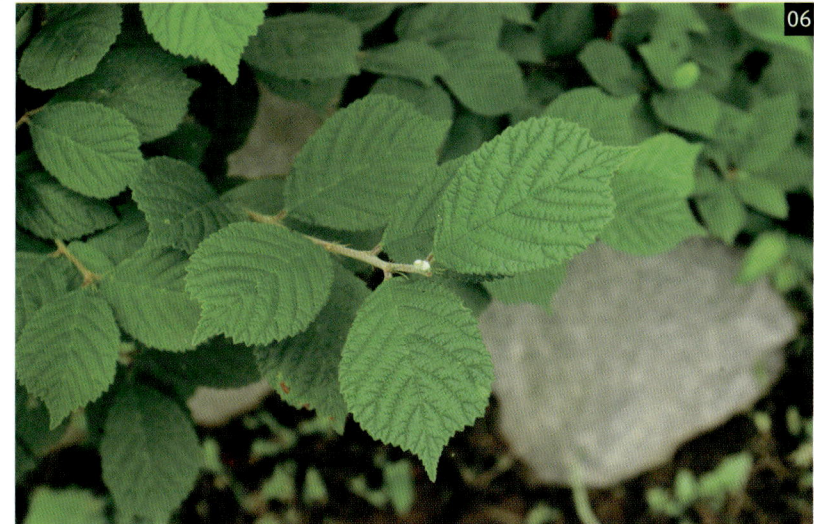

05 열매 달린 모습. 6월 6일
06 잎. 6월 6일
07 줄기. 3월 28일
08 채취한 앵두. 6월 17일

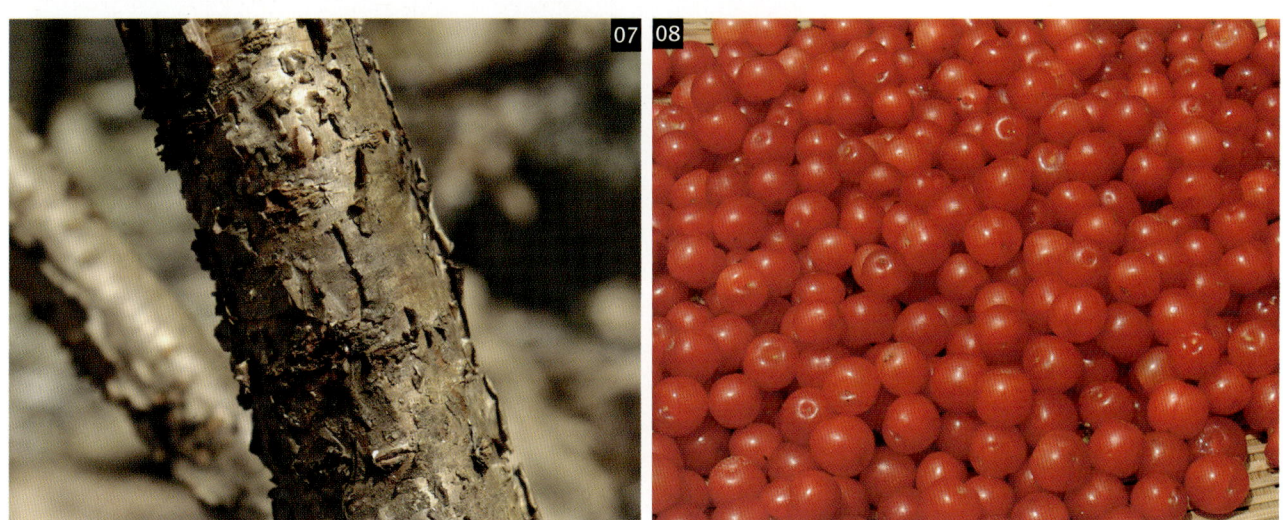

155 가막살나무

Viburnum dilatatum Thunb.
인동과 잎지는 작은키나무

생약명
협미(莢迷)

작용 장부·경맥
비장(土)

효능
고열감기, 설사
아토피, 붓기
아이 영양실조

성분
쿠마린(항혈전제)
케르세틴(알러지예방)
이소케르세틴(노화방지)
루틴(모세혈관강화)
시토스테롤(혈전개선)
아세틸콜린(두뇌발달)
우르솔산(비만억제)

▶ 채취한 가막살나무 열매.
11월 11일

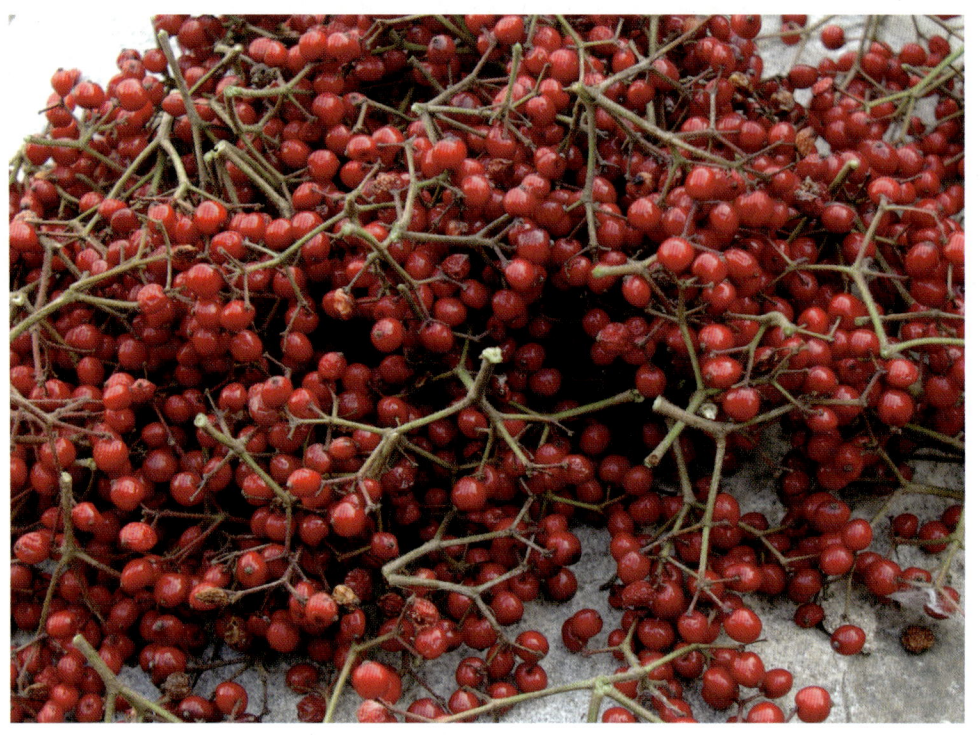

식초 발효와 먹는 방법

생막걸리로 발효시키기

채취 열매(가을)

배합비율　**기본발효용** | 열매 100 : 생막걸리(멸균되지 않은 것) 100 : 조청 또는 엿기름가루 5
　　　　　　초앉히기용 | 원액 100 : (필요시) 씨식초 10

핵심요령　쓴맛이 덜하게 조청량을 조금 늘려도 된다.

발효와 먹는 방법　▶ 열매를 항아리에 넣고 생막걸리와 조청 또는 엿기름가루를 넣어 40~50일 발효시킨다. ▶ 원액을 걸러 항아리에 앉히고, 씨식초는 이때 넣어서 3~6개월 발효시킨 뒤 찌꺼기를 거른다. ▶ 물에 5~10배 희석하여 식후에 마신다. ▶ 자세한 발효 원리와 방법, 먹는 방법은 p.43를 참조한다.

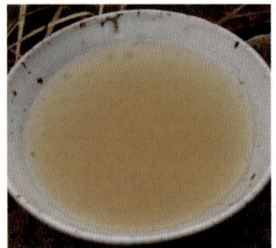

가막살나무 열매 식초.

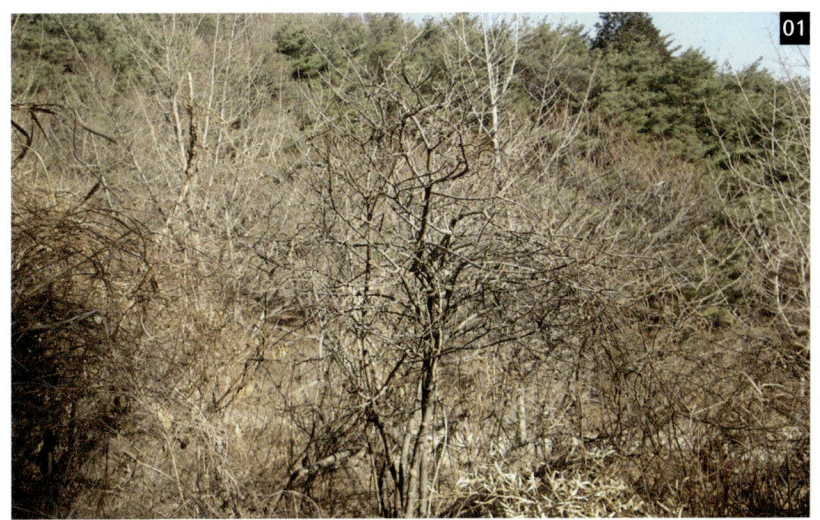

서식지 낮은 산 중턱의 양지

줄기 2~4m. 줄기껍질이 회갈색이고, 얇게 갈라져 벗겨진다. 햇가지에 잔털이 있다. **잎** 길이 5~14cm. 마주 달리고 둥근 타원형이며, 가장자리에 톱니가 있다. 뒷면에는 잔털과 기름점이 있다. **꽃** 5월에 흰색으로 피며, 작은 꽃 여러 송이가 겹우산모양으로 뭉쳐서 달린다. 꽃부리가 5갈래이고, 지름 5mm 정도이다. **열매** 9~10월에 윤기 있는 붉은색으로 여물며, 조금 납작한 타원형이고 길이가 7mm 정도이다.

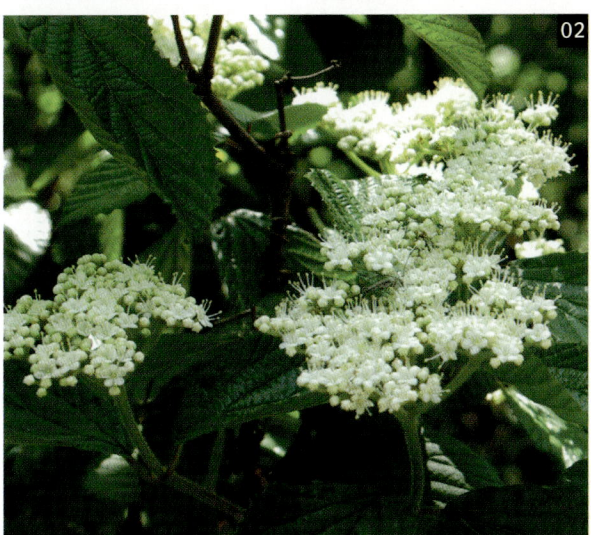

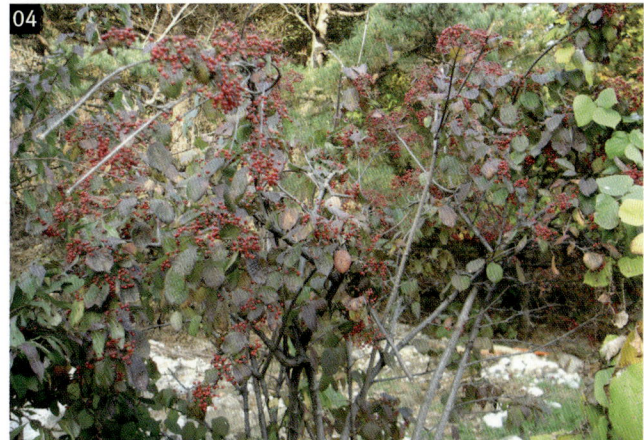

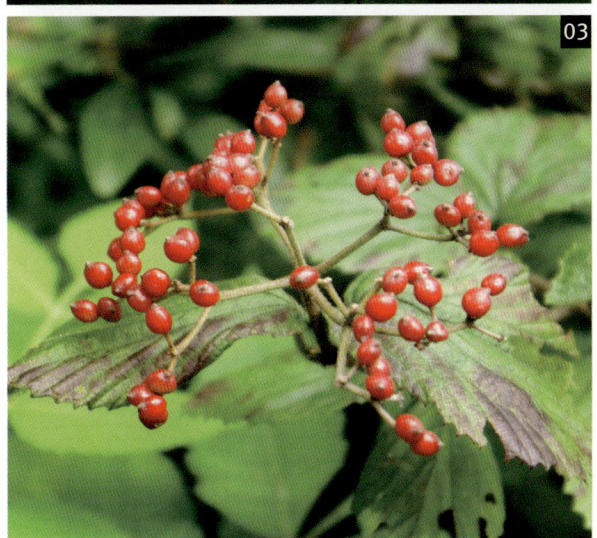

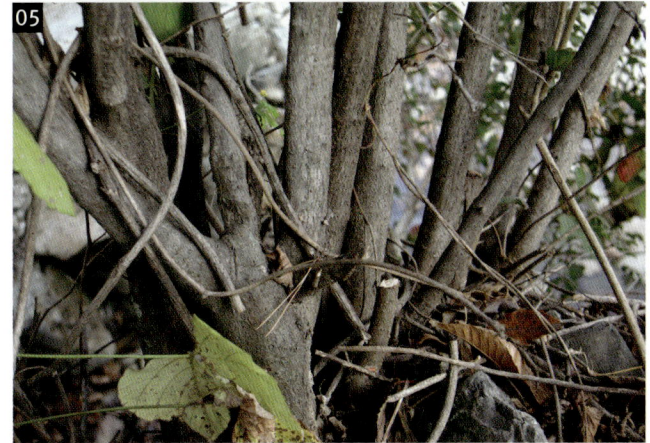

01 겨울 모습. 12월 29일
02 꽃. 5월 25일
03 열매. 8월 28일
04 열매 달린 모습. 11월 11일
05 밑동. 11월 11일

156 모시대

Adenophora remotiflora (S. et Z.) Miq.
초롱꽃과 여러해살이풀

생약명
제니(薺苨)

작용 장부·경맥
비장(土)
폐(金)

효능
마른기침
가래
당뇨
약물중독

성분
베타시토스테롤(혈전개선)
인(혈중콜레스테롤 개선)
칼슘(뼈강화)
철분(빈혈예방)

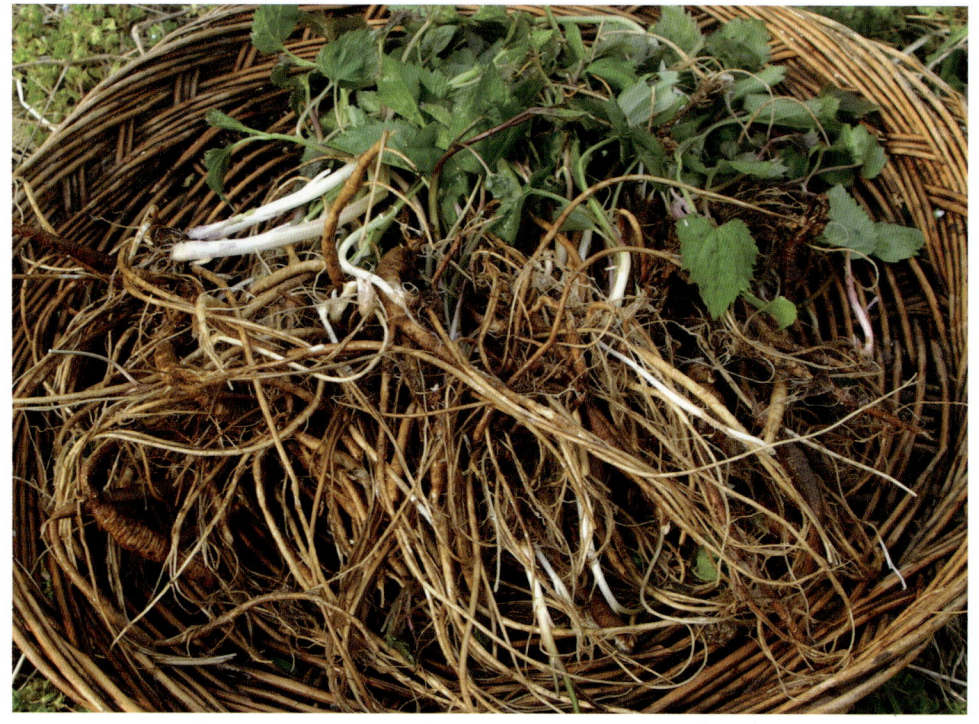

▶ 뿌리째 채취한 모시대.
4월 12일

식초 발효와 먹는 방법

생막걸리로 발효시키기

채취 뿌리째 캔 전초(봄~여름)

배합비율　**기본발효용** | 전초 100 : 생막걸리(멸균되지 않은 것) 100 : 조청 또는 엿기름가루 5
　　　　　　초앉히기용 | 원액 100 : (필요시) 씨식초 10

핵심요령 ❶ 잎·줄기·뿌리는 적당히 썰어서 넣는다. ❷ 취향에 따라 조청량을 조금 늘려도 된다.

발효와 먹는 방법 ▶ 모시대를 항아리에 넣고 생막걸리와 조청 또는 엿기름가루를 넣어 40~50일 발효시킨다. ▶ 원액을 걸러 항아리에 앉히고, 씨식초는 이때 넣어서 3~6개월 발효시킨 뒤 찌꺼기를 거른다. ▶ 물에 5~10배 희석하여 식후에 마신다. ▶ 자세한 발효 원리와 방법, 먹는 방법은 p.43를 참조한다.

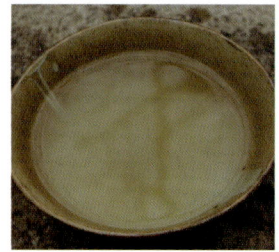

모시대 식초.

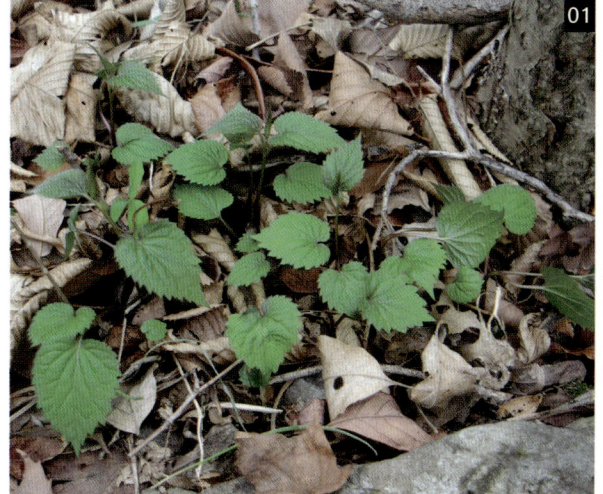
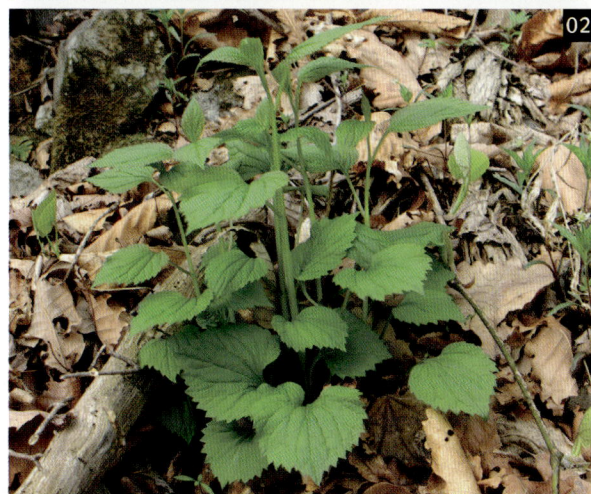
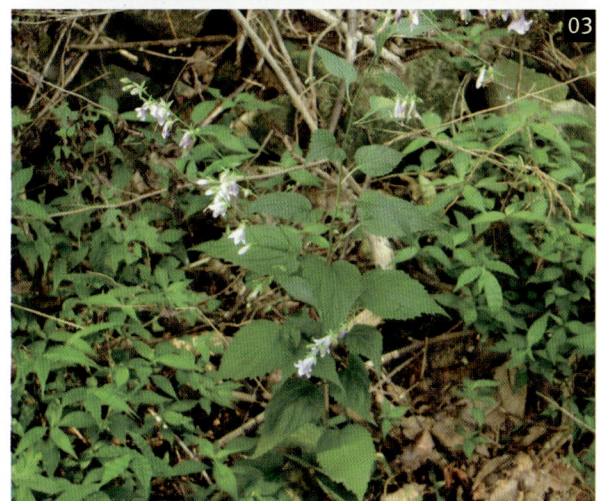

서식지 산기슭 반그늘, 계곡가

뿌리 굵게 자란다. **줄기** 40~100㎝. 곧게 자란다. **잎** 길이 5~10㎝. 어긋나고 달걀모양 또는 긴 심장모양 또는 넓은 피침형이다. 끝이 뾰족하며, 가장자리에 날카로운 톱니가 있다. 밑동잎은 잎자루가 길다. **꽃** 8~9월에 청보라색으로 피며, 줄기 끝에 작은 꽃들이 아래를 향해 원뿔모양으로 엉성하게 달린다. 길이 2~3㎝이고 꽃부리가 5갈래로 갈라진다. **열매** 10월에 여물며, 익으면 껍질이 갈라져 씨앗이 나온다.

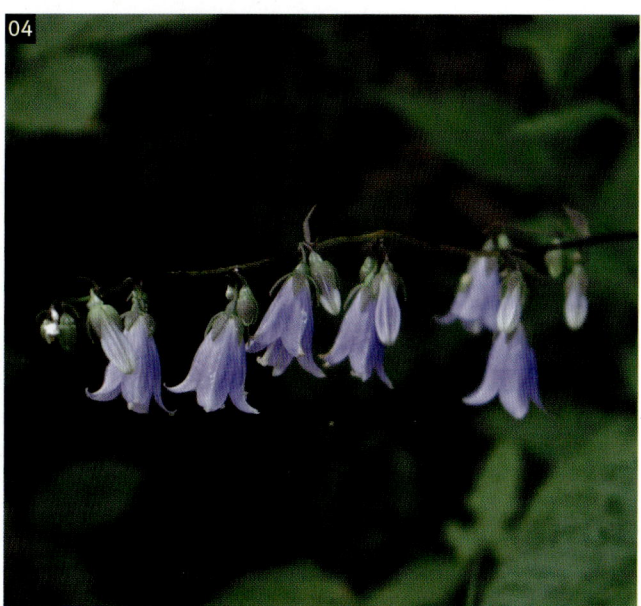
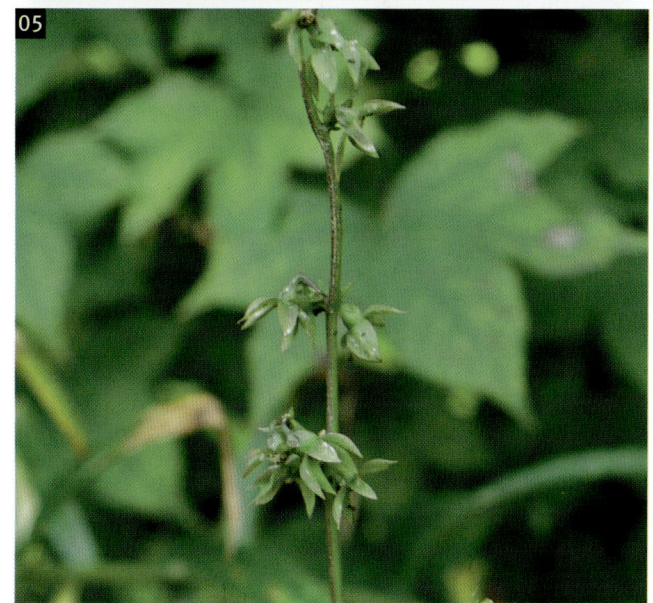

01 봄에 어린잎 자라는 모습. 4월 12일
02 줄기 자라는 모습. 4월 16일
03 꽃 핀 모습. 8월 12일
04 꽃. 8월 6일
05 풋열매 달린 모습. 9월 1일

157 선인장(백년초)

Opuntia ficus-indica (L.) Mill.
선인장과 여러해살이풀

생약명
선인장(仙人掌)

작용 장부·경맥
비장(土), 폐(金)

효능
폐렴, 심한기침
이하선염, 인후통

성분
L 아라비노스(생리활성)
갈락토오스(뇌구성성분)
글루칸(종양억제)
아미노산(근육강화)
말산(피로회복)
석신산(피로회복)

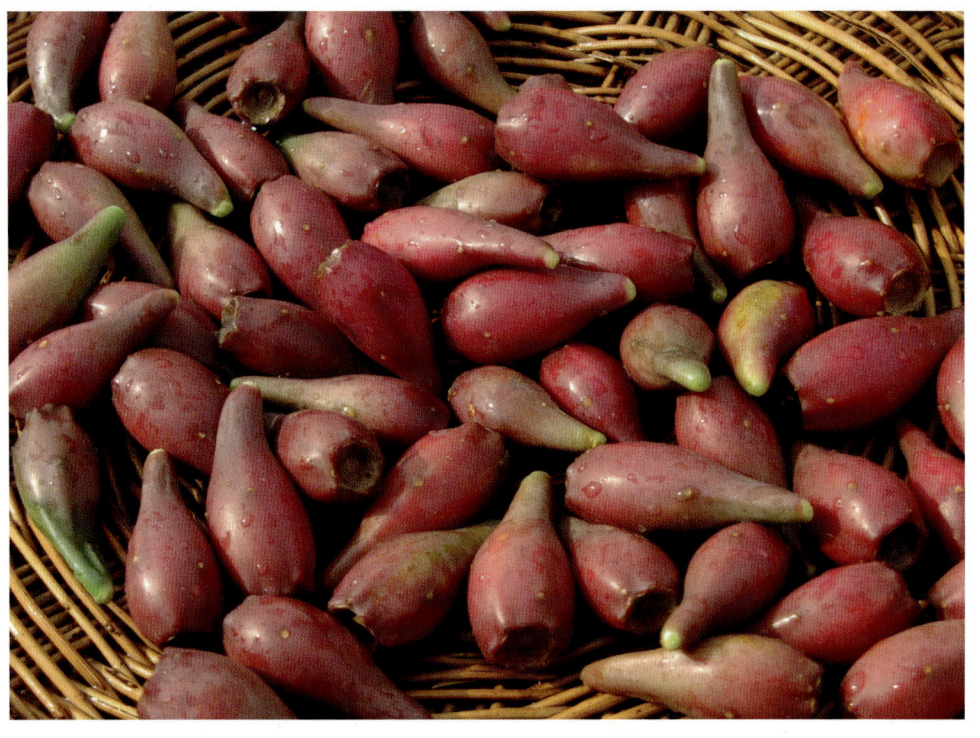

▶ 채취한 선인장 열매.
10월 31일

식초 발효와 먹는 방법

당분으로 발효시키기

채취 열매(가을)

배합비율   **기본발효용** | 열매 100 : 설탕 20 : 생효모 0.1
             초앉히기용 | 원액 100 : (필요시) 씨식초 또는 생막걸리 10

핵심요령 ❶ 가시에 찔리지 않도록 채취할 때 두꺼운 장갑을 낀다. ❷ 으깨면 원액이 탁해지므로 열매를 적당히 썰어서 넣는다. ❸ 열매껍질에 있는 효소가 발효를 도우므로 껍질을 벗기지 않는다. ❹ 고유의 향미가 살도록 누룩 대신 효모를 쓴다.

발효와 먹는 방법 ▶ 열매를 설탕에 버무려 항아리에 넣고, 생효모를 뿌린 뒤 미리 조금 남겨둔 설탕을 위에 덮어 40~50일 발효시킨다. ▶ 원액을 걸러 항아리에 앉히고, 씨식초나 생막걸리를 넣는 경우에는 이때 넣어서 3~6개월 발효시킨 뒤 찌꺼기를 거른다. ▶ 물에 5~10배 희석하여 식후에 마신다. ▶ 자세한 발효 원리와 방법, 먹는 방법은 p.45를 참조한다.

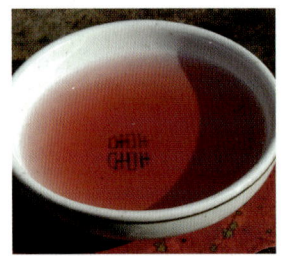

선인장 열매 식초.

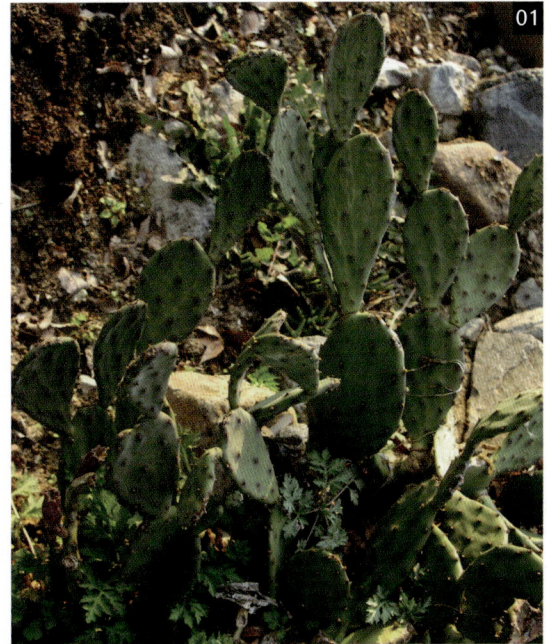

서식지 남부지방의 건조하고 모래 섞인 땅. 농가에서 재배하기도 한다.
뿌리 가늘게 뻗고 잔뿌리가 있다. **줄기** 2m 정도. 가지와 함께 편평한 타원형으로 이어져 달리며, 껍질이 두껍고 짙은 녹색을 띤다. 밑동은 짧고 납작하다. **잎** 퇴화되어 가시처럼 된다. 가시는 길이 1~3cm이고, 어릴 때는 푸르다가 점차 갈색이 되며, 다 자라면 떨어진다. **꽃** 4~6월에 노란색으로 피며 지름 2~3cm이다. 꽃잎이 여러 장 겹겹이 달리며 수술이 많다. **열매** 9월에 붉은자주색으로 여문다. 주의 몸을 차게 하므로 장기간 복용하는 것은 삼간다.

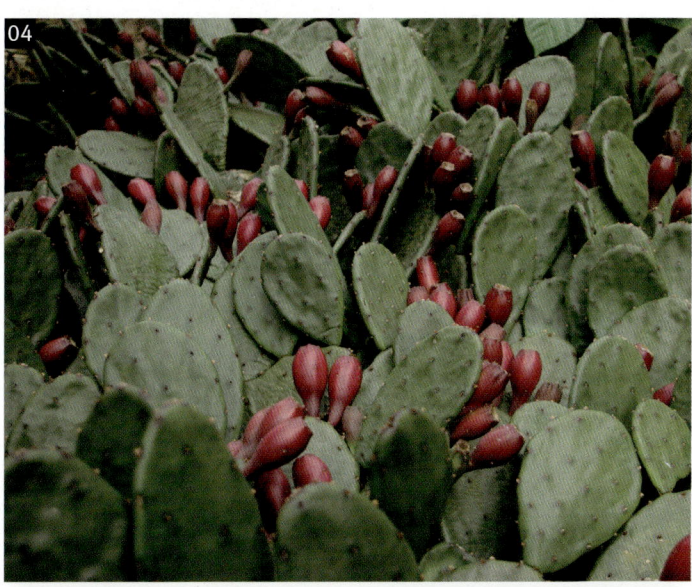

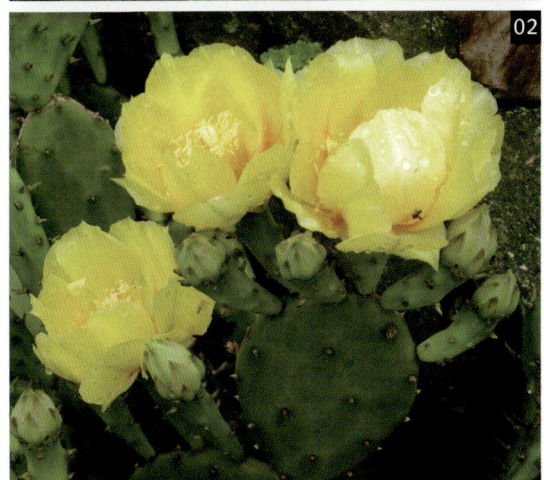

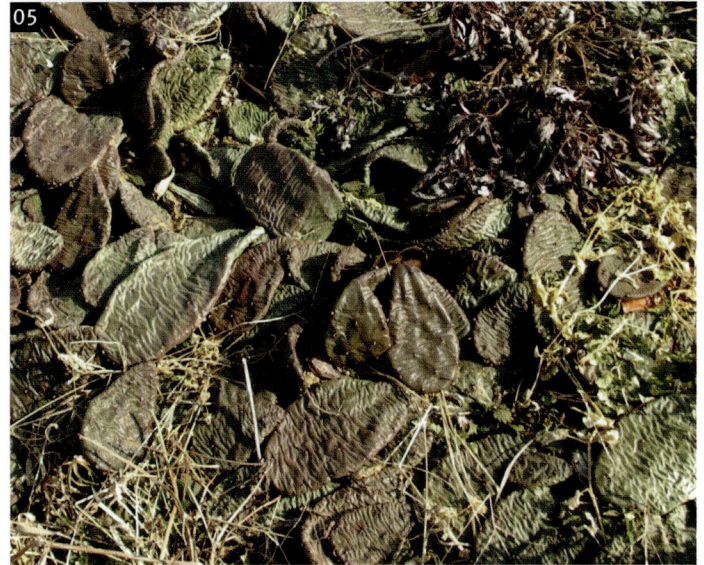

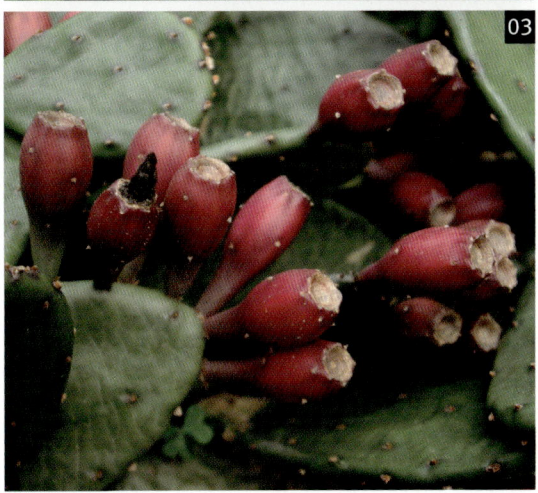

01 줄기 자라는 모습. 4월 2일
02 꽃 핀 모습. 6월 12일
03 열매. 10월 31일
04 열매 달린 모습. 10월 31일
05 겨울에 쭈글쭈글해진 모습. 1월 16일

158 소경불알

Codonopsis ussuriensis (Rupr. & Maxim.) Hemsl.
초롱꽃과 덩굴성 여러해살이풀

생약명
작반당삼(雀斑黨參)

작용 장부·경맥
비장(土)
폐(金)

효능
기침
위장병
현기증
색전증

성분
트리테르페노이드
(면역력증진)
페닐프로파노이드
(생리활성)

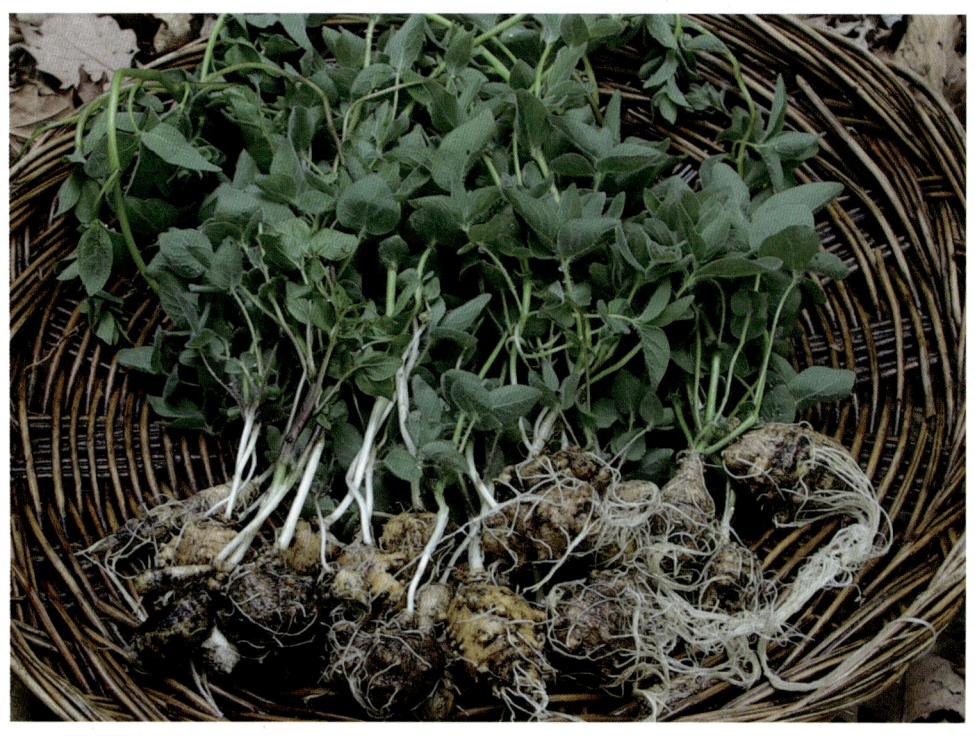

▶ 뿌리째 채취한 소경불알.
5월 11일

식초 발효와 먹는 방법

생막걸리로 발효시키기

채취 뿌리째 캔 전초(봄~여름), 뿌리(봄~겨울)

배합비율 **기본발효용** | 전초나 뿌리 100 : 생막걸리(멸균되지 않은 것) 100 : 조청 또는 엿기름가루 5
초앉히기용 | 원액 100 : (필요시) 씨식초 10

핵심요령 ❶ 잎·줄기·뿌리는 적당히 썰어서 넣는다. ❷ 뿌리는 껍질째 담근다. ❸ 취향에 따라 조청량을 조금 늘려도 된다.

발효와 먹는 방법 ▶ 소경불알을 항아리에 넣고 생막걸리와 조청 또는 엿기름가루를 넣어 40~50일 발효시킨다. ▶ 원액을 걸러 항아리에 앉히고, 씨식초는 이때 넣어서 3~6개월 발효시킨 뒤 찌꺼기를 거른다. ▶ 물에 5~10배 희석하여 식후에 마신다. ▶ 자세한 발효 원리와 방법, 먹는 방법은 p.43를 참조한다.

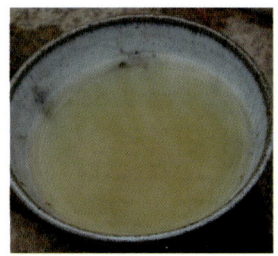

소경불알 전초 식초.

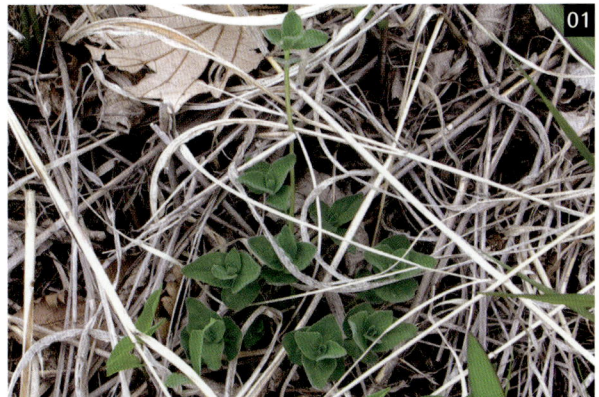
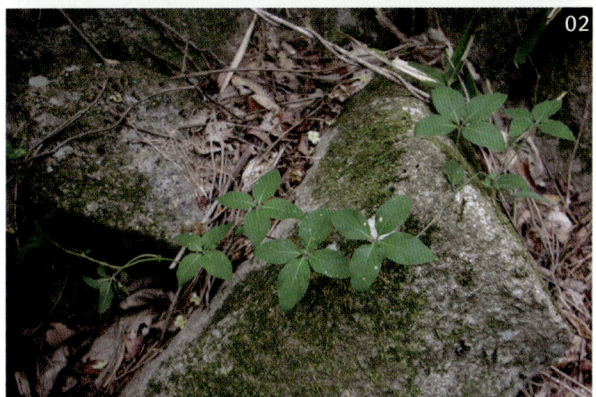
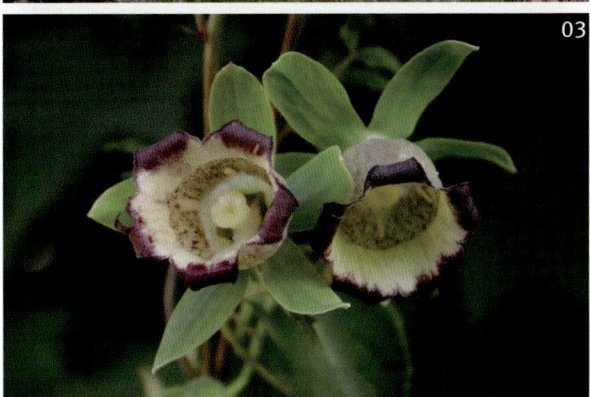
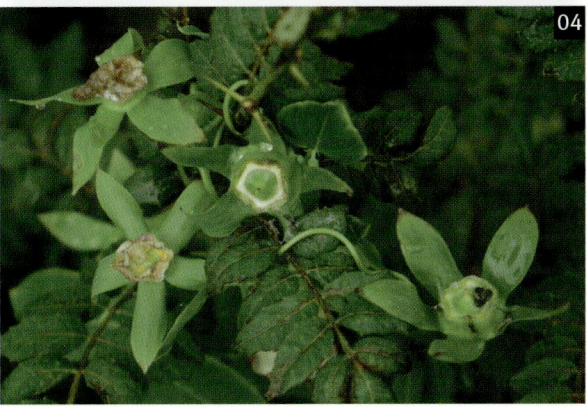

서식지 산과 들의 자갈밭
뿌리 땅속에 덩이뿌리가 있고, 모양은 둥글고 울퉁불퉁하며 잔뿌리가 있다. **줄기** 길이 3m 정도. 다른 물체를 감거나 기대며 자라고, 어릴 때 잔털이 있다. **잎** 길이 2~4.5cm. 어긋나고 곁가지에는 4장씩 빙 둘러 난다. 달걀 모양 또는 타원형이고 양끝이 좁으며, 앞뒷면에 흰색 잔털이 있다. **꽃** 7~9월에 피고 붉은자주색 바탕에 자주색 반점이 있다. 짧은 가지에 초롱모양으로 달리며, 길이 2~2.5cm이고 꽃부리가 5갈래이다. **열매** 10~11월에 여물고 원뿔모양이며, 익으면 껍질이 3갈래로 갈라져 씨앗이 나온다.

01 봄에 줄기 자라는 모습. 5월 11일
02 잎 달린 모습. 6월 8일
03 꽃. 7월 19일
04 열매. 8월 17일
05 여름에 뿌리 채취하는 모습. 7월 5일
06 덩이뿌리 커가는 모습(왼쪽부터). 5월 11일

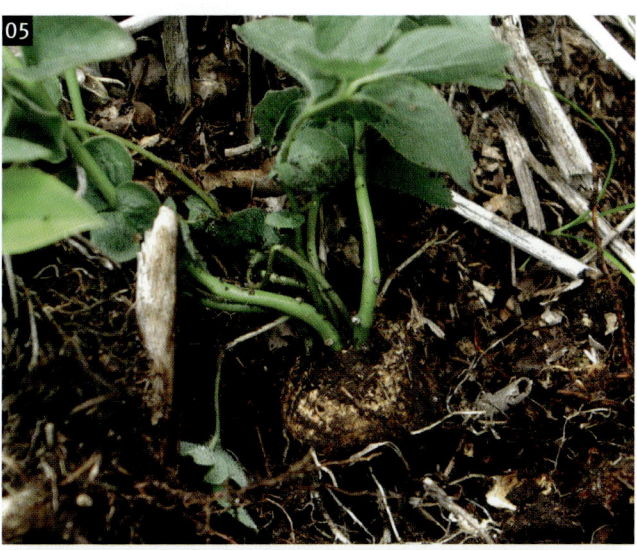
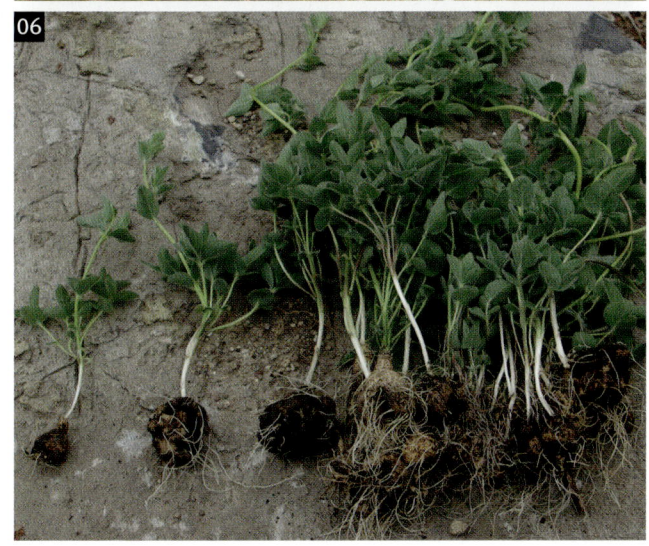

159 솜나물

Leibnitzia anandria (L.) Turcz.
국화과 여러해살이풀

생약명
대정초(大丁草)

작용 장부·경맥
비장(土), 폐(金)

효능
천식
기침
류머티즘
장염
외상출혈

성분
사포닌(면역력강화)
베타시스테롤(종양억제)
타락사스테롤(혈전개선)
쿠마린(혈전개선)
석신산(피로회복)

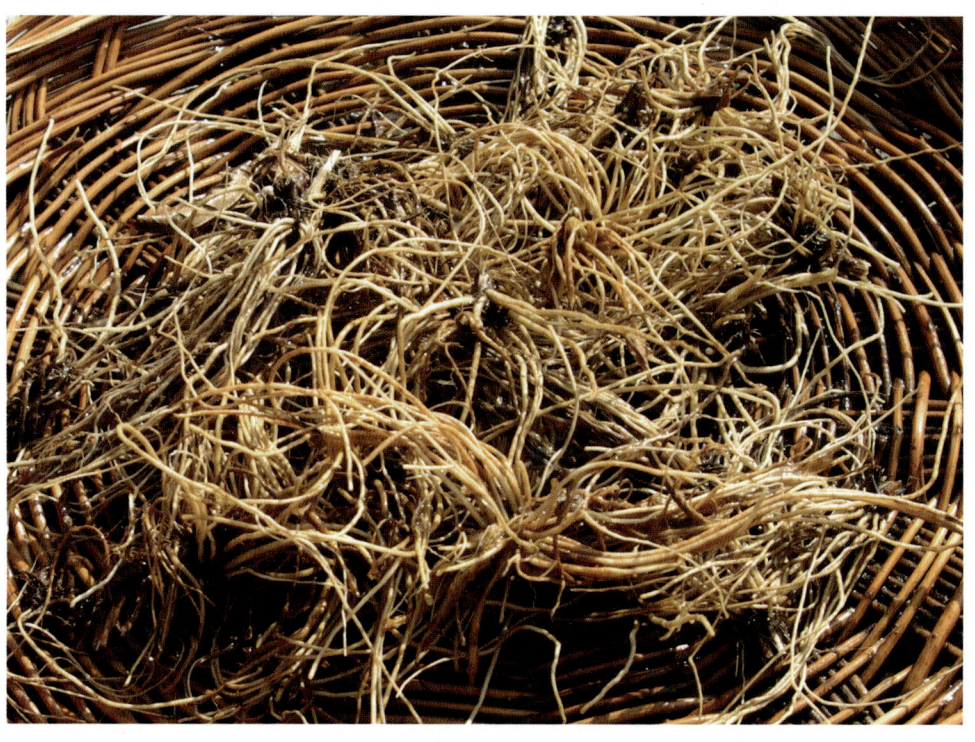

▶ 채취한 솜나물 뿌리. 2월 2일

식초 발효와 먹는 방법

생막걸리로 발효시키기

채취 뿌리(늦가을~겨울)

배합비율　**기본발효용 |** 뿌리 100 : 생막걸리(멸균되지 않은 것) 100 : 조청 또는 엿기름가루 5
　　　　　초앉히기용 | 원액 100 : (필요시) 씨식초 10

핵심요령　❶ 뿌리는 껍질째 적당히 썰어서 넣는다. ❷ 쓴맛이 덜하게 조청량을 조금 늘려도 된다.

발효와 먹는 방법　▶ 뿌리를 항아리에 넣고 생막걸리와 조청 또는 엿기름가루를 넣어 40~50일 발효시킨다. ▶ 원액을 걸러 항아리에 앉히고, 씨식초는 이때 넣어서 3~6개월 발효시킨 뒤 찌꺼기를 거른다. ▶ 물에 5~10배 희석하여 식후에 마신다. ▶ 자세한 발효 원리와 방법, 먹는 방법은 p.43를 참조한다.

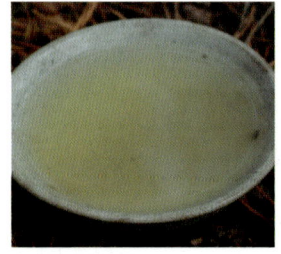

솜나물 뿌리 식초.

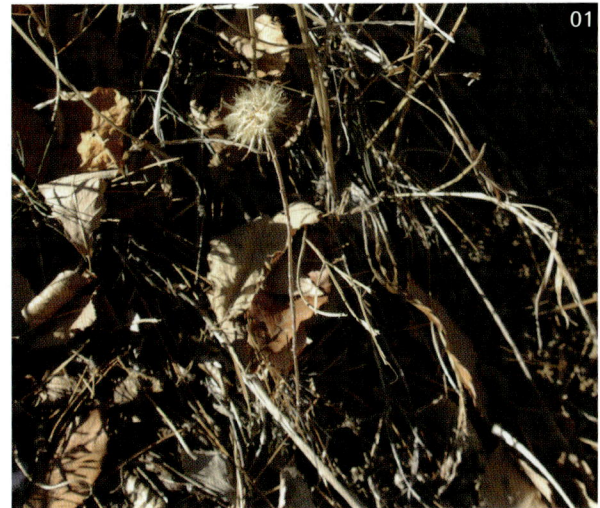

서식지 낮은 산과 들의 양지
뿌리 땅속에 짧은 뿌리줄기가 있고, 수염뿌리가 많이 나온다. **봄** 꽃줄기가 10~20㎝ 정도 올라오는데, 어릴 때는 솜털이 빽빽하고 붉은자줏빛이 돈다. 잎은 타원형이고 뒷면이 솜털로 덮여 있다. 꽃은 5~9월에 피는데 겉면은 붉은자주색이고, 안쪽은 흰색을 띤다. **가을** 꽃줄기가 30~60㎝ 정도 올라온다. 잎은 긴 타원형이고, 아래쪽이 잎자루의 날개처럼 되어 깃털처럼 갈라지며, 가장자리에 불규칙한 톱니가 있다. 꽃봉오리는 벌어지지 않는다. **열매** 9월에 여물며, 씨앗에 연갈색 갓털이 있어 바람에 날려간다.

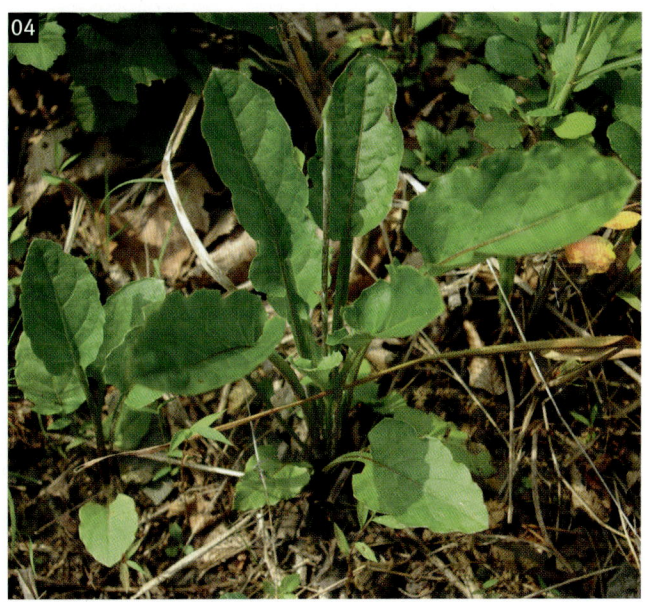

01 겨울에 남아 있는 묵은대. 1월 9일
02 봄에 올라온 새순과 봄꽃. 3월 26일
03 봄꽃이 활짝 핀 모습. 3월 25일
04 여름잎 자라는 모습. 8월 6일
05 여름꽃 열매. 10월 17일

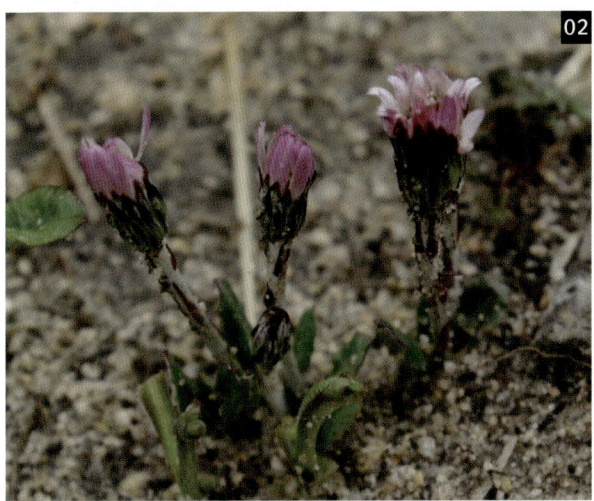

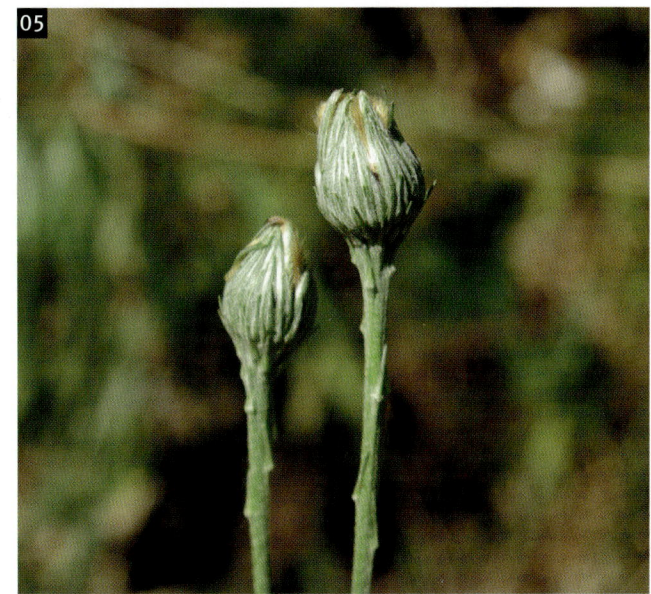

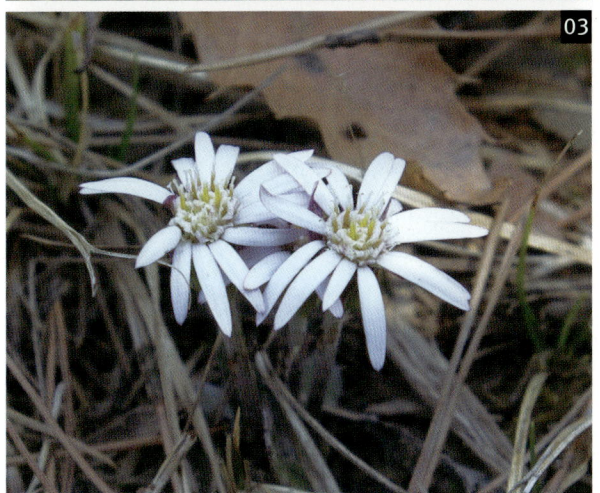

160 차즈기

Perilla frutescens var. *acuta* Kudo
꿀풀과 여러해살이풀

생약명
자소(紫蘇)

작용 장부·경맥
비장(土), 폐(金)

효능
독감, 기침
천식, 식중독
입덧구토

성분
페릴라케톤(세균억제)
리모넨(염증제거)
베타카로틴(노화방지)
카로틴(종양억제)
칼슘(뼈강화)
인(혈전개선)

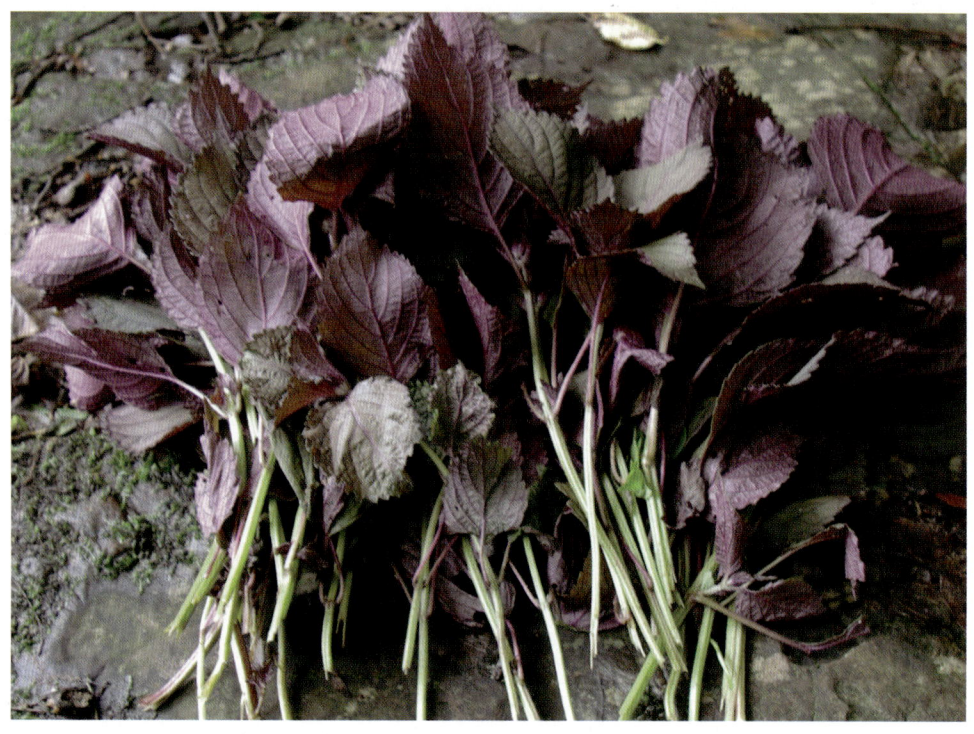

▶ 채취한 차즈기 잎과 줄기.
8월 12일

식초 발효와 먹는 방법

생막걸리로 발효시키기

채취 잎·줄기(봄~여름)

배합비율 **기본발효용** | 잎·줄기 100 : 생막걸리(멸균되지 않은 것) 100 : 조청 또는 엿기름가루 5
　　　　　　초앉히기용 | 원액 100 : (필요시) 씨식초 10

핵심요령 ❶ 잎·줄기는 적당히 썰어 넣는다. ❷ 취향에 따라 조청량을 조금 늘려도 된다.

발효와 먹는 방법 ▶ 차즈기를 항아리에 넣고 생막걸리와 조청 또는 엿기름가루를 넣어 40~50일 발효시킨다. ▶ 원액을 걸러 항아리에 앉히고, 씨식초는 이때 넣어서 3~6개월 발효시킨 뒤 찌꺼기를 거른다. ▶ 물에 5~10배 희석하여 식후에 마신다. ▶ 자세한 발효 원리와 방법, 먹는 방법은 p.43를 참조한다.

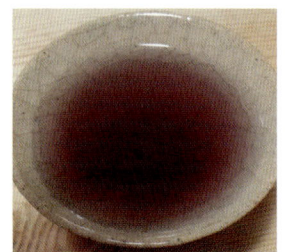

차즈기 식초.

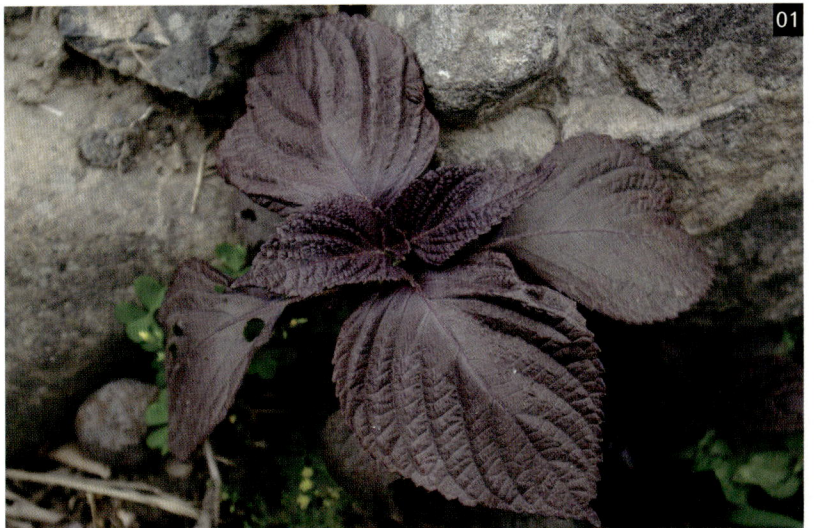

서식지 양지바른 빈터. 농가에서 재배하기도 한다(중국에서 들어옴).
줄기 20~80㎝. 곧게 자라며 독특한 향이 난다. 검붉은자줏빛이 돌고, 세로로 홈이 있으며, 잔털이 있다. 단면은 네모지다. **잎** 길이 4~15㎝. 마주나고 자줏빛이 돌며, 넓은 달걀모양이다. 끝이 뾰족하고, 가장자리에 톱니가 있다. 앞뒷면과 뒷면 잎맥에 털이 있으며, 잎자루가 길다. **꽃** 8~9월에 연자주색으로 피며, 줄기와 가지 끝에 작은 꽃들이 어긋나게 모여 달린다. 꽃부리가 입술모양으로 갈라진다. **열매** 9~10월에 여물며, 씨앗은 둥글고 꽃받침으로 싸여 있다.

01 잎 달린 모습. 6월 11일
02 줄기 자란 모습. 8월 12일
03 꽃. 9월 14일
04 열매 달린 모습. 11월 2일

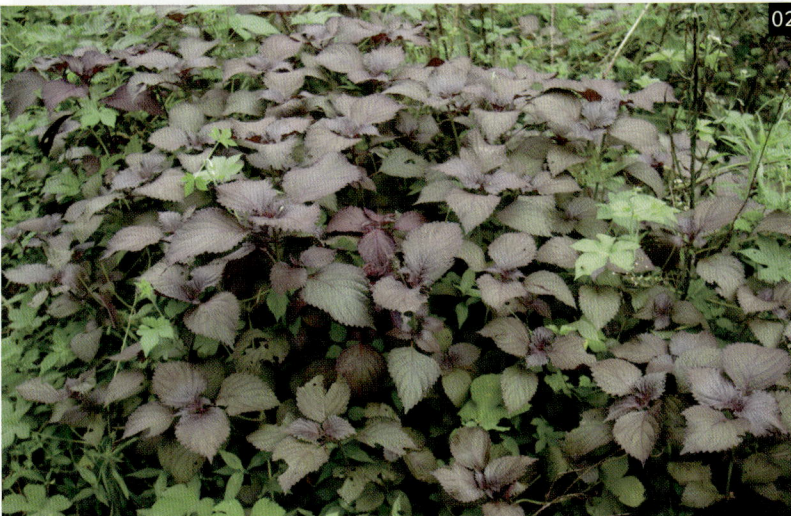

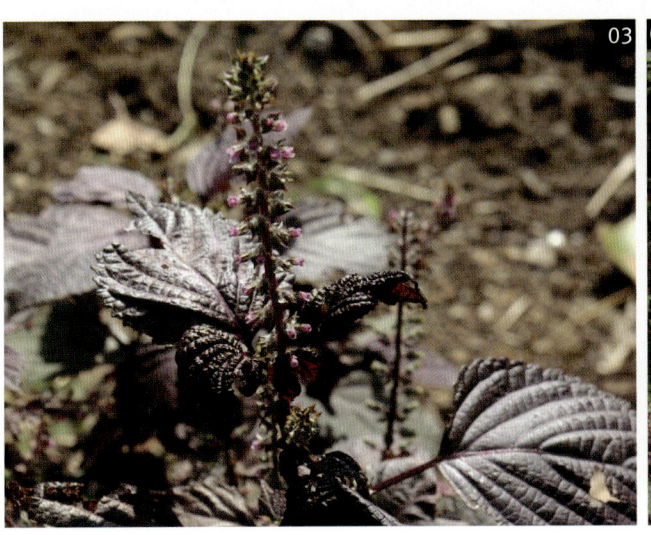

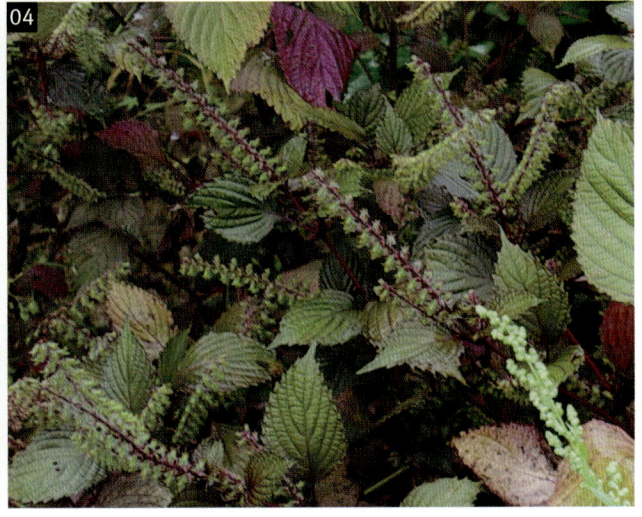

161 황기

Astragalus membranaceus Bunge var. *membranaceus*
콩과 여러해살이풀

생약명
황기(黃耆)

작용 장부·경맥
비장(土)
폐(金)

효능
간염, 천식
중풍, 허약체질

성분
셀레늄(종양억제)
사포닌(면역력강화)
가바(혈압내림)
콜린(숙취해소)
베타인(혈전개선)
포르모노네틴
(식물성여성호르몬)

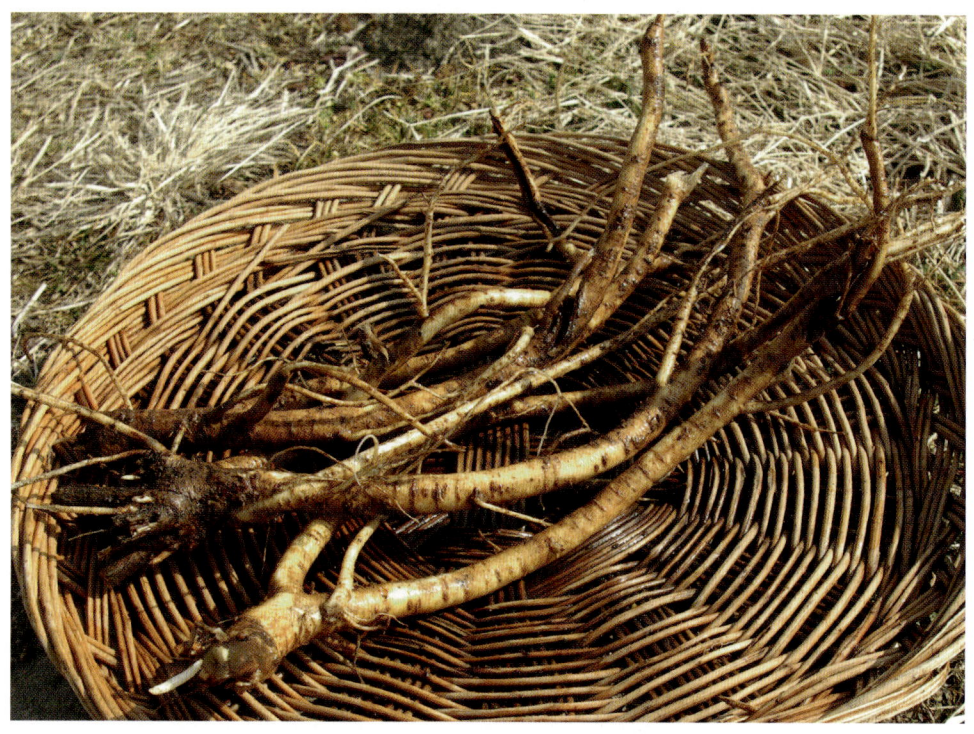

▶ 채취한 황기 뿌리. 2월 2일

식초 발효와 먹는 방법

누룩으로 흑초 발효시키기

채취 뿌리(늦가을~겨울)

배합비율 **기본발효용(밑술밥)** | 뿌리 달인 물 100 : 쌀이나 현미 50 : 누룩 50
　　　　　기본발효용(덧술밥) | 뿌리 달인 물 200 : 쌀이나 현미 100 : 누룩 25

핵심요령 ❶ 원액을 독하게 만들어 장기 발효시킨다. ❷ 누룩은 거칠게 부숴서 쓴다. ❸ 뿌리는 껍질째 달인다.

발효와 먹는 방법 ▶ 쌀이나 현미로 지은 술밥을 식혀 누룩을 섞고, 뿌리 달인 물을 식혀 부은 다음 항아리에 넣어 7일간 발효시킨다. ▶ 덧술밥을 추가하여 100일간 발효시킨다. ▶ 원액을 걸러 항아리에 앉히고 실외에서 4계절 이상 숙성시켜 찌꺼기를 거른다. ▶ 물에 5~10배 희석하여 식후에 마신다. ▶ 자세한 발효 원리와 방법, 먹는 방법은 p.42를 참조한다.

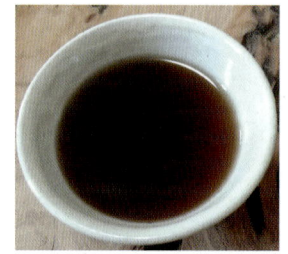

황기 흑초.

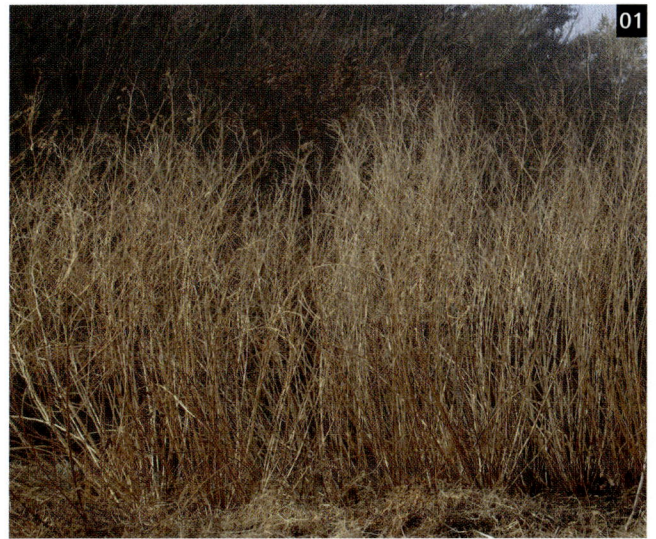

서식지 산속 바위틈이나 모래땅. 농가에서 재배하기도 한다.
뿌리 곧고 길게 뻗으며 질기다. 코르크층이 생기기도 하며 향이 난다. **줄기** 40~70cm. 무더기로 올라오고 가지가 많으며, 흰색 잔털이 있다. **잎** 어긋난 잎줄기에 6~11쌍이 깃털모양으로 달린다. 작은잎은 길이 1~2cm이고 타원형이며, 잎줄기 아래쪽에 뾰족한 턱잎이 있다. **꽃** 7~8월에 노란흰색으로 피며, 잎겨드랑이에 작은 꽃들이 어긋나게 모여 달린다. 꽃부리는 나비모양으로 갈라진다. **열매** 10~11월에 여물며 길이 2~3cm이고, 양끝이 뾰족한 꼬투리모양이다. **주의** 열이 많은 체질은 많이 먹으면 머리가 아프고 가슴이 답답해질 수 있으므로 소량 복용한다.

01 겨울에 남아 있는 묵은대. 1월 26일
02 봄에 무성해진 모습. 5월 20일
03 꽃. 7월 24일
04 겨울에 남아 있는 열매. 1월 26일
05 겨울에 뿌리 채취하는 모습. 2월 2일

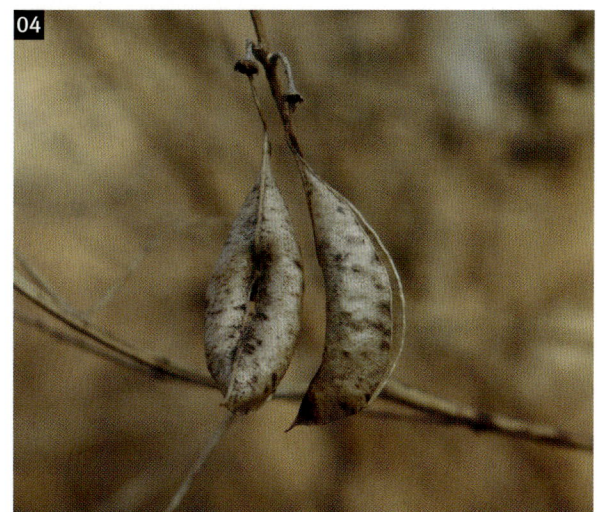

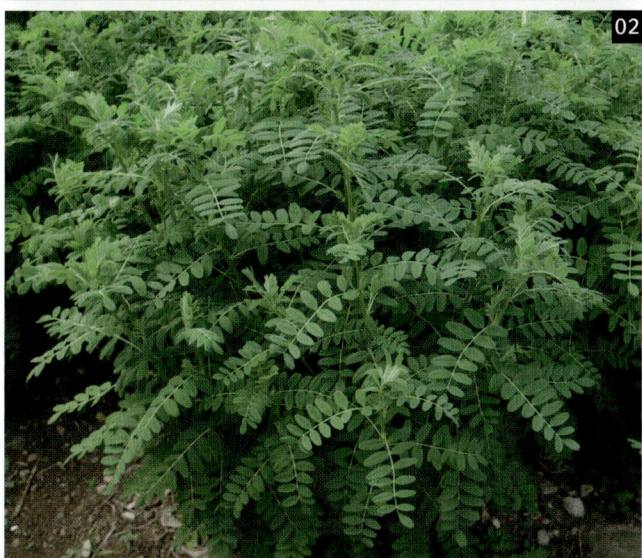

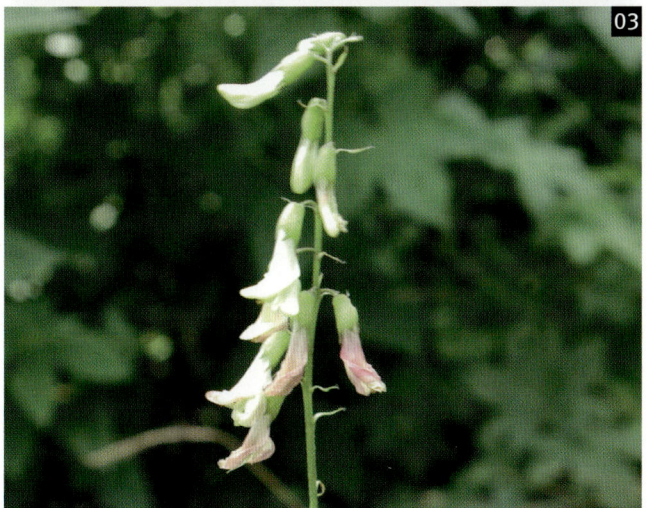

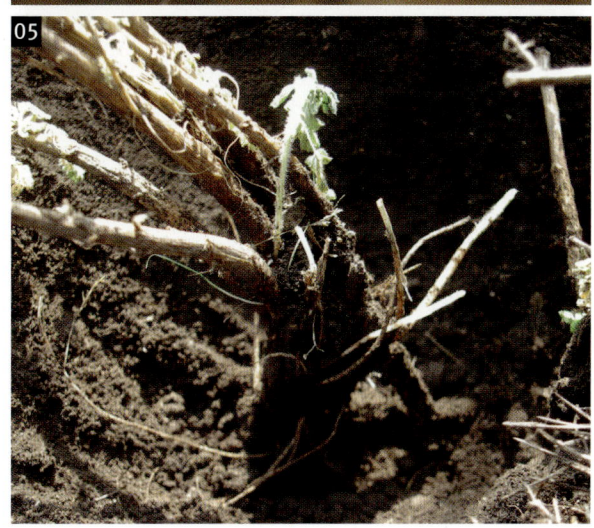

162 배초향(방애)

Agastache rugosa (Fisch. & Mey.) Kuntze.
꿀풀과 여러해살이풀

생약명
곽향(藿香)

작용 장부·경맥
비장·위장(土), 폐(金)

효능
소화불량, 장염
두통, 더위 먹은 데

성분
아카세틴(이뇨작용)
틸리아닌(동맥경화개선)
벤즈알데히드(종양억제)
유게놀(진균억제)
로즈마린산(노화방지)
아네톨(자율신경균형유지)
메틸카비콜(진균억제)

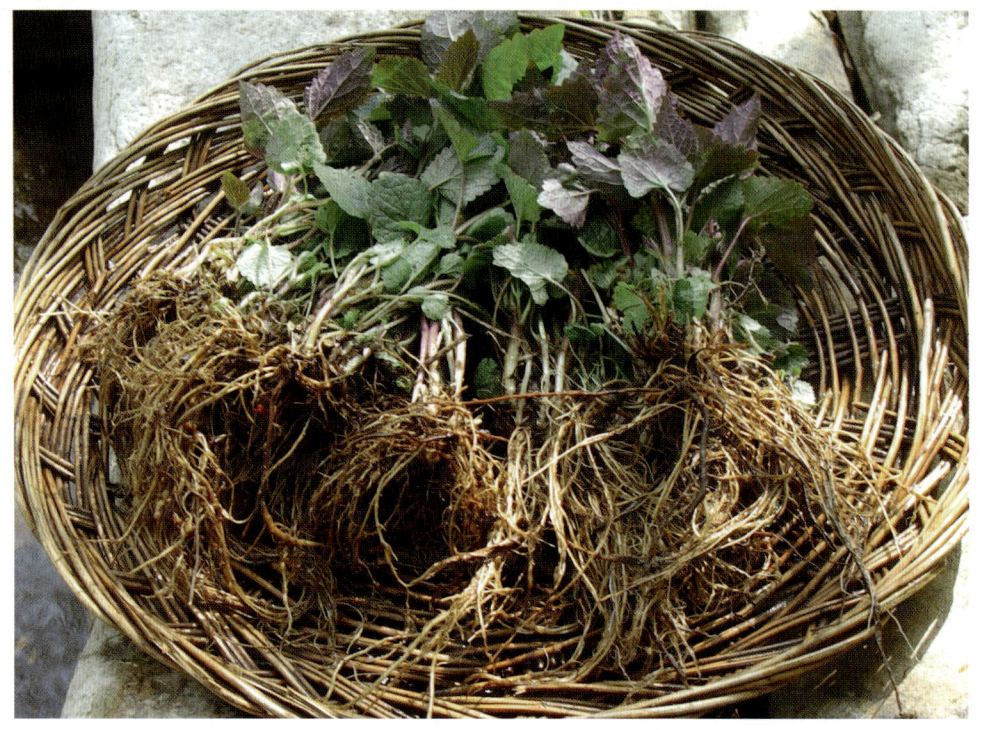

▶ 뿌리째 채취한 배초향.
4월 25일

식초 발효와 먹는 방법

생막걸리로 발효시키기

채취 뿌리째 캔 전초(봄~여름)

배합비율 **기본발효용** | 전초 100 : 생막걸리(멸균되지 않은 것) 100 : 조청 또는 엿기름가루 5
　　　　　　초앉히기용 | 원액 100 : (필요시) 씨식초 10

핵심요령 ❶ 잎·줄기·뿌리는 적당히 썰어서 넣는다. ❷ 취향에 따라 조청량을 조금 늘려도 된다.

발효와 먹는 방법 ▶ 배초향을 항아리에 넣고 생막걸리와 조청 또는 엿기름가루를 넣어 40~50일 발효시킨다. ▶ 원액을 걸러 항아리에 앉히고, 씨식초는 이때 넣어서 3~6개월 발효시킨 뒤 찌꺼기를 거른다. ▶ 물에 5~10배 희석하여 식후에 마신다. ▶ 자세한 발효 원리와 방법, 먹는 방법은 p.43를 참조한다.

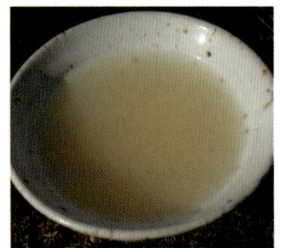

배초향 식초.

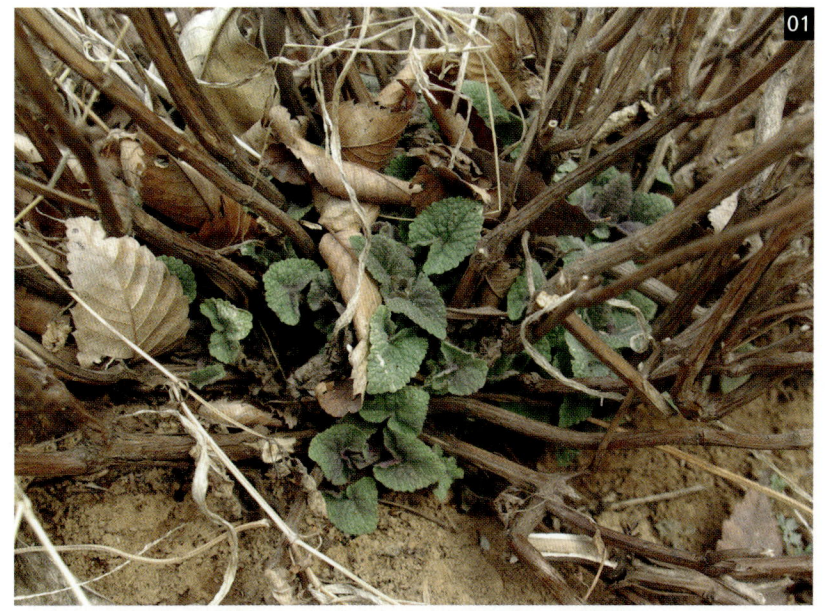

서식지 산과 들의 양지

뿌리 길고 무성하게 나며, 잔뿌리가 있다. **줄기** 40~100㎝. 세로로 홈이 있고, 단면이 네모지며, 노릿한 향이 난다. **잎** 길이 5~10㎝. 마주 나고 긴 심장모양이며, 끝이 뾰족하고 가장자리에 둔한 톱니가 있다. 뒷면에는 잔털이 있다. **꽃** 7~9월에 연보라색으로 피며, 줄기와 가지 끝에 작은 꽃들이 층층이 뭉쳐서 달린다. 꽃부리가 4갈래의 입술모양으로 갈라진다. **열매** 10월에 여물며, 씨앗이 세모 같은 타원형이다.

01 묵은대 밑에 올라온 초봄의 새순. 3월 19일
02 잎 달린 모습. 5월 16일
03 줄기. 6월 11일
04 꽃과 잎. 7월 9일
05 겨울에 남아 있는 열매. 1월 24일

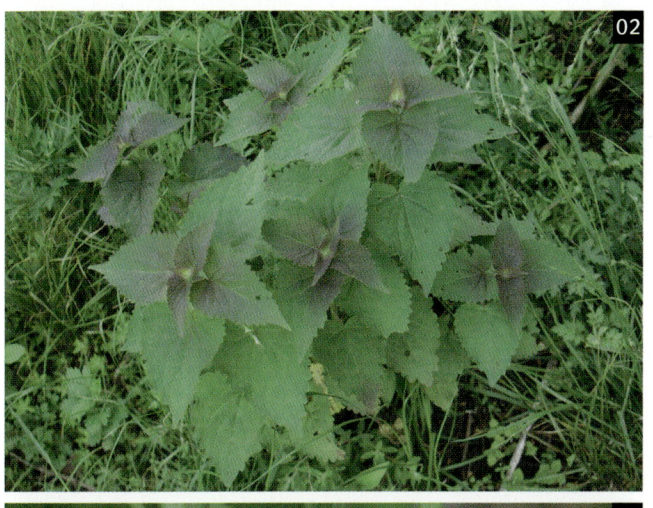

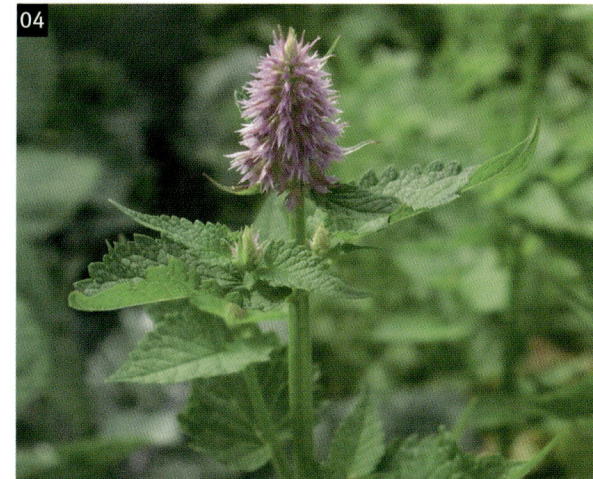

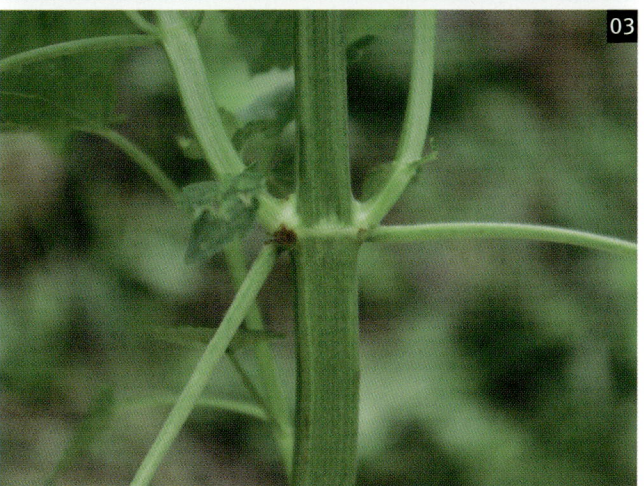

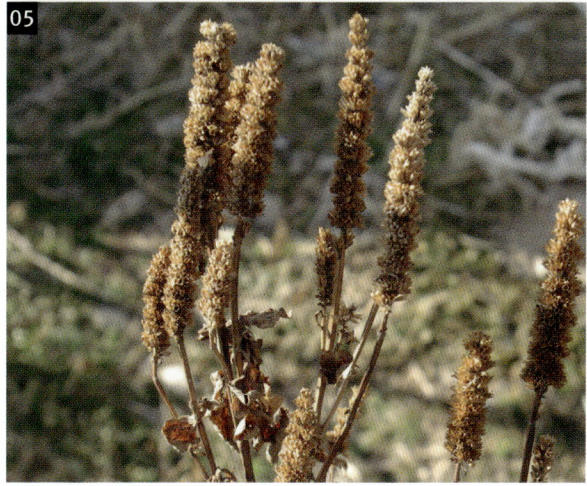

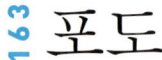 포도

Vitis vinifera L.
포도과 잎지는 덩굴나무

생약명
포도(葡萄)

작용 장부·경맥
비장(土), 폐(金), 신장(水)

효능
기침, 가슴두근거림
류머티즘, 붓기
식은땀, 태아안정

성분
시아니딘(종양억제)
포도당(에너지공급)
델피니딘(노화방지)
과당(피로회복)
타르타르산(소화촉진)
말산(피로회복)
리놀산(동맥경화예방)
타닌(수렴작용)

▶ 채취한 포도. 7월 27일

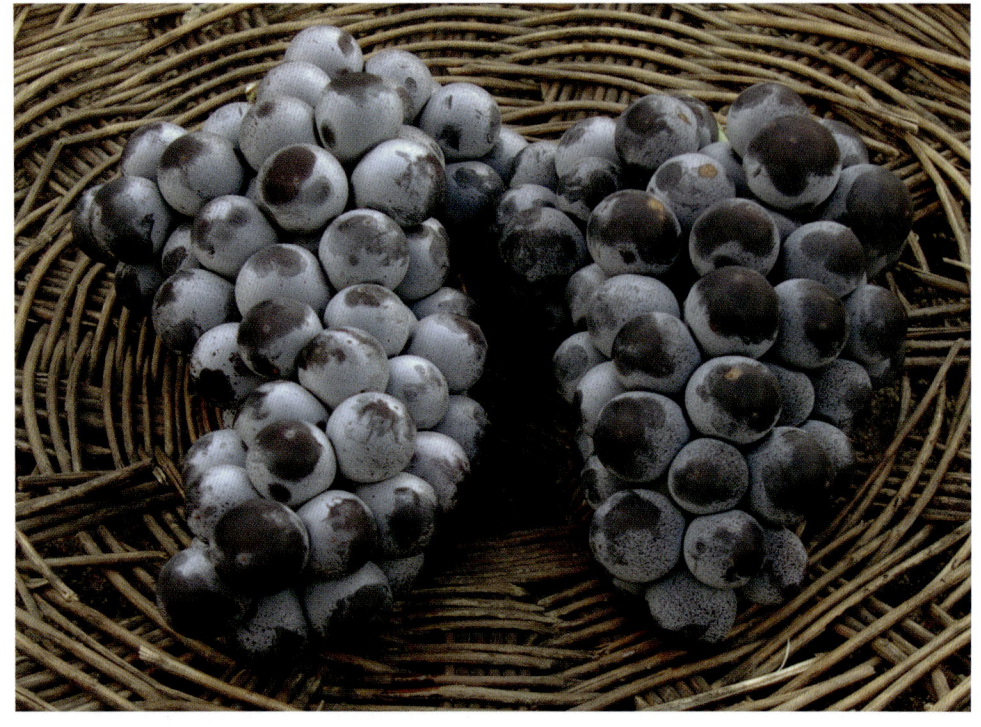

식초 발효와 먹는 방법

무첨가 자연발효 시키기

채취 열매(여름~가을)

배합비율　**기본발효용** | 포도 100 : (생략 가능) 생효모 0.1(또는 막걸리 10)

핵심요령 ❶ 완전히 익은 상태가 가장 적합하다. ❷ 껍질의 흰 가루에 발효를 돕는 효모가 많으므로 세게 씻어내지 않는다. ❸ 꼭지와 상처 부분을 완전히 제거한 뒤 적당히 으깨어 넣는다. ❹ 자체에 당분과 산이 있으므로 아무것도 넣지 않아도 된다. 단, 당도가 보통보다 떨어질 경우에는 설탕을 조금 추가하면 좋다. ❺ 생효모나 막걸리를 넣으면 실패가 적다. ❻ 맛과 향이 뛰어나서 요리에 넣어도 좋다.

발효와 먹는 방법 ▶ 포도를 항아리에 넣고 설탕이나 효모 또는 막걸리를 추가할 경우 이때 위에 뿌린다. ▶ 100일간 발효시킨 뒤 원액을 걸러 항아리에 앉힌다. ▶ 150일간 발효시키고 찌꺼기를 거른다. ▶ 물에 5~10배 희석하여 식후에 마신다. ▶ 자세한 발효 원리와 방법, 먹는 방법은 p.39를 참조한다.

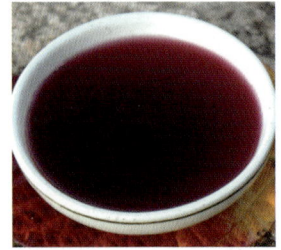

포도 식초.

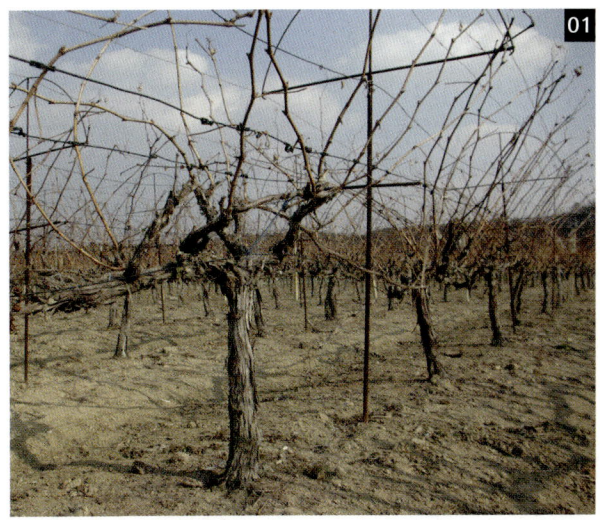

서식지 경사지고 물이 잘 빠지며 건조한 자갈밭. 농가에서 재배하기도 한다.
줄기 길이 3m 정도. 덩굴손으로 이웃나무를 감아 올라간다. 줄기껍질은 자줏빛 도는 붉은갈색을 띠며, 세로로 갈라진다. **잎** 마주 나고 둥근 심장 모양이며, 3~5갈래로 갈라지고 가장자리에 불규칙한 톱니가 있다. 잎자루는 길다. **꽃** 6월에 노란녹색으로 피며, 잎과 마주 난 꽃대에 작은 꽃들이 원뿔모양으로 모여 달린다. 꽃잎은 5장이다. **열매** 8~9월에 자줏빛 도는 검은색으로 여문다.

01 겨울 모습. 12월 30일
02 겨울눈. 12월 19일
03 풋열매. 7월 1일

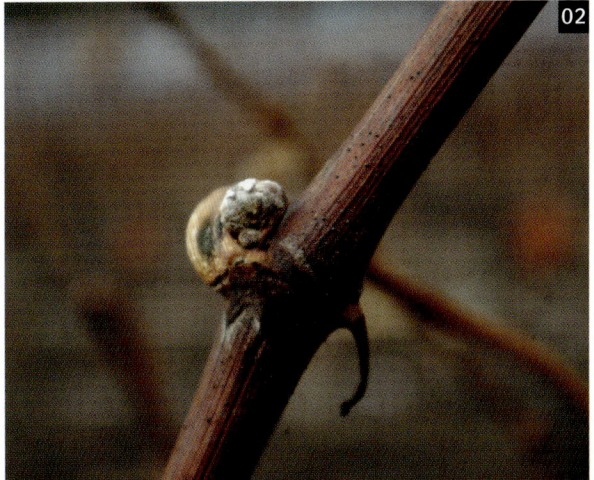

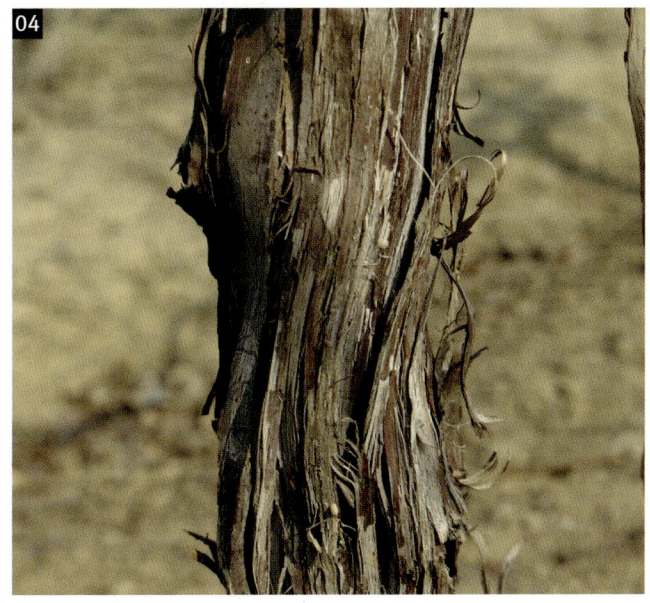

04 줄기. 12월 30일
05 밑동. 1월 26일

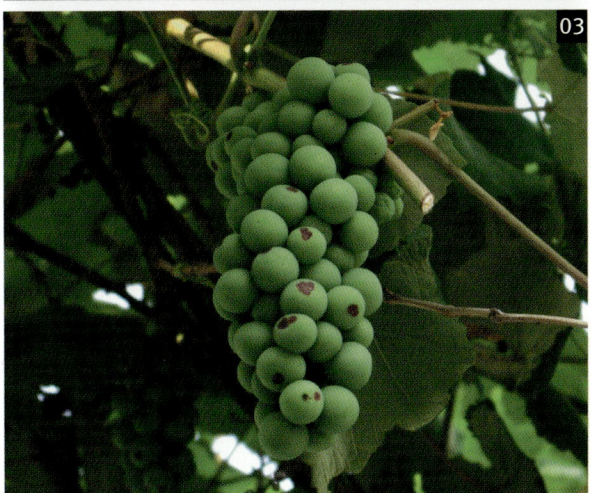

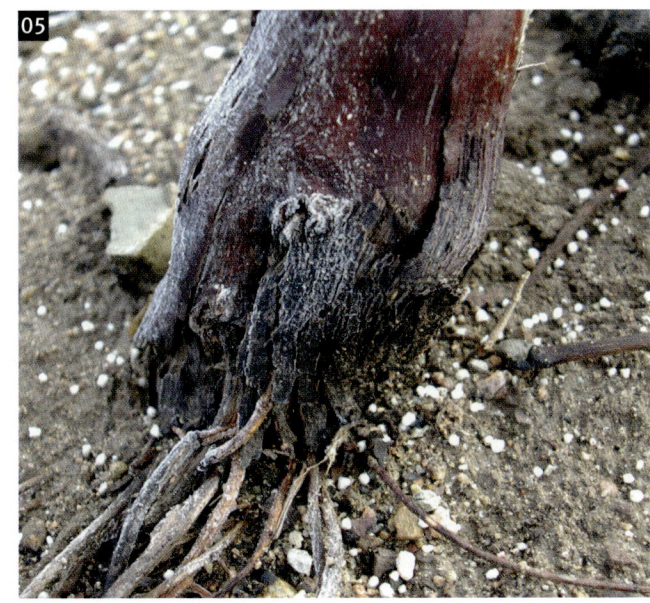

배나무 종류

비장 · 폐 · 방광에 작용

164-166

같은 약재
돌배나무
청실배나무
배나무

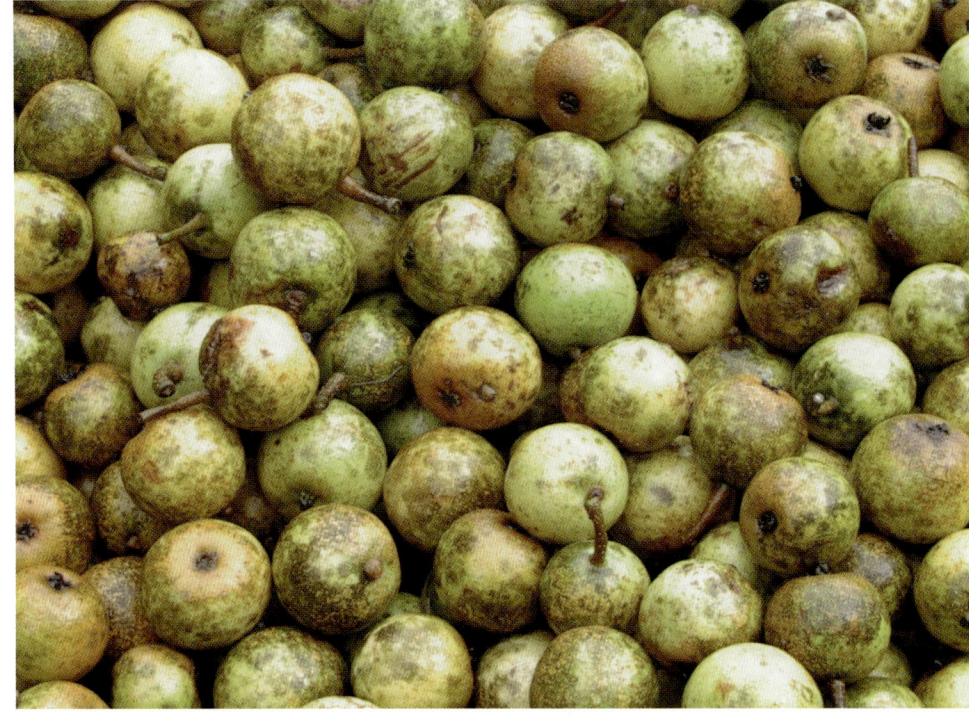

▶ 채취한 돌배. 8월 19일

식초 발효와 먹는 방법

당분으로 발효시키기

채취 열매(여름~가을)

배합비율　**기본발효용** | 배나무 종류(열매) 100 : 설탕 10 : 생효모 0.1

　　　　　　초앉히기용 | 원액 100 : (필요시) 씨식초 또는 생막걸리 10

핵심요령 ❶ 씨앗은 독성이 조금 있으므로 발라내고, 으깨면 원액이 탁해지므로 열매를 적당히 썰어 넣는다. ❷ 열매껍질에 있는 효소가 발효를 도우므로 껍질을 벗기지 않는다. ❸ 고유의 향미가 살도록 누룩 대신 효모를 쓴다. ❹ 당도가 보통보다 떨어지면 설탕량을 조금 늘린다. ❺ 맛과 향이 뛰어나 요리에 넣어도 좋다. ❻ 1종류씩 담근다.

발효와 먹는 방법 ▶ 열매를 설탕에 버무려 항아리에 넣고, 생효모를 뿌린 뒤 미리 조금 남겨둔 설탕을 위에 덮어 40~50일 발효시킨다. ▶ 원액을 걸러 항아리에 앉히고, 씨식초나 생막걸리를 넣는 경우에는 이때 넣어서 3~6개월 발효시킨 뒤 찌꺼기를 거른다. ▶ 물에 5~10배 희석하여 식후에 마신다. ▶ 자세한 발효 원리와 방법, 먹는 방법은 p.44를 참조한다.

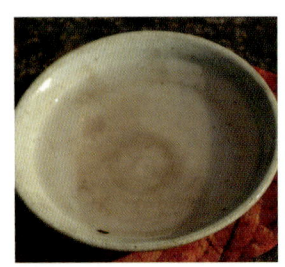

돌배 식초.

164 돌배나무

Pyrus pyrifolia (Burm.) Nakai
장미과 잎지는 작은큰키나무

생약명	이(梨)
작용 장부·경맥	비장(土), 폐(金), 방광(水)
효능	기침가래, 열병, 복통설사, 습진, 숙취해소, 다한증, 더위 먹은 데
성분	과당(피로회복), 자당(혈당조절), 타닌(수렴작용), 마그네슘(체내기능유지), 인(혈전개선), 시트르산(에너지보충)

서식지 중부 이남 높은 산의 평원지대
줄기 10~15m. 줄기껍질은 회갈색이고 비늘처럼 갈라지며, 옹이가 많이 생긴다. **잎** 길이 7~12cm. 타원형이고 끝이 뾰족하며, 가장자리에 날카로운 톱니가 있다. 앞면에는 윤기가 조금 있다. **꽃** 4~5월에 잎과 함께 피며 흰색이다. 꽃잎은 5장이며 지름 3cm 정도이다. **열매** 9월에 노란갈색으로 여물며, 지름 2~3cm이고 돌처럼 단단하다. **주의** 몸을 차게 하므로 냉한 체질은 오래 복용하지 않는다.

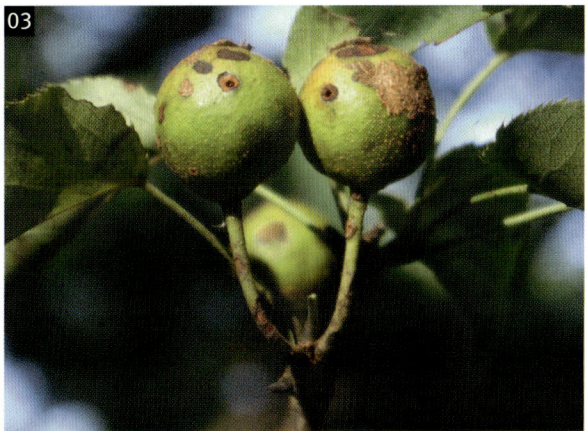
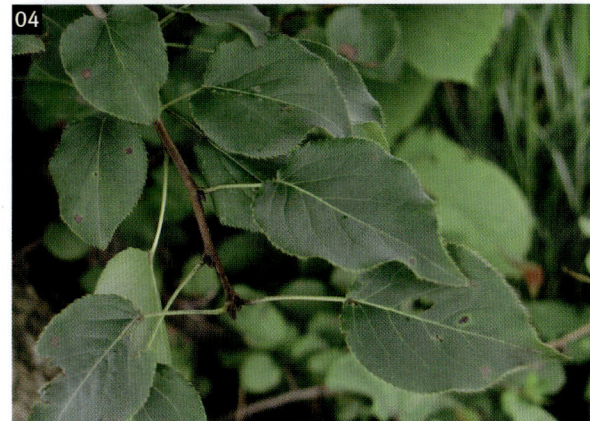
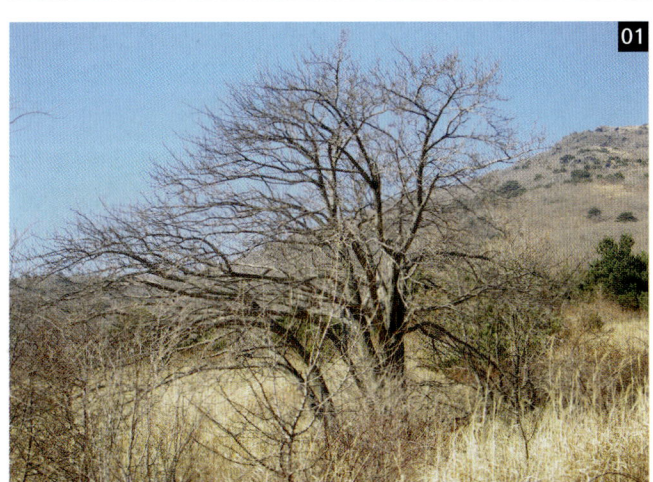
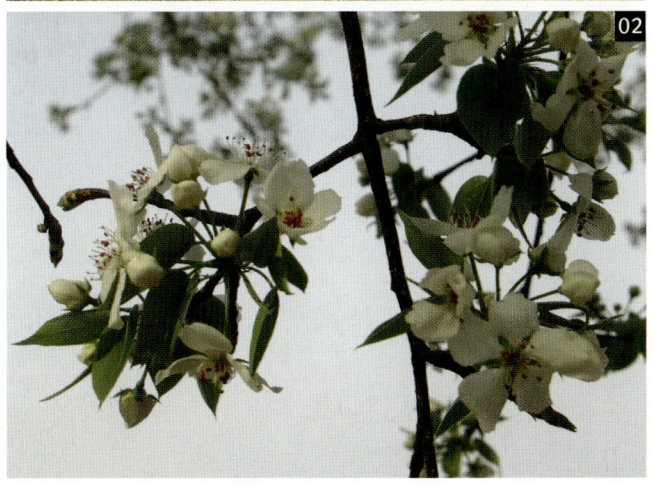
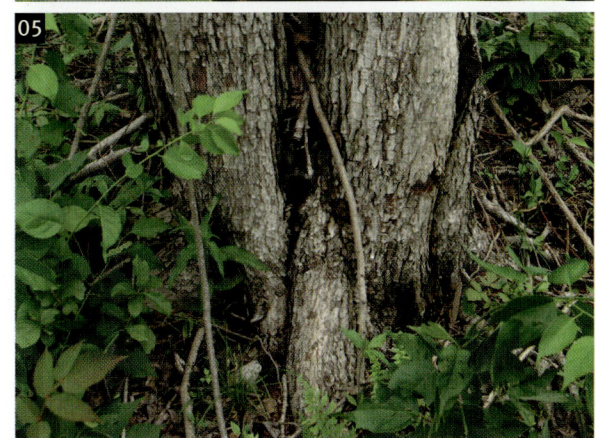

01 초봄 모습. 3월 27일
02 꽃과 어린잎. 3월 31일
03 열매. 7월 27일
04 잎 달린 모습. 7월 16일
05 밑동. 7월 5일

165 청실배나무

Pyrus ussuriensis Max. var. *ovoidea* Rehder
장미과 잎지는 큰키나무

생약명 이(梨), 청실리(靑實梨)
작용 장부·경맥 비장(土), 폐(金), 방광(水)
효능 기침가래, 열병, 복통설사, 습진, 숙취해소, 다한증, 더위 먹은 데
성분 과당(피로회복), 자당(혈당조절), 타닌(수렴작용), 마그네슘(체내기능유지), 인(혈전개선), 시트르산(에너지보충)

서식지 중부 이남의 산과 들이나 마을 근처
줄기 10m 정도. 어린 가지는 가시처럼 된다. **잎** 어긋나고 타원형이며, 끝이 꼬리처럼 뾰족하다. 가장자리에는 잔털 같은 톱니가 있다. **꽃** 4~5월에 잎과 함께 피며 흰색이고, 꽃잎이 5장이다. **열매** 8~9월에 여물며, 푸를 때 땅에 잘 떨어지고 붉은노란색으로 변한다. 속살에 돌세포가 적고, 단맛이 강하다. **주의** 몸을 차게 하므로 냉한 체질은 오래 복용하지 않는다.

01 겨울 모습. 12월 31일
02 꽃과 잎. 4월 3일

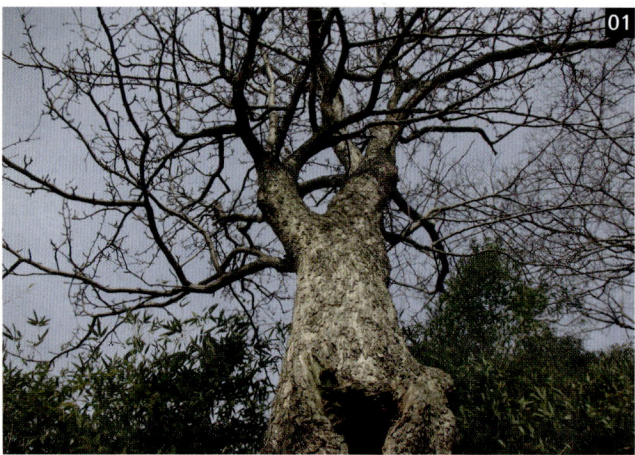

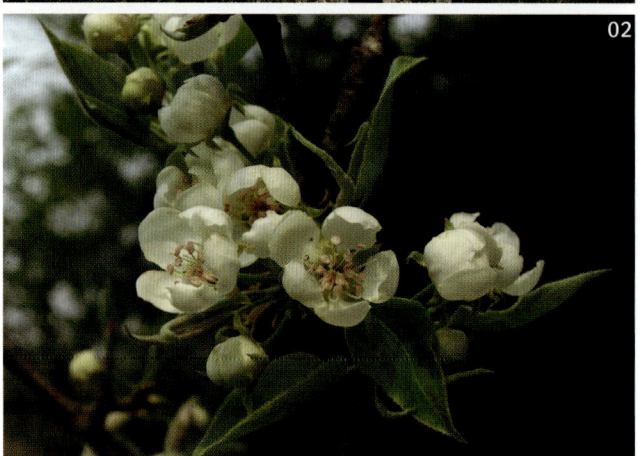

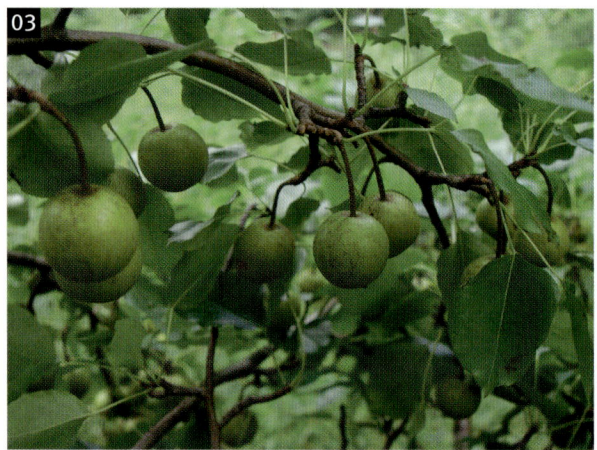

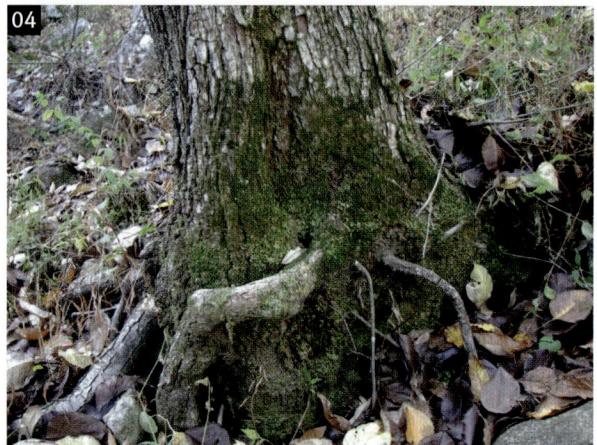

03 열매 달린 모습. 8월 9일
04 밑동. 11월 12일
05 채취한 청실배. 8월 16일

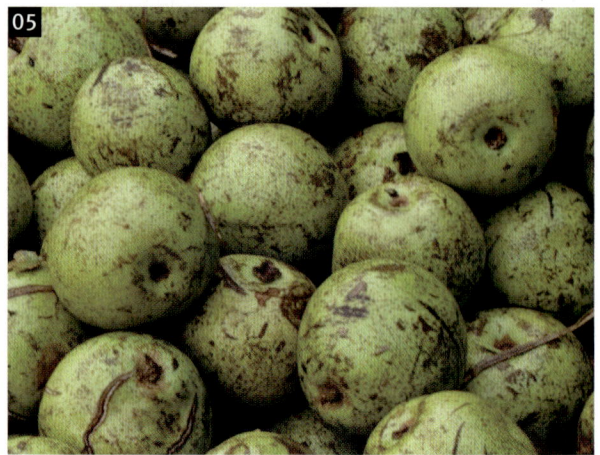

166 배나무

Pyrus pyrifolia var. *culta*
장미과 잎지는 작은큰키나무

- **생약명** 이(梨)
- **작용 장부·경맥** 비장(土), 폐(金), 방광(水)
- **효능** 기침가래, 열병, 복통설사, 습진, 숙취해소, 다한증, 더위 먹은 데
- **성분** 과당(피로회복), 자당(혈당조절), 타닌(수렴작용), 마그네슘(체내기능유지), 인(혈전개선), 시트르산(에너지보충)

서식지 산과 들의 양지. 농가에서 재배하기도 한다.
줄기 5m 정도. 줄기껍질은 붉은회갈색이고, 세로로 불규칙하게 갈라진다. **잎** 어긋나고 타원형이며, 끝이 뾰족하고 가장자리에 잔털 같은 톱니가 있다. **꽃** 4월에 잎보다 먼저 또는 잎과 함께 피고 흰색이다. **열매** 9월에 황금색으로 여문다. **주의** 몸을 차게 하므로 냉한 체질은 오래 복용하지 않는다.

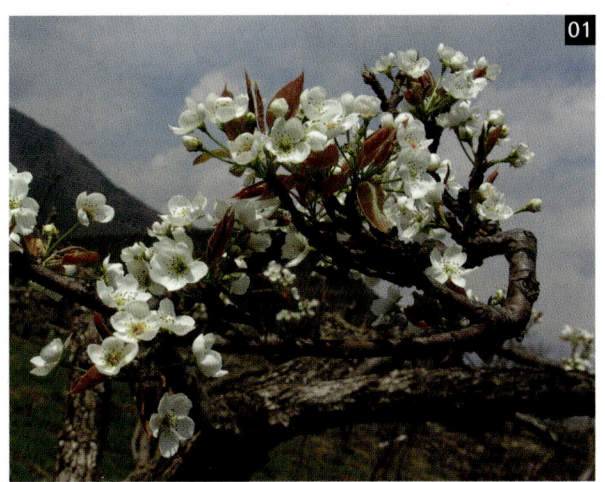

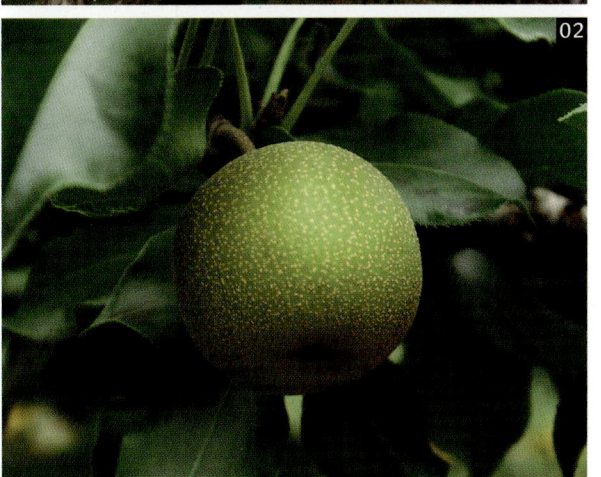

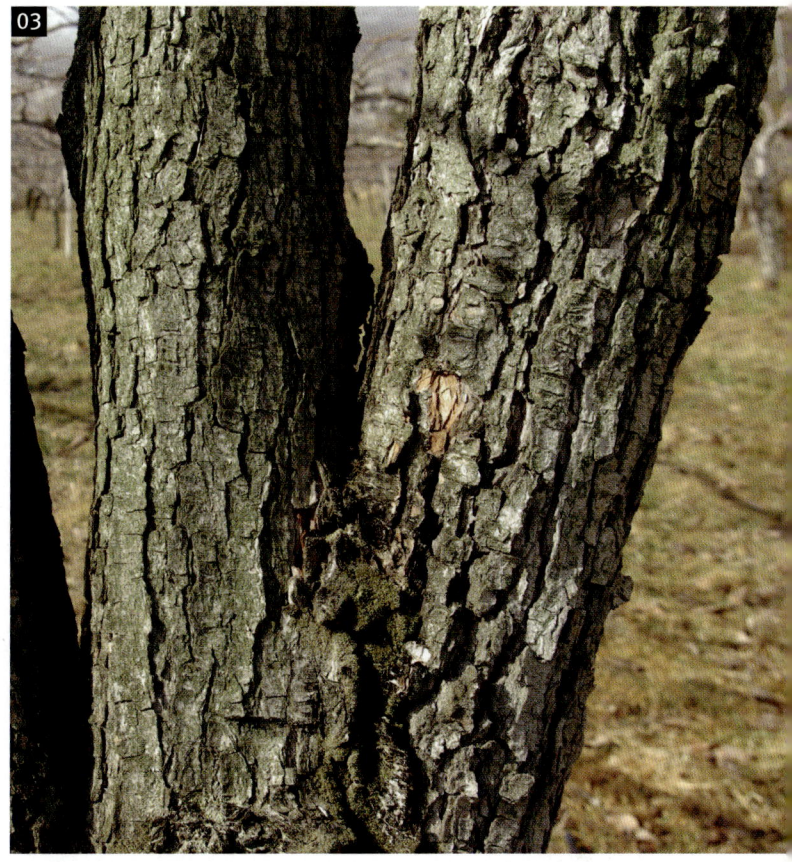

01 꽃. 4월 5일
02 열매 익는 모습. 8월 2일
03 줄기. 2월 11일
04 채취한 배. 8월 13일

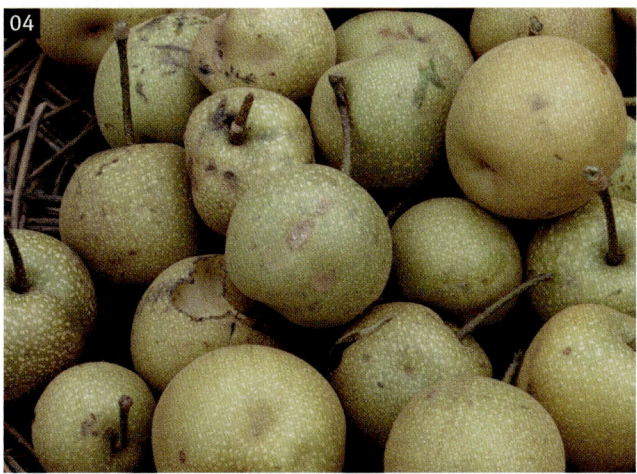

167 사상자

Torilis japonica (Houtt.) DC.
산형과 두해살이풀

생약명
사상자(蛇床子)
절의(竊衣)

작용 장부·경맥
비장(土)
대장(金)

효능
만성설사, 소양증
습진, 질염

성분
후물렌(종양억제)
캄펜(해열소염)
베타피넨(진균억제)
리모넨(염증제거)
테르피넨(염증억제)
게르마크렌(지혈작용)

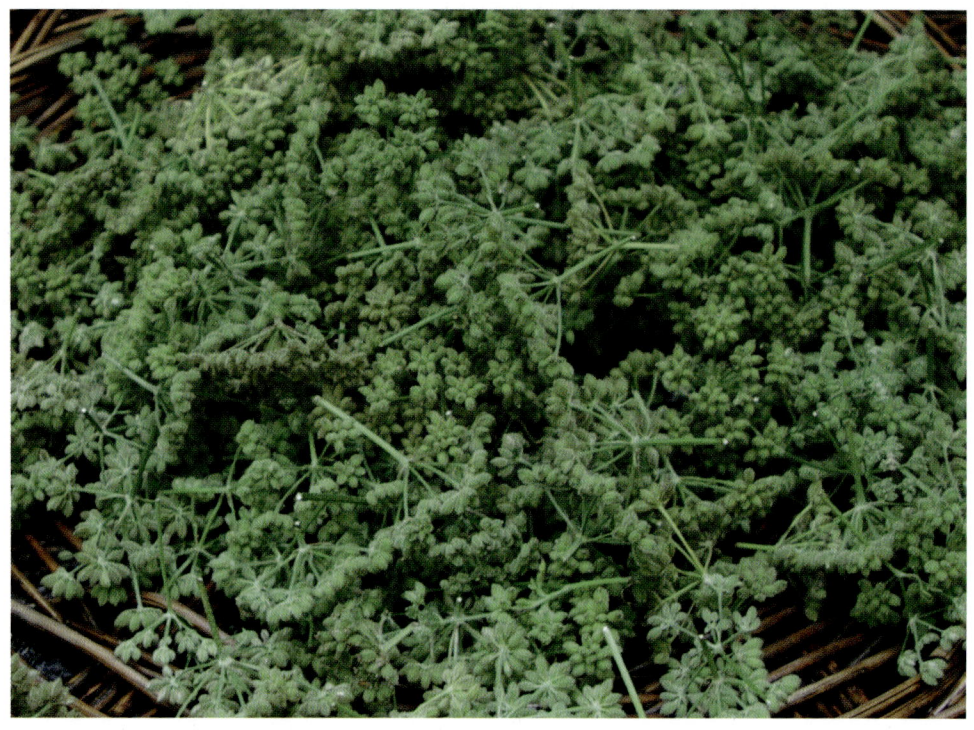

▶ 채취한 사상자 열매. 7월 19일

식초 발효와 먹는 방법

누룩과 엿기름으로 발효시키기

채취 열매(가을)

배합비율 **기본발효용** | 열매 달인 물 300 : 쌀이나 현미 100 : 누룩 10 : 엿기름가루 5

　　　　　　초앉히기용 | 원액 100 : (필요시) 씨식초 10

핵심요령 ❶ 쓴맛이 덜하게 엿기름 양을 조금 늘려도 된다. ❷ 엿기름 윗물을 써도 좋다. ❸ 누룩은 거칠게 부숴서 쓴다. ❹ 독성이 중화되게 오래 발효시킨다. ❺ 원액이 독하면 발효 기간을 늘린다.

발효와 먹는 방법 ▶ 쌀이나 현미로 지은 술밥을 식혀 누룩과 엿기름가루를 섞고, 열매 달인 물을 식혀 부은 다음 항아리에 넣어 10일간 발효시킨다. ▶ 원액을 걸러 항아리에 앉히고, 씨식초는 이때 넣어서 40~50일 숙성시킨 뒤 찌꺼기를 거른다. ▶ 물에 5~10배 희석하여 식후에 마신다. ▶ 자세한 발효 원리와 방법, 먹는 방법은 p.41를 참조한다.

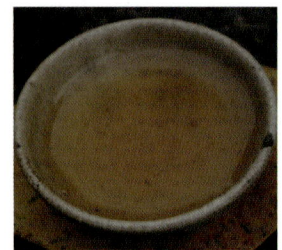

사상자 식초.

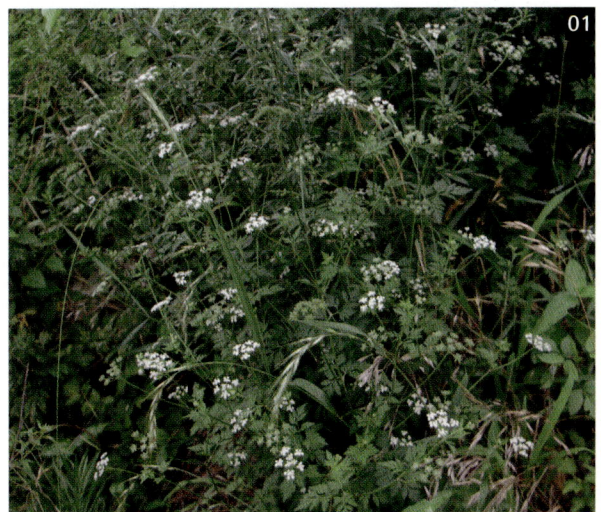

서식지 산과 들

줄기 30~70cm. 세로로 얕은 홈이 있고, 짧은 잔털이 있다. **잎** 길이 5~10cm. 어긋난 잎줄기가 2회 갈라져서 3장씩 나며, 깃털처럼 갈라진다. 끝이 뾰족하고, 가장자리에 뾰족한 톱니가 있으며, 잎자루 밑부분이 줄기를 감싼다. **꽃** 6~8월에 흰색으로 피며, 줄기와 가지 끝에 작은 꽃들이 겹우산 모양으로 모여서 달린다. 꽃잎은 5장이다. **열매** 9~10월에 여물며, 타원형이고 길이 2.5~3㎜이다. 짧은 가시털이 있어 다른 물체에 잘 붙는다. **주의** 약간 독성이 있다. 중약에서 사용하는 사상자(벌사상자)는 비장과 신장에 작용한다.

01 꽃 핀 전체 모습. 7월 17일
02 줄기와 잎. 7월 19일
03 꽃. 7월 17일

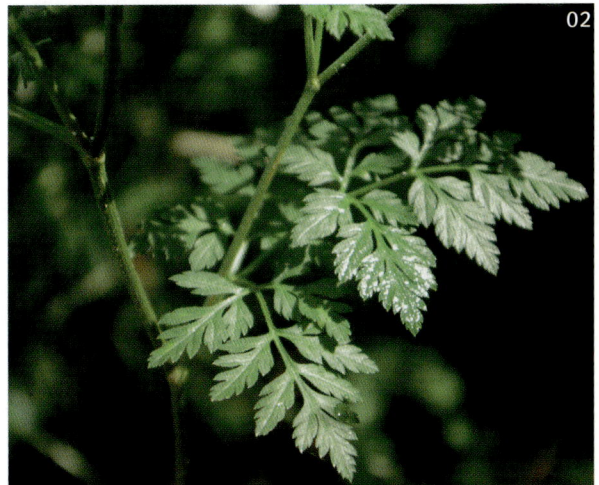

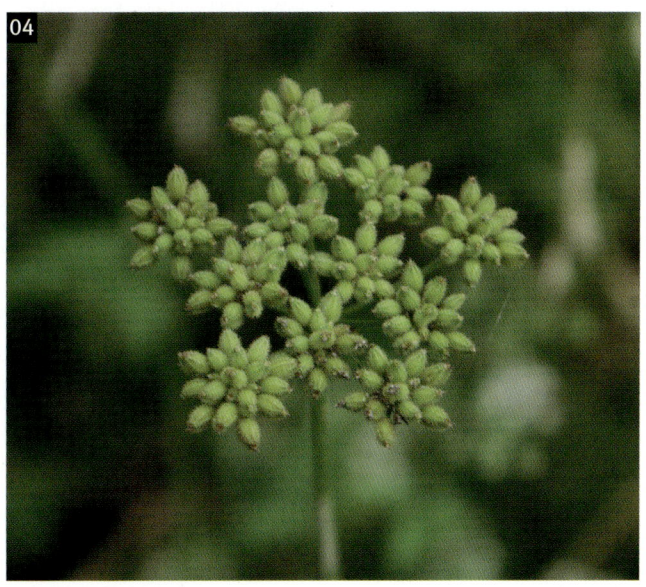

04 열매. 7월 17일
05 열매 익을 무렵 허옇게 된 모습. 7월 27일

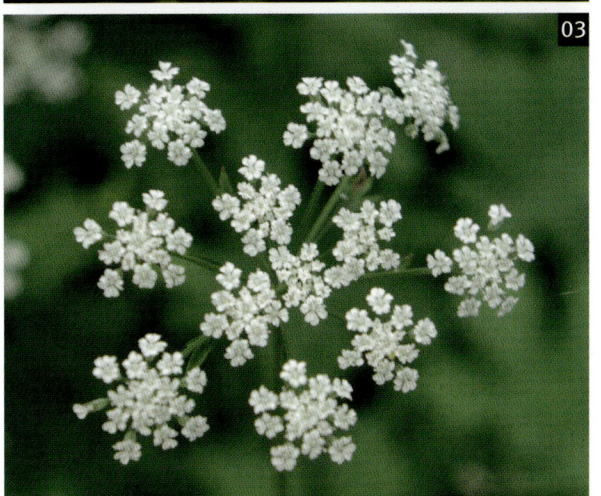

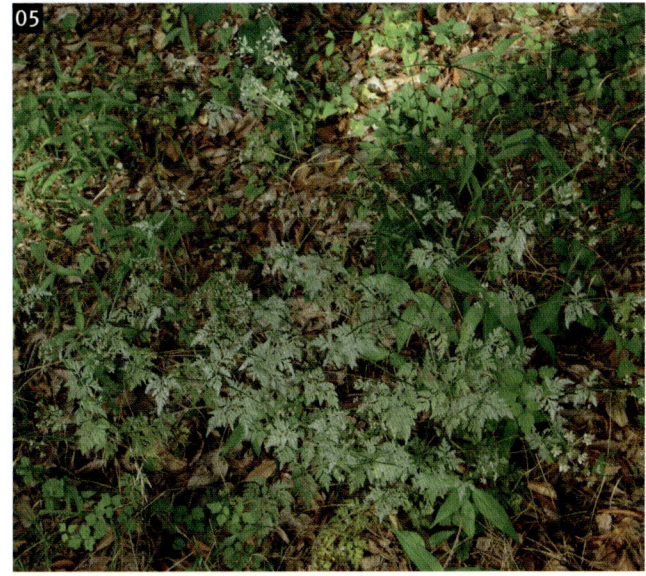

168 상수리나무

Quercus acutissima Carruth.
참나무과 잎지는 큰키나무

생약명
상실(橡實)

작용 장부·경맥
비장(土), 대장(金), 신장(水)

효능
치질
어린이탈장
고환염
유방염
이질설사
숙취해소

성분
탄수화물(에너지공급)
단백질(근육강화)
타닌(수렴작용)

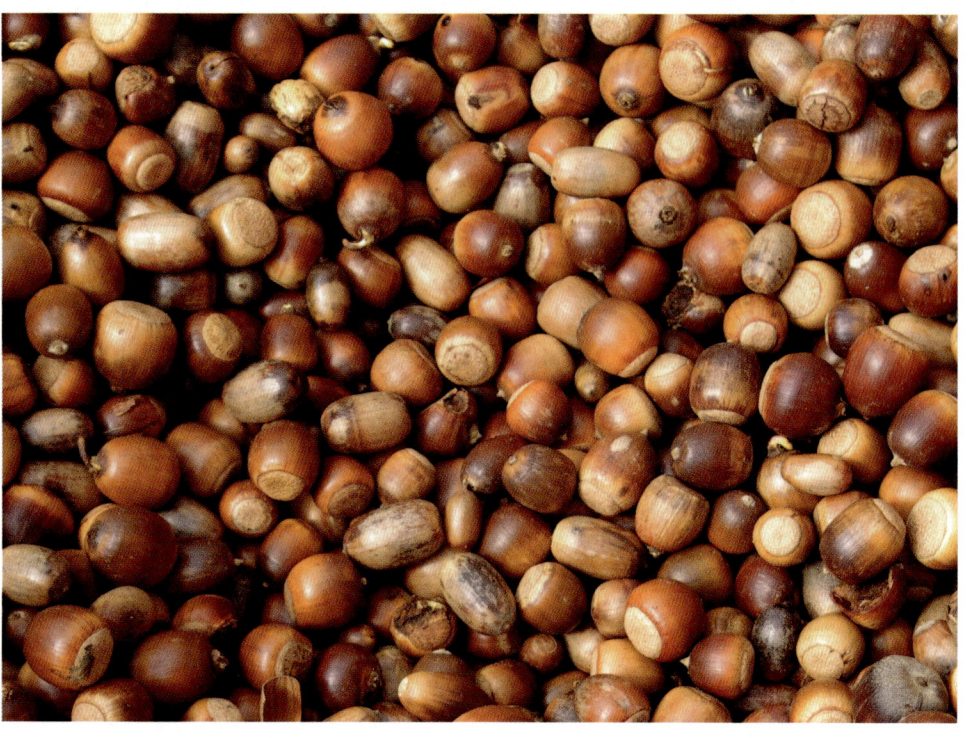

▶ 채취한 상수리. 1월 8일

식초 발효와 먹는 방법

당분으로 발효시키기

채취 열매(가을)

배합비율 **기본발효용** | 상수리 100 : 설탕 20 : 생효모 0.1(또는 누룩가루 5) : 설탕물(20% 농도) 적당량

초앉히기용 | 원액 100 : (필요시) 씨식초 또는 생막걸리 10

핵심요령 ❶ 상수리는 껍질째 거칠게 갈아서 넣는다. ❷ 액이 적게 나오므로 설탕물을 추가한다. ❸ 다른 도토리 종류와 섞어서 담가도 된다.

발효와 먹는 방법 ▶ 상수리 간 것을 설탕에 버무려 항아리에 넣고, 생효모나 누룩가루를 뿌린 뒤 끓여서 식힌 물로 설탕물을 만들어 붓는다. ▶ 미리 조금 남겨둔 설탕을 위에 덮고 40~50일 발효시킨다. ▶ 원액을 걸러 항아리에 앉히고, 씨식초나 생막걸리를 넣는 경우에는 이때 넣어서 3~6개월 발효시킨 뒤 찌꺼기를 거른다. ▶ 물에 5~10배 희석하여 식후에 마신다. ▶ 자세한 발효 원리와 방법, 먹는 방법은 p.44를 참조한다.

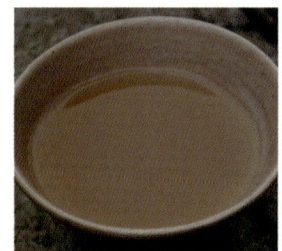

상수리 식초.

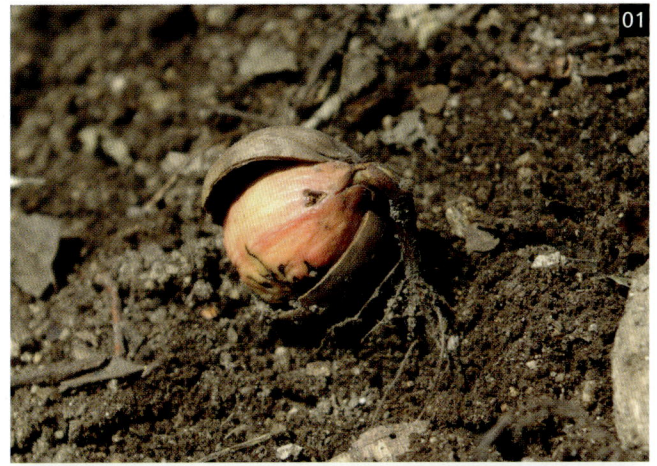

서식지 산기슭 양지

줄기 20~30m. 줄기껍질은 회갈색이고, 얇은 코르크층이 생기며, 세로로 불규칙하게 갈라진다. **잎** 길이 10~20cm. 어긋나고 긴 타원형에 가까운 피침형이며, 가장자리에 노란빛 나는 가시모양의 날카로운 잔톱니가 있다. **꽃** 5월에 노란녹색으로 피고, 암꽃과 수꽃이 한 나무에 달린다. 수꽃은 처진 꼬리모양으로 모여서 달리고, 암꽃은 겨울눈모양으로 1~3송이씩 달린다. **열매** 10월에 여물고 2년마다 해걸이를 한다. 지름 2cm 정도이고, 긴 돌기모양의 비늘잎 깍정이에 싸여 있다.

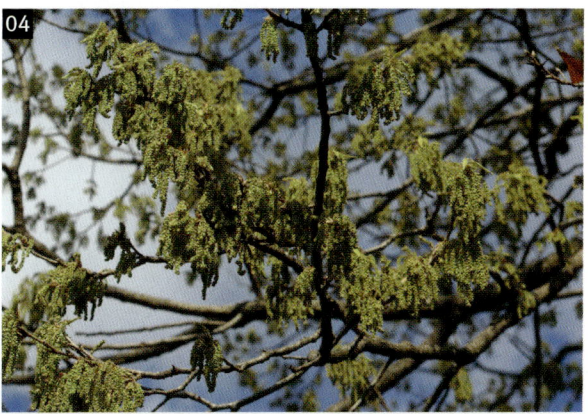

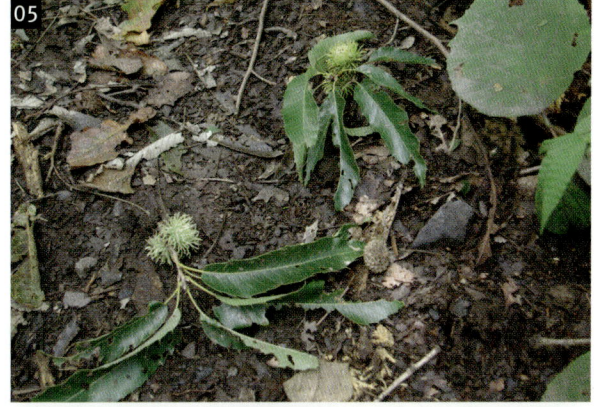

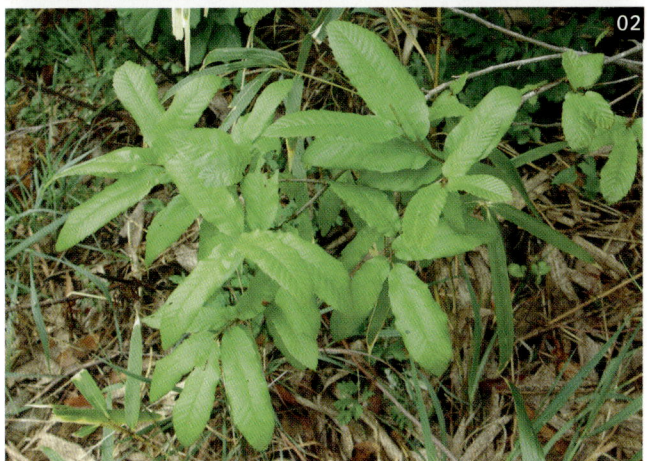

01 봄에 열매에서 뿌리 내리는 모습. 3월 24일
02 어린 나무와 잎. 4월 29일
03 꽃봉오리와 벌레집(분홍색). 4월 2일
04 꽃 핀 모습. 4월 4일
05 열매와 잎 떨어진 모습. 8월 27일
06 줄기. 7월 22일

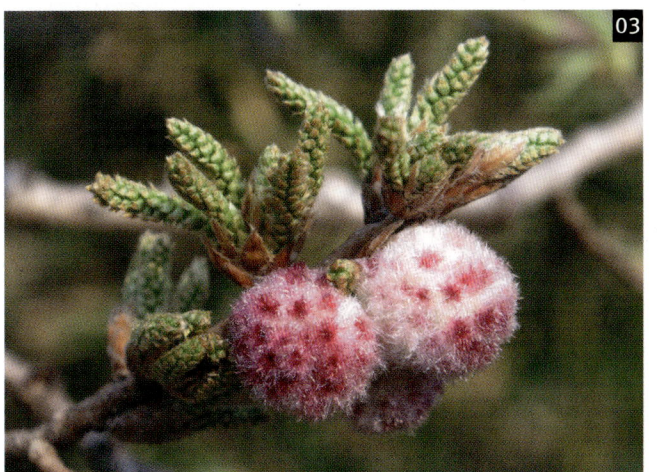

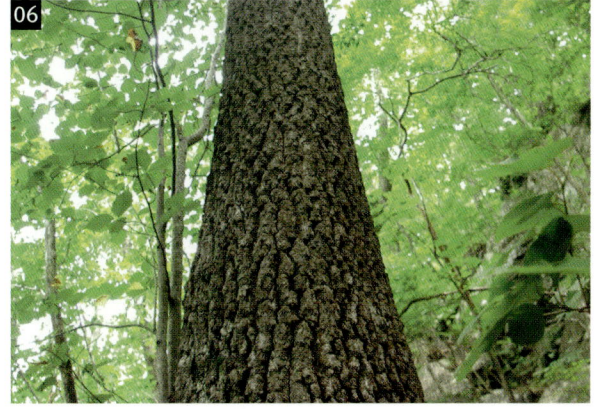

169 잔나비불로초(잔나비걸상)

Ganoderma applanatum (Pers.) Pat.
불로초과 여러해살이 버섯

생약명
수설(樹舌)
수설영지(樹舌靈芝)

작용 장부·경맥
비장·위장(土)

효능
식도암, 류머티즘
결핵, B형간염, 중풍

성분
베타글루칸(종양억제)
에르고스테롤(종양억제)
프리에델린(종양억제)
팔미트산(종양억제)
헤테로갈락탄
(염증알레르기억제)
만니톨(이뇨효과)
포도당(에너지공급)
과당(피로회복)

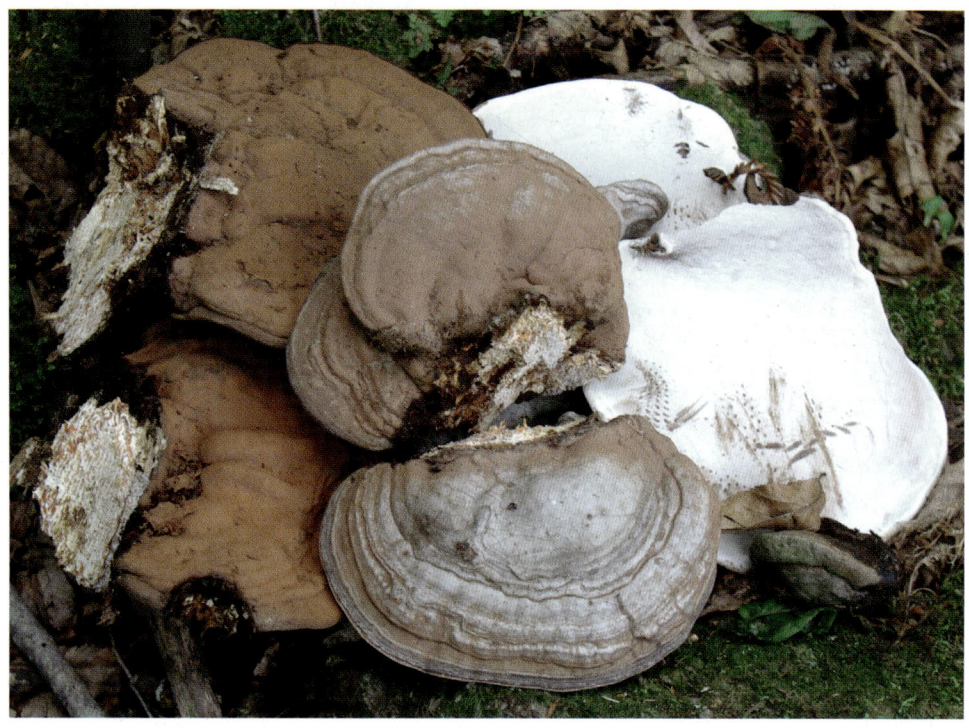

▶ 채취한 잔나비불로초.
7월 12일

식초 발효와 먹는 방법

누룩으로 흑초 발효시키기

채취 버섯(수시로)

배합비율　**기본발효용(밑술밥)** | 버섯 달인 물 100 : 쌀이나 현미 50 : 누룩 50
　　　　　　기본발효용(덧술밥) | 버섯 달인 물 200 : 쌀이나 현미 100 : 누룩 25

핵심요령 ❶ 원액을 독하게 만들어 장기 발효시킨다. ❷ 누룩은 거칠게 부숴서 쓴다.

발효와 먹는 방법 ▶ 쌀이나 현미로 지은 술밥을 식혀 누룩을 섞고, 버섯 달인 물을 식혀 부은 다음 항아리에 넣어 7일간 발효시킨다. ▶ 덧술밥을 추가하여 100일간 발효시킨다. ▶ 원액을 걸러 항아리에 앉히고 실외에서 4계절 이상 숙성시켜 찌꺼기를 거른다. ▶ 물에 5~10배 희석하여 식후에 마신다. ▶ 자세한 발효 원리와 방법, 먹는 방법은 p.42를 참조한다.

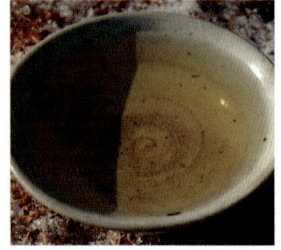

잔나비불로초 식초.

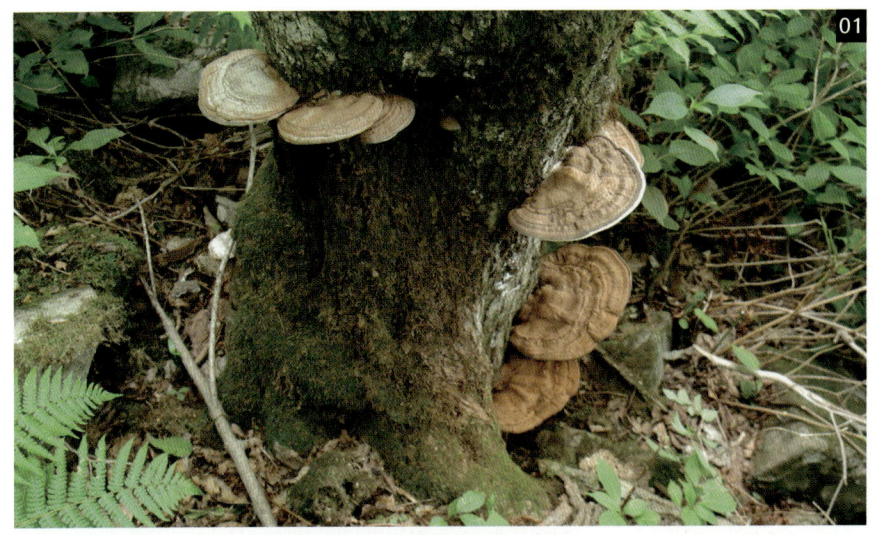

서식지 넓은잎나무, 소나무 고목 위
갓 지름 5~50cm, 두께 5~15cm. 지름 75cm까지 자라는 것도 있다. 모양은 반달모양에서 점차 편평한 말굽모양이 되며, 나이테와 방사상 주름이 생긴다. **윗면** 어릴 때 흰색이지만, 곧 붉은갈색 포자로 덮이며, 흰색 테두리가 있다. 자라면서 흰회색이 되고, 겉껍질이 각질처럼 딱딱해지며, 다 자라면 회갈색이 된다. **갓살** 진갈색이고 단단한 코르크질이다. **밑면** 여러 층의 미세한 관구멍으로 되어 있으며, 흰색에서 점차 흰노란색이 되고 손으로 문지르면 붉은갈색으로 변한다. **포자** 연노란갈색을 띤다.

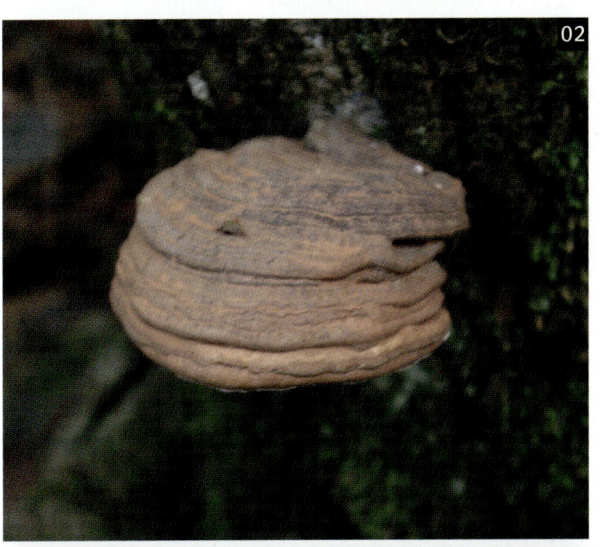

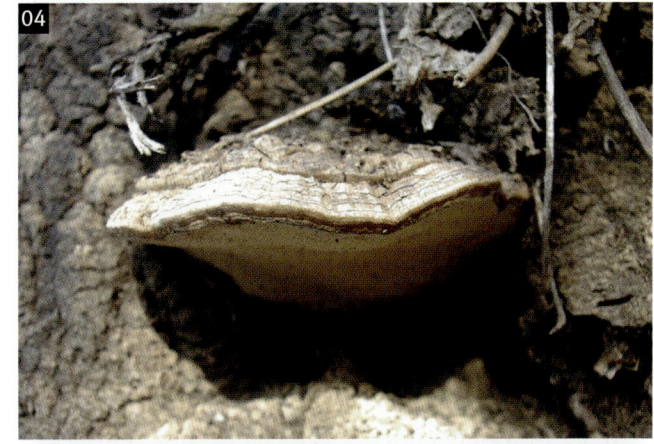

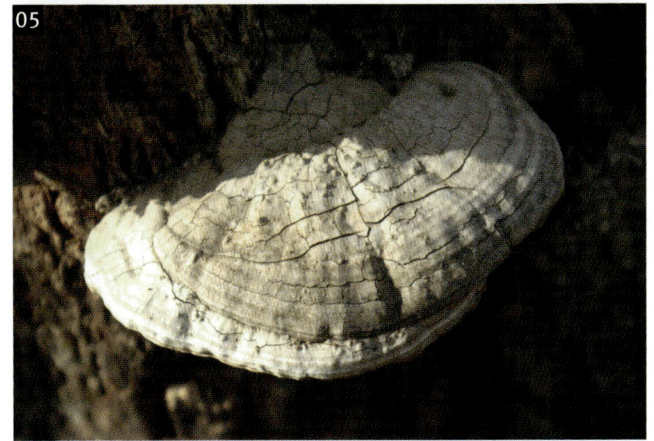

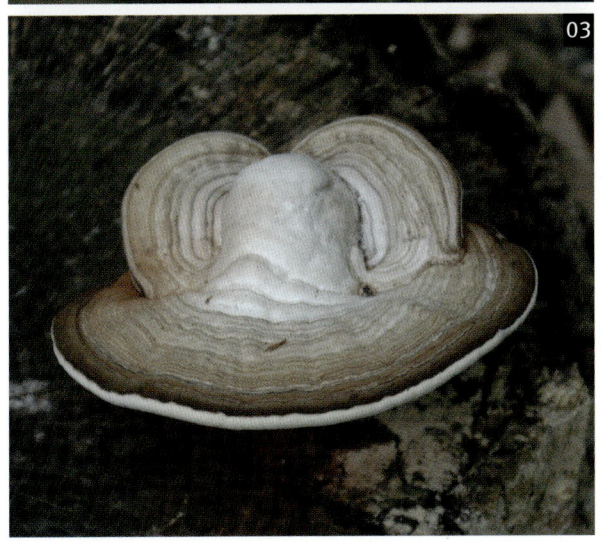

01 버섯 자라는 모습. 7월 12일
02 어릴 때 붉은 포자로 덮인 모습. 8월 22일
03 줄무늬 생긴 모습. 9월 8일
04 밑면이 노르스름해진 모습. 3월 17일
05 각질처럼 딱딱해진 모습. 1월 6일

170 고욤나무

Diospyros lotus L.
감나무과 잎지는 큰키나무

생약명
군천자(桾櫏子)

작용 장부·경맥
비장·위장(土)

효능
당뇨
갈증

성분
타닌(수렴작용)
루페올(노화방지)
베틀린산(노화방지)
우르솔산(비만억제)

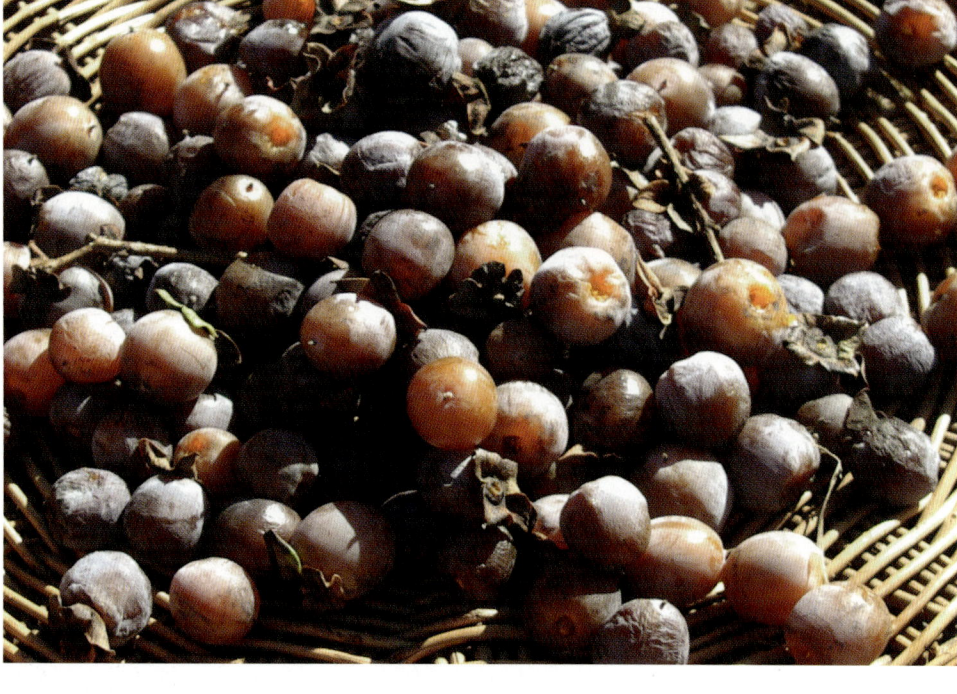

▶ 채취한 고욤 열매. 11월 11일

식초 발효와 먹는 방법

무첨가 자연발효 시키기

채취 열매(가을~겨울)

배합비율 **기본발효용** | 열매 100 : (생략 가능) 생효모 0.1(또는 막걸리 10)

핵심요령 ❶ 홍시처럼 완전히 익은 상태가 가장 적합하다. ❷ 꼭지와 상처 부분을 완전히 제거하고, 으깨면 원액이 탁해지므로 통째로 넣는다. ❸ 자체에 당분과 산이 있어서 아무것도 넣지 않아도 된다. 단, 당도가 보통보다 떨어지면 설탕을 조금 추가하면 좋다. ❹ 생효모나 막걸리를 넣으면 실패가 적다. ❺ 맛과 향이 뛰어나 요리에 넣어도 좋다.

발효와 먹는 방법 ▶ 열매를 항아리에 넣고, 설탕이나 효모 또는 막걸리를 추가할 경우 이때 위에 뿌린다. ▶ 100일간 발효시킨 뒤 원액을 걸러 항아리에 앉힌다. ▶ 50일간 발효시켜 찌꺼기를 거른다. ▶ 물에 5~10배 희석하여 식후에 마신다. ▶ 자세한 발효 원리와 방법, 먹는 방법은 p.39를 참조한다.

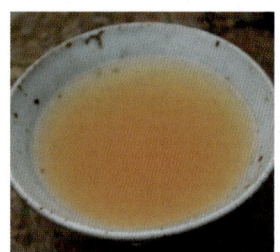

고욤 식초.

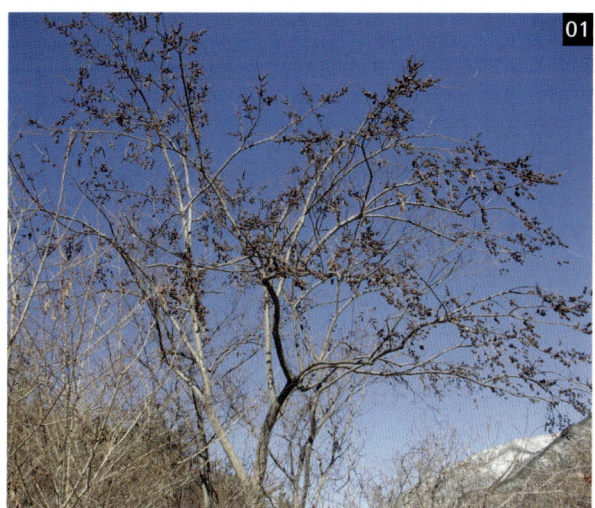

01 겨울에 열매 달린 모습. 1월 9일
02 잎 달린 모습. 5월 27일
03 꽃. 5월 31일

서식지 산속 양지
줄기 10~15m. 줄기껍질이 짙은 회색이다. **잎** 길이 6~12cm. 어긋나고 타원형이다. 앞면은 짙푸른색이고 윤기가 있으며, 뒷면은 조금 희끗하고 굽은 털이 있다. **꽃** 6월에 피는데 암꽃과 수꽃이 다른 나무에 달린다. 암꽃은 길이 8~10mm이고, 꽃부리가 4갈래로 갈라진 종모양이다. **열매** 10월에 짙은 갈색으로 여물며, 둥글고 지름 1.5cm 정도이다. 겨울에 쪼글쪼글해진다. **주의** 많이 먹으면 기침을 할 수 있으므로 소량 복용한다.

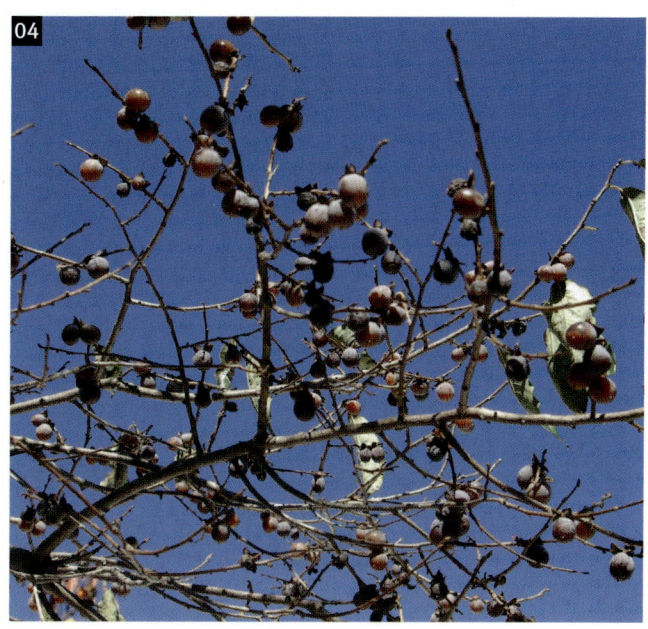

04 열매. 11월 11일
05 밑동. 3월 21일

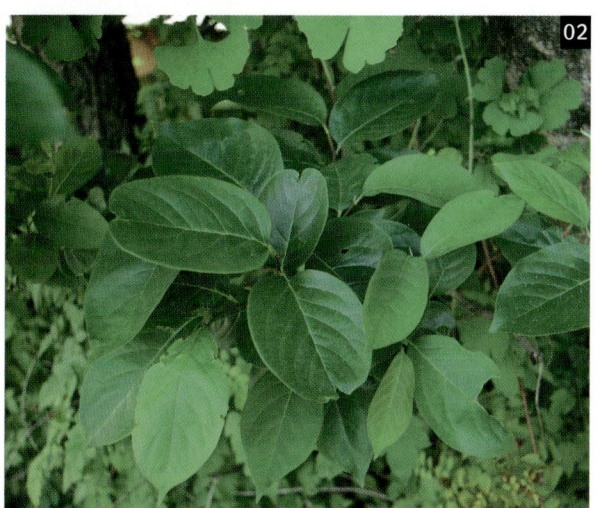

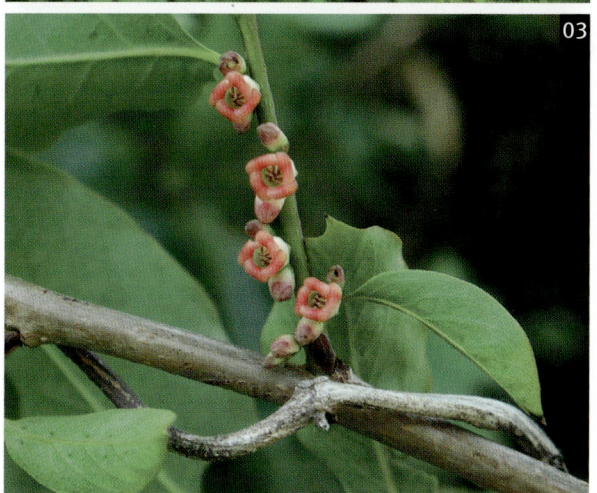

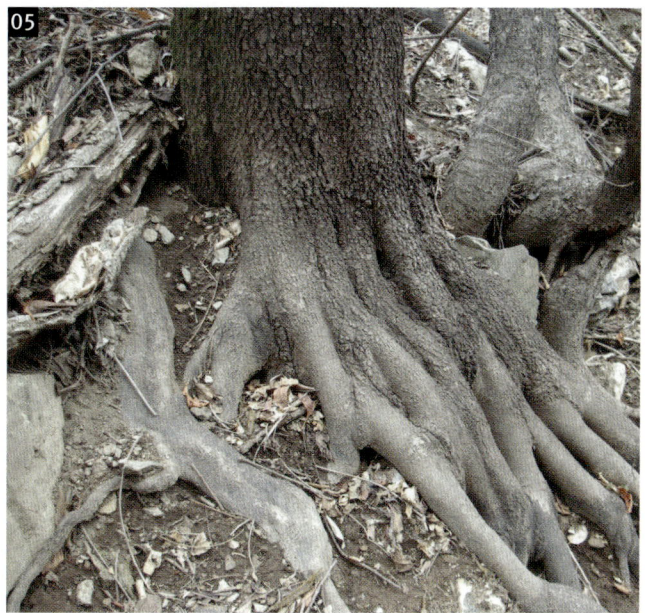

171 칡

Pueraria lobata (Willd.) Ohwi
콩과 잎지는 덩굴나무

생약명
갈용(葛茸)
작용 장부·경맥
비장·위장(土)
효능
고혈압
간질환
숙취해소
성분
폴리페놀(혈압상승억제)
케르세틴(알러지예방)
베타시토스테롤(혈전개선)
아연(면역력강화)
폴산(적혈구생성)

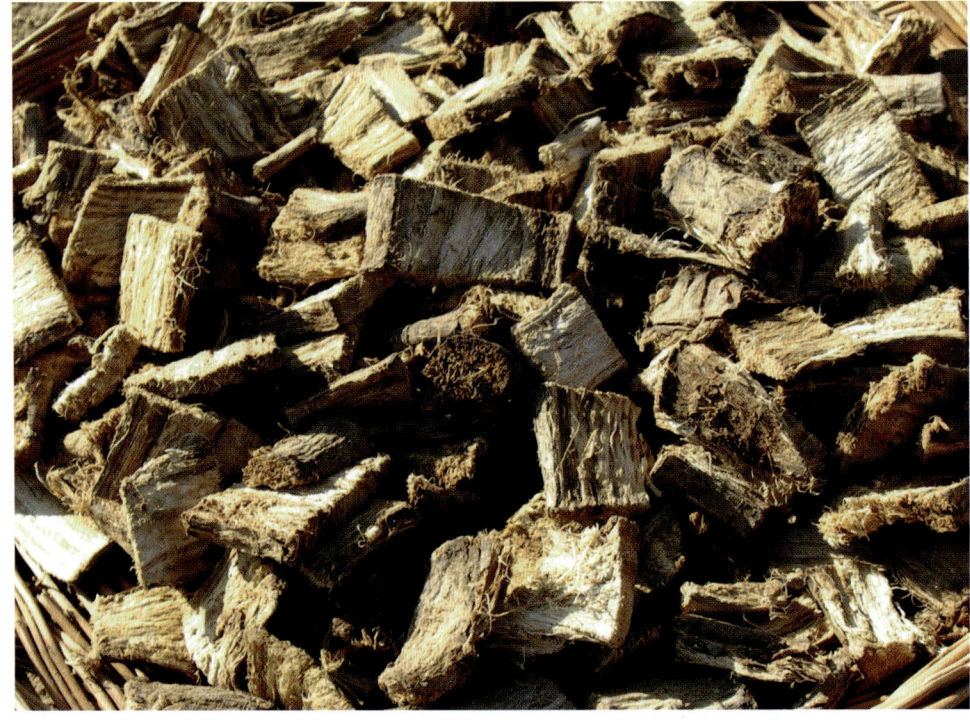

▶ 칡뿌리 자른 것. 1월 16일

식초 발효와 먹는 방법

누룩과 엿기름으로 발효시키기

채취 뿌리(늦가을~겨울)

배합비율 **기본발효용** | 뿌리 달인 물 300 : 쌀이나 현미 100 : 누룩 10 : 엿기름가루 5 또는, 뿌리 찧은 것 5 : 쌀이나 현미 100 : 물 300 : 누룩 10 : 엿기름가루 5

초앉히기용 | 원액 100 : (필요시) 씨식초 10

핵심요령 ❶ 엿기름 윗물을 써도 좋다. ❷ 누룩은 거칠게 부숴서 쓴다. ❸ 원액이 독하면 발효 기간을 늘린다. ❹ 뿌리를 찧어서 술밥, 누룩, 물(끓여서 식힌 것)과 섞어서 담가도 된다.

발효와 먹는 방법 ▶ 쌀이나 현미로 지은 술밥을 식혀 누룩과 엿기름가루를 섞고, 뿌리 달인 물을 식혀 부은 다음 항아리에 넣어 10일간 발효시킨다. ▶ 원액을 걸러 항아리에 앉히고, 씨식초는 이때 넣어서 40~50일 숙성시킨 뒤 찌꺼기를 거른다. ▶ 물에 5~10배 희석하여 식후에 마신다. ▶ 자세한 발효 원리와 방법, 먹는 방법은 p.41를 참조한다.

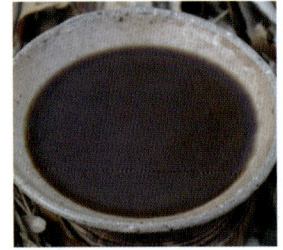

칡 식초.

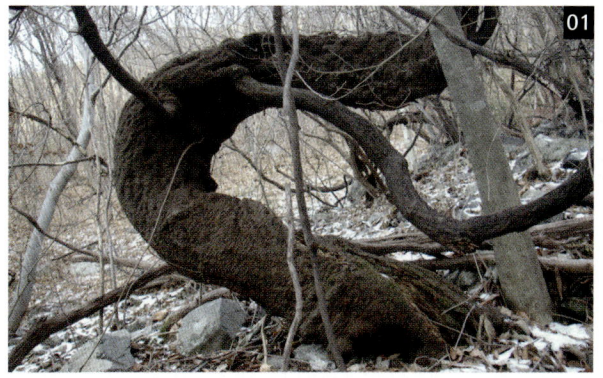

서식지 산기슭 양지

뿌리 옆으로 뻗고 매우 굵어지며, 길이 2~3m까지 자란다. **줄기** 10m 정도. 다른 나무를 감거나 기대며 뻗고, 갈색 또는 검은갈색을 띤다. **잎** 길이 10~15㎝. 3장씩 나고, 넓은 타원형 또는 둥근 마름모꼴이며, 끝이 3갈래로 얕게 갈라진다. 어릴 때 갈색 잔털이 있다. 잎자루는 길고 털이 나 있으며, 잎자루 밑에 피침형 턱잎이 난다. **꽃** 8월에 붉은자주색으로 피며, 잎겨드랑이에 작은 꽃들이 어긋나게 모여 달린다. 꽃부리가 나비모양으로 갈라진다. **열매** 9~10월에 여물며 꼬투리모양이고, 굵은 갈색 털이 있다. 익으면 껍질이 갈라져 씨앗이 나온다.

01 겨울 모습. 12월 15일
02 잎 달린 모습. 7월 27일
03 꽃. 7월 17일
04 겨울에 남아 있는 열매. 12월 23일

05 밑동. 12월 15일
06 겨울에 뿌리 채취하는 모습. 2월 21일
07 칡뿌리 찧은 것. 11월 26일

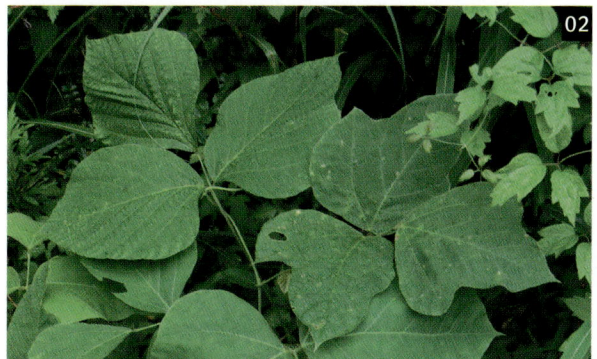

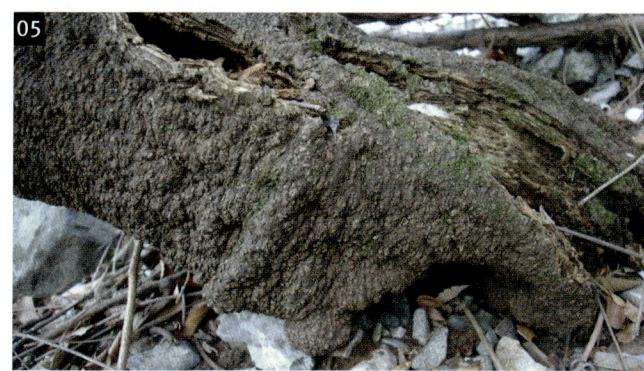

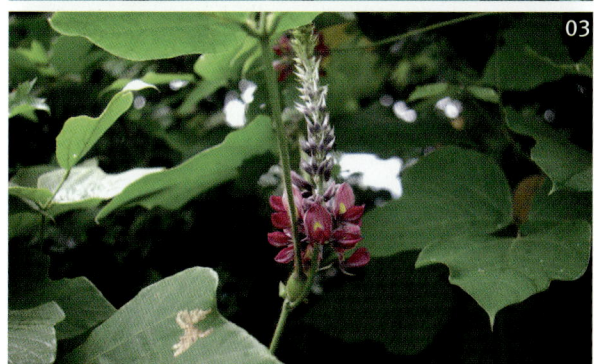

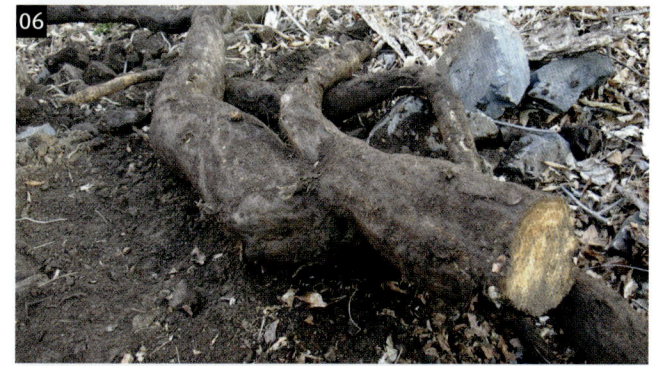

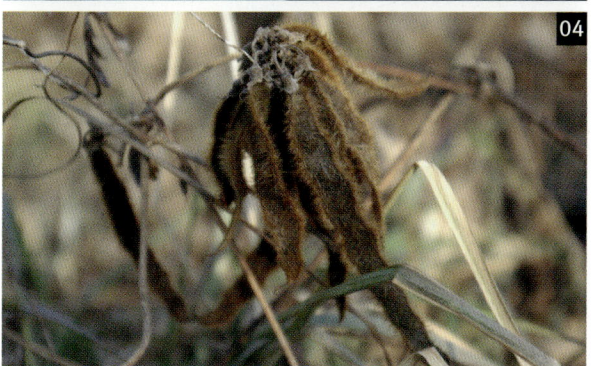

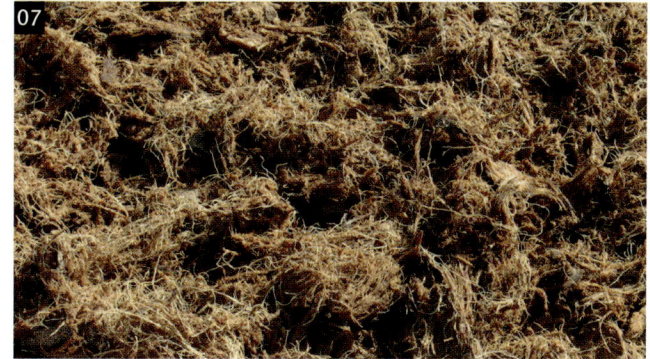

곡물 종류 비장·위장에 작용

172 - 177

벼(멥쌀)

별개 약재
보리
조
수수
옥수수
콩(대두)

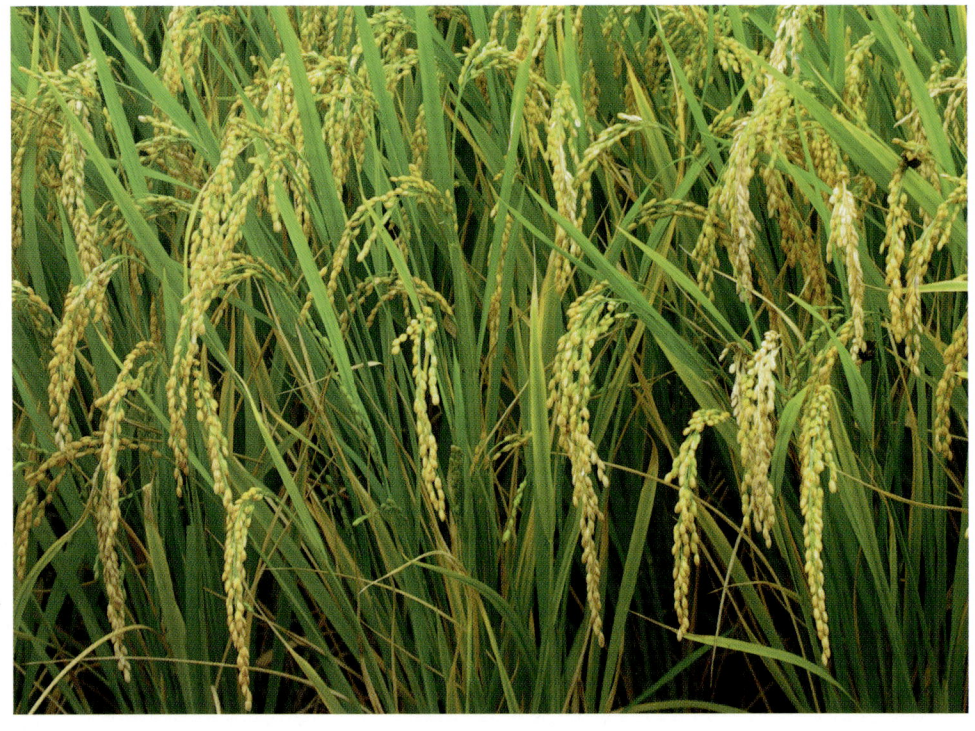

▶ 벼 상세 모습. 9월 16일

식초 발효와 먹는 방법

누룩으로 발효시키기

채취 열매(여름~가을)

배합비율 **기본발효용(쌀·보리·조·수수·옥수수의 경우)** | 물 300 : 곡물 100 : 누룩 10

기본발효용(콩의 경우) | 콩 10 : 쌀이나 현미 100 : 물 200 : 누룩 10

초앉히기용(공통) | 원액 100 : (필요시) 씨식초 10

핵심요령 ❶ 쌀·보리·조·수수는 하룻밤 불린 뒤 술밥으로 쪄서 식혀둔다. ❷ 옥수수는 말려서 가루를 내 죽을 쑤어 식혀둔다. ❸ 콩은 볶아서 가루를 내거나 삶아서 갈아놓고, 쌀이나 현미로 술밥을 지어 식혀둔다. ❹ 누룩은 거칠게 부숴서 쓴다. ❺ 원액이 독하면 발효 기간을 늘린다. ❻ 맛과 향이 담백해서 요리에 넣어도 좋다. ❼ 쌀·보리·조·수수는 적당한 비율로 섞어서 담가도 되지만, 옥수수나 콩은 1종류씩 따로 담근다.

발효와 먹는 방법 ▶ 쌀·보리·조·수수로 지은 술밥 또는 옥수수죽에 누룩을 섞고, 물을 끓여서 식혀 부은 다음 항아리에 넣는다. 콩으로 담글 때는 콩가루나 콩 간 것을 술밥, 누룩, 물과 섞어 항아리에 넣는다. ▶ 10일간 발효시킨다. ▶ 원액을 걸러 항아리에 앉히고, 씨식초는 이때 넣어 40~50일 숙성시킨 뒤 찌꺼기를 거른다. ▶ 물에 5~10배 희석하여 식후에 마신다. ▶ 자세한 발효 원리와 방법, 먹는 방법은 p.40을 참조한다.

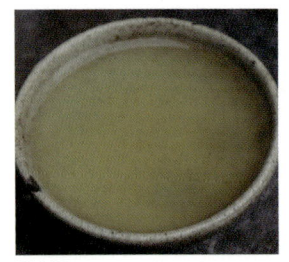

쌀 식초.

172 벼(멥쌀)

Oryza sativa L.
벼과 한해살이풀

생약명 갱미(粳米), 진창미(陳倉米, 묵은쌀로 한방에서는 약성을 더 좋게 친다), 산도(山稻, 밭벼)
작용 장부·경맥 비장·위장(土), 폐(金)
효능 위장병, 소화불량, 입마름
성분 전분(에너지보충), 포도당(에너지공급), 과당(숙취해소), 단백질(근육강화), 티아민(에너지대사관여), 리보플라빈(빈혈개선), 니아신(혈액순환촉진), 캄페스테롤(혈전개선), 스티그마스테롤(종양억제), 시토스테롤(콜레스테롤 흡수방지), 초산(부패방지)

서식지 농가에서 재배(동인도에서 들어옴)
줄기 50~100㎝ 정도 자란다. **잎** 가늘고 긴 줄모양이고, 밑부분은 잎집이 되어 줄기를 감싼다. **꽃** 7~8월에 피고 제꽃가루받이를 한다. 줄기 끝에 작은 꽃들이 모여 달리며, 꽃잎은 없고 6개의 수술과 암술이 있다. **열매** 9~10월에 여문다.

01 꽃 핀 모습. 8월 30일
02 벼 익는 모습. 9월 17일
03 밭에 심는 벼 종류. 7월 3일

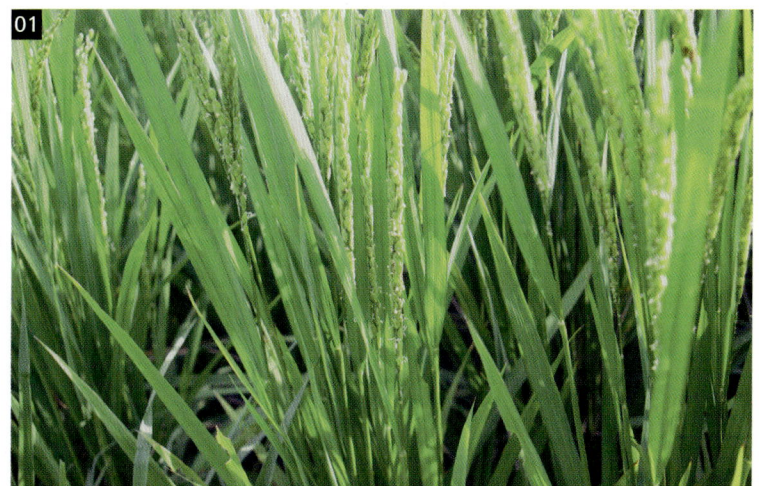
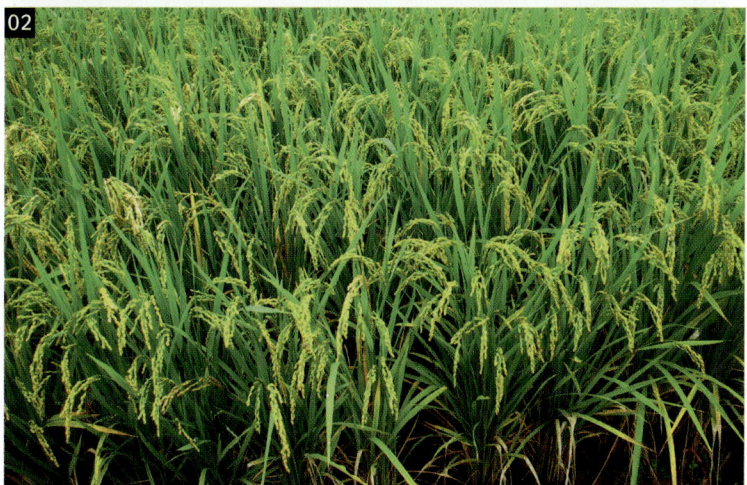
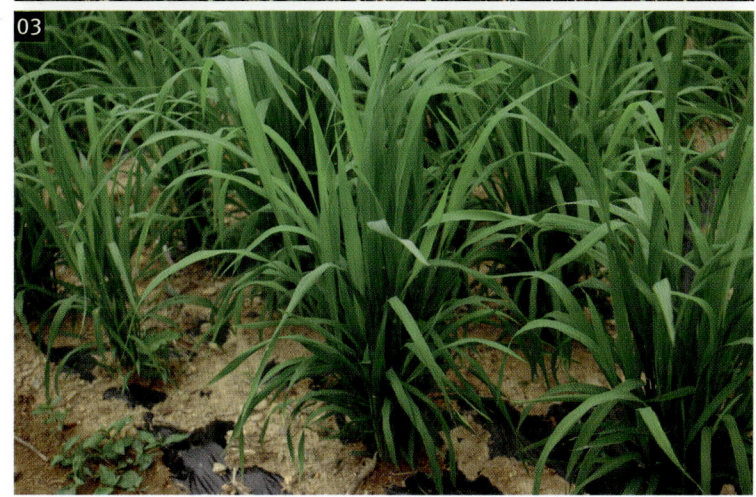

173 보리

Hordeum vulgare L.
벼과 두해살이풀

- **생약명** 대맥(大麦)
- **작용 장부·경맥** 비장·위장(土), 신장(水)
- **효능** 소화불량, 설사, 붓기, 당뇨
- **성분** 전분(에너지보충), 알란토인(궤양치료), 셀레늄(종양억제), 철분(빈혈개선), 티아민(에너지대사관여), 니아신(혈액순환촉진), 인(혈전개선), 섬유소(장활동개선)

서식지 농가에서 재배(중동지역에서 들어옴)
줄기 50~100cm. 마디가 사이가 길며 속이 비어 있다.
잎 어긋나며 가늘고 긴 피침형이다. 끝이 젖혀지지 않는다. **꽃** 4~5월에 피며, 꽃잎은 없고 3개의 수술과 암술이 있다. **열매** 6월에 여문다.

01 잎 자라는 모습. 3월 27일
02 꽃. 5월 3일
03 보리 전체 모습. 5월 29일
04 보리 익은 모습. 5월 29일

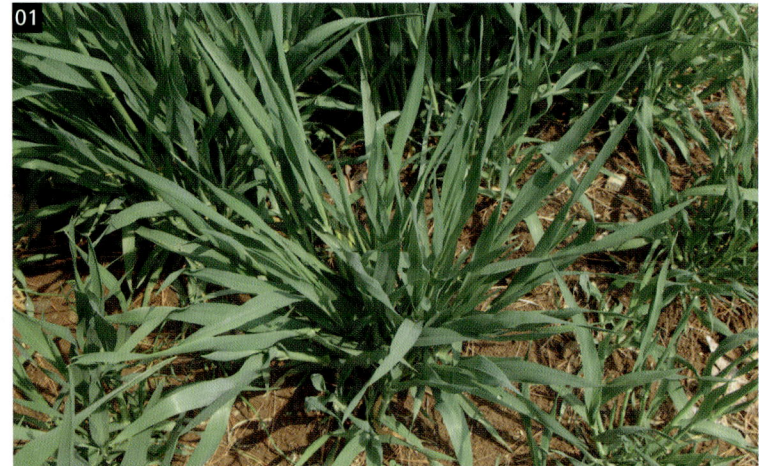
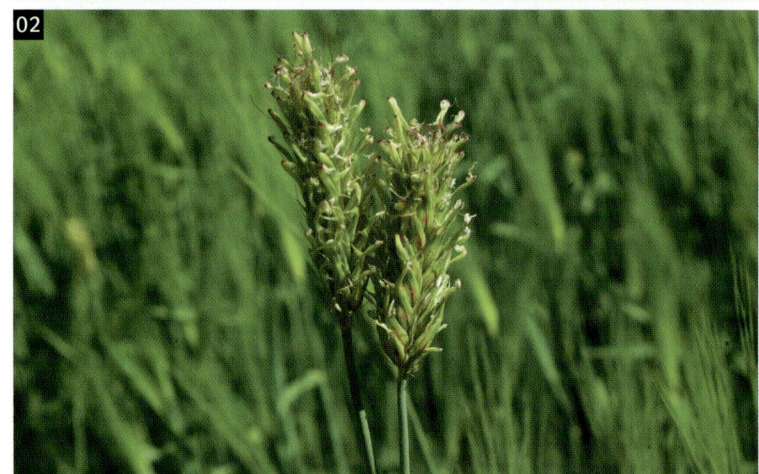
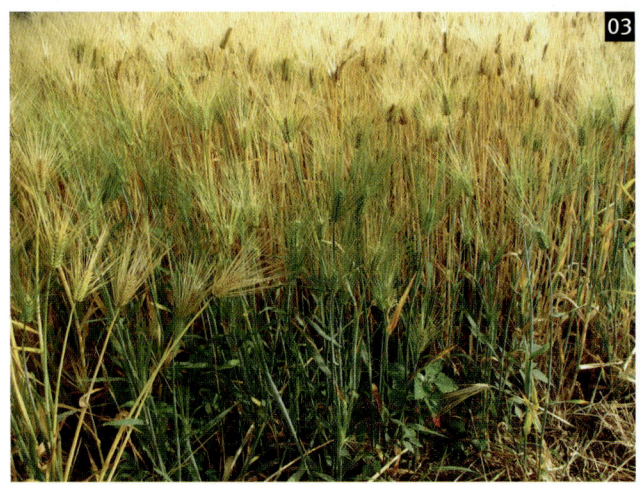
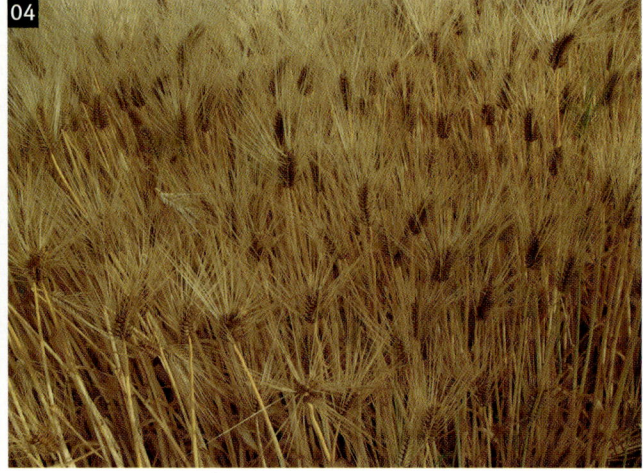

174 조

Setaria italica Beauvois
벼과 한해살이풀

생약명	속미(粟米), 황량미(黃粱米)
작용 장부·경맥	비장·위장(土), 신장(水)
효능	위암구토, 당뇨, 가슴답답증
성분	전분(에너지보충), 알라닌(간해독), 글루탐산(종양억제), 메티오닌(탈모예방), 단백질(근육강화), 갈락토오스(뇌구성성분), 몰리브덴(빈혈예방), 라이신(면역력강화), 포도당(에너지공급), 과당(피로회복)

서식지 농가에서 재배(동아시아에서 들어옴. 원형 식물은 강아지풀)
줄기 1~1.5m. 속이 차 있으며, 가지를 치지 않는다. **잎** 어긋나고 긴 피침형이며, 잔톱니가 있고 거칠다. 밑부분은 잎집이 되어 줄기를 감싼다. **꽃** 7~8월에 피고 꽃잎이 없으며, 3개의 수술과 암술, 가시 같은 털이 있다. **열매** 10월에 노란갈색으로 여문다.

01 줄기에 잎 달린 모습. 8월 8일
02 잎. 8월 8일
03 열매 달린 모습. 8월 8일
04 열매. 8월 8일

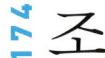
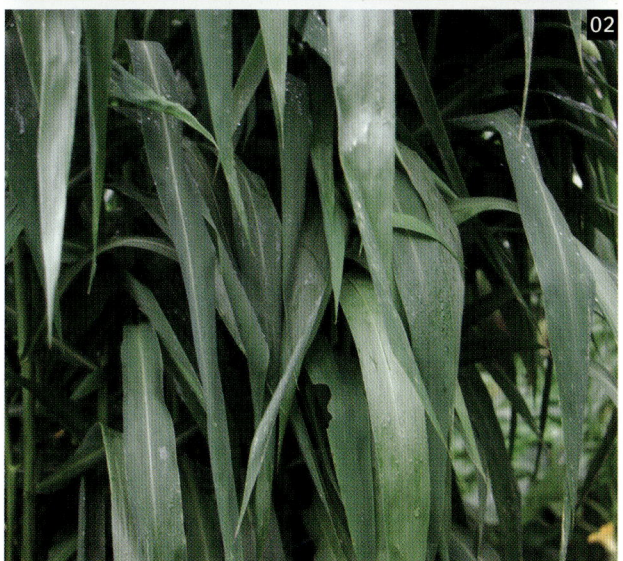
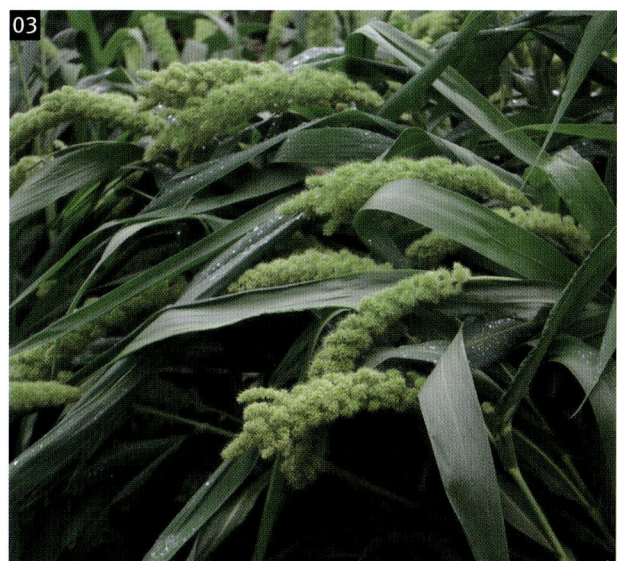
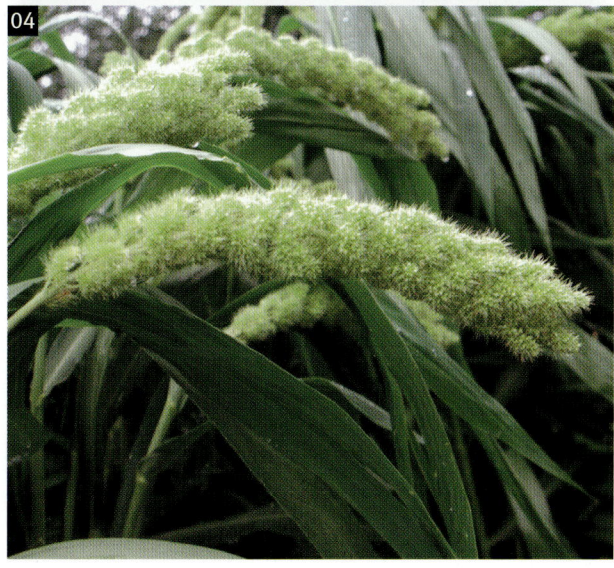

175 수수

Sorghum bicolor Moench
벼과 한해살이풀

- **생약명** 고량(高粱)
- **작용 장부·경맥** 비장·위장(土), 폐(金)
- **효능** 기침가래, 소화불량, 난산, 불면증
- **성분** 전분(에너지보충), 단백질(근육강화), 아연(면역력강화), 인(혈전개선), 철분(빈혈개선), 타닌(수렴작용)

서식지 농가에서 재배(동아시아, 중앙아시아에서 들어옴)
뿌리 수염뿌리를 길게 뻗으며 단단하다. **줄기** 1.5~3m. 10~13개의 마디가 있고, 겉면은 흰색 납질물로 덮여 있으며 속이 차 있다. **잎** 마주 나고 피침형이며, 10장 정도 달린다. **꽃** 8~9월에 피고 작은 꽃들이 원뿔모양으로 달린다. **열매** 8~9월에 여물고 흰색, 노란색, 갈색, 붉은갈색 등 여러 가지 색을 띤다.

01 꽃. 8월 13일
02 열매와 잎. 11월 2일
03 줄기 마디와 밑동과 뿌리. 1월 16일
04 채취한 수수. 1월 17일

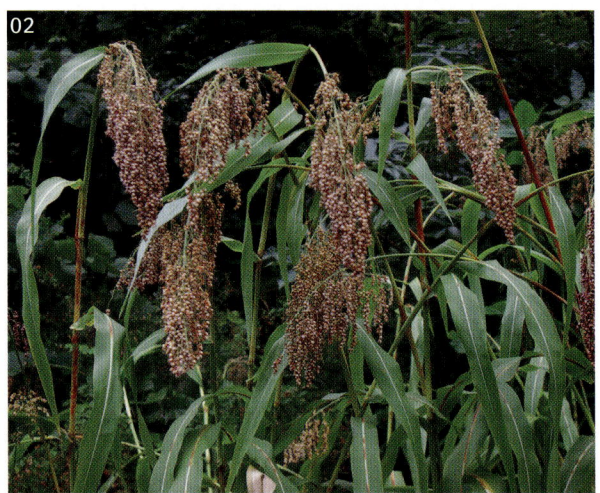

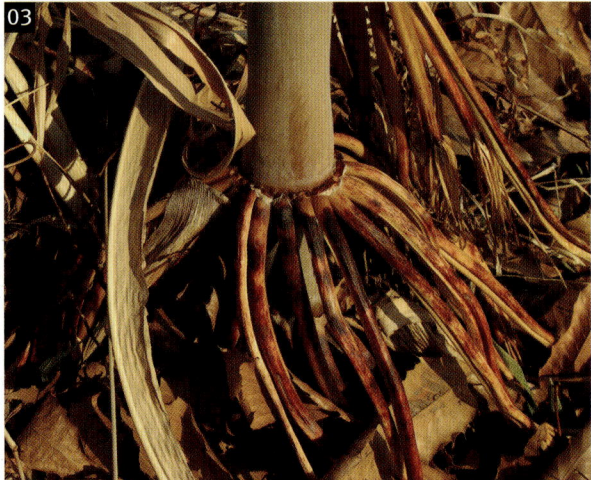

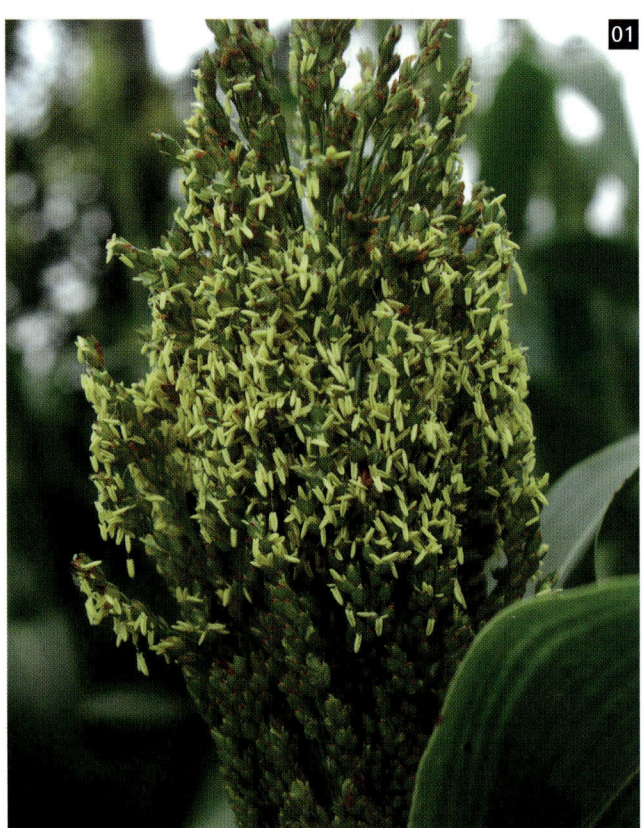

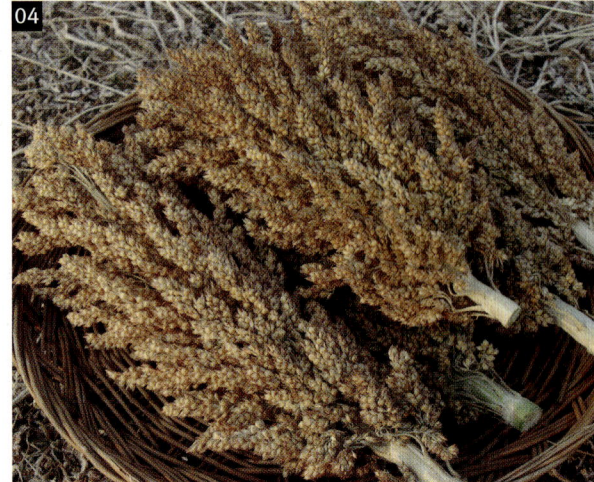

176 옥수수

Zea mays L.
벼과 한해살이풀

생약명 옥미(玉米)
작용 장부·경맥 비장·위장(土), 방광(水)
효능 식욕부진, 붓기, 요로결석
성분 전분(에너지보충), 티아민(에너지대사관여), 리보플라빈(빈혈개선), 비타민B_6(체내생화학반응촉진), 판토텐산(상처치유), 바이오틴(탈모예방), 케르세틴(알러지예방)

서식지 농가에서 재배
뿌리 수염뿌리를 길게 뻗으며 단단하다. **줄기** 1.5~2m. 단단하고 속이 차 있다. **잎** 어긋나고 밑부분이 잎집이 되어 줄기를 감싼다. **꽃** 7~8월에 피며 수꽃은 이삭모양, 암꽃은 수염모양으로 달린다. **열매** 9~10월에 여문다.

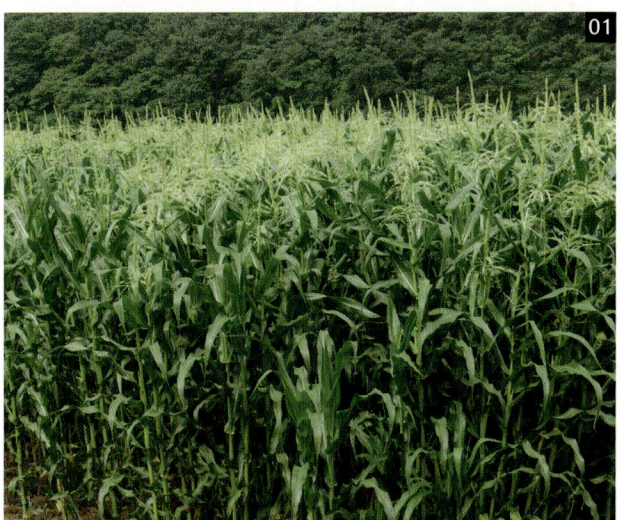

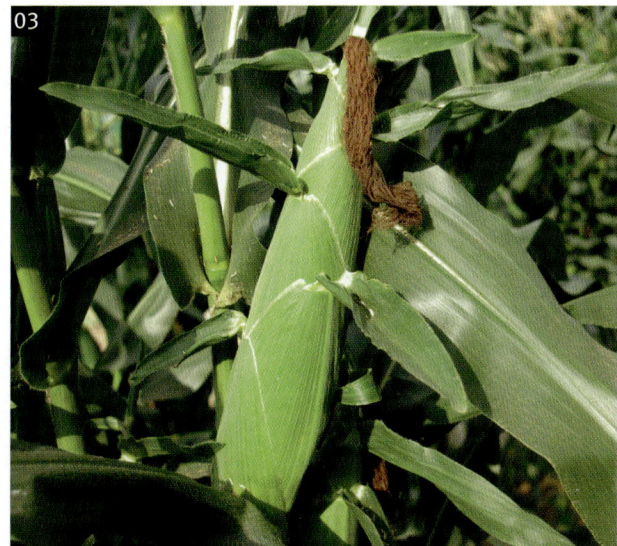

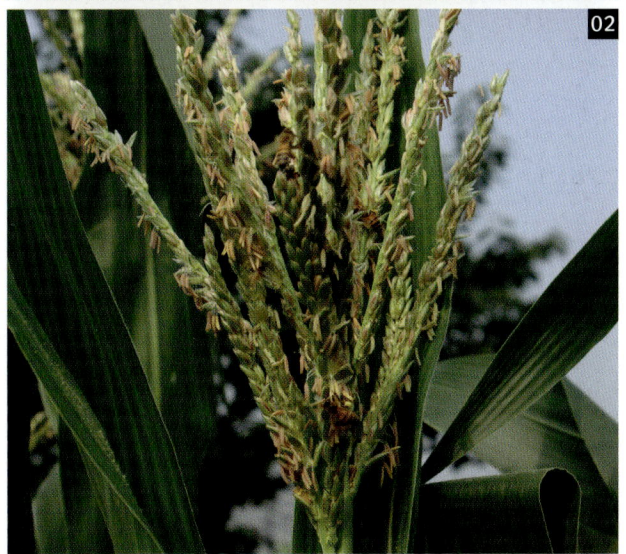

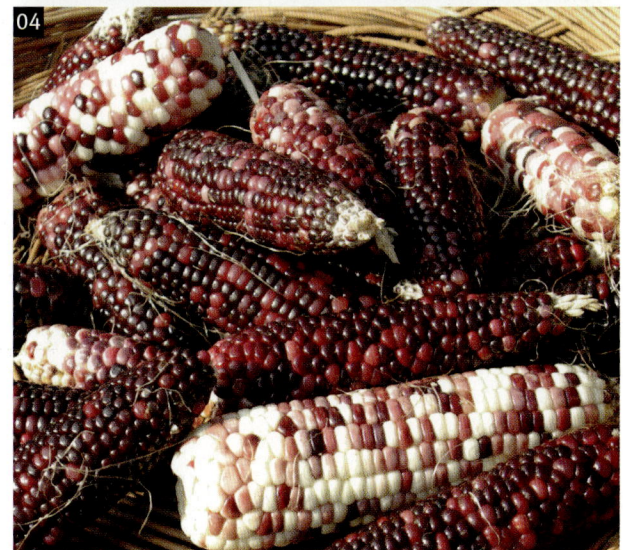

01 꽃 핀 모습. 6월 26일
02 수꽃. 7월 1일
03 열매. 7월 21일
04 채취한 옥수수. 1월 17일

177 콩(대두)

Glycine max (L.) Merr.
콩과 한해살이풀

생약명	대두(大豆)
작용 장부·경맥	비장·위장(土), 신장(水)
효능	두통, 감기, 관절통, 가슴답답증, 불면증
성분	단백질(근육강화), 철분(빈혈개선), 칼슘(뼈강화), 탄수화물(에너지공급), 칼륨(신경세포와 근육기능강화), 티아민(에너지대사관여), 리보플라빈(빈혈개선), 니아신(혈액순환촉진), 비타민 B_6(체내생화학반응 촉진), 폴산(적혈구생성), 비타민E(항산화물질생성), 비타민K(지혈작용)

서식지 농가에서 재배

줄기 60㎝ 정도. 모가 나 있고, 갈색 잔털이 빽빽하다. **잎** 어긋나고 가지 끝에는 3장씩 달리며, 잎자루가 길고 잔털이 있다. **꽃** 7~8월에 흰색 또는 붉은자주색으로 핀다. **열매** 8~10월에 여물고 꼬투리에 거친 잔털이 있다.

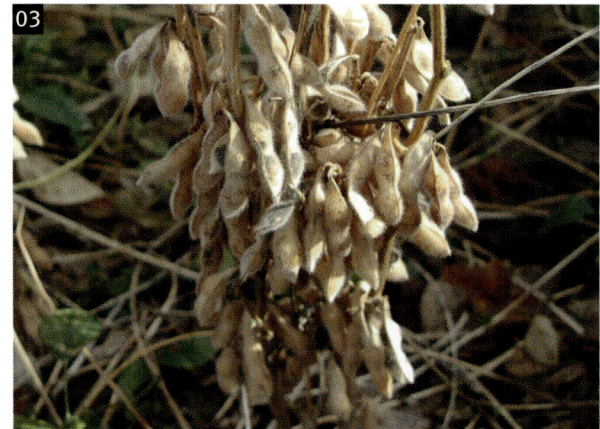
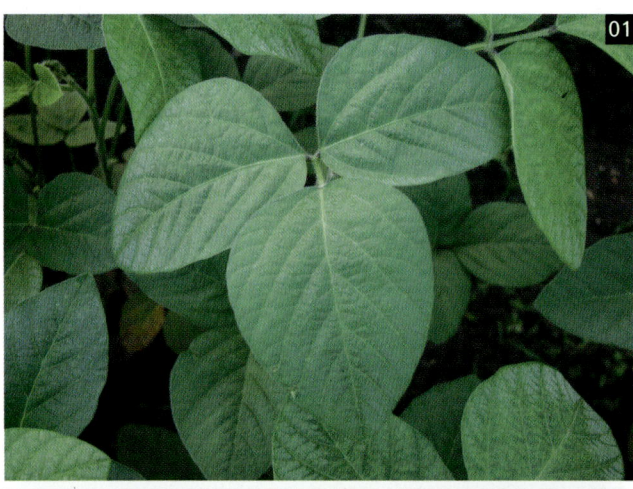
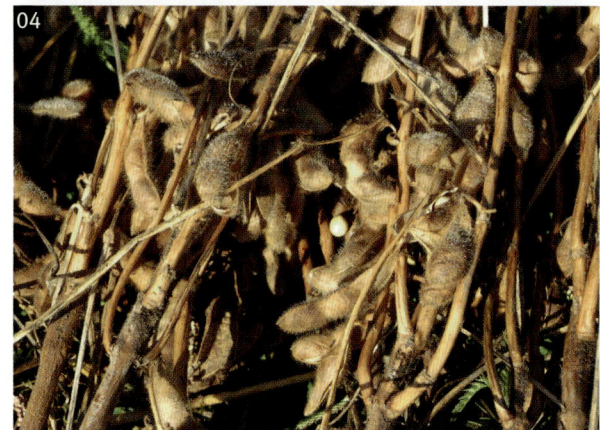

01 잎 달린 모습. 7월 15일
02 꽃과 어린잎. 8월 2일
03 열매 익은 모습. 10월 17일
04 채취한 콩. 10월 24일
05 콩 삶아서 간 것. 12월 16일

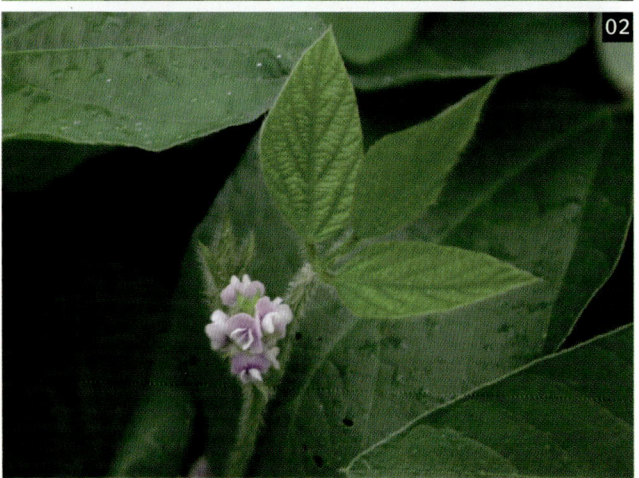
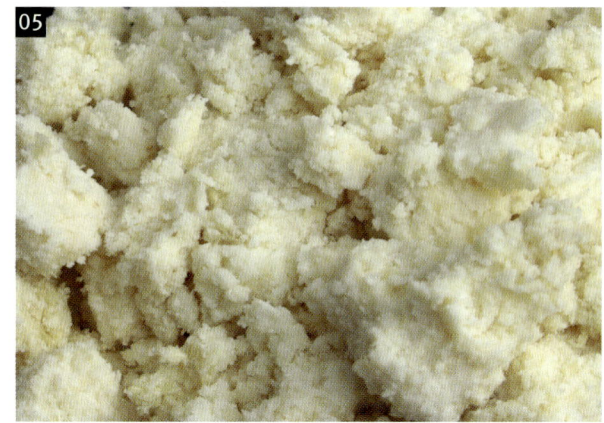

수영 종류 비장·위장에 작용

수영

유사 약재
애기수영

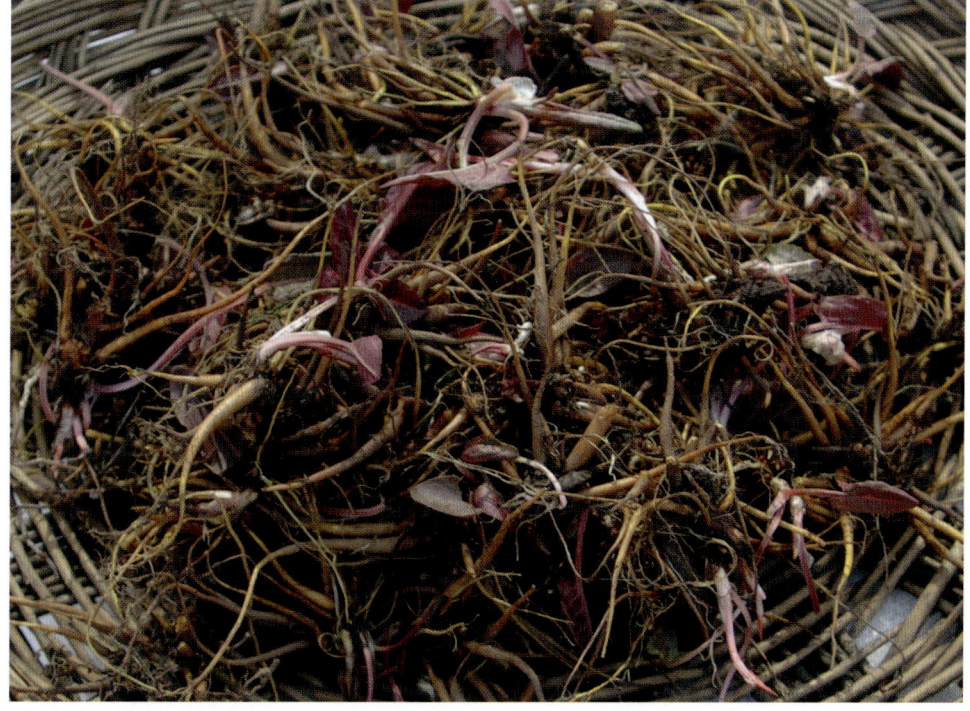

▶ 뿌리째 채취한 수영 새순.
3월 16일

식초 발효와 먹는 방법

생막걸리로 발효시키기

채취 뿌리째 캔 전초(봄~여름)

배합비율 **기본발효용** | 수영 종류(전초) 100 : 생막걸리(멸균되지 않은 것) 100 : 조청 또는 엿기름 가루 5

초앉히기용 | 원액 100 : (필요시) 씨식초 10

핵심요령 ❶ 잎·줄기·뿌리는 적당히 썰어 넣는다. ❷ 취향에 따라 조청량을 조금 늘려도 된다. ❸ 1종류씩 담근다.

발효와 먹는 방법 ▶ 잎·줄기·뿌리를 항아리에 넣고 생막걸리와 조청 또는 엿기름가루를 넣어 40~50일 발효시킨다. ▶ 원액을 걸러 항아리에 앉히고, 씨식초는 이때 넣어서 3~6개월 발효시킨 뒤 찌꺼기를 거른다. ▶ 물에 5~10배 희석하여 식후에 마신다. ▶ 자세한 발효 원리와 방법, 먹는 방법은 p.43를 참조한다.

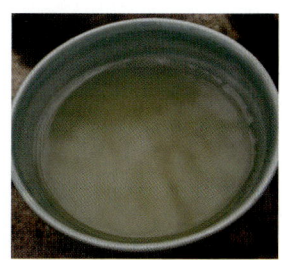

수영 식초.

178 수영

Rumex acetosa L.
마디풀과 여러해살이풀

생약명	산모(酸模)
작용 장부·경맥	비장·위장(土)
효능	아토피, 습진, 피부염, 치질출혈, 변비
성분	에모딘(위장기능강화), 크리소파놀(동맥경화예방), 타닌(수렴작용), 탄산칼슘(신체성장과 기능유지), 비타민C(노화방지)

서식지 산과 들의 풀밭

줄기 30~80㎝. 곧게 자라고 세로로 홈이 있다. **잎** 길이 3~6㎝이고 피침형이다. 뿌리잎은 뭉쳐서 나고 잎자루가 길며, 줄기잎은 어긋나고 턱잎이 줄기를 둘러싼다. **꽃** 5~6월에 붉은녹색으로 피며, 줄기 끝에 작은 꽃들이 원뿔모양으로 모여서 달린다. 꽃잎은 없고 꽃받침잎이 6개이다. **열매** 8월에 여물며 3개의 날개가 있는 납작한 타원형이고, 가운데에 씨앗이 들어 있다. **주의** 수산이 들어 있어 너무 많이 먹으면 신장결석이 생길 수 있으므로 소량 복용하는 것이 좋다.

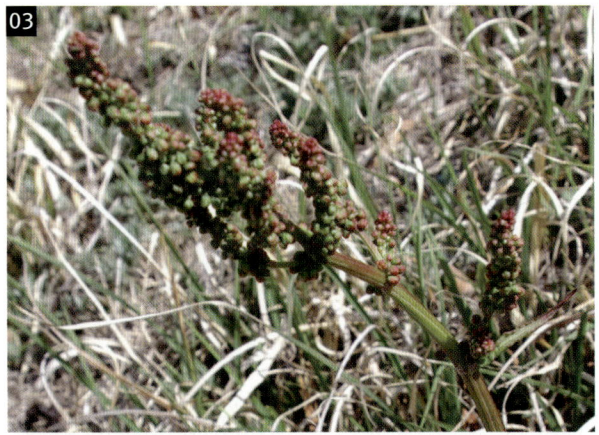

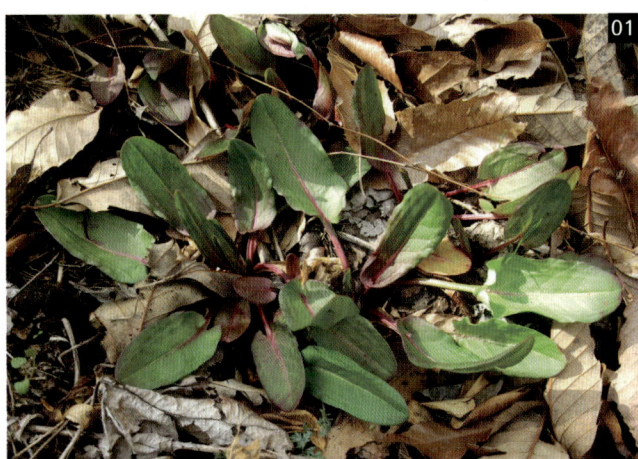

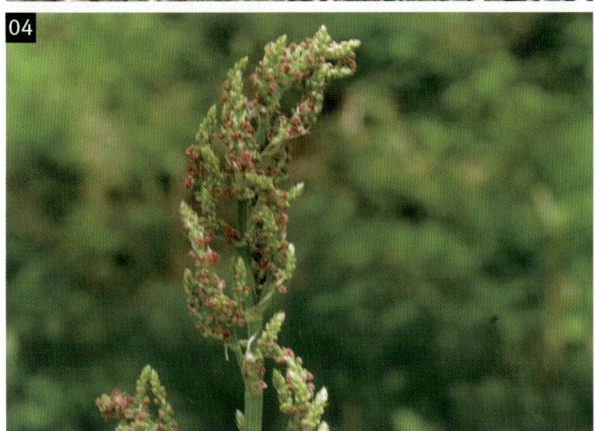

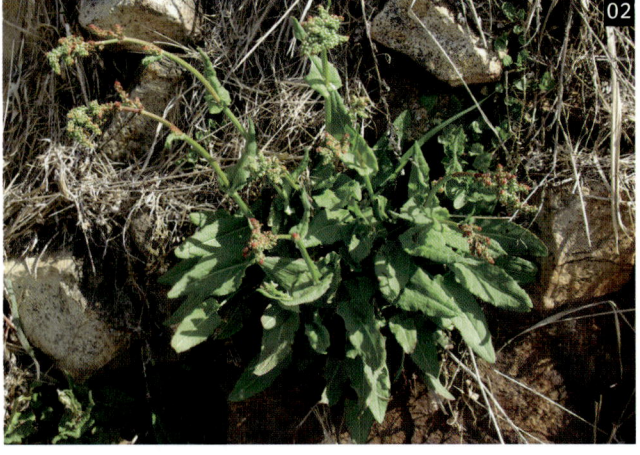

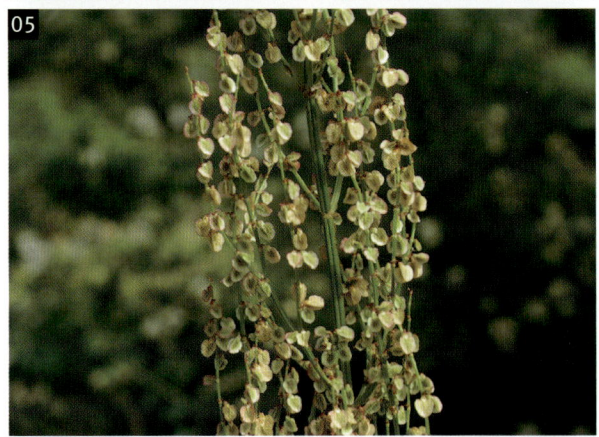

01 봄에 올라온 새순. 4월 5일
02 꽃 피는 모습. 4월 17일
03 수꽃. 4월 17일
04 암꽃. 5월 2일
05 열매. 5월 27일

179 애기수영

Rumex acetosella L.
마디풀과 여러해살이풀

생약명	소산모(小酸模)
효능	피부병, 습진, 변비, 소변보기 힘들 때
성분	에모딘(위장기능강화), 사포닌(면역력강화), 비타민C(노화방지), 비타민K(지혈작용), 말산(피로회복), 라세미산(피로회복), 갈산(종양억제), 크리소판산(진균억제)

서식지 중부 이남의 들이나 길가
줄기 20~50㎝ 정도 자란다. **잎** 뿌리잎은 뭉쳐서 나고 잎자루가 길며, 길이 3~6㎝이다. 줄기잎은 어긋나며, 좌우에 귀모양의 돌기가 있다. **꽃** 5~6월에 피고 꽃받침잎이 자라지 않는다. **열매** 7~8월에 여물고, 3개의 능선이 있는 타원형이다.

01 줄기와 잎. 4월 26일
02 암꽃. 8월 15일
03 열매. 7월 6일
04 뿌리째 채취한 애기수영. 2월 4일

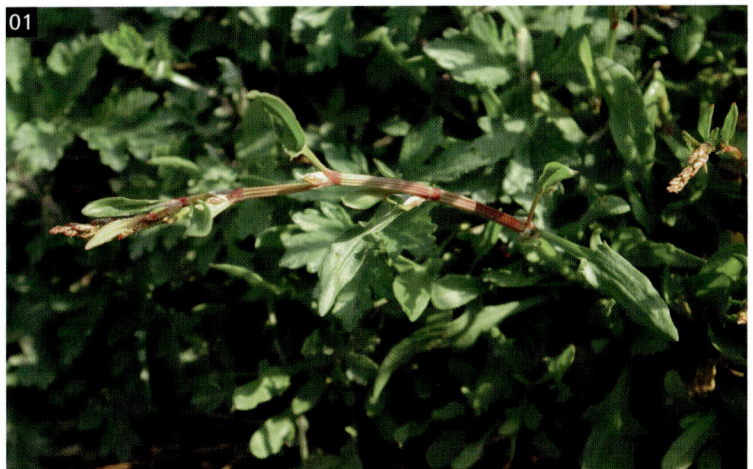
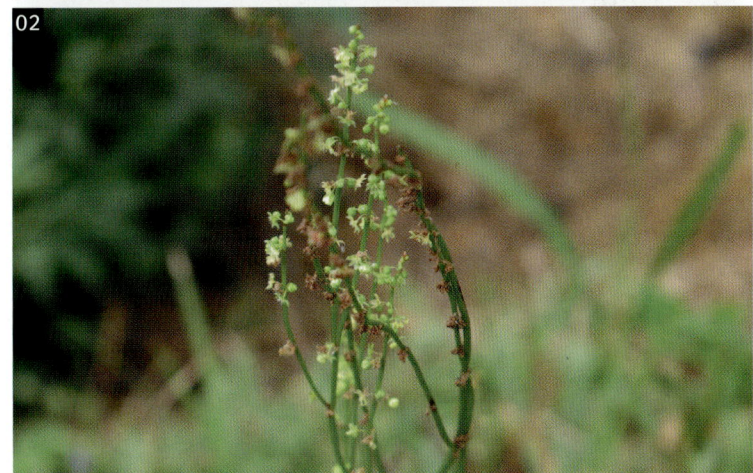
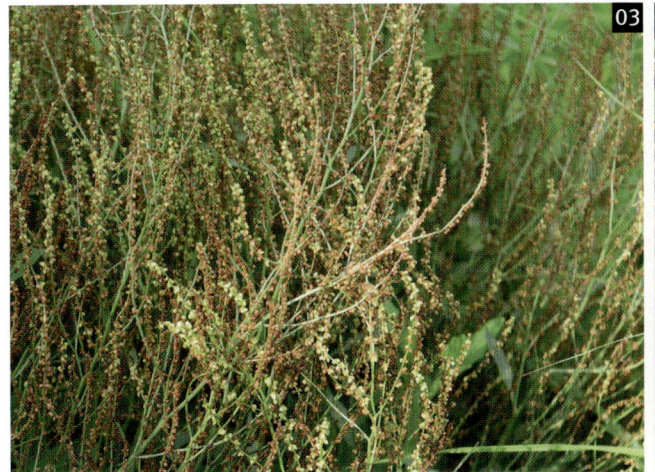
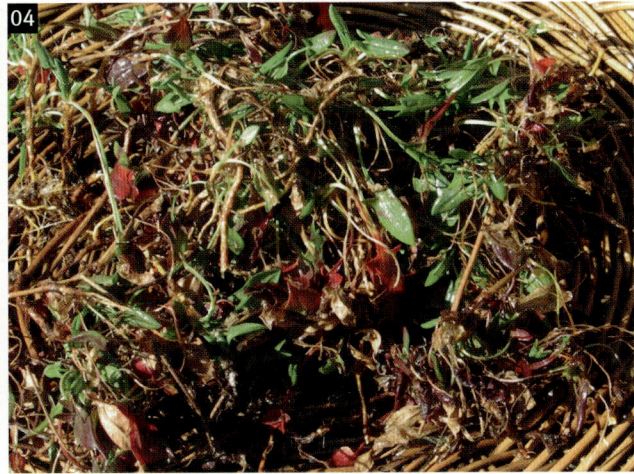

180 삽주

Atractylodes ovata (Thunb.) DC.
국화과 여러해살이풀

생약명
창출(蒼朮)

작용 장부·경맥
비장·위장(土)

효능
감기
야맹증
류머티즘
비만
추위 타는 데

성분
아트락틸론(간기능보호)
이눌린(위장강화)
알칼로이드(염증통증완화)
타닌(수렴작용)

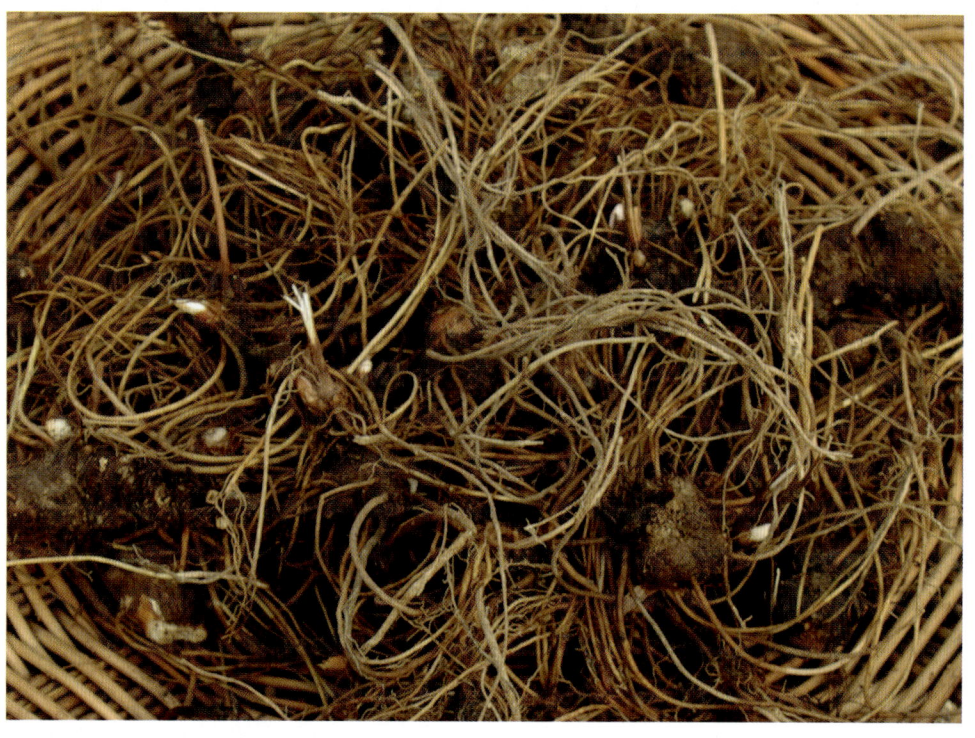

▶채취한 삽주 뿌리. 12월 17일

식초 발효와 먹는 방법

생막걸리로 발효시키기

채취 뿌리(늦가을~겨울)

배합비율 **기본발효용 |** 뿌리 100 : 생막걸리(멸균되지 않은 것) 100 : 조청 또는 엿기름가루 5
초앉히기용 | 원액 100 : (필요시) 씨식초 10

핵심요령 ❶ 뿌리는 적당히 썰어서 넣는다. ❷ 취향에 따라 조청량을 조금 늘려도 된다.

발효와 먹는 방법 ▶ 뿌리를 항아리에 넣고 생막걸리와 조청 또는 엿기름가루를 넣어 40~50일 발효시킨다. ▶ 원액을 걸러 항아리에 앉히고, 씨식초는 이때 넣어서 3~6개월 발효시킨 뒤 찌꺼기를 거른다. ▶ 물에 5~10배 희석하여 식후에 마신다. ▶ 자세한 발효 원리와 방법, 먹는 방법은 p.43를 참조한다.

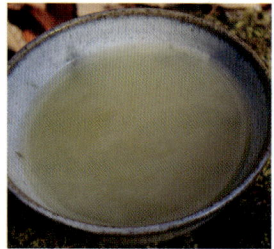

삽주 뿌리 식초.

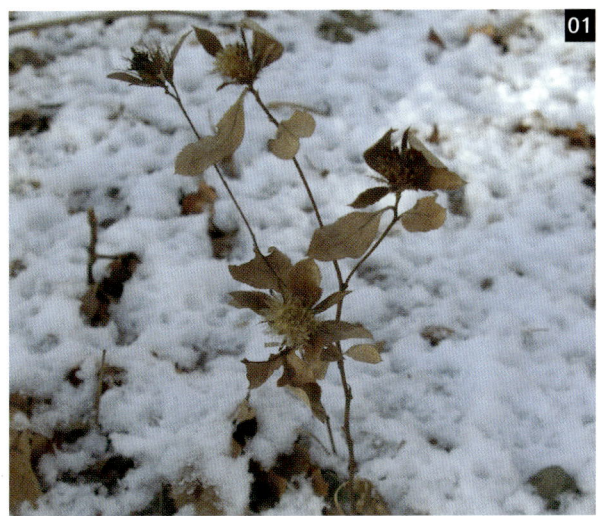

01 겨울에 남아 있는 묵은대. 1월 10일
02 밑동잎. 4월 11일
03 꽃과 윗동잎. 9월 10일

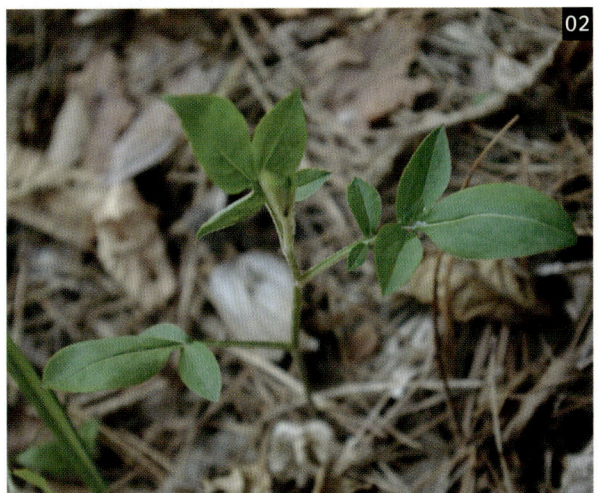

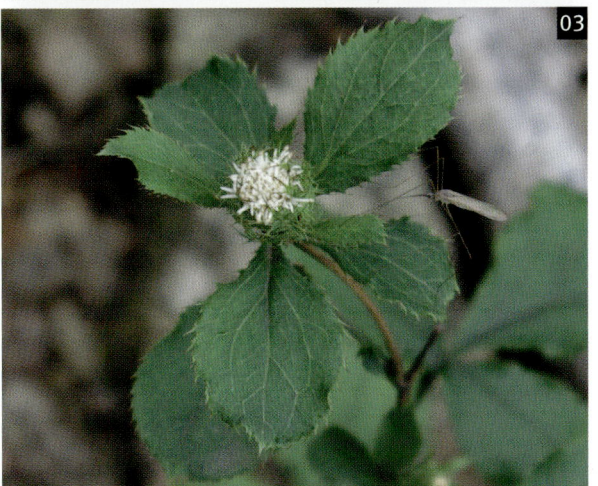

서식지 산과 들의 양지나 반그늘
뿌리 옆으로 뻗고 굵어지며 살이 많다. 만져보면 끈적하고, 강한 향이 난다. **줄기** 30~100㎝ 정도 곧게 자란다. **잎** 어긋나며, 밑동잎은 3~5갈래로 갈라진 타원형이고 잎자루가 있다. 윗동잎은 타원형이고 갈라지지 않는다. 가장자리에 바늘 같은 짧은 가시가 있으며, 앞면에 윤기가 있다. **꽃** 7~9월에 흰색 또는 붉은색으로 핀다. 대롱꽃 20~30개가 모여 1송이가 되며, 줄기 끝에 작은 꽃 여러 송이가 어긋나게 모여 달린다. **열매** 10월에 여문다. 씨앗은 둥근 타원형이고, 잔털과 갈색 갓털이 있어서 바람에 날려간다.

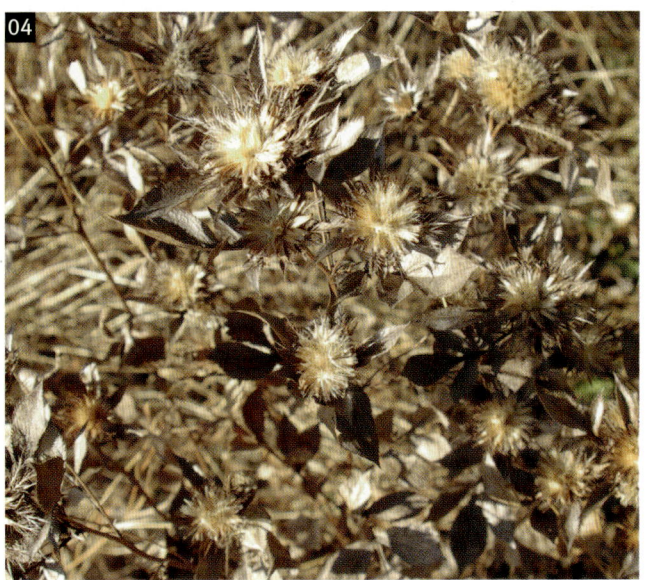

04 겨울에 남아 있는 열매. 1월 12일
05 겨울에 뿌리 채취하는 모습. 2월 4일

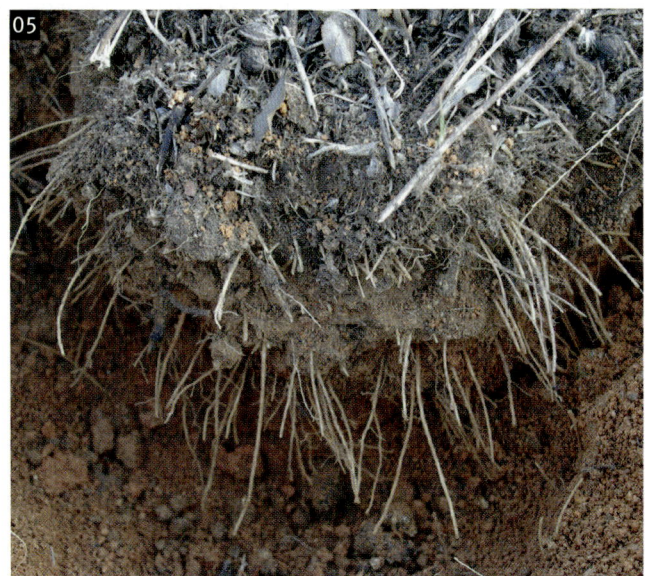

마가목 종류 비장·위장·폐에 작용

마가목

같은 약재
당마가목

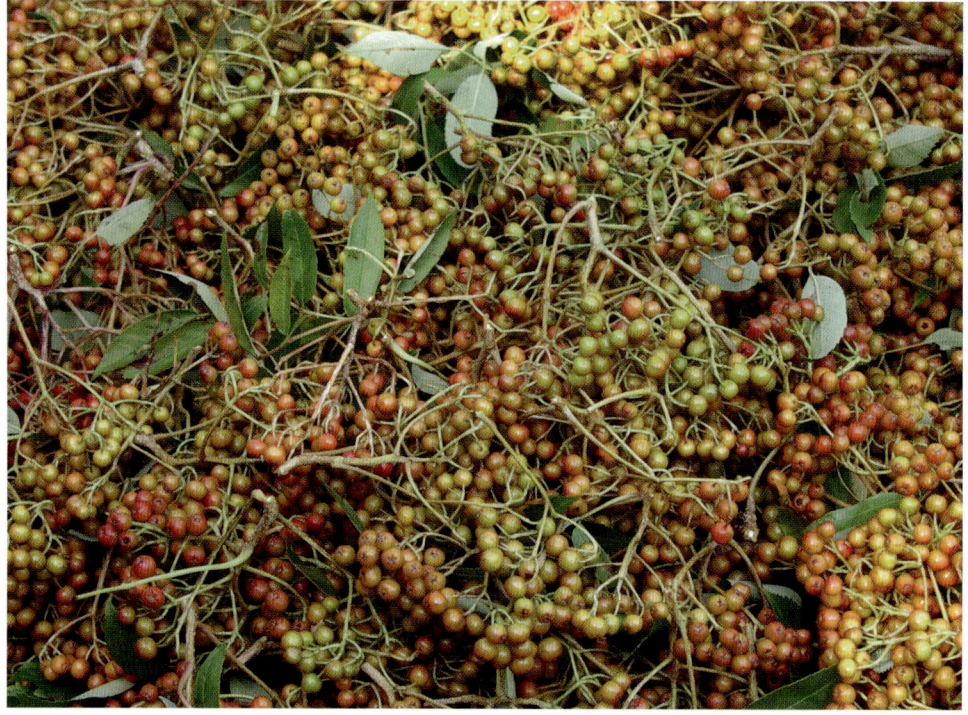

▶ 채취한 마가목 열매. 7월 31일

식초 발효와 먹는 방법

당분으로 발효시키기

채취 열매(가을)

배합비율 **기본발효용** | 마가목 종류(열매) 100 : 설탕 20 : 생효모 0.1 : 설탕물(20% 농도) 적당량
  초앉히기용 | 원액 100 : (필요시) 씨식초 또는 생막걸리 10

핵심요령 ❶ 고유의 향미가 살도록 누룩 대신 효모를 쓴다. ❷ 액이 적게 나오므로 설탕물을 추가한다. ❸ 1종류씩 담근다.

발효와 먹는 방법 ▶ 열매를 설탕에 버무려 항아리에 넣고, 생효모를 뿌린 뒤 끓인 물을 식혀서 설탕물을 만들어 붓는다. ▶ 미리 조금 남겨둔 설탕을 위에 덮고 40~50일 발효시킨다. ▶ 원액을 걸러 항아리에 앉히고, 씨식초나 생막걸리를 넣는 경우에는 이때 넣어서 3~6개월 발효시킨 뒤 찌꺼기를 거른다. ▶ 물에 5~10배 희석하여 식후에 마신다. ▶ 자세한 발효 원리와 방법, 먹는 방법은 p.44를 참조한다.

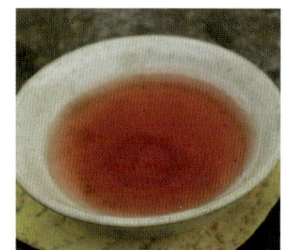

마가목 열매 식초.

181 마가목

Sorbus commixta Hedl.
장미과 잎지는 작은큰키나무

생약명 화추(花楸), 마가자(馬加子), 합화추(合花楸)
작용 장부·경맥 비장·위장(土), 폐(金)
효능 결핵, 만성기관지염, 기침가래, 붓기
성분 사포닌(면역력강화), 하이페린(심장동맥확장), 루틴(모세혈관강화), 케르세틴(알러지예방), 카로틴(종양억제), 아미그달린(폐기능강화), 쿠마린(혈전개선), 말산(피로회복), 시트르산(에너지보충)

서식지 높은 산 바위 근처나 계곡가
줄기 6~10m. 줄기껍질은 노란갈색이고, 불규칙하게 갈라진다. 겨울눈은 긴 원뿔모양이고 붉은갈색을 띠며 털이 없다. **잎** 잎줄기에 9~13장이 깃털모양으로 달린다. 작은잎은 길이 1.5~8cm이고, 좁은 달걀모양이며, 끝이 뾰족하고 가장자리에 깊은 톱니가 있다. **꽃** 5~6월에 흰색으로 피며, 가지 끝에 작은 꽃들이 겹쟁반모양으로 모여서 달리고 꽃잎이 5장이다. **열매** 9~10월에 붉은색으로 여물며, 둥글고 지름 5~8mm이다.

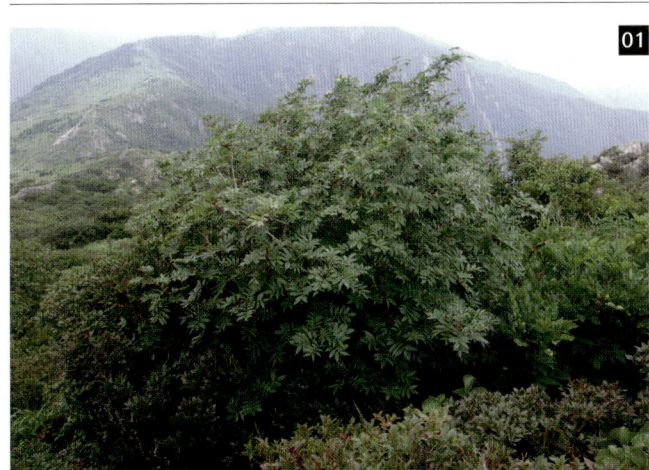
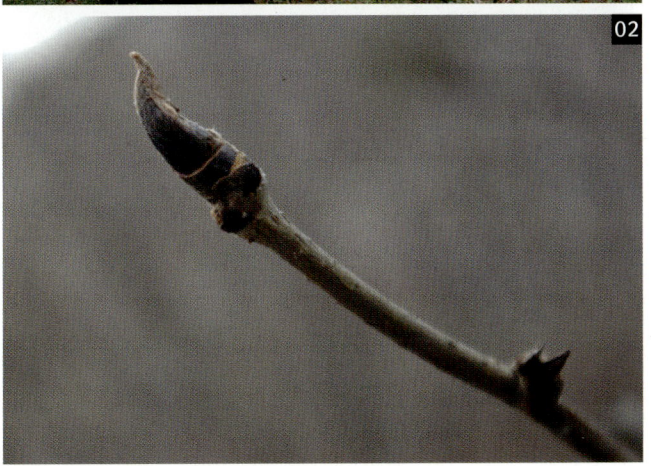
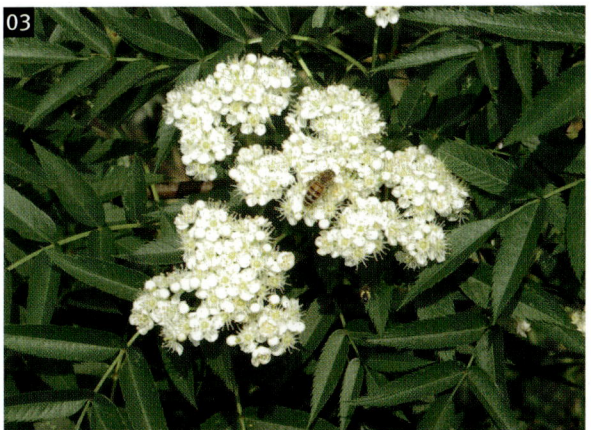
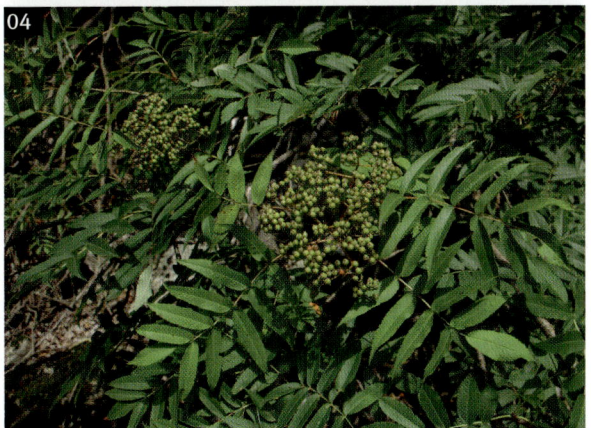
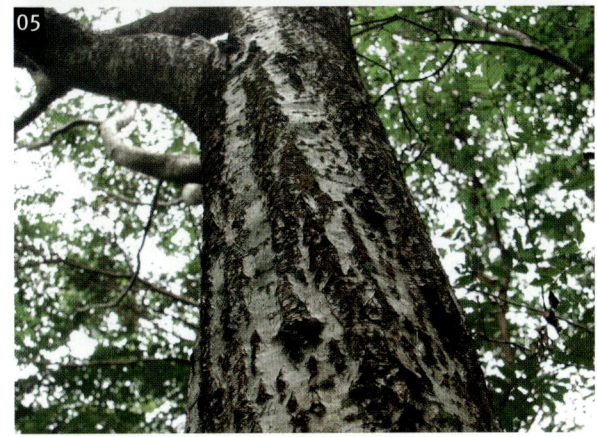

01 여름에 잎이 무성한 모습. 8월 13일
02 겨울눈. 12월 28일
03 꽃과 잎. 4월 25일
04 풋열매. 7월 4일
05 줄기. 8월 27일

182 당마가목

Sorbus amurensis Koehne
장미과 잎지는 작은큰키나무

| **생약명** 화추(花楸) |
| **작용 장부·경맥** 비장·위장(土), 폐(金) |
| **효능** 결핵, 만성기관지염, 기침가래, 붓기 |
| **성분** 사포닌(면역력강화), 하이페린(심장동맥확장), 루틴(모세혈관강화), 케르세틴(알러지예방), 카로틴(종양억제), 아미그달린(폐기능강화), 쿠마린(혈전개선), 말산(피로회복), 시트르산(에너지보충) |

서식지 깊은 산 반그늘 숲속
줄기 6~8m. 줄기껍질은 어두운 회색을 띠고, 겨울눈에 흰색 잔털이 있다. **잎** 잎줄기에 13~15장이 깃털모양으로 달린다. **꽃** 5~6월에 흰색으로 피고, 가지 끝에 작은 꽃들이 겹쟁반모양으로 모여서 달린다. **열매** 9~10월에 주홍색으로 여문다.

01 잎 달린 모습. 8월 22일
02 열매. 8월 22일
03 열매 달린 모습. 8월 22일
04 줄기. 8월 22일

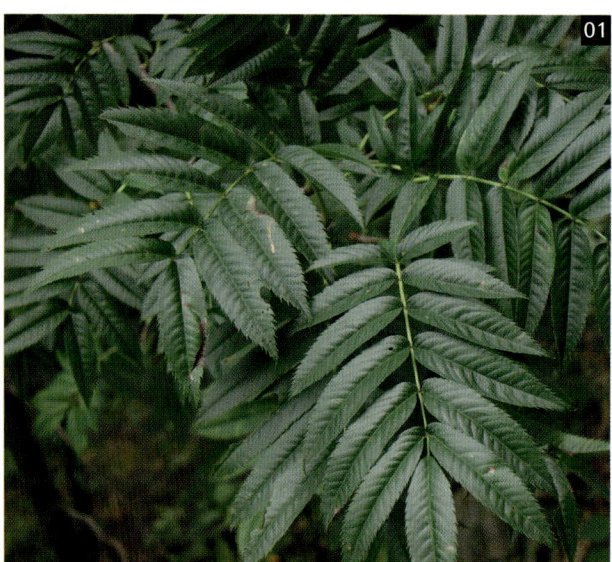
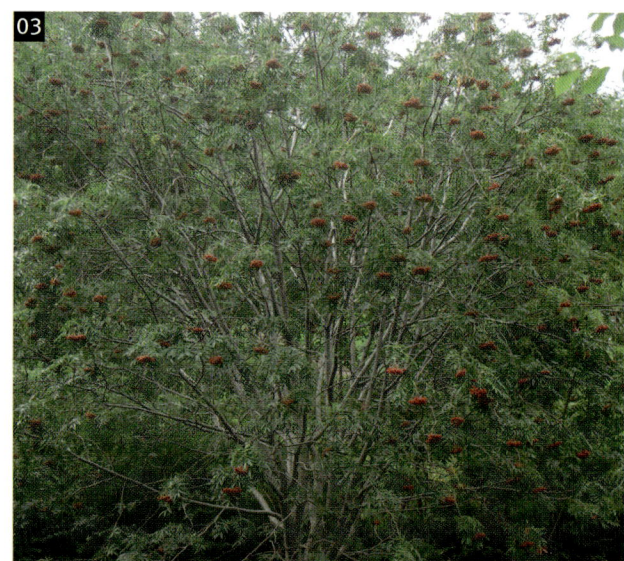
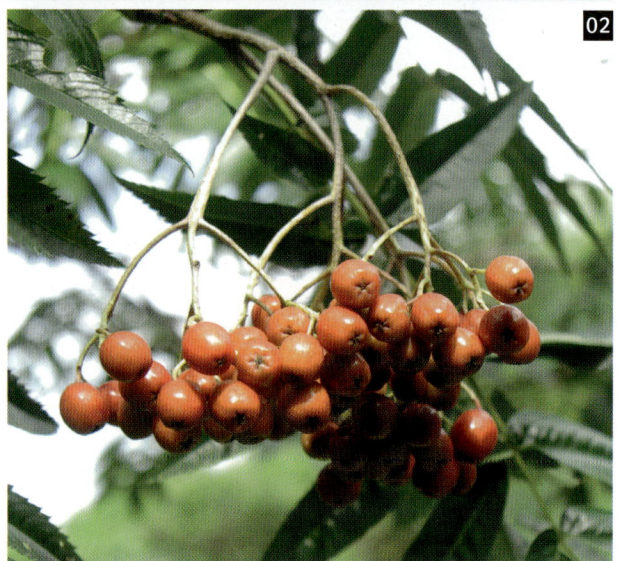
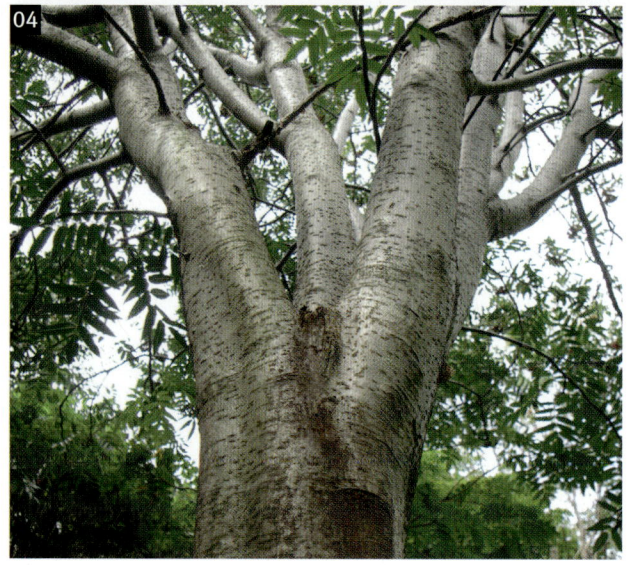

183 꽃향유

Elsholtzia splendens Nakai
꿀풀과 여러해살이풀

생약명
향유(香薷)

작용 장부·경맥
비장·위장(土)
폐(金)

효능
여름감기, 두통
구토설사, 붓기
소변보기 힘들 때
더위 먹은 데

성분
후물렌(종양억제)
테르피넨(정맥순환촉진)
비사볼렌(항바이러스)
티몰(진균억제)
알파펠란드렌(악취제거)

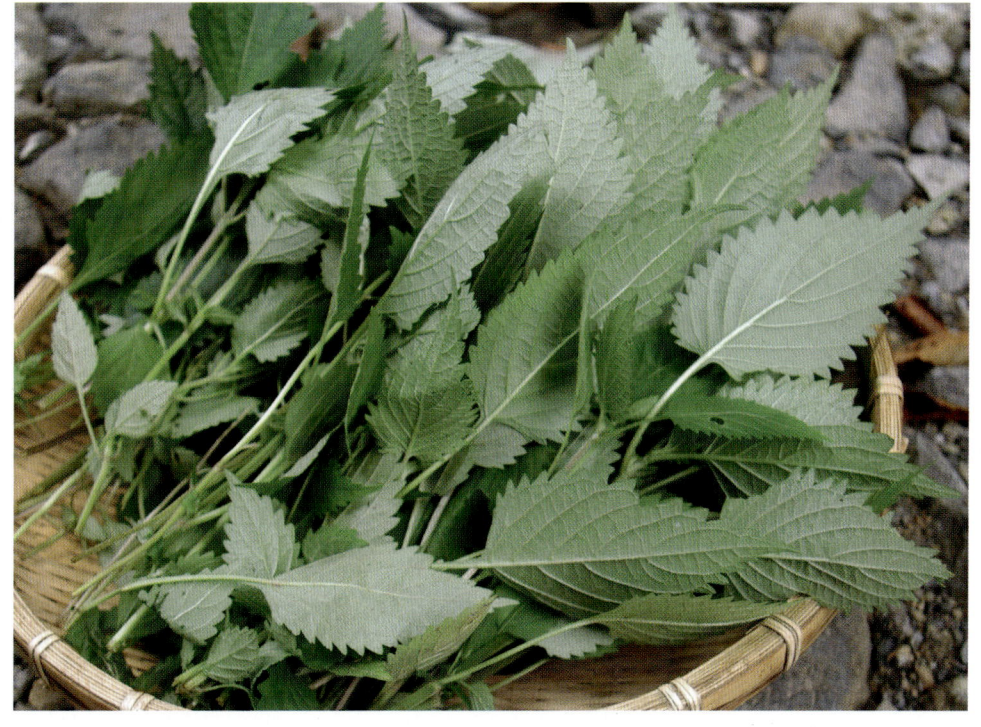

▶ 채취한 꽃향유 잎. 2월 10일

식초 발효와 먹는 방법

생막걸리로 발효시키기

채취 잎·줄기(봄~여름), 꽃(가을)

배합비율 **기본발효용** | 잎·줄기나 꽃 100 : 생막걸리(멸균되지 않은 것) 100 : 조청 또는 엿기름가루 5
　　　　　초앉히기용 | 원액 100 : (필요시) 씨식초 10

핵심요령 ❶ 잎·줄기는 적당히 썰어서 넣고, 꽃은 통째로 넣는다. ❷ 쓴맛이 덜하게 조청 량을 조금 늘려도 된다.

발효와 먹는 방법 ▶ 꽃향유를 항아리에 넣고 생막걸리와 조청 또는 엿기름가루를 넣어 40~50일 발효시킨다. ▶ 원액을 걸러 항아리에 앉히고, 씨식초는 이때 넣어서 3~6개월 발효시킨 뒤 찌꺼기를 거른다. ▶ 물에 5~10배 희석하여 식후에 마신다. ▶ 자세한 발효 원리와 방법, 먹는 방법은 p.43를 참조한다.

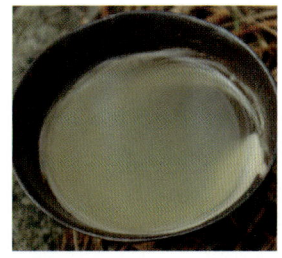

꽃향유 식초.

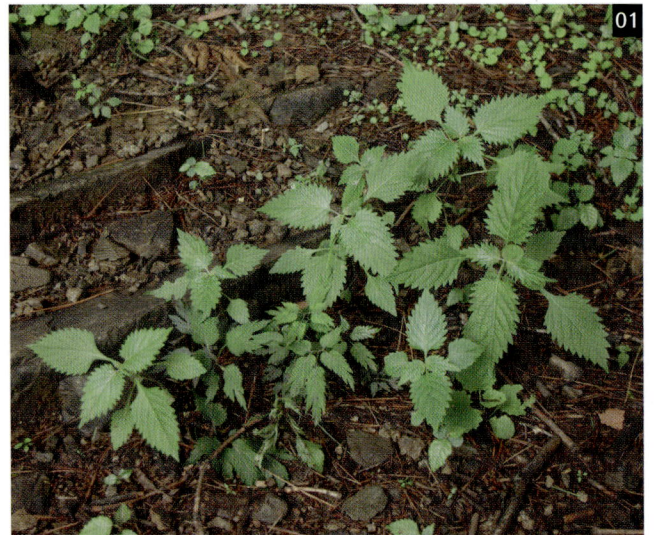

서식지 산과 들의 양지바르거나 촉촉한 풀밭
줄기 30~60㎝. 곧게 자라고 가지가 많이 나온다. 단면이 네모지고, 붉은자줏빛이 돌기도 하며, 흰 잔털이 있다. **잎** 길이 8~12㎝. 마주나고 달걀모양이며 끝이 뾰족하고, 가장자리에 둔한 톱니가 있다. 뒷면에는 잔털이 드문드문 있으며, 기름점이 있고 강한 향이 난다. **꽃** 9~10월에 붉은자주색으로 피며, 줄기와 가지 끝에 작은 꽃들이 이삭모양으로 달린다. 꽃부리는 입술모양으로 갈라진다. **열매** 10~11월에 여물며, 씨앗이 편평한 달걀모양이다.

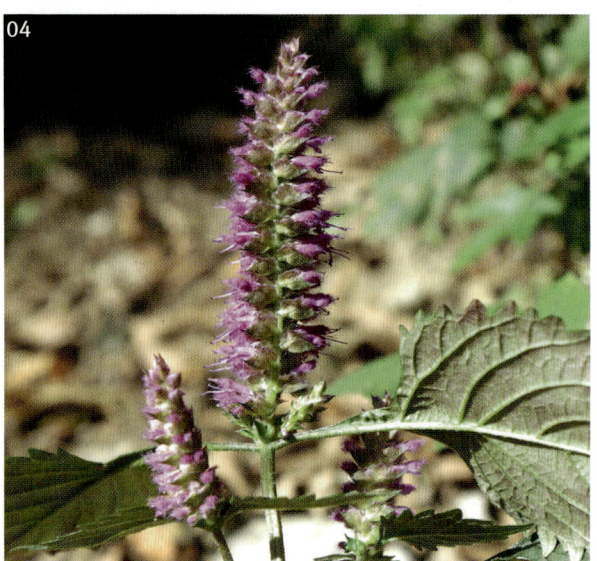

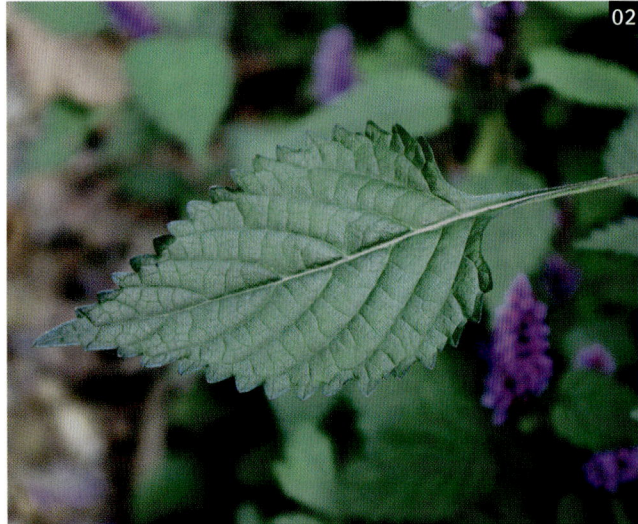

01 어린잎 자라는 모습. 7월 13일
02 잎. 10월 12일
03 꽃 핀 모습. 10월 21일
04 꽃. 10월 8일
05 겨울에 남아 있는 열매. 1월 4일

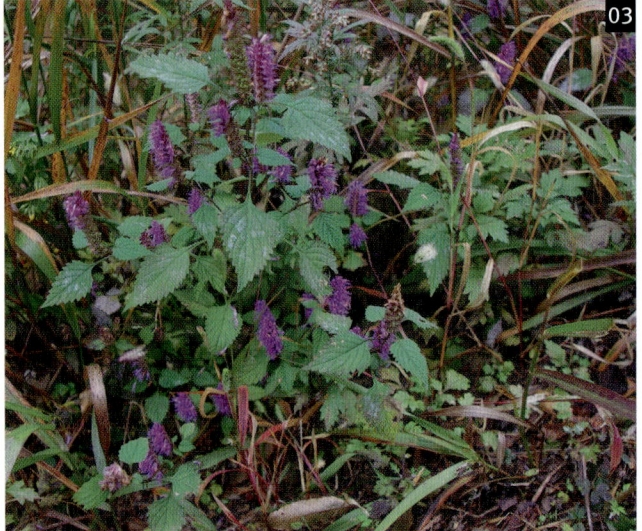

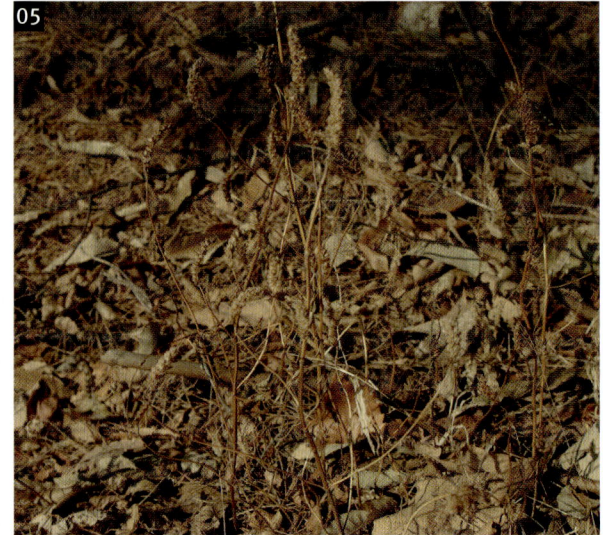

184 귀룽나무

Prunus padus L. for. padus
장미과 잎지는 큰키나무

생약명
앵액(櫻額)
조리(稠李)

작용 장부·경맥
비장·위장(土)
대장(金)

효능
류머티즘
관절통
가슴두근거림
식욕부진
피로

성분
타닌(수렴작용)

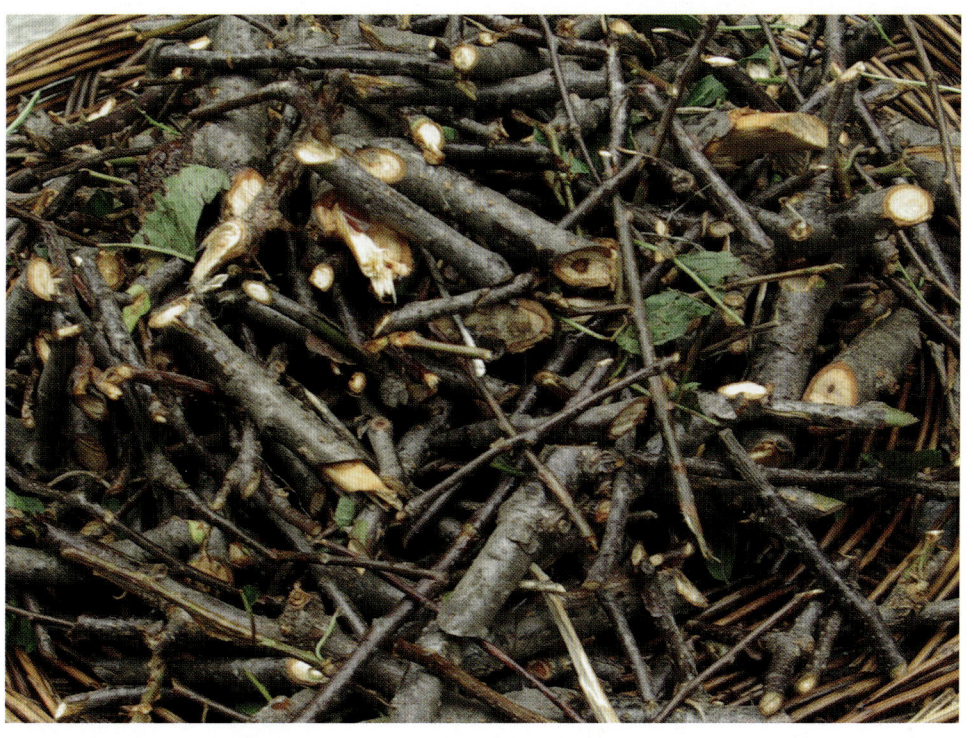

▶ 채취한 귀룽나무 잔가지.
6월 4일

식초 발효와 먹는 방법

누룩과 엿기름으로 발효시키기

채취 잔가지(수시로)

배합비율 **기본발효용 |** 잔가지 달인 물 300 : 쌀이나 현미 100 : 누룩 10 : 엿기름가루 5

초앉히기용 | 원액 100 : (필요시) 씨식초 10

핵심요령 ❶ 엿기름 윗물을 써도 좋다. ❷ 누룩은 거칠게 부숴서 쓴다. ❸ 원액이 독하면 발효 기간을 늘린다.

발효와 먹는 방법 ▶ 쌀이나 현미로 지은 술밥을 식혀 누룩과 엿기름가루를 섞고, 잔가지 달인 물을 식혀 부은 다음 항아리에 넣어 10일간 발효시킨다. ▶ 원액을 걸러 항아리에 앉히고, 씨식초는 이때 넣어서 40~50일 숙성시킨 뒤 찌꺼기를 거른다. ▶ 물에 5~10배 희석하여 식후에 마신다. ▶ 자세한 발효 원리와 방법, 먹는 방법은 p.41를 참조한다.

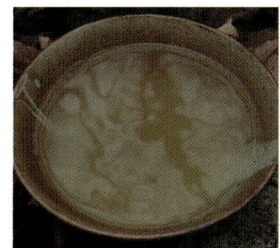

귀룽나무 식초.

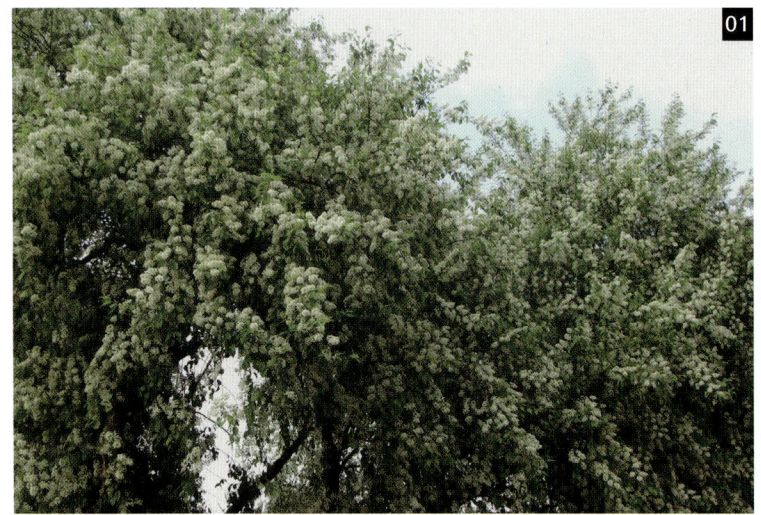

서식지 깊은 산골짜기나 계곡가
줄기 10~15m. 줄기껍질은 어두운 갈색이고, 얕게 갈라진다. 가지는 길게 뻗으며, 꺾으면 독특한 냄새가 난다. **잎** 길이 6~12㎝. 어긋나고 달걀모양이며, 끝이 갸름하거나 뾰족하고, 가장자리에 잔톱니가 있다. **꽃** 5월에 흰색으로 피며, 햇가지 끝에 작은 꽃들이 어긋나게 모여 달린다. 꽃잎은 5장이다. **열매** 6~8월에 여물며, 둥글고 지름 7㎜ 정도이다. 익으면 붉은색에서 검은색이 된다.

01 꽃 핀 모습. 4월 18일
02 밑동에 올라온 새순. 4월 18일
03 잎 달린 모습. 6월 3일
04 꽃. 4월 18일
05 줄기. 4월 18일

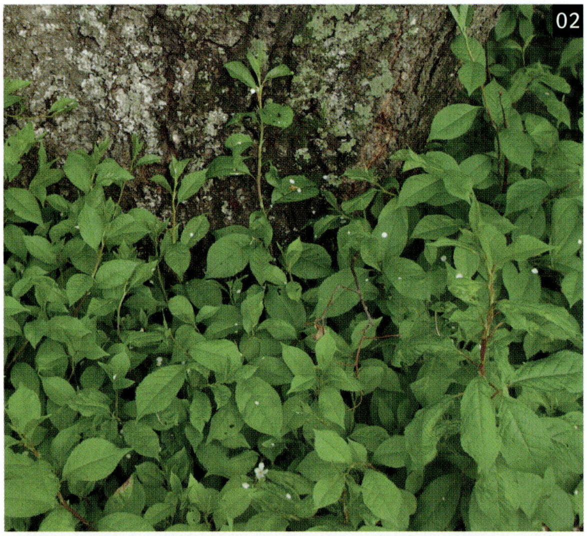

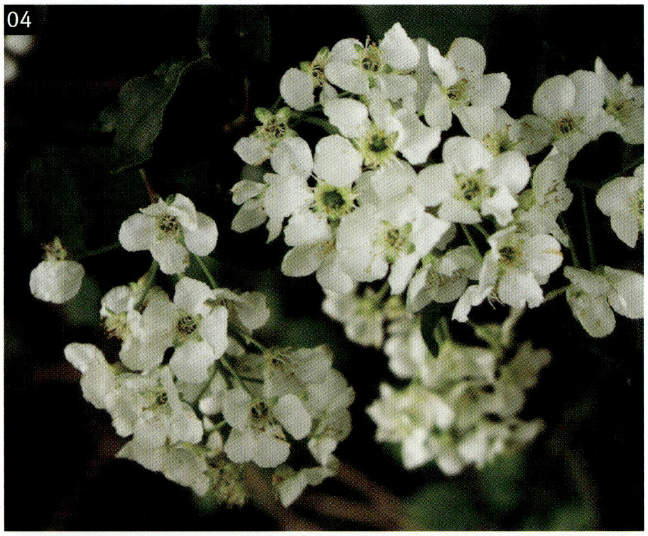

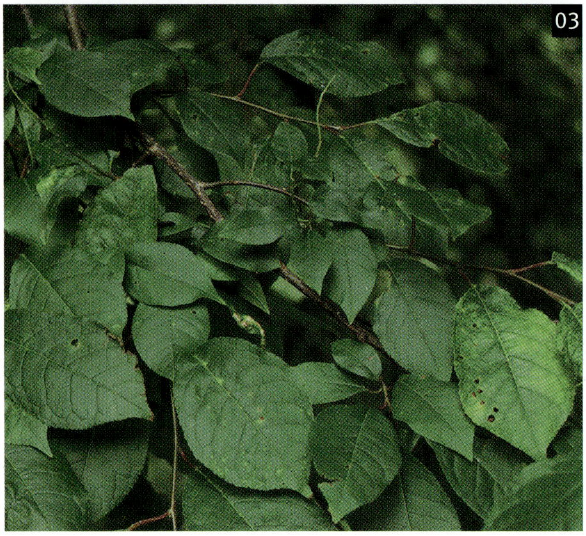

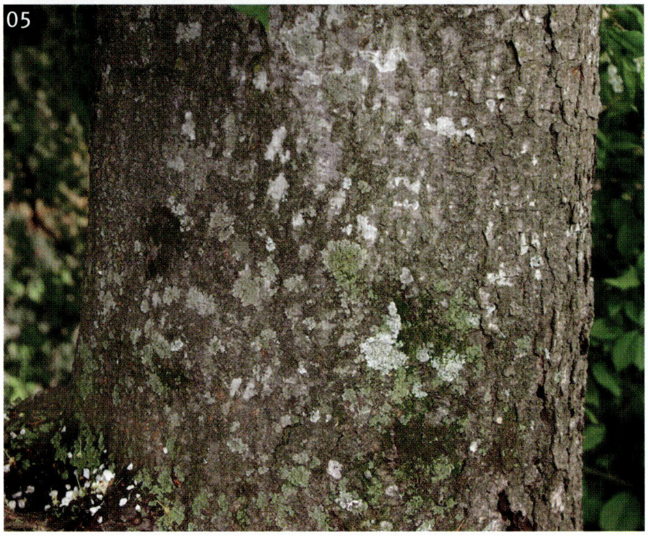

땅속 작물 종류

비장·위장·대장에 작용

고구마

별개 약재
감자

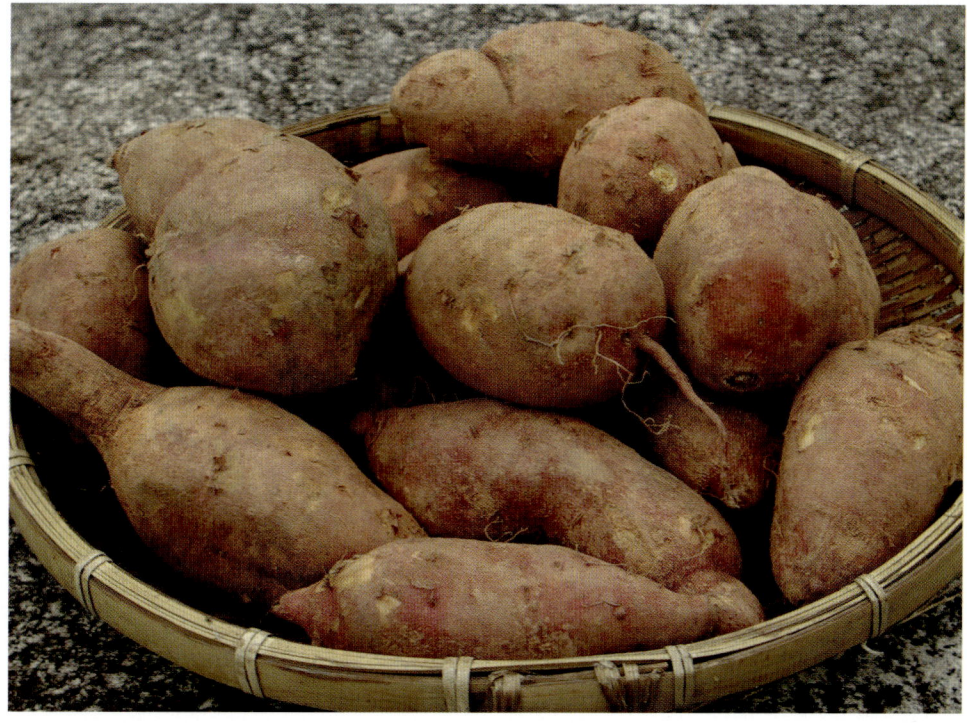

▶ 채취한 고구마. 8월 17일

식초 발효와 먹는 방법

누룩으로 발효시키기

채취 뿌리(늦가을~겨울)

배합비율 **기본발효용 |** 고구마 또는 감자 30 : 쌀이나 현미 70 : 물 200 : 누룩 10

　　　　　초앉히기용 | 원액 100 : (필요시) 씨식초 10

핵심요령 ❶ 고구마나 감자는 포슬포슬하게 쪄서 껍질을 벗기고, 곱게 찧은 뒤 식혀서 넣는다. 고구마는 껍질째 쪄서 얇게 썰어 말린 뒤 가루를 내서 넣어도 된다. ❷ 누룩은 거칠게 부숴서 쓴다. ❸ 원액이 독하면 발효 기간을 늘린다. ❹ 맛과 향이 좋아서 요리에 넣어도 좋다. ❺ 1종류씩 담근다.

발효와 먹는 방법 ▶ 고구마나 감자를 쪄서 찧은 것(또는 고구마 가루), 쌀이나 현미로 지어 식힌 술밥과 누룩을 섞고, 물을 끓여서 식혀 부은 다음 항아리에 넣어 10일간 발효시킨다. ▶ 원액을 걸러 항아리에 앉히고, 씨식초는 이때 넣어서 40~50일 숙성시킨 뒤 찌꺼기를 거른다. ▶ 물에 5~10배 희석하여 식후에 마신다. ▶ 자세한 발효 원리와 방법, 먹는 방법은 p.40를 참조한다.

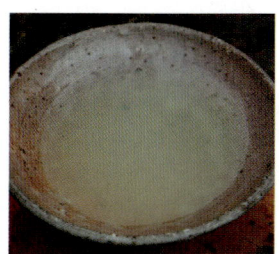

고구마 식초.

185 고구마

Ipomoea batatas (L.) Lam.
메꽃과 덩굴성 여러해살이풀

- **생약명** 번서(蕃薯), 홍산약(紅山藥)
- **작용 장부·경맥** 비장·위장(土), 대장(金)
- **효능** 동맥경화, 면역력저하, 위장병, 노인 변비
- **성분** 카로틴(종양억제), 티아민(심혈관기능 향상), 리보플라빈(적혈구생성), 올레산(동맥경화예방), 팔미트산(담즙분비촉진), 아라키드산(혈전개선)

서식지 농가에서 재배(열대 아메리카에서 들어옴) **뿌리** 기는줄기에서 나오고, 끝이 굵어져서 땅속 덩이줄기(고구마)가 된다. **줄기** 3m 정도 뻗는다. **잎** 어긋나고 얕은 심장모양이며, 가장자리가 1~3갈래로 갈라지고, 잎자루가 길다. **꽃** 7~8월에 붉은자주색으로 피며, 잎겨드랑이에서 나온 꽃대에 5~6송이가 모여 달린다. 깔때기모양이고 꽃받침이 5갈래이다. **열매** 잘 맺히지 않는다.

01 봄에 올라온 새순. 3월 19일
02 어린잎 자라는 모습. 7월 3일

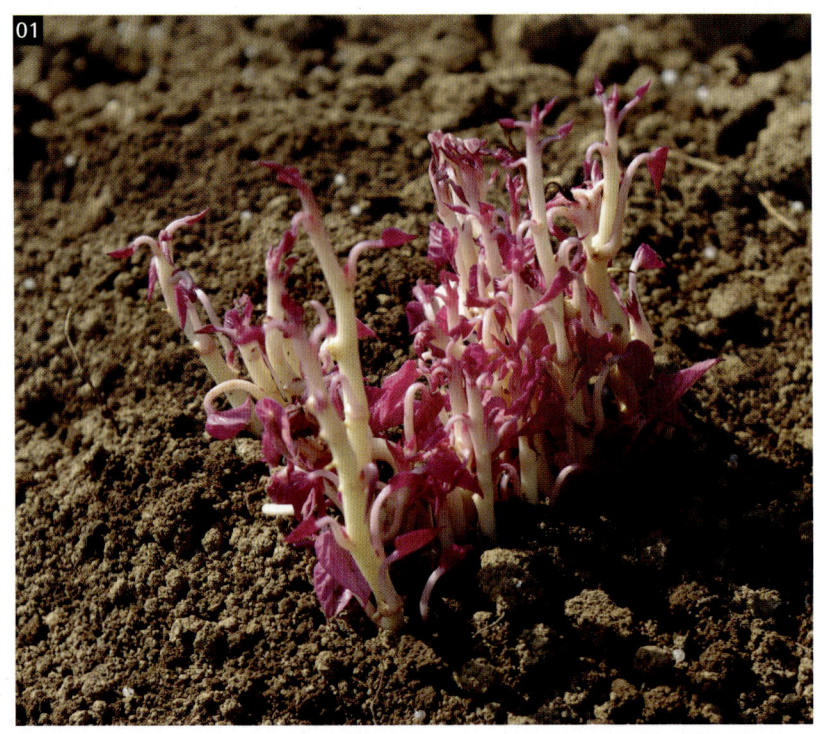

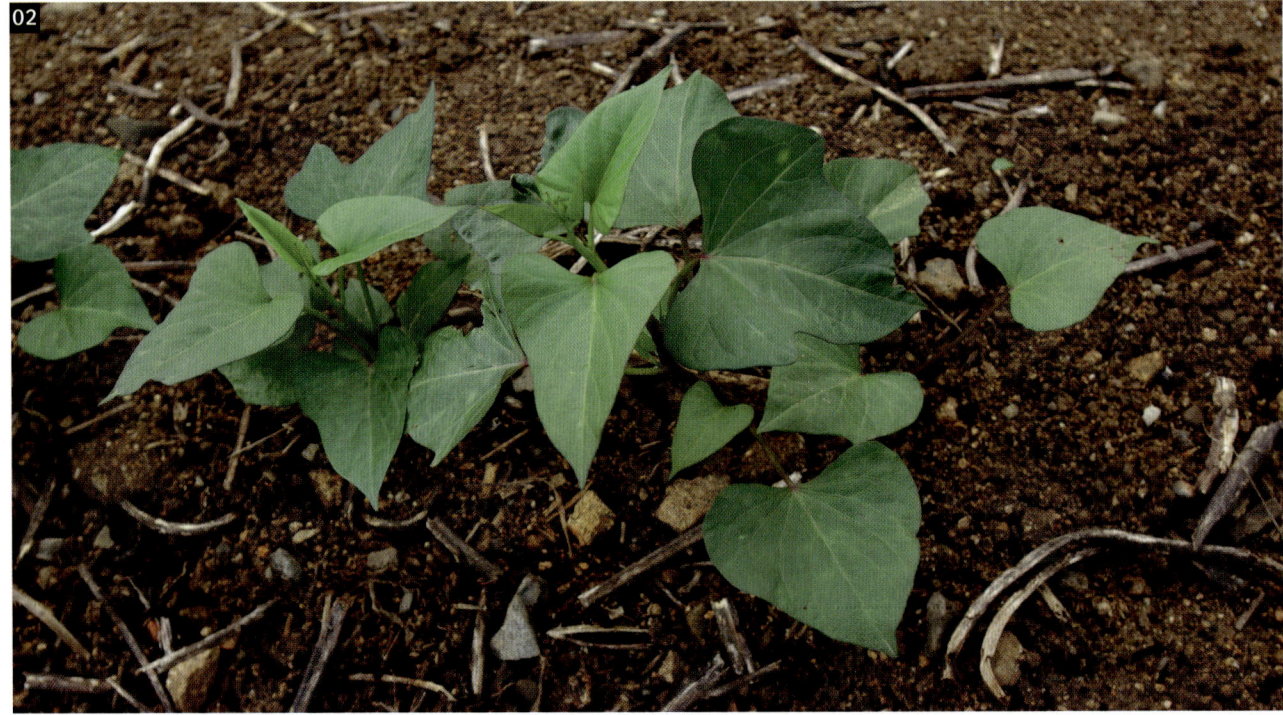

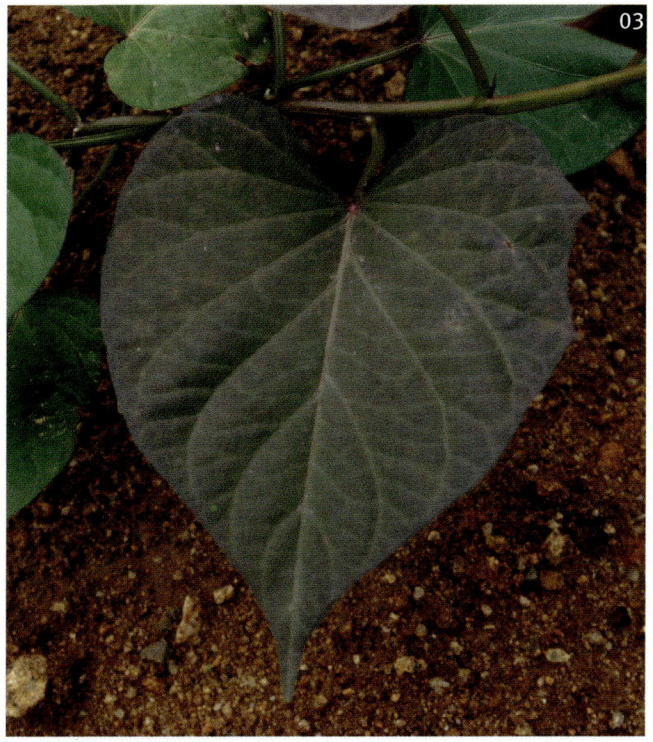

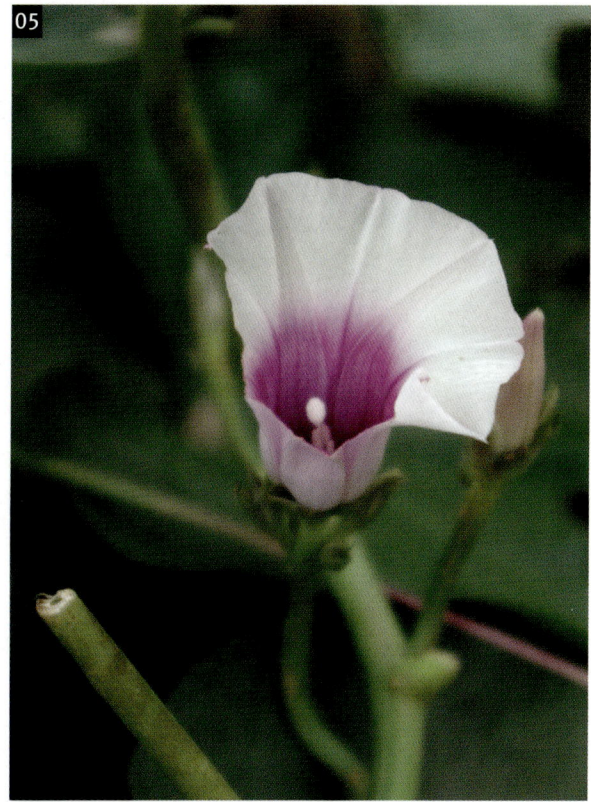

03 잎과 줄기. 7월 5일
04 잎이 무성한 모습. 8월 24일
05 꽃. 10월 11일
06 찐고구마를 말려서 간 가루. 12월 25일

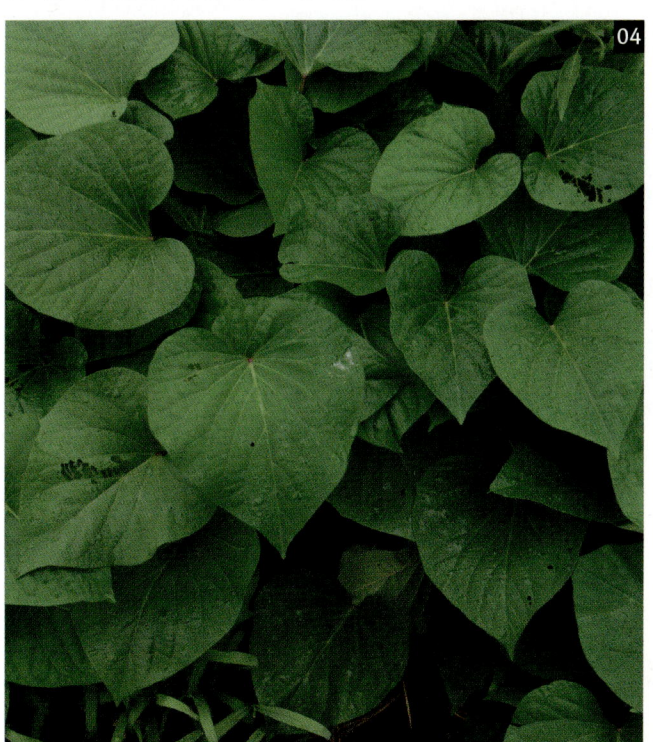

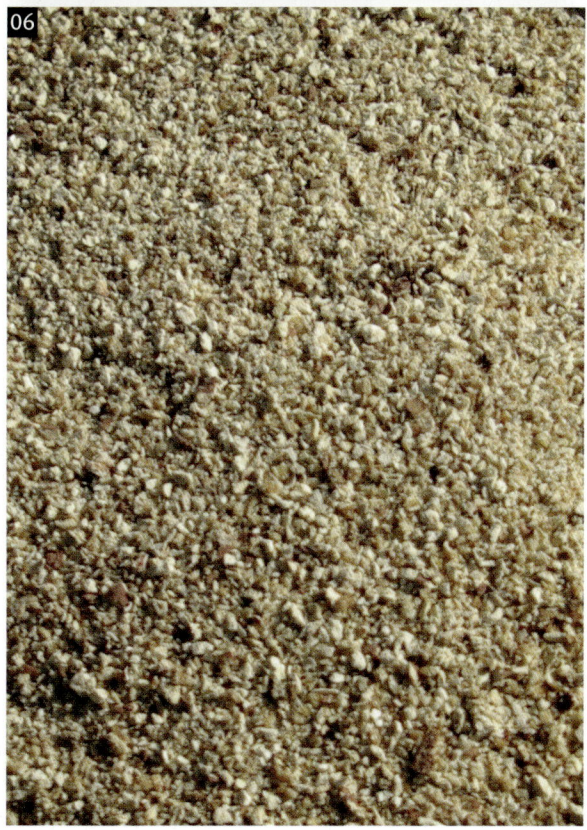

감자

Solanum tuberosum
가지과 여러해살이풀

생약명 마령서(馬鈴薯), 양우(洋芋)
작용 장부·경맥 비장·위장(土), 대장(金)
효능 붓기, 이하선염, 습진, 피부염
성분 발린(두뇌활성화), 렉틴(종양억제), 트레오닌(간지방형성억제), 류신(근력개선), 페닐알라닌(항우울작용), 케르세틴(알러지예방), 루테인(망막보호), 라이신(면역력강화), 시트르산(에너지보충)

서식지 농가에서 재배(안데스 산맥에서 들어옴)
뿌리 땅속의 뿌리줄기 끝이 굵어져서 덩이줄기(감자)가 된다. **줄기** 60~100㎝ 정도 자란다. **잎** 어긋난 잎줄기에 5~9장이 깃털처럼 달리며, 작은잎 사이에 조각잎이 달린다. **꽃** 6월에 흰색 또는 연자주색으로 피며, 꽃부리는 5갈래로 얕게 갈라진다. **열매** 노란녹색으로 여물며, 둥글고 지름 1~2㎝이다. **주의** 새싹은 위점막을 자극하는 독성이 있으므로 먹지 않는다.

01 감자에 싹이 난 모습. 5월 19일
02 어린잎 자라는 모습. 4월 26일
03 꽃과 잎. 5월 14일
04 채취한 감자. 5월 31일

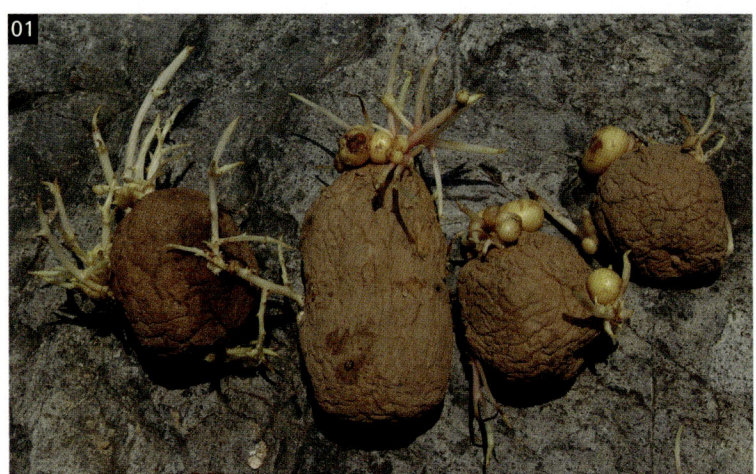
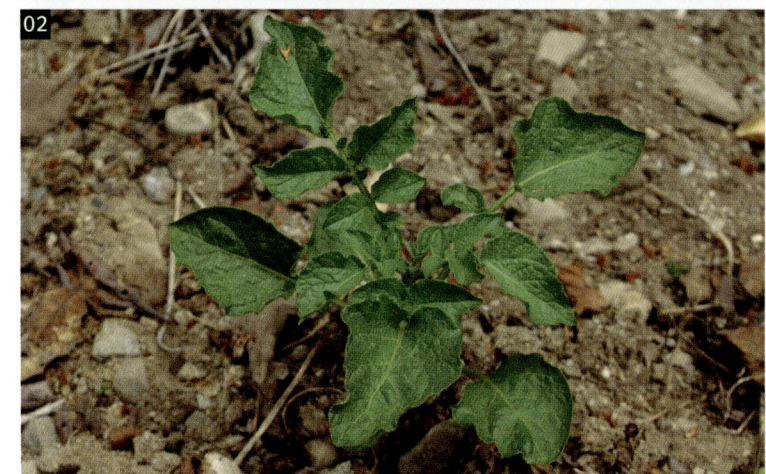
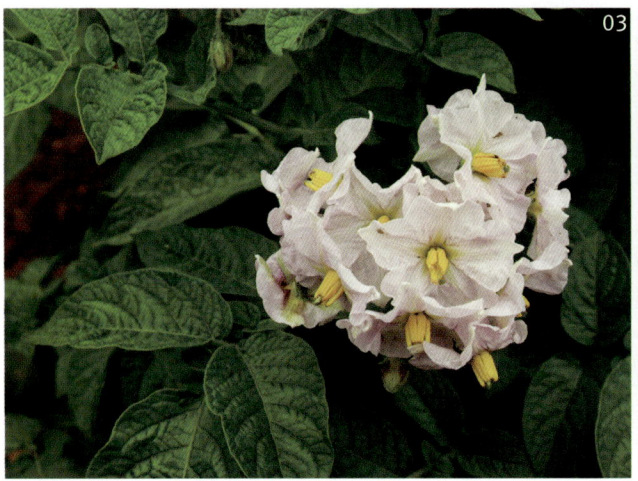
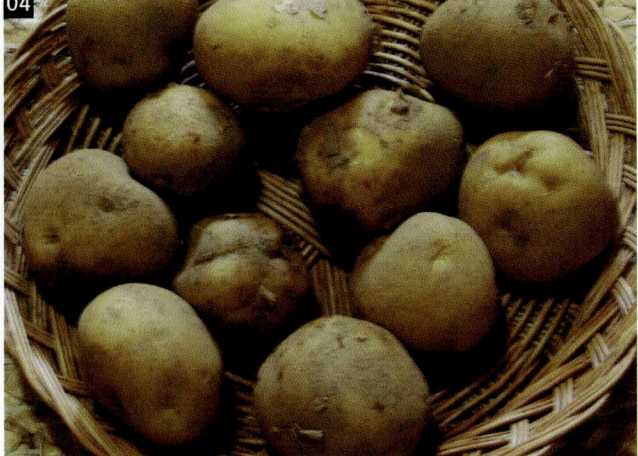

밤 종류

비장·위장·신장에 작용

같은 약재
밤나무
산밤나무(돌밤)

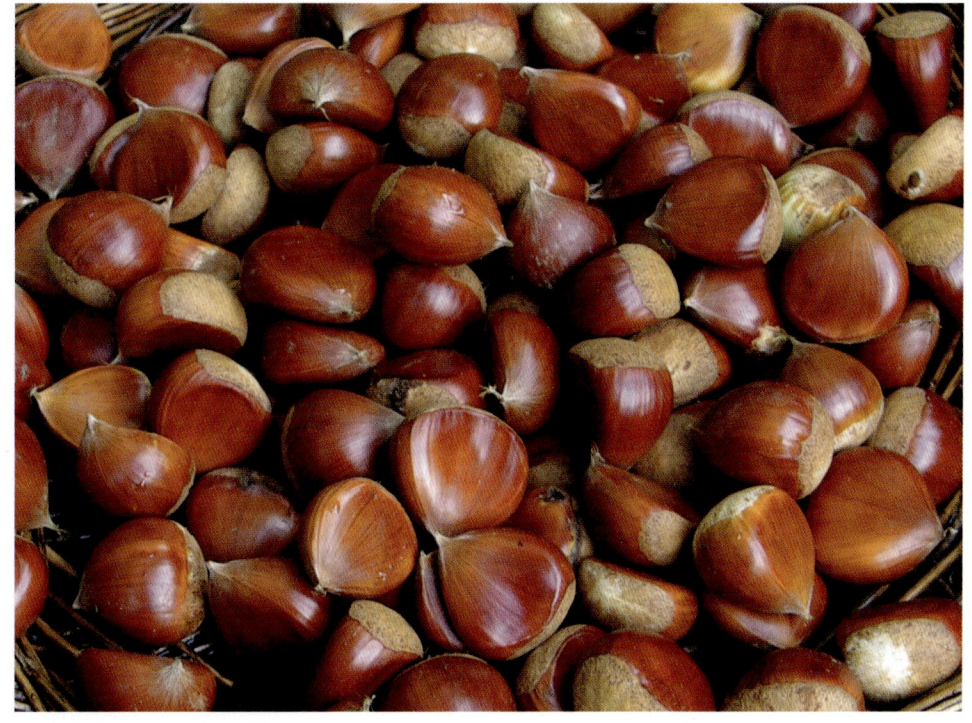

▶ 채취한 밤. 9월 1일

식초 발효와 먹는 방법

누룩으로 발효시키기

채취 열매(가을)

배합비율 **기본발효용 |** 밤 30 : 쌀이나 현미 70 : 물 200 : 누룩 10

초앉히기용 | 원액 100 : (필요시) 씨식초 10

핵심요령 ❶ 밤은 삶아서 껍질을 벗긴 뒤 곱게 으깨 넣는다. ❷ 누룩은 거칠게 부숴서 쓴다. ❸ 원액이 독하면 발효 기간을 늘린다. ❹ 맛과 향이 좋아서 요리에 넣어도 좋다.

발효와 먹는 방법 ▶ 밤 삶아서 찧은 것, 쌀이나 현미로 지어 식힌 술밥에 누룩을 섞고, 끓인 물을 식혀 부은 다음 항아리에 넣어 10일간 발효시킨다. ▶ 원액을 걸러 항아리에 앉히고, 씨식초는 이때 넣어서 40~50일 숙성시킨 뒤 찌꺼기를 거른다. ▶ 물에 5~10배 희석하여 식후에 마신다. ▶ 자세한 발효 원리와 방법, 먹는 방법은 p.40를 참조한다.

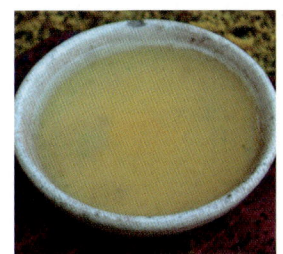

밤식초.

187 밤나무

Castanea crenata Siebold & Zucc.
참나무과 잎지는 큰키나무

생약명	율자(栗子)
작용 장부·경맥	비장·위장(土), 신장(水)
효능	위암, 만성림프샘염, 고혈압, 심장병, 만성염증, 신경통, 근육통, 변비
성분	탄수화물(에너지공급), 리보플라빈(적혈구생성), 카로틴(종양억제), 인(혈전개선), 칼슘(뼈강화), 철분(빈혈개선), 단백질(근육강화), 비타민C(노화방지)

서식지 산기슭이나 밭둑. 농가에서 재배하기도 한다.
줄기 10~15m. 줄기껍질은 짙은 갈색 또는 짙은 회색이고, 세로로 불규칙하게 갈라진다. **잎** 어긋나고 곁가지에는 2줄로 나며, 타원형이나 긴 타원형 또는 타원 같은 피침형이며, 가장자리에 물결모양의 날카로운 톱니가 있다. **꽃** 6월에 피고 암꽃과 수꽃이 한 나무에 달린다. 수꽃은 작은 꽃들이 모여 꼬리모양으로 달리고, 암꽃은 그 밑에 2~3송이가 달린다. 꽃잎은 없다. **열매** 9~10월에 여문다.

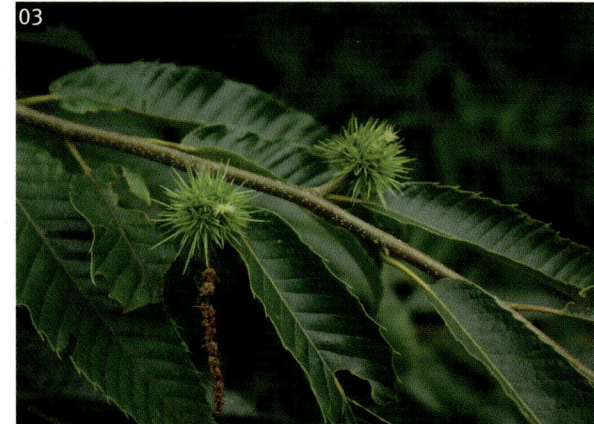

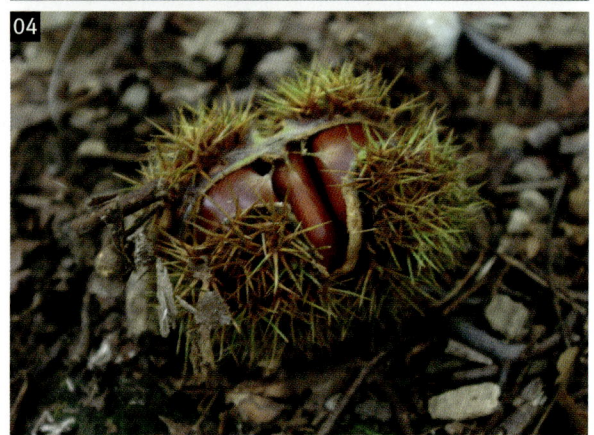

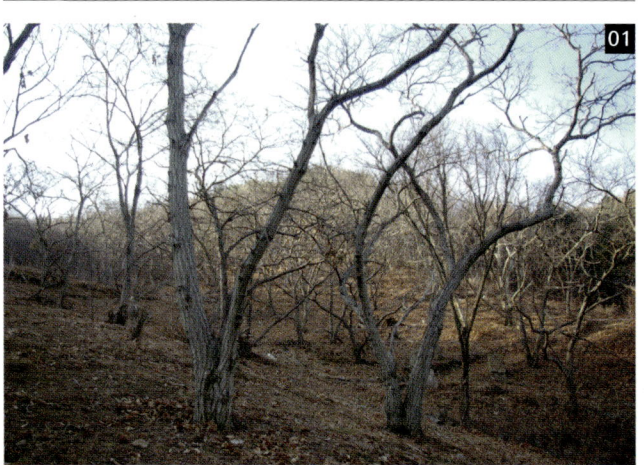

01 겨울 모습. 12월 29일
02 수꽃. 6월 1일
03 암꽃과 풋열매. 7월 4일
04 떨어진 열매. 9월 9일
05 밑동. 12월 29일

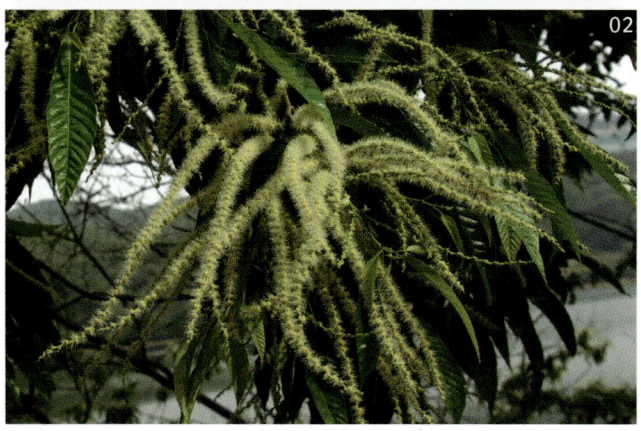

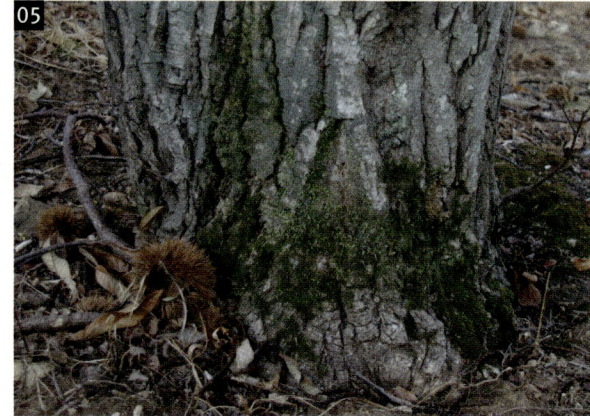

188 산밤나무(돌밤)

Castanea crenata var. *dulcis*
참나무과 잎지는 큰키나무

생약명 율자(栗子), 산율(山栗), 조선율(朝鮮栗)
작용 장부·경맥 비장·위장(土), 신장(水)
효능 위암, 만성림프샘염, 고혈압, 심장병, 만성염증, 신경통, 근육통, 변비
성분 탄수화물(에너지공급), 리보플라빈(적혈구생성), 카로틴(종양억제), 인(혈전개선), 칼슘(뼈강화), 철분(빈혈개선), 단백질(근육강화), 비타민C(노화방지)

서식지 산골짜기나 산허리의 메마르고 그늘진 숲속 **줄기** 10~15m. 세로로 넓고 깊게 갈라진다. **잎** 어긋나고 긴 타원형에 가까운 피침형이며, 가장자리에 가시모양의 날카로운 잔톱니가 있다. **꽃** 6월에 피고 암꽃과 수꽃이 한 나무에 달린다. **열매** 9~10월에 여물고 알이 잘다.

01 겨울 모습. 2월 17일
02 열매 달린 모습. 8월 30일
03 줄기. 12월 28일

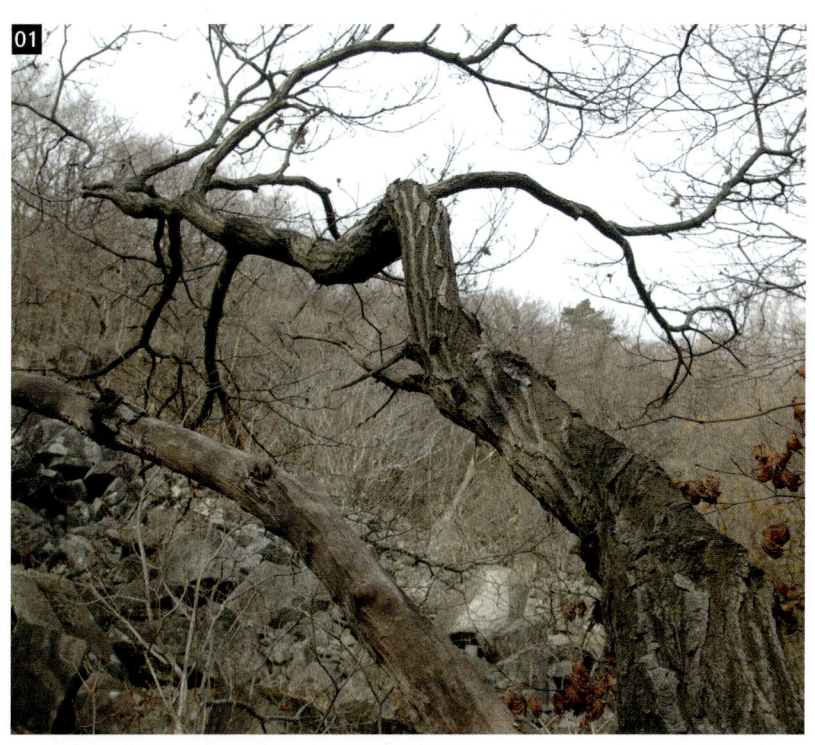
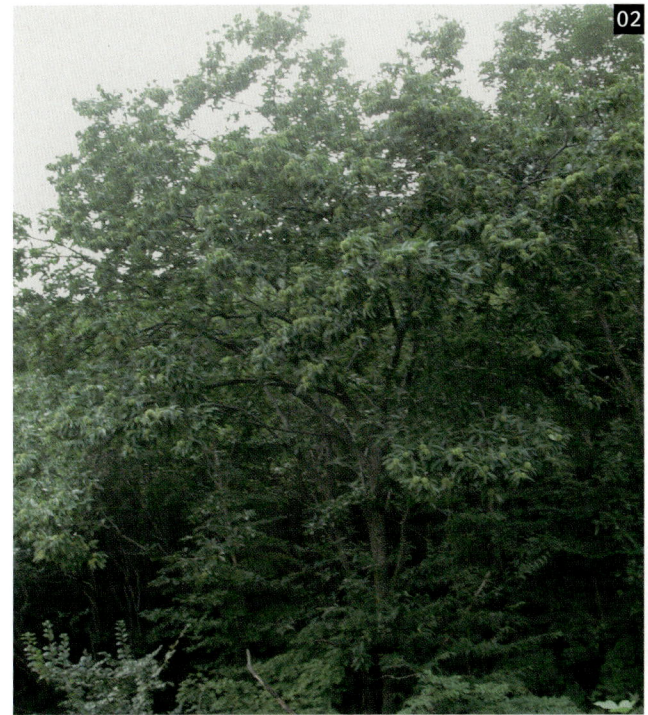
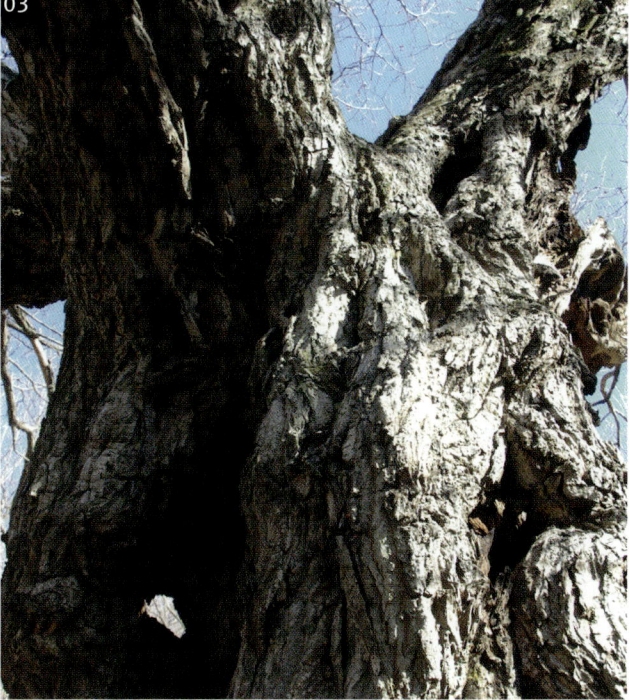

189 산초나무

Zanthoxylum schinifolium Siebold & Zucc.
운향과 잎지는 작은키나무

생약명
천초(川椒)

작용 장부·경맥
비장·위장(土)
신장(水)

성분
리모넨(염증제거)
제라니올(진균억제)
산쇼올(위장긴장완화)
니아신(혈액순환촉진)
아연(면역력강화)
폴산(적혈구생성)
인(혈전개선)

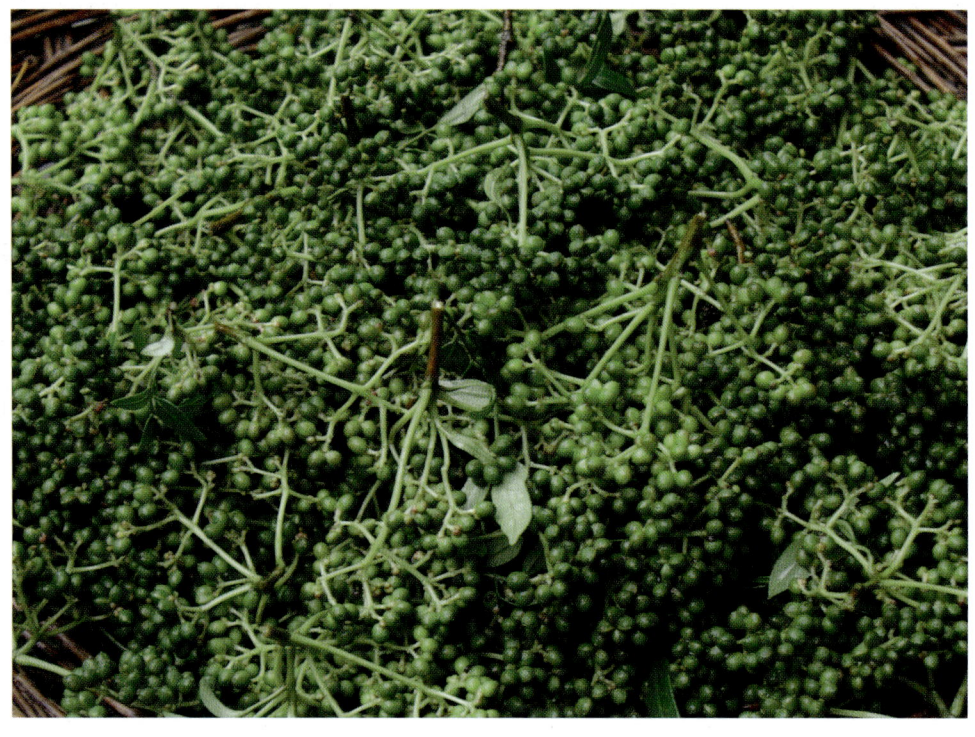

▶ 채취한 산초나무 풋열매.
8월 8일

식초 발효와 먹는 방법

누룩과 엿기름으로 발효시키기

채취 풋열매(여름~가을), 잔가지(수시로)

배합비율 **기본발효용** | 잔가지 달인 물 300 : 쌀이나 현미 100 : 누룩 10 : 엿기름가루 5 또는, 풋열매 5 : 쌀이나 현미 100 : 물 300 : 누룩 10 : 엿기름가루 5

초앉히기용 | 원액 100 : (필요시) 씨식초 10

핵심요령 ❶ 엿기름 윗물을 써도 좋다. ❷ 누룩은 거칠게 부숴서 쓴다. ❸ 열매는 껍질째 넣는다. ❹ 잔가지는 껍질째 달인다. ❺ 원액이 독하면 발효 기간을 늘린다. ❻ 풋열매로 담근 것은 맛과 향이 독특해서 요리에 넣어도 좋다.

발효와 먹는 방법 ▶ 쌀이나 현미로 지은 술밥을 식혀 누룩과 엿기름가루를 섞고, 잔가지 달인 물을 식혀 부은 다음 항아리에 넣어 10일간 발효시킨다. ▶ 풋열매는 쌀이나 현미로 지은 술밥, 누룩, 물(끓여서 식힌 것)과 섞어서 담근다. ▶ 원액을 걸러 항아리에 앉히고, 씨식초는 이때 넣어서 40~50일 숙성시킨 뒤 찌꺼기를 거른다. ▶ 물에 5~10배 희석하여 식후에 마신다. ▶ 자세한 발효 원리와 방법, 먹는 방법은 p.41를 참조한다.

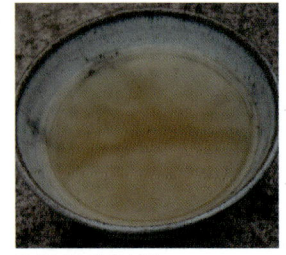

산초나무 열매 식초.

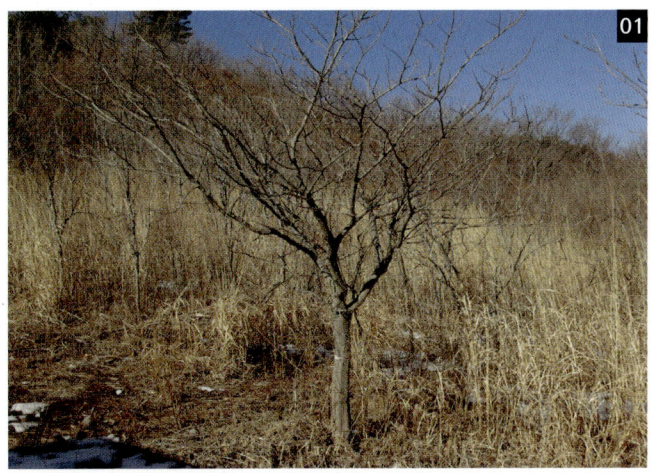

서식지 낮은 산과 들판의 양지나 메마른 곳
줄기 3m 정도. 줄기껍질은 회갈색이며, 어린 가지에 가시가 어긋나게 달린다. **잎** 어긋난 잎줄기에 13~21장이 깃털모양으로 달리고, 잎줄기에 가시가 있다. 작은잎은 길이 1.5~5cm이고, 타원 같은 피침형 또는 피침형으로 얕은 톱니가 있으며, 조금 두껍고 비릿한 냄새가 난다. **꽃** 8~9월에 연녹색으로 피며, 가지 끝에 작은 꽃들이 쟁반모양으로 모여 달린다. 꽃잎은 5장이다. **열매** 9~10월에 붉은갈색으로 여물며 둥글다. 익으면 껍질이 갈라지고 윤기 있는 검은색 씨앗이 나온다.

01 겨울 모습. 1월 23일
02 꽃. 7월 9일
03 풋열매. 8월 30일
04 열매 익은 모습. 11월 2일
05 줄기. 1월 23일
06 채취한 산초나무 잔가지. 2월 6일

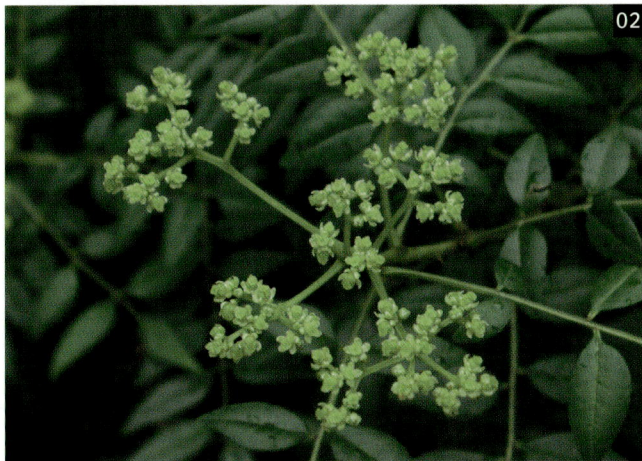

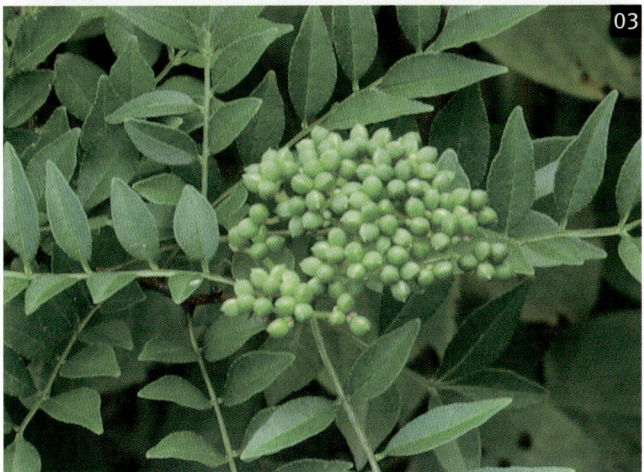

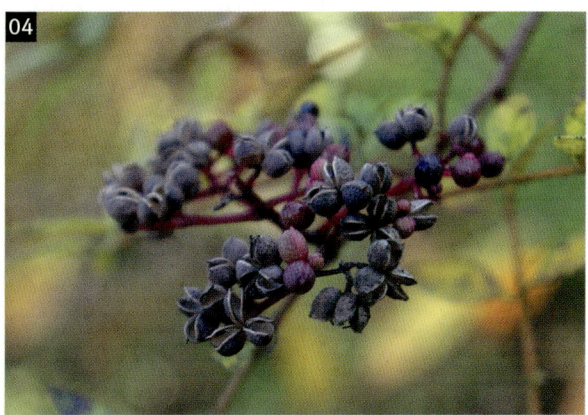

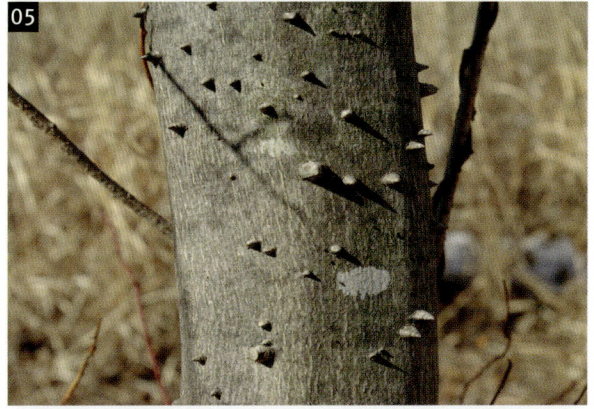

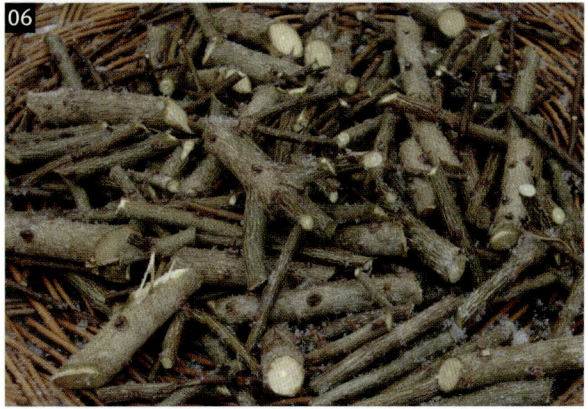

190 당개지치

Brachybotrys paridiformis Maxim. ex Oliv.
지치과 여러해살이풀

생약명
산가자(山茄子)

작용 장부·경맥
비장·위장(土)
신장(水)

효능
류머티즘
복통
골절
타박상
더위 먹은 데

성분
핵산(신진대사촉진)

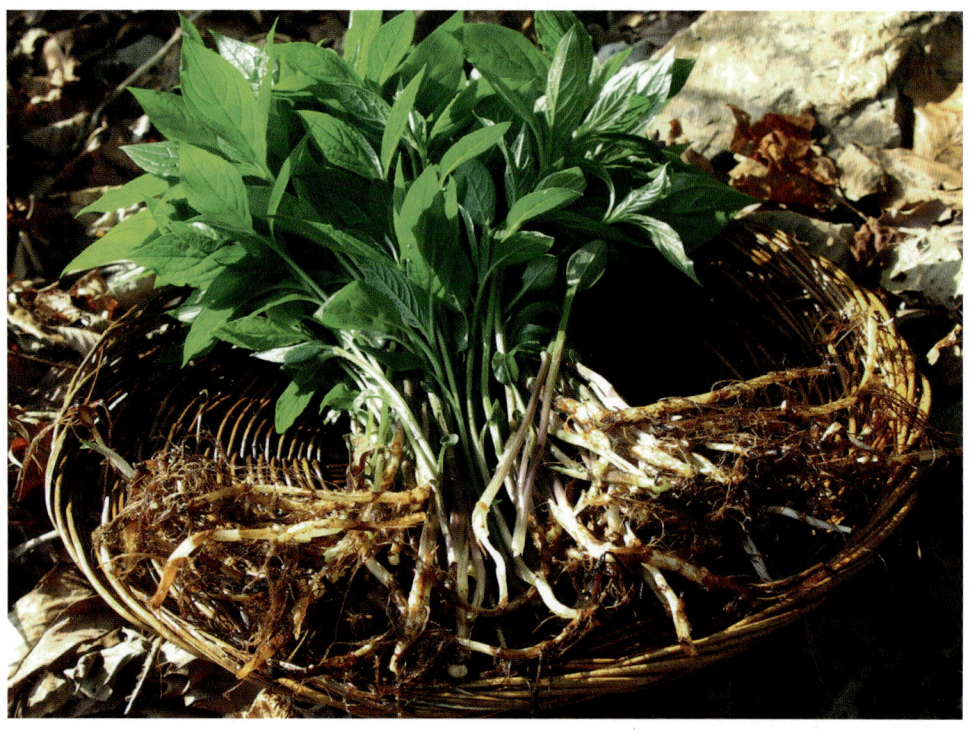

▶ 뿌리째 채취한 당개지치.
4월 24일

식초 발효와 먹는 방법

생막걸리로 발효시키기

채취 뿌리째 캔 전초(봄~여름)

배합비율 **기본발효용** | 전초 100 : 생막걸리(멸균되지 않은 것) 100 : 조청 또는 엿기름가루 5
초앉히기용 | 원액 100 : (필요시) 씨식초 10

핵심요령 ❶ 잎·줄기·뿌리는 적당히 썰어 넣는다. ❷ 취향에 따라 조청량을 조금 늘려도 된다. ❸ 독성이 중화되게 오래 발효시킨다.

발효와 먹는 방법 ▶ 당개지치를 항아리에 넣고 생막걸리와 조청 또는 엿기름가루를 넣어 40~50일 발효시킨다. ▶ 원액을 걸러 항아리에 앉히고, 씨식초는 이때 넣어서 3~6개월 발효시킨 뒤 찌꺼기를 거른다. ▶ 물에 5~10배 희석하여 식후에 마신다. ▶ 자세한 발효 원리와 방법, 먹는 방법은 p.43을 참조한다.

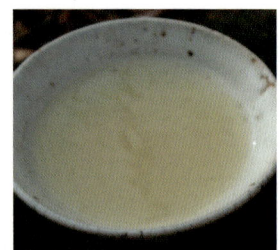

당개지치 식초.

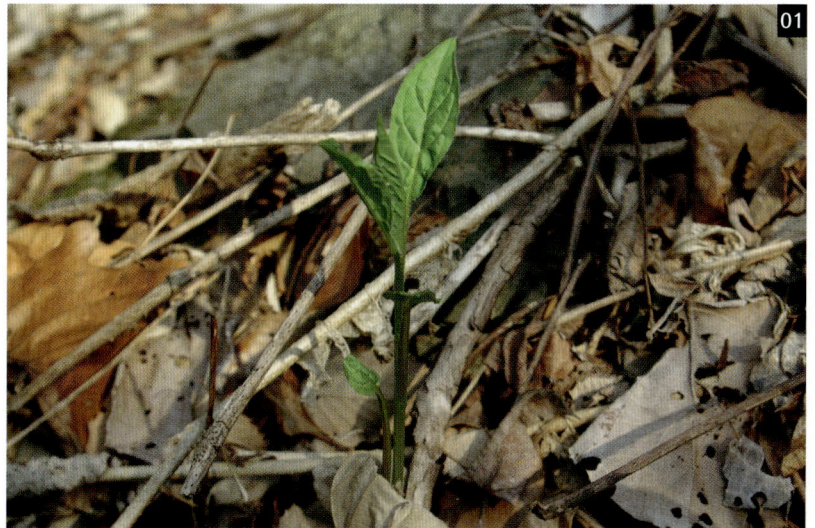

서식지 산속 반그늘이고 습한 곳
뿌리 땅속 뿌리줄기가 옆으로 뻗고 수염뿌리가 나온다. **줄기** 30~40㎝. 곧게 자라고 가지가 없다. **잎** 길이 2~5㎝. 어긋나고 달걀 같은 타원형이며, 끝이 뾰족하고 겉면과 가장자리에 흰색 긴 털이 있다. 잎자루가 있으며, 아래쪽이 넓어져서 줄기를 감싼다. **꽃** 5~6월에 자주색으로 피며, 잎겨드랑이에 몇 송이가 어긋나게 모여 달린다. 꽃부리는 5갈래로 갈라지고, 꽃받침은 좁은 피침형이며 흰색 잔털이 있다. **열매** 8~9월에 검은색으로 여물고, 잔털이 있다.

01 새순 올라온 모습. 4월 10일
02 줄기 자라는 모습. 4월 24일
03 꽃 핀 모습. 4월 26일
04 꽃과 잎. 4월 24일

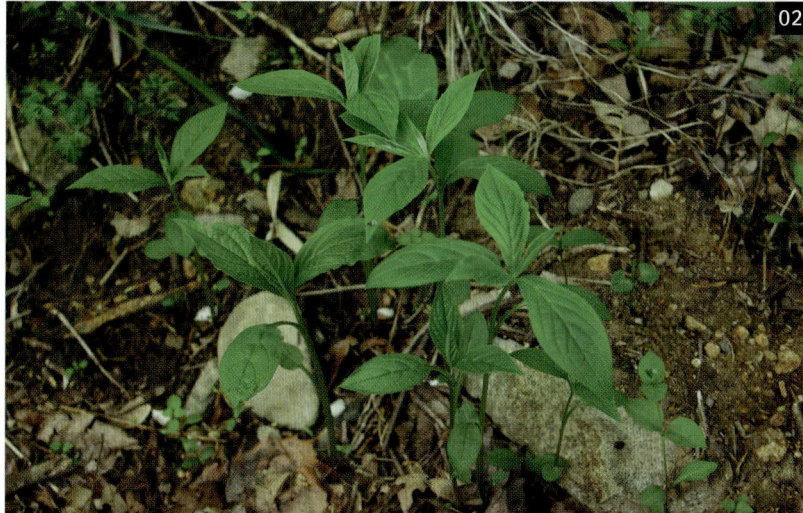

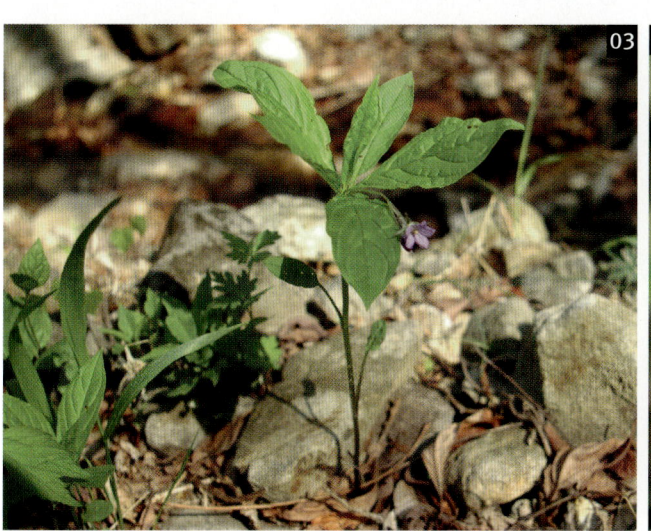

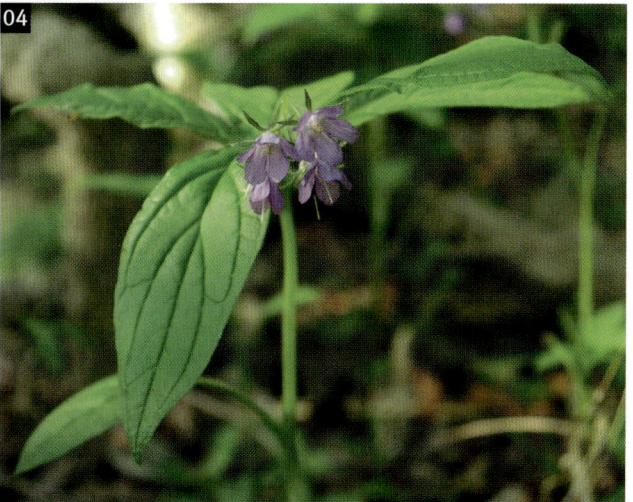

191 큰조롱

Cynanchum wilfordii (Maxim.) Hemsl.
박주가리과 덩굴성 여러해살이풀

생약명
격산소(隔山消)
격산우피소(隔山牛皮消)

작용 장부·경맥
비장·위장(土), 신장(水)

효능
빈혈, 소화불량
십이지장궤양, 불면증

성분
사포닌(면역력강화)
셀레늄(종양억제)
페닐알라닌(항우울작용)
트레오닌(간지방형성억제)
류신(혈압저하)
아르지닌(면역력강화)
글루탐산(두뇌활성)

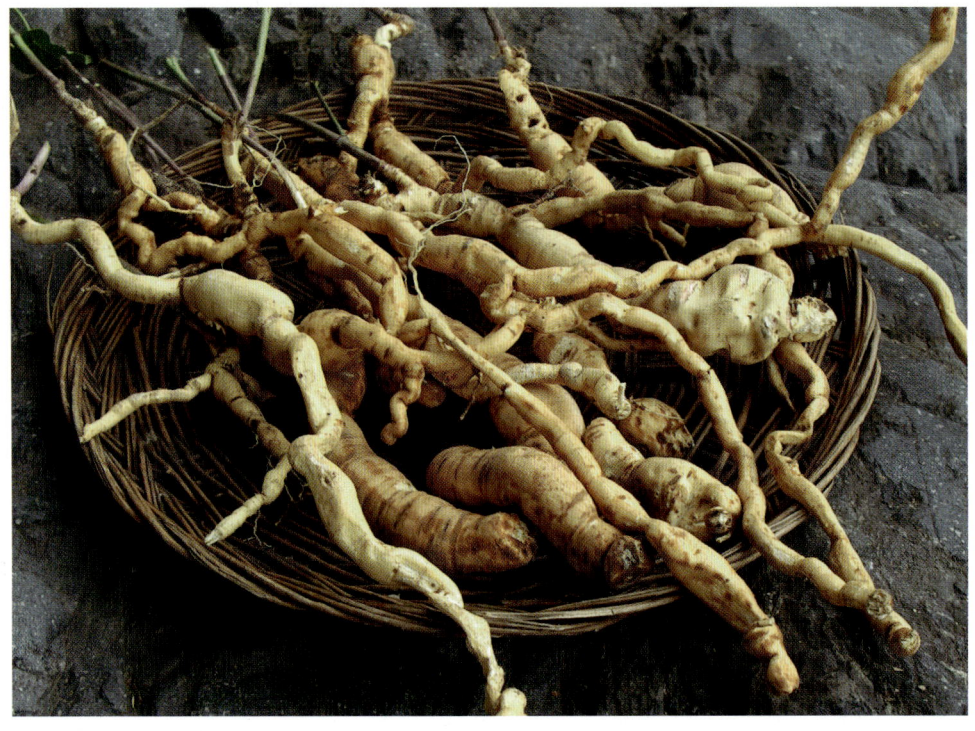

▶ 채취한 큰조롱 뿌리. 6월 16일

식초 발효와 먹는 방법

누룩과 엿기름으로 발효시키기

채취 뿌리(여름~겨울)

배합비율　**기본발효용** | 뿌리 달인 물 300 : 쌀이나 현미 100 : 누룩 10 : 엿기름가루 5

　　　　　초앉히기용 | 원액 100 : (필요시) 씨식초 10

핵심요령　❶ 쓴맛이 덜하게 엿기름 양을 조금 늘려도 된다. ❷ 엿기름 윗물을 써도 좋다. ❸ 누룩은 거칠게 부숴서 쓴다. ❹ 뿌리를 껍질째 달인다. ❺ 원액이 독하면 발효 기간을 늘린다.

발효와 먹는 방법 ▶ 쌀이나 현미로 지은 술밥을 식혀 누룩과 엿기름가루를 섞고, 뿌리 달인 물을 식혀 부은 다음 항아리에 넣어 10일간 발효시킨다. ▶ 원액을 걸러 항아리에 앉히고, 씨식초는 이때 넣어서 40~50일 숙성시킨 뒤 찌꺼기를 거른다. ▶ 물에 5~10배 희석하여 식후에 마신다. ▶ 자세한 발효 원리와 방법, 먹는 방법은 p.41를 참조한다.

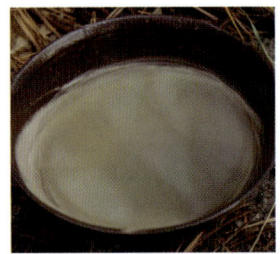

큰조롱 뿌리 식초.

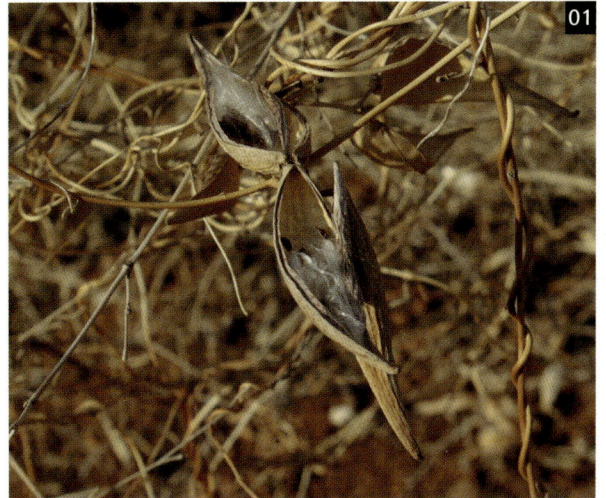

서식지 산이나 바닷가 경사진 곳

뿌리 길이 10~20cm. 땅속에 깊이 뻗고, 방추형 덩이가 생긴다. **줄기** 길이 1~3m. 이웃식물을 왼쪽으로 감아 올라간다. 줄기와 가지에 붉은자줏빛이 돌고, 묵은대에 검은 얼룩이 있다. **잎** 길이 5~10cm. 마주 나고 길거나 넓은 심장모양이며, 끝이 뾰족하다. 앞뒷면에는 잔털이 조금 있다. 밑동잎은 잎자루가 길고, 윗동잎은 잎자루가 짧다. **꽃** 7~8월에 연노란녹색으로 피며, 잎겨드랑이에 작은 꽃들이 우산모양으로 모여서 달린다. 꽃부리가 5갈래이다. **열매** 9월에 뿔모양으로 여물며, 길이 8cm 정도이다. 씨앗에 흰색 갓털이 있어 바람에 날려간다.

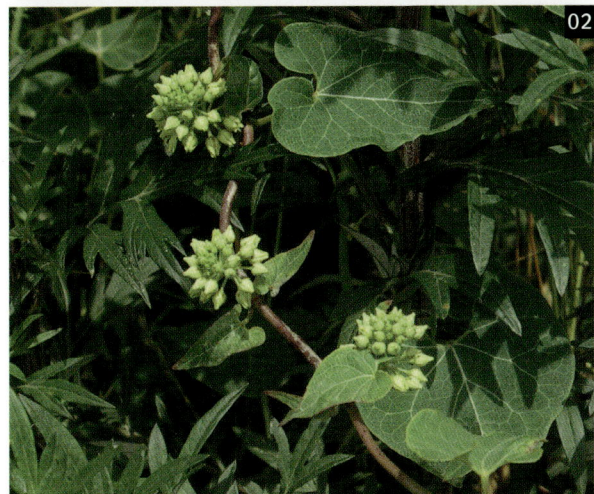

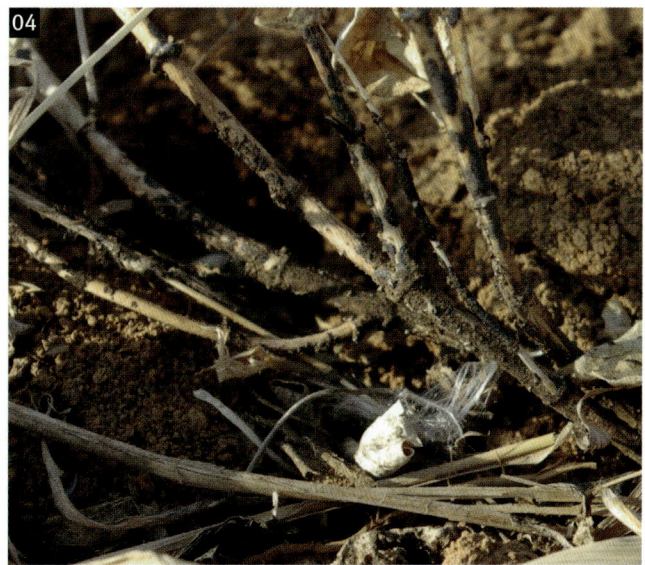

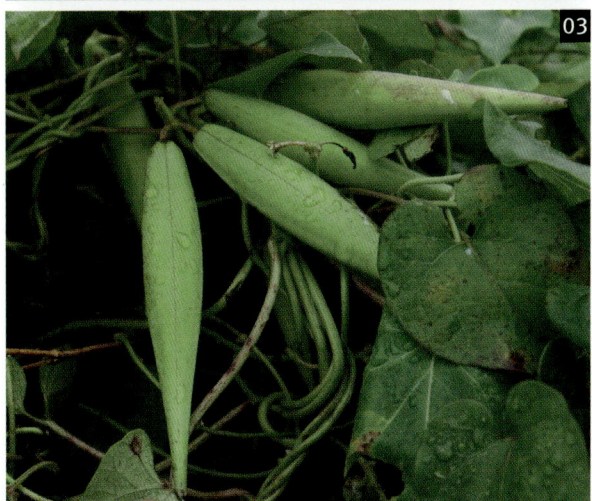

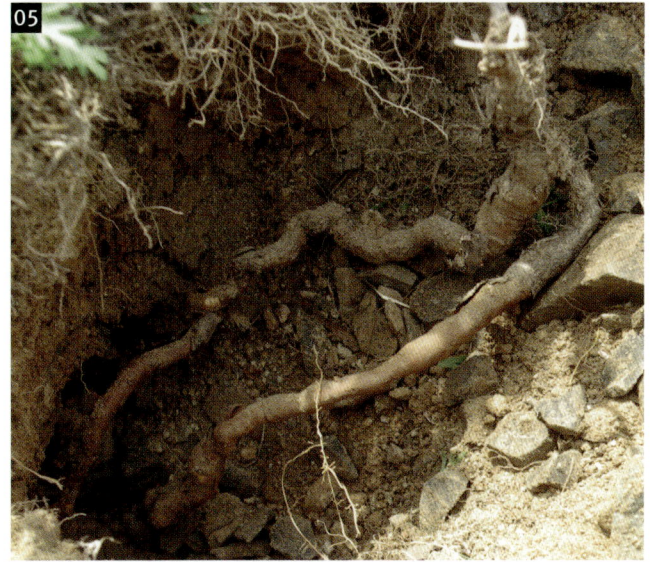

01 겨울에 남아 있는 묵은대와 열매. 1월 16일
02 잎과 꽃. 6월 16일
03 풋열매 달린 모습. 8월 15일

04 겨울에 남아 있는 밑동과 검은 얼룩. 1월 16일
05 여름에 뿌리 채취하는 모습. 6월 16일

192 토마토

Lycopersicon esculentum Mill
가지과 한해살이풀

생약명
번가(蕃茄)

작용 장부·경맥
비장·위장(土), 신장(水)

효능
고혈압, 식욕부진
입마름, 야맹증
안구건조증, 구루병

성분
카로틴(종양억제)
리코펜(노화방지)
철분(빈혈개선)
단백질(근육강화)
비타민B₃(혈액순환촉진)
비타민C(노화방지)
비타민H(탈모방지)

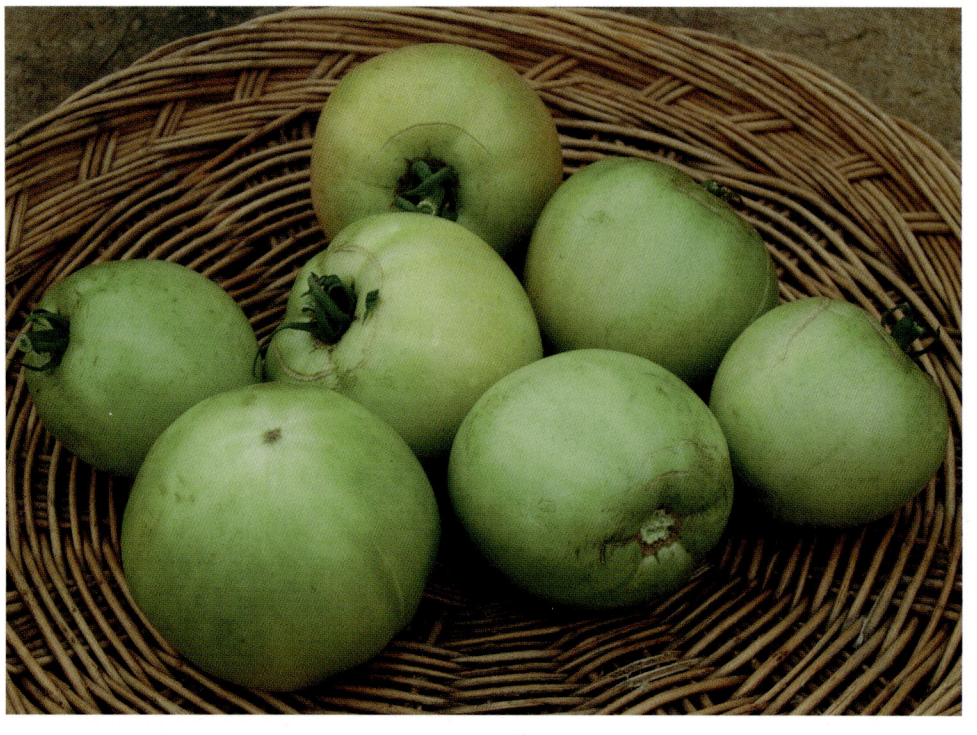

▶ 채취한 풋토마토. 8월 2일

식초 발효와 먹는 방법

당분으로 발효시키기

채취 열매(여름~가을)

배합비율 **기본발효용** | 토마토 100 : 설탕 10 : 생효모 0.1

　　　　　초앉히기용 | 원액 100 : (필요시) 씨식초 또는 생막걸리 10

핵심요령 ❶ 토마토는 익은 것과 덜 익은 것을 모두 사용할 수 있다. ❷ 으깨면 원액이 탁해지므로 적당히 썰어 넣는다. ❸ 껍질에 있는 효소가 발효를 도우므로 껍질을 벗기지 않는다. ❹ 고유의 향미가 살도록 누룩 대신 효모를 쓴다. ❺ 당도가 보통보다 떨어지면 설탕량을 조금 늘린다. ❻ 맛과 향이 좋아서 요리에 넣어도 좋다.

발효와 먹는 방법 ▶ 풋토마토를 설탕에 버무려 항아리에 넣고, 생효모를 뿌린 뒤 미리 조금 남겨둔 설탕을 위에 덮어 30일간 발효시킨다. ▶ 원액을 걸러 항아리에 앉히고, 씨식초나 생막걸리를 넣는 경우에는 이때 넣어서 1~2주 발효시킨 뒤 찌꺼기를 거른다. ▶ 물에 5~10배 희석하여 식후에 마신다. ▶ 자세한 발효 원리와 방법, 먹는 방법은 p.44를 참조한다.

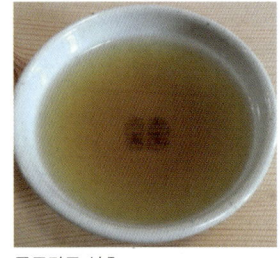

풋토마토 식초.

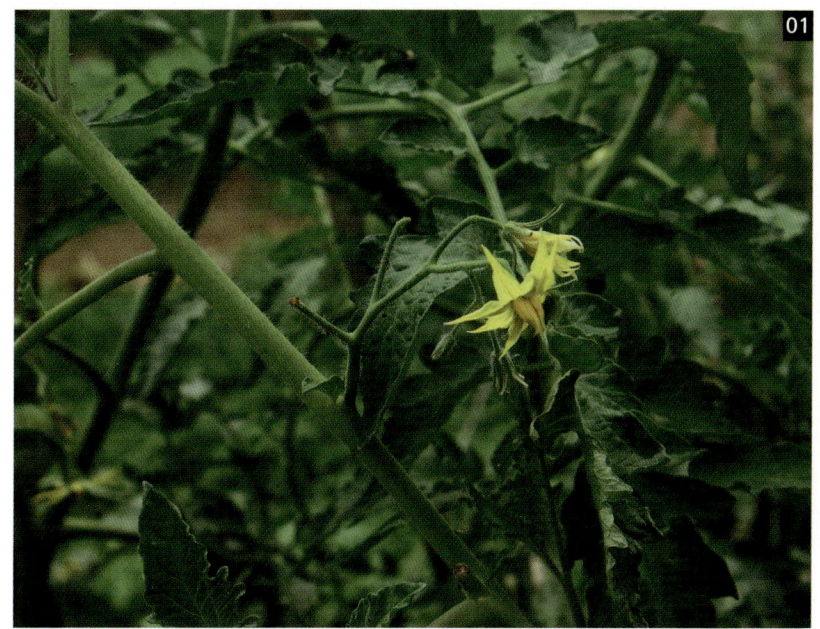

서식지 농가에서 재배(남아메리카에서 들어옴)
줄기 1~1.5m. 가지가 많이 갈라져 나오며, 전체가 독특한 향의 점액을 분비하는 부드러운 샘털로 덮여 있다. **잎** 어긋나는 잎줄기에 9~19장이 깃털 모양으로 달린다. 작은잎은 달걀모양 또는 긴 타원형이고 끝이 뾰족하며, 가장자리에는 깊게 파인 톱니가 있다. **꽃** 5~8월에 노란색으로 피며, 줄기 마디에서 올라온 꽃줄기에 작은 꽃 몇 송이가 모여 달린다. 꽃부리는 여러 갈래로 갈라진다. **열매** 6~10월에 붉은색으로 여문다.

01 꽃 달린 모습. 6월 23일
02 꽃과 줄기. 7월 1일
03 풋열매. 7월 1일
04 열매 익는 모습. 7월 1일

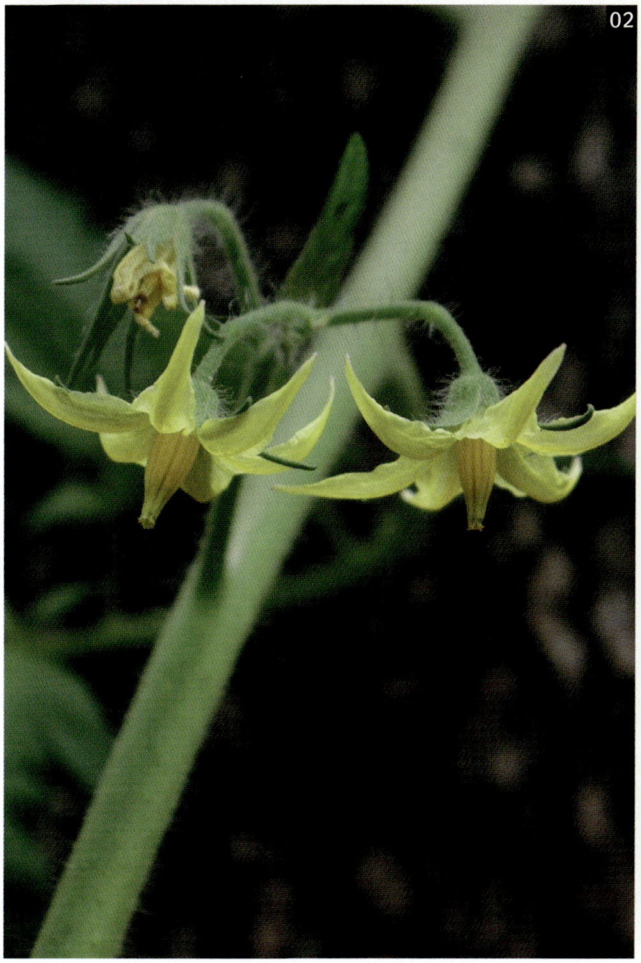

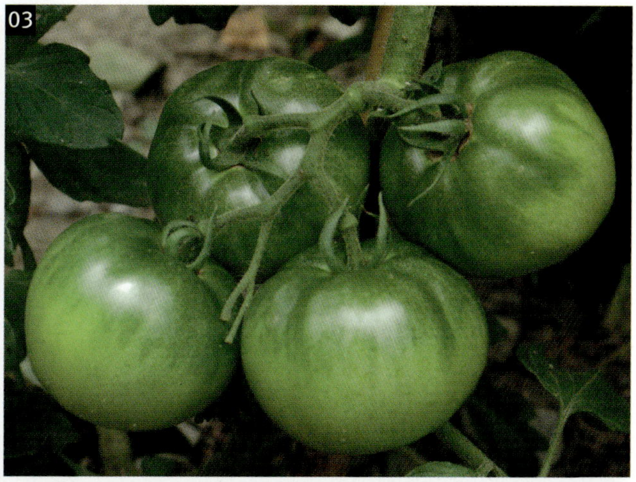

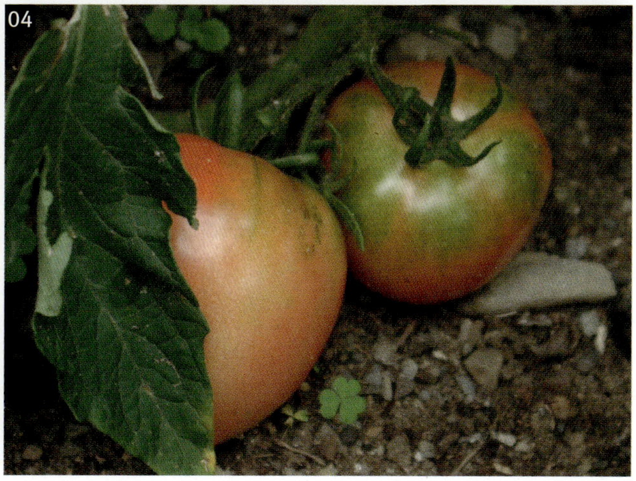

193 가래나무

Juglans mandshurica Maxim.
가래나무과 잎지는 큰키나무

생약명
핵도추과(核桃楸果)

작용 장부·경맥
위장(土)

효능
뼈결핵, 위염
장염, 만성설사
건선, 급성결막염
시력저하

성분
비타민C(노화방지)
단백질(근육강화)
타닌(수렴작용)

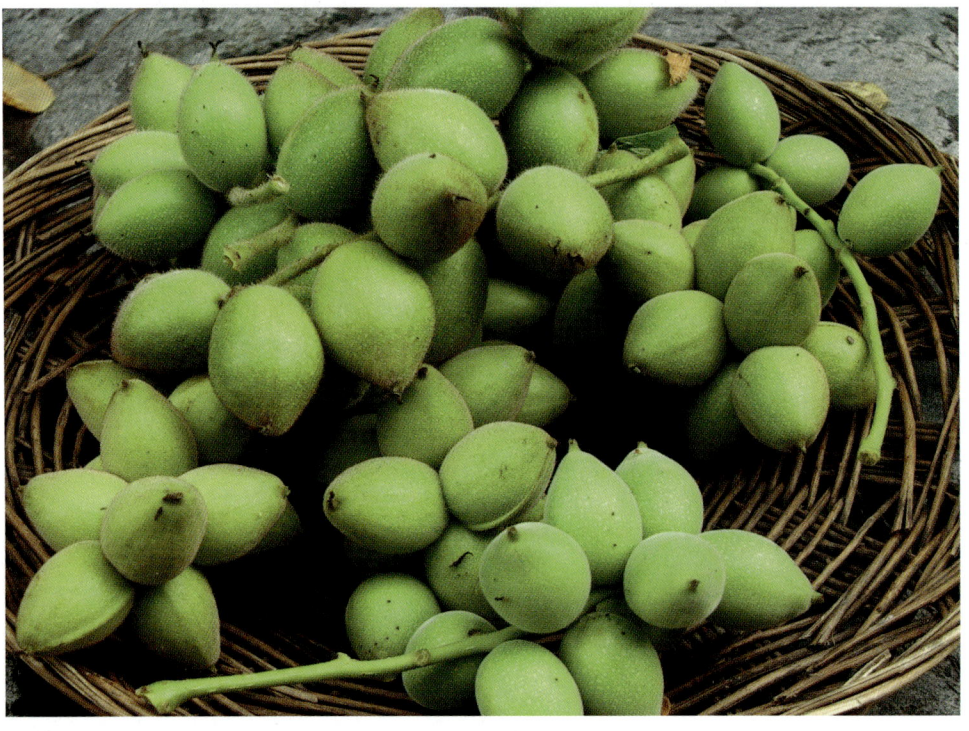

▶ 채취한 가래나무 열매.
6월 23일

식초 발효와 먹는 방법

누룩과 엿기름으로 발효시키기

채취 열매(가을)

배합비율 **기본발효용** | 씨앗 가루 5 : 쌀이나 현미 100 : 물 300 : 누룩 10 : 엿기름가루 5

　　　　　 초앉히기용 | 원액 100 : (필요시) 씨식초 10

핵심요령 ❶ 엿기름 윗물을 써도 좋다. ❷ 누룩은 거칠게 부숴서 쓴다. ❸ 열매는 껍질째 한 달 정도 묵혔다가 과육을 벗긴 뒤 호두를 까듯이 도구를 이용해 딱딱한 씨앗껍질을 벗기고 사용한다. ❹ 원액이 독하면 발효 기간을 늘린다.

발효와 먹는 방법 ▶ 씨앗가루, 쌀이나 현미로 지어 식힌 술밥, 누룩, 엿기름가루를 섞고, 물을 끓여서 식혀 부은 다음 항아리에 넣어 10일간 발효시킨다. ▶ 원액을 걸러 항아리에 앉히고, 씨식초는 이때 넣어서 40~50일 숙성시킨 뒤 찌꺼기를 거른다. ▶ 물에 5~10배 희석하여 식후에 마신다. ▶ 자세한 발효 원리와 방법, 먹는 방법은 p.41를 참조한다.

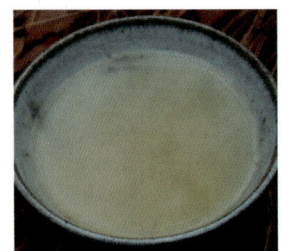

가래나무 열매 식초.

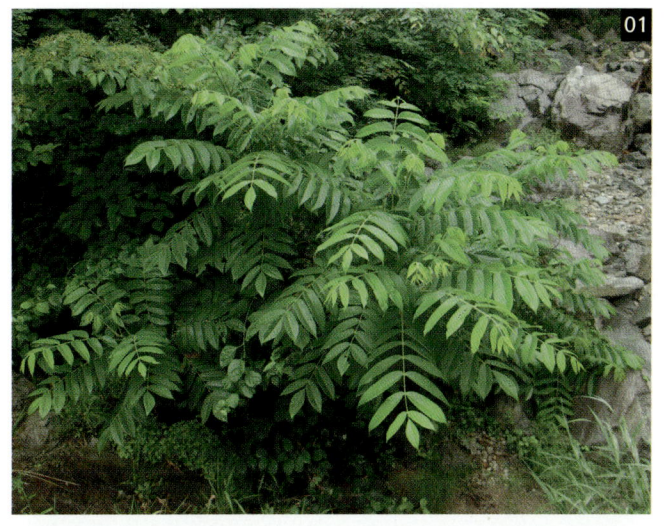

서식지 산속 계곡가

줄기 20m 정도. 줄기껍질은 짙은 회갈색이고, 세로로 갈라진다. **잎** 잎줄기에 작은잎 7~17장이 홀수로 깃털처럼 달린다. 작은잎은 길이 10~20㎝이고, 타원형 또는 긴 타원형으로 잔톱니가 있으며, 잎맥과 잎자루에 샘털이 빽빽하다. **꽃** 5~6월에 피고, 암꽃과 수꽃이 한 나무에 달린다. 수꽃은 녹색을 띠고 처진 이삭모양으로 모여 달리며, 암꽃은 붉은색이고 암술머리가 위로 선다. **열매** 9~10월에 노란녹색으로 여물며, 타원형이고 잔털이 빽빽하다. 씨앗껍질이 단단하다.

01 어린나무 자라는 모습. 6월 21일
02 열매 달린 모습. 6월 23일
03 잎 달린 모습. 9월 10일
04 밑동. 6월 23일
05 줄기. 6월 23일

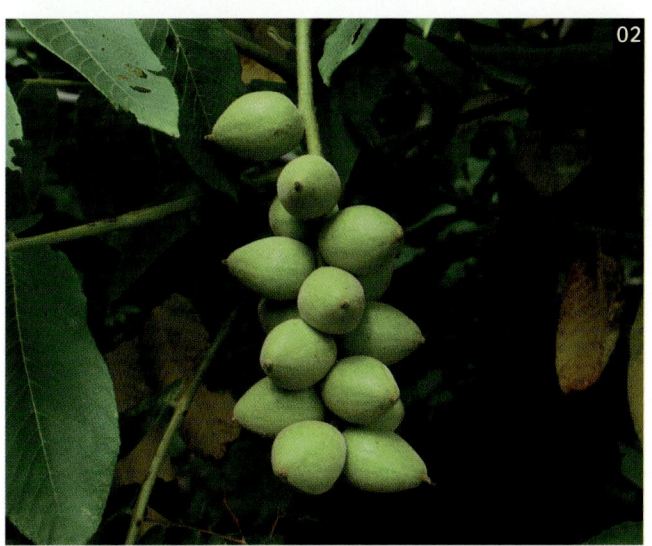

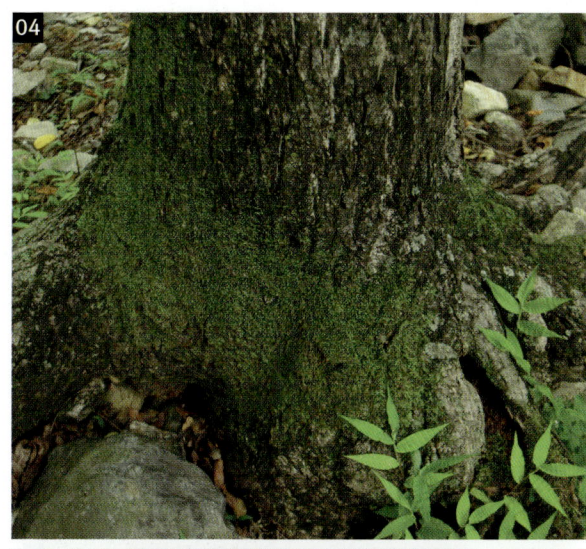

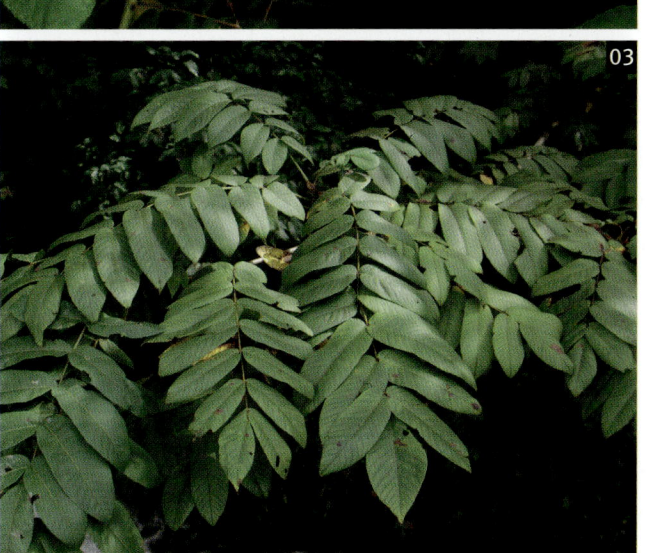

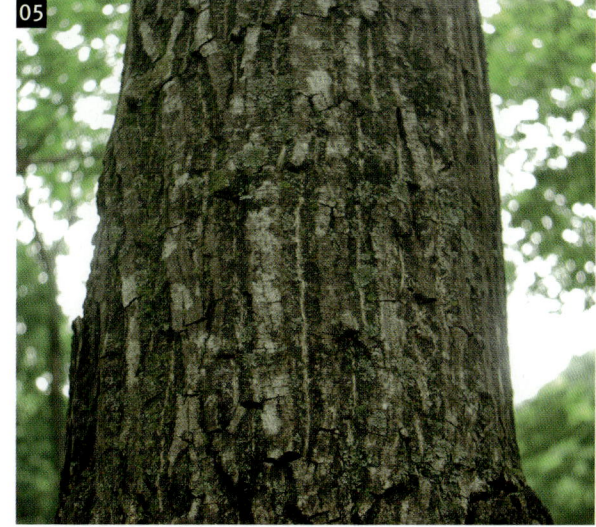

사과 종류 위장에 작용

사과나무

유사 약재
꽃사과

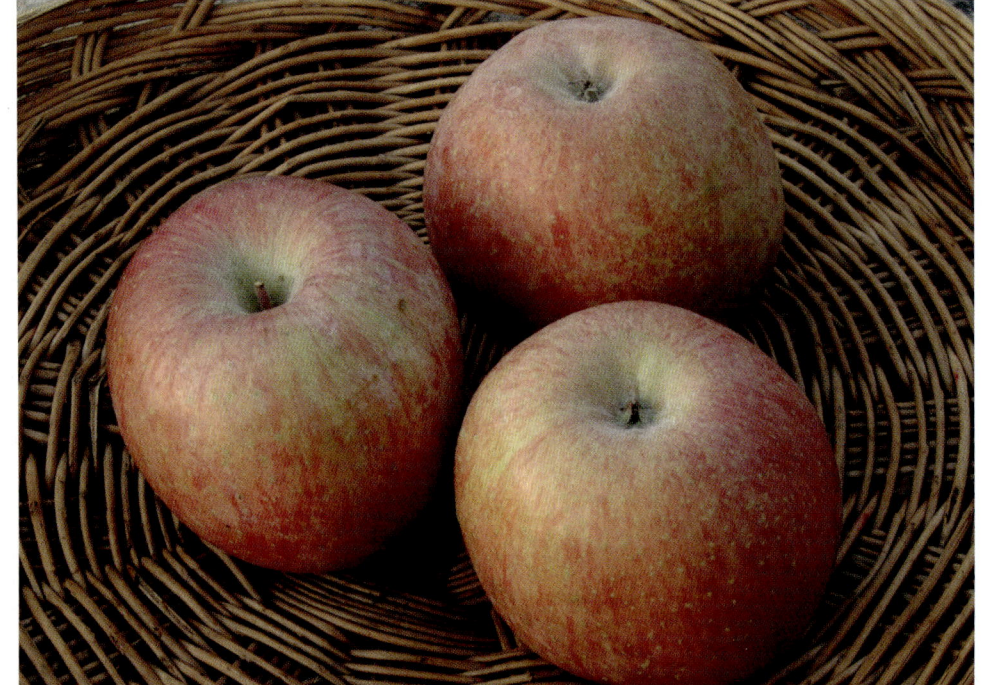

▶ 채취한 사과. 11월 14일

식초 발효와 먹는 방법

당분으로 발효시키기

채취 열매(가을~겨울)

배합비율 **기본발효용** | 사과 종류(열매) 100 : 설탕 10 : 생효모 0.1 : (필요시) 설탕물(20% 농도) 적당량

초앉히기용 | 원액 100 : (필요시) 씨식초 또는 생막걸리 10

핵심요령 ❶ 으깨면 원액이 탁해지므로 사과는 씨앗을 뺀 뒤 적당한 크기로 썰고, 꽃사과는 꼭지를 떼고 반만 잘라서 넣는다. ❷ 상처 부분은 도려낸다. ❸ 껍질에 있는 효소가 발효를 도우므로 껍질을 벗기지 않는다. ❹ 고유의 향미가 살도록 누룩 대신 효모를 쓴다. ❺ 당도가 보통보다 떨어지면 설탕량을 조금 늘린다. ❻ 겨울에 채취한 꽃사과는 액이 적게 나오므로 설탕물을 추가한다. ❼ 맛과 향이 뛰어나 요리에 넣어도 좋다. ❽ 1종류씩 담근다.

발효와 먹는 방법 ▶ 열매를 설탕에 버무려 항아리에 넣고, 생효모를 뿌린 뒤 미리 조금 남겨둔 설탕을 위에 덮어 40~50일 발효시킨다. ▶ 원액을 걸러 항아리에 앉히고, 씨식초나 생막걸리를 넣는 경우에는 이때 넣어서 3~6개월 발효시킨 뒤 찌꺼기를 거른다. ▶ 물에 5~10배 희석하여 식후에 마신다. ▶ 자세한 발효 원리와 방법, 먹는 방법은 p.44를 참조한다.

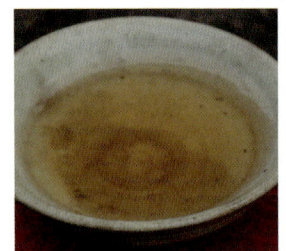

꽃사과 식초.

사과나무

Malus pumila var. *dulcissima*
장미과 잎지는 작은큰키나무

- **생약명** 평과(苹果)
- **작용 장부·경맥** 위장(土)
- **효능** 소화불량, 구토설사, 변비, 숙취해소
- **성분** 비타민B_1(에너지대사관여), 비타민B_2(빈혈개선), 비타민B_6(체내생화학반응 촉진), 비타민C(노화방지), 비타민E(항산화물질생성), 펙틴(정장작용), 칼슘(뼈강화), 칼륨(신경세포와 근육기능 강화), 마그네슘(체내기능유지), 포도당(에너지공급), 과당(피로회복), 자당(혈당조절)

서식지 농가에서 재배(서아시아에서 들어옴)
줄기 5~12m. 줄기껍질은 어두운 회갈색이고, 껍질눈이 있다. **잎** 길이 5~12cm. 어긋나고 타원형이며, 끝이 뾰족하고 가장자리에 톱니가 있다. 뒷면 잎맥과 잎자루에 잔털이 있다. **꽃** 4~5월에 흰분홍색, 흰색으로 피고 잎과 함께 나며, 잎겨드랑이에 작은 꽃들이 우산모양으로 모여 달린다. 지름 2.5~3.5cm이며, 꽃잎은 5장이다. **열매** 9~10월에 붉은색, 녹색으로 여물며, 둥글고 지름 5~15cm이다.

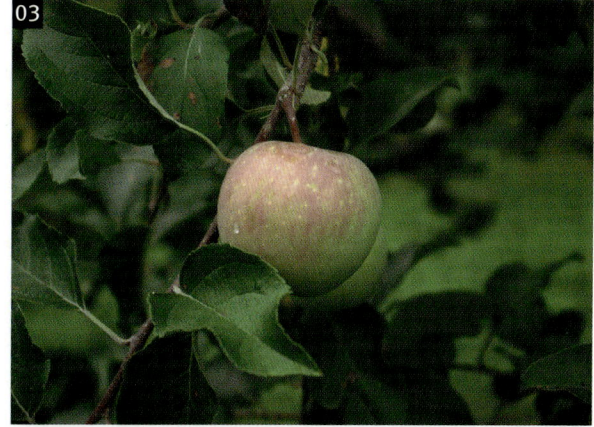

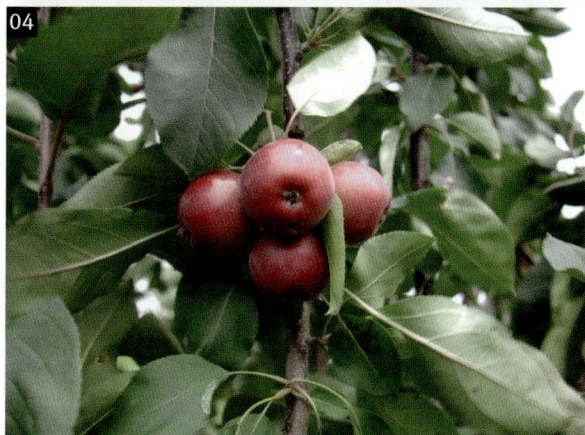

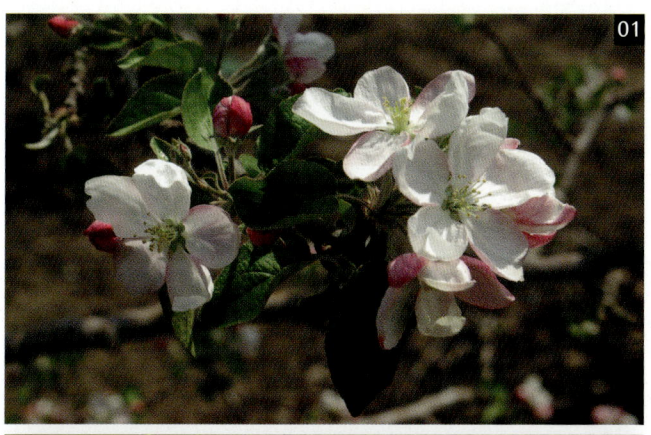

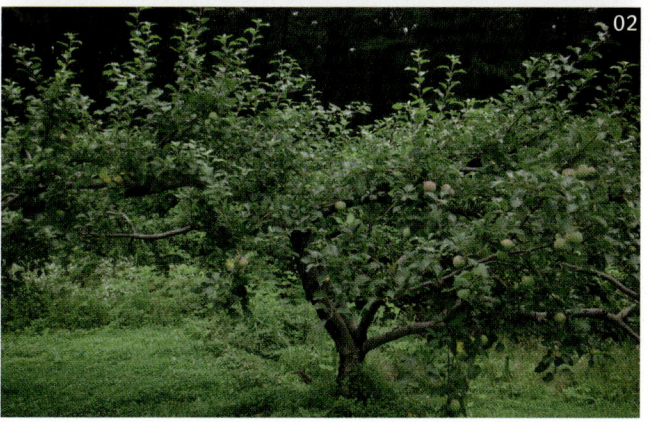

01 꽃과 어린잎. 4월 9일
02 풋열매 달린 모습. 7월 8일
03 열매 익는 모습. 7월 8일
04 접붙이기용 씨사과. 7월 27일
05 줄기. 4월 18일

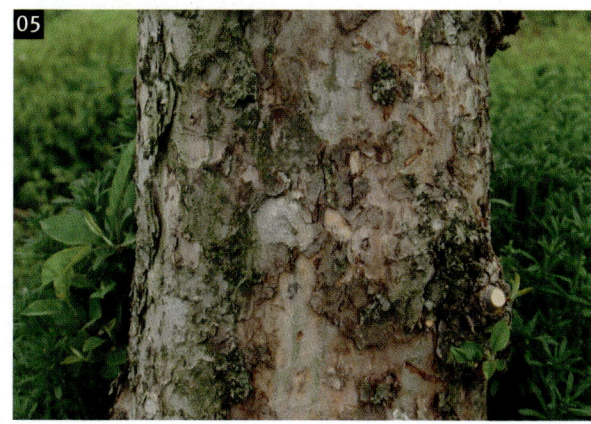

195 꽃사과

Malus prunifolia (Willd.) Borkh.
장미과 잎지는 작은큰키나무

생약명	야평과(野苹果)
작용 장부·경맥	비장·위장(土)
효능	소화불량, 급체, 장염, 고혈압, 뇌졸중
성분	비타민A(시력유지), 비타민C(노화방지), 폴리페놀(혈압상승억제), 펙틴(정장작용), 말산(피로회복), 단백질(근육강화), 포도당(에너지공급), 과당(피로회복)

서식지 각지에서 재배(중국에서 들어옴)
줄기 3~8m. 줄기껍질은 회갈색이고 밋밋하다. **잎** 어긋나고 둥근 타원형이며, 끝이 뾰족하고 가장자리에 잔톱니가 있다. 앞면에 윤기가 있고, 뒷면에는 잔털이 있다.
꽃 4~5월에 흰색으로 핀다. **열매** 9~10월에 붉은색으로 여물고, 지름 6~8mm이다.

01 꽃 핀 모습. 4월 18일
02 열매와 잎. 9월 3일
03 밑동. 1월 9일
04 채취한 꽃사과. 2월 18일

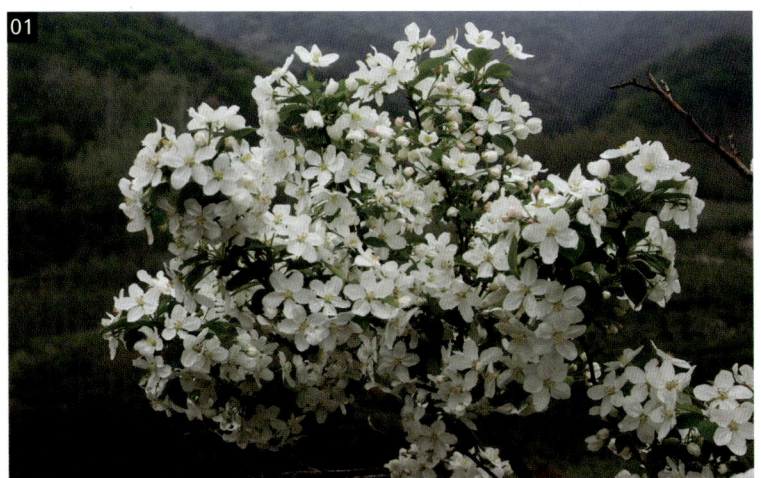
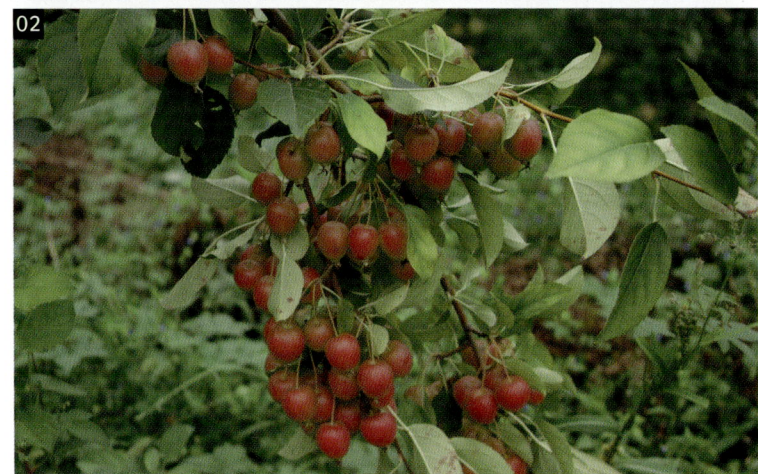
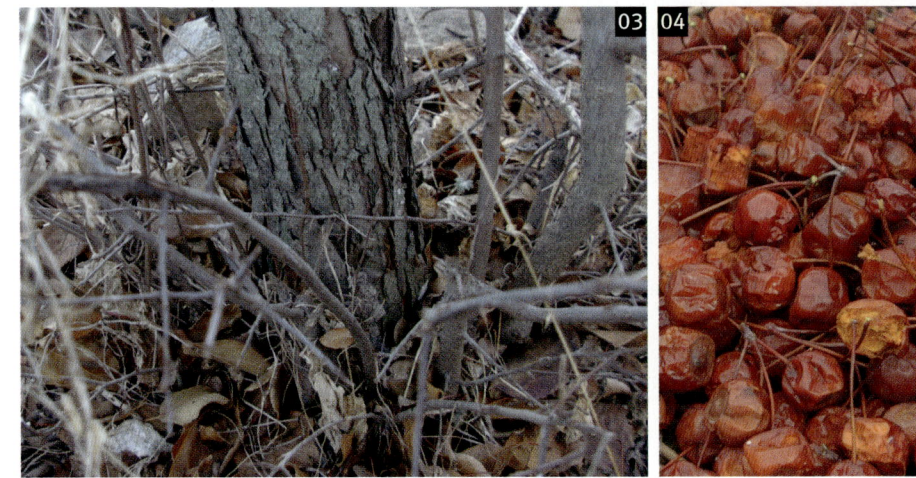
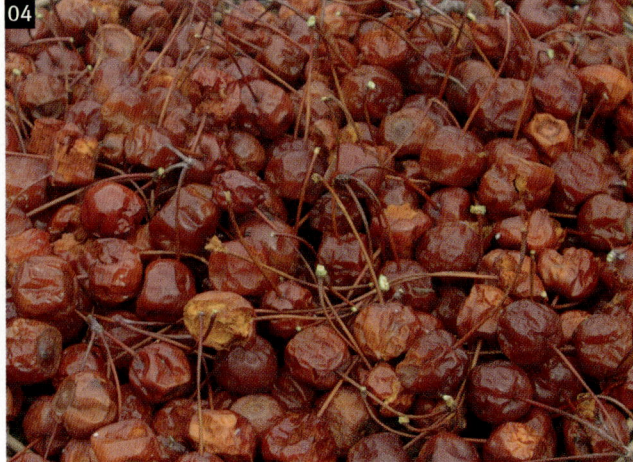

196 고마리

Persicaria thunbergii (Siebold & Zucc.) H. Gross
마디풀과 덩굴성 한해살이풀

생약명
극엽료(戟葉蓼)

작용 장부·경맥
위장(土)

효능
두통감기
기침
발열성질환
설사
암발진

성분
케르시트린(혈압내림)
페르시카린(간해독)
시아니딘(종양억제)
크리산테민(노화방지)
델피니딘(노화방지)

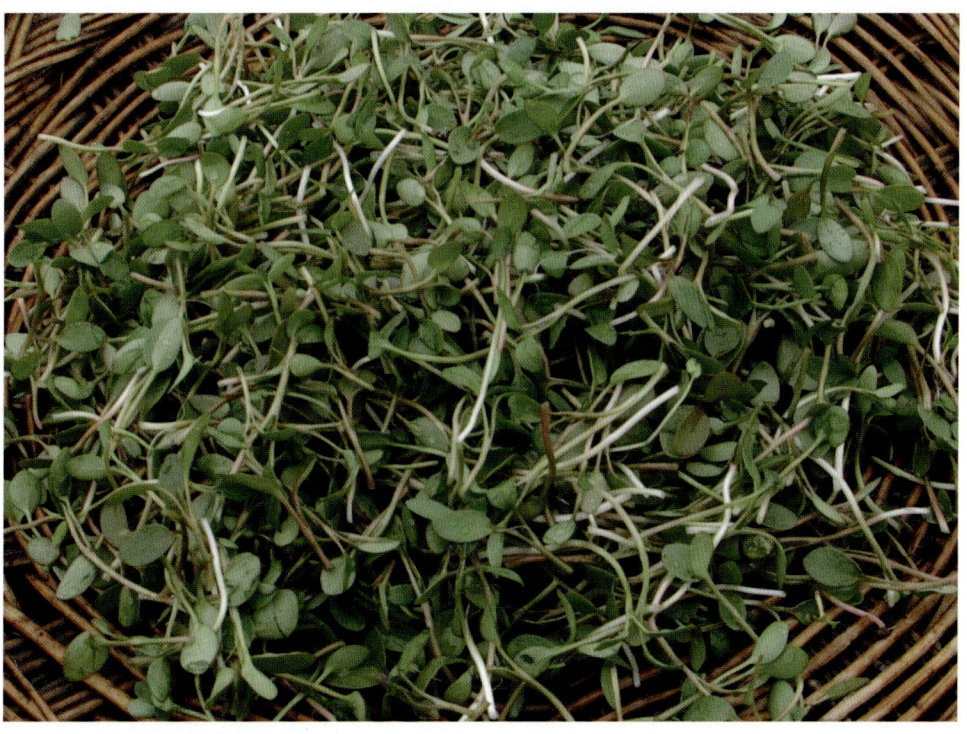

▶ 채취한 고마리 새순. 3월 10일

식초 발효와 먹는 방법

생막걸리로 발효시키기

채취   새순(봄), 잎·줄기(봄~여름)

배합비율   **기본발효용** | 새순이나 잎·줄기 100 : 생막걸리(멸균되지 않은 것) 100 : 조청 또는 엿기름가루 5

초앉히기용 | 원액 100 : (필요시) 씨식초 10

핵심요령   ❶ 잎·줄기는 적당히 썰어서 넣고, 새순은 통째로 넣는다. ❷ 쓴맛이 덜하게 조청량을 조금 늘려도 된다.

발효와 먹는 방법   ▶ 고마리를 항아리에 넣고 생막걸리와 조청 또는 엿기름가루를 넣어 40~50일 발효시킨다. ▶ 원액을 걸러 항아리에 앉히고, 씨식초는 이때 넣어서 3~6개월 발효시킨 뒤 찌꺼기를 거른다. ▶ 물에 5~10배 희석하여 식후에 마신다. ▶ 자세한 발효 원리와 방법, 먹는 방법은 p.43를 참조한다.

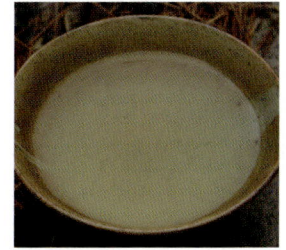

고마리 식초.

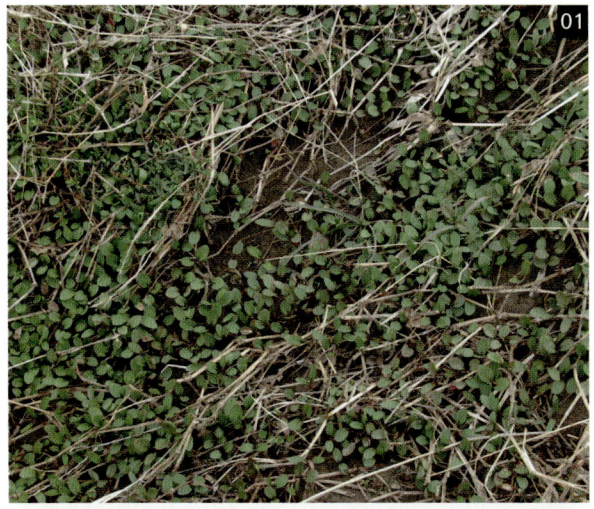

서식지 산이나 들의 습지, 냇가
줄기 길이 1m 정도. 가시가 있으며, 땅에 닿은 마디에서 뿌리가 나온다.
잎 길이 4~7㎝. 어긋나고 긴 달걀모양이며, 끝이 뾰족하고, 밑부분은 양 끝이 넓어져 창날처럼 된다. 뒷면 잎맥에 잔털이 있으며, 잎자루에는 흔히 날개가 있고 밑부분은 잎집이 되어 줄기를 감싼다. 윗동잎은 잎자루가 없다. **꽃** 8~9월에 연분홍색 또는 흰색으로 피며, 가지 끝에 작은 꽃 10~20송이가 모여 달린다. 꽃가지에 짧은 털과 샘털이 있으며, 꽃잎은 없고 꽃받침잎이 5갈래로 갈라진다. **열매** 10~11월에 노란갈색으로 여물며, 세모진 달걀모양이고 길이 3㎜ 정도이다.

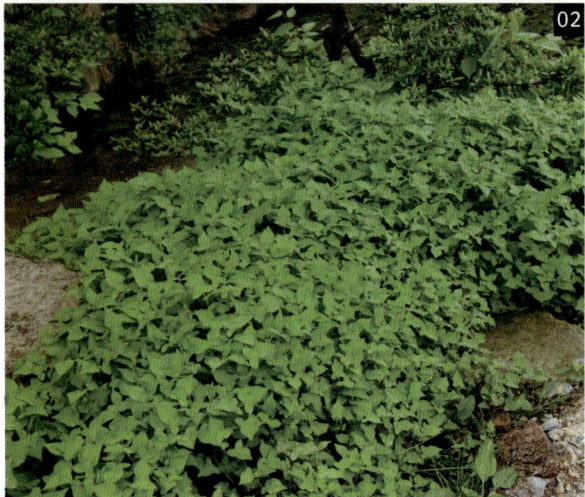

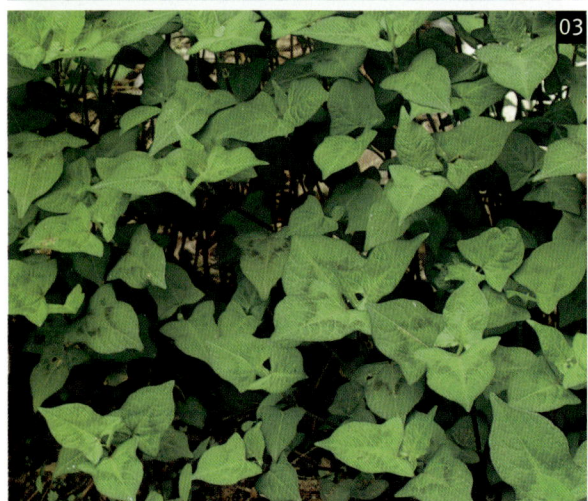

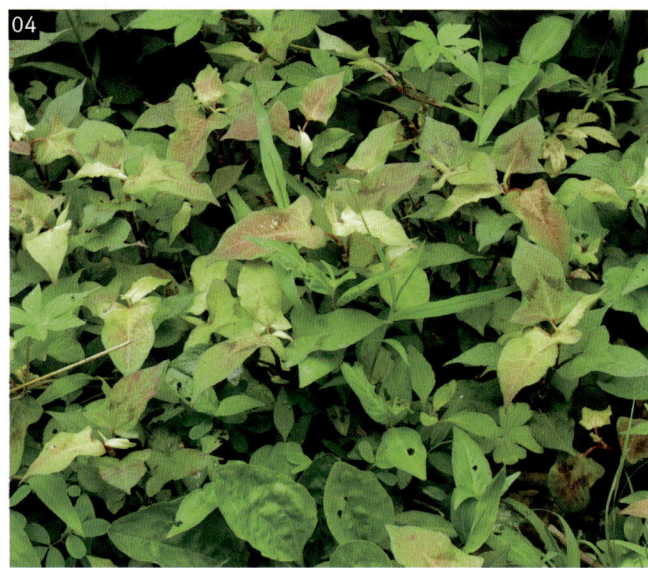

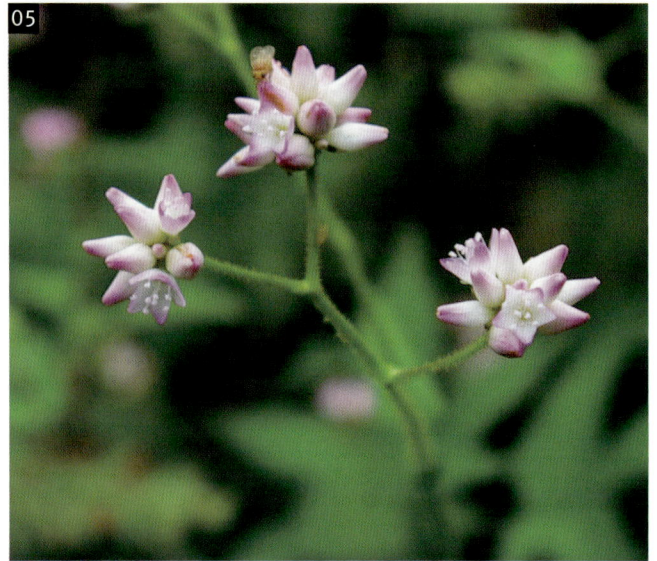

01 봄에 올라온 새순. 3월 19일
02 잎이 무성해진 모습. 5월 8일
03 줄기잎 달린 모습. 6월 1일
04 잎 색깔이 변한 모습. 6월 22일
05 꽃. 9월 17일

197 공심채

Ipomoea aquatica Forssk.
메꽃과 반수생 한해살이풀

생약명
옹채(蕹菜)

작용 장부·경맥
위장(土)

효능
고혈압, 혈뇨, 배뇨곤란
코피, 식중독, 버섯중독
치질, 피부병, 변비

성분
테르펜(독성중화)
알라닌(간해독)
트리테르페노이드
(면역력증진)
루테인(망막보호)
알파토코페롤(노화방지)
비타민A(시력유지)
단백질(근육강화)
페놀(노화방지)
자당(혈당조절)

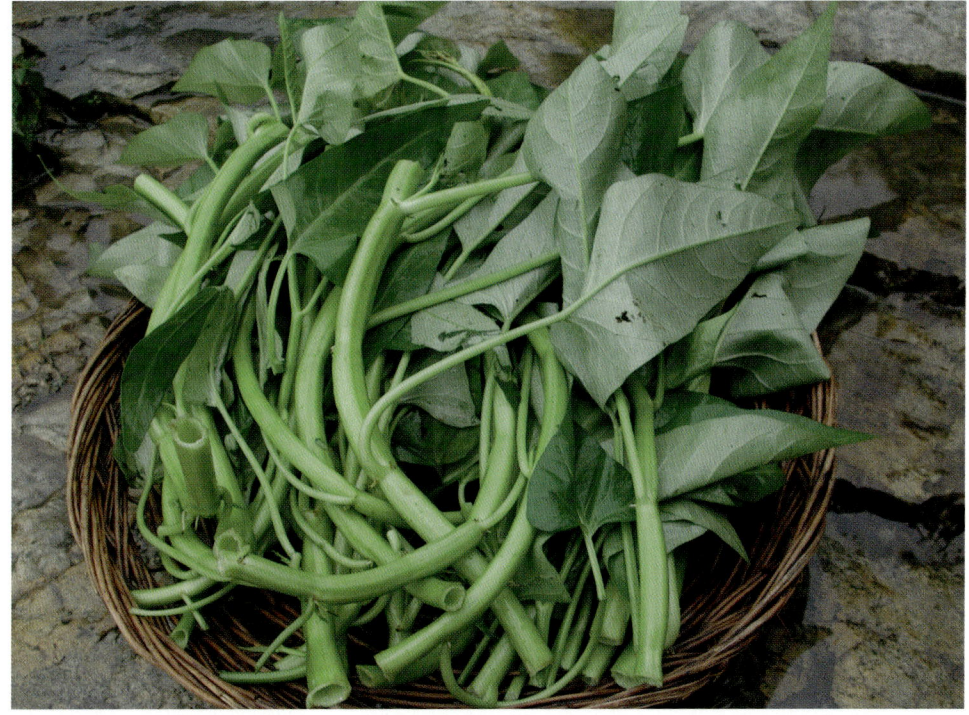

▶ 채취한 공심채 잎과 줄기.
8월 15일

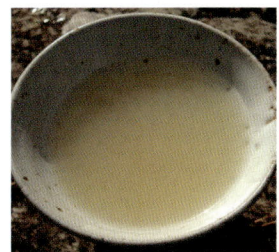

공심채 식초.

식초 발효와 먹는 방법

생막걸리로 발효시키기

채취 잎·줄기(봄~여름)

배합비율 **기본발효용** | 잎·줄기 100 : 생막걸리(멸균되지 않은 것) 100 : 조청 또는 엿기름가루 5
　　　　　초앉히기용 | 원액 100 : (필요시) 씨식초 10

핵심요령 ❶ 잎·줄기는 적당히 썰어 넣는다. ❷ 취향에 따라 조청량을 조금 늘려도 된다.
❸ 맛과 향이 은은해서 요리에 넣어도 좋다.

발효와 먹는 방법 ▶ 잎·줄기를 항아리에 넣고 생막걸리와 조청 또는 엿기름가루를 넣어 40~50일 발효시킨다. ▶ 원액을 걸러 항아리에 앉히고, 씨식초는 이때 넣어서 3~6개월 발효시킨 뒤 찌꺼기를 거른다. ▶ 물에 5~10배 희석하여 식후에 마신다. ▶ 자세한 발효 원리와 방법, 먹는 방법은 p.43를 참조한다.

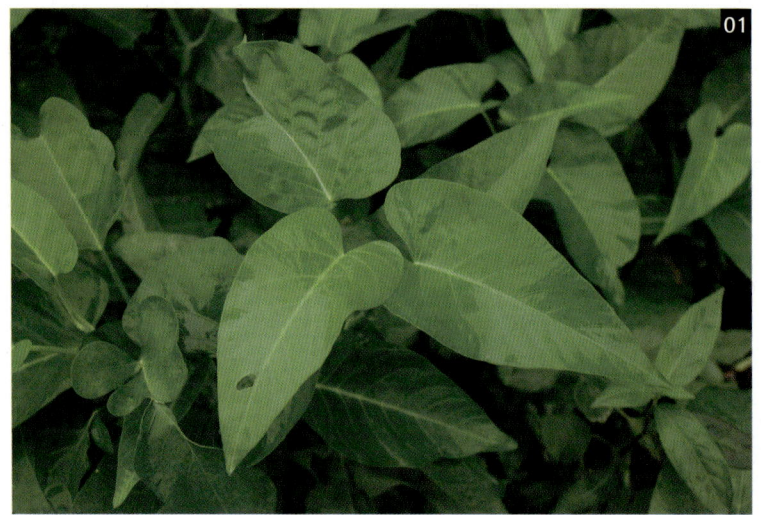

서식지 농가에서 재배(열대아시아에서 들어옴)
줄기 2~3m. 속이 비어 있고, 마디에서 뿌리와 새순이 나온다. **잎** 길이 5~15㎝. 어긋나고 긴 타원형 또는 긴 심장모양 또는 피침형이며, 가장자리가 밋밋하고 잎자루가 길다. **꽃** 흰색 또는 흰자주색이고, 꽃부리 한가운데가 자주색을 띤다. 지름 3~4㎝이며 나팔꽃모양이다.
주의 몸을 차게 하므로 체온이 떨어진 사람은 많이 먹지 않는다.

01 잎. 8월 15일
02 줄기와 잎자루. 8월 15일
03 줄기 뻗은 모습. 8월 15일
04 줄기마디와 뿌리. 8월 15일
05 줄기 속. 8월 15일

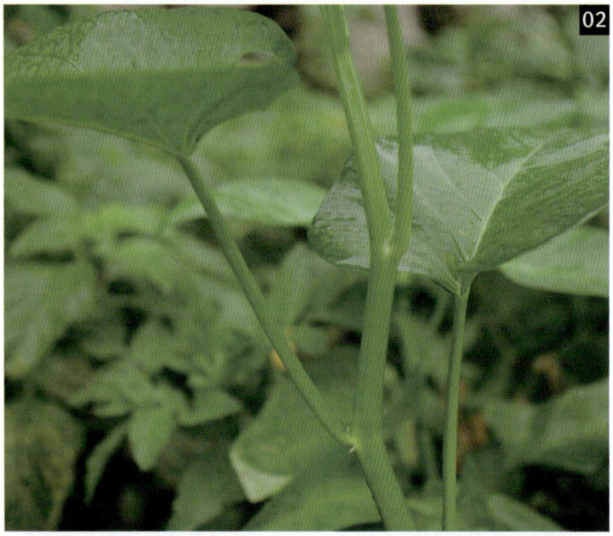

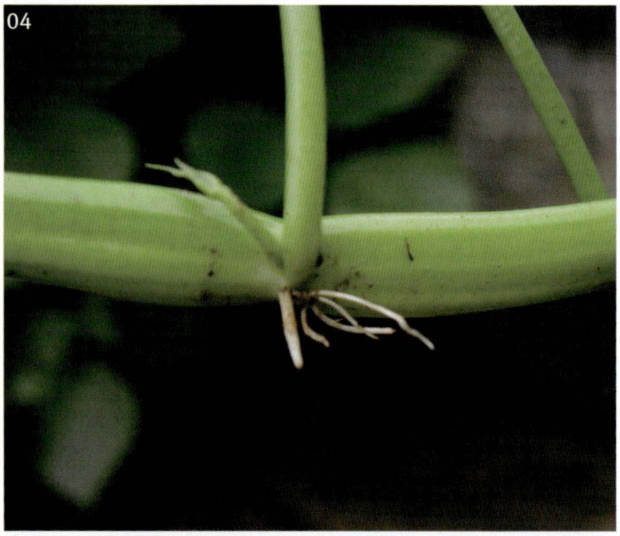

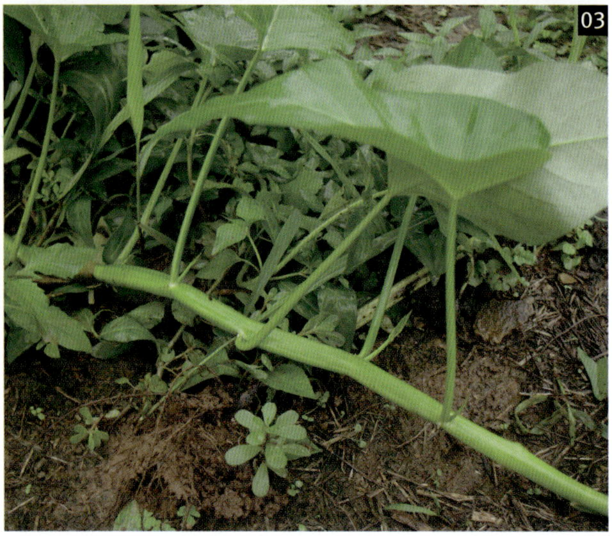

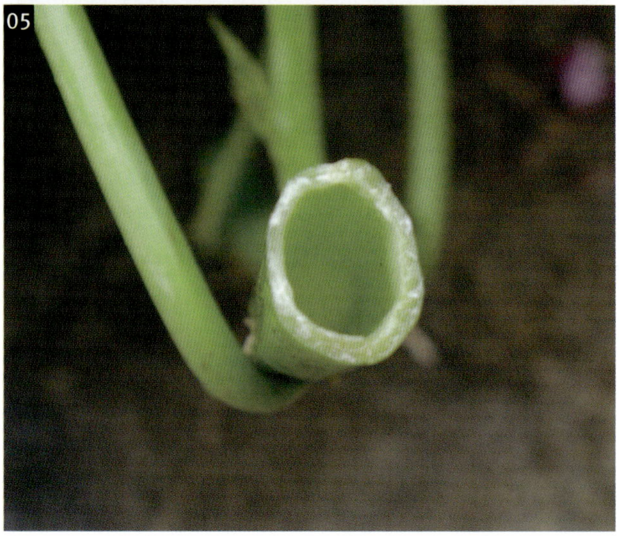

목련 종류 위장·폐에 작용

같은 약재
백목련
자주목련

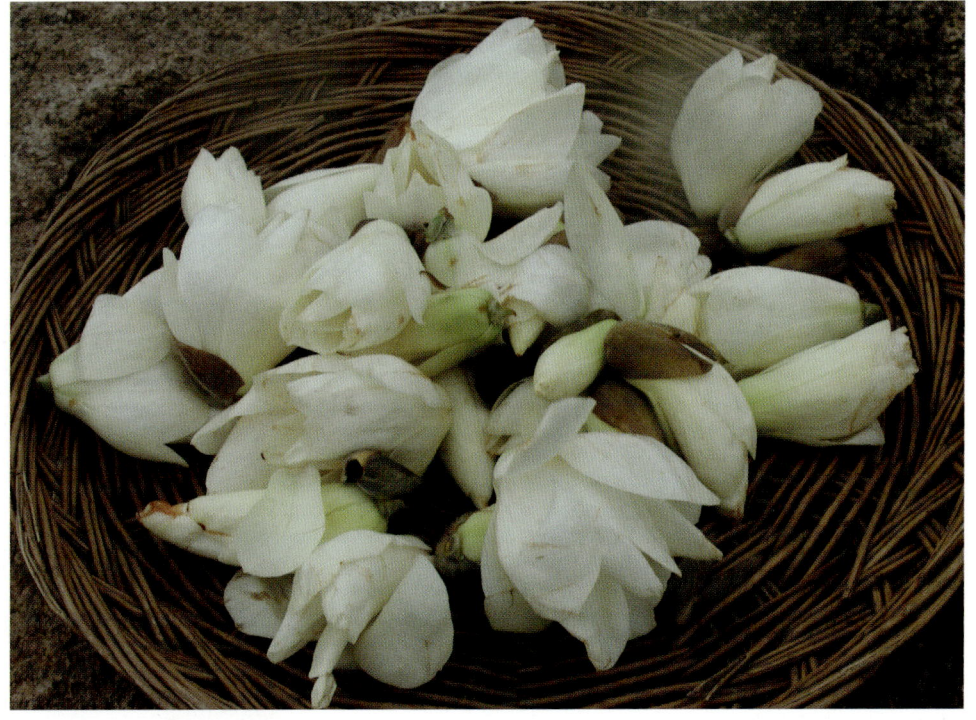

▶ 채취한 백목련 꽃과 꽃봉오리.
3월 26일

식초 발효와 먹는 방법

생막걸리로 발효시키기

채취 꽃(봄)

배합비율   **기본발효용 |** 목련 종류(꽃)100 : 생막걸리(멸균되지 않은 것) 100 : 조청 또는 엿기름가루 5
           초앉히기용 | 원액 100 : (필요시) 씨식초 10

핵심요령 ❶ 꽃은 꽃술을 떼고 넣는다. ❷ 취향에 따라 조청량을 조금 늘려도 된다. ❸ 1종류씩 담근다.

발효와 먹는 방법 ▶ 꽃을 항아리에 넣고 생막걸리와 조청 또는 엿기름가루를 넣어 40~50일 발효시킨다. ▶ 원액을 걸러 항아리에 앉히고, 씨식초는 이때 넣어서 3~6개월 발효시킨 뒤 찌꺼기를 거른다. ▶ 물에 5~10배 희석하여 식후에 마신다. ▶ 자세한 발효 원리와 방법, 먹는 방법은 p.43를 참조한다.

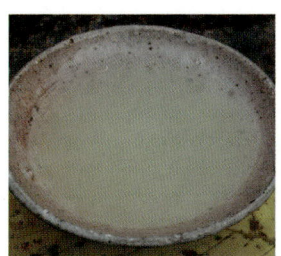

백목련 꽃 식초.

198 백목련

Magnolia denudata Desr.
목련과 잎지는 큰키나무

생약명 신이(辛夷), 옥란화(玉蘭花)
작용 장부·경맥 위장(土), 폐(金)
효능 두통, 현기증, 비염, 치통, 오한
성분 시네올(해열진정), 마그놀린(생리활성), 올레산(동맥경화예방), 루틴(모세혈관강화), 알파피넨(진균억제), 유게놀(진균억제), 카프르산(미생물번식 억제)

서식지 각지에서 재배(중국에서 들어옴)
줄기 10~15m. 줄기껍질은 밝은 회갈색이고 껍질눈이 있다. **잎** 길이 10~15㎝. 어긋나고 긴 타원형이며, 끝이 무디거나 뾰족하다. 잎맥에는 잔털이 조금 있다. **꽃** 3~4월에 우윳빛 도는 흰색으로 피고, 잎보다 먼저 나온다. 꽃잎은 6장이고, 꽃잎과 비슷한 모양의 꽃받침조각이 3장 있다. **열매** 8~9월에 여물며 길이 8~12㎝이고, 울퉁불퉁한 원기둥모양이다. 익으면 부풀어 껍질이 터지면서 붉은주황색 씨앗이 나오며, 실 같은 점액이 있다. **주의** 기력이 없는 사람, 마른기침하는 사람, 빈혈 있는 사람은 먹지 않는다.

01 겨울에 꽃봉오리 달린 모습. 12월 27일
02 봄에 꽃 피는 모습. 3월 26일
03 꽃. 3월 27일
04 밑동. 12월 27일

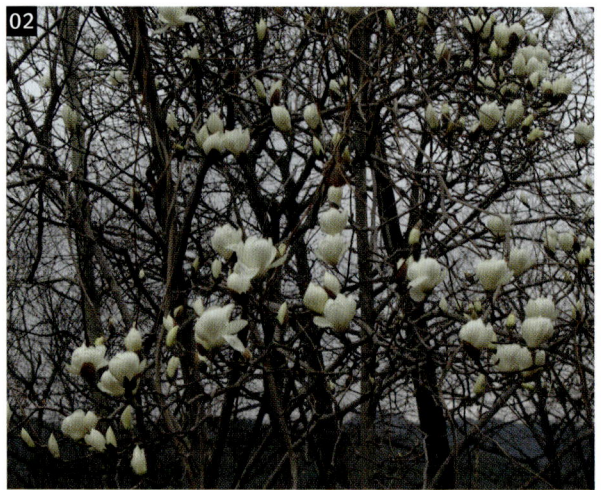
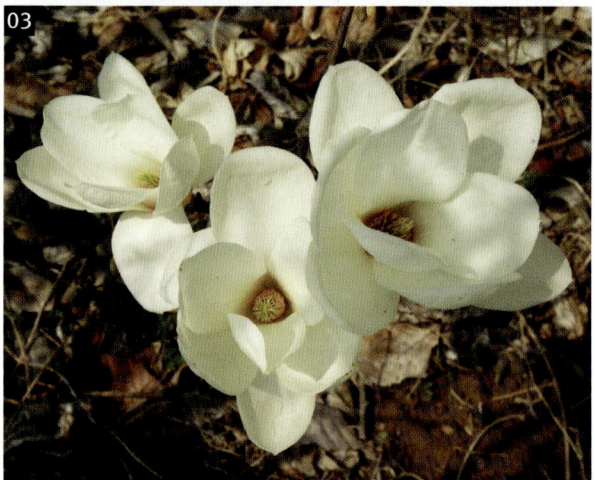
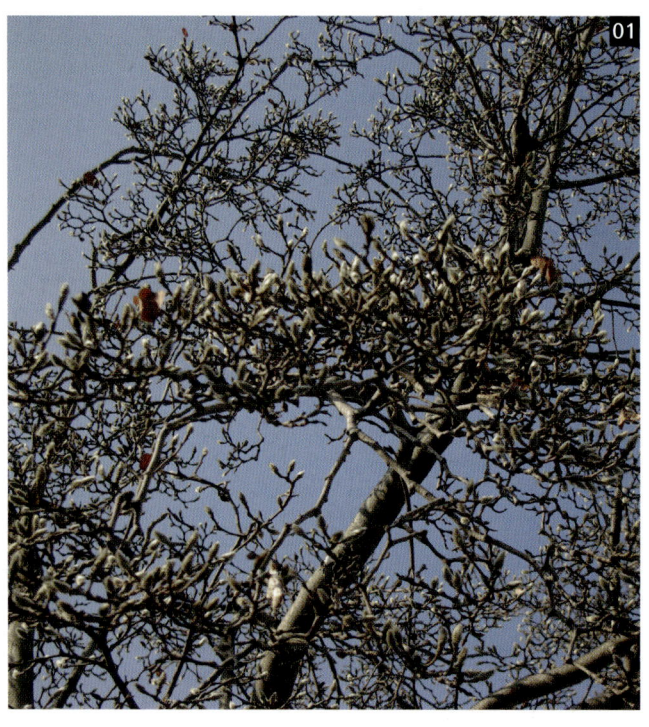
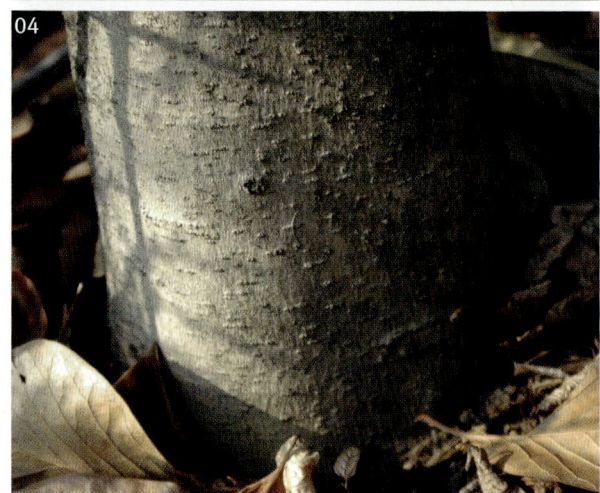

자주목련

Magnolia denudate var. *purpurascens* (Maxim.) Rehder & E. H. Wilson
목련과 잎지는 큰키나무

생약명	신이(辛夷), 옥란화(玉蘭花)
작용 장부·경맥	위장(土), 폐(金)
효능	두통, 현기증, 비염, 치통, 오한
성분	시네올(해열진정), 마그놀린(생리활성), 올레산(동맥경화예방), 루틴(모세혈관강화), 알파피넨(진균억제), 유게놀(진균억제), 카프르산(미생물번식 억제)

서식지 중부이남 각지에서 재배(중국에서 들어옴)
줄기 10~15m 정도 자란다. **잎** 어긋나게 난다. **꽃** 4~5월에 피고 꽃잎이 6장이다. 바깥쪽은 자주색이고, 안쪽은 흰색이다. 꽃받침조각은 3장이고, 꽃잎과 비슷한 모양이다. **열매** 8~9월에 여문다. **주의** 기력이 없는 사람, 마른기침 하는 사람, 빈혈 있는 사람은 먹지 않는다.

01 꽃봉오리. 3월 28일
02 꽃 피는 모습. 3월 29일
03 밑동. 3월 28일
04 채취한 자주목련 꽃봉오리. 3월 28일

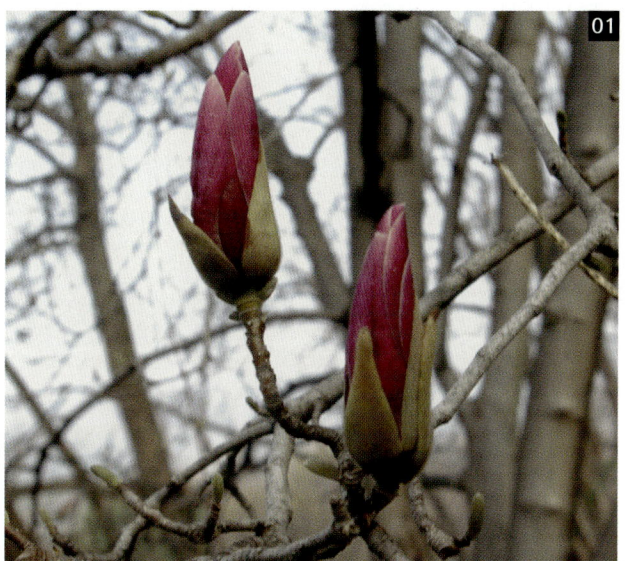
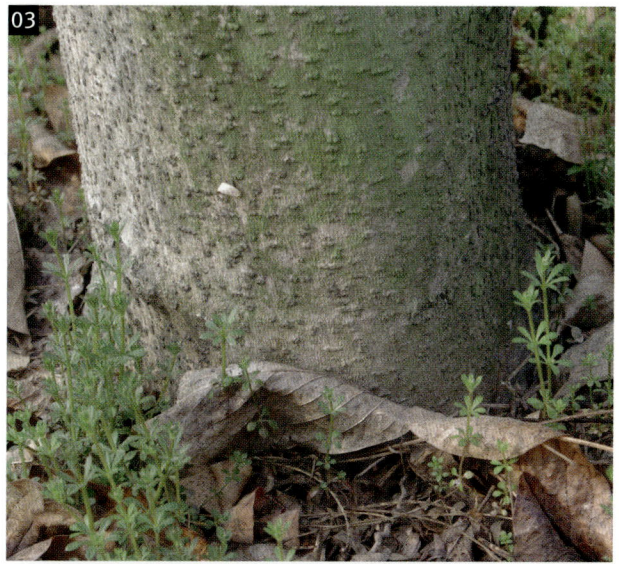
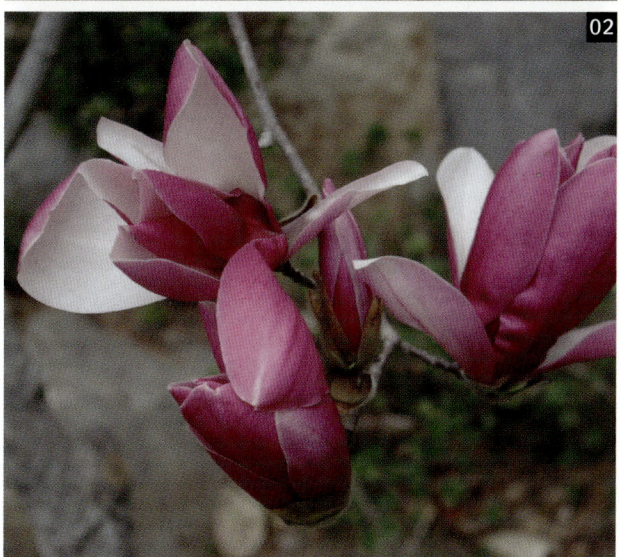
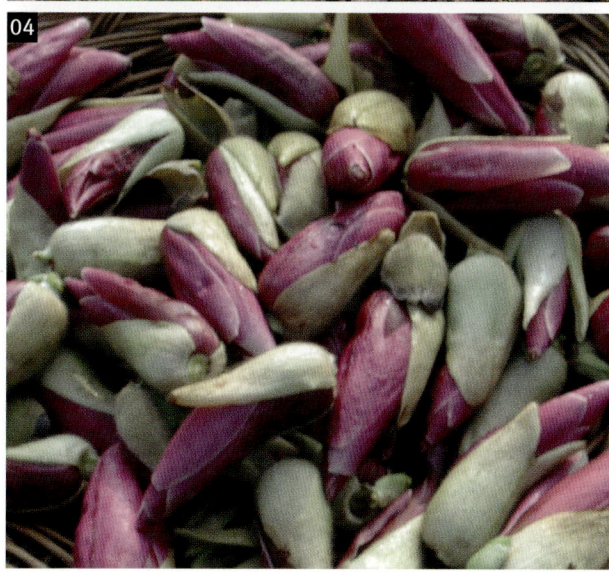

200 비파나무

Eriobotrya japonica (Thunb.) Lindl.
장미과 늘푸른 작은큰키나무

작용 장부·경맥
위장(土), 폐(金)

효능
심한기침, 구토
딸꾹질, 구역질

성분
베타피넨(진균억제)
알파피넨(진균억제)
캄펜(해열소염)
리날로올(혈전개선)
트리테르페노이드
(면역력증진)
클로로겐산(종양억제)
캠페롤(노화방지)
타르타르산(소화촉진)
시트르산(에너지보충)

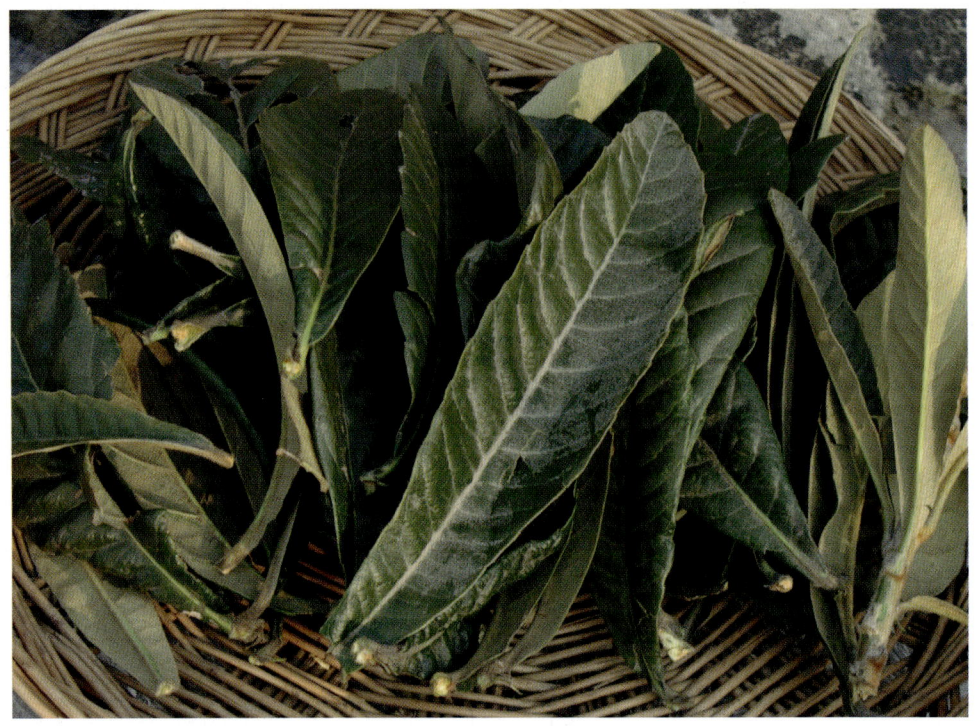

▶ 채취한 비파나무 잎. 1월 17일

식초 발효와 먹는 방법

생막걸리로 발효시키기

채취 잎(수시로)

배합비율 **기본발효용** | 잎 100 : 생막걸리(멸균되지 않은 것) 100 : 조청 또는 엿기름가루 5
초앉히기용 | 원액 100 : (필요시) 씨식초 10

핵심요령 ❶ 잎 뒷면의 털을 솔로 털고 적당히 썰어 넣는다. ❷ 취향에 따라 조청량을 조금 늘려도 된다.

발효와 먹는 방법 ▶ 잎을 항아리에 넣고 생막걸리와 조청 또는 엿기름가루를 넣어 40~50일 발효시킨다. ▶ 원액을 걸러 항아리에 앉히고, 씨식초는 이때 넣어서 3~6개월 발효시킨 뒤 찌꺼기를 거른다. ▶ 물에 5~10배 희석하여 식후에 마신다. ▶ 자세한 발효 원리와 방법, 먹는 방법은 p.43을 참조한다.

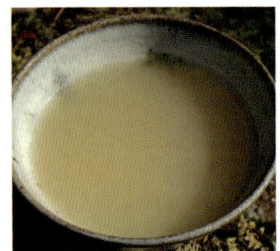

비파나무 잎 식초.

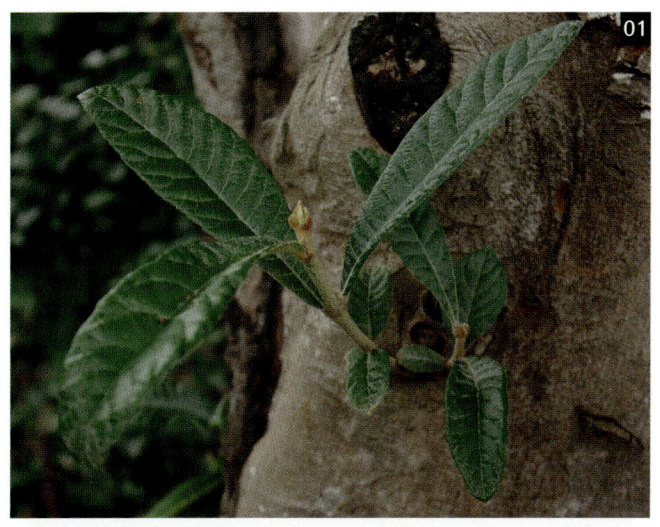

서식지 남부지방 산과 들의 자갈밭과 해안가
줄기 6~10m. 줄기껍질은 밝은 회갈색을 띠고 밋밋하며, 가로로 주름이 있다. **잎** 길이 12~25㎝. 어긋나고 갸름한 타원형이며, 두껍고 가장자리에 잔톱니가 있다. 앞면은 윤기 있고, 뒷면에 연갈색 잔털이 빽빽하다. 겨울에도 푸르다. **꽃** 10~11월에 흰색으로 피며, 가지 끝에 작은 꽃들이 원뿔모양으로 모여 달린다. 꽃가지에 잔털이 빽빽하며, 꽃잎은 5장이다. **열매** 다음해 6월에 노란색으로 여물며, 둥글고 지름 3~4㎝이다.

01 잎 달린 모습. 10월 19일
02 꽃. 12월 29일
03 꽃 핀 모습. 12월 29일
04 줄기와 가지. 10월 19일
05 밑동. 10월 19일

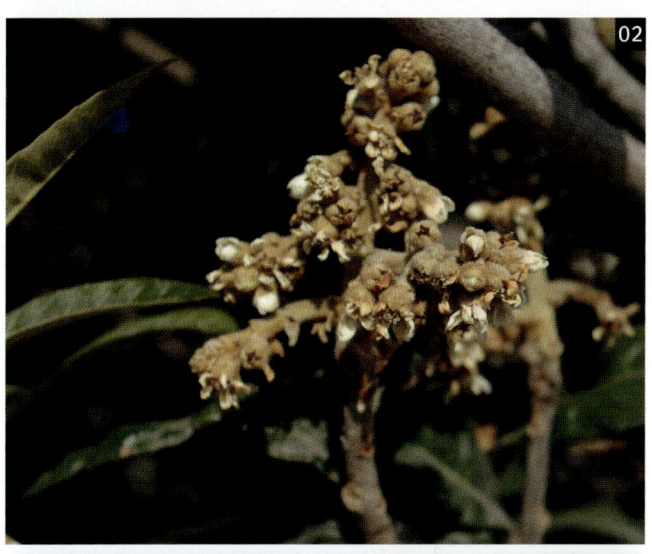

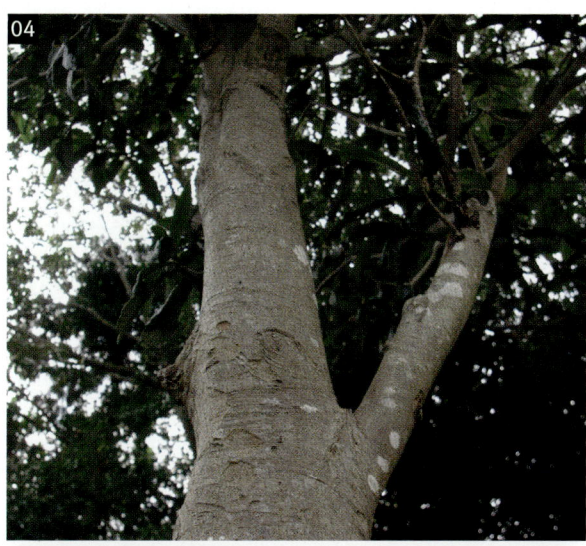

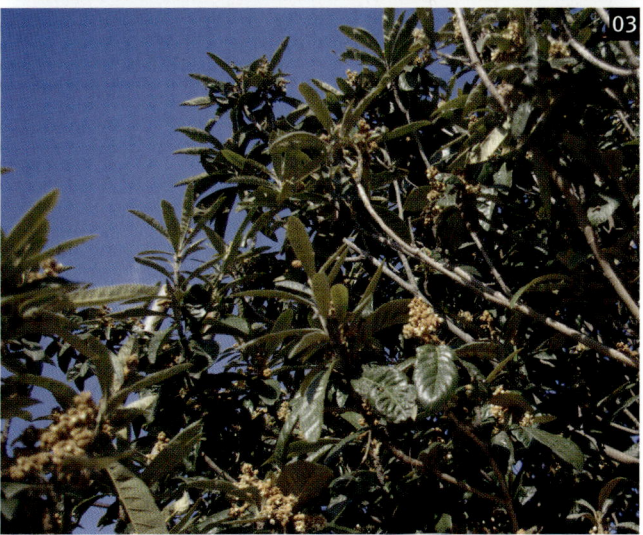

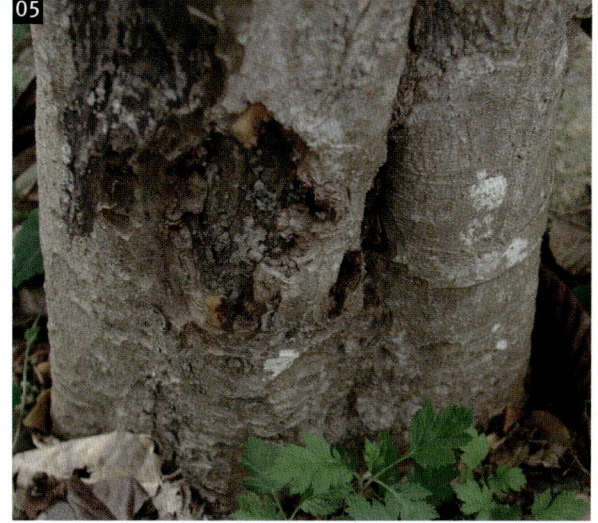

201 인동덩굴

Lonicera japonica Thunb.
인동과 반늘푸른 덩굴나무

생약명
금은화(金銀花)

작용 장부·경맥
위장(土), 폐(金)

효능
열병, 열감기
두통, 이하선염
장염, 전염성간염

성분
사포닌(면역력강화)
플라보노이드(노화방지)
타닌(수렴작용)
알칼로이드(소염진통)
루테올린(염증제거)
이노시톨(간지방제거)

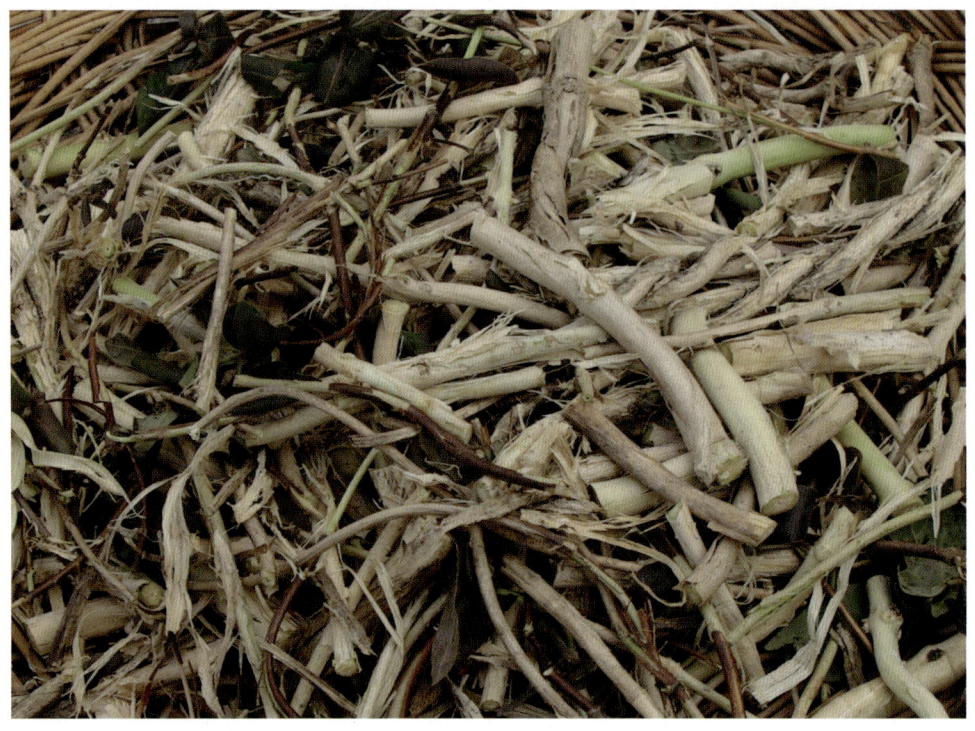

▶ 채취한 인동덩굴 줄기.
1월 18일

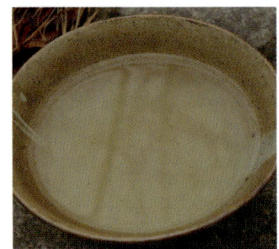

인동덩굴 식초.

식초 발효와 먹는 방법

누룩과 엿기름으로 발효시키기

채취 잔가지(수시로)

배합비율 **기본발효용 |** 잔가지 달인 물 300 : 쌀이나 현미 100 : 누룩 10 : 엿기름가루 5
　　　　　　　초앉히기용 | 원액 100 : (필요시) 씨식초 10

핵심요령 ❶ 엿기름 윗물을 써도 좋다. ❷ 누룩은 거칠게 부숴서 쓴다. ❸ 잔가지는 껍질째 달인다. ❹ 원액이 독하면 발효 기간을 늘린다.

발효와 먹는 방법 ▶ 쌀이나 현미로 지은 술밥을 식혀 누룩과 엿기름가루를 섞고, 잔가지 달인 물을 식혀 부은 다음 항아리에 넣어 10일간 발효시킨다. ▶ 원액을 걸러 항아리에 앉히고, 씨식초는 이때 넣어서 40~50일 숙성시킨 뒤 찌꺼기를 거른다. ▶ 물에 5~10배 희석하여 식후에 마신다. ▶ 자세한 발효 원리와 방법, 먹는 방법은 p.41를 참조한다.

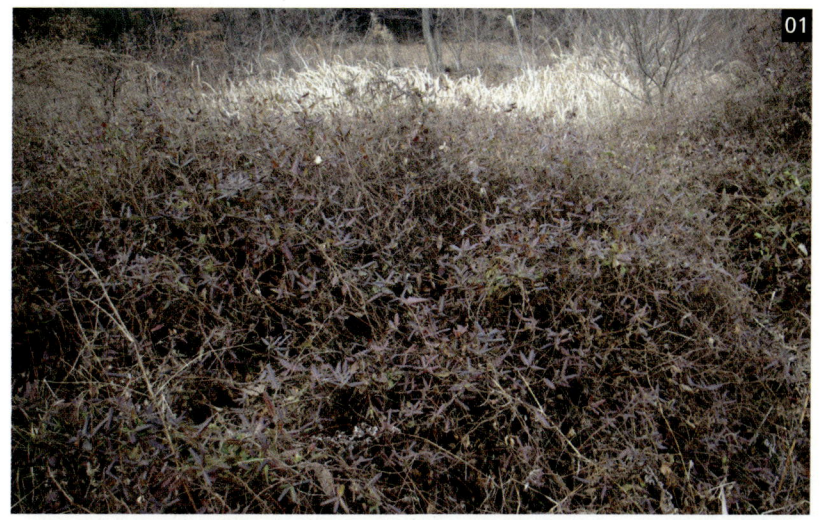

서식지 산기슭의 양지나 반그늘
줄기 길이 3~5m. 이웃식물을 오른쪽으로 감아 올라가거나, 바위 위를 기며 자란다. 줄기껍질은 붉은갈색이다. **잎** 길이 3~8㎝. 마주 나고 긴 타원형이며, 끝이 갸름하거나 뾰족하다. 어릴 때는 앞뒷면에 잔털이 있다가 뒷면에만 조금 남고, 잎자루에도 잔털이 있다. 겨울에도 푸르다. **꽃** 6~7월에 흰색으로 피고, 하루가 지나면 노란색이 된다. 잎겨드랑이에 작은 꽃이 2송이씩 달리며, 꽃부리가 입술모양으로 갈라진다. **열매** 9~10월에 검은색으로 여물며, 둥글고 지름 7~8㎜이다. **주의** 많이 먹으면 간에 무리가 갈 수 있으므로 소량 복용한다.

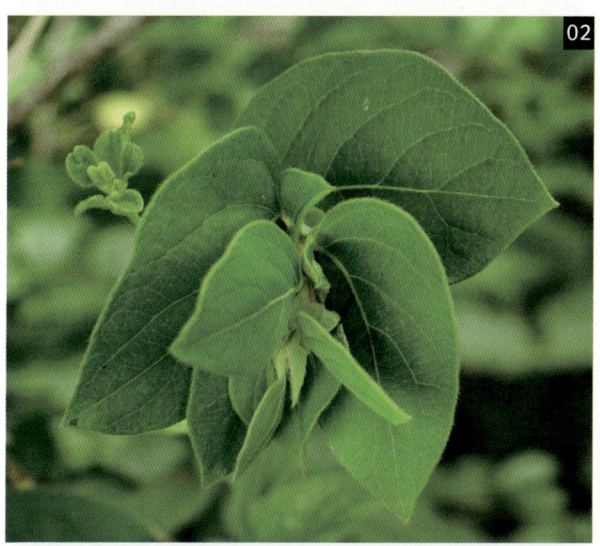

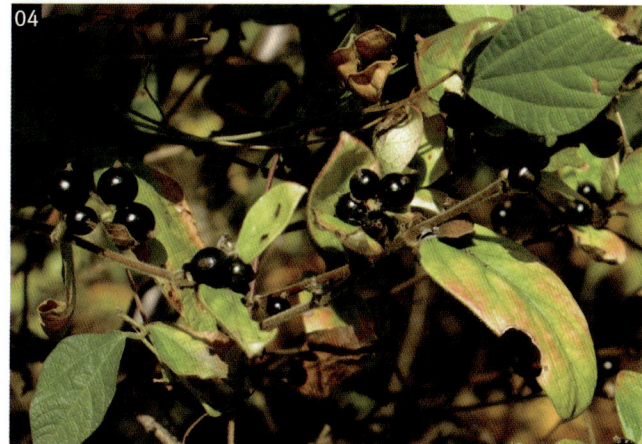

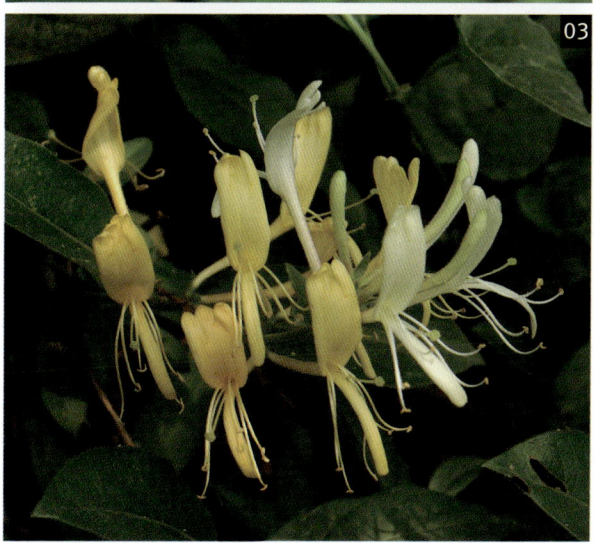

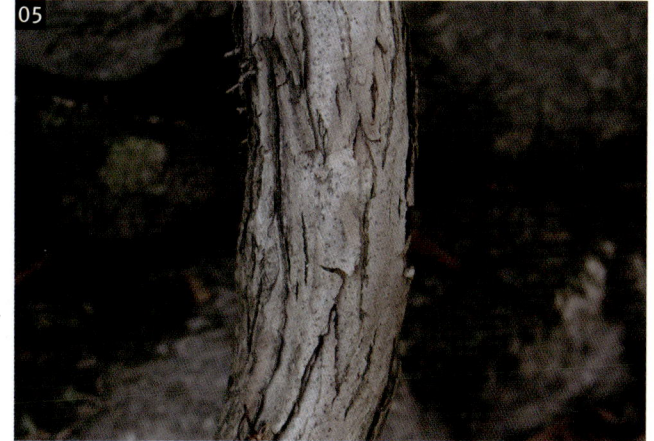

01 겨울 모습. 12월 25일
02 봄에 올라온 어린잎. 5월 20일
03 꽃. 5월 23일
04 열매. 11월 13일
05 줄기. 1월 7일

잔대 종류 위장·폐에 작용

잔대

유사 약재
넓은잔대
층층잔대

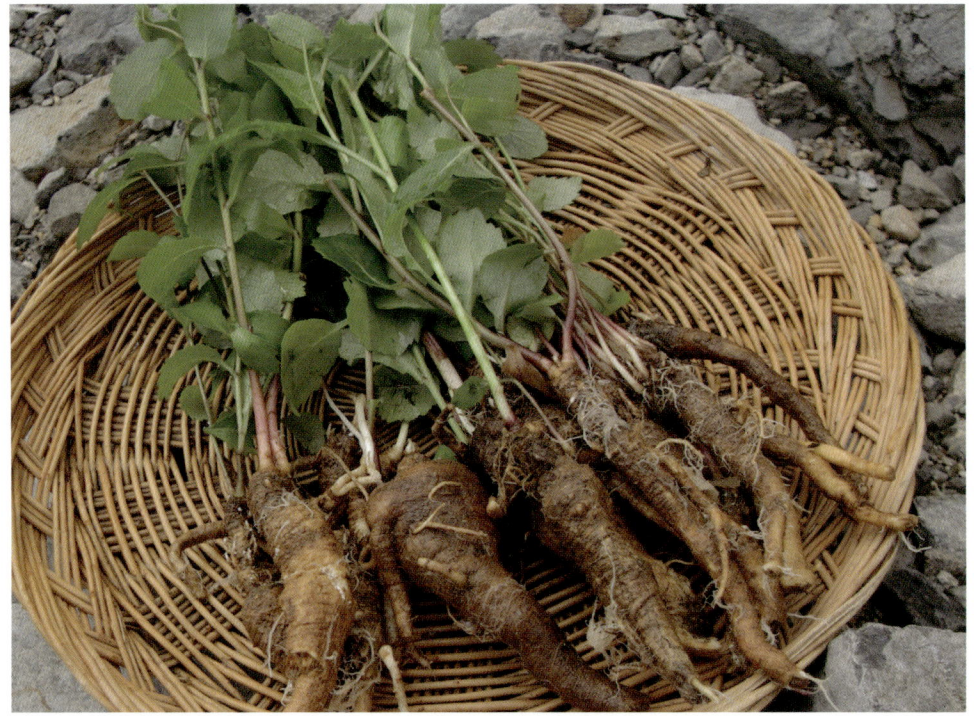

▶ 뿌리째 채취한 잔대. 4월 25일

식초 발효와 먹는 방법

생막걸리로 발효시키기

채취 뿌리째 캔 전초(봄~가을), 뿌리(가을~봄)

배합비율 **기본발효용** | 잔대 종류(전초나 뿌리) 100 : 생막걸리(멸균되지 않은 것) 100 : 조청 또는 엿기름가루 5

초앉히기용 | 원액 100 : (필요시) 씨식초 10

핵심요령 ❶ 잎·줄기·뿌리는 적당히 썰어 넣는다. ❷ 뿌리는 껍질째 담근다. ❸ 쓴맛이 덜하게 조청량을 조금 늘려도 된다. ❹ 1종류씩 담근다.

발효와 먹는 방법 ▶ 잎·줄기·뿌리를 항아리에 넣고 생막걸리와 조청 또는 엿기름가루를 넣어 40~50일 발효시킨다. ▶ 원액을 걸러 항아리에 앉히고, 씨식초는 이때 넣어서 3~6개월 발효시킨 뒤 찌꺼기를 거른다. ▶ 물에 5~10배 희석하여 식후에 마신다. ▶ 자세한 발효 원리와 방법, 먹는 방법은 p.43를 참조한다.

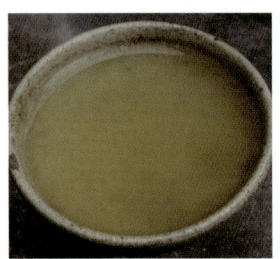

잔대 전초 식초.

202 잔대

Adenophora triphylla var. *japonica* (Regel) H. Hara
초롱꽃과 여러해살이풀

생약명	사삼(沙參)
작용 장부·경맥	위장(土), 폐(金)
효능	천식, 폐렴, 기침가래, 고혈압, 비염
성분	트리테르페노이드 사포닌(종양억제), 셀레늄(종양억제), 단백질(근육강화), 비타민E(항산화물질생성)

서식지 산속 양지. 농가에서 재배하기도 한다.
뿌리 굵게 자라고 살이 많다. 껍질을 벗기면 하얀 유액이 나온다. **줄기** 40~120㎝ 정도 자라고, 잔털이 있다. **잎** 뿌리잎은 뭉쳐서 나고, 둥근 심장모양이며 톱니가 있다. 줄기잎은 마주 나거나 어긋나거나 빙 둘러 나고, 둥근 타원형 또는 둥근 심장모양 또는 넓은 줄모양이며 톱니가 있다. **꽃** 7~8월에 연보라색으로 피며, 줄기 끝에 작은 꽃들이 엉성하게 원뿔모양으로 모여 달린다. 길이 4~5㎝이며, 꽃부리가 5갈래로 갈라진다. **열매** 10월에 여문다.

01 봄에 올라온 새순. 3월 30일
02 줄기와 잎. 6월 21일

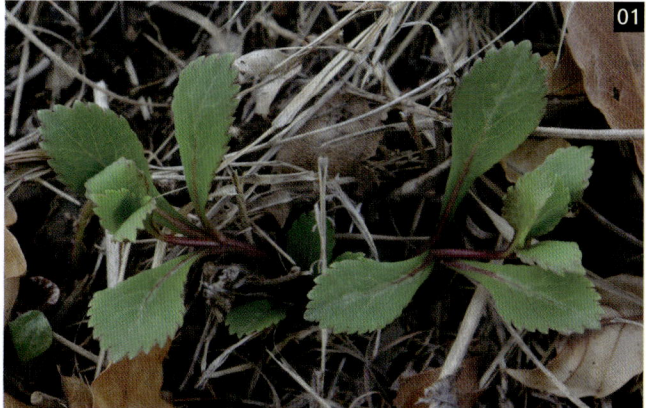

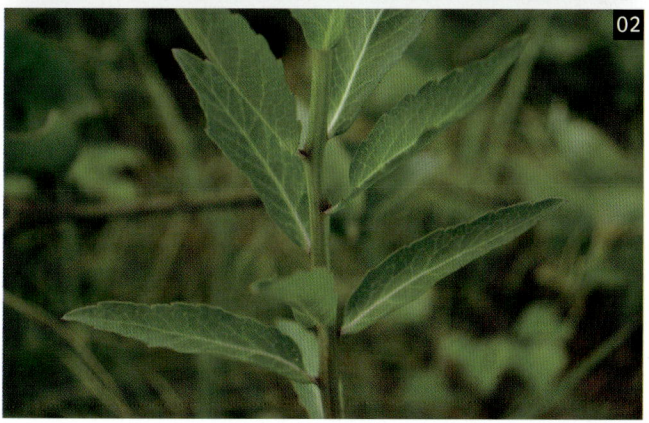

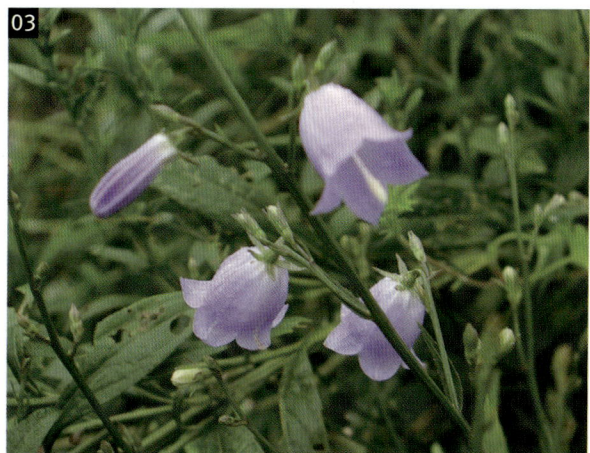

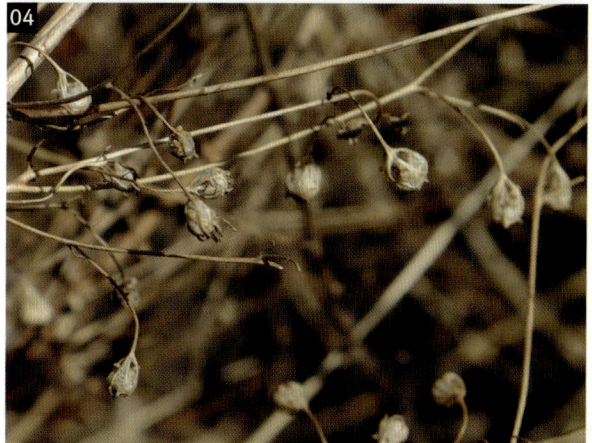

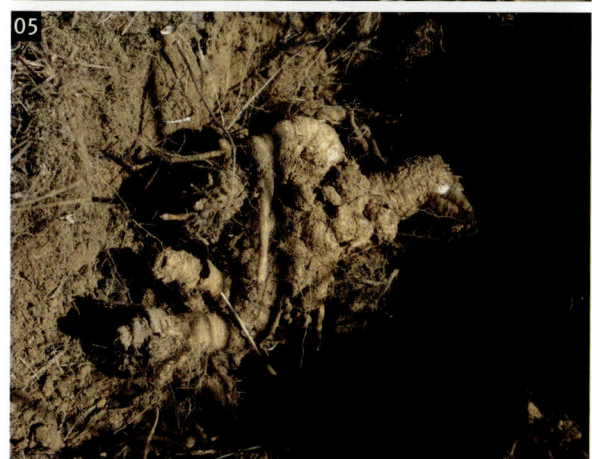

03 꽃 핀 모습. 8월 24일
04 겨울에 남아 있는 열매. 1월 22일
05 겨울에 뿌리 채취하는 모습. 1월 22일

203 넓은잔대

Adenophora divaricata Franch. & Sav.
초롱꽃과 여러해살이풀

생약명 전지사삼(展枝沙蔘)
작용 장부·경맥 위장(土), 폐(金)
효능 결핵, 기침가래, 입마름
성분 베타시토스테롤(혈전개선)

서식지 산과 들

뿌리 굵고 길게 자란다. **줄기** 60~100㎝ 정도 자란다. **잎** 3~4장이 빙 둘러 나거나 마주 나거나 어긋난다. 넓거나 좁은 달걀모양이고 톱니가 있으며, 잎자루는 거의 없다. **꽃** 8~9월에 하늘색으로 피고, 길이 1.5~2㎝이며. 꽃받침조각이 넓은 피침형이다. **열매** 10월에 여문다.

01 줄기 자란 모습. 8월 5일
02 줄기와 잎. 8월 5일
03 꽃 핀 모습. 8월 5일
04 뿌리째 채취한 넓은잔대. 8월 5일

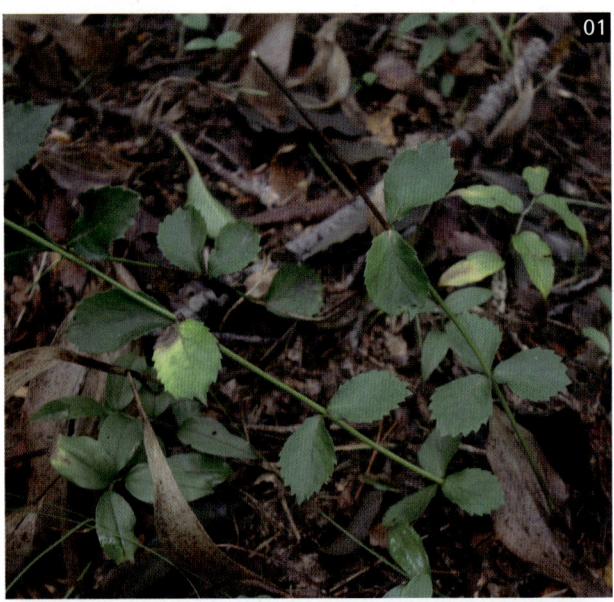

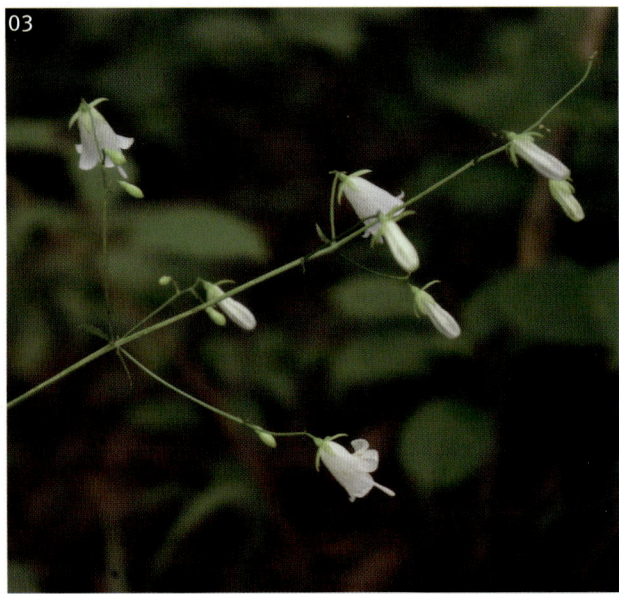

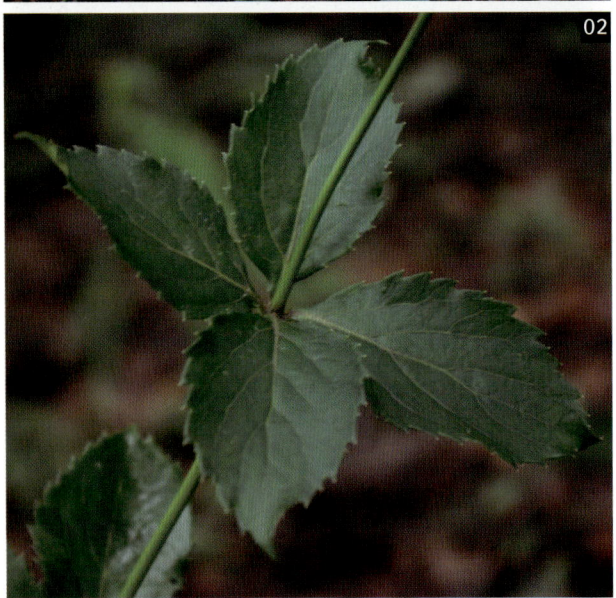

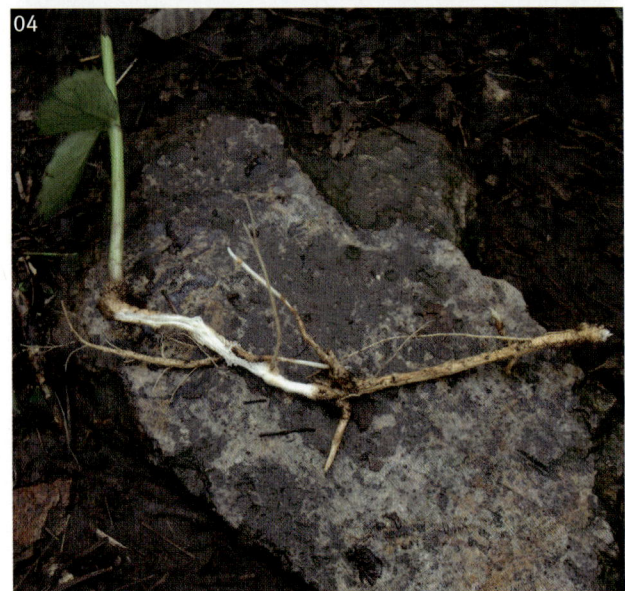

204 층층잔대

Adenophora verticillata Fisch.
초롱꽃과 여러해살이풀

생약명 남사삼(南沙參)
작용 장부·경맥 위장(土), 폐(金)
효능 천식, 폐결핵, 인후염, 후두염, 마른기침
성분 베타시토스테롤(혈전개선)

서식지 산과 들의 양지
뿌리 굵고 길게 자란다. **줄기** 40~120cm 정도 자란다. **잎** 3~5장이 빙 둘러 나며, 긴 타원형 또는 피침형이고 톱니가 있다. **꽃** 7~9월에 푸른연보라색으로 피며, 작은 꽃 여러 송이가 원뿔모양으로 달리거나 빙 둘러 달린다. **열매** 11월에 여문다.

01 줄기 자란 모습. 7월 16일
02 꽃 핀 모습. 8월 12일
03 열매 달린 모습. 9월 13일
04 뿌리째 채취한 층층잔대. 4월 12일

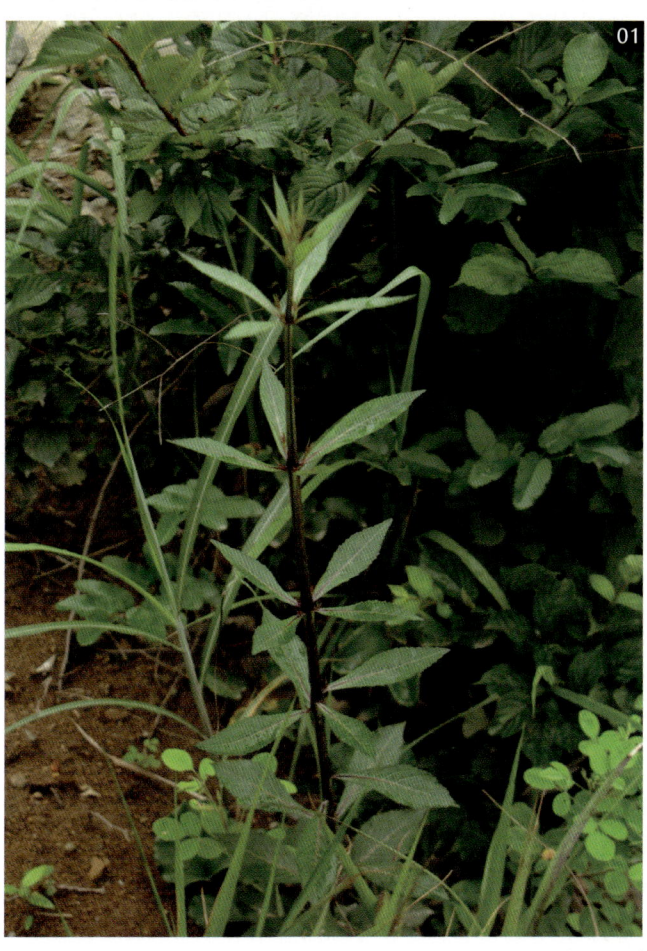
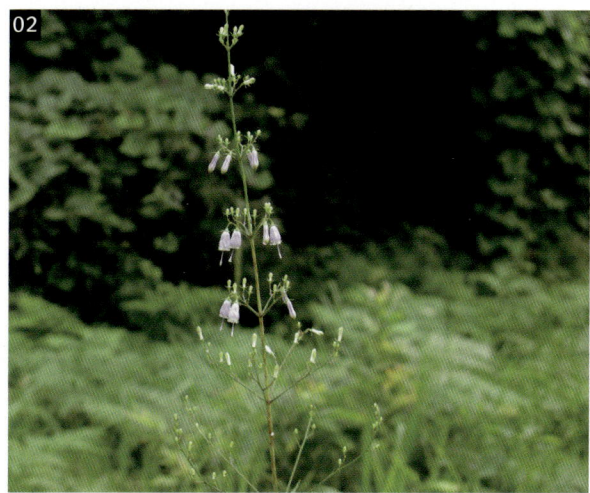
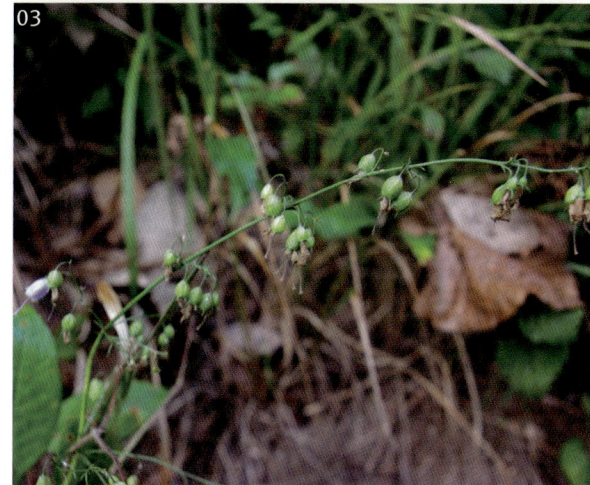
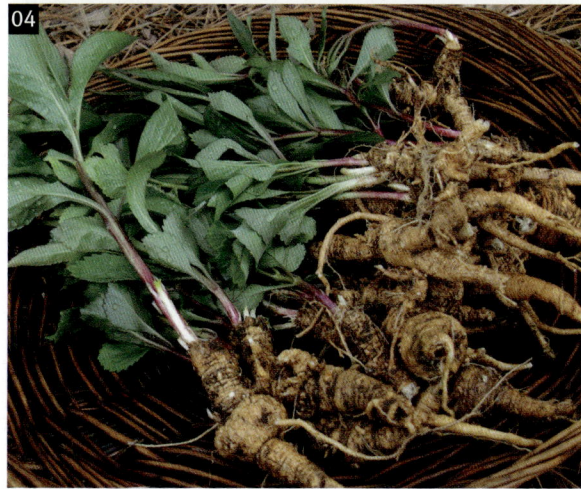

205 털전호

Anthriscus sylvestris var. *hirtifructus* (Ohwi) H. Hara
산형과 여러해살이풀

생약명
아삼(峨參)

작용 장부·경맥
위장(土), 폐(金)

효능
기침, 노인의 야간빈뇨
두통, 생리통
허약하여 땀 흘리는 데

성분
스티그마스테롤(종양억제)
베타시토스테롤(혈전개선)
캄페스테롤(혈전개선)
루틴(모세혈관강화)
베타미르센(세포손상억제)
노다케닌(자궁기능조절)
아피게닌(염증억제)
케르세틴(알러지예방)
알파피넨(진균억제)
D리모넨(진균억제)

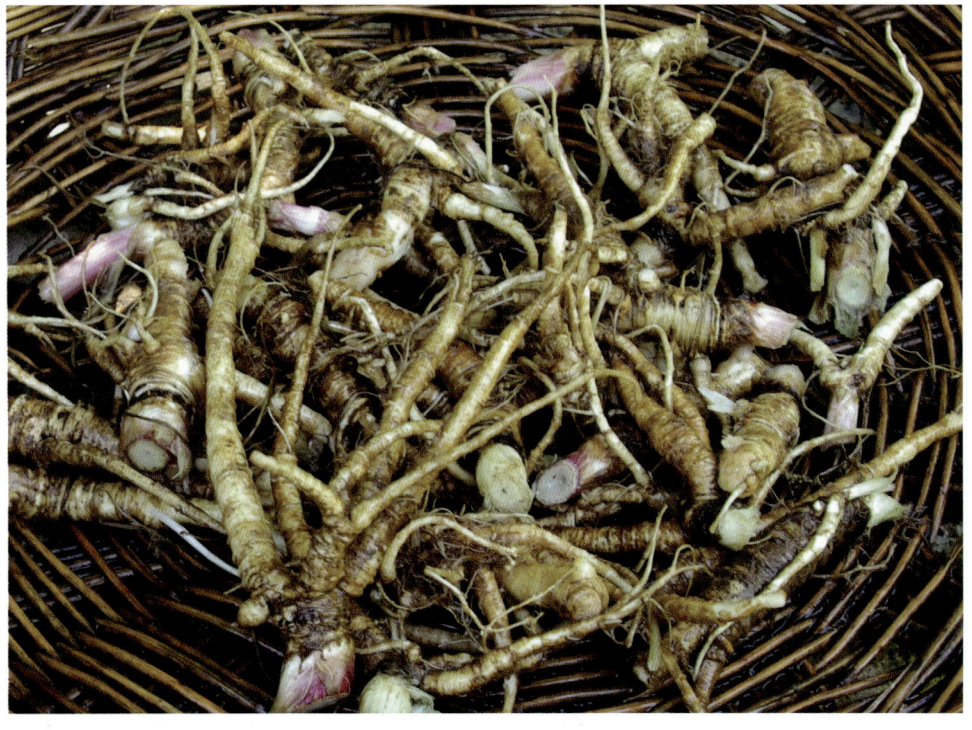

▶ 채취한 털전호 뿌리. 5월 6일

식초 발효와 먹는 방법

생막걸리로 발효시키기

채취 잎·줄기·꽃(봄~여름), 뿌리(여름~겨울)

배합비율 **기본발효용** | 잎·줄기·꽃이나 뿌리 100 : 생막걸리(멸균되지 않은 것) 100 : 조청 또는 엿기름가루 5

초앉히기용 | 원액 100 : (필요시) 씨식초 10

핵심요령 ❶ 잎·줄기·뿌리는 적당히 썰어 넣고, 꽃은 통째로 넣는다. ❷ 취향에 따라 조청량을 조금 늘려도 된다.

발효와 먹는 방법 ▶ 털전호를 항아리에 넣고 생막걸리와 조청 또는 엿기름가루를 넣어 40~50일 발효시킨다. ▶ 원액을 걸러 항아리에 앉히고, 씨식초는 이때 넣어서 3~6개월 발효시킨 뒤 찌꺼기를 거른다. ▶ 물에 5~10배 희석하여 식후에 마신다. ▶ 자세한 발효 원리와 방법, 먹는 방법은 p.43를 참조한다.

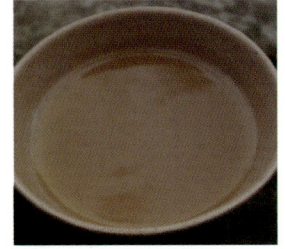

털전호 식초.

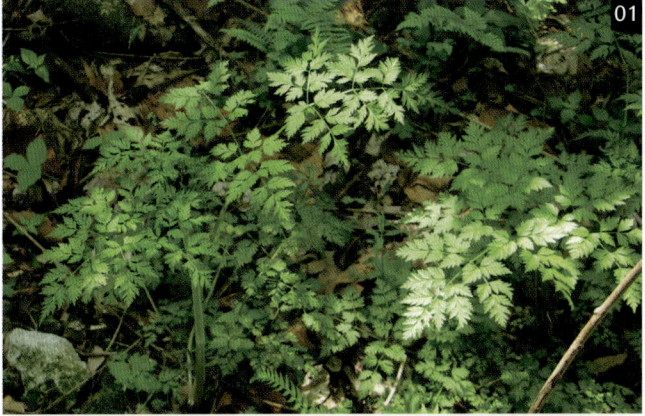

서식지 산기슭 촉촉한 곳

뿌리 굵게 뻗는다. **줄기** 1m 정도. 곧게 자라고 짧은 털이 빽빽하며, 속은 비어 있다. **잎** 어긋난 잎줄기가 2~3회 갈라져서 3장씩 달린다. 가장자리가 깊고 잘게 갈라져서 깃털처럼 되며, 톱니가 있다. 뿌리잎은 길이 20~30㎝이고 잎자루가 길며, 줄기잎은 작고 잎줄기가 잎집처럼 된다. 뒷면은 잎맥에 억센 털이 드문드문 있다. **꽃** 5~6월에 흰색으로 피며, 가지 끝에 작은 꽃들이 겹우산모양으로 모여 달린다. 꽃잎은 5장이고, 꽃싸기잎은 5~12장이다. **열매** 8월에 여물고 피침형이며, 익으면 검은녹색이 된다. 주의 바디나물의 생약명이 전호(前胡)로 혼동하기 쉬우나 서로 다른 식물이다.

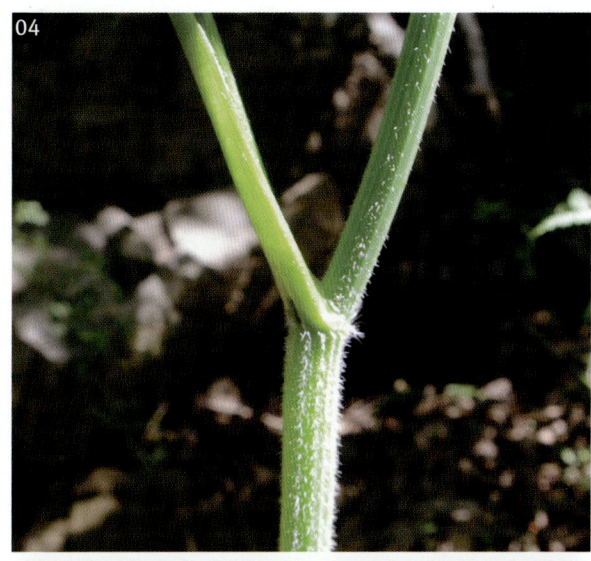

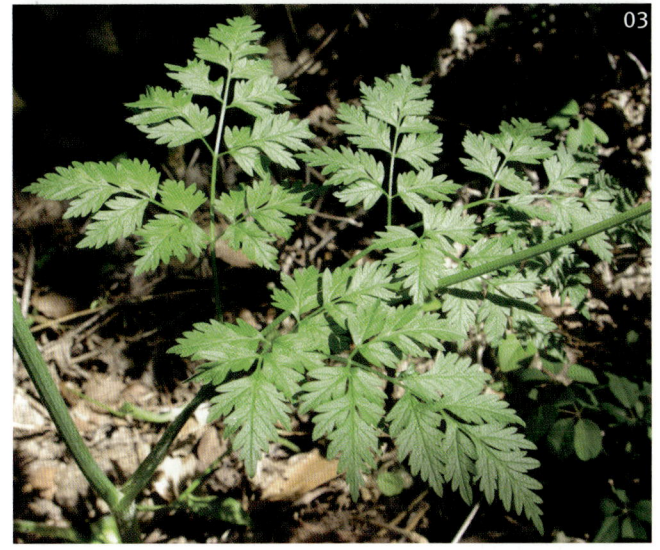

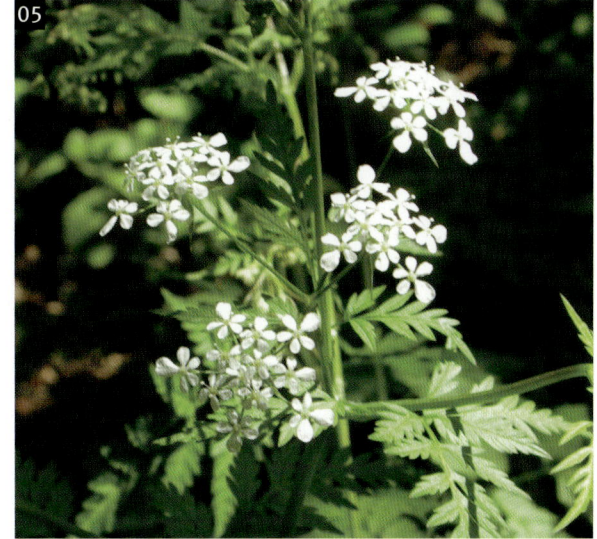

01 전체 모습. 5월 6일
02 잎이 무성한 모습. 5월 6일
03 잎 달린 모습. 5월 6일
04 줄기와 잎줄기. 5월 6일
05 꽃. 5월 6일

206 하늘타리(하늘수박)

Trichosanthes kirilowii Maxim.
박과 덩굴성 여러해살이풀

생약명
괄루(栝蔞), 과루(瓜蔞)

작용 장부·경맥
위장(土), 폐(金)

효능
폐렴, 당뇨, 발열
변비, 피부염
아토피, 생리불순

성분
트리테르페노이드 사포닌
(종양억제)
베타시토스테롤
(혈중콜레스테롤 개선)
스티그마스테롤(종양억제)
아스파라긴산(숙취해소)
단백질(근육강화)

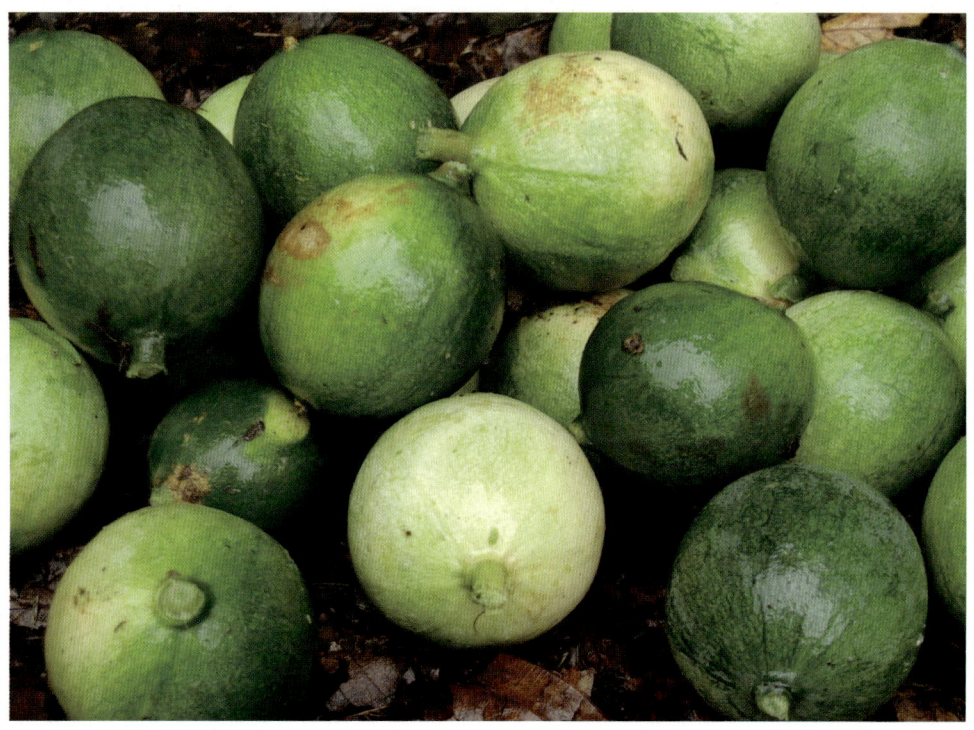

▶ 채취한 하늘타리 풋열매.
8월 15일

식초 발효와 먹는 방법

당분으로 발효시키기

채취 열매(여름~가을), 잔가지(수시로), 뿌리(늦가을~겨울)

배합비율　**기본발효용 |** 열매·잔가지 뿌리 100 : 설탕 30 : 생효모 0.1 : 설탕물(20% 농도) 적당량
　　　　　　초앉히기용 | 원액 100 : (필요시) 씨식초 또는 생막걸리 10

핵심요령 ❶ 열매는 덜 익은 것도 가능하다. ❷ 열매·뿌리는 껍질째 적당히 썰어 넣는다. ❸ 액이 많이 나오게 설탕물을 추가한다.

발효와 먹는 방법 ▶ 하늘타리를 설탕에 버무려 항아리에 넣고 생효모를 뿌린 뒤 끓인 물을 식혀서 설탕물을 만들어 붓는다. ▶ 미리 조금 남겨둔 설탕을 위에 덮고 40~50일 발효시킨다. ▶ 원액을 걸러 항아리에 앉히고, 씨식초나 생막걸리를 넣는 경우에는 이때 넣어서 3~6개월 발효시킨 뒤 찌꺼기를 거른다. ▶ 물에 5~10배 희석하여 식후에 마신다. ▶ 자세한 발효 원리와 방법, 먹는 방법은 p.44를 참조한다.

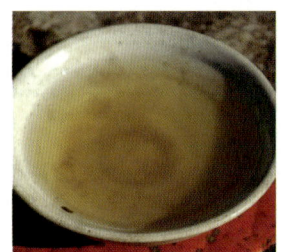

하늘타리 풋열매 식초.

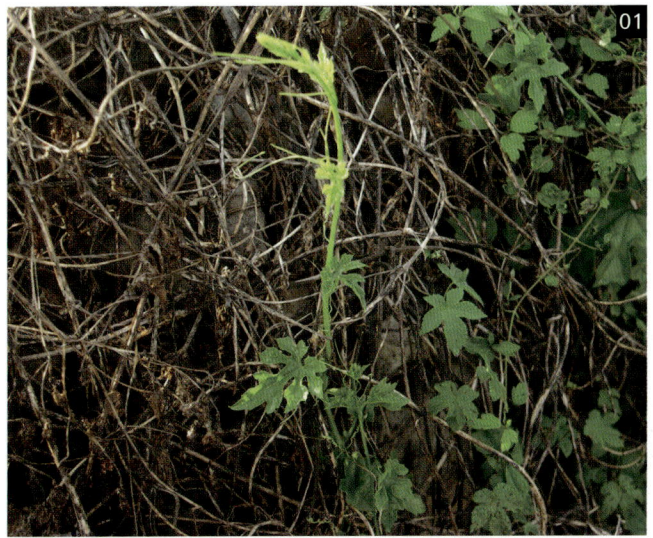

서식지 산과 들의 양지바른 곳, 밭둑, 인가 근처
뿌리 굵고 길게 뻗으며, 중간 부분이 고구마처럼 굵어진다. **줄기** 길이 2~5m. 잔털이 있으며, 덩굴손이 있어 이웃식물에 기대거나 땅 위를 기며 자란다. **잎** 어긋나고 5~7갈래로 갈라져 손바닥처럼 되며, 밑은 심장모양이다. 가장자리에는 드문드문 톱니가 있다. **꽃** 7~8월에 흰색으로 피며, 꽃부리가 5갈래로 갈라져 실처럼 된다. **열매** 8~9월에 주황색으로 여물며, 둥글고 지름 7cm 정도이다.

01 봄에 덩굴 뻗는 모습. 5월 29일
02 잎과 줄기. 6월 19일
03 꽃. 6월 19일
04 겨울에 남아 있는 열매. 1월 24일
05 겨울에 남아 있는 묵은대 밑동과 검은 얼룩. 1월 20일
06 채취한 하늘타리 뿌리. 1월 20일

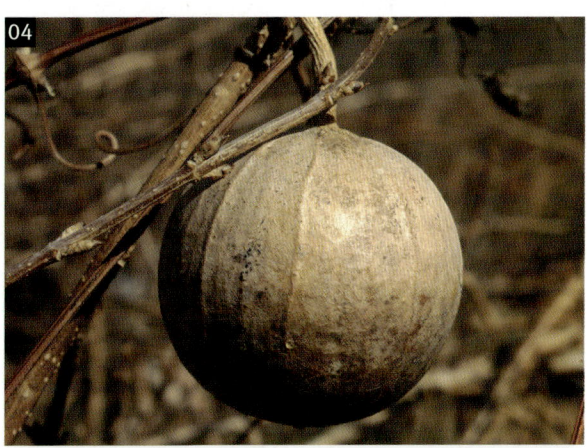

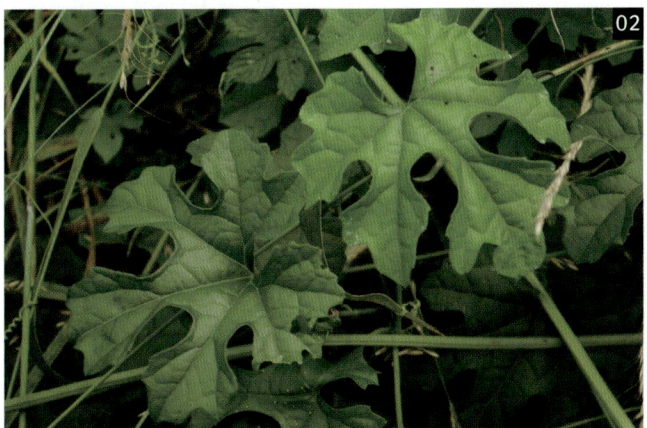

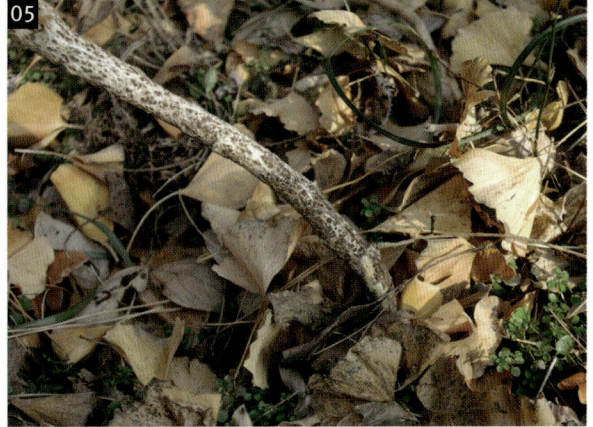

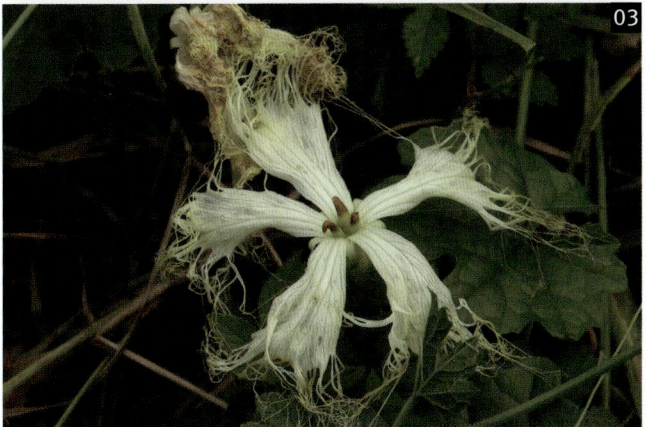

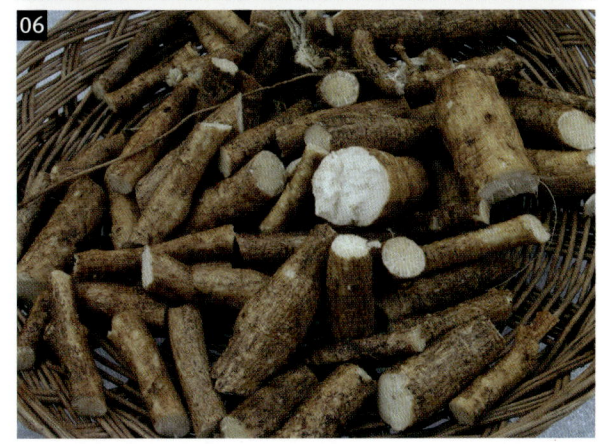

207 더덕

Codonopsis lanceolata (Siebold & Zucc.) Trautv.
초롱꽃과 덩굴성 여러해살이풀

생약명
양유(羊乳)

작용 장부·경맥
위장(土), 폐(金), 신장(水)

효능
폐결핵, 천식
만성기관지염, 고혈압
신장염, 빈혈, 원기부족

성분
사포닌(면역력강화)
니코틴산(숙취해소)
비타민B_1(에너지대사관여)
비타민B_2(빈혈개선)
칼슘(뼈강화)
인(혈중콜레스테롤 개선)
철분(빈혈개선)
단백질(근육강화)

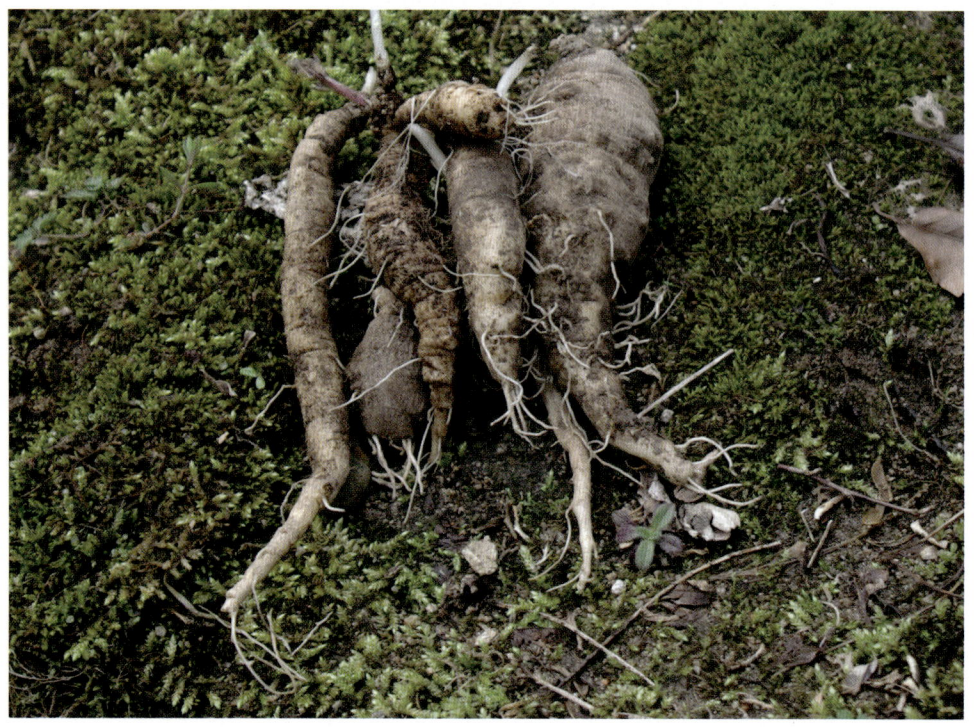

▶ 채취한 더덕 뿌리. 4월 7일

식초 발효와 먹는 방법

생막걸리로 발효시키기

채취 뿌리(가을~봄)

배합비율 **기본발효용** | 더덕 100 : 생막걸리(멸균되지 않은 것) 100 : 조청 또는 엿기름가루 5
              초앉히기용 | 원액 100 : (필요시) 씨식초 10

핵심요령 ❶ 뿌리는 껍질째 적당히 썰어 넣는다. ❷ 쓴맛이 덜하게 조청량을 조금 늘려도 된다.

발효와 먹는 방법 ▶ 더덕을 항아리에 넣고 생막걸리와 조청 또는 엿기름가루를 넣어 40~50일 발효시킨다. ▶ 원액을 걸러 항아리에 앉히고, 씨식초는 이때 넣어서 3~6개월 발효시킨 뒤 찌꺼기를 거른다. ▶ 물에 5~10배 희석하여 식후에 마신다. ▶ 자세한 발효 원리와 방법, 먹는 방법은 p.43를 참조한다.

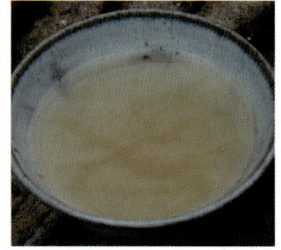

더덕 식초.

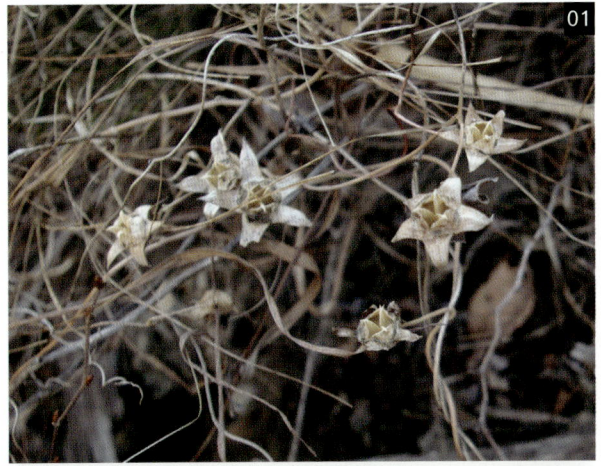

서식지 산속 반그늘

뿌리 굵게 자라고 살이 많으며, 양끝이 뾰족한 타원형이다. **줄기** 길이 2m 정도. 덩굴손이 있어 이웃 식물을 감아 올라가며, 줄기를 꺾으면 향긋한 하얀 유액이 나온다. **잎** 길이 3~10㎝. 줄기에는 어긋나고, 가지 끝에는 4장이 모여서 난다. 긴 타원형 또는 피침형이며, 털이 없다. **꽃** 8~9월에 붉은자주색으로 피고, 검은자주색 반점이 있다. 모양은 초롱모양이고 길이 2.7~3.7㎝이며, 꽃부리가 5갈래로 갈라진다. **열매** 9월에 여물고 원뿔모양이며, 꽃받침이 붙어 있다.

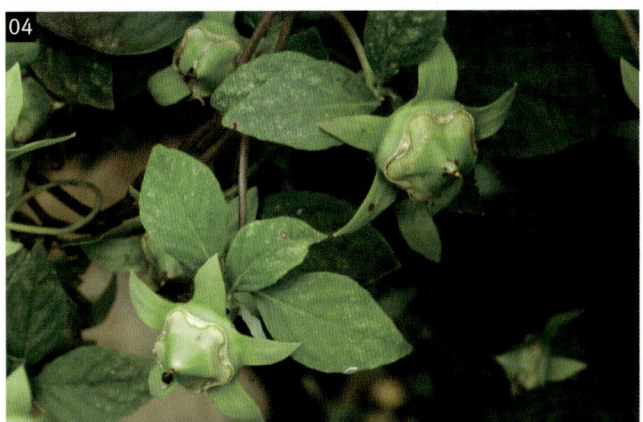

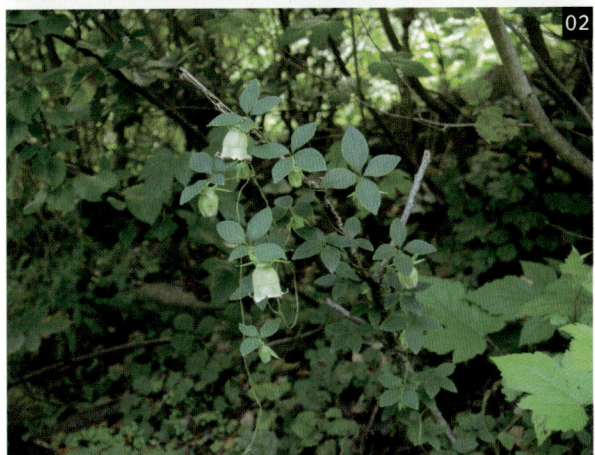

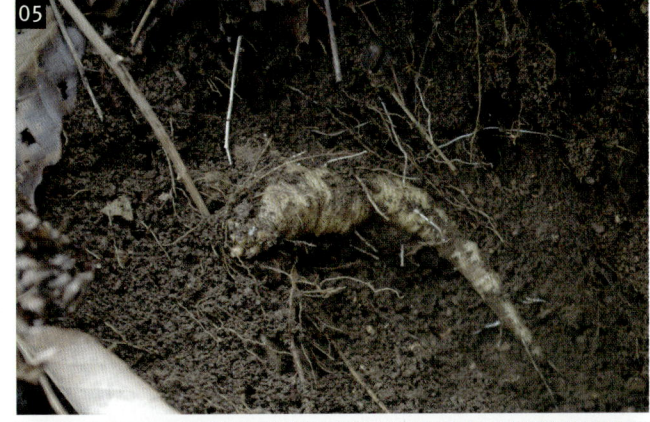

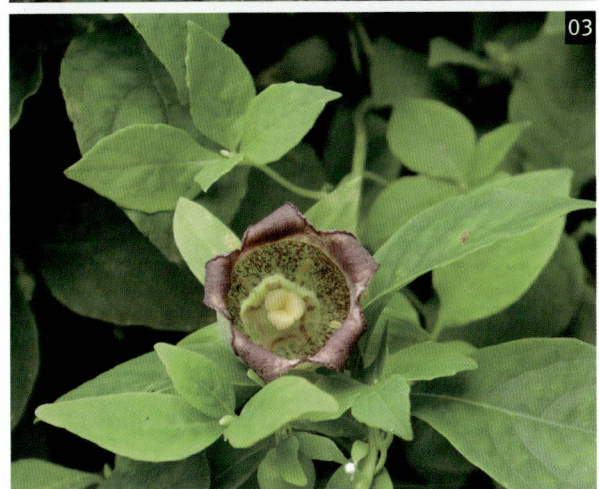

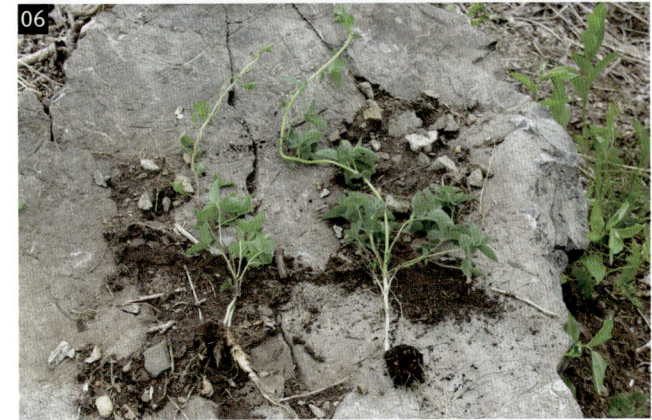

01 겨울에 남아 있는 묵은대. 1월 28일
02 덩굴에 꽃과 잎 달린 모습. 8월 30일
03 꽃과 잎. 7월 21일
04 열매. 8월 27일
05 겨울에 뿌리 채취하는 모습. 2월 19일
06 더덕(왼쪽)과 소경불알(오른쪽) 비교. 5월 11일

208 참외

Cucumis melo var. *makuwa*
박과 덩굴성 한해살이풀

생약명
첨과(甛瓜)

작용 장부·경맥
위장(土), 폐·대장(金)

효능
간염, 고혈압, 신장염
더위 먹은 데
습진, 묽은변

성분
엘라테린(위장강화)
리놀렌산(혈전개선)
올레산(동맥경화예방)
팔미트산(담즙분비촉진)
레시틴(혈액순환개선)
칼슘(뼈강화), 인(혈전개선)
철분(빈혈개선)
베타카로틴(노화방지)
단백질(근육강화)

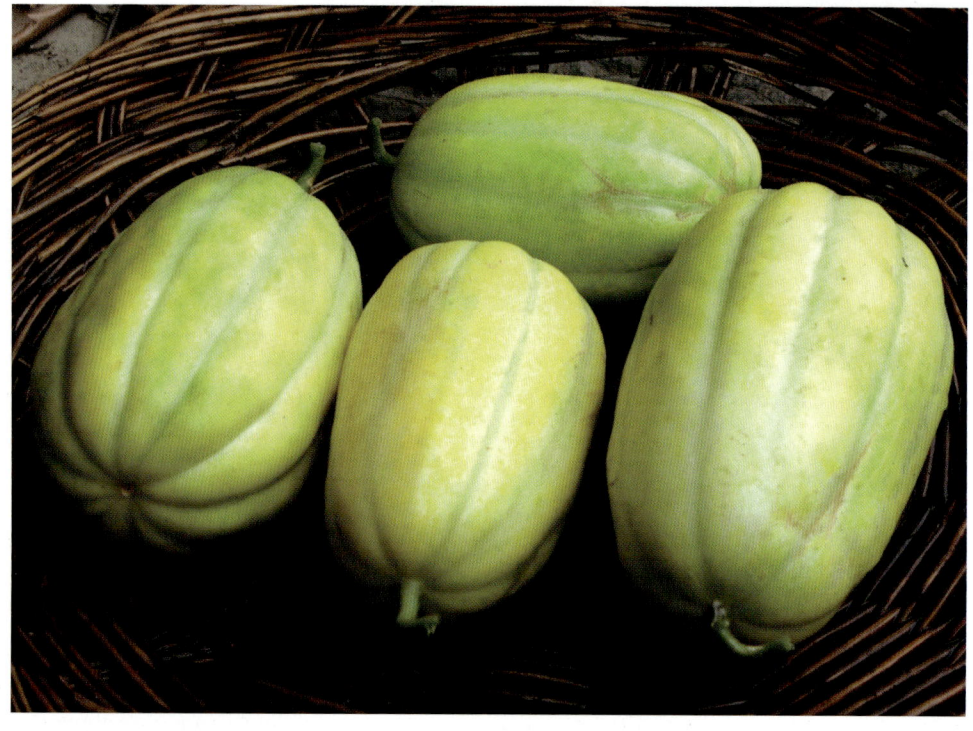

▶ 채취한 참외. 7월 2일

식초 발효와 먹는 방법

당분으로 발효시키기

채취 열매(여름)

배합비율 **기본발효용 |** 참외 100 : 설탕 20 : 생효모 0.1
  초앉히기용 | 원액 100 : (필요시) 씨식초 또는 생막걸리 10

핵심요령 ❶ 참외는 덜 익은 것도 가능하며 단단한 것이 좋다. ❷ 으깨면 원액이 탁해지므로 씨앗을 빼고 적당히 썰어 넣는다. ❸ 열매껍질에 있는 효소가 발효를 도우므로 껍질을 벗기지 않는다. ❹ 고유의 향미가 살도록 누룩 대신 효모를 쓴다. ❺ 당도가 보통보다 떨어지면 설탕량을 조금 늘린다. ❻ 맛과 향이 좋아서 요리에 넣어도 좋다.

발효와 먹는 방법 ▶ 참외를 설탕에 버무려 항아리에 넣고, 생효모를 뿌린 뒤 미리 조금 남겨둔 설탕을 위에 덮고 40~50일 발효시킨다. ▶ 원액을 걸러 항아리에 앉히고, 씨식초나 생막걸리를 넣는 경우에는 이때 넣어서 3~6개월 발효시킨 뒤 찌꺼기를 거른다. ▶ 물에 5~10배 희석하여 식후에 마신다. ▶ 자세한 발효 원리와 방법, 먹는 방법은 p.44를 참조한다.

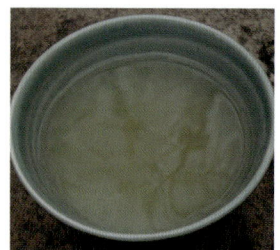

참외 식초.

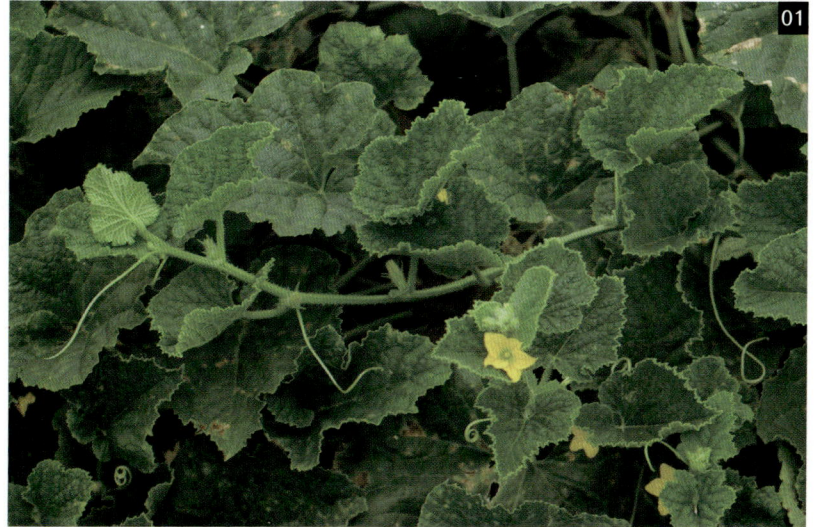
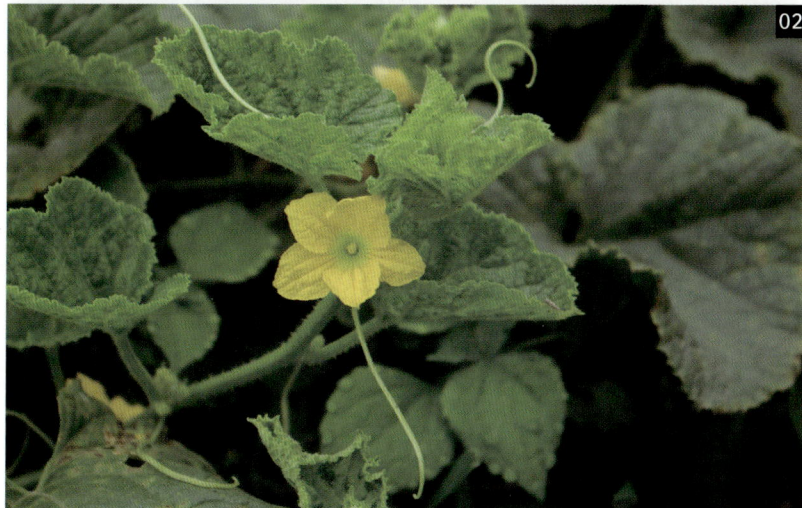
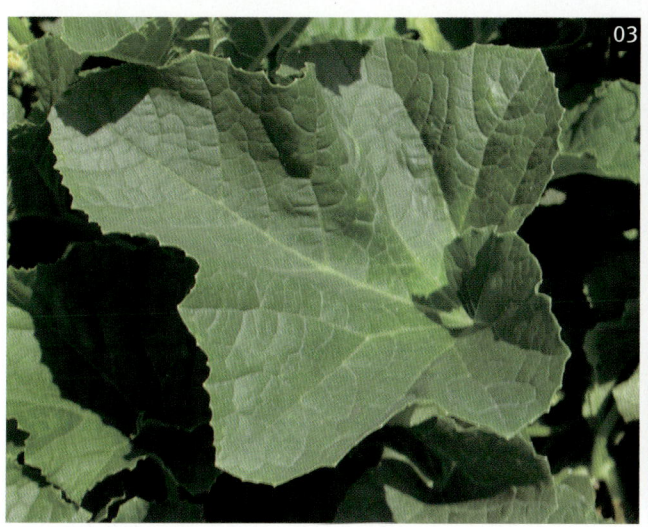
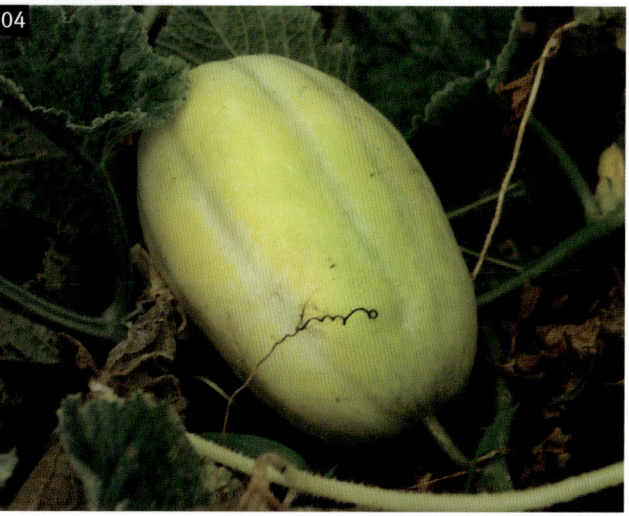

서식지 농가에서 재배(인도에서 들어옴)
줄기 길이 2m 정도. 덩굴손으로 다른 물체를 감거나 땅 위를 기며 자란다. 세로로 홈이 있으며, 굽은 잔털이 있다. **잎** 어긋나고 3~5갈래로 손바닥처럼 갈라지며, 밑부분이 심장모양이다. 가장자리에 불규칙한 톱니가 있고, 뒷면에는 거친 잔털이 있으며, 잎자루가 길다. **꽃** 6~7월에 노란색으로 피며, 잎겨드랑이에 달린다. 꽃부리가 5갈래이다. **열매** 7~8월에 노란색으로 여물고 타원형이며, 세로로 홈이 있고 길이 7~16cm이다.

01 덩굴 뻗는 모습. 6월 21일
02 꽃과 덩굴손. 7월 2일
03 잎. 7월 2일
04 열매 익는 모습. 7월 2일

폐(허파)는 호흡을 통해 산소를 들이마시고 이산화탄소를 배출하는 역할을 하며, 관련 질병으로 폐렴, 폐농양, 폐결핵, 천식 등이 있다. 대장은 섭취한 음식물을 필요한 영양소로 바꾸고 흡수하는 역할을 하며, 관련 질병으로 과민성대장증후군, 궤양성대장염, 대장게실증, 대장암 등이 있다.

폐
대장에
작용하는 **약초**

209 왕벚나무

Prunus yedoensis Matsum
장미과 잎지는 큰키나무

생약명
야앵화(野櫻花)

작용 장부·경맥
폐(金)

효능
천식, 기침, 통풍
습진, 소양증

성분
사쿠라닌(기침억제)
아미그달린(폐기능강화)
케르세틴(알러지예방)
비타민A(시력유지)
비타민E(항산화물질생성)
자당(혈당조절)
과당(피로회복)
포도당(에너지공급)
시트르산(에너지보충)
말산(피로회복)

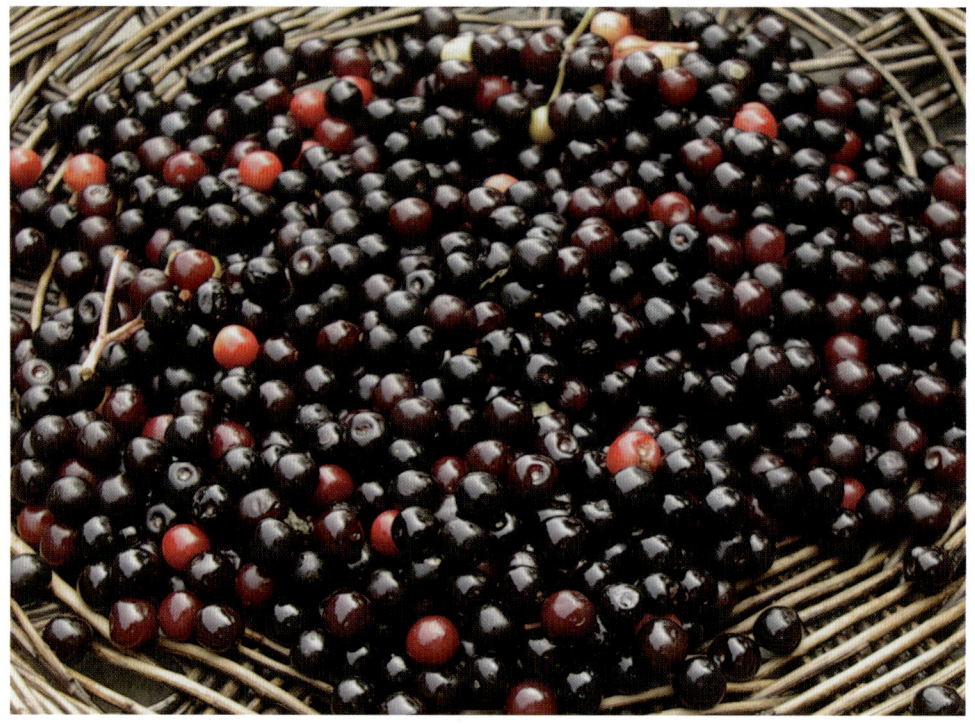

▶ 채취한 왕버찌. 5월 28일

식초 발효와 먹는 방법

당분으로 발효시키기

채취 열매(여름)

배합비율　**기본발효용** | 왕버찌 100 : 설탕 20 : 생효모 0.1 : 설탕물(20% 농도) 적당량

　　　　　　초앉히기용 | 원액 100 : (필요시) 씨식초 또는 생막걸리 10

핵심요령 ❶ 도롯가에 나는 것은 오염되어 있으므로 사용하지 않는다. ❷ 왕버찌는 꼭지를 떼고 통째로 넣는다. ❸ 고유의 향미가 살도록 누룩 대신 효모를 쓴다. ❹ 당도가 보통보다 떨어지면 설탕량을 조금 늘린다. ❺ 액을 많이 나오게 하려면 설탕물을 추가한다. ❻ 맛과 향이 좋아서 요리에 넣어도 좋다.

발효와 먹는 방법 ▶ 왕버찌를 설탕에 버무려 항아리에 넣고, 생효모를 뿌린 뒤 끓인 물을 식혀서 설탕물을 만들어 붓는다. ▶ 미리 조금 남겨둔 설탕을 위에 덮고 40~50일 발효시킨다. ▶ 원액을 걸러 항아리에 앉히고, 씨식초나 생막걸리를 넣는 경우에는 이때 넣어서 3~6개월 발효시킨 뒤 찌꺼기를 거른다. ▶ 물에 5~10배 희석하여 식후에 마신다. ▶ 자세한 발효 원리와 방법, 먹는 방법은 p.44를 참조한다.

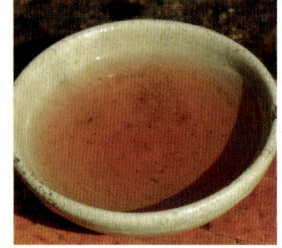

왕버찌 식초.

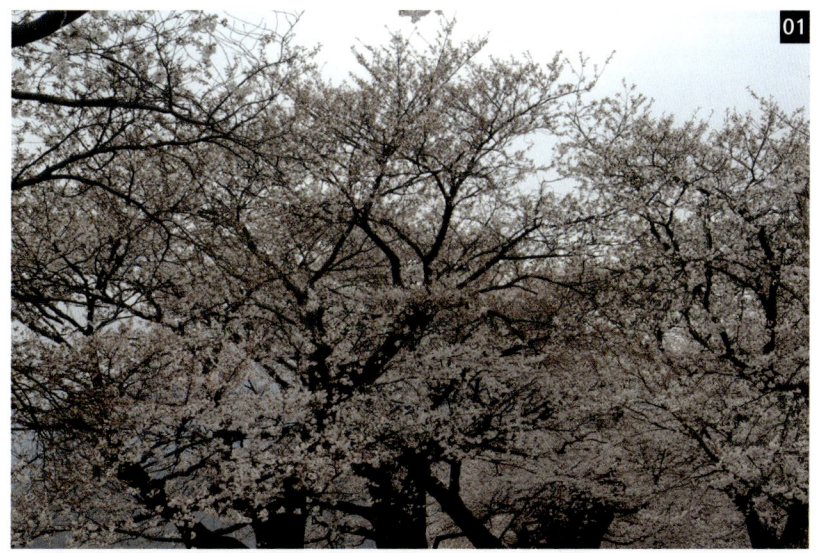

서식지 야산과 들판, 마을 근처의 양지
줄기 15m 정도. 줄기껍질은 어두운 회갈색이고, 껍질눈이 있다. **잎** 길이 6~12㎝. 달걀모양이고 끝이 뾰족하며, 가장자리에 날카로운 겹톱니가 있다. 잎자루 아래쪽에는 꿀샘이 2개 있다. **꽃** 4월에 흰색 또는 홍색으로 피고, 잎보다 먼저 나온다. 꽃잎은 5장이며, 암술대에 털이 있다. **열매** 6~7월에 여물고, 붉은색에서 검은색이 된다. 모양은 둥글고 지름 7~8㎜이다.

01 꽃 핀 모습. 3월 30일
02 꽃. 3월 31일
03 잎과 열매. 5월 28일
04 고목 밑동. 1월 3일
05 줄기와 가지. 1월 3일

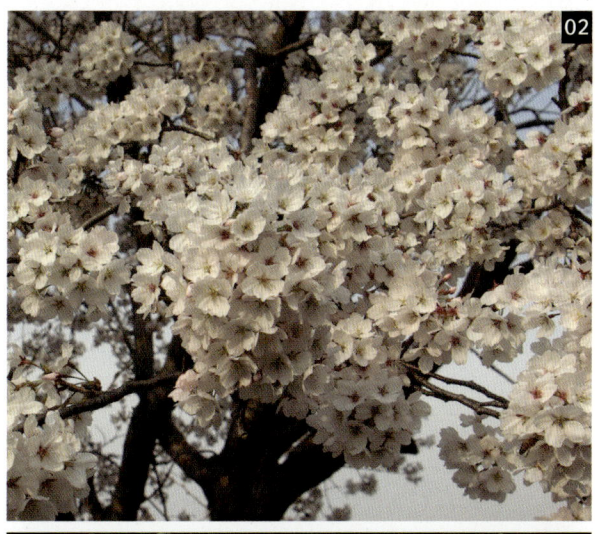

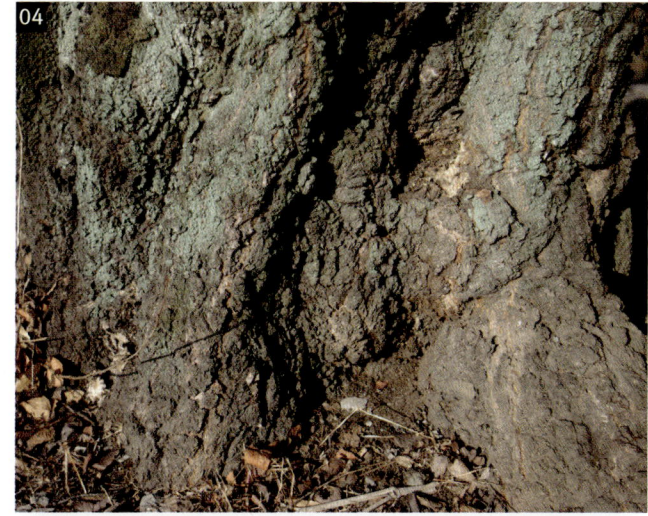

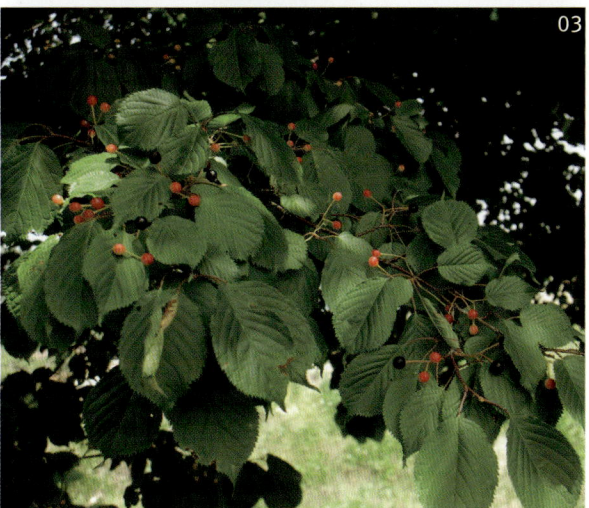

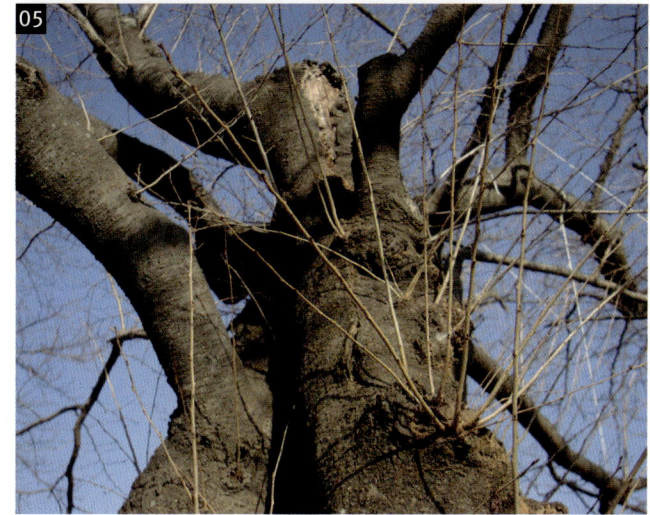

바디 종류 **폐에 작용**

바디나물

유사 약재
섬바디(돼지풀)

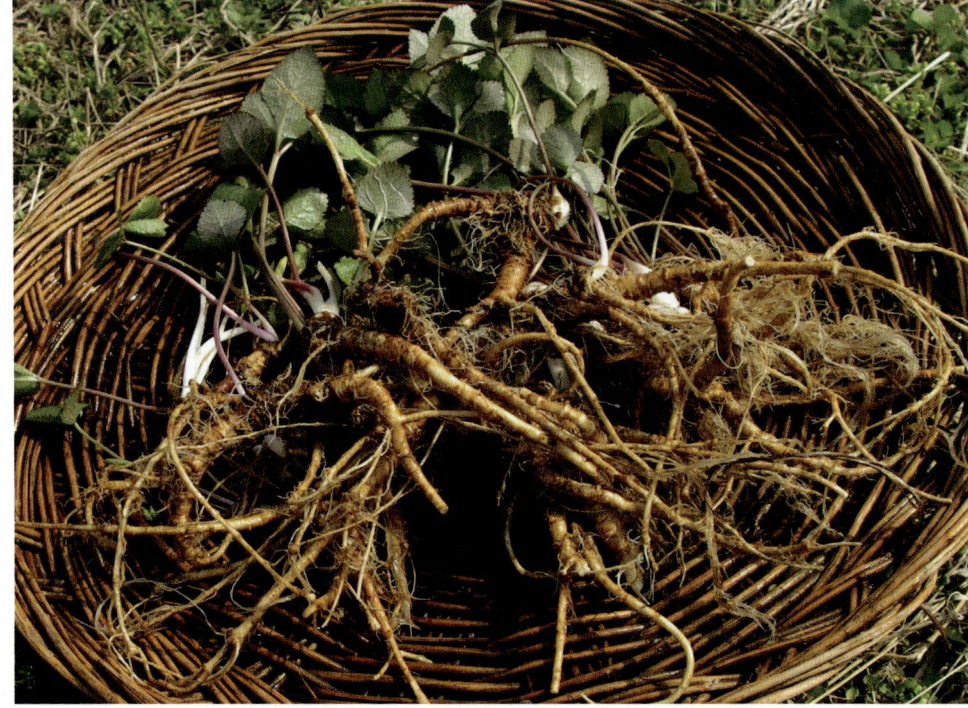

▶ 뿌리째 채취한 바디나물.
4월 1일

식초 발효와 먹는 방법

생막걸리로 발효시키기

채취 뿌리째 캔 전초(봄~여름), 뿌리(늦가을~겨울)

배합비율 **기본발효용** | 바디 종류(전초나 뿌리) 100 : 생막걸리(멸균되지 않은 것) 100 : 조청 또는 엿기름가루 5

초앉히기용 | 원액 100 : (필요시) 씨식초 10

핵심요령 ❶ 잎·줄기·뿌리는 적당히 썰어 넣는다. ❷ 뿌리는 껍질째 담근다. ❸ 쓴맛이 덜하게 조청량을 조금 늘려도 된다. ❹ 1종류씩 담근다.

발효와 먹는 방법 ▶ 잎·줄기·뿌리를 항아리에 넣고 생막걸리와 조청 또는 엿기름가루를 넣어 40~50일 발효시킨다. ▶ 원액을 걸러 항아리에 앉히고, 씨식초는 이때 넣어서 3~6개월 발효시킨 뒤 찌꺼기를 거른다. ▶ 물에 5~10배 희석하여 식후에 마신다. ▶ 자세한 발효 원리와 방법, 먹는 방법은 p.43를 참조한다.

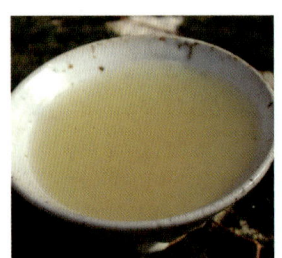

바디나물 뿌리 식초.

210 바디나물

Angelica decursiva (Miq.) Franch. & Sav.
산형과 여러해살이풀

- **생약명** 전호(前胡)
- **작용 장부·경맥** 폐(金)
- **효능** 천식, 기관지염, 기침가래, 두통
- **성분** 사포닌(면역력강화), 쿠마린(혈전개선), 움벨리페론(소염작용)

서식지 산과 들판, 구릉지의 습지

뿌리 굵게 뻗는다. **줄기** 80~150cm 정도 자라고 세로로 홈이 있다. **잎** 어긋난 잎줄기에 3~5장씩 난다. 작은잎은 삼각형 같은 달걀모양이며, 날카로운 톱니가 있다. 줄기잎은 3~5갈래로 갈라져 깃털모양이 되고, 잎자루 아래쪽이 잎집이 되어 줄기를 감싼다. **꽃** 8~9월에 짙은 자주색으로 피며, 긴 꽃줄기에 작은 꽃들이 겹우산모양으로 모여서 달린다. 꽃싸기잎이 1~2장 있다. **열매** 10월에 여물고 납작한 타원형이며, 가장자리 양쪽에 날개가 있다. 씨앗 길이는 5mm 정도이다.

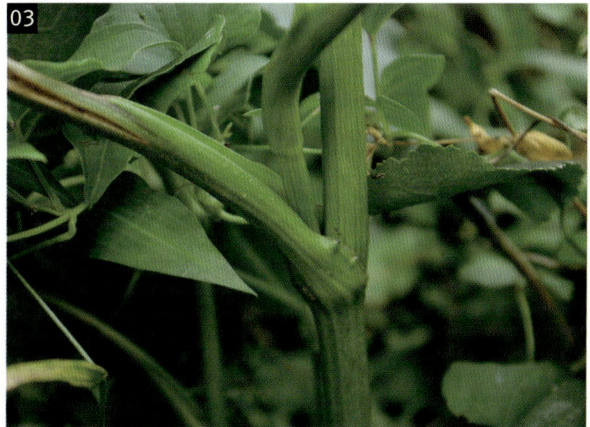

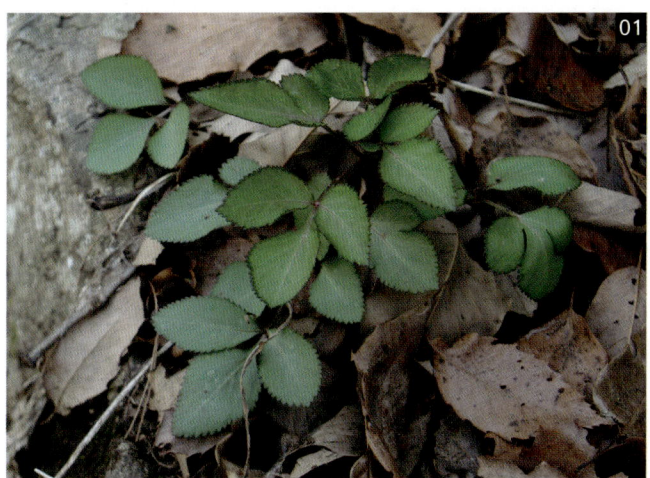

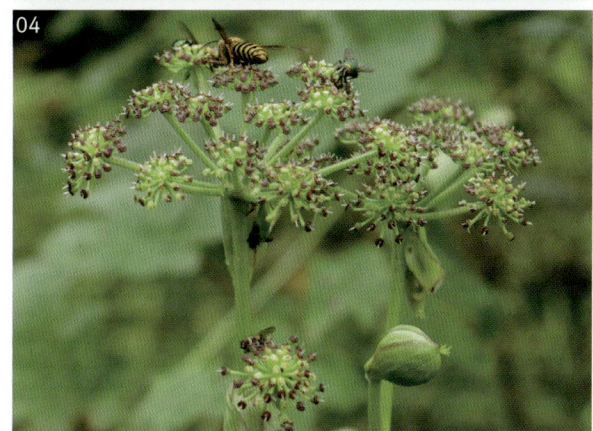

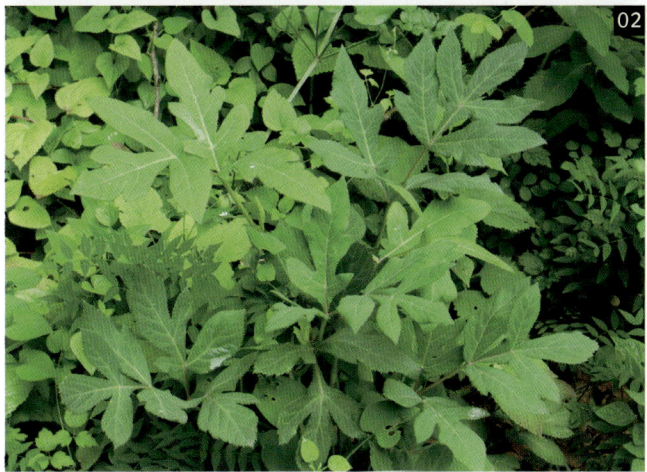

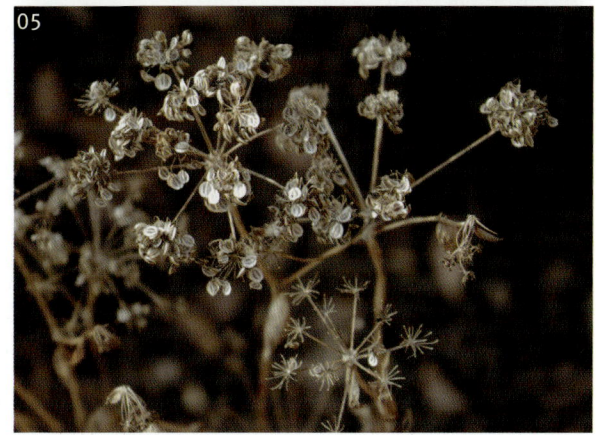

01 봄에 올라온 어린잎. 4월 8일
02 줄기잎. 6월 11일
03 줄기. 7월 24일
04 꽃과 꽃싸기잎. 8월 22일
05 겨울에 남아 있는 열매. 1월 26일

211 섬바디

Dystaenia takesimana (Nakai) Kitag.
산형과 여러해살이풀

- **생약명** 울근(鬱根)
- **작용 장부·경맥** 감기, 기침가래
- **성분** 노다케네틴(진균억제), 스코폴레틴(혈압내림), 움벨리페론(염증제거), 아피게닌(염증억제), 루테올린(염증제거)

서식지 바닷가

줄기 2m 정도. 4~5개의 마디가 있다. **잎** 2회 갈라진 잎줄기에 3장씩 달리며, 깃털처럼 갈라지고 겹톱니가 있다. 잎자루 밑부분이 줄기를 감싼다. **꽃** 7월에 흰색으로 피고, 작은 꽃들이 우산모양으로 달리며, 꽃싸기잎이 거의 없다. **열매** 8~9월에 여문다.

01 잎 달린 모습. 8월 22일
02 꽃. 8월 22일
03 열매 익는 모습. 8월 22일

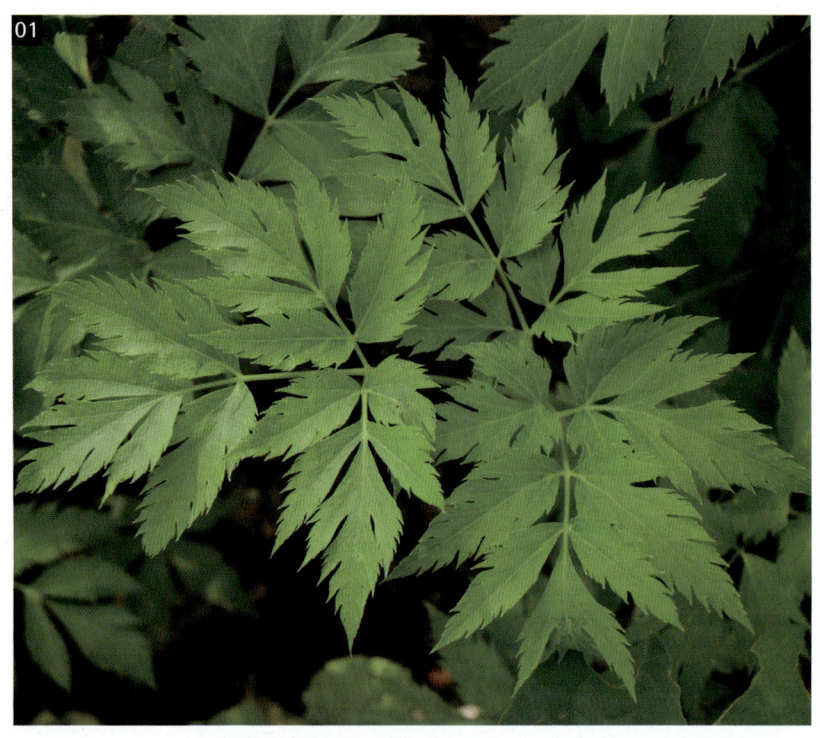
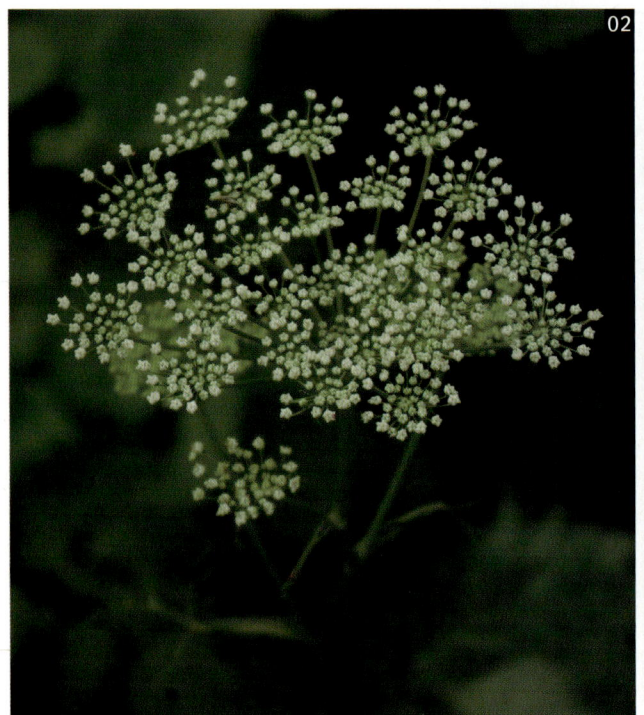
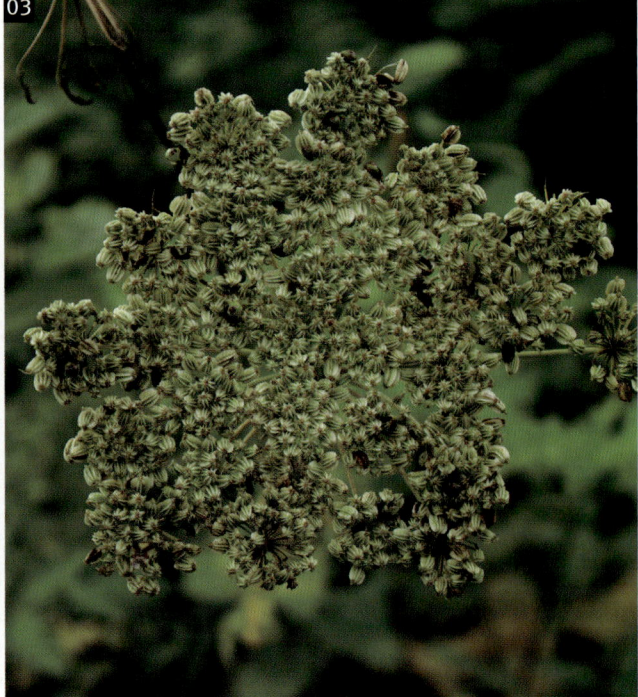

비짜루 종류 폐에 작용

비짜루(밀풀)

유사종
방울비짜루

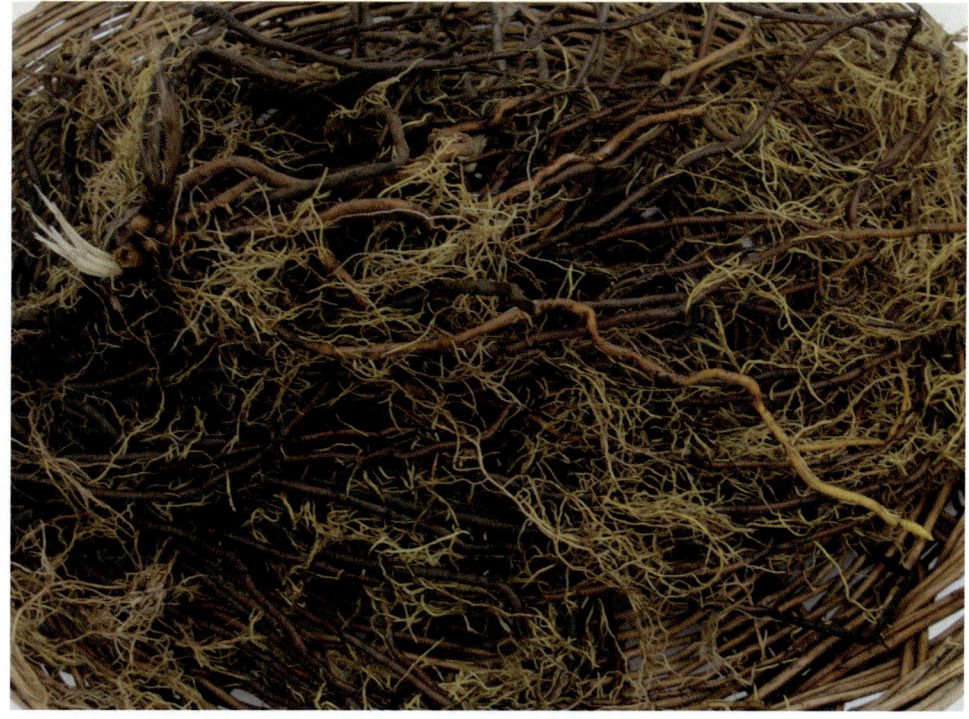

▶ 채취한 비짜루 뿌리. 2월 19일

식초 발효와 먹는 방법

누룩과 엿기름으로 발효시키기

채취 뿌리(늦가을~겨울)

배합비율 **기본발효용** | 비짜루 종류(뿌리) 달인 물 300 : 쌀이나 현미 100 : 누룩 10 : 엿기름가루 5
초앉히기용 | 원액 100 : (필요시) 씨식초 10

핵심요령 ❶ 쓴맛이 덜하게 엿기름 양을 조금 늘려도 된다. ❷ 엿기름 윗물을 써도 좋다. ❸ 누룩은 거칠게 부숴서 쓴다. ❹ 원액이 독하면 발효 기간을 늘린다. ❺ 1종류씩 담근다.

발효와 먹는 방법 ▶ 쌀이나 현미로 지은 술밥을 식혀 누룩과 엿기름가루를 섞고, 뿌리 달인 물을 식혀 부은 다음 항아리에 넣어 10일간 발효시킨다. ▶ 원액을 걸러 항아리에 앉히고, 씨식초나 생막걸리를 넣는 경우에는 이때 넣어서 40~50일 숙성시킨 뒤 찌꺼기를 거른다. ▶ 물에 5~10배 희석하여 식후에 마신다. ▶ 자세한 발효 원리와 방법, 먹는 방법은 p.41를 참조한다.

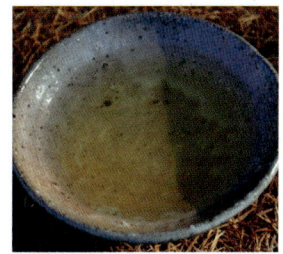

비짜루 뿌리 식초.

212 비짜루(밀풀)

Asparagus schoberioides Kunth
백합과 여러해살이풀

생약명 옥대천문동(玉帶天門冬)
작용 장부·경맥 폐(金)
효능 천식, 객혈, 화상
성분 사포닌(면역력강화), 플라보노이드(노화방지), 아스파라긴산(숙취해소)

서식지 산속 반그늘 숲속
뿌리 땅속에 짧은 뿌리줄기가 있고, 수염뿌리가 길고 무성하게 뻗는다. **줄기** 50~100㎝. 잔가지는 길이 1~2㎝이고, 바늘모양으로 나서 잎처럼 보인다. **잎** 줄기에는 처진 가시모양으로 나고, 잔가지에는 막질로 난다. **꽃** 5~6월에 흰녹색으로 피며, 잎겨드랑이에 작은 꽃 2~6송이가 모여서 달린다. 길이 2.5~3㎜. 꽃잎은 없고, 꽃덮이가 6갈래로 갈라져 종모양이 된다. **열매** 7~8월에 붉은색으로 여물며 둥글다.

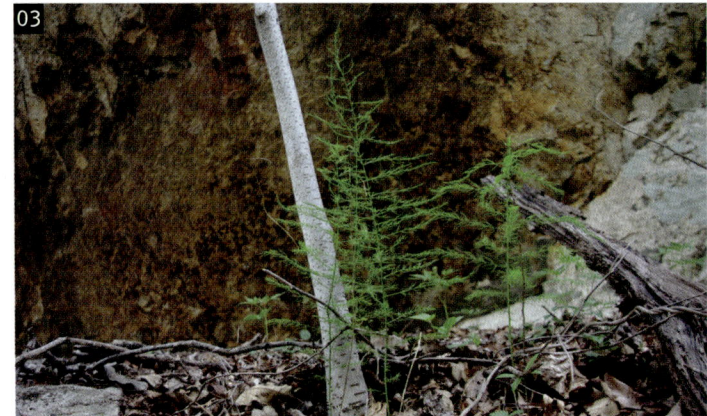
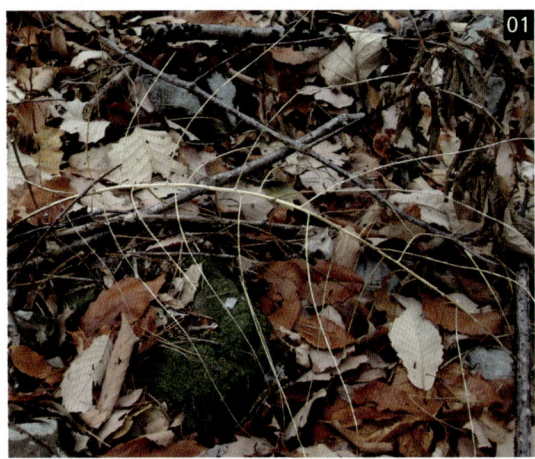
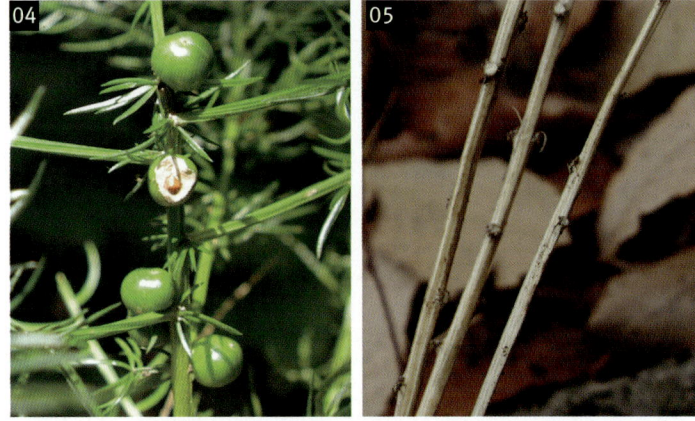
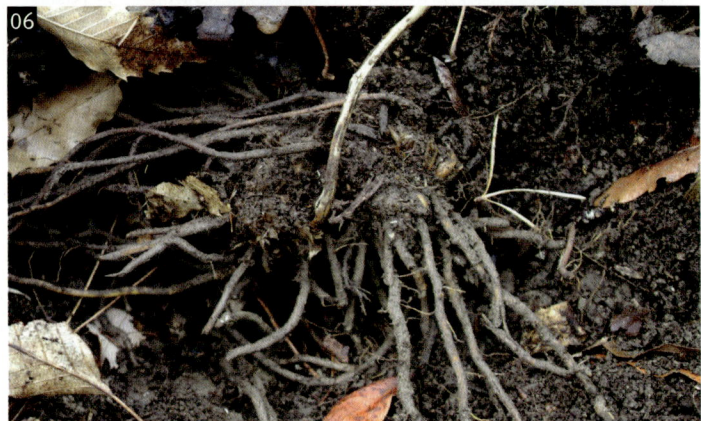
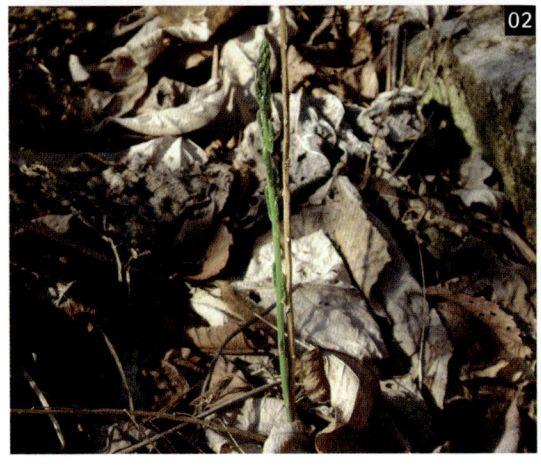

01 겨울에 남아 있는 묵은대. 2월 19일
02 봄에 묵은대 밑에 올라온 새순. 4월 14일
03 줄기 자라는 모습. 4월 17일
04 풋열매 달린 모습. 7월 22일
05 묵은대 줄기. 2월 19일
06 겨울에 뿌리 채취하는 모습. 2월 19일

213 방울비짜루

Asparagus oligoclonos Maxim.
백합과 여러해살이풀

생약명 남옥대(南玉帶)

서식지 산지
줄기 50~100cm. 가지에 모가 나 있으며, 돌기가 있어 거칠다. **잎** 굵은 가지에는 피침형으로 나며, 가시로 되지 않는다. **꽃** 6~7월에 노란녹색으로 피고, 1~2송이씩 달리며, 꽃덮이는 길이 6~7mm 이다. **열매** 7~8월에 붉은색으로 여물고 둥글며, 열매꼭지가 1.2cm로 길다.

01 새순 올라오는 모습. 8월 15일
02 줄기와 가지. 8월 8일
03 열매 익는 모습. 8월 8일

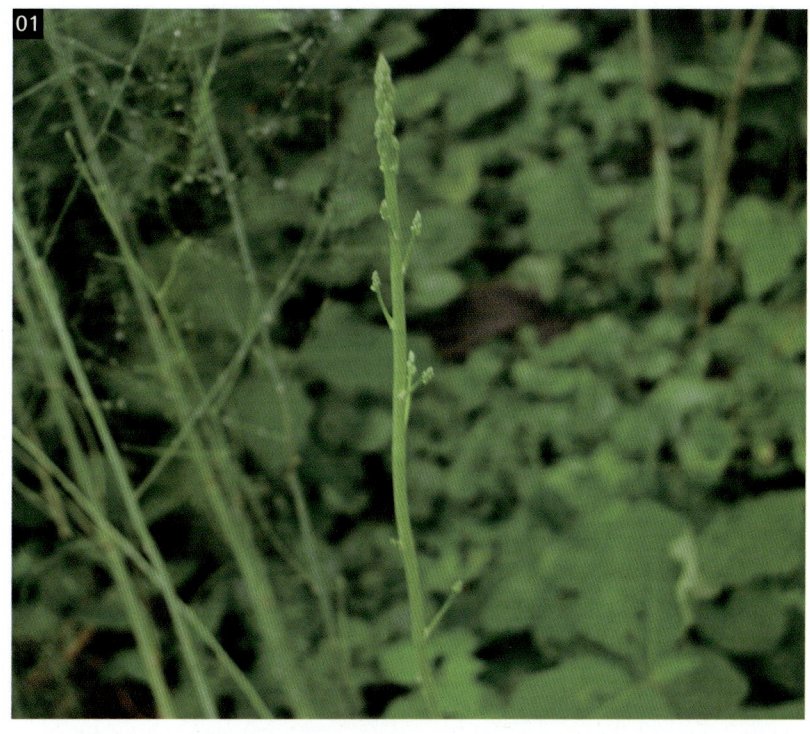
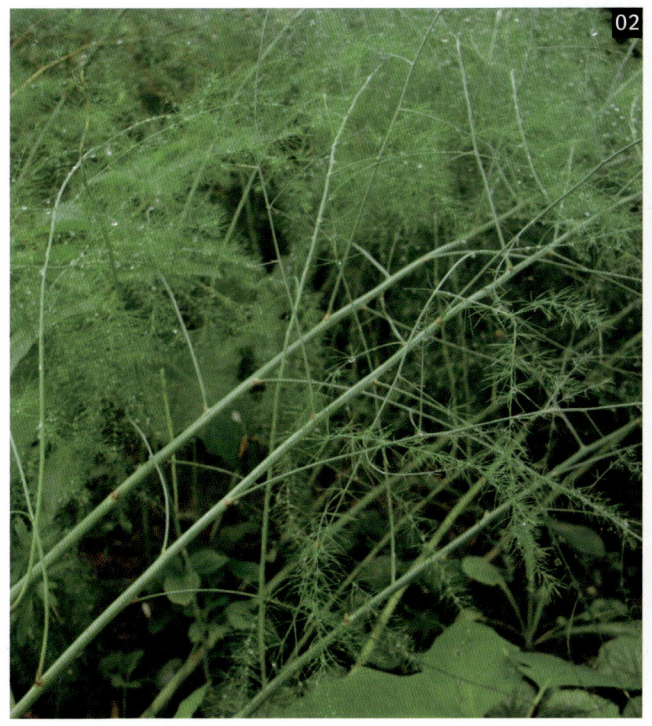
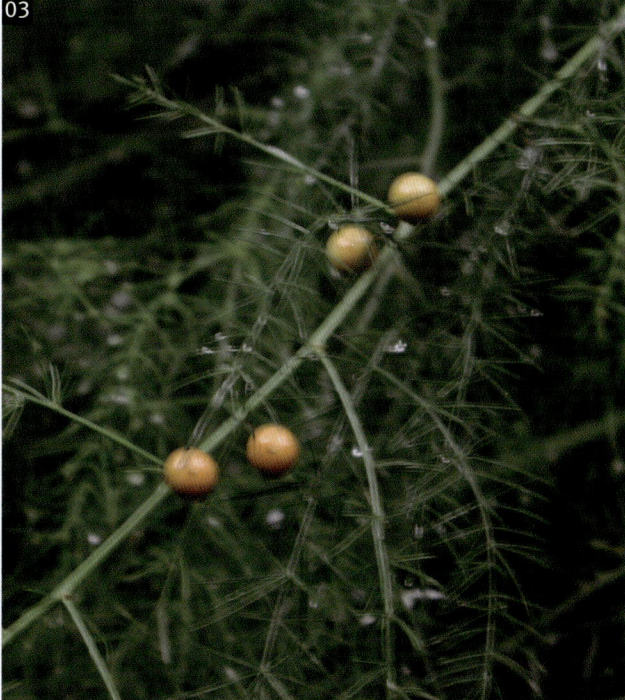

황정 · 옥죽 종류 폐에 작용

진황정(대잎둥굴레)

유사 약재
죽대(홀둥굴레)
층층둥굴레
용둥굴레
둥굴레
왕둥굴레
둥굴레

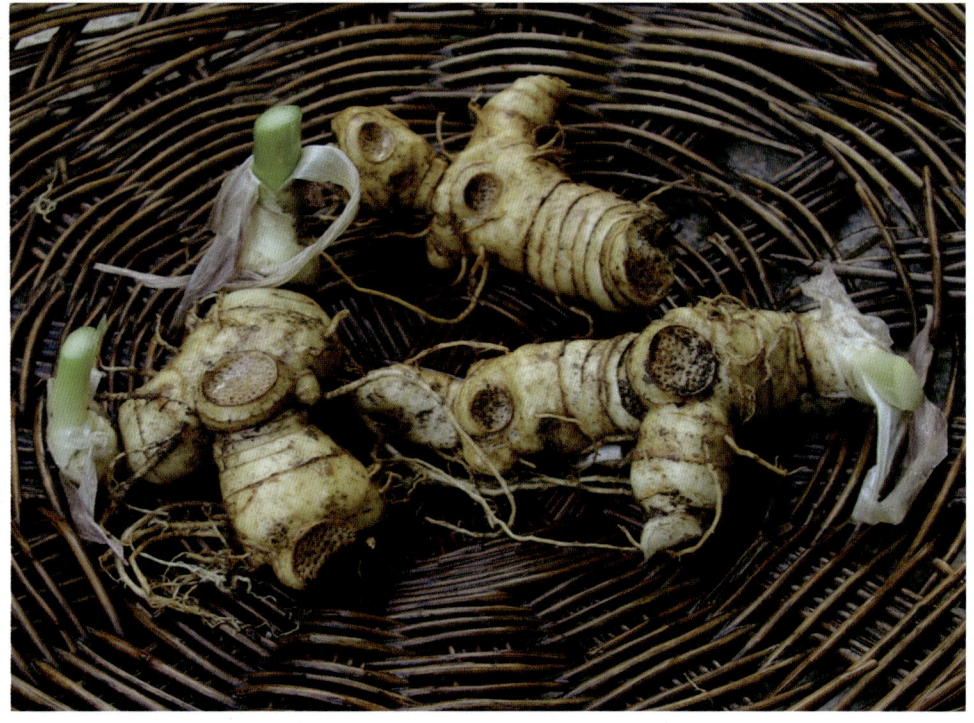

▶ 채취한 진황정 뿌리. 5월 7일

식초 발효와 먹는 방법

생막걸리로 발효시키기

채취 뿌리째 캔 전초(봄~여름), 뿌리(가을~봄)

배합비율 **기본발효용**｜황정·옥죽 종류(뿌리나 전초) 100 : 생막걸리(멸균되지 않은 것) 100 : 조청 또는 엿기름가루 5
초앉히기용｜원액 100 : (필요시) 씨식초 10

핵심요령 ❶ 잎·줄기·뿌리는 적당히 썰어서 넣는다. ❷ 뿌리는 껍질째 담그고, 빨리 발효시키려면 거칠게 갈아 넣어도 된다. ❸ 취향에 따라 조청량을 조금 늘려도 된다. ❹ 1종류씩 담근다.

발효와 먹는 방법 ▶ 잎·줄기·뿌리를 항아리에 넣고 생막걸리, 조청 또는 엿기름가루를 넣어 40~50일 발효시킨다. ▶ 원액을 걸러 항아리에 앉히고, 씨식초는 이때 넣어서 3~6개월 발효시킨 뒤 찌꺼기를 거른다. ▶ 물에 5~10배 희석하여 식후에 마신다. ▶ 자세한 발효 원리와 방법, 먹는 방법은 p.43를 참조한다.

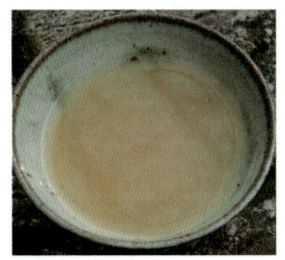

진황정 식초.

214 진황정(대잎둥굴레)

Polygonatum falcatum A. Gray
백합과 여러해살이풀

생약명 황정(黃精), 일본황정(日本黃精)
작용 장부·경맥 비장(土), 폐(金), 신장(水)
효능 병후쇠약, 당뇨, 마른기침, 고혈압
성분 폴리고나퀴논(혈당강하), 스테로이드계열 사포닌(종양억제), 아글리콘(장운동촉진), 디오스게닌(종양억제), 아스파라긴산(숙취해소)

서식지 산속 숲 가장자리
뿌리 땅속 짧은 뿌리줄기가 옆으로 굵게 뻗고 마디가 있다. **줄기** 50~80㎝. 끝이 비스듬해지며 단면이 둥글다. **잎** 길이 8~13㎝. 어긋나고 2줄이 되며, 피침형 또는 좁은 피침형으로 끝과 밑부분이 좁아진다. 뒷면은 조금 희끗하고, 잎맥이 조금 두드러진다. **꽃** 5월에 흰녹색으로 피며, 잎겨드랑이에 3~5송이 때로는 1송이가 우산모양으로 모여 달리고, 길이는 2㎝ 정도이다. 꽃부리가 6갈래로 갈라진다. **열매** 9월에 검은녹색으로 여물며, 둥글고 아래로 처진다. **주의** 황정의 기원식물을 중국에서는 전황정(*Polygonatum kingianum*), 다화황정(*Polygonatum cyrtonema*), 층층갈고리둥굴레(*Polygonatum sibiricum*)로 보고, 우리나라에서는 층층갈고리둥굴레, 진황정, 전황정 또는 다화황정으로 본다.

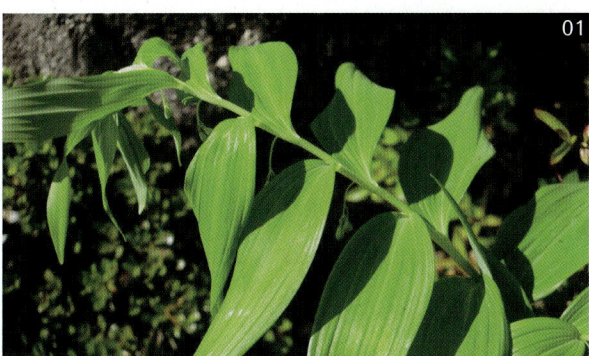

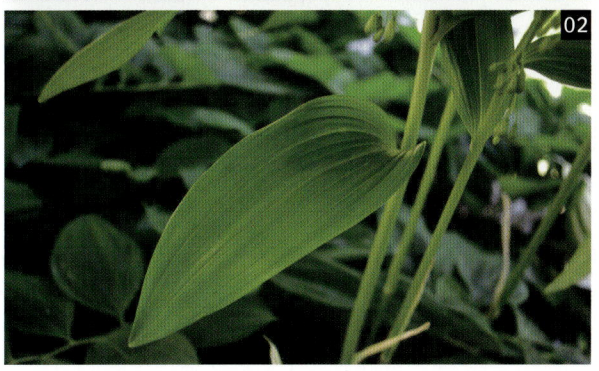

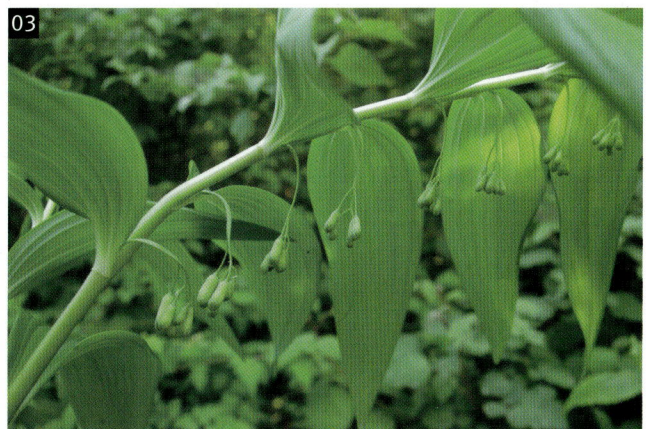

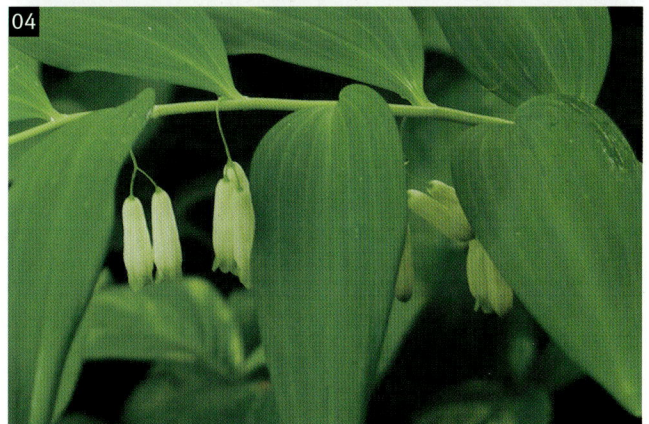

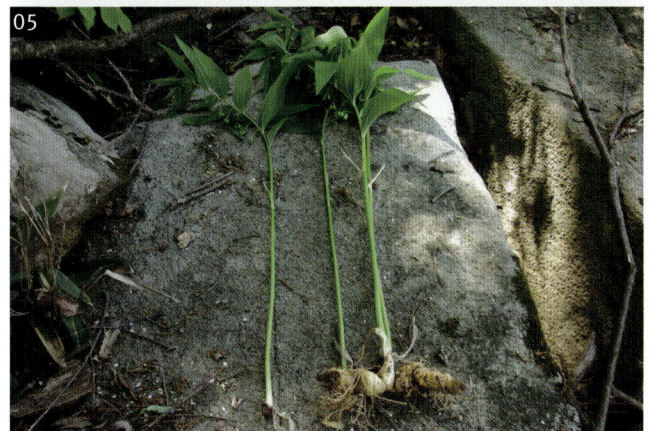

01 잎 달린 모습. 5월 7일
02 잎과 줄기. 5월 7일
03 꽃봉오리. 5월 7일
04 꽃 핀 모습. 5월 26일
05 줄기와 뿌리 전체 모습. 5월 7일

215 죽대(홀둥굴레)

Polygonatum lasianthum var. *coreanum* Nakai
백합과 여러해살이풀

생약명	심산황정(深山黃精)
작용 장부·경맥	비장·위장(土), 폐(金), 신장(水)
효능	자양강장, 허약체질, 통풍, 당뇨
성분	트리테르페노이드(면역력증진), 아미노산(근육강화), 자당(혈당조절), 포도당(에너지공급)

서식지 깊은 산 양지나 반그늘 숲속
뿌리 땅속 뿌리줄기가 옆으로 굵게 뻗는다. **줄기** 30~70cm 정도 자라고 단면이 둥글다. **잎** 어긋나고 2줄이 되며, 긴 타원형이고 끝이 갸름하다. **꽃** 5~6월에 흰녹색으로 피고, 잎겨드랑이에 1~2송이 때로는 4송이가 달린다. **열매** 9월에 검은색으로 여문다. **주의** 『동의보감』에서는 죽대도 황정으로 본다.

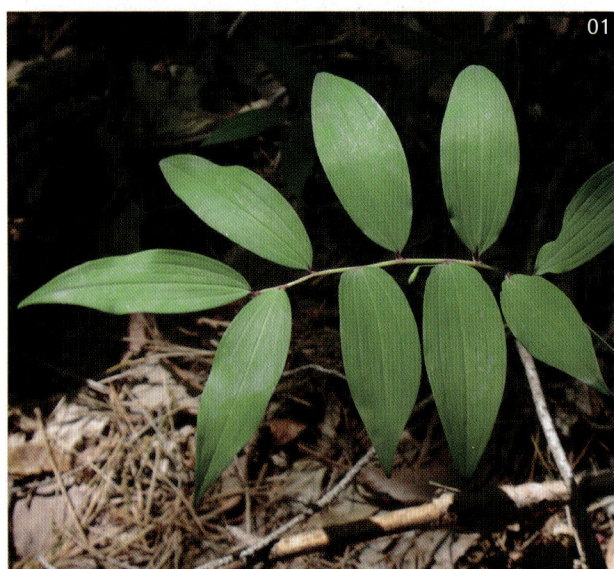

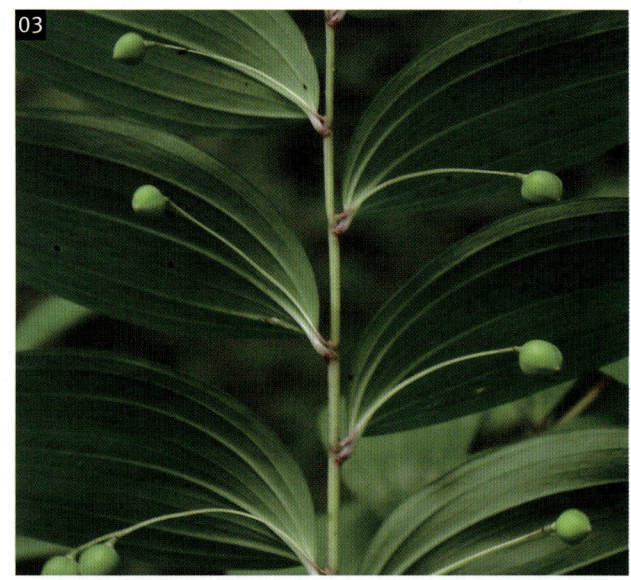

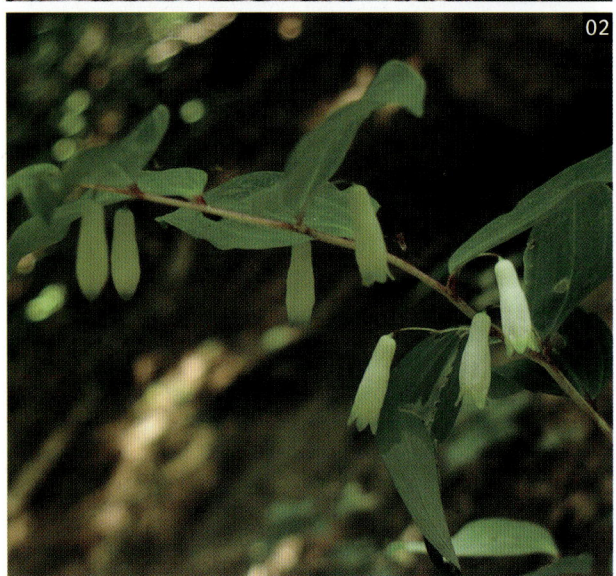

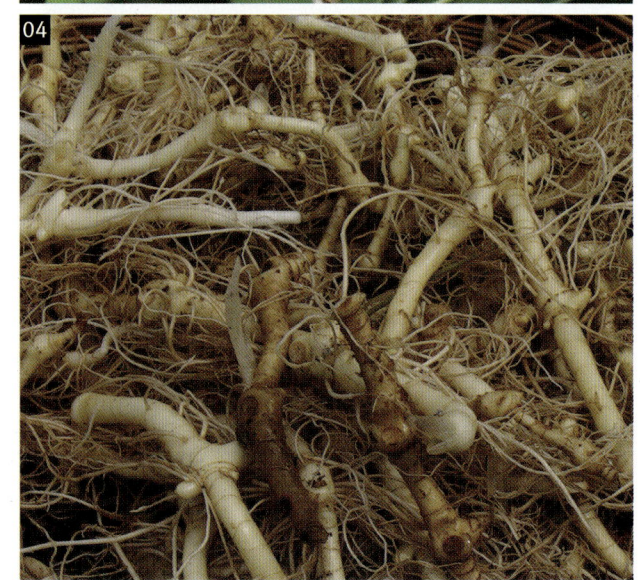

01 잎 달린 모습. 5월 5일
02 꽃. 5월 22일
03 풋열매 달린 모습. 7월 12일
04 채취한 죽대 뿌리. 4월 11일

216 층층둥굴레

Polygonatum stenophyllum Maxim.
백합과 여러해살이풀

생약명 황정(黃精), 협엽황정(狹葉黃精)
효능 허약체질, 폐결핵, 당뇨, 심장쇠약
성분 폴리고나토시드(강심작용), 폴리고나퀴논(혈당강하)

서식지 산속 잡목숲이나 풀밭
뿌리 땅속에 뿌리줄기가 옆으로 굵게 뻗는다. **줄기** 30~90cm 정도 자란다. **잎** 3~5장이 빙 둘러 나고, 좁은 피침형 또는 줄모양이다. **꽃** 6월에 연노란녹색으로 피고, 잎겨드랑이에 2~4송이가 달린다. **열매** 9월에 검은색으로 여문다. **주의** 한방에서는 층층둥굴레도 황정으로 본다.

01 꽃 핀 모습. 5월 8일
02 줄기와 잎. 4월 23일
03 꽃 달린 모습. 5월 3일

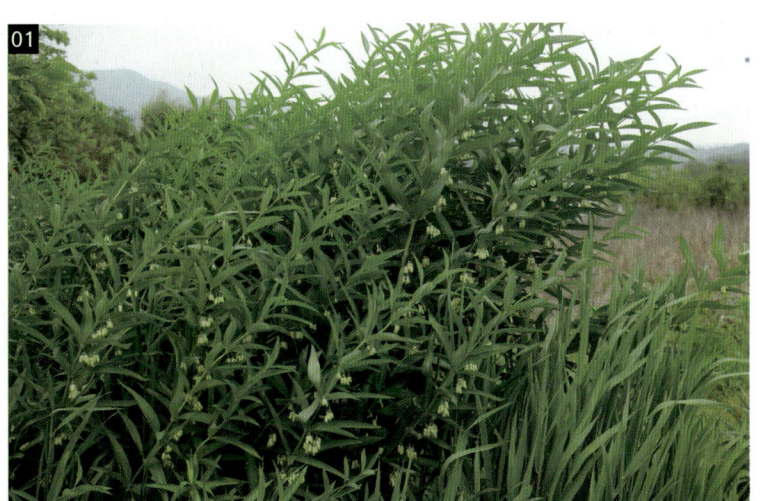
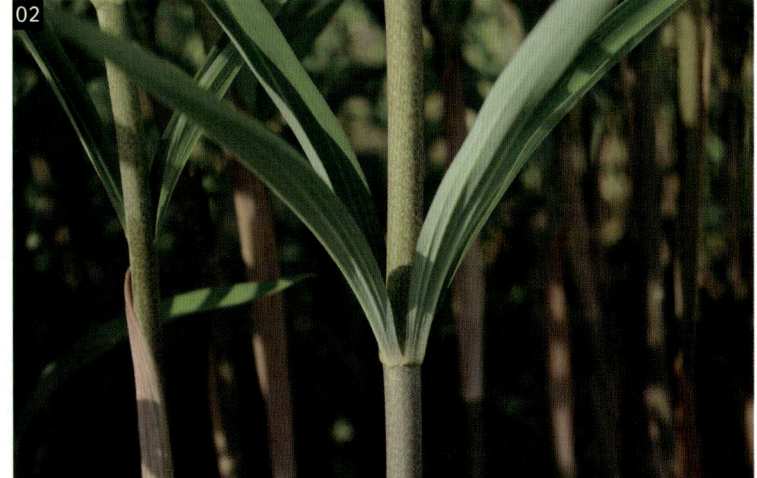
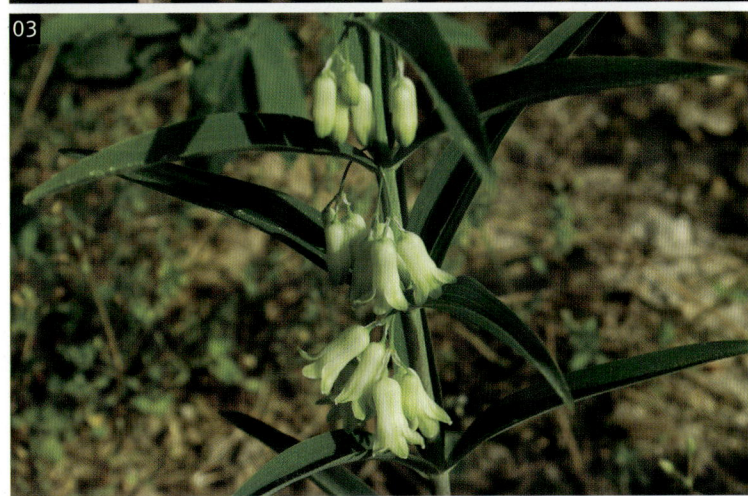

217 용둥굴레

Polygonatum involucratum (Franch. & Sav.) Maxim.
백합과 여러해살이풀

생약명	이포황정(二苞黃精), 이포옥죽(二苞玉竹), 소옥죽(小玉竹)
효능	당뇨, 폐결핵, 심장병, 현기증, 소화불량, 발기부전, 요통, 잦은 배뇨
성분	콘발라마린(심장강화), 콘발라린(심장강화), 캠페롤(노화방지), 비타민A(시력유지)

서식지 산속 그늘진 숲속
뿌리 땅속 뿌리줄기가 옆으로 굵게 뻗는다. **줄기** 20~60㎝ 정도 자라고, 윗동에 모가 나 있다. **잎** 어긋나서 2줄이 되며, 좁은 달걀모양 또는 달걀 같은 타원형이고 양끝이 좁아진다. **꽃** 5~6월에 흰녹색으로 피고, 잎겨드랑이에 2송이가 달리며, 2~3장의 꽃싸기잎에 싸여 있다. **열매** 7~8월에 검푸른색으로 여문다.

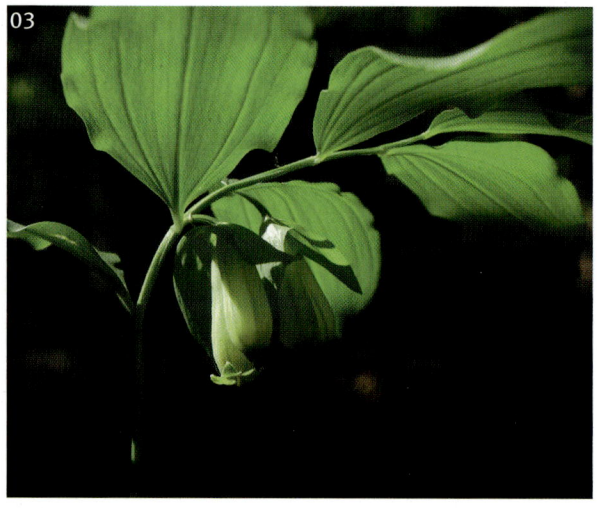

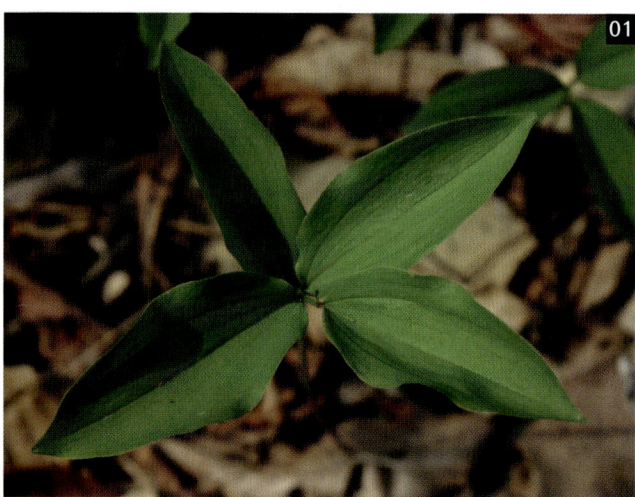

01 어린잎 자라는 모습. 4월 13일
02 꽃봉오리. 5월 9일
03 꽃과 꽃싸기잎. 5월 10일
04 뿌리째 채취한 용둥굴레. 5월 9일

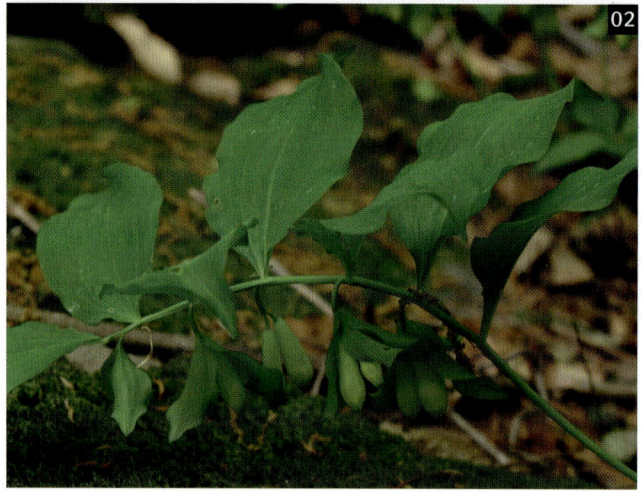

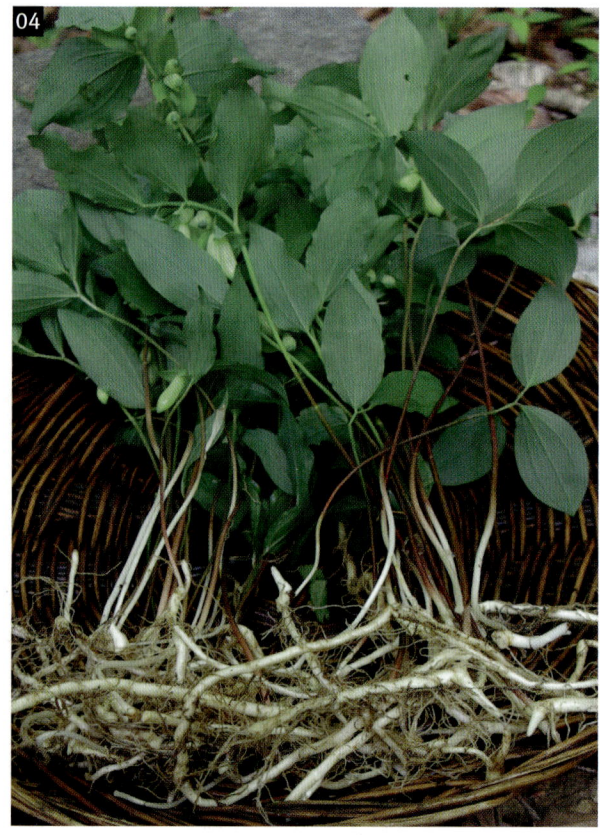

218 둥굴레

Polygonatum odoratum var. *pluriflorum* (Miq.) Ohwi
백합과 여러해살이풀

- **생약명** 황정(黃精), 옥죽(玉竹), 여위(女萎)
- **작용 장부·경맥** 위장(土), 폐(金)
- **효능** 심장병, 고지혈증, 마른기침, 당뇨, 현기증, 근육통
- **성분** 사포닌(면역력강화), 스테로이드성 사포닌(에너지공급), 락투산(진통진정), 캄페롤(노화방지), 케르세틴(알러지예방), 타닌(수렴작용), 아미노산(근육강화), 비타민A(시력유지), 과당(피로회복)

서식지 산과 들판의 양지나 반그늘
뿌리 땅속 뿌리줄기가 옆으로 굵게 뻗는다. **줄기** 30~60㎝ 정도 자라고, 단면이 6각형이다. **잎** 어긋나고 긴 타원형이다. **꽃** 5~6월에 흰녹색으로 피고, 잎겨드랑이에 1~2송이씩 줄지어 달린다. **열매** 8~9월에 검은색으로 여문다. **주의** 중국에서는 둥굴레를 옥죽이라 하고, 우리나라에서는 둥굴레 자연산을 황정으로 사용하며, 중국에서 황정 종류를 옥죽으로 부르는 등 황정과 옥죽이 혼용되고 있다.

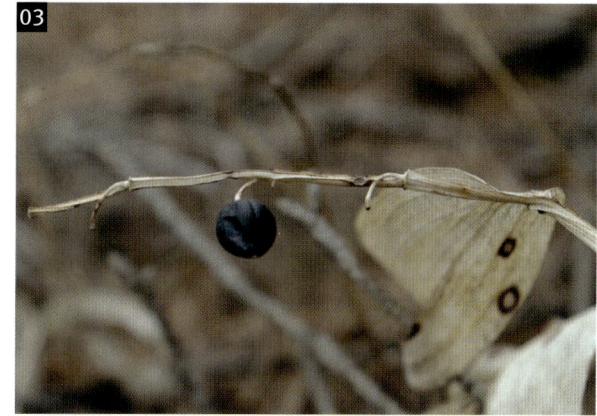

01 어릴 때 모습. 4월 14일
02 꽃 핀 모습. 5월 2일
03 겨울에 남아 있는 열매. 2월 5일
04 채취한 둥굴레 뿌리. 12월 26일
05 둥굴레 뿌리 간 것. 1월 9일

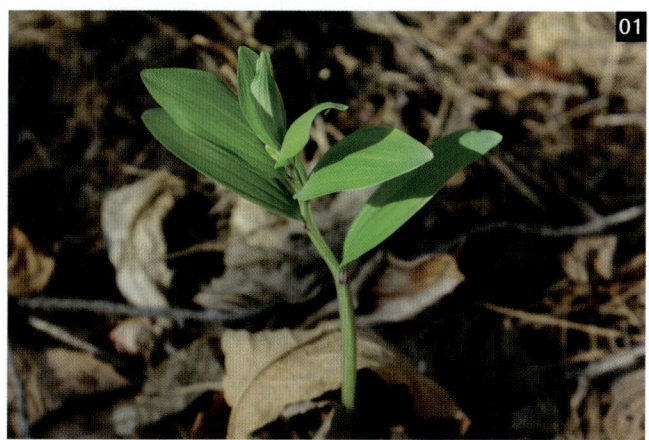

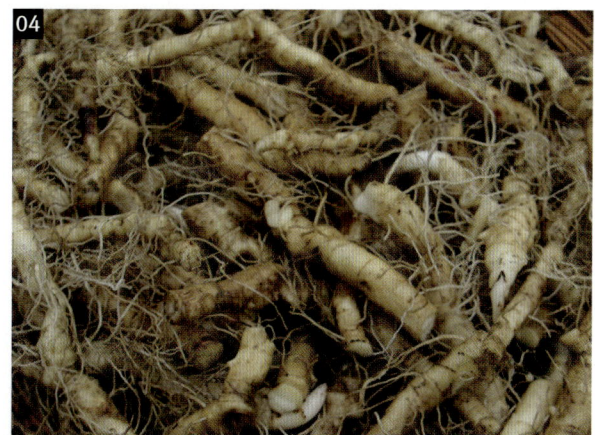

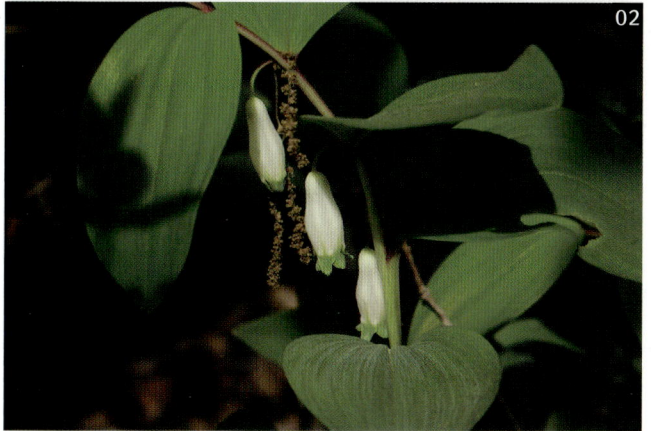

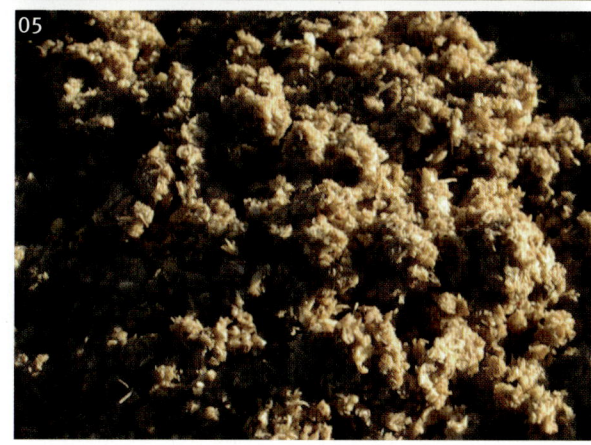

219 왕둥굴레

Polygonatum robustum (Korsh.) Nakai
백합과 여러해살이풀

생약명 황정(黃精), 옥죽(玉竹), 여위(女萎)
작용 장부·경맥 위장(土), 폐(金)
효능 심장병, 고지혈증, 마른기침, 당뇨, 현기증, 근육통
성분 사포닌(면역력강화), 스테로이드성 사포닌(에너지공급), 락투산(진통진정), 캠페롤(노화방지), 케르세틴(알러지예방), 타닌(수렴작용), 아미노산(근육강화), 비타민A(시력유지), 과당(피로회복)

서식지 산과 들의 양지나 반그늘
뿌리 땅속 뿌리줄기가 옆으로 굵게 뻗는다. **줄기** 30~60㎝ 정도 자라고, 자른 단면이 6각형이다. **잎** 어긋나고 긴 타원형이며, 뒷면에 잔털이 있다. **꽃** 6~7월에 흰녹색으로 피고, 잎겨드랑이에 2~5송이씩 줄지어 달린다. **열매** 9~10월에 검은색으로 여문다. **주의** 중국에서 둥굴레를 옥죽이라 하고 우리나라에서는 둥굴레 자연산을 황정으로 사용하며, 중국에서 황정 종류를 옥죽으로 부르는 등 황정과 옥죽이 혼용되고 있다.

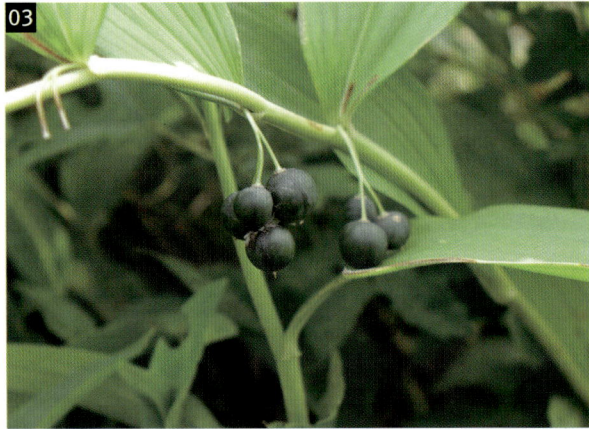
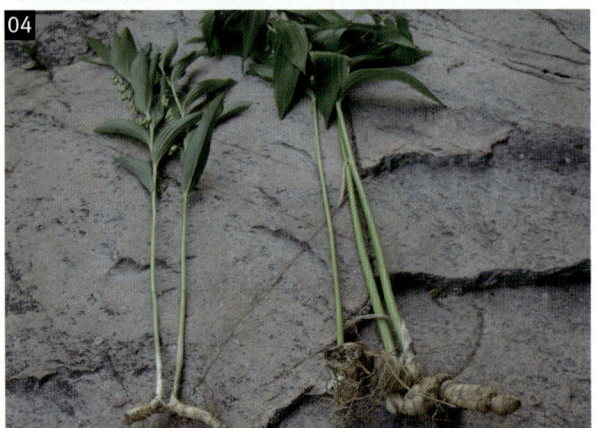
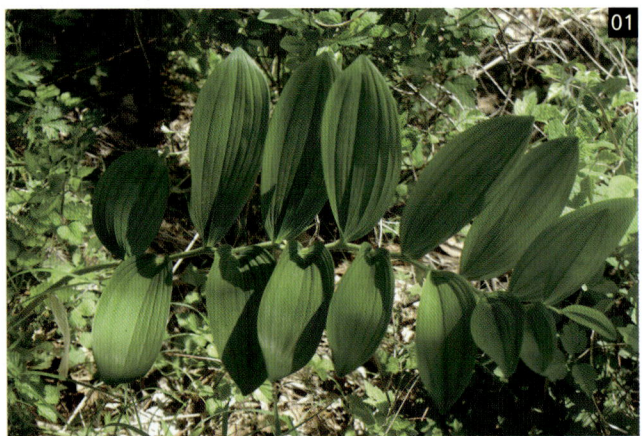
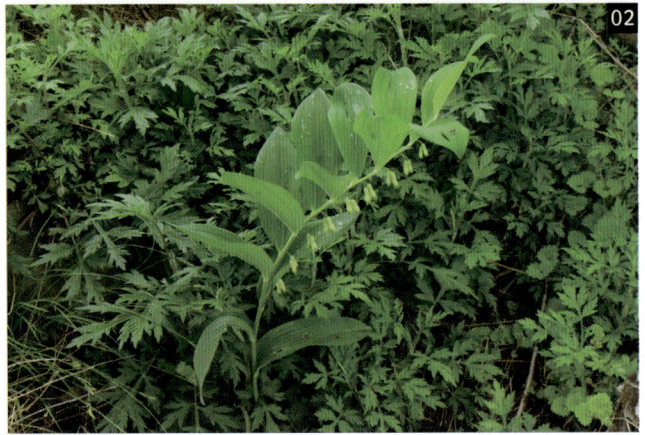
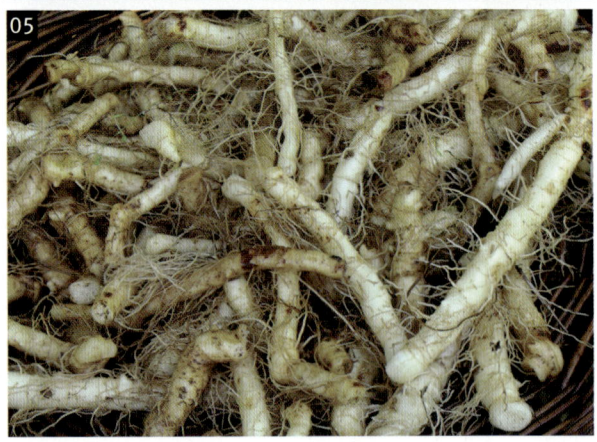

01 잎 달린 모습. 5월 6일
02 꽃 핀 모습. 4월 30일
03 열매. 7월 28일
04 왕둥굴레(왼쪽)와 진황정(오른쪽) 비교. 5월 7일
05 채취한 왕둥굴레 뿌리. 5월 6일

220 퉁둥굴레

Polygonatum inflatum Kom
백합과 여러해살이풀

생약명 모통옥죽(毛筒玉竹), 동북옥죽(東北玉竹)

서식지 산과 들

뿌리 땅속 뿌리줄기가 옆으로 굵게 뻗는다. **줄기** 30~80cm 정도 자라고, 윗동은 모가 나 있다. **잎** 어긋나고 긴 타원형이며, 끝이 갸름하다. **꽃** 5~6월에 흰녹색으로 피고, 잎겨드랑이에 3~7송이가 달리며, 꽃과 같은 수의 피침형 꽃싸기잎이 달린다. **열매** 8~9월에 검은색으로 여문다.

01 잎 달린 모습. 7월 11일
02 꽃싸기잎이 달린 모습. 7월 27일
03 열매 달린 모습. 7월 11일

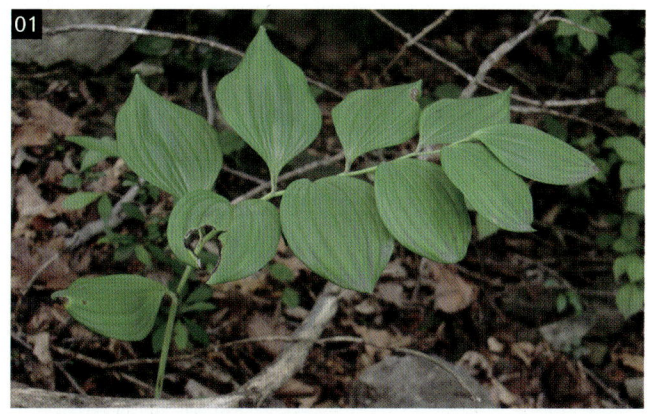

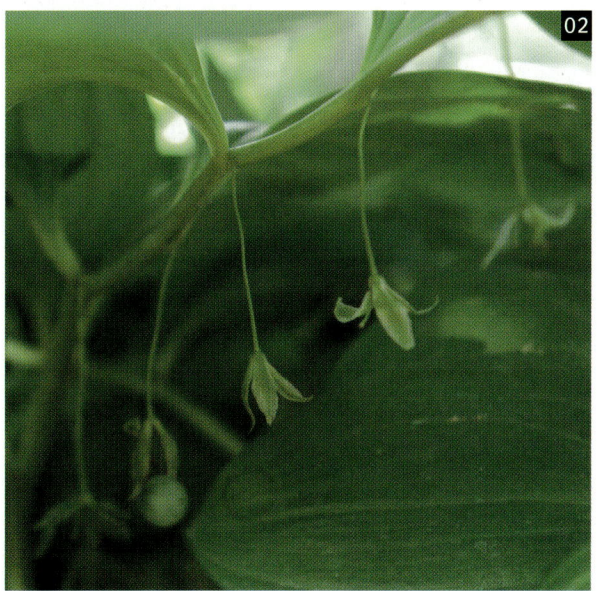

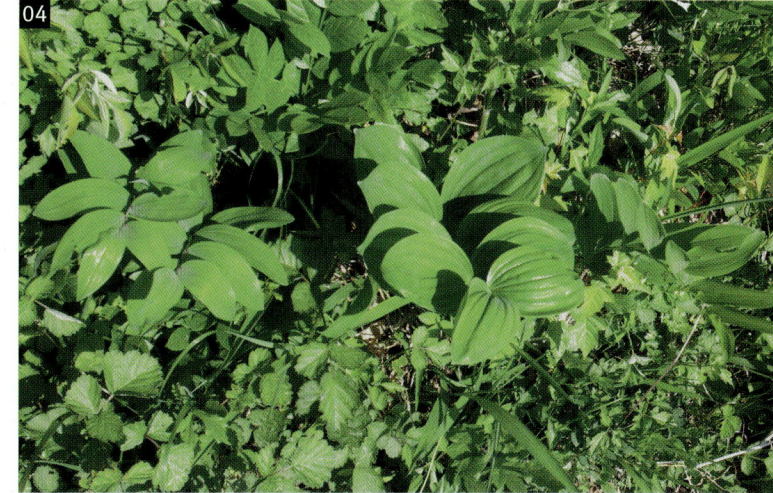

04 둥굴레(왼쪽), 퉁둥굴레(가운데), 왕둥굴레(오른쪽) 비교. 5월 7일
05 뿌리째 채취한 퉁둥굴레. 4월 24일

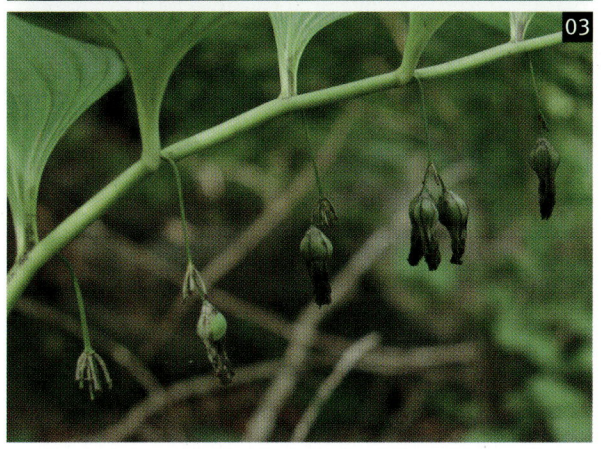

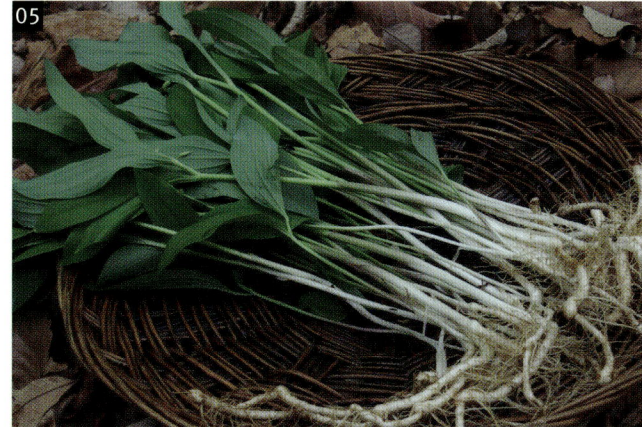

221 노루오줌

Astilbe rubra Hook. f. & Thomson
범의귀과 여러해살이풀

생약명
낙신부(落新婦)

작용 장부·경맥
폐(金)

효능
독감, 감기
몸살, 두통
오한, 발열
관절통

성분
살리실산(해열진통)
하이드록시벤조산
(진균억제)
타닌(수렴작용)

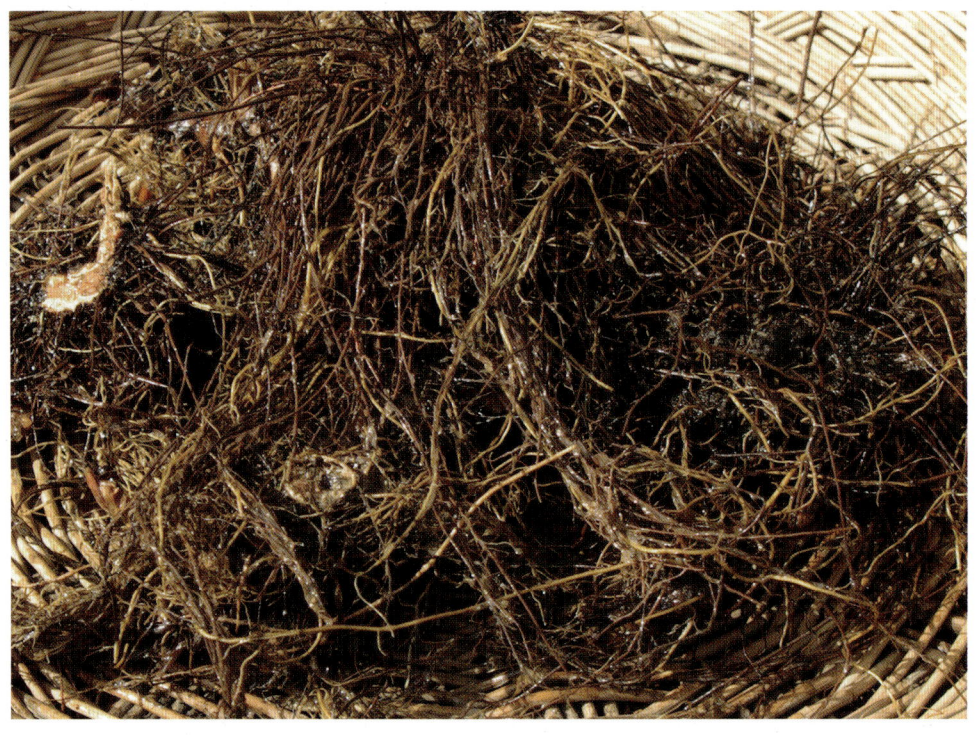

▶ 채취한 노루오줌 뿌리.
1월 30일

식초 발효와 먹는 방법

누룩과 엿기름으로 발효시키기

채취 뿌리(늦가을~겨울)

배합비율　**기본발효용** | 뿌리 달인 물 300 : 쌀이나 현미 100 : 누룩 10 : 엿기름가루 5

　　　　　초앉히기용 | 원액 100 : (필요시) 씨식초 10

핵심요령 ❶ 쓴맛이 덜하게 엿기름 양을 조금 늘려도 된다. ❷ 엿기름 윗물을 써도 좋다. ❸ 누룩은 거칠게 부숴서 쓴다. ❹ 원액이 독하면 발효 기간을 늘린다.

발효와 먹는 방법 ▶ 쌀이나 현미로 지은 술밥을 식혀 누룩과 엿기름가루를 섞고, 뿌리 달인 물을 식혀 부은 다음 항아리에 넣어 10일간 발효시킨다. ▶ 원액을 걸러 항아리에 앉히고, 씨식초는 이때 넣어서 40~50일 숙성시킨 뒤 찌꺼기를 거른다. ▶ 물에 5~10배 희석하여 식후에 마신다. ▶ 자세한 발효 원리와 방법, 먹는 방법은 p.41를 참조한다.

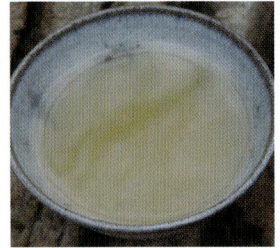

노루오줌 뿌리 식초.

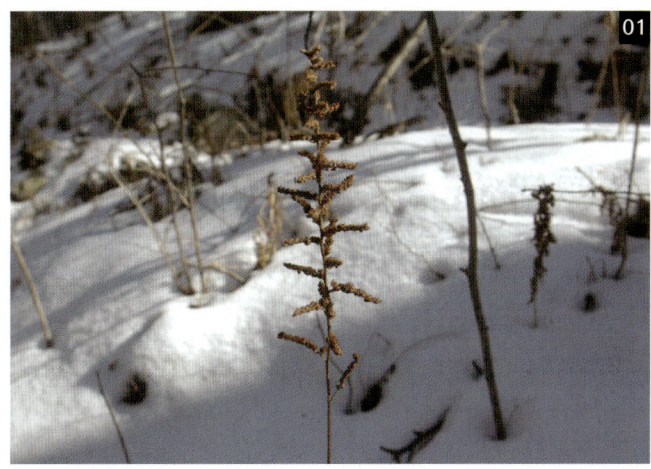

서식지 산속 그늘진 숲속이나 골짜기, 냇가
뿌리 땅속에 짧은 뿌리줄기가 옆으로 뻗고, 수염뿌리가 길고 무성하게 자란다. **줄기** 30~70cm 정도 곧게 자란다. **잎** 어긋나며 2~3회 갈라진 잎줄기에 3장씩 달린다. 작은잎은 긴 달걀모양 또는 달걀 같은 타원형이고, 가장자리에 겹톱니 또는 깊게 파인 톱니가 있다. **꽃** 7~8월에 분홍빛 도는 연보라색으로 피며, 줄기 끝에 작은 꽃들이 원뿔모양으로 모여 달린다. 꽃잎은 5장이고 줄 모양이다. **열매** 9~10월에 여물고 길이 3~4mm이다.

01 겨울에 남아 있는 묵은대. 1월 23일
02 줄기 올라온 모습. 7월 21일
03 꽃. 6월 24일
04 열매. 7월 15일
05 잎 붉어진 모습. 8월 6일
06 겨울에 뿌리 채취하는 모습. 1월 30일

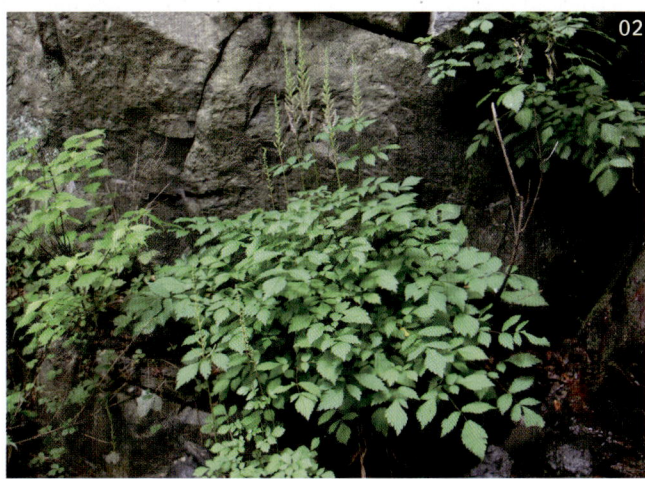

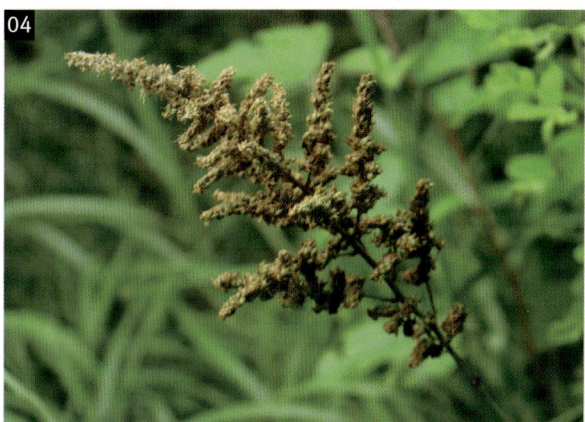

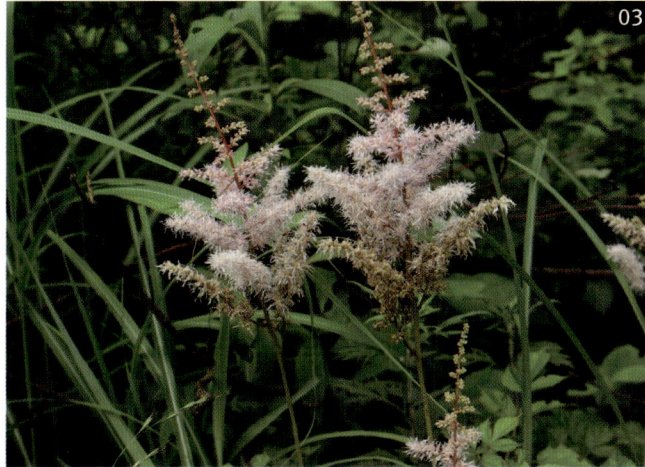

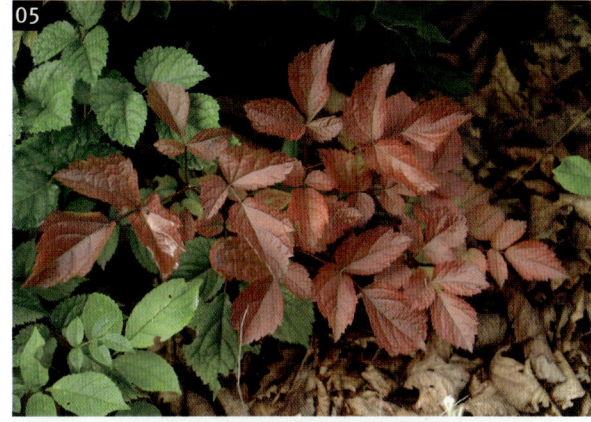

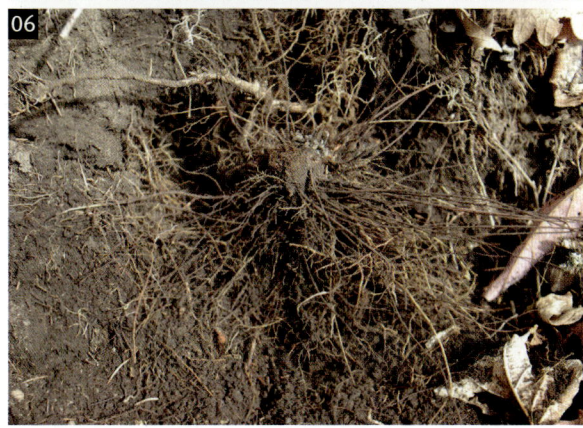

222 도라지

Platycodon grandiflorum (Jacq.) A. DC.
초롱꽃과 여러해살이풀

| **생약명** |
| 길경(桔梗) |
| **작용 장부·경맥** |
| 폐(金) |
| **효능** |
| 천식, 기관지염 |
| 폐농양, 기침가래 |
| 숙취해소 |
| **성분** |
| 사포닌(면역력강화) |
| 사포게닌(거담작용) |
| 포도당(에너지공급) |
| 아라비노스(항암활성물질) |
| 베툴린산(노화방지) |
| 플라티코디닌(해열진통) |
| 아미노산(근육강화) |

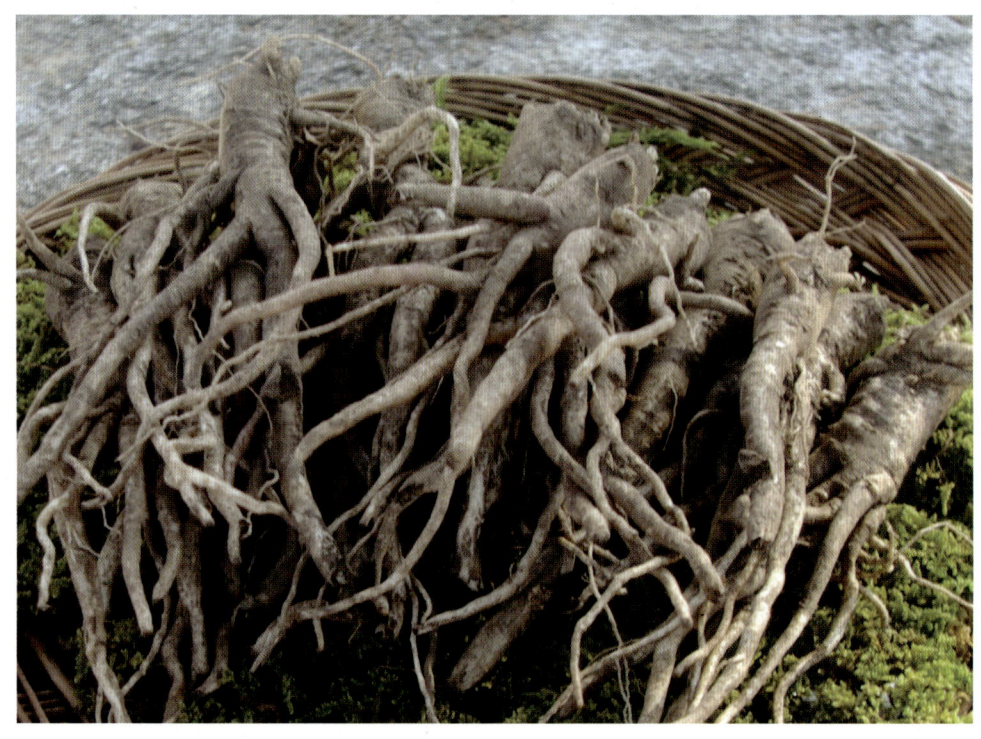

▶ 채취한 도라지. 12월 12일

식초 발효와 먹는 방법

당분으로 발효시키기

채취 뿌리(봄~겨울)

배합비율 **기본발효용** | 도라지 100 : 설탕 30 : 생효모 0.1(또는 누룩가루 5) : 설탕물(20% 농도) 적당량
초앉히기용 | 원액 100 : (필요시) 씨식초 또는 생막걸리 10

핵심요령 ❶ 으깨면 원액이 탁해지므로 뿌리를 껍질째 적당히 썰어 넣는다. ❷ 액이 많이 나오게 설탕물을 추가한다.

발효와 먹는 방법 ▶ 도라지를 설탕에 버무려 항아리에 넣고, 생효모나 누룩가루를 뿌린 뒤 끓인 물을 식혀서 설탕물을 만들어 붓는다. ▶ 미리 조금 남겨둔 설탕을 위에 덮고 40~50일 발효시킨다. ▶ 원액을 걸러 항아리에 앉히고, 씨식초나 생막걸리를 넣는 경우에는 이때 넣어서 3~6개월 발효시킨 뒤 찌꺼기를 거른다. ▶ 물에 5~10배 희석하여 식후에 마신다. ▶ 자세한 발효 원리와 방법, 먹는 방법은 p.44를 참조한다.

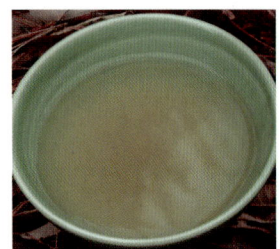

도라지 식초.

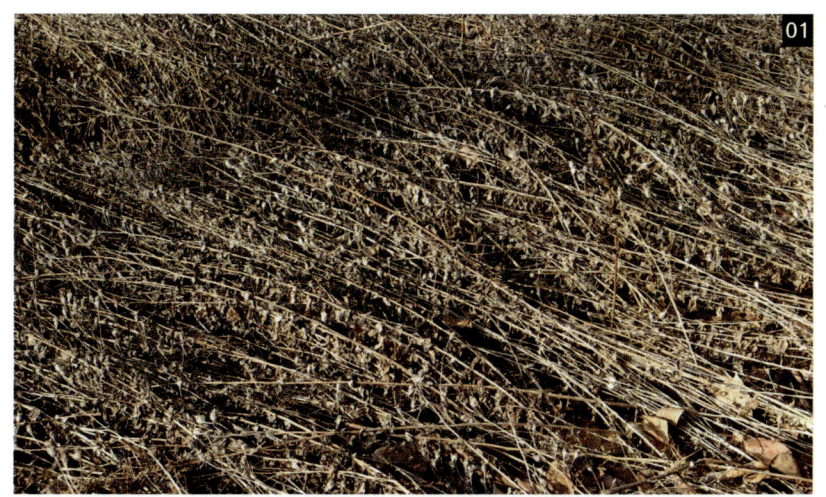

서식지 산과 들의 양지쪽. 농가에서 재배하기도 한다.
뿌리 덩이로 굵게 자라나고 살이 많다. **줄기** 40~100㎝. 곧게 자라고, 줄기를 꺾으면 하얀 유액이 나온다. **잎** 길이 4~7㎝. 밑동에는 마주 나고, 윗동에는 어긋나거나 3장이 빙 둘러 난다. 긴 달걀모양 또는 넓은 피침형이며, 가장자리에 날카로운 톱니가 있다. **꽃** 7~8월에 자주색으로 피며, 줄기 끝에 작은 꽃 1송이 또는 여러 송이가 달린다. 꽃부리는 5각형으로 갈라지고, 지름 4~5㎝이다. **열매** 10월에 여물며 달걀모양이고, 꽃받침이 붙어 있다.

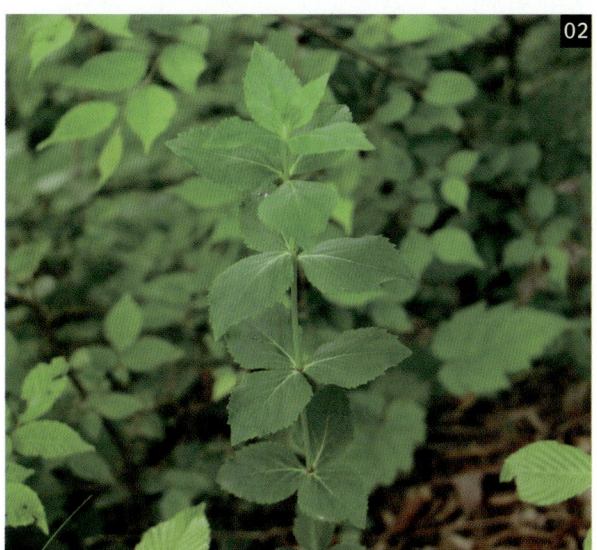

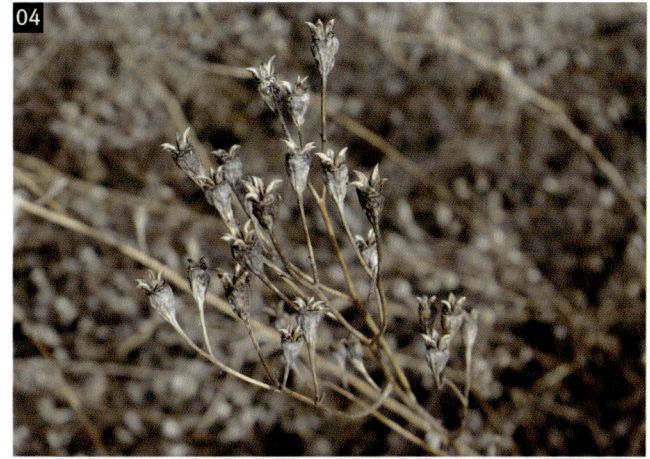

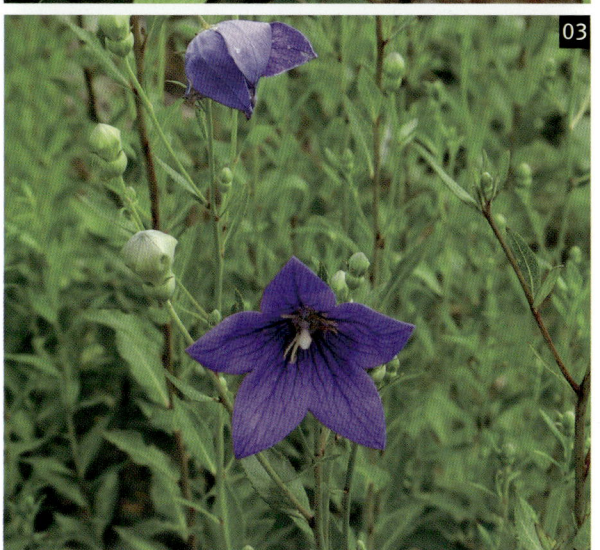

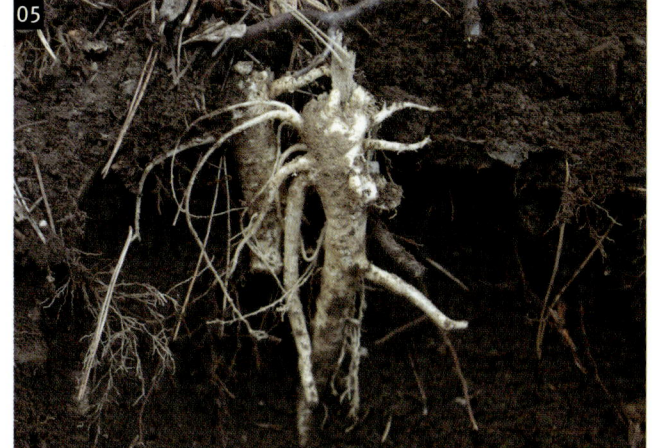

01 겨울에 남아 있는 묵은대. 1월 24일
02 야생으로 올라온 줄기. 6월 7일
03 꽃과 꽃봉오리. 6월 18일
04 겨울에 남아 있는 열매. 1월 24일
05 겨울에 뿌리 채취하는 모습. 1월 30일

223 뺑쑥

Artemisia feddei H. Lev. & Vaniot
국화과 여러해살이풀

생약명
세엽애(細葉艾)

작용 장부·경맥
폐(金)

효능
독감
기침
복통
설사
외부염증

성분
스코폴레틴(혈압내림)
데쿠르시놀(혈압내림)
스코파론(담즙분비촉진)
단백질(근육강화)

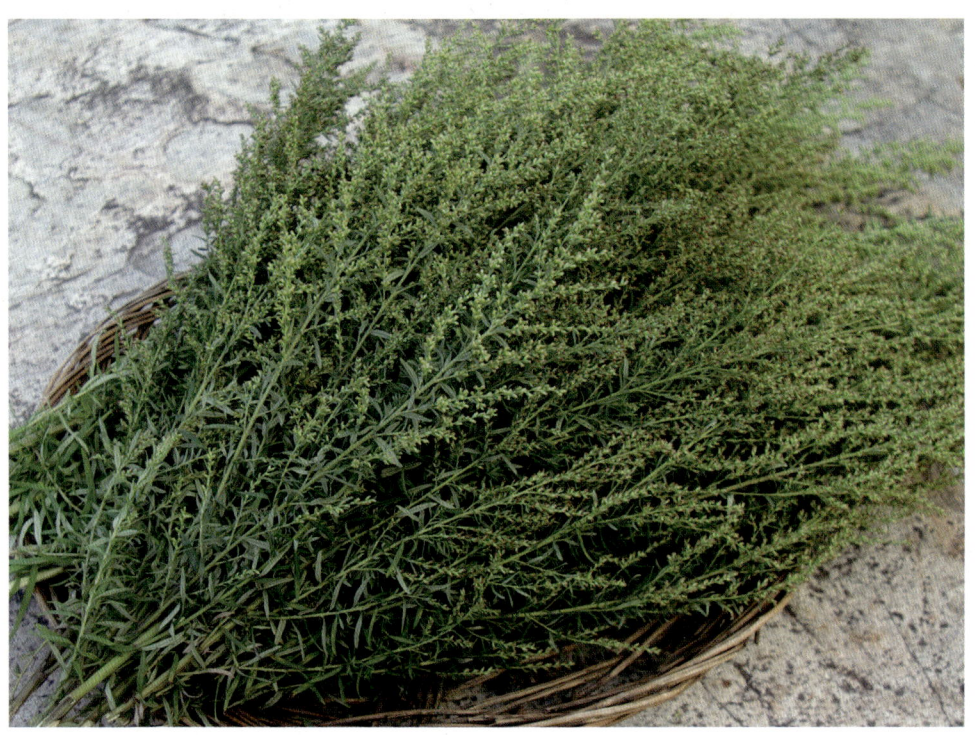

▶ 채취한 뺑쑥 잎과 줄기.
8월 16일

식초 발효와 먹는 방법

당분으로 발효시키기

채취 잎·줄기(봄)

배합비율 **기본발효용** | 잎·줄기 100 : 설탕 30 : 생효모 0.1(또는 누룩가루 5) : 설탕물(20% 농도) 적당량

초앉히기용 | 원액 100 : (필요시) 씨식초 또는 생막걸리 10

핵심요령 ❶ 잎·줄기는 적당히 썰어 넣는다. ❷ 액이 적게 나오므로 설탕물을 추가한다. ❸ 1종류씩 담근다.

발효와 먹는 방법 ▶ 뺑쑥을 설탕에 버무려 항아리에 넣고, 생효모나 누룩가루를 뿌린 뒤 끓인 물을 식혀서 설탕물을 만들어 붓는다. ▶ 미리 조금 남겨둔 설탕을 위에 덮고 40~50일 발효시킨다. ▶ 원액을 걸러 항아리에 앉히고, 씨식초나 생막걸리를 넣는 경우에는 이때 넣어서 3~6개월 발효시킨 뒤 찌꺼기를 거른다. ▶ 물에 5~10배 희석하여 식후에 마신다. ▶ 자세한 발효 원리와 방법, 먹는 방법은 p.44를 참조한다.

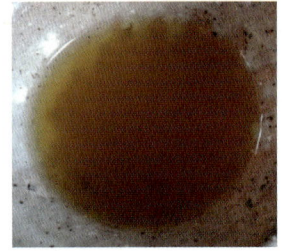

뺑쑥 식초.

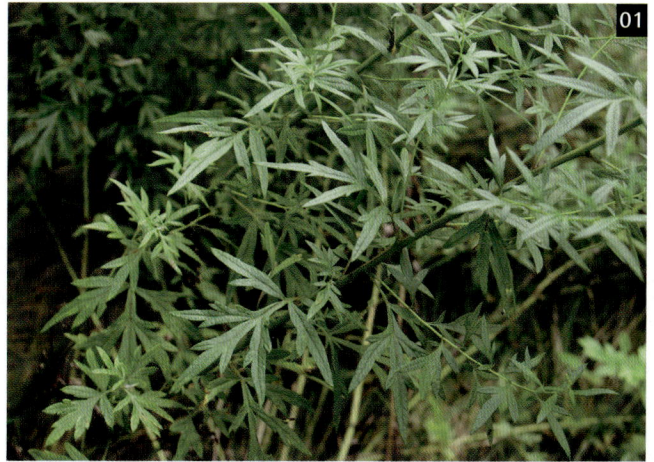

서식지 산과 들

뿌리 땅속 뿌리줄기가 옆으로 길게 뻗는다. **줄기** 100~120㎝. 가지가 많이 갈라져 나오고, 줄기껍질은 흔히 자줏빛을 띠며 거미줄 같은 잔털이 있다. **잎** 길이 3~7㎝. 어긋나고 좁은 피침형이고 깊게 갈라져 깃털모양이 되며, 윗동잎은 작아져 줄처럼 된다. 뒷면에는 흰색 잔털이 있다. **꽃** 8~9월에 붉은갈색으로 피며, 윗동과 가지의 잎겨드랑이에 작은 꽃들이 원뿔모양으로 모여 달린다. 꽃싸기잎에는 거미줄 같은 잔털이 있다. **열매** 10월에 여물며, 씨앗 길이 1.1㎜ 정도이다.

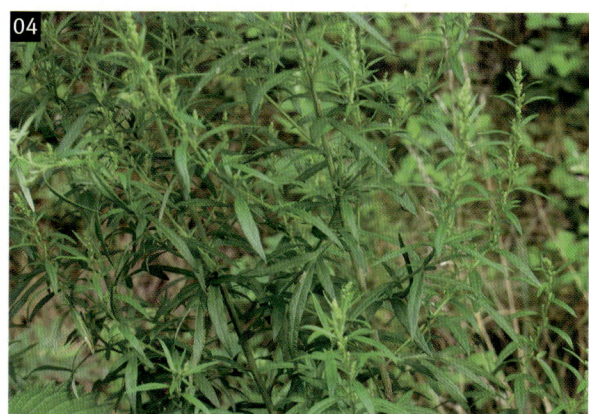

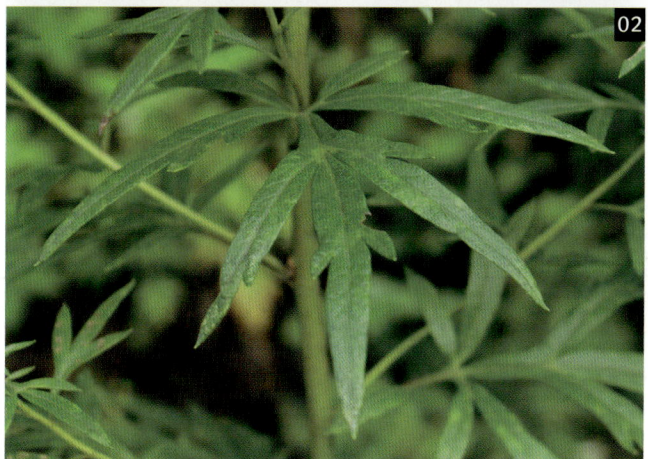

01 줄기에 잎 달린 모습. 8월 16일
02 잎. 8월 16일
03 줄기. 8월 16일
04 꽃봉오리 달린 모습. 8월 16일
05 꽃. 8월 16일
06 꽃 핀 모습. 8월 16일

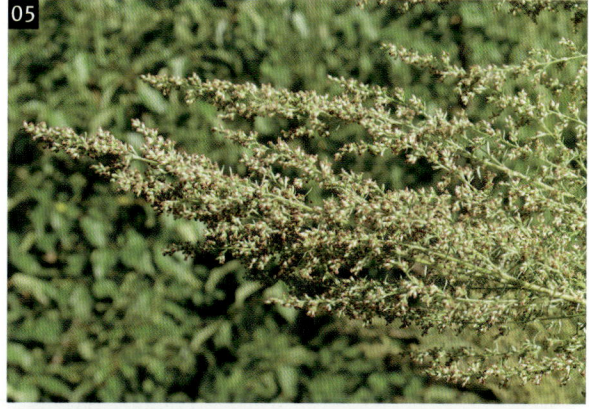

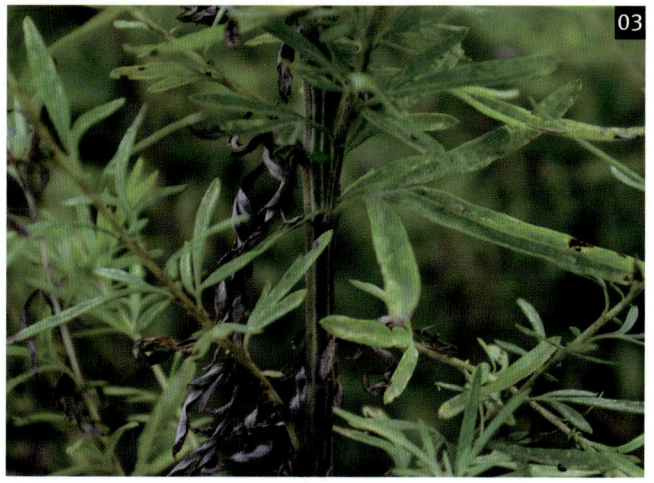

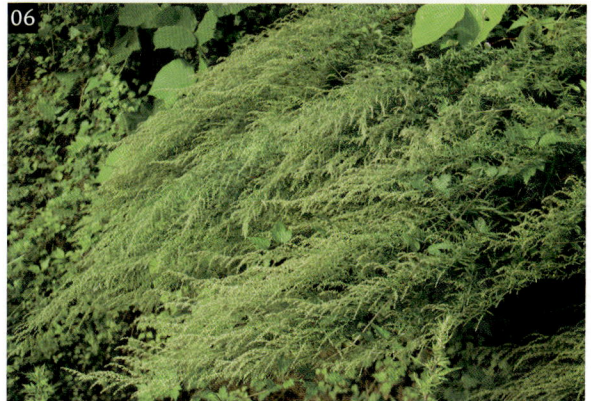

224 은행나무

Ginkgo biloba L.
은행나무과 잎지는 큰키나무

생약명
백과(白果)

작용 장부·경맥
폐(金), 신장(水)

효능
폐결핵, 천식
기침가래, 고혈압
야뇨증, 잦은 소변, 몽정

성분
단백질(근육강화)
탄수화물(에너지공급)
칼슘(뼈강화)
인(혈전개선)
카로틴(종양억제)
아미노산(근육강화)
아스파라긴산(숙취해소)
글루탐산(두뇌활성)

▶ 채취한 은행. 11월 11일

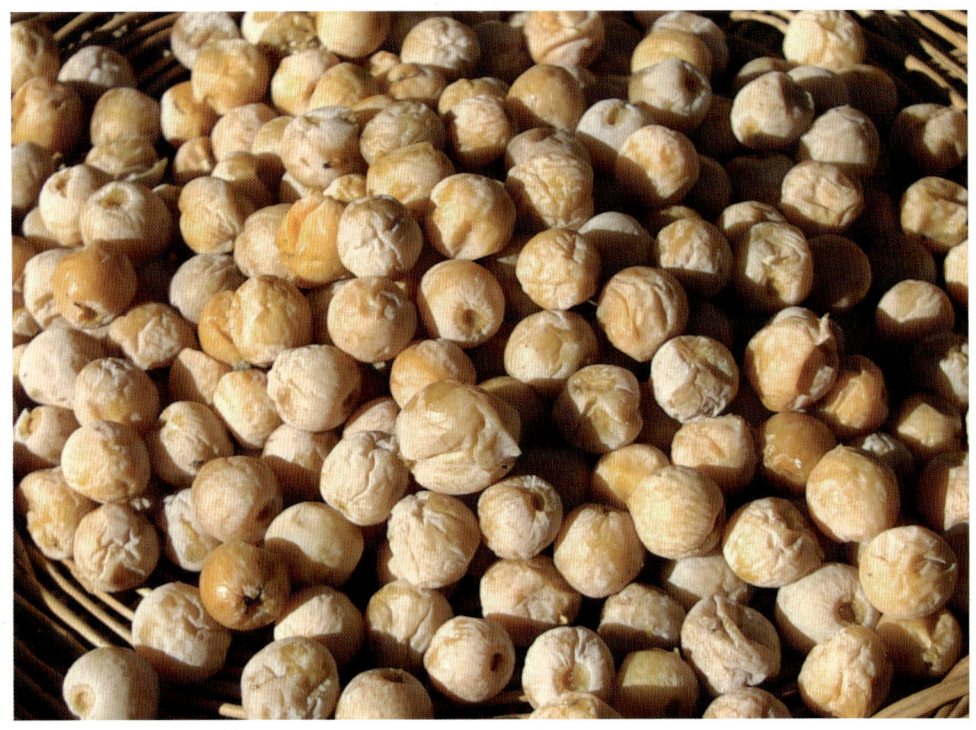

식초 발효와 먹는 방법

무첨가 자연발효 시키기

채취 열매(가을)

배합비율 기본발효용 | 은행 100 : (생략 가능) 생효모 0.1(또는 막걸리 10)

핵심요령 ❶ 완전히 익은 상태가 가장 적합하다. ❷ 맨손으로 만지면 심하게 가려우므로 반드시 고무장갑을 낀다. ❸ 씨앗은 독성이 있으므로 최대한 오래 발효시킨다. ❹ 꼭지와 상처 부분을 완전히 제거하고 과육째로 담근다. 으깨면 원액이 탁해진다. ❺ 자체에 당분과 산이 있으므로 아무것도 넣지 않아도 되지만, 당도가 보통보다 떨어지면 설탕을 조금 추가하면 좋다. ❻ 생효모나 막걸리를 넣으면 실패율가 적다.

발효와 먹는 방법 ▶ 은행을 항아리에 넣고 설탕이나 효모 또는 막걸리를 추가할 경우 이때 위에 뿌린다. ▶ 100일간 발효시킨 뒤 원액을 걸러 항아리에 앉힌다. ▶ 1~2년 발효시켜 찌꺼기를 거른다. ▶ 물에 5~10배 희석하여 식후에 마신다. ▶ 자세한 발효 원리와 방법, 먹는 방법은 p.39를 참조한다.

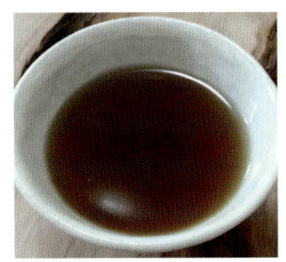

은행 식초.

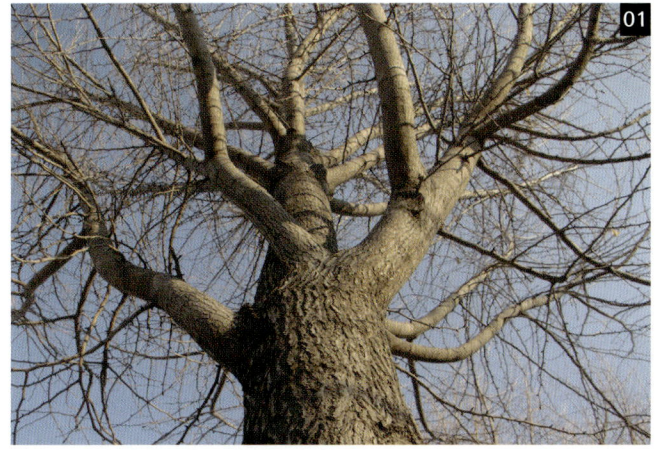

서식지 들판과 길가 양지바른 곳
뿌리 땅속에 깊이 뻗으며, 오래된 뿌리에서 새순이 나와 나무로 자라기도 한다. **줄기** 30~60m. 줄기껍질은 회갈색이며, 세로로 불규칙하게 갈라진다. 수나무는 가지가 위쪽으로 뻗고, 암나무는 가지가 옆으로 퍼진다. **잎** 큰 가지에는 어긋나고 어린가지에는 모여서 나며, 부채꼴이고 질기다. **꽃** 5월에 피고, 암꽃과 수꽃이 다른 나무에 달린다. 수꽃은 꼬리모양으로 모여서 달리고, 암꽃은 쌀알모양이며 꽃잎이 없다. **열매** 10월에 노란갈색으로 여문다. 둥글고 흰색 납물질로 덮여 있으며, 퀴퀴한 냄새가 난다. **주의** 씨앗에 독성물질인 청산배당체가 들어 있어 한꺼번에 많이 먹으면 복통, 구토, 설사를 하게 되므로 소량씩 복용한다.

01 겨울 모습. 12월 2일
02 풋열매와 잎. 8월 2일
03 가을에 열매 떨어진 모습. 11월 11일
04 줄기와 가지. 11월 11일
05 밑동과 어린 줄기. 12월 29일

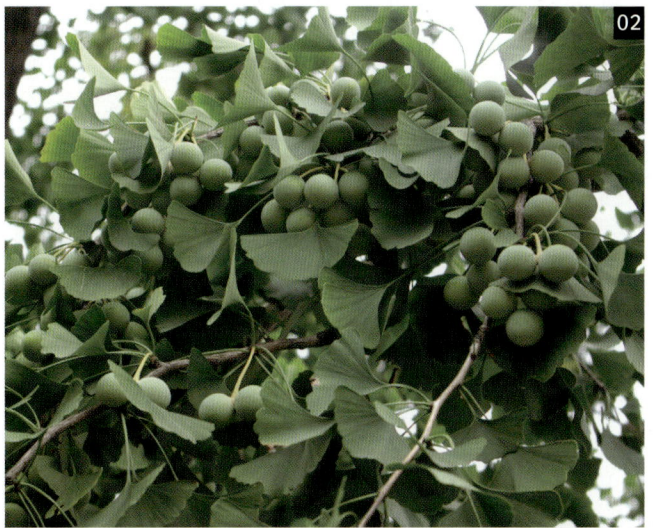
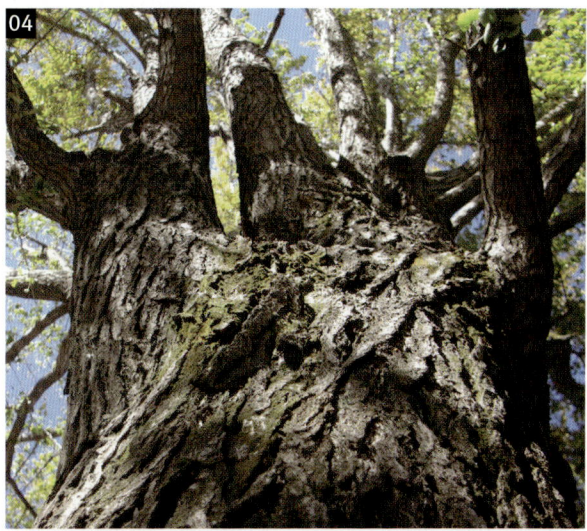
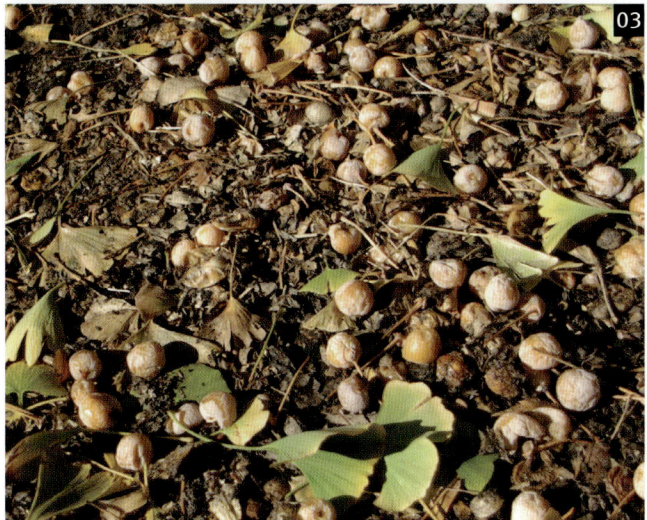
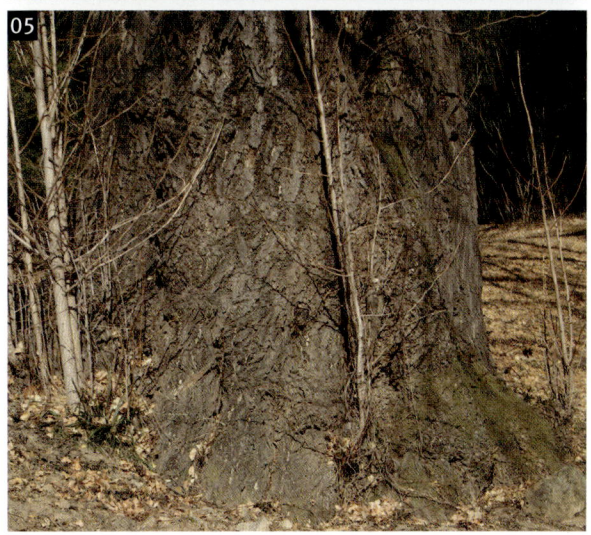

225 천문동

Asparagus cochinchinensis (Lour.) Merr.
백합과 덩굴성 여러해살이풀

생약명
천문동(天門冬)

작용 장부·경맥
폐(金), 신장(水)

효능
폐결핵
기관지염
당뇨
몽정
변비

성분
사포닌(면역력강화)
아스파라긴산(숙취해소)
베타시토스테롤(혈전개선)
스테로이드(소염진통해열)

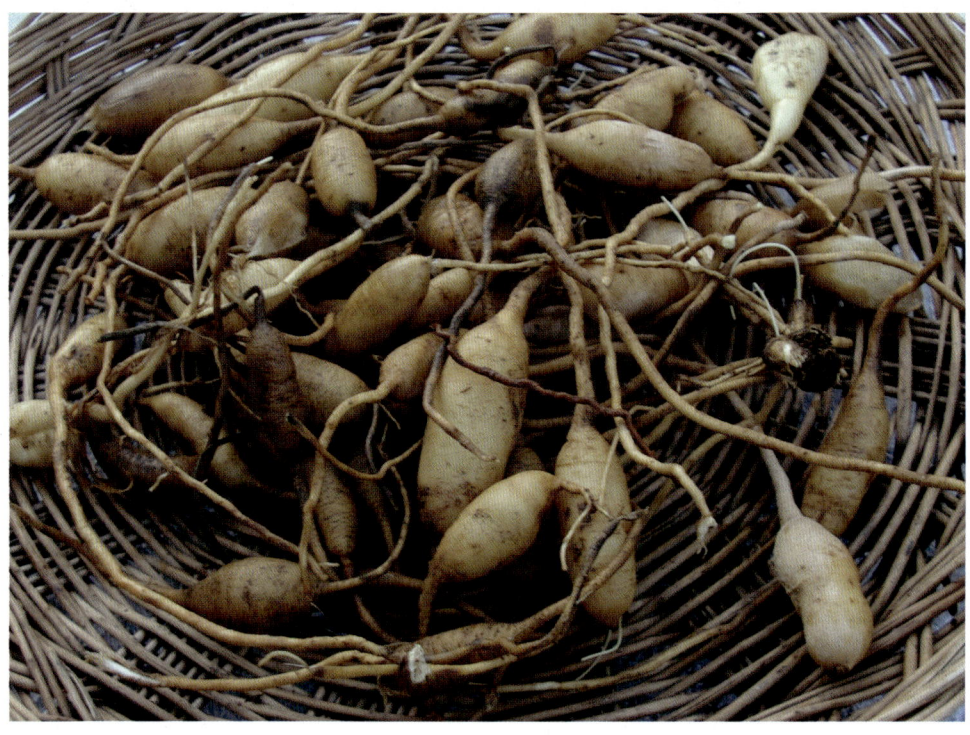

▶ 채취한 천문동 뿌리. 1월 19일

식초 발효와 먹는 방법

생막걸리로 발효시키기

채취 뿌리(봄~겨울)

배합비율　**기본발효용** | 뿌리 100 : 생막걸리(멸균되지 않은 것) 100 : 조청 또는 엿기름가루 5

　　　　　초앉히기용 | 원액 100 : (필요시) 씨식초 10

핵심요령 ❶ 뿌리는 껍질째 적당히 썰어 넣는다. ❷ 쓴맛이 덜하게 조청량을 조금 늘려도 된다.

발효와 먹는 방법 ▶ 뿌리를 항아리에 넣고 생막걸리와 조청 또는 엿기름가루를 넣어 40~50일 발효시킨다. ▶ 원액을 걸러 항아리에 앉히고, 씨식초는 이때 넣어서 3~6개월 발효시킨 뒤 찌꺼기를 거른다. ▶ 물에 5~10배 희석하여 식후에 마신다. ▶ 자세한 발효 원리와 방법, 먹는 방법은 p.43를 참조한다.

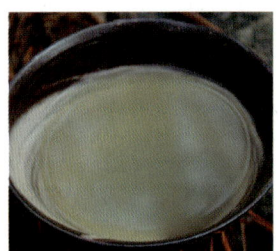

천문동 뿌리 식초.

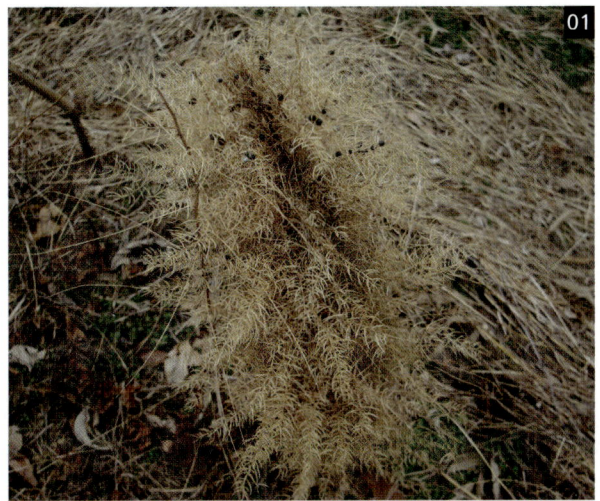

서식지 중남부 지방의 강가나 바닷가
뿌리 땅속에 짧은 뿌리줄기가 있고, 수염뿌리가 사방으로 뻗으며, 연하고 굵은 타원형 덩이뿌리가 생긴다. 뿌리를 자르면 반투명 점액이 나온다.
줄기 길이 1~2m. 이웃식물에 기대거나 땅 위를 기며 자란다. 잔가지는 1~3장씩 바늘모양으로 나서 잎처럼 보이며, 길이 1~2cm이다. **잎** 어긋나고 미세한 막질의 바늘모양이다. **꽃** 5~6월에 연노란색으로 피며, 잎겨드랑이에 작은 꽃 1~3송이가 달린다. 꽃잎은 6장이고 길이 3㎜ 정도이다.
열매 7~8월에 여물며 둥글고 지름 6㎜ 정도이다. **주의** 뿌리에 심이 생긴 것은 독성이 조금 있으므로 사용하지 않는다.

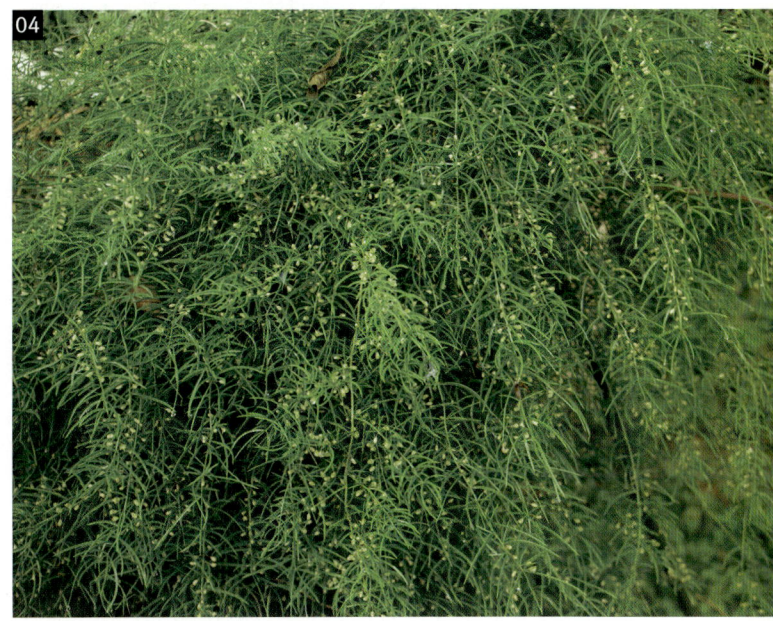

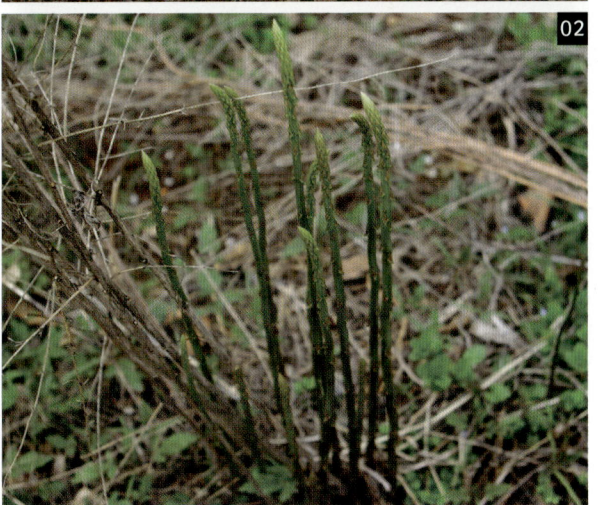

01 겨울에 남아 있는 묵은대. 1월 3일
02 봄에 묵은대 밑에 올라온 새순. 3월 31일
03 꽃과 잎. 5월 29일

04 꽃 핀 모습. 5월 29일
05 겨울에 남아 있는 열매. 1월 3일

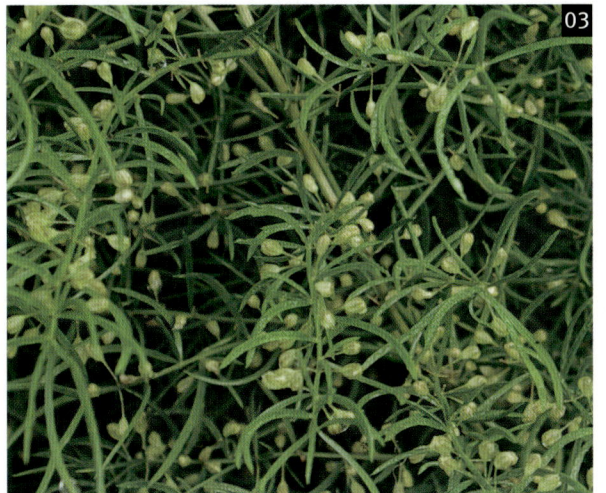

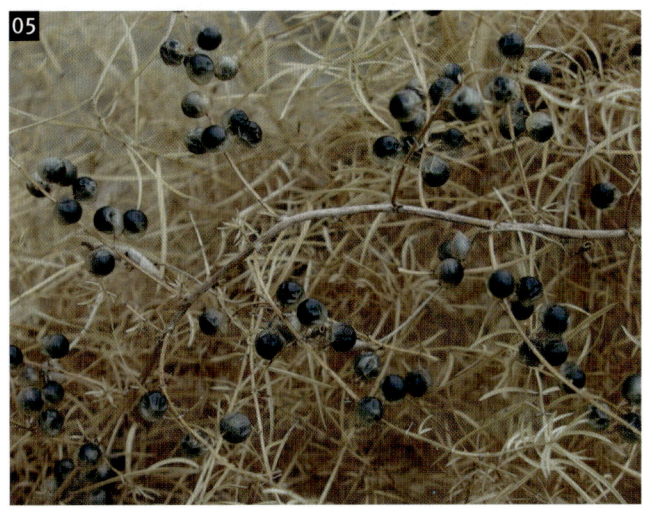

437

226 큰도둑놈의갈고리

Desmodium oldhami Oliv
콩과 여러해살이풀

생약명
우엽산마황(羽葉山螞蝗)

작용 장부·경맥
폐(金), 신장(水)

효능
열병
류머티즘
기침
객혈
부스럼

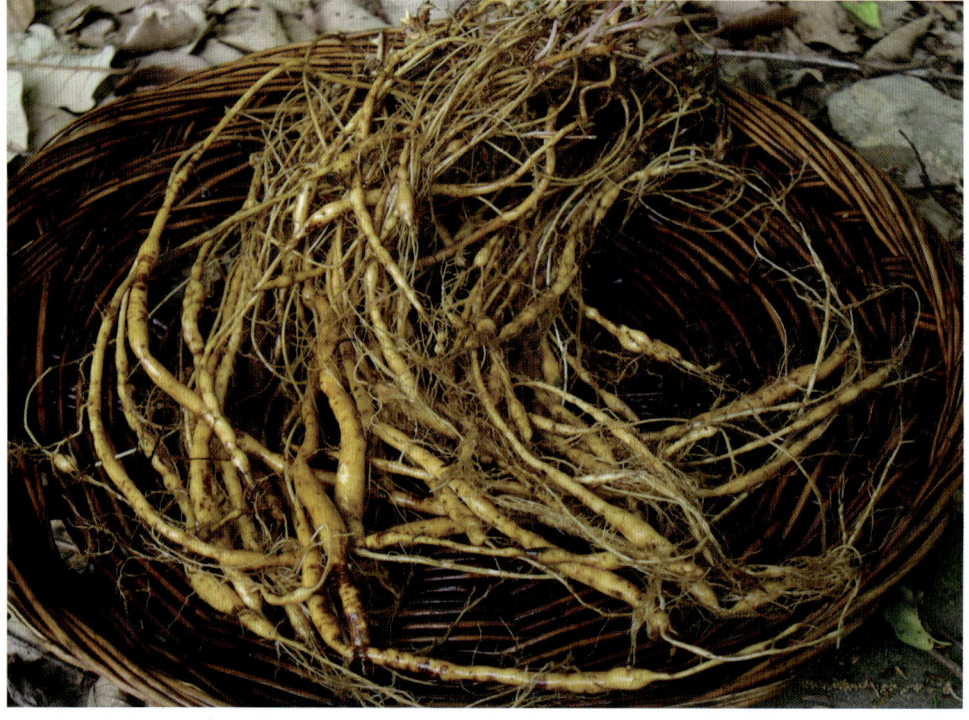

▶ 채취한 큰도둑놈의갈고리 뿌리.
5월 4일

식초 발효와 먹는 방법

누룩과 엿기름으로 발효시키기

채취   뿌리(늦가을~겨울)

배합비율   **기본발효용 |** 뿌리 달인 물 300 : 쌀이나 현미 100 : 누룩 10 : 엿기름가루 5
　　　　　　초앉히기용 | 원액 100 : (필요시) 씨식초 10

핵심요령   ❶ 쓴맛이 덜하게 엿기름 양을 조금 늘려도 된다. ❷ 엿기름 윗물을 써도 좋다. ❸ 누룩은 거칠게 부숴서 쓴다. ❹ 뿌리는 껍질째 달인다. ❺ 원액이 독하면 발효 기간을 늘린다.

발효와 먹는 방법 ▶ 쌀이나 현미로 지은 술밥을 식혀 누룩과 엿기름가루를 섞고, 뿌리 달인 물을 식혀 부은 다음 항아리에 넣어 10일간 발효시킨다. ▶ 원액을 걸러 항아리에 앉히고, 씨식초는 이때 넣어서 40~50일 숙성시킨 뒤 찌꺼기를 거른다. ▶ 물에 5~10배 희석하여 식후에 마신다. ▶ 자세한 발효 원리와 방법, 먹는 방법은 p.41를 참조한다.

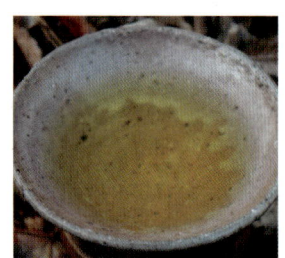

큰도둑놈의갈고리 뿌리 식초.

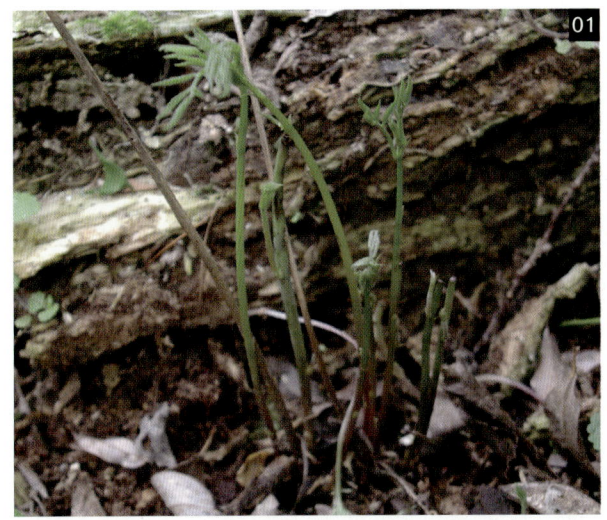

서식지 산속 수풀

뿌리 길고 굵게 뻗으며, 나무처럼 단단하다. **줄기** 1~1.5m. 무더기로 올라오며, 굵은털과 잔털이 있다. **잎** 어긋난 잎줄기에 5~7장이 홀수로 깃털처럼 달린다. 작은잎은 긴 타원형 또는 달걀모양이며, 끝은 뾰족하고 밑부분은 둥글다. 잎줄기 아래에 줄모양의 턱잎이 있다. **꽃** 8월에 연붉은색으로 피며, 줄기 끝에 작은 꽃들이 어긋나게 모여 달린다. 꽃부리는 나비모양으로 갈라지고, 꽃받침은 5갈래이다. **열매** 10월에 여물며, 납작한 꼬투리에 1~2개의 마디가 있어 안경모양처럼 되고 길이 2~4cm이다. 갈고리털이 있어 다른 물체에 잘 붙는다.

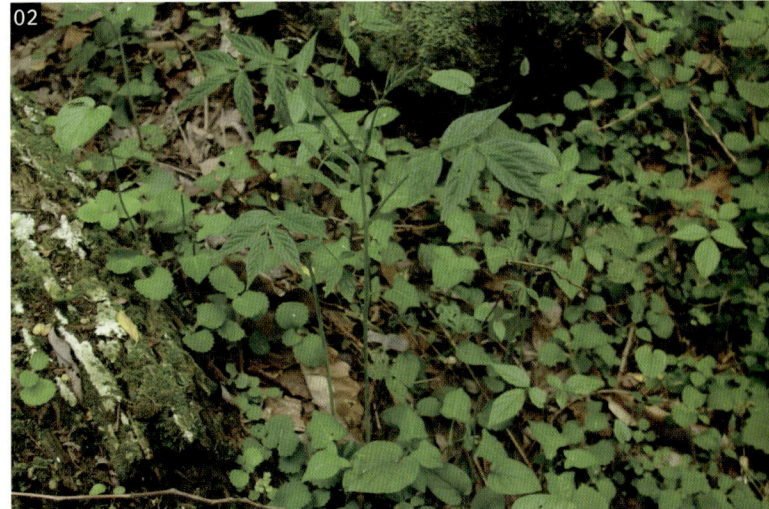

01 새순 올라온 모습. 5월 4일
02 줄기 자라는 모습. 5월 4일
03 줄기 끝에 꽃봉오리 달린 모습. 7월 29일
04 꽃 피는 모습. 7월 29일
05 잎 달린 모습. 7월 29일

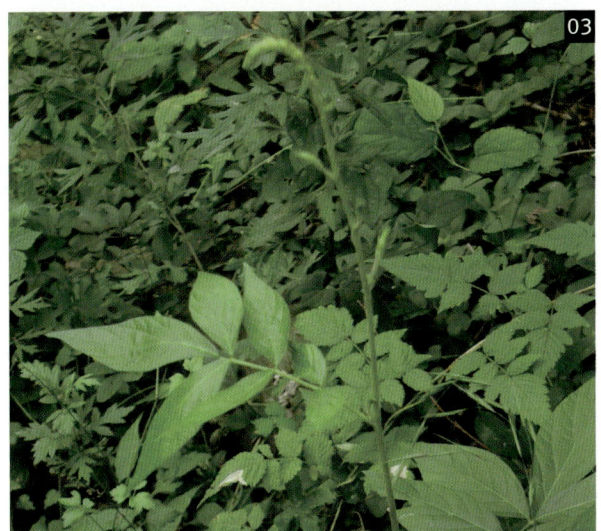

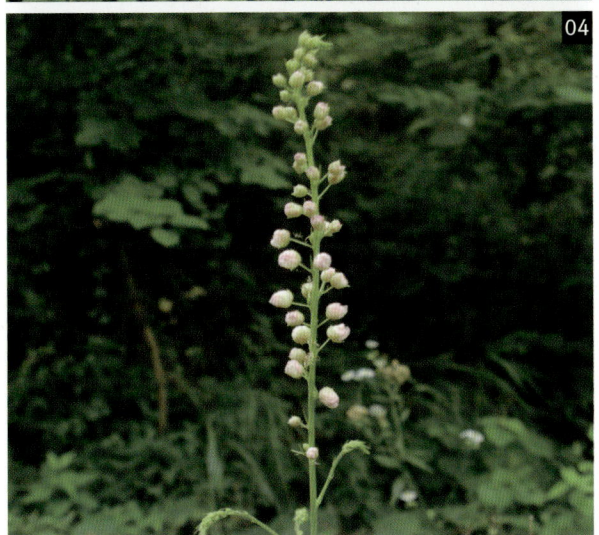

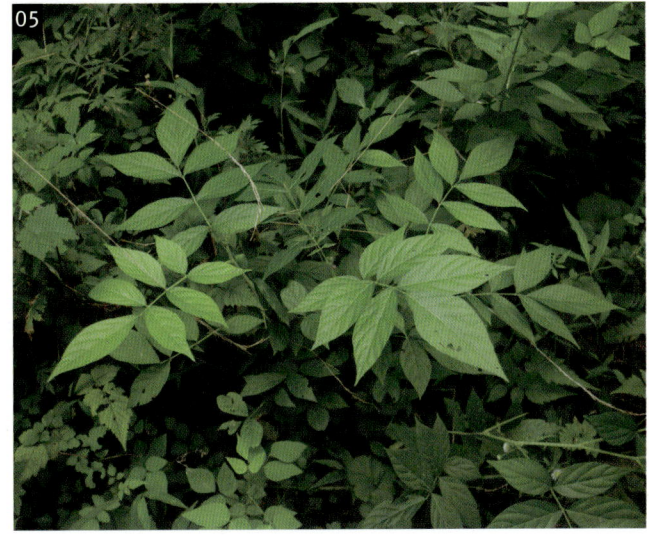

227 환삼덩굴

Humulus japonicus Sieboid & Zucc.
삼과 덩굴성 한해살이풀

생약명
율초(葎草)

작용 장부·경맥
폐(金), 신장(水)

효능
결핵, 폐농양
심한기침, 입안염증
소양증, 습진, 비만

성분
후물렌(종양억제)
캐리오필렌(뇌세포보호)
루테올린(염증제거)
콜린(숙취해소)
아스파라긴산(숙취해소)
코스모시인(혈압내림)
비텍신(신경보호)

▶ 채취한 환삼덩굴 새순.
3월 10일

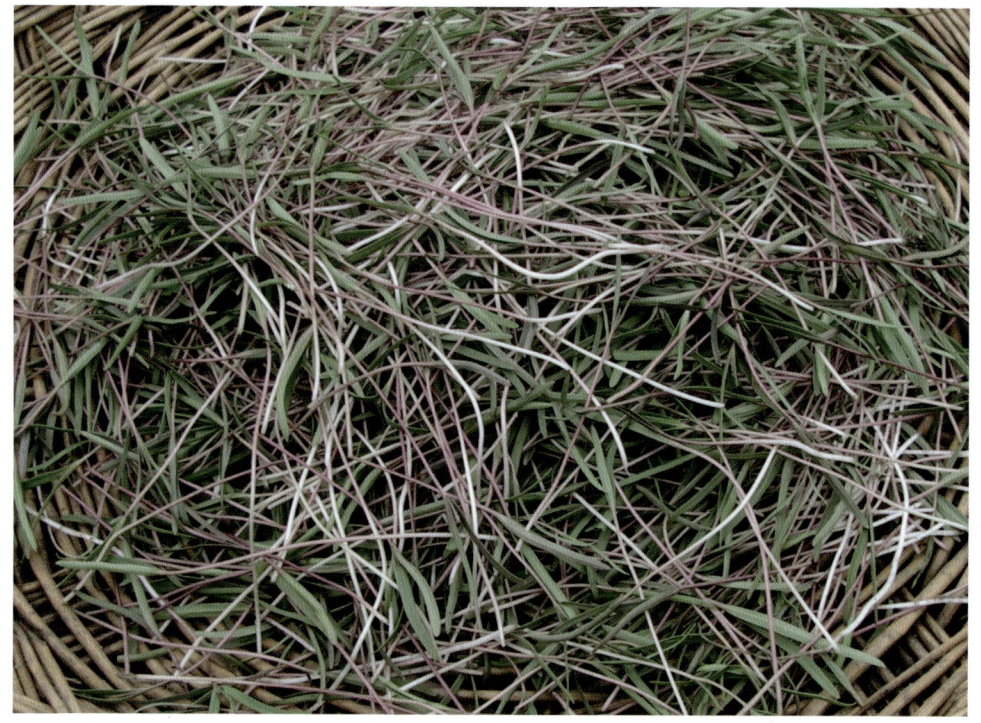

식초 발효와 먹는 방법

생막걸리로 발효시키기

채취 새순(봄), 잎·줄기(봄~여름)

배합비율　**기본발효용** | 새순이나 잎·줄기 100 : 생막걸리(멸균되지 않은 것) 100 : 조청 또는 엿기름가루 5

　　　　　초앉히기용 | 원액 100 : (필요시) 씨식초 10

핵심요령　❶ 가시와 거친 털이 많으므로 장갑을 낀다. ❷ 도롯가에 나는 것은 오염되어 있으므로 사용하지 않는다. ❸ 쓴맛이 덜하게 조청량을 조금 늘려도 된다.

발효와 먹는 방법 ▶ 환삼덩굴을 항아리에 넣고 생막걸리와 조청 또는 엿기름가루를 넣어 40~50일 발효시킨다. ▶ 원액을 걸러 항아리에 앉히고, 씨식초는 이때 넣어서 3~6개월 발효시킨 뒤 찌꺼기를 거른다. ▶ 물에 5~10배 희석하여 식후에 마신다. ▶ 자세한 발효 원리와 방법, 먹는 방법은 p.43를 참조한다.

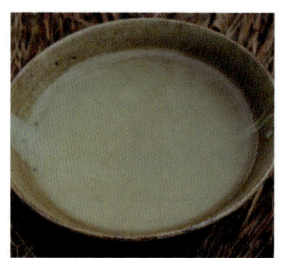

환삼덩굴 새순 식초.

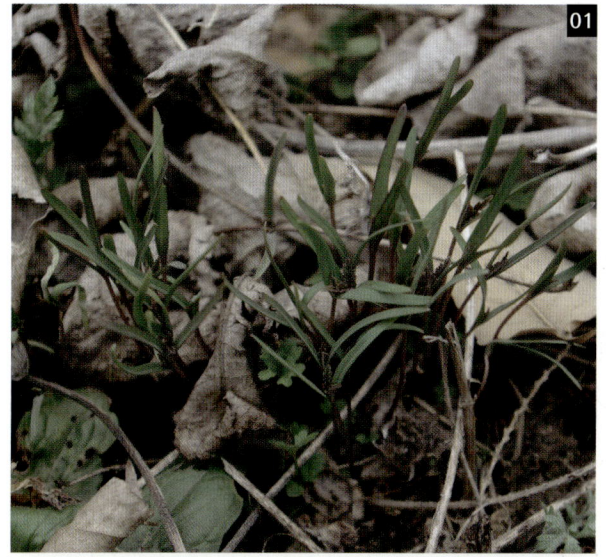

서식지 산기슭이나 들의 양지, 빈터
줄기 길이 2~3m. 다른 물체를 감거나 기대며, 각이 져 있고, 거친 갈고리가시가 있어 거칠다. **잎** 길이 5~12㎝. 마주 나고 5~7갈래로 갈라지며, 가장자리에 규칙적인 톱니가 있다. 앞뒷면에는 거친 잔털이 있고, 잎자루 아래에 거친 갈고리가시가 있다. **꽃** 7~9월에 연노란녹색으로 피고, 암꽃과 수꽃이 다른 포기에 달린다. 수꽃은 원뿔모양으로 모여서 달리고, 꽃잎모양의 꽃받침이 5개 있다. 암꽃은 이삭모양으로 모여서 달리고, 잔털이 있는 작은잎으로 싸여 있으며, 점차 자줏빛이 된다. **열매** 9~10월에 여물며, 씨앗은 둥근 달걀모양이고 길이 7~10㎜이다.

01 봄에 올라온 새순. 3월 10일
02 어린잎 자라는 모습. 5월 16일
03 줄기. 7월 30일
04 암꽃. 9월 17일
05 열매. 9월 17일

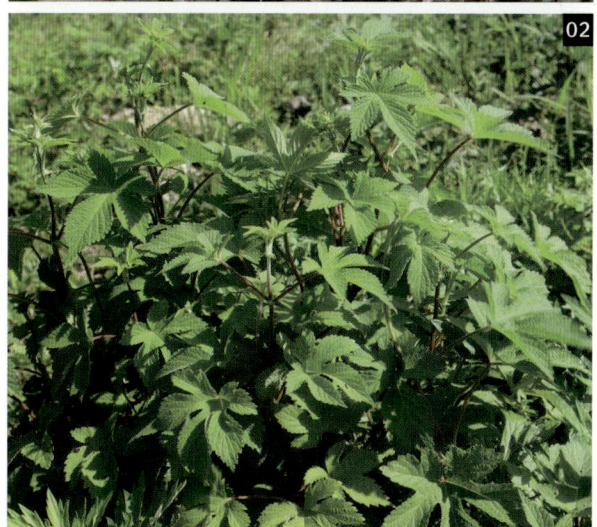

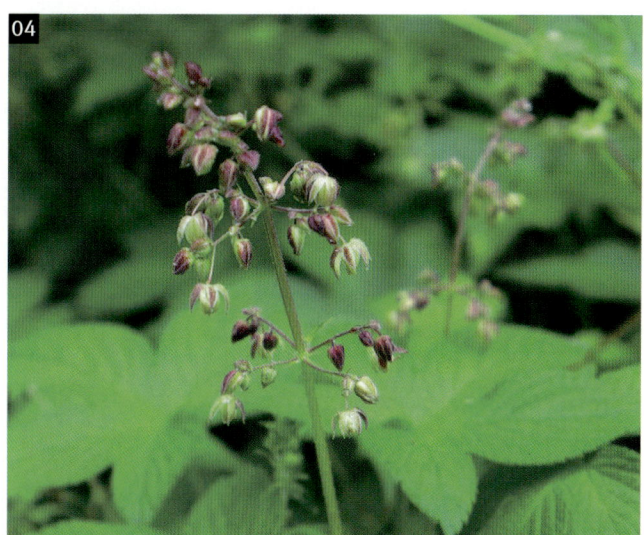

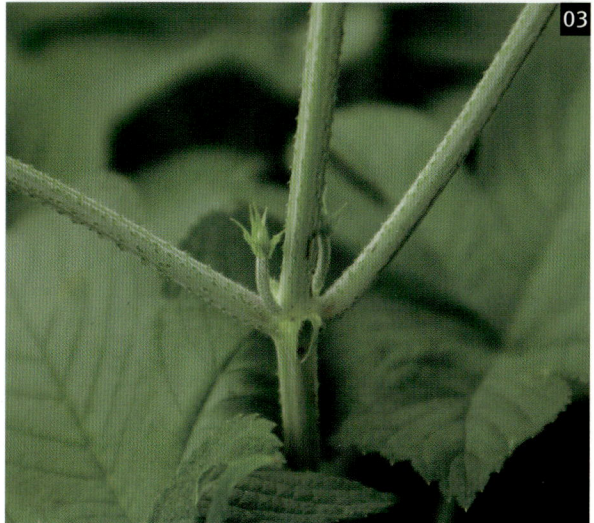

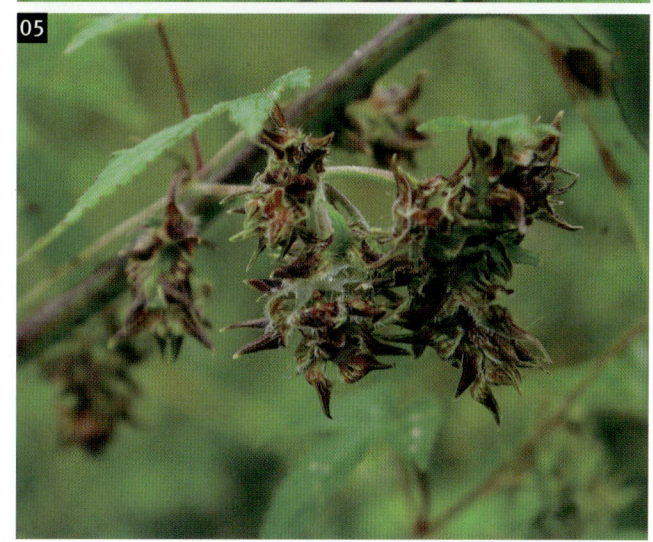

228 삼백초

Saururus chinensis Baill.
삼백초과 여러해살이풀

생약명
삼백초(三白草)

작용 장부·경맥
폐(金), 방광(水)

효능
간염황달, 기침가래
아토피, 여드름
습진, 붓기

성분
하이페린(심장동맥확장)
루틴(모세혈관강화)
이소케르시트린(노화방지)
케르세틴(알러지예방)
타닌(수렴작용)
아미노산(근육강화)

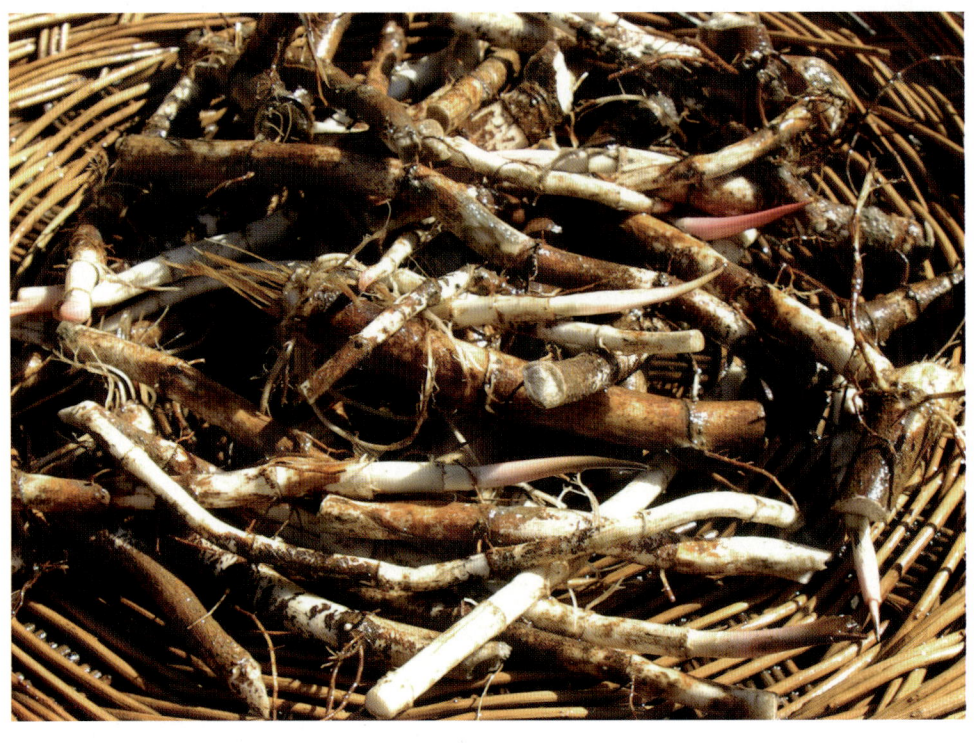

▶ 채취한 삼백초 뿌리. 2월 4일

식초 발효와 먹는 방법

생막걸리로 발효시키기

채취 뿌리째 캔 전초(봄~여름), 뿌리(늦가을~겨울)

배합비율 **기본발효용** | 전초 100 : 생막걸리(멸균되지 않은 것) 100 : 조청 또는 엿기름가루 5

　　　　　　초앉히기용 | 원액 100 : (필요시) 씨식초 10

핵심요령   ❶ 잎·줄기·뿌리는 적당히 썰어 넣는다. ❷ 취향에 따라 조청량을 조금 늘려도 된다. ❸ 독성이 중화되게 오래 발효시킨다.

발효와 먹는 방법 ▶ 삼백초를 항아리에 넣고 생막걸리와 조청 또는 엿기름가루를 넣어 40~50일 발효시킨다. ▶ 원액을 걸러 항아리에 앉히고, 씨식초는 이때 넣어서 3~6개월 발효시킨 뒤 찌꺼기를 거른다. ▶ 물에 5~10배 희석하여 식후에 마신다. ▶ 자세한 발효 원리와 방법, 먹는 방법은 p.43를 참조한다.

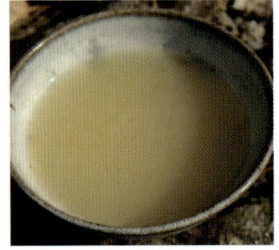

삼백초 뿌리 식초.

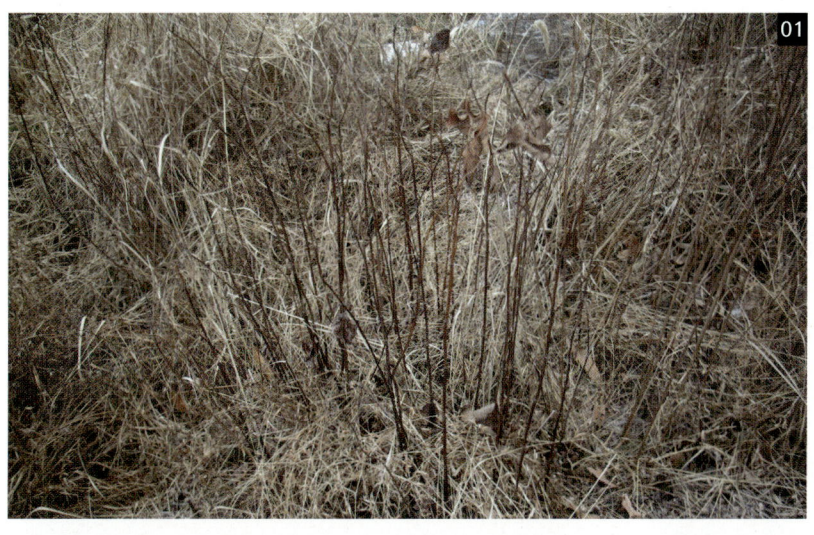

서식지 산과 들의 촉촉한 곳이나 물가. 농가에서 재배하기도 한다.
뿌리 땅속 뿌리줄기가 옆으로 뻗으며, 잔뿌리가 있다. **줄기** 50~100㎝ 정도 자란다. **잎** 길이 5~15㎝. 어긋나고 긴 심장모양이며, 끝이 뾰족하고, 잎맥이 5~7개 있다. 뒷면이 희끗하며, 꽃이 필 무렵 윗동잎 2~3장이 흰색이 된다. **꽃** 6~8월에 흰색으로 피며, 잎과 마주 난 꽃줄기에 작은 꽃들이 이삭모양으로 모여서 달린다. 꽃잎은 없으며 수술이 6~7개, 암술이 3~5개 있다. **열매** 9~10월에 여물고 둥글다. 주의 독성이 조금 있으며, 몸을 차게 하므로 비장이나 위장이 약한 사람은 먹지 않는다.

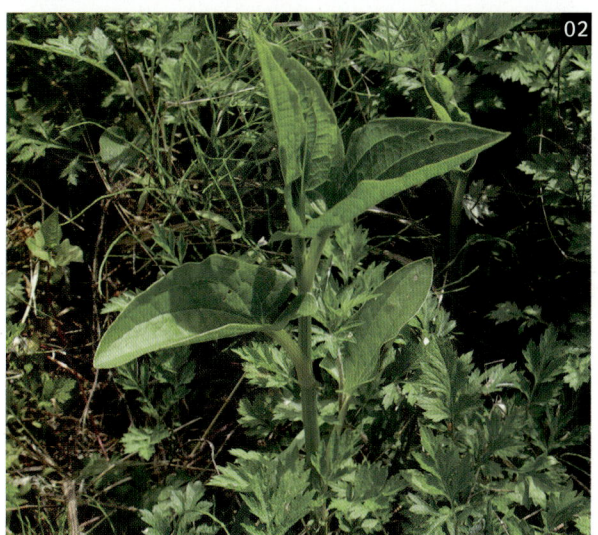

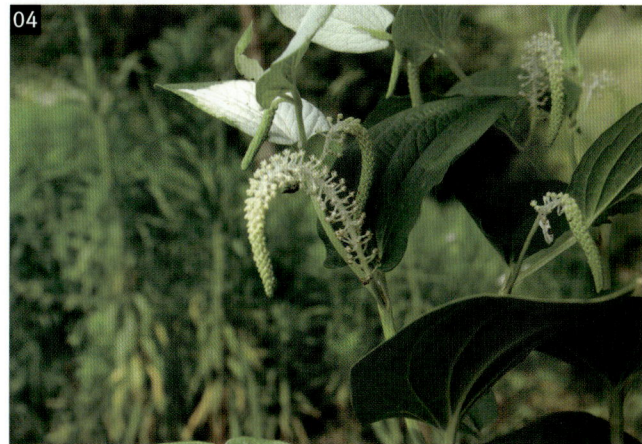

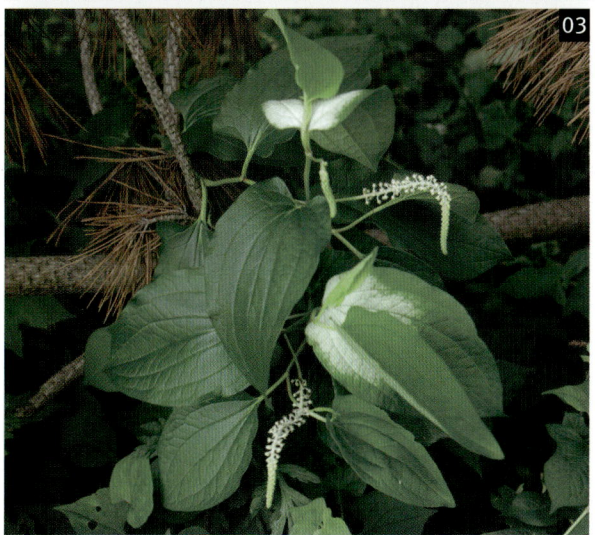

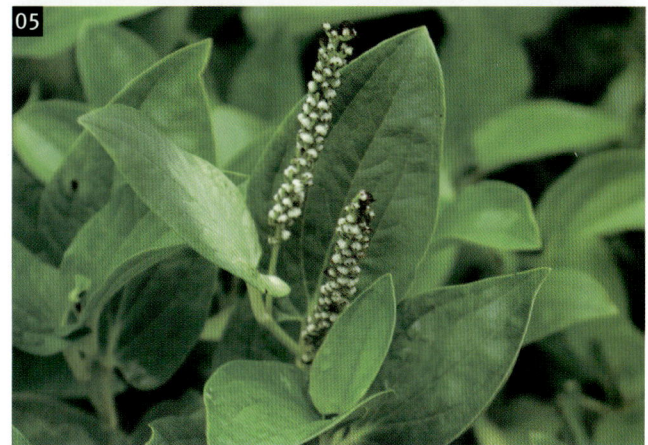

01 겨울에 남아 있는 묵은대. 12월 29일
02 어린잎 자라는 모습. 5월 11일
03 잎 색깔이 변하고 꽃 피는 모습. 7월 4일
04 변색된 잎과 꽃. 7월 1일
05 열매. 8월 8일

살구 종류 폐·대장에 작용

개살구나무

유사 약재
살구나무

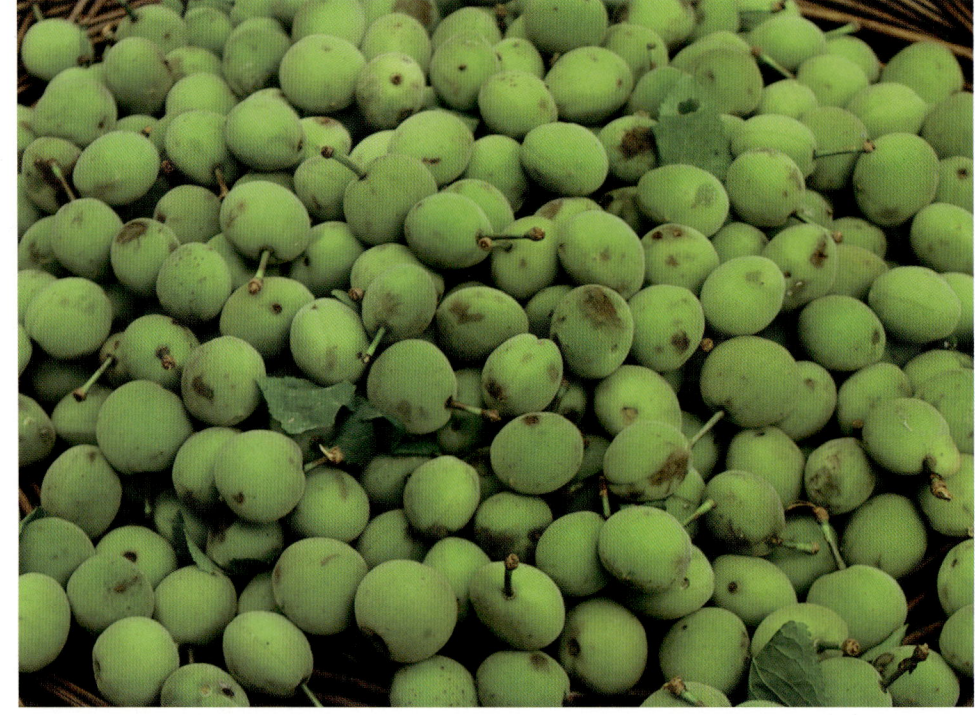

▶ 채취한 개살구나무 풋열매.
6월 19일

식초 발효와 먹는 방법

당분으로 발효시키기

채취 열매(여름)

배합비율　**기본발효용** | 살구 종류(열매) 100 : 설탕 10 : 생효모 0.1
　　　　　　초앉히기용 | 원액 100 : (필요시) 씨식초 또는 생막걸리 10

핵심요령 ❶ 풋열매나 익은 열매 모두 가능하며 단단한 것이 좋다. ❷ 으깨면 원액이 탁해지므로 열매는 씨앗을 빼고 적당히 썰어 넣는다. ❸ 열매껍질에 있는 효소가 발효를 도우므로 너무 세게 씻지 않는다. ❹ 고유의 향미가 살도록 누룩 대신 효모를 쓴다. ❺ 당도가 보통보다 떨어지면 설탕량을 조금 늘린다. ❻ 맛과 향이 뛰어나 요리에 넣어도 좋다.

발효와 먹는 방법 ▶ 열매를 설탕에 버무려 항아리에 넣고, 생효모를 뿌린 뒤 미리 조금 남겨둔 설탕을 위에 덮어 40~50일 발효시킨다. ▶ 원액을 걸러 항아리에 앉히고, 씨식초나 생막걸리를 넣는 경우에는 이때 넣어서 3~6개월 발효시킨 뒤 찌꺼기를 거른다. ▶ 물에 5~10배 희석하여 식후에 마신다. ▶ 자세한 발효 원리와 방법, 먹는 방법은 p.44를 참조한다.

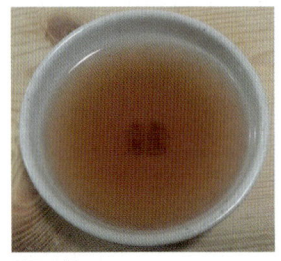

살구 식초.

229 개살구나무

Prunus mandshurica var. *glabra*
장미과 잎지는 큰키나무

- **생약명** 고행인(苦杏仁)
- **작용 장부·경맥** 폐·대장(金)
- **효능** 기침가래, 천식, 기관지염, 급성폐렴, 변비
- **성분** 아미그달린(폐기능강화), 프루나신(기침억제), 이노시톨(간지방제거), 스티그마스테롤(종양억제), 벤즈알데히드(종양억제), 리날로올(혈전개선), 루틴(모세혈관강화), 베타시토스테롤(혈전개선), 에스트론(유사여성호르몬), 리코펜(노화방지), 클로로겐산(종양억제), 리놀레산(체지방감소), 팔미트산(종양억제), 올레산(동맥경화예방)

서식지 산과 들의 양지
줄기 5~10m. 줄기껍질은 붉은회갈색이고 점차 코르크처럼 된다. **잎** 길이 5~12㎝. 어긋나고 넓은 달걀모양이며, 끝이 꼬리처럼 뾰족하고 가장자리에 불규칙한 겹톱니가 있다. 뒷면 잎맥에는 잔털이 있다. **꽃** 4~5월에 분홍색 또는 흰색으로 피고, 잎보다 먼저 나온다. 지름 2.5~3㎝이고, 꽃잎이 5장이며 꽃대가 있다. **열매** 7~8월에 노란색으로 여물며, 달걀모양이고 지름 2~2.5㎝이다. 잔털이 빽빽하다. **주의** 씨앗은 조금 독성이 있으므로 많이 먹거나 아이에게 먹여서는 안 된다.

01 꽃과 꽃봉오리. 4월 4일
02 풋열매. 6월 19일
03 잎 달린 모습. 6월 19일

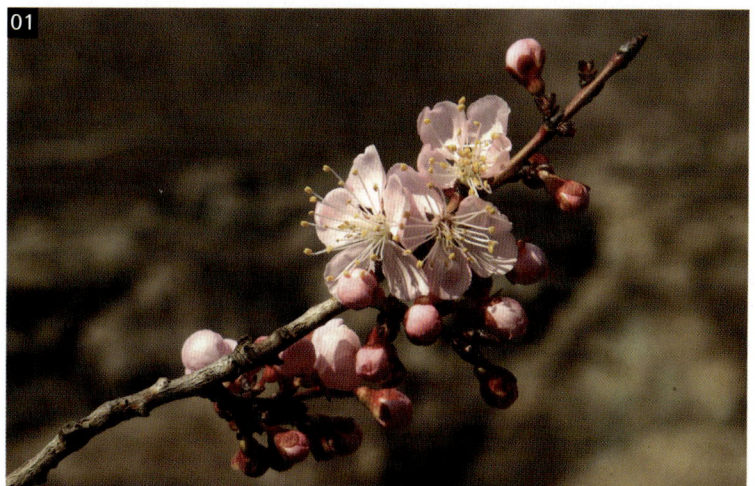

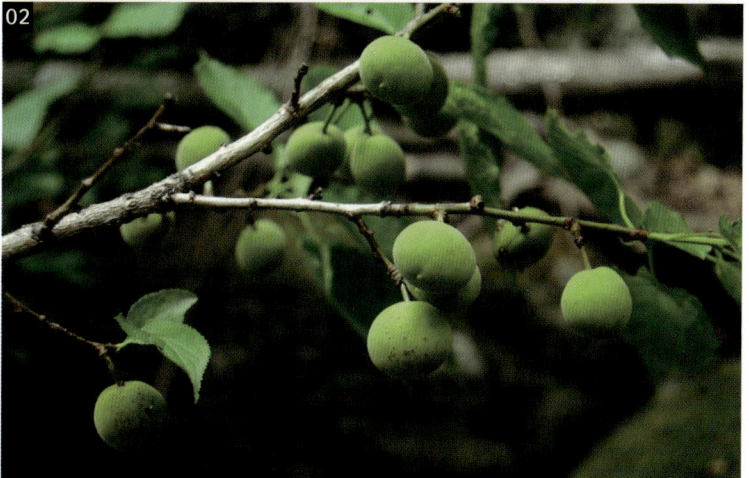

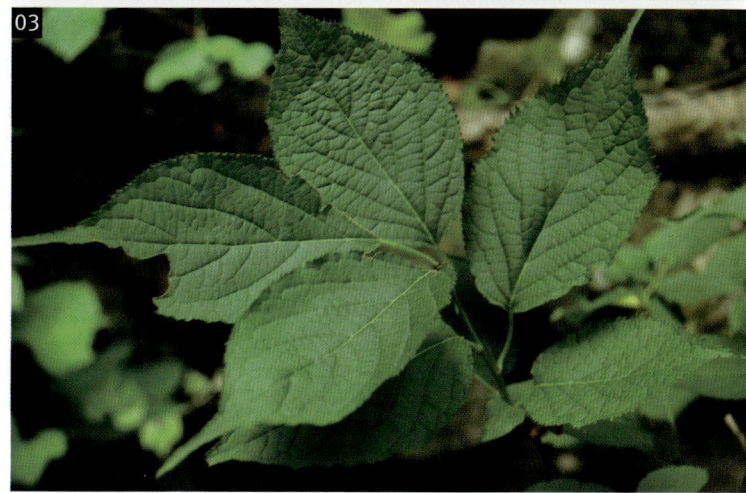

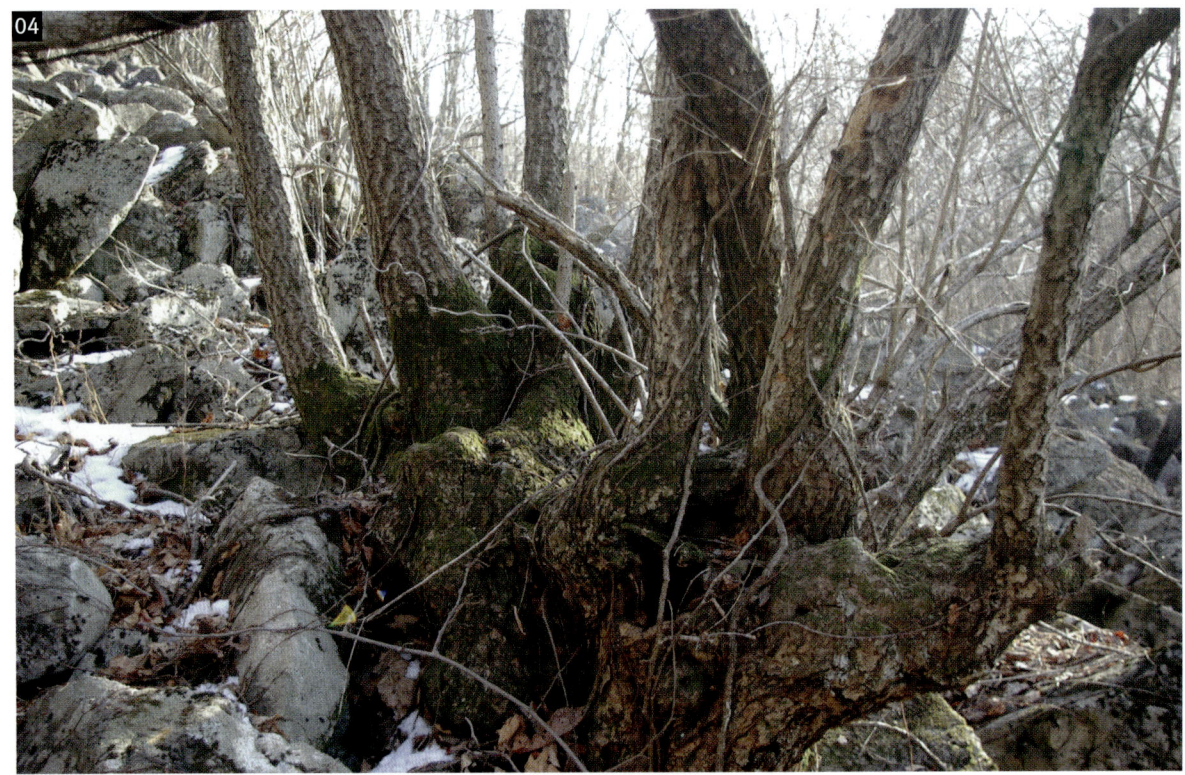

04 밑동. 1월 3일
05 줄기. 4월 4일

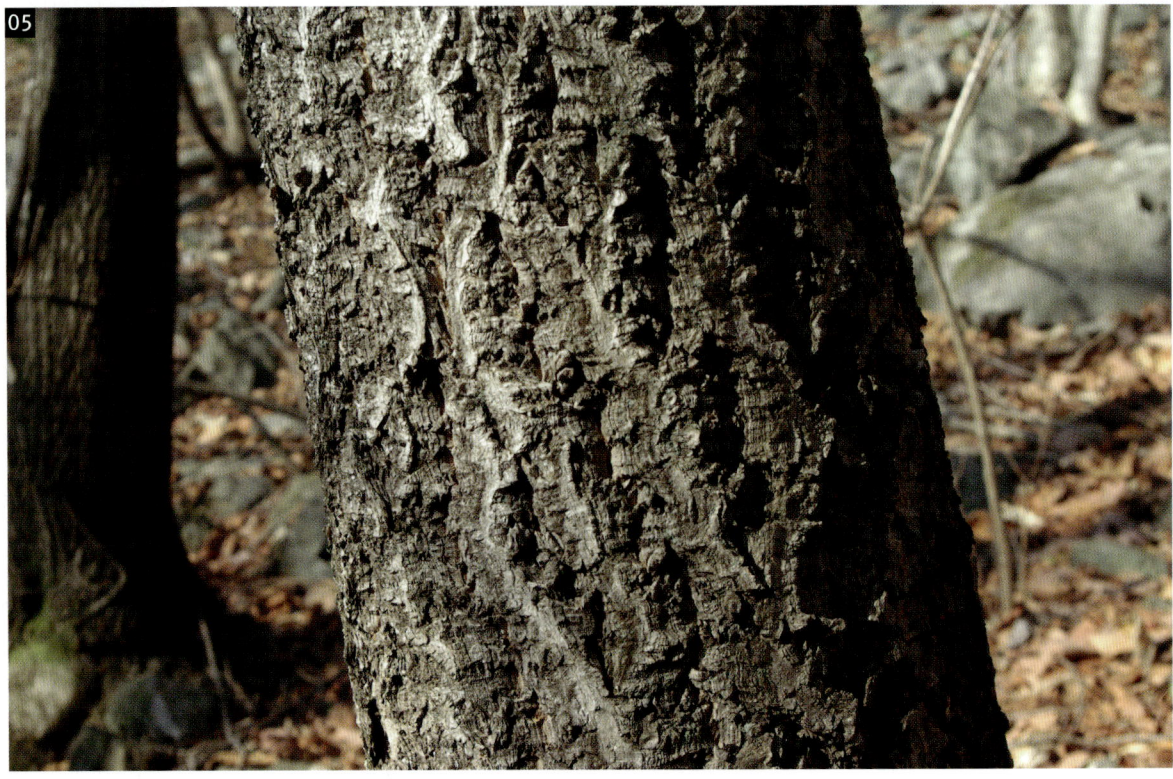

230 살구나무

Prunus armeniaca var. *ansu* Max.
장미과 잎지는 작은큰키나무

생약명	행실(杏實)
작용 장부·경맥	폐·대장(金)
효능	심장병, 천식, 폐렴, 감기, 변비, 비만
성분	트레오닌(간지방형성억제), 타이로신(신경세포활성화), 류신(혈압내림), 발린(두뇌활성화), 메티오닌(탈모예방), 미르센(세포손상억제), 글루탐산(종양억제), 알라닌(간해독), 리모넨(염증제거), 리날로올(혈전개선), 아르지닌(면역력강화), 글리신(혈당내림), 루틴(모세혈관강화), 리코펜(노화방지), 케르세틴(알러지예방), 시트르산(에너지보충), 말산(피로회복), 클로로겐산(종양억제), 초산(부패방지)

서식지 농가에서 재배(중국에서 들어옴)

줄기 5~10m. 줄기껍질은 붉은갈색이며, 세로로 갈라진다. **잎** 어긋나고 넓은 타원형 또는 넓은 달걀모양이며, 끝이 뾰족하고 가장자리에 잔톱니가 있다. **꽃** 4~5월에 잎보다 먼저 연분홍색으로 피며, 꽃대가 거의 없다. **열매** 7~8월에 붉은노란색으로 여물고, 지름 3㎝ 정도이며 잔털이 있다. **주의** 씨앗은 조금 독성이 있으므로 많이 먹거나 아이에게 먹여서는 안 된다.

---

01 꽃과 꽃봉오리. 3월 25일
02 열매와 잎. 6월 18일
03 밑동. 1월 1일
04 채취한 살구. 6월 7일

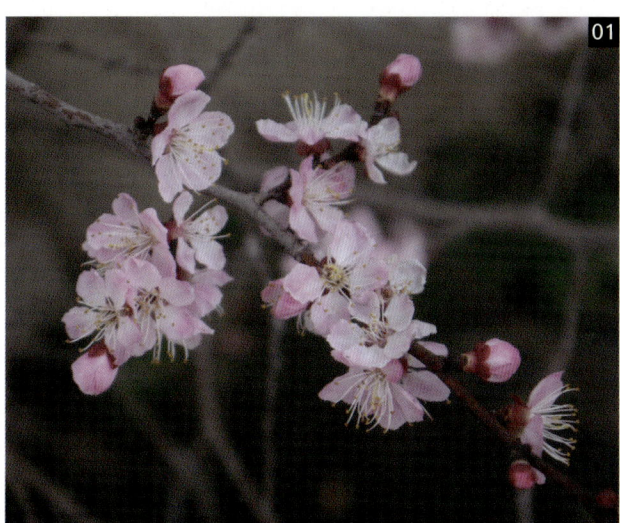

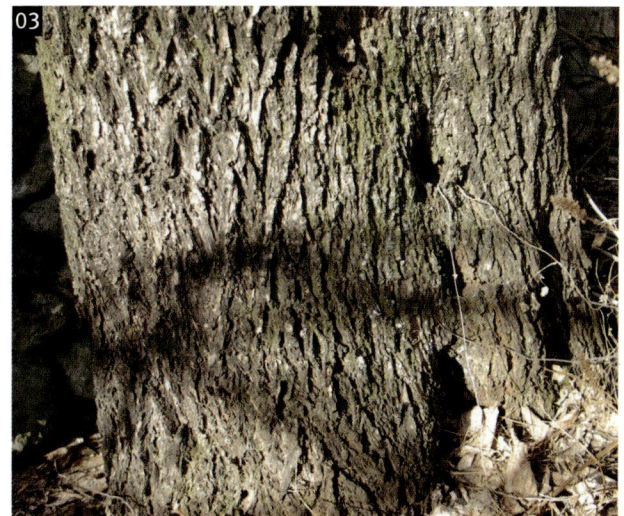

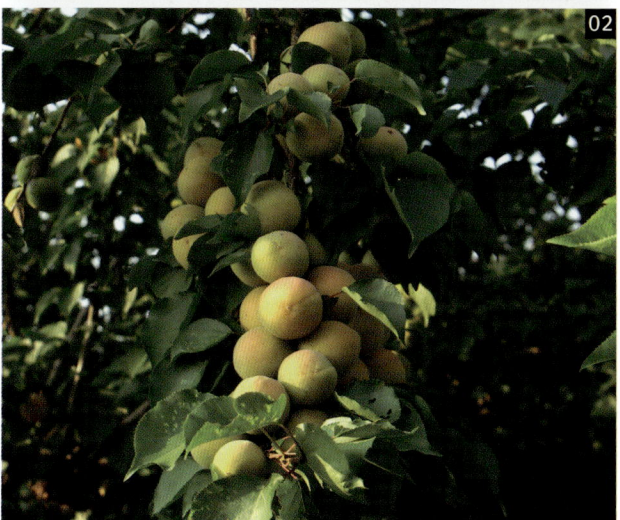

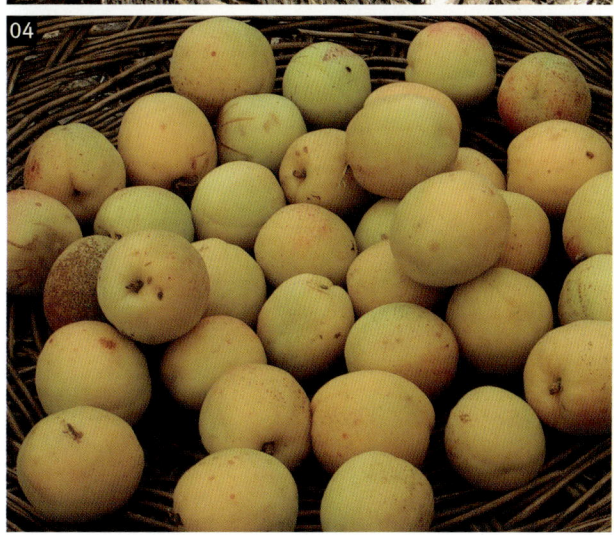

231 콩배나무

Pyrus calleryana Decne. var. *fauriei* (C. K. Schneid.) Rehder
장미과 잎지는 작은키나무

생약명
녹리(鹿梨)

작용 장부·경맥
대장(金)

효능
기침, 급성결막염
당뇨, 소화불량
비만, 이질설사

성분
케르세틴(알러지예방)
코스모시인(혈압내림)
루테올린(염증제거)
프로토카테큐산(암예방)
클로로겐산(종양억제)
바닐린산(노화방지)
카페산(노화방지)

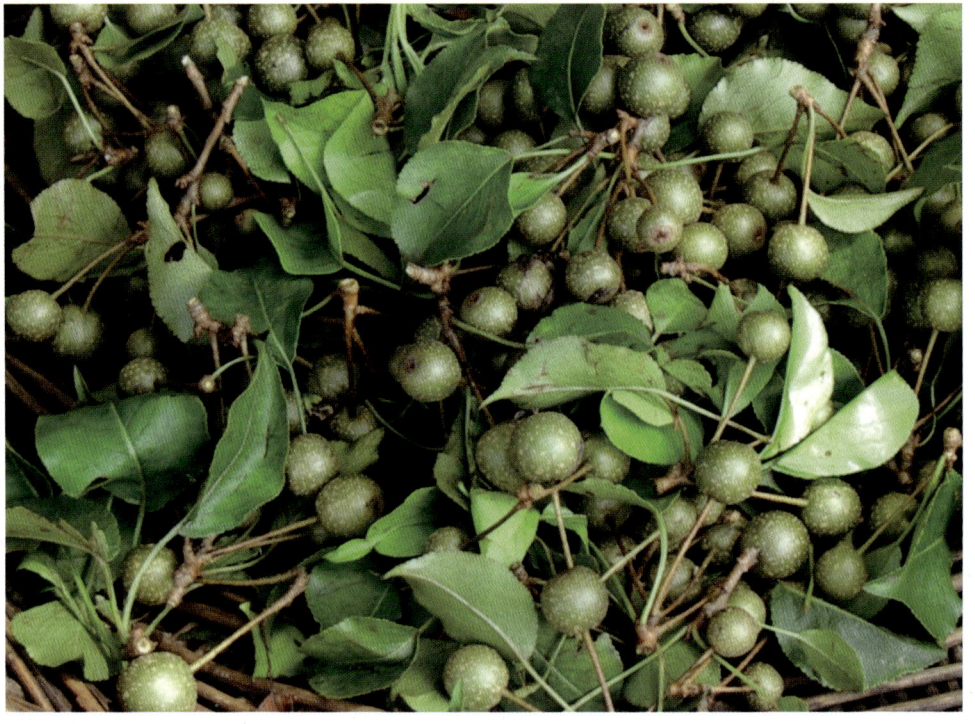

▶ 채취한 콩배나무 열매.
8월 22일

식초 발효와 먹는 방법

당분으로 발효시키기

채취 잎·열매(가을)

배합비율 **기본발효용** | 잎·열매 100 : 설탕 20 : 생효모 0.1

　　　　　　초앉히기용 | 원액 100 : (필요시) 씨식초 또는 생막걸리 10

핵심요령 ❶ 열매는 으깨면 원액이 탁해지므로 꼭지를 떼고 잎과 함께 통째로 넣는다.
❷ 고유의 향미가 살도록 누룩 대신 효모를 쓴다.

발효와 먹는 방법 ▶ 잎·열매를 설탕에 버무려 항아리에 넣고, 생효모를 뿌린 뒤 미리 조금 남겨둔 설탕을 위에 덮어 40~50일 발효시킨다. ▶ 원액을 걸러 항아리에 앉히고, 씨식초나 생막걸리를 넣는 경우에는 이때 넣어서 3~6개월 발효시킨 뒤 찌꺼기를 거른다. ▶ 물에 5~10배 희석하여 식후에 마신다. ▶ 자세한 발효 원리와 방법, 먹는 방법은 p.44를 참조한다.

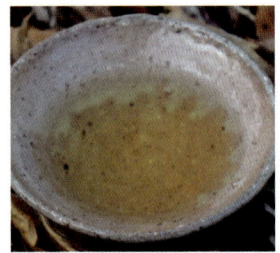

콩배나무 열매 식초.

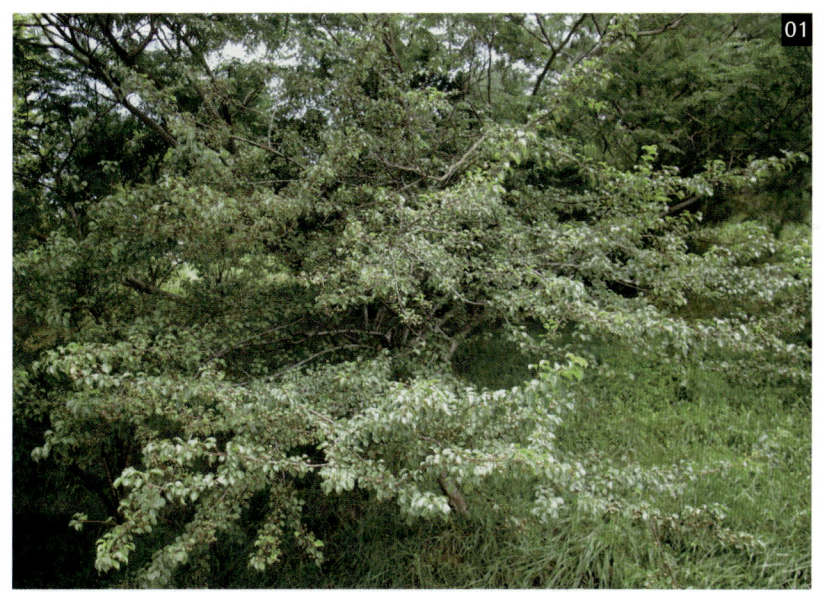

서식지 산기슭 숲 가장자리

줄기 3~5m. 줄기껍질은 회갈색이고, 흰색 껍질눈이 있으며, 점차 세로로 갈라진다. **잎** 길이 2~5㎝. 어긋나고 넓은 달걀모양 또는 둥근 모양이며, 끝이 뾰족하고 가장자리에 둔한 잔톱니가 있다. **꽃** 4~5월에 흰색 또는 연붉은색으로 피며, 짧은 가지 끝에 작은 꽃 5~9송이가 모여 달린다. 지름 1.7~2.2㎝이며, 꽃잎은 5장이다. **열매** 10월에 여물고 녹색빛 도는 갈색에서 검은색이 된다. 모양은 둥글고 지름 1~1.5㎝이다.

01 전체 모습. 8월 22일
02 잎 달린 모습. 8월 22일
03 열매. 8월 22일
04 줄기의 껍질눈. 8월 22일
05 줄기. 8월 22일

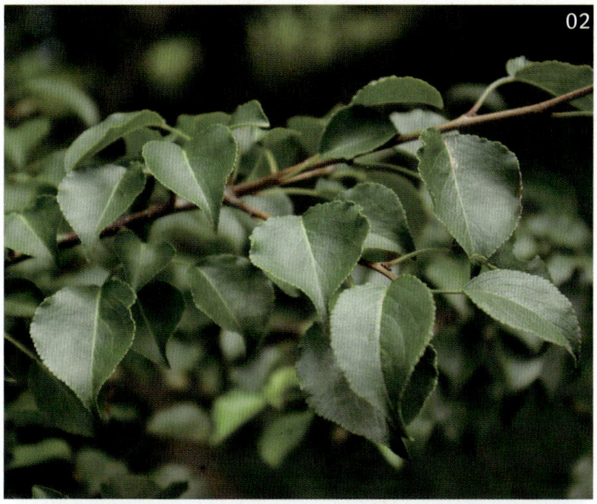

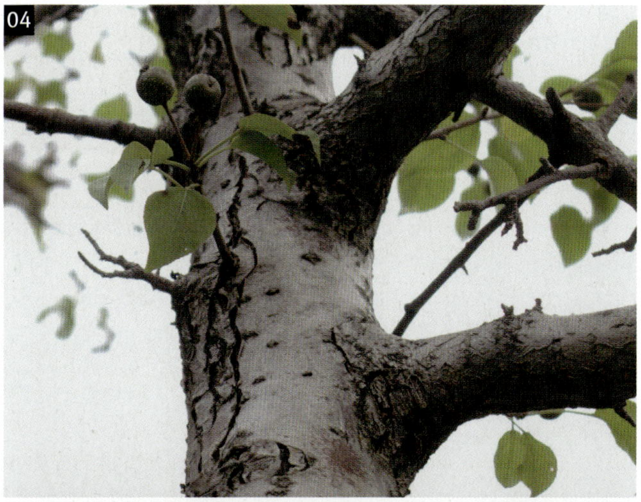

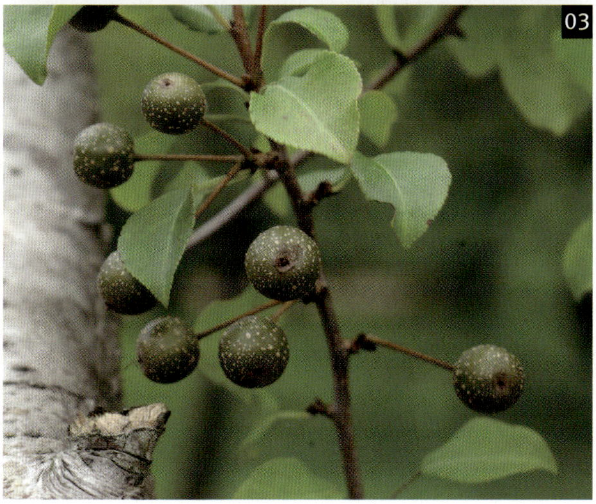

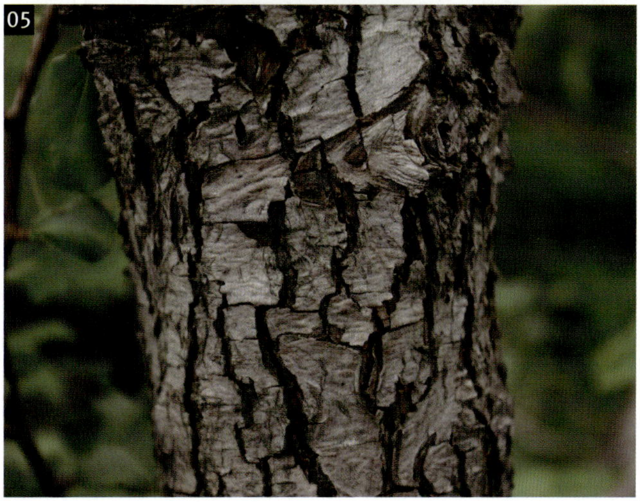

232 석류(홍초)

Punica granatum L.
석류나무과 잎지는 작은큰키나무

생약명
석류(石榴)

작용 장부·경맥
대장(金), 신장(水)

효능
만성설사, 코피, 혈변
탈장, 치질, 자궁출혈
폐경

성분
이소플라본
(식물성여성호르몬)
이눌린(위·장강화)
라이신(면역력강화)
이소케르시트린(노화방지)
알칼로이드(염증통증완화)
펙틴(정장작용)
타닌(수렴작용)
만니톨(붓기해소)
카테킨(체지방분해)
안토시아닌(노화방지)
엘라그산(종양억제)
우르솔산(비만억제)
갈산(종양억제)
말산(피로회복)

▶ 채취한 석류. 11월 14일

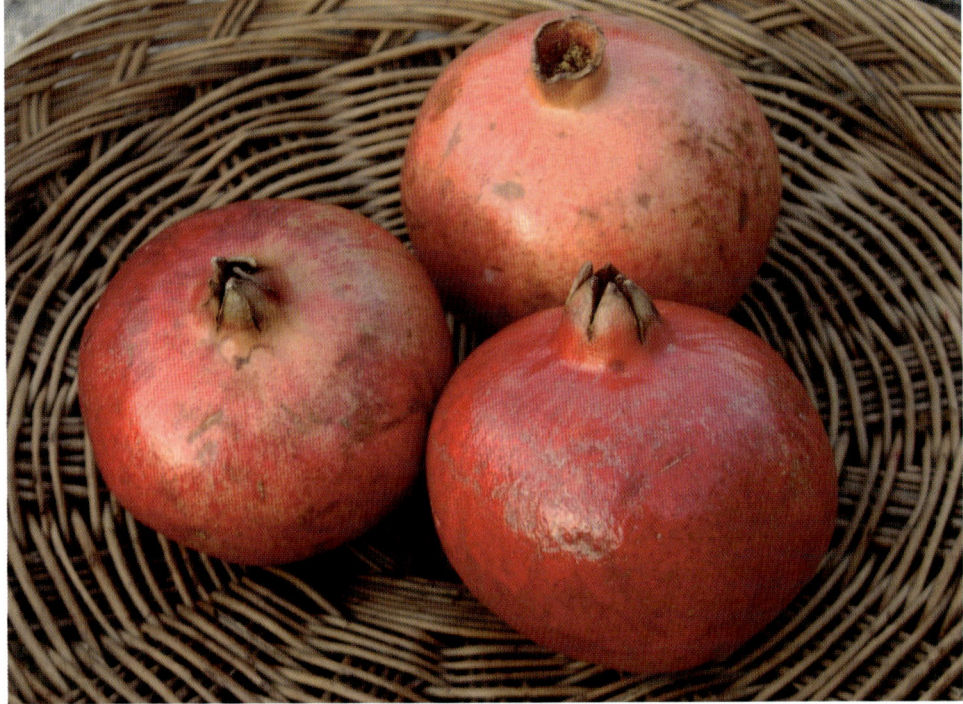

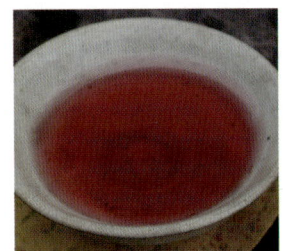

석류 식초.

식초 발효와 먹는 방법

당분으로 발효시키기

채취 열매(여름~가을)

배합비율   **기본발효용** | 석류 100 : 설탕 10 : 생효모 0.1
　　　　　　초앉히기용 | 원액 100 : (필요시) 씨식초 또는 생막걸리 10

핵심요령 ❶ 으깨면 원액이 탁해지므로 열매는 씨앗을 빼고 껍질째 적당히 썰어 넣는다.
❷ 고유의 향미가 살도록 누룩 대신 효모를 쓴다. ❸ 당도가 보통보다 떨어지면 설탕량을
조금 늘린다. ❹ 맛과 향이 뛰어나 요리에 넣어도 좋다.

발효와 먹는 방법 ▶ 석류를 설탕에 버무려 항아리에 넣고, 생효모를 뿌린 뒤 미리 조금 남겨둔 설탕을 위에 덮어 40~50일 발효시킨다. ▶ 원액을 걸러 항아리에 앉히고, 씨식초는 이때 넣어서 3~6개월 발효시킨 뒤 찌꺼기를 거른다. ▶ 물에 5~10배 희석하여 식후에 마신다. ▶ 자세한 발효 원리와 방법, 먹는 방법은 p.44를 참조한다.

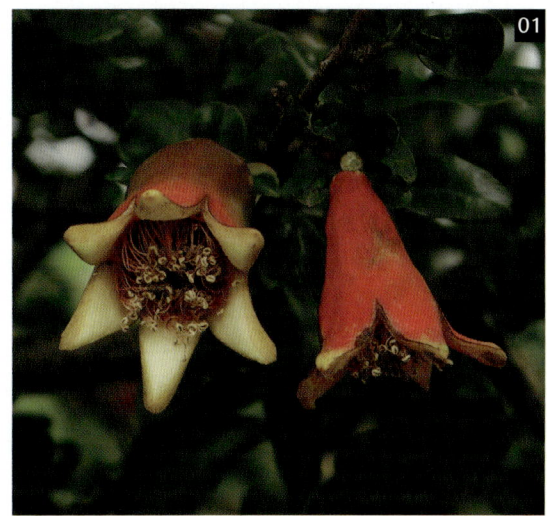

서식지 농가에서 재배(이란·아프가니스탄·히말라야에서 들어옴)
줄기 5~7m. 줄기껍질은 회갈색이고, 점차 불규칙하게 갈라져 벗겨진다. 어린 가지는 가시처럼 된다. **잎** 길이 2~8㎝. 마주 나고 긴 타원형이며, 끝이 갸름하고 앞면에 윤기가 있다. **꽃** 5~6월에 붉은색으로 피며, 가지 끝에 작은 꽃들이 1~5송이가 달린다. 두꺼운 통모양의 꽃받침이 6갈래로 갈라지며, 꽃잎은 6장이다. **열매** 9~10월에 붉은색으로 여문다. 둥글고 꽃받침이 붙어 있으며, 길이 5~8㎝이다.

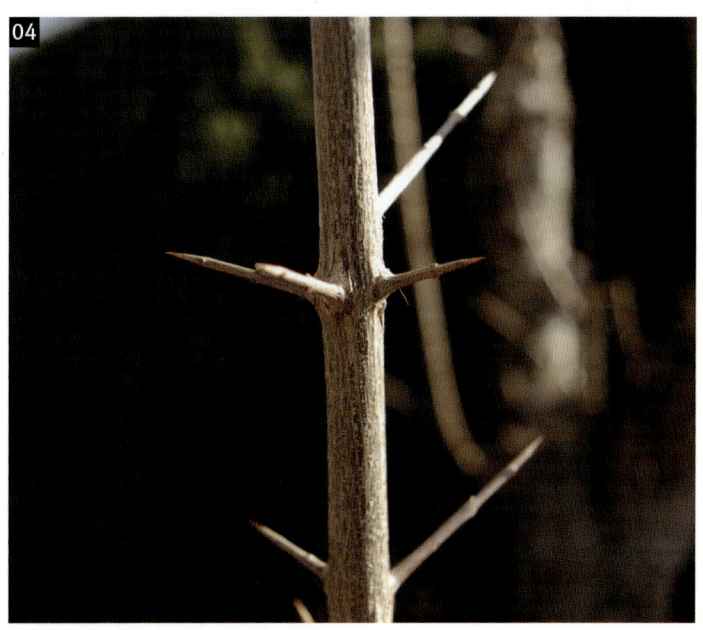

01 꽃 피는 모습. 6월 1일
02 꽃과 잎. 8월 12일
03 열매. 9월 18일

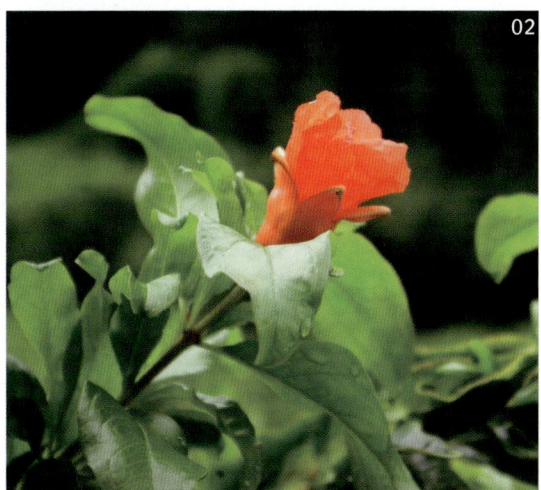

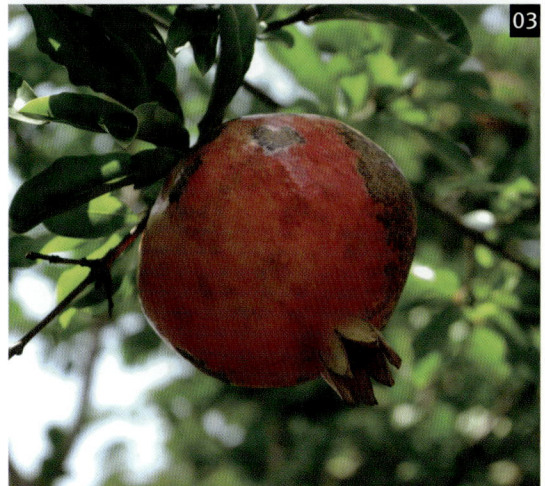

04 가시모양의 어린가지. 12월 29일
05 밑동. 1월 11일

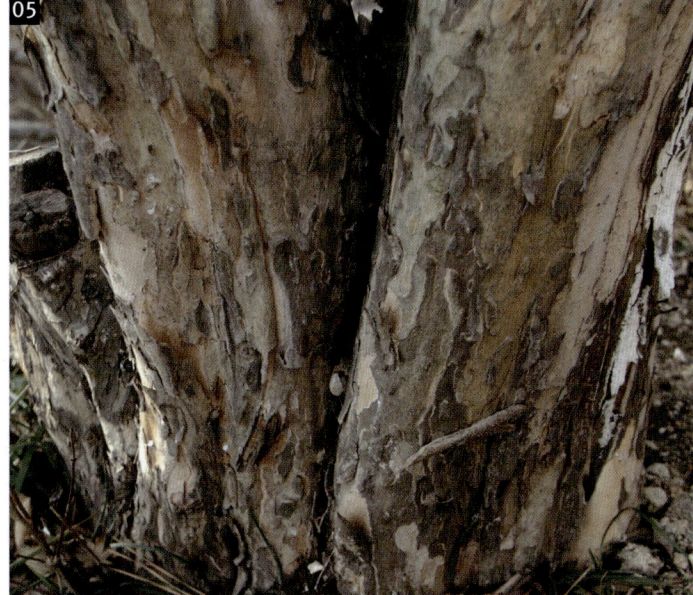

신장(콩팥)은 노폐물을 배설하고 체내 항상성을 유지하는 기능을 하며, 관련 질병으로는 신부전증, 신장염, 신우신염, 신장결석, 사구체신염 등이 있다. 방광은 소변을 저장하고 배출하는 기능을 하며, 관련 질병으로 방광염, 방광결석, 방광농양, 방광요관역류 등이 있다.

신장
방광에
작용하는 **약초**

다래 종류 신장에 작용

다래

별개 약재
개다래

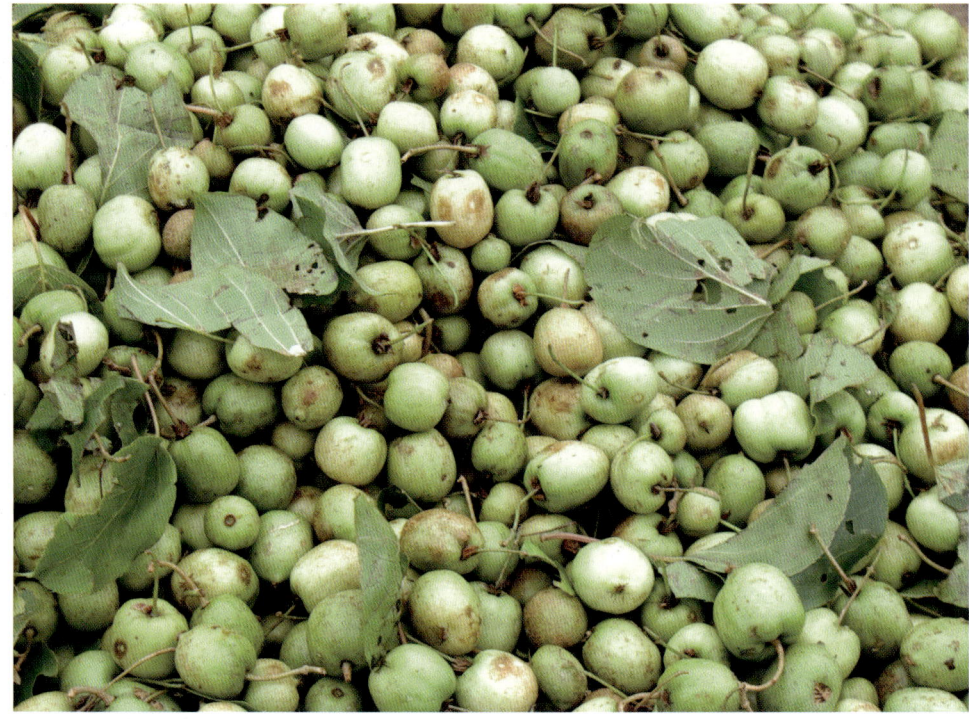

▶ 채취한 다래. 8월 1일

식초 발효와 먹는 방법

당분으로 발효시키기

채취 열매(여름~가을)

배합비율 **기본발효용 |** 다래 종류(열매) 100 : 설탕 10 : 생효모 0.1

초앉히기용 | 원액 100 : (필요시) 씨식초 또는 생막걸리 10

핵심요령 ❶ 다래는 열매꼭지를 떼고 통째로 넣는다. ❷ 개다래(벌레혹)는 끓는 물에 담갔다가 채반에 널어 물기를 완전히 빼고 넣는다. ❸ 싱싱한 잎을 함께 넣어도 된다. ❹ 고유의 향미가 살도록 누룩 대신 효모를 쓴다. ❺ 당도가 보통보다 떨어지면 설탕량을 조금 늘린다. ❻ 독성이 중화되게 오래 발효시킨다. ❼ 다래로 담근 것은 맛과 향이 뛰어나 요리에 넣어도 좋다. ❽ 1종류씩 담근다.

발효와 먹는 방법 ▶ 열매를 설탕에 버무려 항아리에 넣고, 생효모를 뿌린 뒤 미리 조금 남겨둔 설탕을 위에 덮어 40~50일 발효시킨다. ▶ 원액을 걸러 항아리에 앉히고, 씨식초나 생막걸리를 넣는 경우에는 이때 넣어서 3~6개월 발효시킨 뒤 찌꺼기를 거른다. ▶ 물에 5~10배 희석하여 식후에 마신다. ▶ 자세한 발효 원리와 방법, 먹는 방법은 p.44를 참조한다.

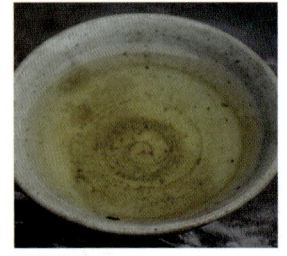

다래 식초.

233 다래

Actinidia arguta (Siebold & Zucc.) Planch. ex Miq. var. *arguta*
다래나무과 잎지는 덩굴나무

- **생약명** 미후리(獼猴梨)
- **작용 장부·경맥** 쓸개(木), 비장·위장(土), 신장(水)
- **효능** 중풍, 당뇨, 위장병, 간질환, 비만
- **성분** 사포닌(면역력강화), 에모딘(위장기능강화), 베타시토스테롤(혈전개선), 악티니딘(단백질분해효소), 아틴(노화방지), 비타민A(시력유지), 비타민C(노화방지), 비타민P(모세혈관강화), 펙틴(정장작용)

서식지 깊은 산골짜기
줄기 7m 정도. 이웃나무를 감아 올라가거나 바위 위를 기며 자란다. 줄기 껍질은 회갈색이고, 껍질눈이 있으나 점차 벗겨진다. **잎** 길이 6~12cm. 어긋나고 타원형 또는 넓은 달걀모양이며, 끝이 뾰족하고 가장자리에 바늘 같은 잔톱니가 있다. **꽃** 5월에 연갈색빛 도는 흰색으로 피고, 암꽃과 수꽃이 다른 나무에 달린다. 지름 2cm 정도이고 꽃잎이 5장이며 향기가 있다. **열매** 10월에 노란녹색으로 여물며, 둥근 타원형이고 지름 2.5cm 정도이다.

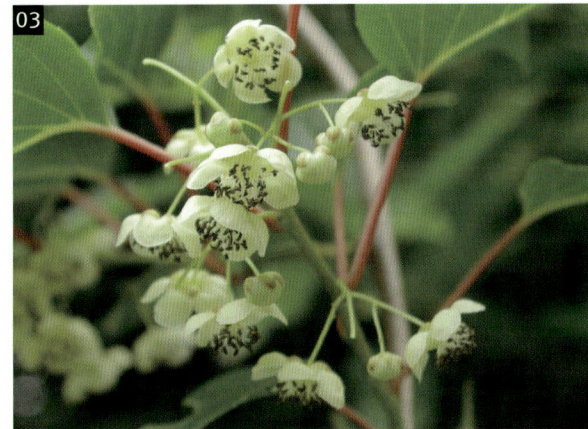

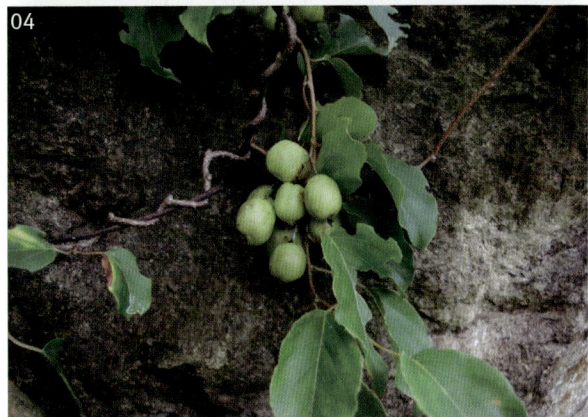

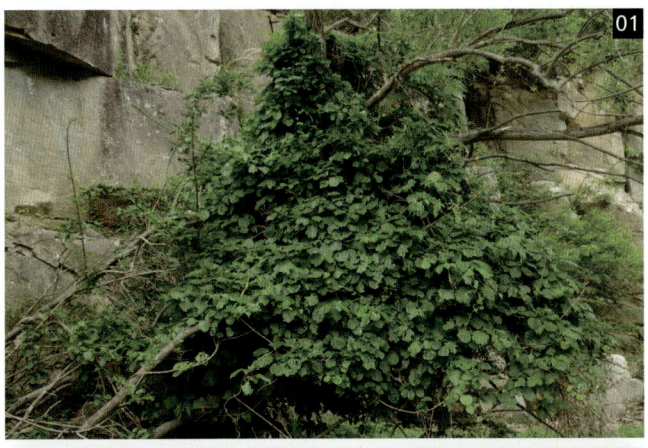

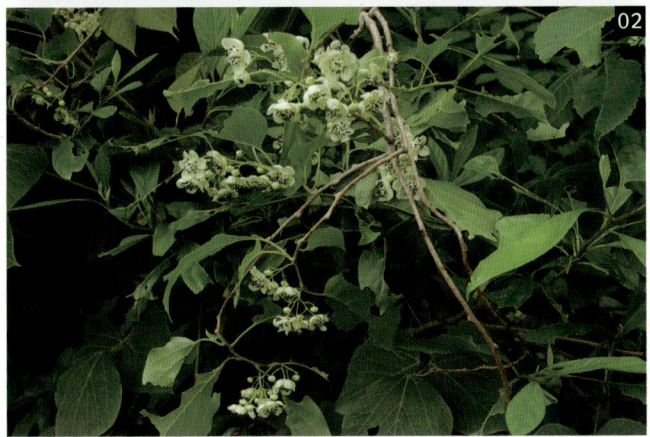

01 봄에 잎이 무성한 모습. 5월 25일
02 꽃과 잎 달린 모습. 5월 26일
03 꽃. 5월 28일
04 열매. 7월 27일
05 밑동. 3월 19일

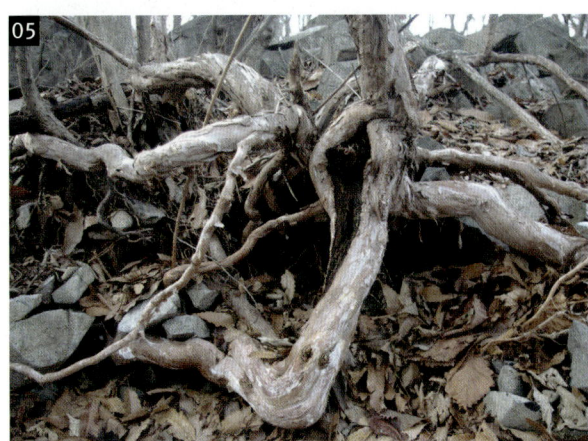

234 개다래

Actinidia polygama (S. et Z.) Max.
다래나무과 잎지는 덩굴나무

생약명	목천료(木天蓼)
작용 장부·경맥	간(木), 신장(水)
효능	통풍, 관절염, 안면마비
성분	마타타비락톤(고양잇과동물 흥분성분), 알칼로이드(염증 통증완화), 쿠마린(혈전방지), 폴리가몰(심장강화), 아라키돈산(콜레스테롤생성억제), 올레산(동맥경화예방), 팔미트산(담즙분비촉진), 리놀렌산(혈중콜레스테롤 개선), 악티니딘(단백질분해효소), 이리도미르메신(항생물질)

서식지 깊은 산골짜기나 계곡가
줄기 5~10m. 껍질은 붉은갈색이다. **잎** 어긋나고 가장자리에 잔톱니가 있으며, 앞면에 흰색 얼룩이 잘 생긴다. **꽃** 5월에 흰색으로 피고, 암꽃과 수꽃이 한 나무에 달리며, 꽃잎은 5장이다. **열매** 9~10월에 노란색으로 여물고 긴 타원형이며, 벌레혹이 생기면 울퉁불퉁해진다.

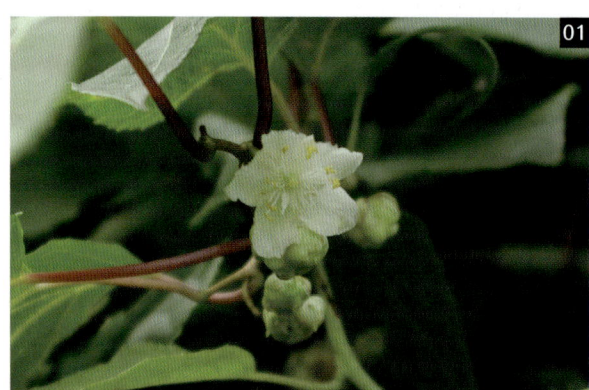
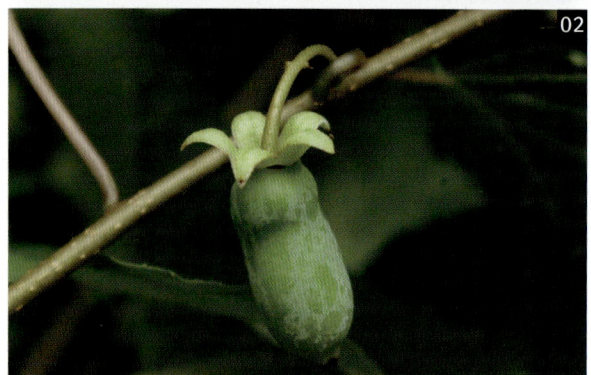
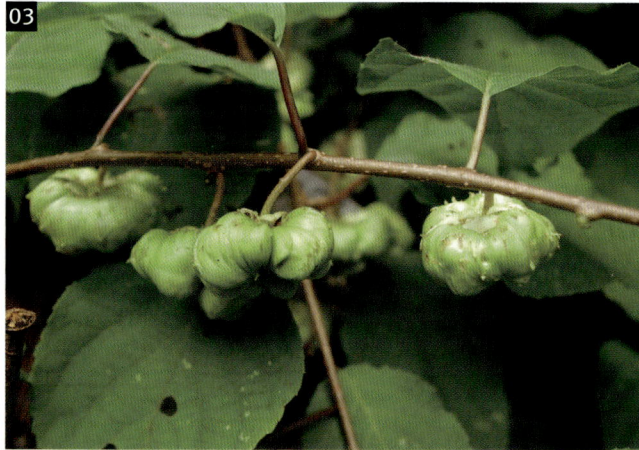
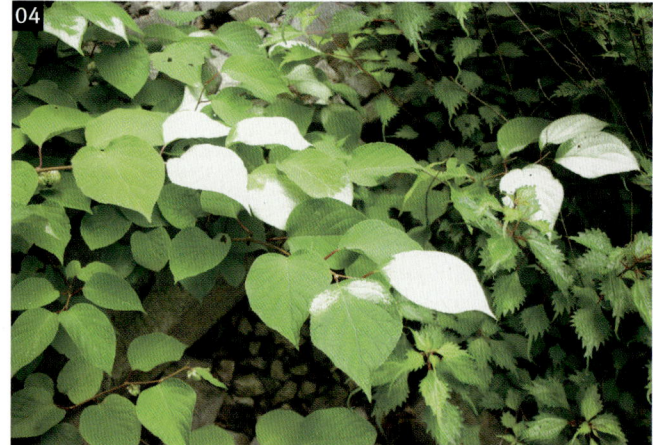
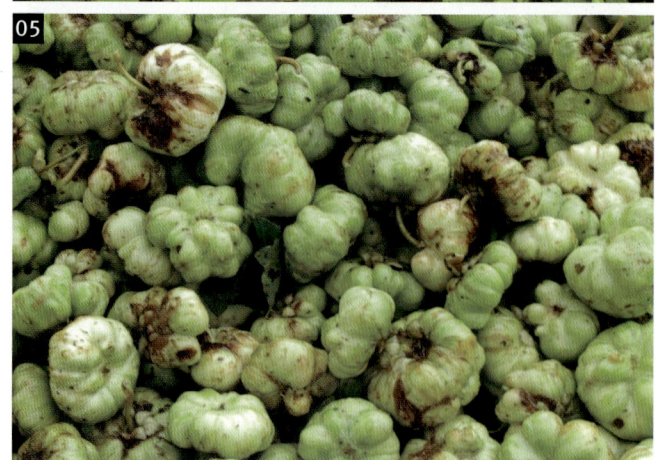

01 꽃. 6월 30일
02 열매. 7월 20일
03 벌레혹 생긴 열매. 7월 21일
04 잎이 희끗해진 모습. 7월 21일
05 채취한 개다래(벌레집). 8월 4일

마 종류 신장에 작용

참마

별개 약재
국화마
단풍마

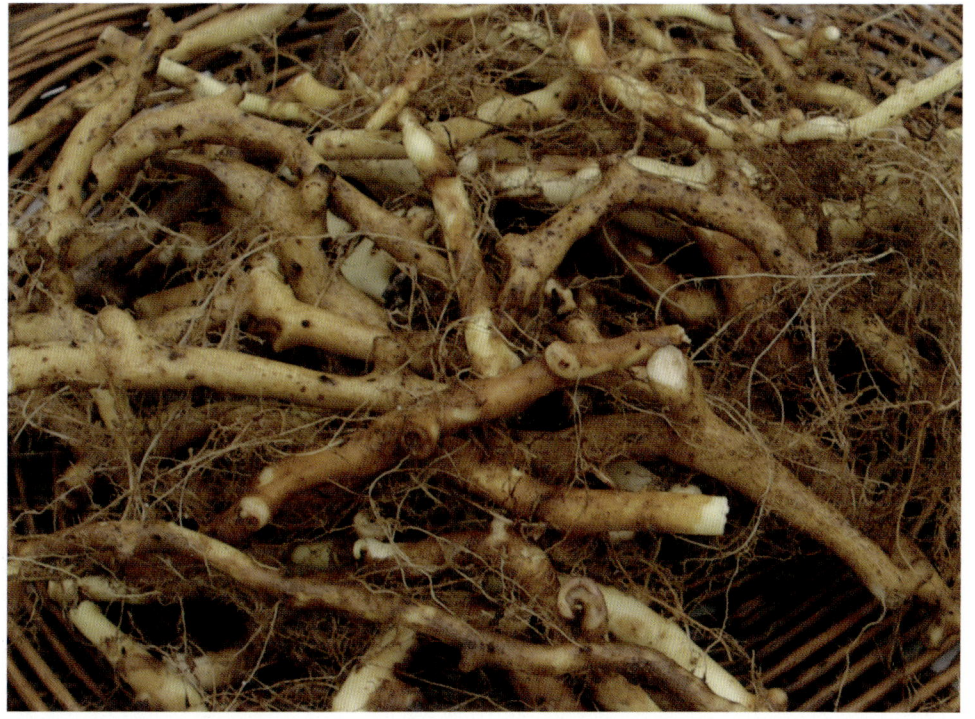

▶ 채취한 국화마. 2월 19일

식초 발효와 먹는 방법

누룩으로 발효시키기

채취 뿌리(봄~겨울)

배합비율 **기본발효용** | 마 종류(뿌리 간 것) 10 : 쌀이나 현미 100 : 물 200 : 누룩 10

   초앉히기용 | 원액 100 : (필요시) 씨식초 10

핵심요령 ❶ 뿌리는 껍질째 거칠게 갈아서 넣는다. ❷ 누룩은 거칠게 부숴서 쓴다. ❸ 원액이 독하면 발효 기간을 늘린다. ❹ 1종류씩 담근다.

발효와 먹는 방법 ▶ 뿌리 간 것, 쌀이나 현미로 지어 식힌 술밥과 누룩을 섞고, 물을 끓여서 식혀 부은 다음 항아리에 넣고 10일간 발효시킨다. ▶ 원액을 걸러 항아리에 앉히고, 씨식초는 이때 넣어서 40~50일 숙성시킨 뒤 찌꺼기를 거른다. ▶ 물에 5~10배 희석하여 식후에 마신다. ▶ 자세한 발효 원리와 방법, 먹는 방법은 p.40를 참조한다.

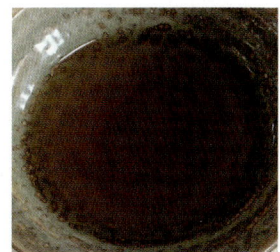

국화마 식초.

235 참마

Dioscorea japonica Thunb.
마과 덩굴성 여러해살이풀

생약명	산약(山藥)
작용 장부·경맥	비장(土), 폐(金), 신장(水)
효능	자양강장, 당뇨, 기침, 기관지염, 잦은 배뇨, 위장병
성분	콜린(숙취해소), 아르지닌(면역력강화), 뮤신(위벽보호), 사포닌(면역력강화), 단백질(근육강화), 아미노산(근육강화), 전분(에너지보충)

서식지 산기슭 양지. 농가에서 재배하기도 한다.
뿌리 원기둥모양으로 뻗고, 고구마처럼 굵어지며 살이 많다. **줄기** 길이 2m 정도. 이웃식물을 감아 올라가거나 땅 위를 기며, 붉은자줏빛이 돌기도 한다. **잎** 길이 5~10㎝. 마주 나고 긴 심장모양이며, 잎자루 아래쪽에 구슬눈이 생겨 땅에 떨어지면 싹이 나온다. **꽃** 6~7월에 흰색으로 피고, 암꽃과 수꽃이 다른 포기에 달린다. 잎겨드랑이에 작은 꽃들이 이삭모양으로 달리며, 꽃잎모양의 꽃덮이가 6장이다. **열매** 10월에 여물며, 납작하고 둥근 날개가 3개 있다. 씨앗에도 날개가 있다.

01 잎. 6월 17일
02 꽃봉오리 달린 모습. 7월 21일

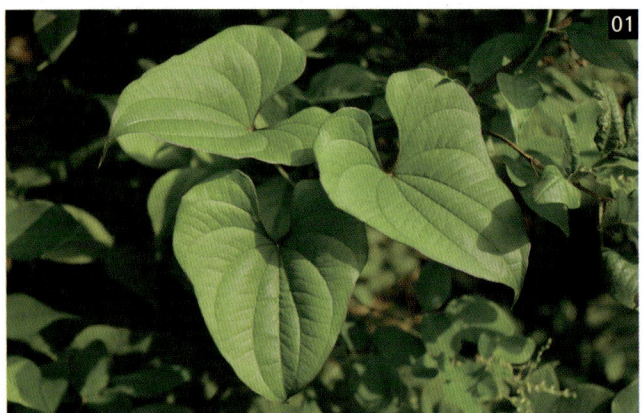

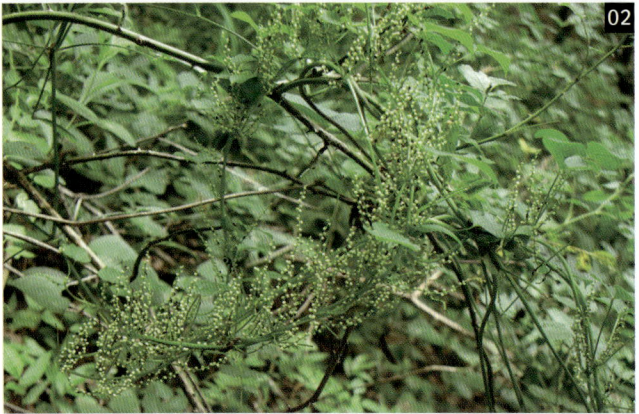

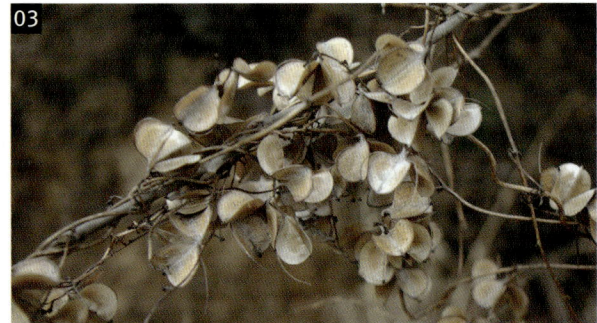

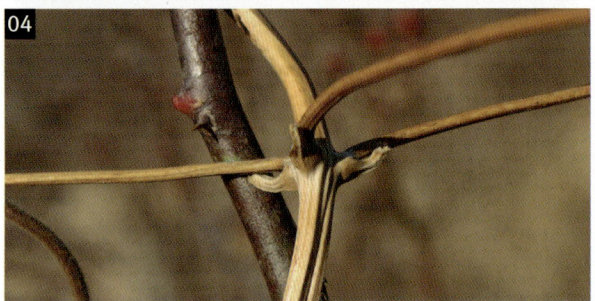

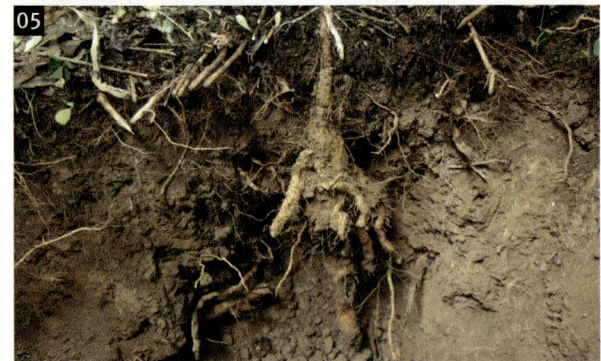

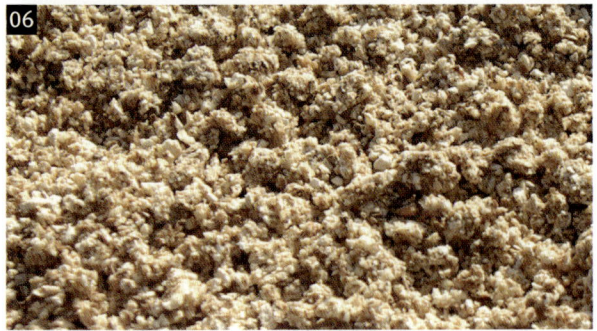

03 초봄까지 남아 있는 묵은 열매. 3월 25일
04 겨울줄기와 겨울눈. 1월 22일
05 겨울에 뿌리 채취하는 모습. 6월 4일
06 참마 간 것. 12월 22일

236 국화마

Dioscorea septemloba Thunb.
마과 덩굴성 여러해살이풀

생약명	면비해(綿萆薢), 국엽산약(菊葉山葯)
작용 장부·경맥	위장(土), 신장(水)
효능	류머티즘, 신경통, 관절통, 뿌연 소변
성분	디오스게닌(종양억제), 베타시토스테롤(혈전개선), 사포게닌(거담작용), 사포닌(면역력강화)

서식지 산과 들의 기름진 땅
뿌리 길게 옆으로 뻗고, 원기둥모양이며 털이 없다. **잎** 어긋나고 5~7갈래로 깊게 갈라지며, 가운데 갈라진 조각 끝이 침모양이다. 가장자리는 물결처럼 된다. **꽃** 6~7월에 연노란녹색으로 핀다. **열매** 10월에 여문다.

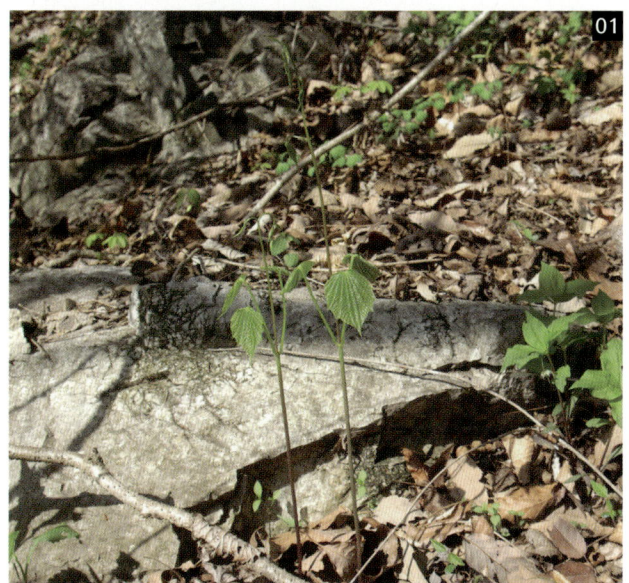

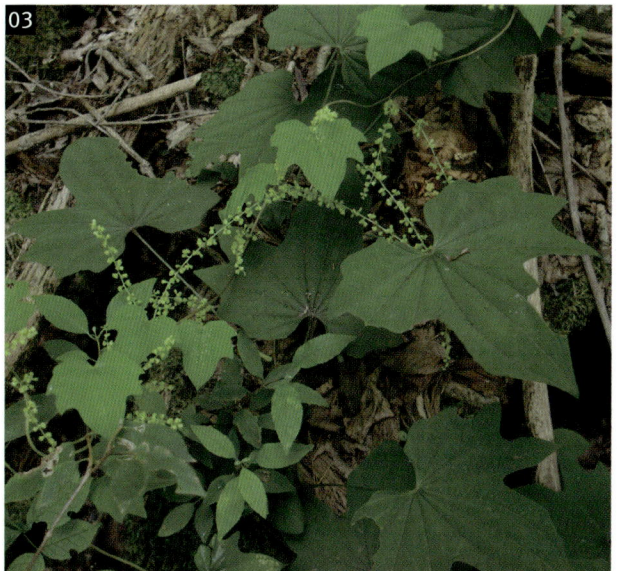

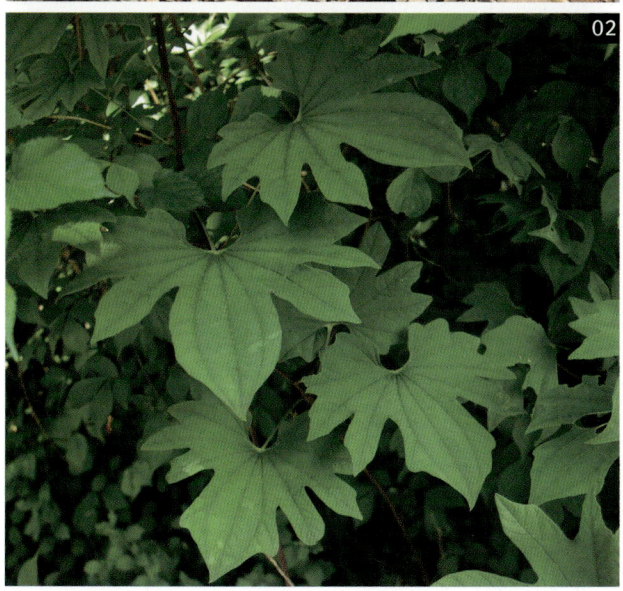

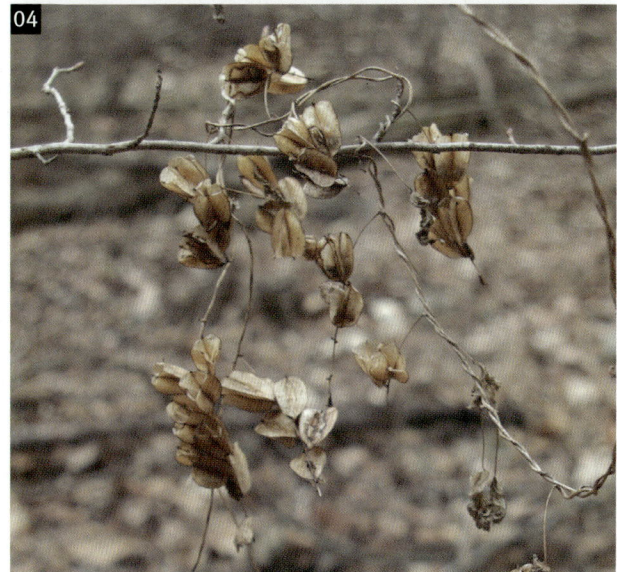

01 봄에 올라온 새순. 4월 15일
02 잎. 5월 17일
03 꽃 핀 모습. 7월 31일
04 겨울에 남아 있는 열매. 2월 19일

237 단풍마

Dioscorea quinqueloba Thunb.
마과 덩굴성 여러해살이풀

- **생약명** 면비해(綿萆薢)
- **작용 장부·경맥** 위장(土), 신장(水)
- **효능** 류머티즘, 신경통, 관절통, 뿌연 소변
- **성분** 디오스게닌(종양억제), 베타시토스테롤(혈전개선), 사포게닌(거담작용), 사포닌(면역력강화)

서식지 산과 들의 기름진 땅
뿌리 옆으로 뻗고 울퉁불퉁한 곤봉모양이며, 돌기 같은 털이 있다. **잎** 어긋나고 5~9갈래로 둔하게 갈라지며, 가운데 갈라진 조각이 뾰족하고 침모양이다. 잎자루 아래쪽에 뿔모양의 돌기가 1쌍 있다. **꽃** 6~7월에 노란 녹색으로 핀다. **열매** 10월에 여문다.

01 잎. 7월 13일
02 꽃과 잎자루 아래쪽의 돌기. 8월 14일
03 줄기와 잎자루 아래쪽의 돌기. 6월 15일
04 채취한 단풍마. 1월 21일

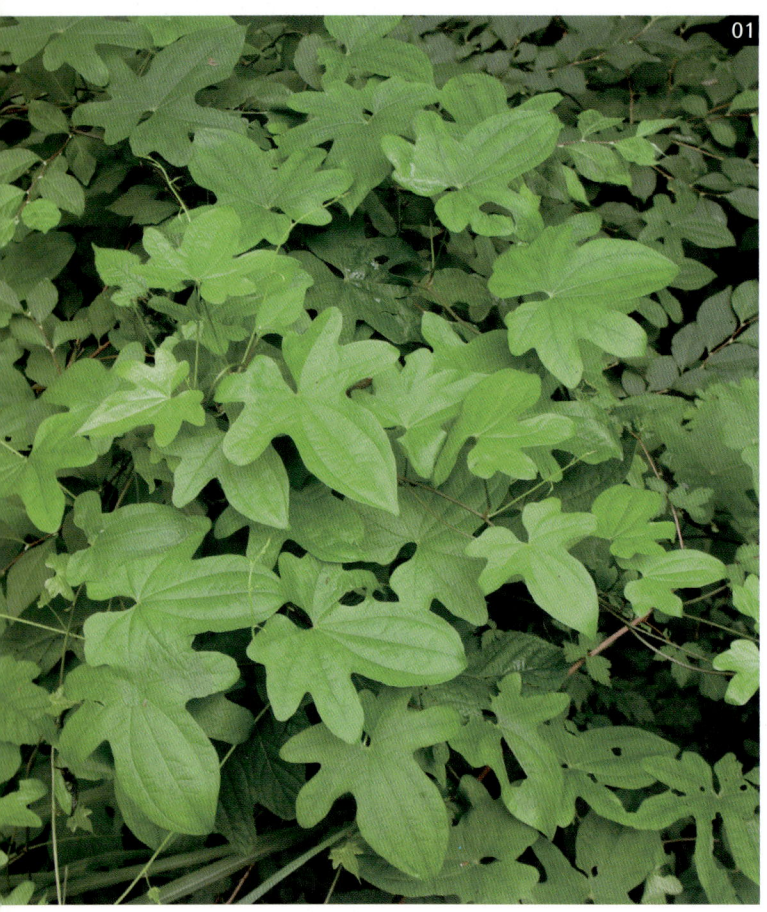
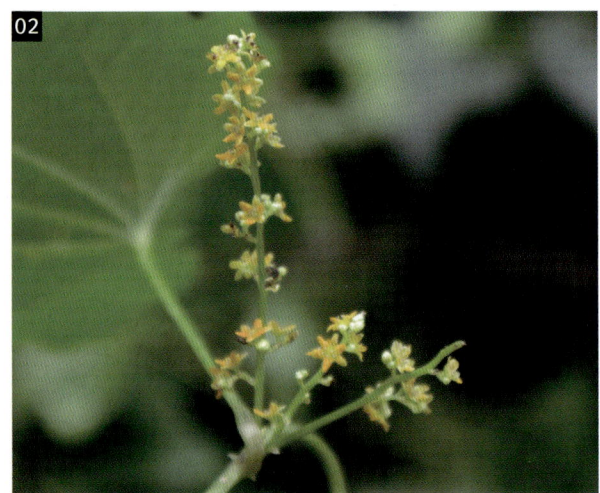
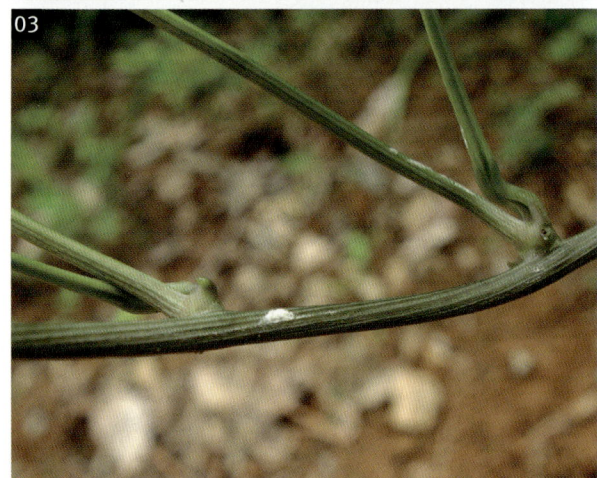
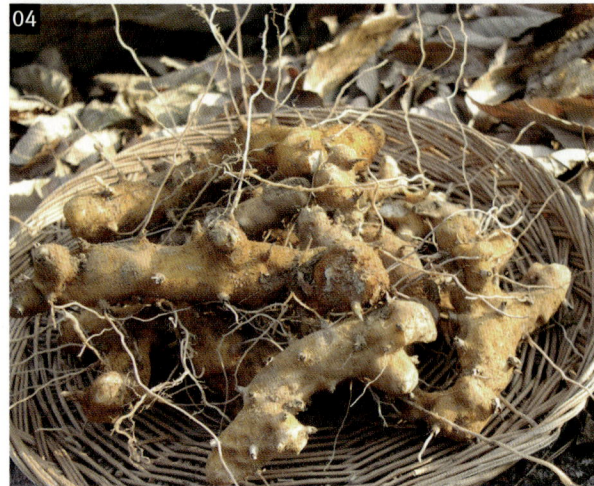

238 황벽나무

Phellodendron amurense Rupr.
운향과 잎지는 큰키나무

생약명
황백(黃柏)

작용 장부·경맥
신장·방광(水)

효능
황달, 당뇨
설사, 몽정
습진, 가려움증

성분
베르베린(혈당내림)
스티그마스테롤(종양억제)
오바쿠논(종양억제)
베타시토스테롤(혈전개선)
캄페스테롤(혈전개선)
팔마틴(위장강화)

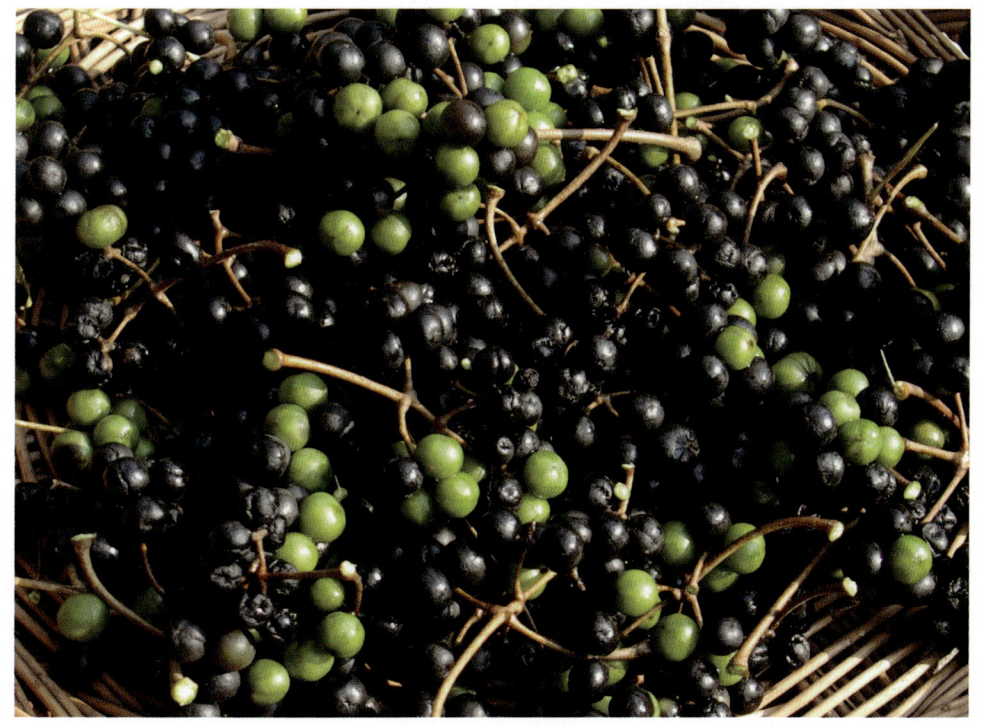

▶ 채취한 황벽나무 열매.
11월 7일

식초 발효와 먹는 방법

누룩으로 흑초 발효시키기

채취 열매(여름~가을), 줄기껍질(수시로)

배합비율　**기본발효용(밑술밥)** | 열매·줄기껍질 달인 물 100 : 쌀이나 현미 50 : 누룩 50
　　　　　　기본발효용(덧술밥) | 열매·줄기껍질 달인 물 200 : 쌀이나 현미 100 : 누룩 25

핵심요령　❶ 원액을 독하게 만들어 장기 발효시킨다. ❷ 누룩은 거칠게 부숴서 쓴다.
❸ 1종류씩 담근다.

발효와 먹는 방법　▶ 쌀이나 현미로 지은 술밥을 식혀 누룩을 섞고, 열매·줄기껍질 달인 물을 식혀 부은 다음 항아리에 넣어 7일간 발효시킨다. ▶ 덧술밥을 추가하여 100일간 발효시킨다. ▶ 원액을 걸러 항아리에 앉히고 실외에서 4계절 이상 숙성시켜 찌꺼기를 거른다. ▶ 물에 5~10배 희석하여 식후에 마신다. ▶ 자세한 발효 원리와 방법, 먹는 방법은 p.42를 참조한다.

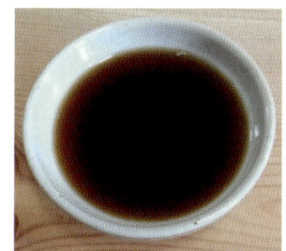

황벽나무 열매 흑초.

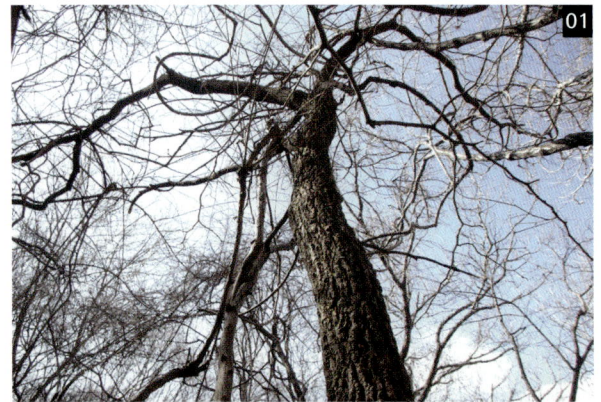
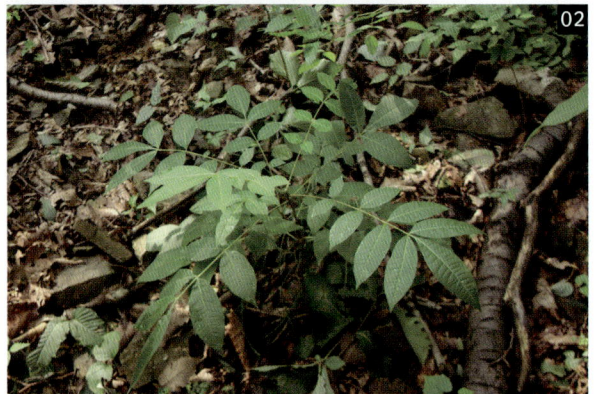
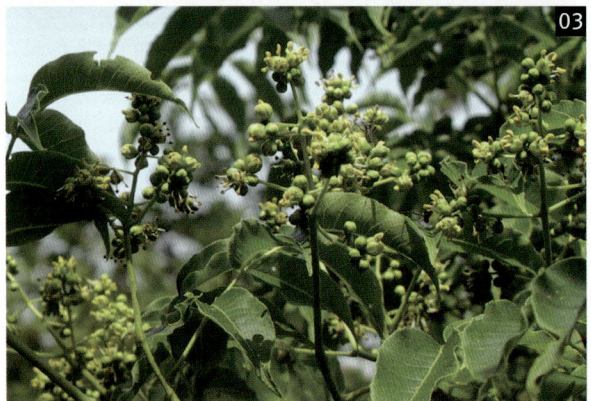
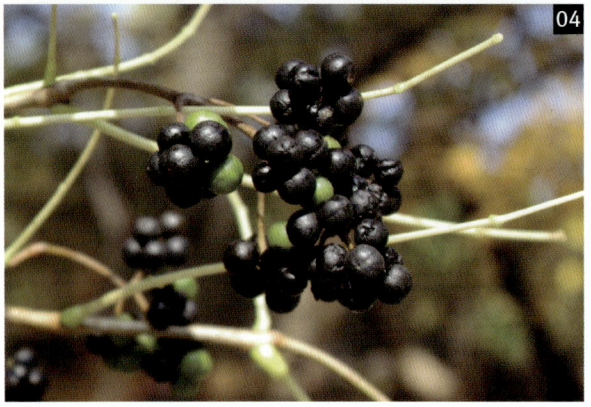

서식지 깊은 산 기름지고 그늘진 숲속

줄기 7~10m. 줄기껍질은 연회색이고, 점차 코르크처럼 되어 깊게 갈라진다. 줄기 속껍질은 샛노란색을 띤다. **잎** 마주 난 잎줄기에 5~13장이 홀수의 깃털모양으로 달린다. 작은잎은 피침 같은 달걀모양 또는 달걀모양이며, 앞면에 윤기가 있다. **꽃** 5~6월에 노란녹색으로 피고, 암꽃과 수꽃이 다른 나무에 달리며, 독특한 향이 있다. 가지 끝에 작은 꽃들이 원뿔모양으로 모여 달리며, 꽃잎모양의 꽃덮이가 5~8개 있다. **열매** 7~10월에 검은색으로 여물며, 둥글고 지름 6㎜ 정도이다. **주의** 몸을 차게 하므로 위장이나 비장이 약한 사람은 먹지 않는다.

01 겨울 모습. 1월 21일
02 어린나무에 잎 달린 모습. 8월 6일
03 꽃과 잎. 5월 24일
04 열매. 11월 7일
05 줄기와 줄기 속(노란색). 4월 11일
06 채취한 황벽나무 줄기껍질. 2월 6일

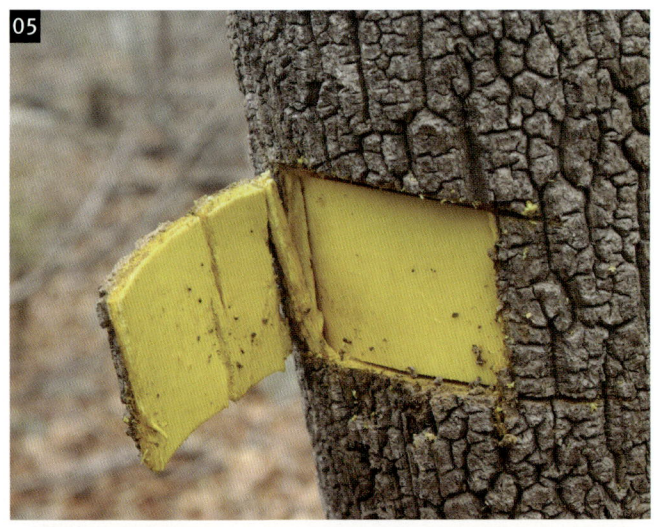
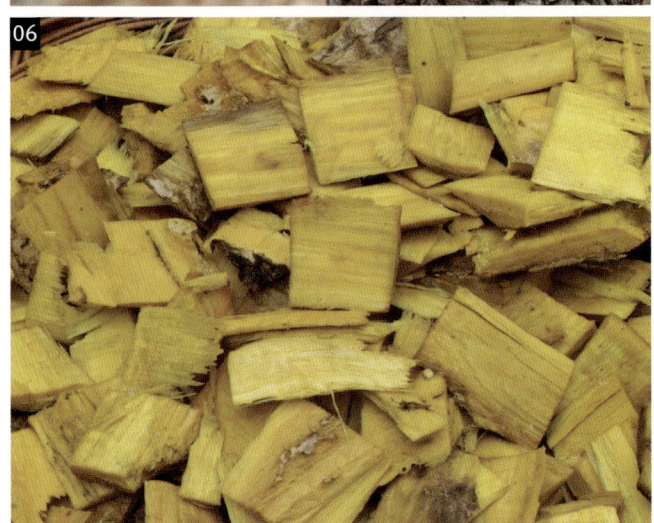

억새 · 기름새 종류 **방광에 작용**   239 - 242

억새

별개 약재
물억새
기름새
큰기름새

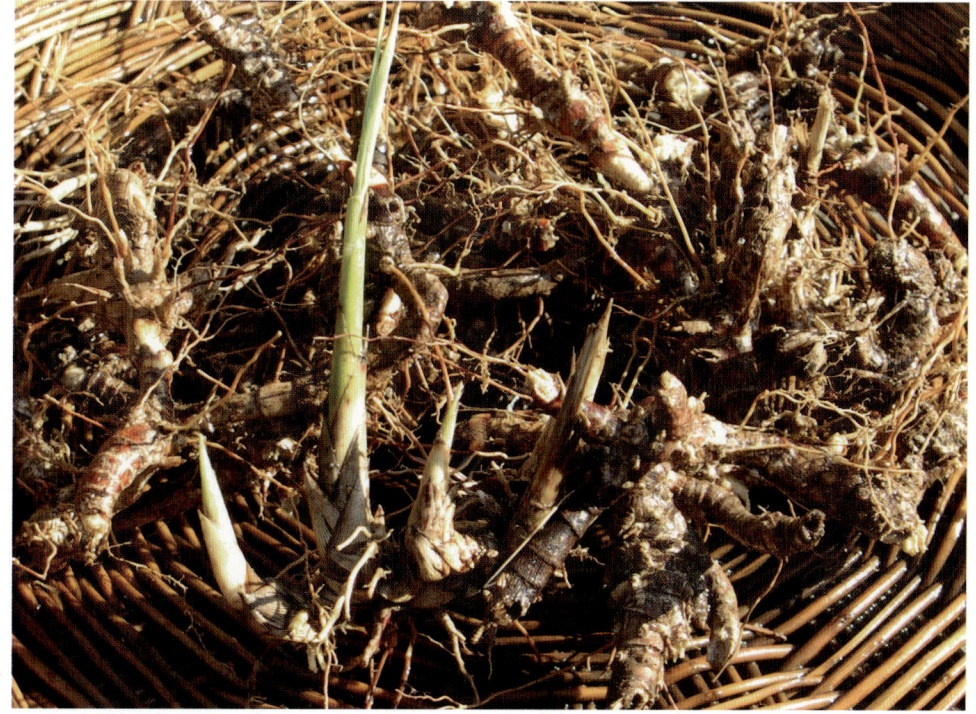

▶ 채취한 억새 뿌리. 2월 15일

식초 발효와 먹는 방법

누룩으로 발효시키기

채취 뿌리(늦가을~겨울)

배합비율 **기본발효용 |** 억새·기름새 종류(뿌리 달인 물) 300 : 쌀이나 현미 100 : 누룩 10
                    초앉히기용 | 원액 100 : (필요시) 씨식초 10

핵심요령 ❶ 뿌리는 껍질째 달인다. ❷ 누룩은 거칠게 부숴서 쓴다. ❸ 원액이 독하면 발효 기간을 늘린다. ❹ 1종류씩 담근다.

발효와 먹는 방법 ▶ 쌀이나 현미로 지은 술밥을 식혀 누룩을 섞고, 뿌리 달인 물을 식혀 부은 다음 항아리에 넣어 10일간 발효시킨다. ▶ 원액을 걸러 항아리에 앉히고, 씨식초는 이때 넣어서 40~50일 숙성시킨 뒤 찌꺼기를 거른다. ▶ 물에 5~10배 희석하여 식후에 마신다. ▶ 자세한 발효 원리와 방법, 먹는 방법은 p.40를 참조한다.

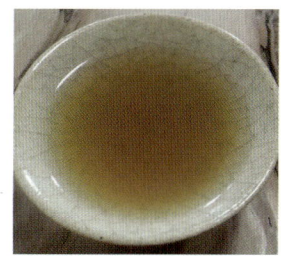

억새 뿌리 식초.

239 억새

Miscanthus sinensis var. *purpurascens* (Andersson) Rendle
벼과 여러해살이풀

- **생약명** 망(芒), 망경(芒莖), 망근(芒根)
- **작용 장부·경맥** 방광(水)
- **효능** 폐경, 중풍마비, 고열, 혈액순환장애, 성기능장애, 소변통증, 아이의 경련
- **성분** 스테롤에스테르(혈전개선), 다당류(종양억제), 페놀산(뇌졸중예방), 트라이신(생체활성성분)

서식지 산과 들의 언덕
뿌리 땅속에 뿌리줄기가 모여서 나고, 원기둥모양이며 굵어진다. **줄기** 1~2m 정도 자라고 속이 차 있다. **잎** 길이 40~70㎝. 줄모양이고, 가장자리가 날카로우며, 가운데에 흰색 잎맥이 있다. 밑부분은 잎집으로 되며, 잎과 잎집 사이에 흰색 막질의 잎혀가 있다. **꽃** 9월에 자줏빛 도는 노란갈색 또는 은색으로 피며, 줄기 끝에 작은 꽃들이 부채나 쟁반모양으로 촘촘히 달린다. **열매** 10월에 여문다. **주의** 생리혈을 나오게 하므로 임신부는 먹지 않는다.

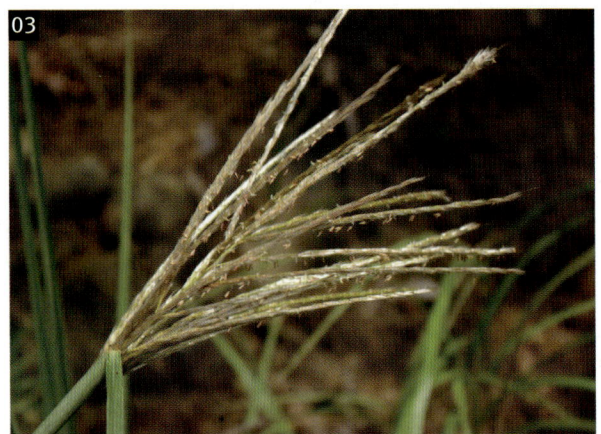

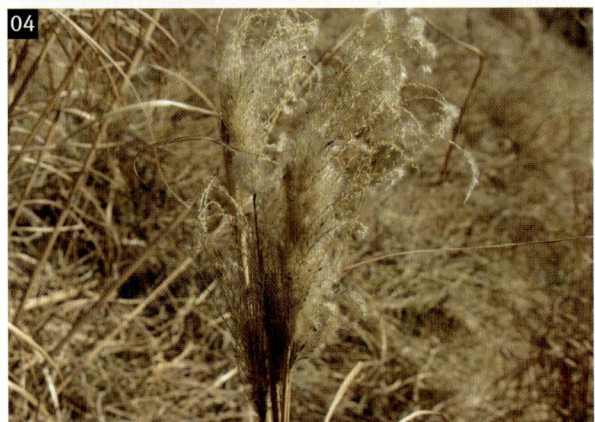

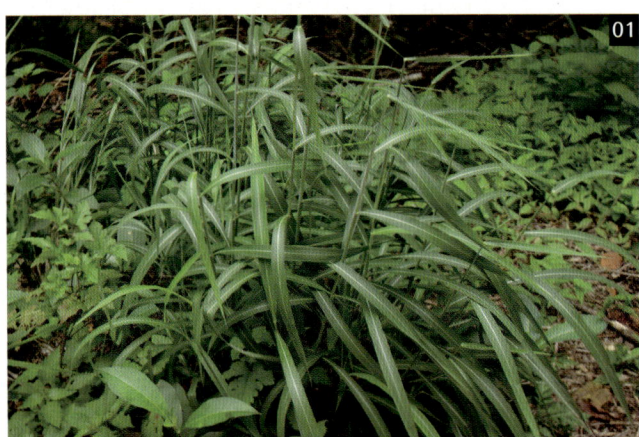

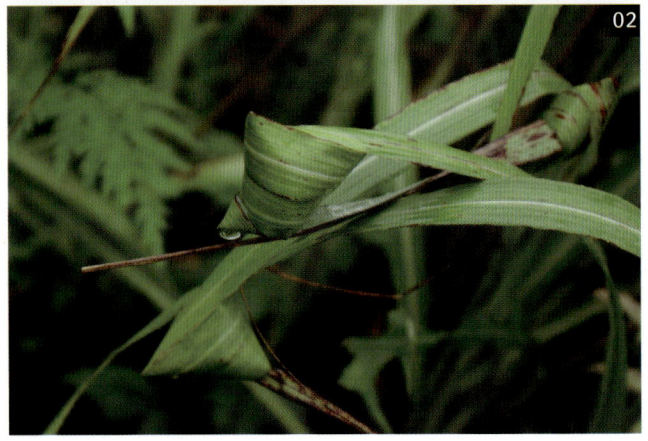

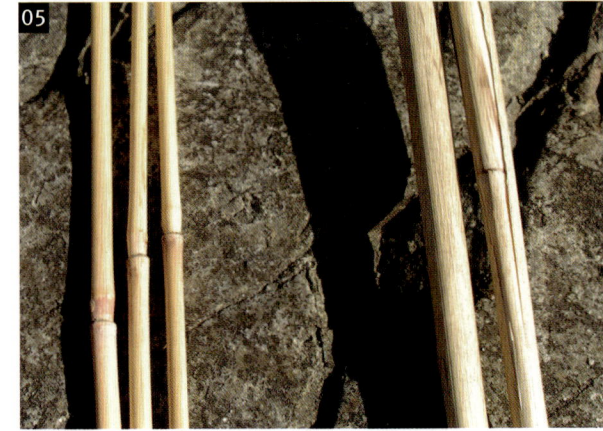

01 잎 달린 모습. 7월 23일
02 흰색 잎맥과 돌돌 말린 벌레집. 8월 8일
03 꽃. 8월 6일
04 겨울에 남아 있는 열매. 2월 15일
05 물억새(왼쪽)와 억새(오른쪽) 줄기 비교. 2월 15일

240 물억새

Miscanthus sacchariflorus Benth
벼과 여러해살이풀

생약명 파모근(巴茅根), 적(荻)
작용 장부·경맥 색전증, 산후빈혈, 안면홍조

서식지 강가나 습지
뿌리 땅속에 굵은 뿌리줄기가 옆으로 뻗으면서 줄기가 나온다. **줄기** 1~2.5m. 마디에 긴 털이 있다. **잎** 줄모양이고, 윗부분 가장자리에 잔털이 있으며, 잎혀에 털이 있다. **꽃** 9월에 피고, 작은 이삭 밑부분에 흰색 털이 빽빽하다. **열매** 10월에 여문다.

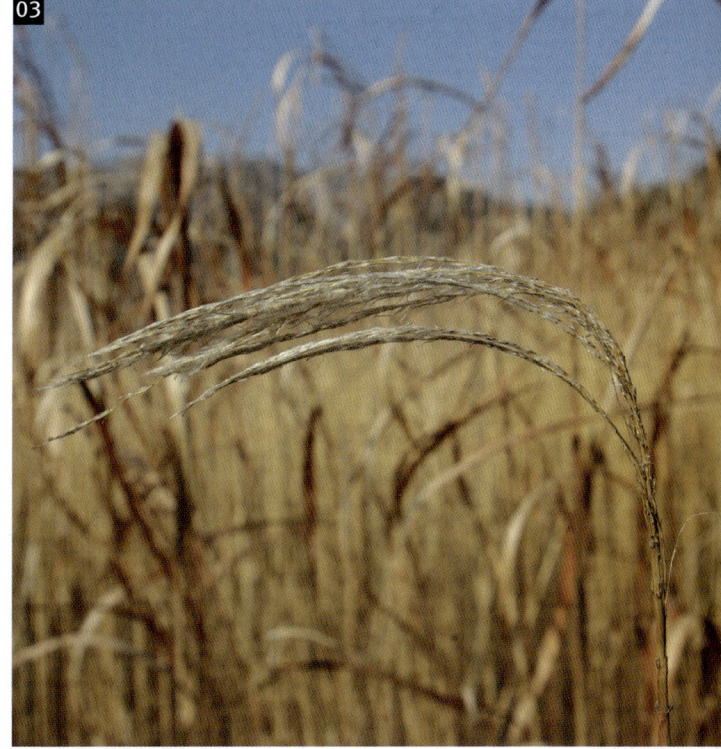

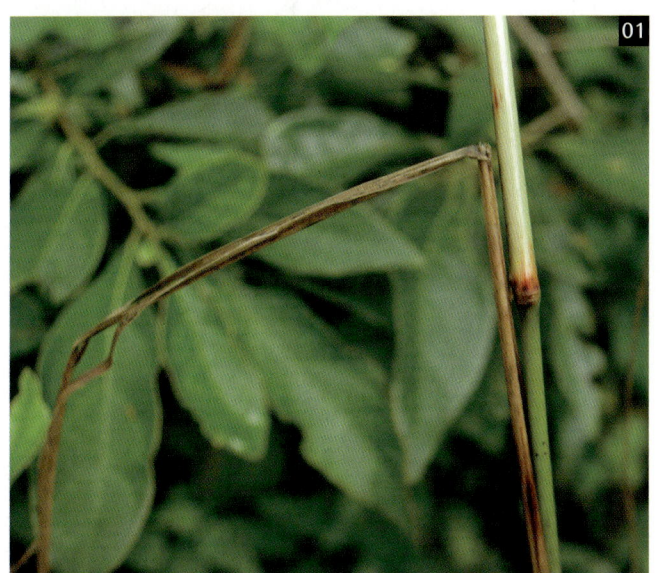

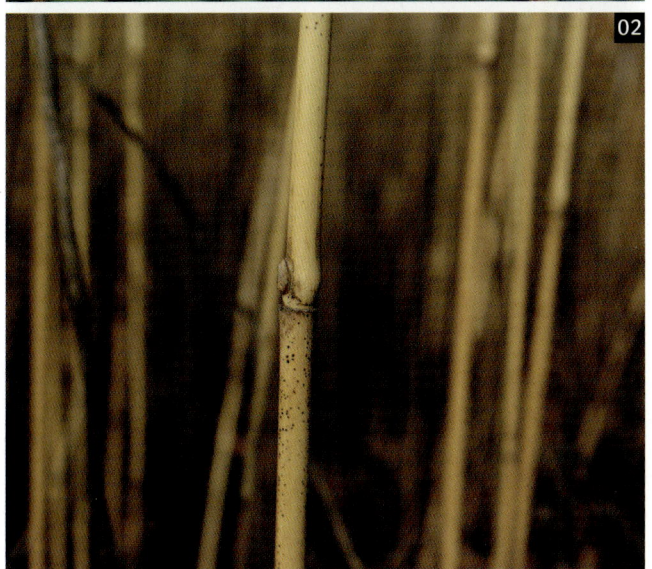

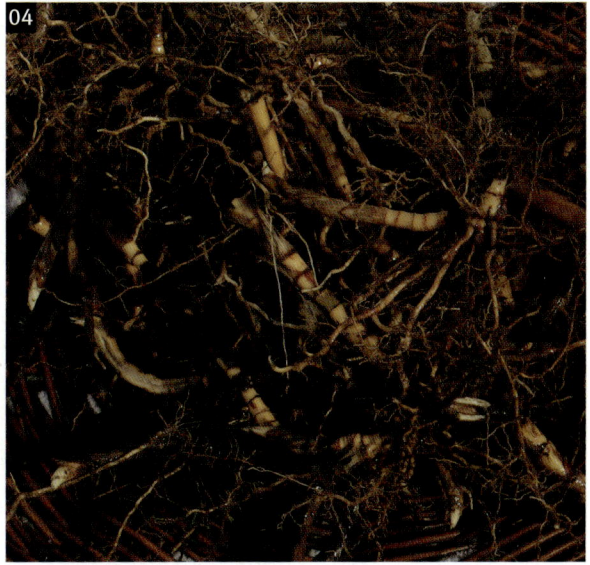

01 줄기. 8월 12일
02 잎집이 떨어진 겨울의 묵은대. 2월 15일
03 겨울에 남아 있는 열매. 2월 15일
04 채취한 물억새 뿌리. 2월 15일

241 기름새

Spodiopogon cotulifer (Thunb.) Hack
벼과 여러해살이풀

생약명 산고량(山高粱)
효능 생리불순, 폐경, 생리통, 혈액순환장애, 열감기

서식지 산속
뿌리 땅속 뿌리줄기가 옆으로 뻗으면서 줄기가 올라온다. **줄기** 60~90㎝. 단면이 둥글고, 기름 냄새가 난다. **잎** 줄모양이고, 밑부분이 긴 잎집으로 되며, 잎혀 뒷면에 누운 털이 있다. **꽃** 8월에 피고, 가지 마디에 작은 꽃들이 엉성하게 원뿔모양으로 달려서 축 늘어진다. **열매** 9~10월에 여문다.

01 줄기 자란 모습. 8월 16일
02 줄기와 잎. 8월 16일
03 꽃. 8월 16일

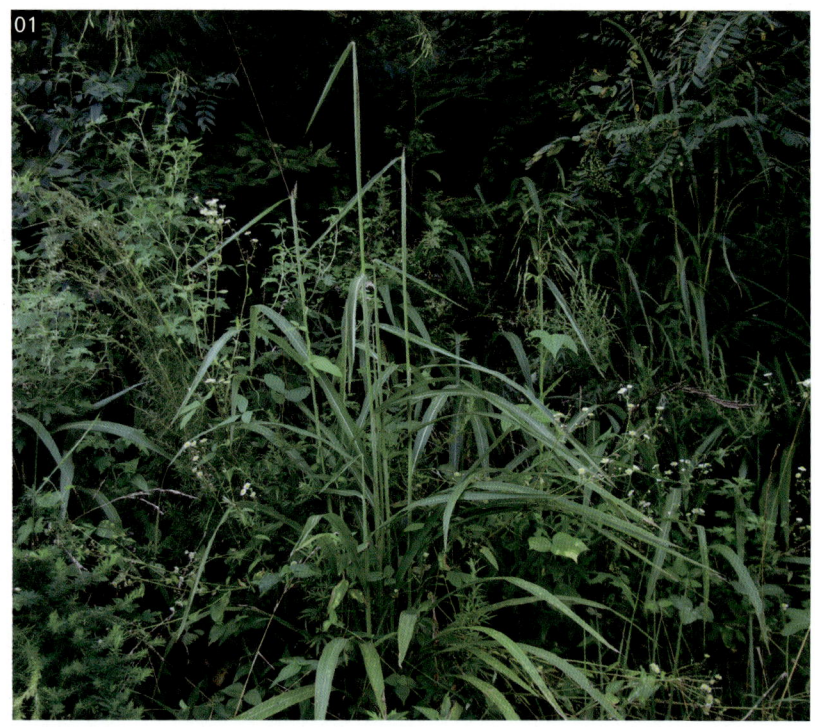
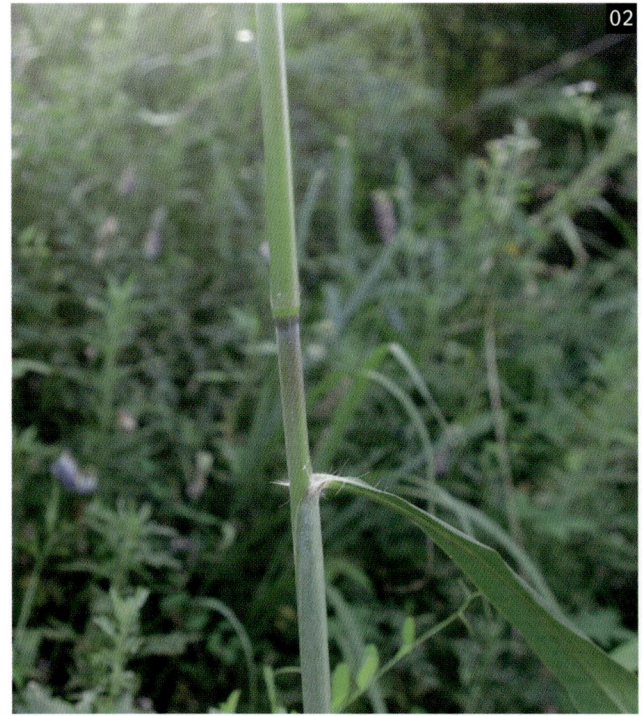
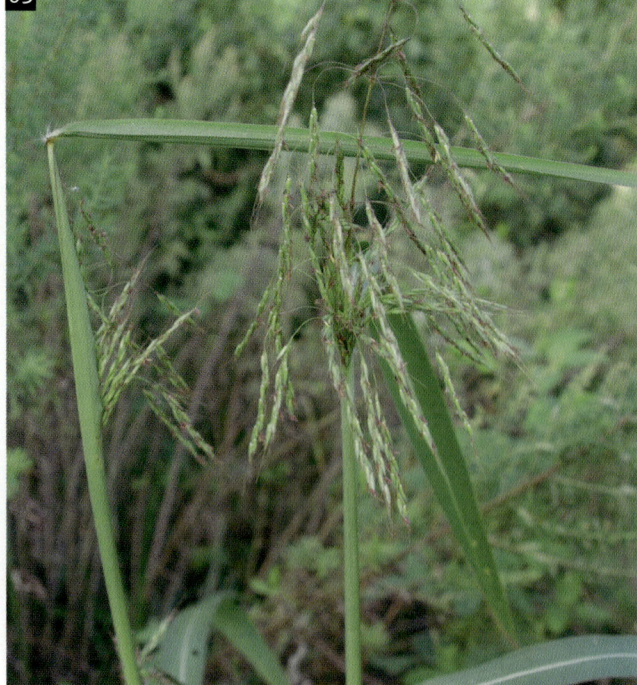

242 큰기름새

Spodiopogon sibiricus Trin.
벼과 여러해살이풀

생약명 대유망(大油芒)
효능 생리혈과다, 난산, 흉부압박감

서식지 산과 들의 양지바른 풀숲, 길가
뿌리 땅속 뿌리줄기가 옆으로 뻗는다. **줄기** 80~120cm. 곧게 자라며 마디에 털이 있다. **잎** 줄모양이고, 털이 조금 있거나 없으며, 잎집 가장자리에도 털이 있거나 없다. 잎혀는 갈색 막질이고 털이 있다. **꽃** 8월에 피고, 가지 마디에 작은 꽃들이 원뿔모양으로 빽빽하게 달린다. **열매** 9~10월에 여문다.

01 꽃 피는 모습. 8월 17일
02 열매 맺는 모습. 8월 24일
03 줄기와 잎. 8월 10일

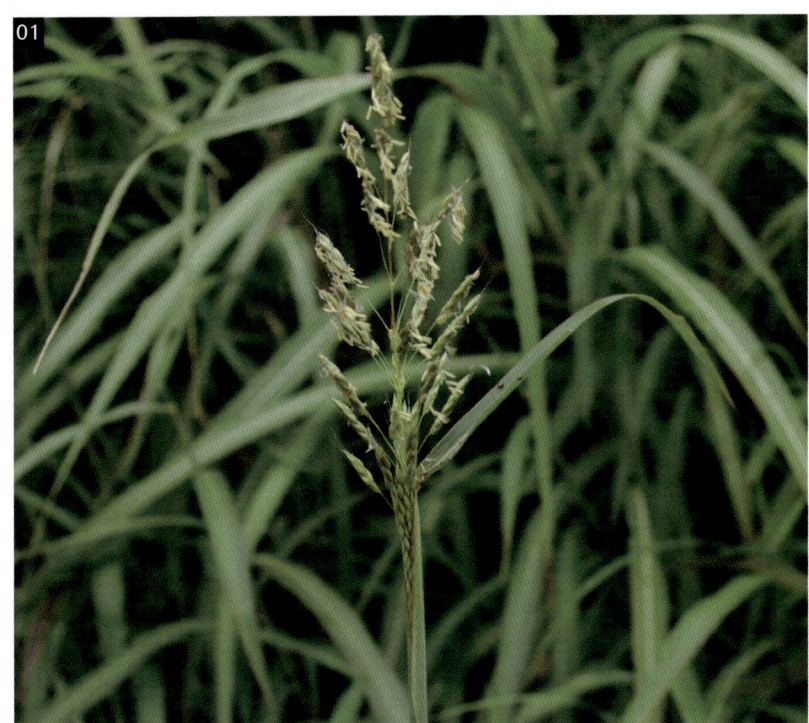
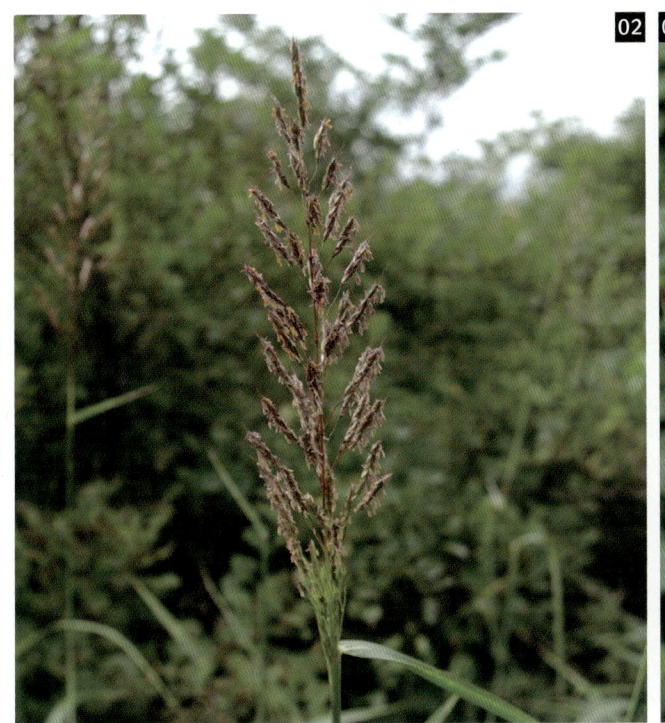
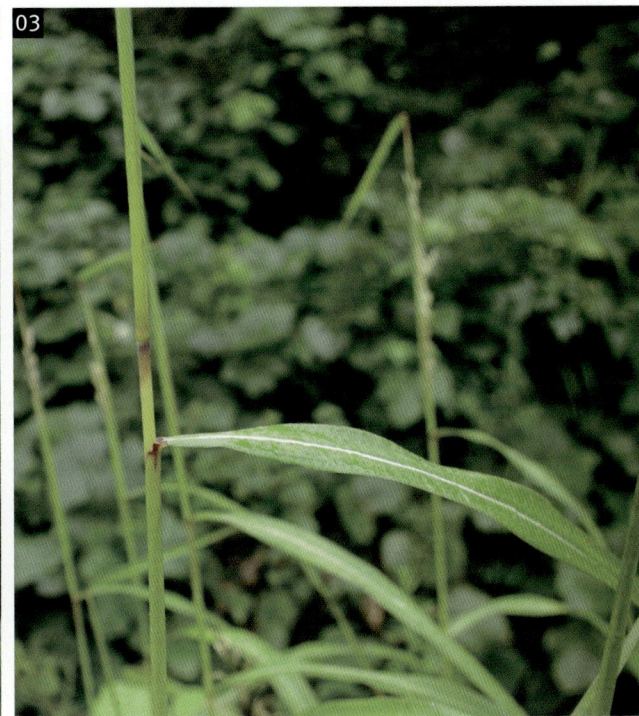

기타

243 야광나무

Malus baccata (L.) Borkh.
장미과 잎지는 작은큰키나무

생약명
산형자(山荊子)
산정자(山定子)
임금(林檎)

효능
가래
숙취해소
이질설사
비장이 약할 때

성분
안토시아니딘(종양억제)
하이페로사이드(노화방지)
케르세틴(알러지예방)
올레아놀산(위장보호)

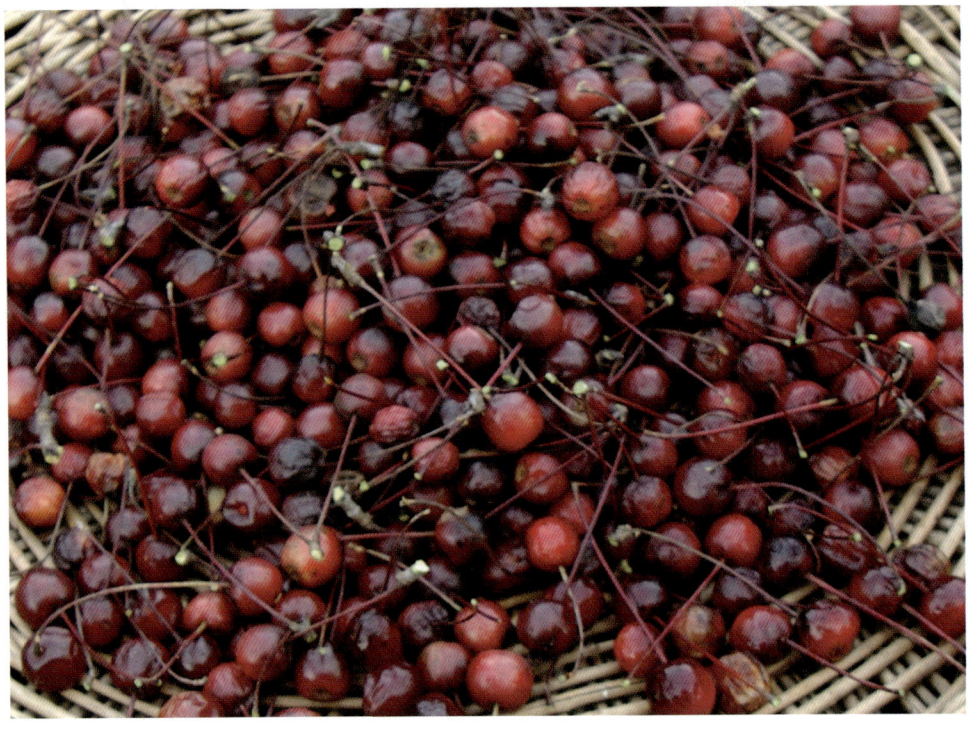

▶ 채취한 야광나무 열매.
11월 13일

식초 발효와 먹는 방법

당분으로 발효시키기

채취 열매(가을)

배합비율　**기본발효용 |** 열매 100 : 설탕 20 : 생효모 0.1
　　　　　　초앉히기용 | 원액 100 : (필요시) 씨식초 또는 생막걸리 10

핵심요령 ❶ 으깨면 원액이 탁해지므로 열매 꼭지를 떼고 넣는다. ❷ 고유의 향미가 살도록 누룩 대신 효모를 쓴다. ❸ 당도가 보통보다 떨어지면 설탕량을 조금 늘린다. ❹ 맛과 향이 좋아서 요리에 넣어도 좋다.

발효와 먹는 방법 ▶ 열매를 설탕에 버무려 항아리에 넣고, 생효모를 뿌린 뒤 미리 조금 남겨둔 설탕을 위에 덮어 40~50일 발효시킨다. ▶ 원액을 걸러 항아리에 앉히고, 씨식초나 생막걸리를 넣는 경우에는 이때 넣어서 3~6개월 발효시킨 뒤 찌꺼기를 거른다. ▶ 물에 5~10배 희석하여 식후에 마신다. ▶ 자세한 발효 원리와 방법, 먹는 방법은 p.44를 참조한다.

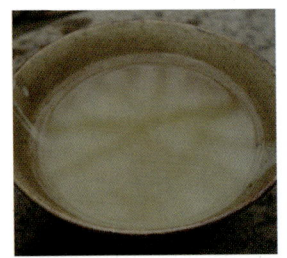

야광나무 열매 식초.

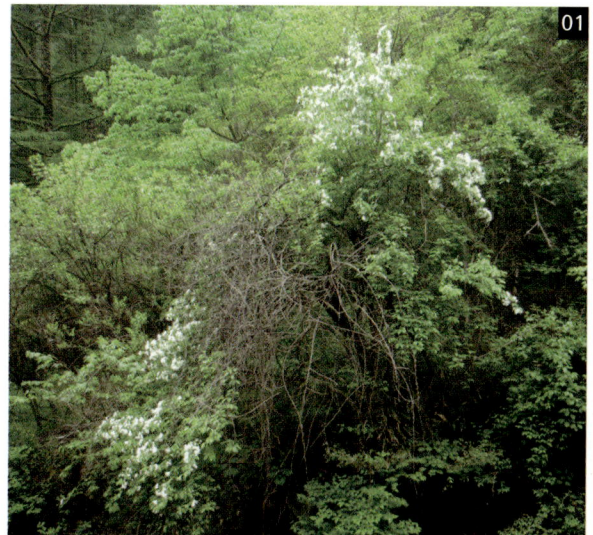

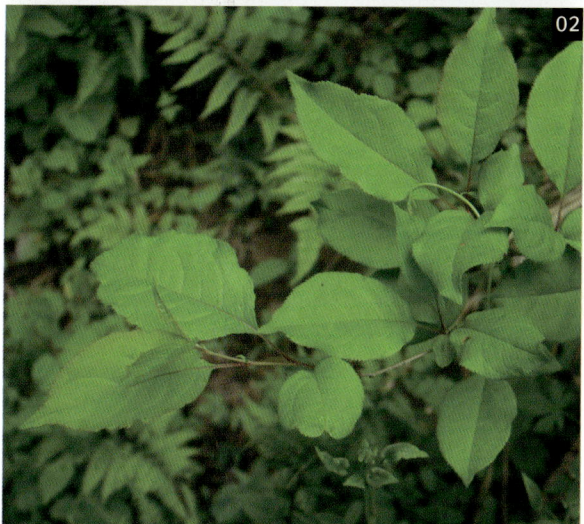

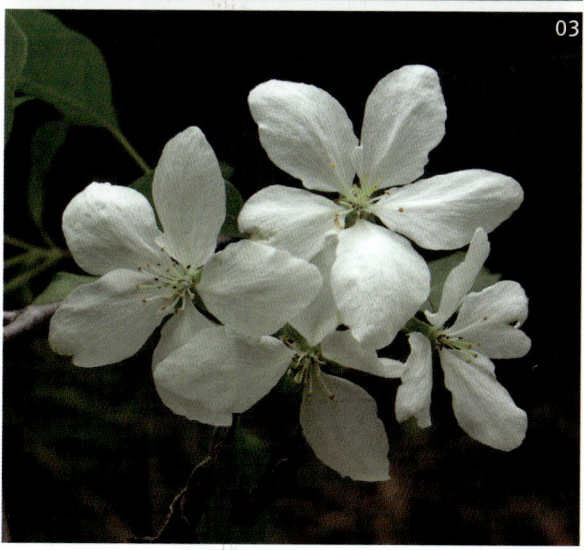

서식지 산기슭 양지, 습한 골짜기, 숲속

줄기 12m 정도. 줄기껍질은 붉은갈색이고, 세로로 비늘처럼 갈라진다. **잎** 길이 3~8㎝. 어긋나고 타원형이며, 끝이 점점 뾰족해지고, 가장자리에 잔톱니가 있다. 잎자루는 길고 털이 없다. **꽃** 5월에 흰색 또는 붉은흰색으로 피며, 가지 끝에 작은 꽃 4~6송이가 달린다. 꽃잎은 4~5장이며, 꽃대는 2~4㎝이다. **열매** 10월에 붉은색 또는 노란색으로 여물며, 둥글고 지름 8~12㎜이다.

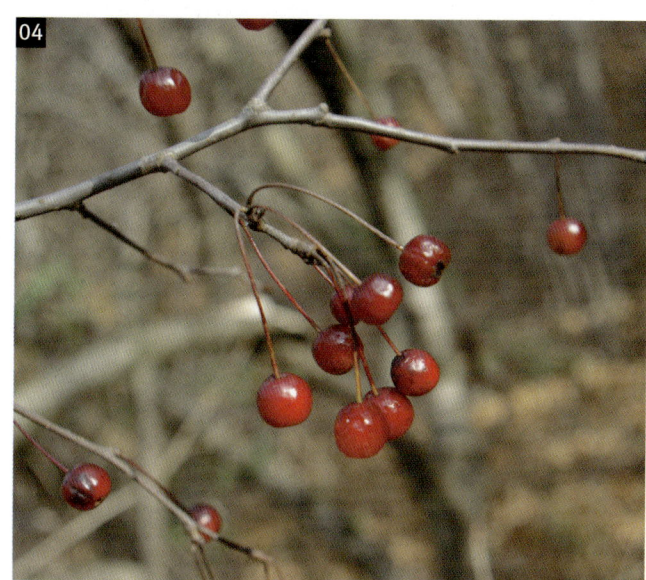

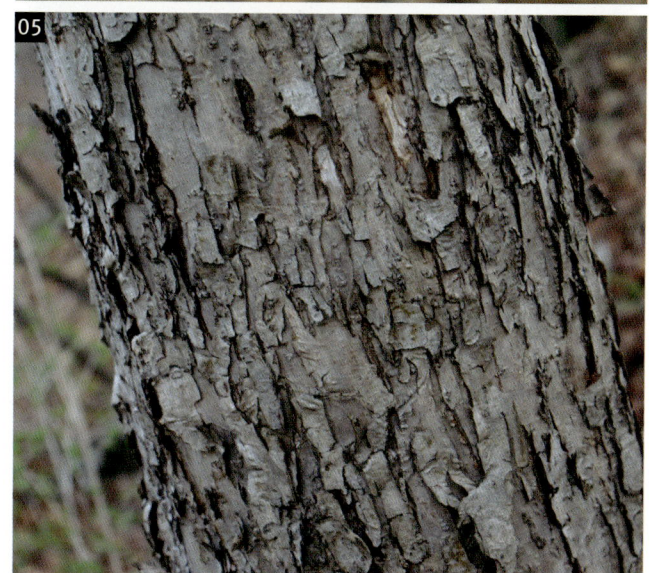

01 봄에 꽃 핀 모습. 5월 15일
02 잎 달린 모습. 4월 27일
03 꽃. 4월 27일
04 열매. 11월 15일
05 줄기. 4월 5일

244 유카

Yucca gloriosa L.
용설란아과 늘푸른 작은키나무

생약명
봉미란(鳳尾蘭)

효능
천식
기관지염
기침

성분
스테로이드사포닌
(혈압내림)
사포게닌(거담작용)

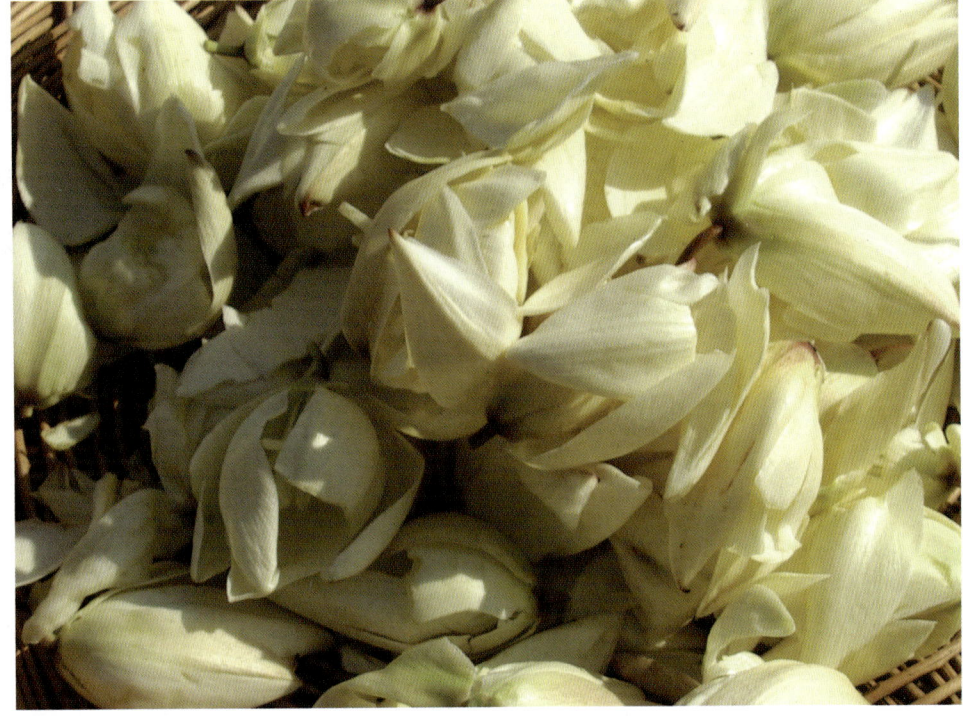

▶ 채취한 유카 꽃. 11월 23일

식초 발효와 먹는 방법

생막걸리로 발효시키기

채취 꽃(여름~가을)

배합비율 **기본발효용** | 꽃 100 : 생막걸리(멸균되지 않은 것) 100 : 조청 또는 엿기름가루 5

초앉히기용 | 원액 100 : (필요시) 씨식초 10

핵심요령 ❶ 꽃은 상처 나지 않은 것을 골라 꽃술을 떼고 넣는다. ❷ 취향에 따라 조청량을 조금 늘려도 된다.

발효와 먹는 방법 ▶ 꽃을 항아리에 넣고 생막걸리와 조청 또는 엿기름가루를 넣어 40~50일 발효시킨다. ▶ 원액을 걸러 항아리에 앉히고, 씨식초는 이때 넣어서 3~6개월 발효시킨 뒤 찌꺼기를 거른다. ▶ 물에 5~10배 희석하여 식후에 마신다. ▶ 자세한 발효 원리와 방법, 먹는 방법은 p.43를 참조한다.

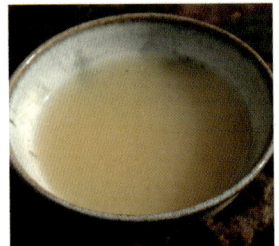

유카 꽃 식초.

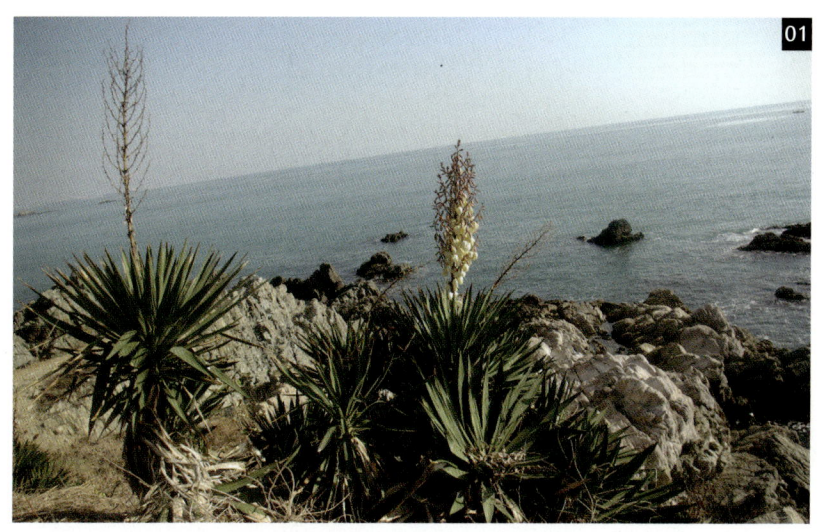

서식지 남부지방에서 재배(남아메리카에서 들어옴)

줄기 1~4m. 여러 갈래로 갈라지기도 하며, 잎 떨어진 자리에 줄모양의 흔적이 남는다. **잎** 길이 70~100㎝. 긴 줄모양으로 끝이 뾰족하고 뒤로 굽으며, 두툼하고 딱딱하다. 밑동에 빙 둘러 나서 사방으로 퍼진다. **꽃** 6~10월에 노란흰색으로 피며, 길이 1m 정도의 꽃줄기에 작은 꽃들이 원뿔모양으로 모여 아래를 향해 달린다. 꽃잎모양의 두꺼운 꽃덮이가 6장이고, 수술은 6개, 암술은 1개이다. **열매** 잘 맺지 못하나 간혹 10~11월에 긴 타원형으로 달린다.

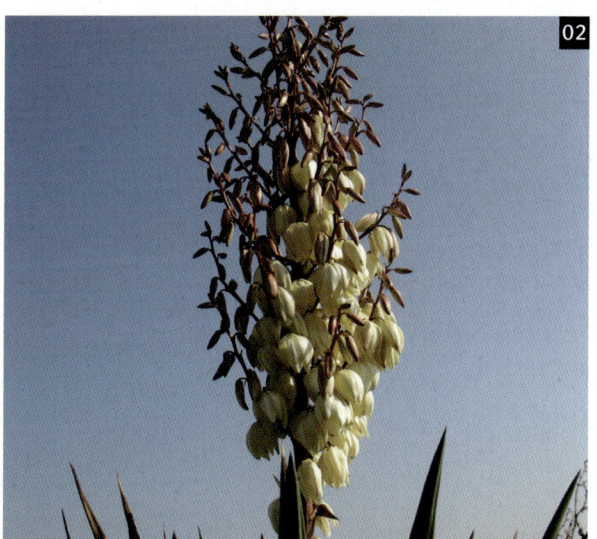

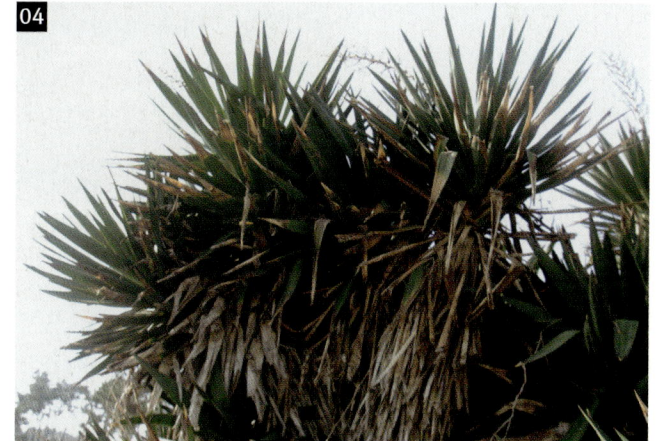

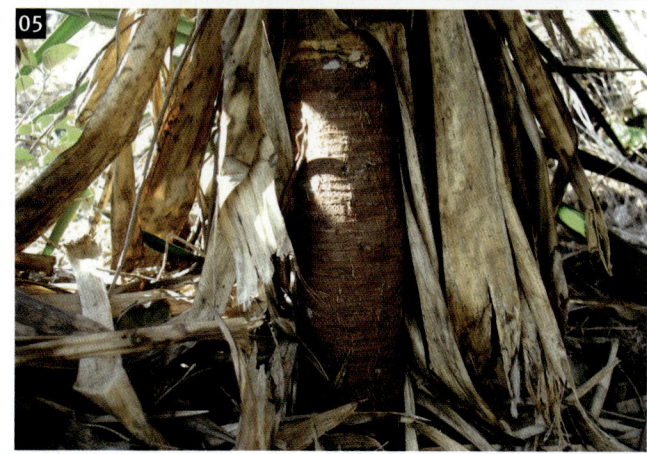

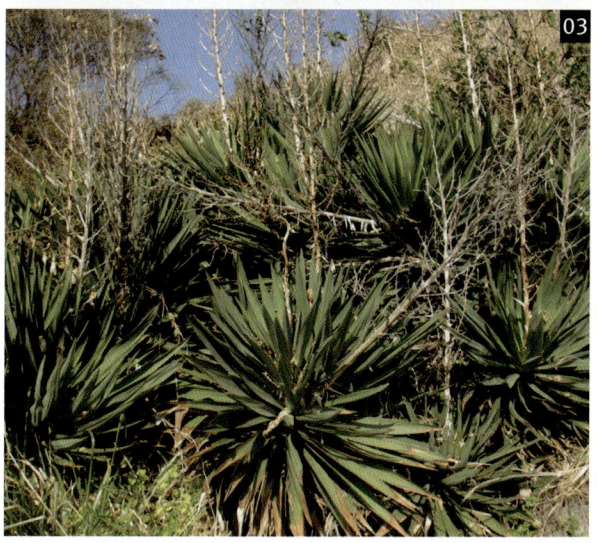

01 꽃 핀 모습. 11월 23일
02 꽃. 11월 23일
03 꽃 떨어진 모습. 11월 23일
04 잎 달린 모습. 11월 23일
05 줄기와 잎 떨어진 흔적. 11월 23일

245 강활(강호리)

Ostericum praeteritum Kitag.
산형과 두해살이풀 또는 여러해살이풀

생약명
강활(羌活)

효능
중풍
두통
치통
신경통
감기

성분
쿠마린(혈전개선)
이소임페라토린(혈압조절)
베르갑텐(혈관수축)

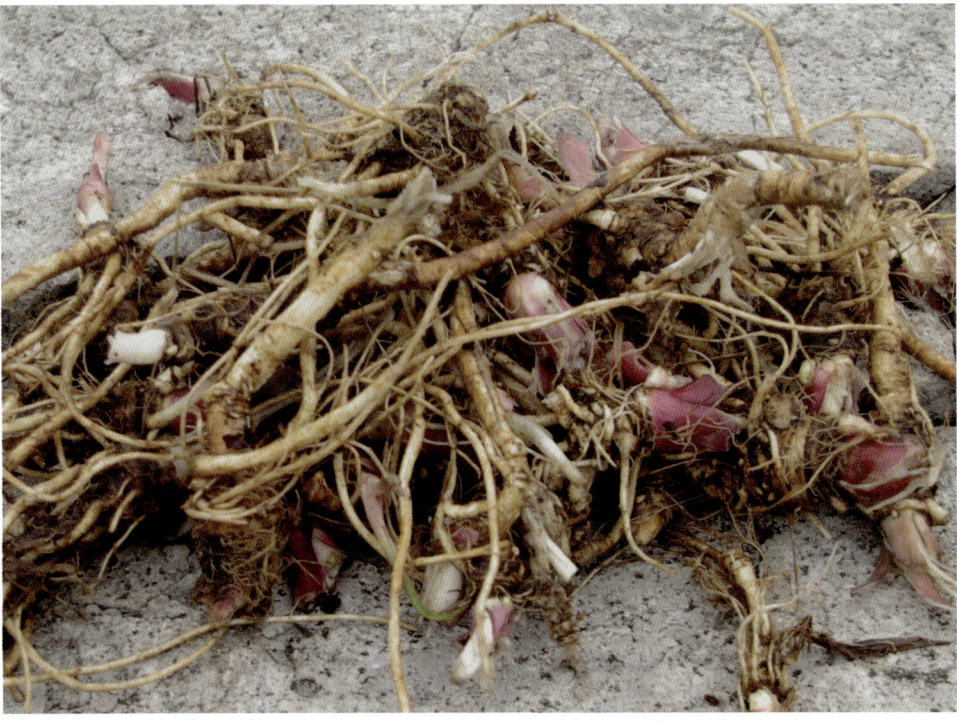

▶ 채취한 강활 뿌리. 8월 13일

식초 발효와 먹는 방법

생막걸리로 발효시키기

채취 잎·줄기(봄~여름), 뿌리(가을~겨울)

배합비율 **기본발효용 |** 잎·줄기나 뿌리 100 : 생막걸리(멸균되지 않은 것) 100 : 조청 또는 엿기름가루 5

  초앉히기용 | 원액 100 : (필요시) 씨식초 10

핵심요령 ❶ 잎·줄기·뿌리는 적당히 썰어 넣는다. ❷ 쓴맛이 덜하게 조청량을 조금 늘려도 된다.

발효와 먹는 방법 ▶ 강활을 항아리에 넣고 생막걸리와 조청 또는 엿기름가루를 넣어 40~50일 발효시킨다. ▶ 원액을 걸러 항아리에 앉히고, 씨식초는 이때 넣어서 3~6개월 발효시킨 뒤 찌꺼기를 거른다. ▶ 물에 5~10배 희석하여 식후에 마신다. ▶ 자세한 발효 원리와 방법, 먹는 방법은 p.43를 참조한다.

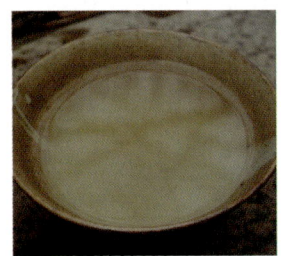

강활 뿌리 식초.

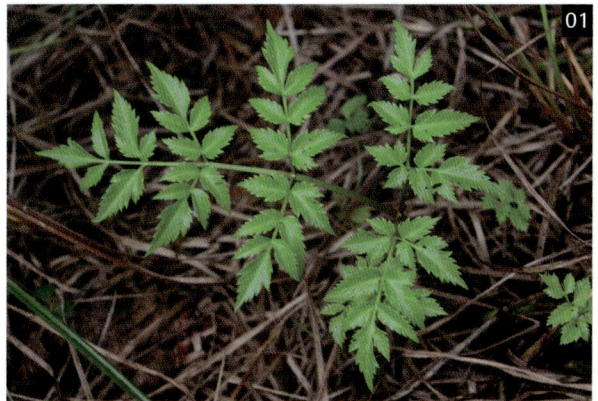
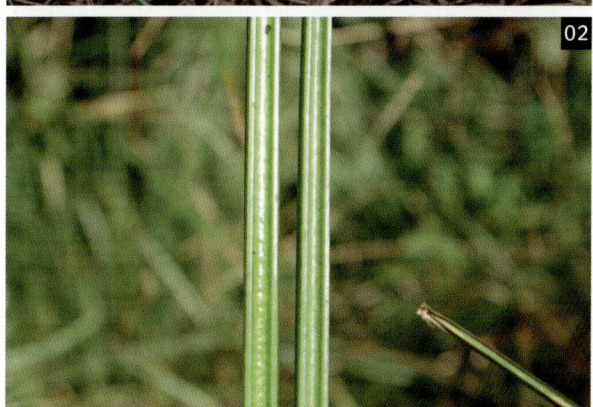
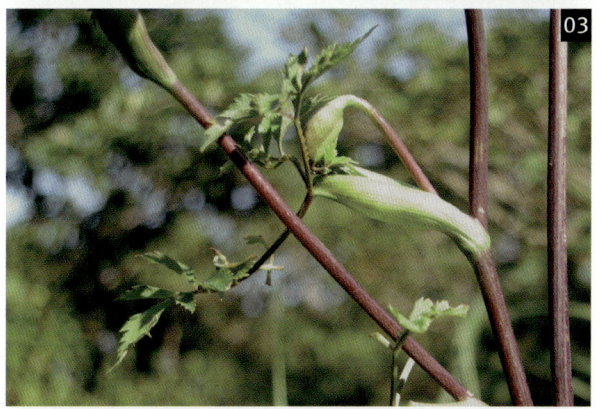
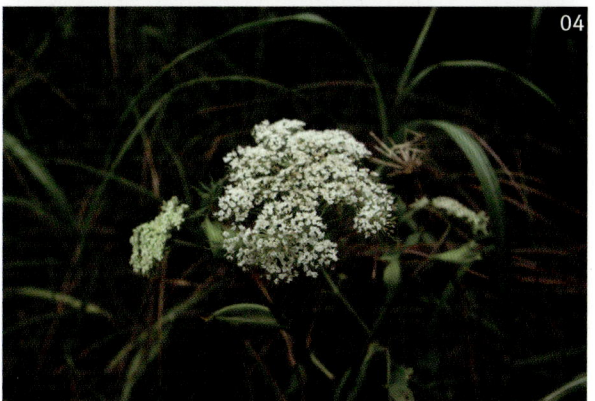

서식지 깊은 산골짜기나 계곡가. 농가에서 재배하기도 한다.
뿌리 땅속에 뿌리줄기가 있고 굵어진다. **줄기** 2m 정도. 윗동에서 가지가 갈라져 나오고, 줄기껍질이 자줏빛을 띠기도 한다. **잎** 어긋난 잎줄기가 2회 갈라져서 3장씩 달린다. 작은잎은 달걀 같은 타원형 또는 달걀모양이고, 끝이 뾰족하다. 가장자리에는 깊게 파인 톱니가 있고, 뒷면 잎맥에는 잔털이 조금 있다. 밑동 잎자루는 길고 윗동 잎자루는 짧으며, 잎자루 밑부분이 넓어져서 잎집이 된다. **꽃** 8~9월에 흰색으로 피며, 줄기와 가지 끝에 작은 꽃들이 겹우산모양으로 모여 달린다. 꽃싸기잎은 피침형이다. **열매** 1월에 여물며, 씨앗은 타원형이고 넓은 날개가 있다. 주의 빈혈이 있거나 오한발열이 나는 사람은 병이 악화될 수 있으므로 먹지 않는다. 중국에서는 중국강활*(Notopterygium incisum)*, 관엽강활*(Notopterygium forbesii)*을 강활로 사용하고, 우리나라에서는 강호리를 강활 대신 사용한다.

01 뿌리잎. 8월 13일
02 어릴 때 줄기. 8월 12일
03 줄기와 윗동잎. 8월 12일
04 꽃. 8월 13일
05 꽃 핀 모습. 8월 13일
06 채취한 강활 잎과 줄기. 8월 12일

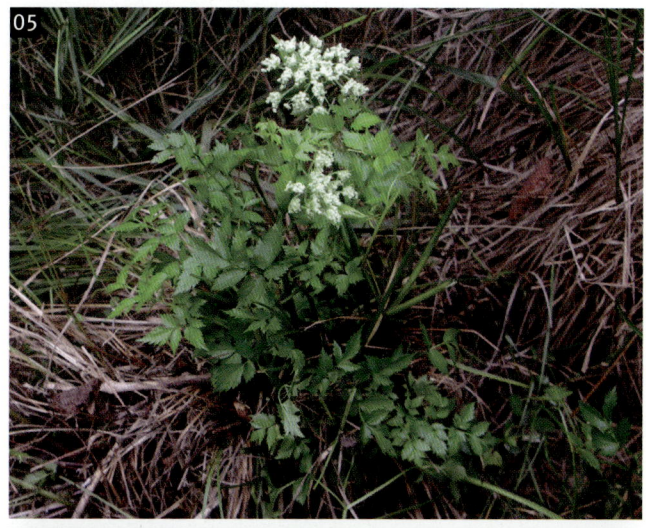
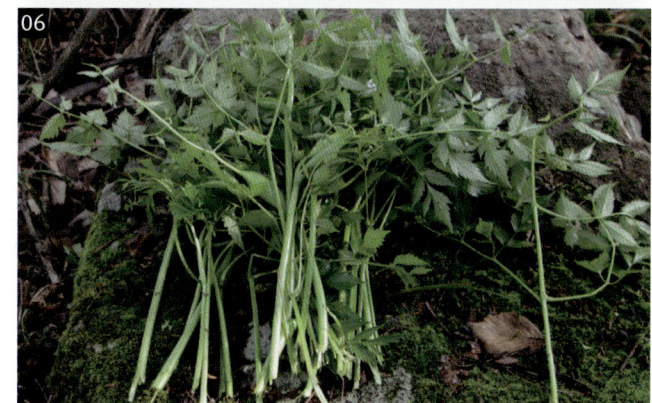

246 뚱딴지(돼지감자)

Helianthus tuberosus L.
국화과 여러해살이풀

생약명
국우(菊芋), 우내(芋乃)

효능
당뇨, 장출혈
이하선염, 골절통
비만, 열병

성분
이눌린(위·장강화)
폴리페놀(혈압상승억제)
칼륨(신경세포 근육기능강화)
나트륨(수분유지)
단백질(근육강화)
비타민B₃(혈액순환촉진)

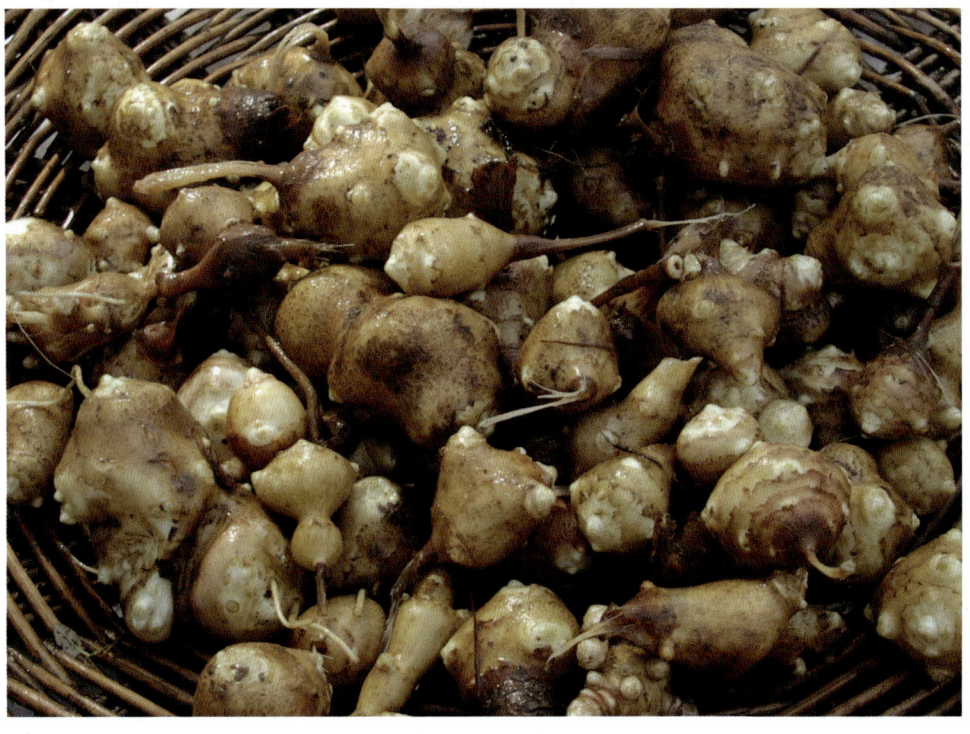

▶ 채취한 뚱딴지 뿌리. 3월 16일

식초 발효와 먹는 방법

누룩으로 발효시키기

채취 뿌리(늦가을~초봄)

배합비율 **기본발효용** | 뿌리 100 : 물 200 : 누룩 10
　　　　　초앉히기용 | 원액 100 : (필요시) 씨식초 10

핵심요령 ❶ 뿌리는 껍질째 쪄서 찧은다. ❷ 누룩은 거칠게 부숴서 쓴다. ❸ 원액이 독하면 발효 기간을 늘린다.

발효와 먹는 방법 ▶ 뿌리 찧은 것에 식혜 누룩을 섞고, 물을 끓여서 식혀 부은 다음 항아리에 넣어 10일간 발효시킨다. ▶ 원액을 걸러 항아리에 앉히고, 씨식초는 이때 넣어서 40~50일 숙성시킨 뒤 찌꺼기를 거른다. ▶ 물에 5~10배 희석하여 식후에 마신다. ▶ 자세한 발효 원리와 방법, 먹는 방법은 p.40를 참조한다.

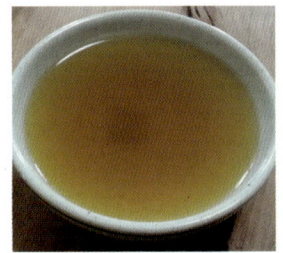

뚱딴지 뿌리 식초.

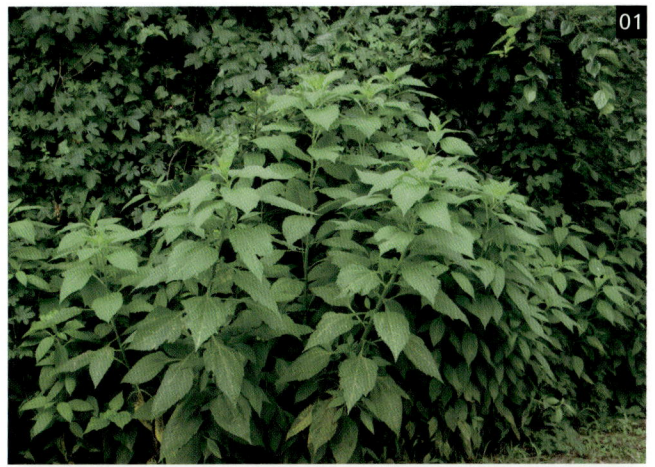

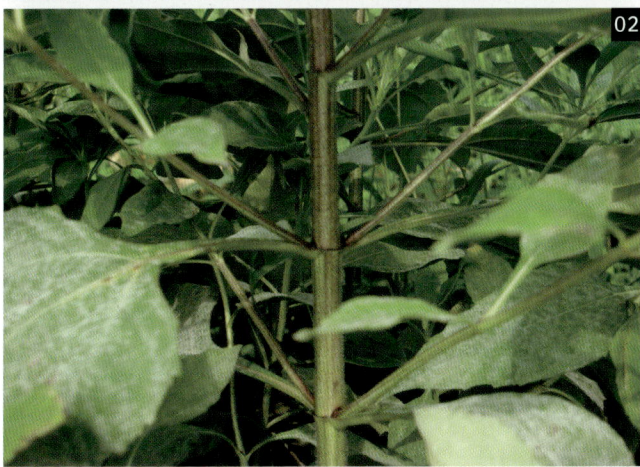

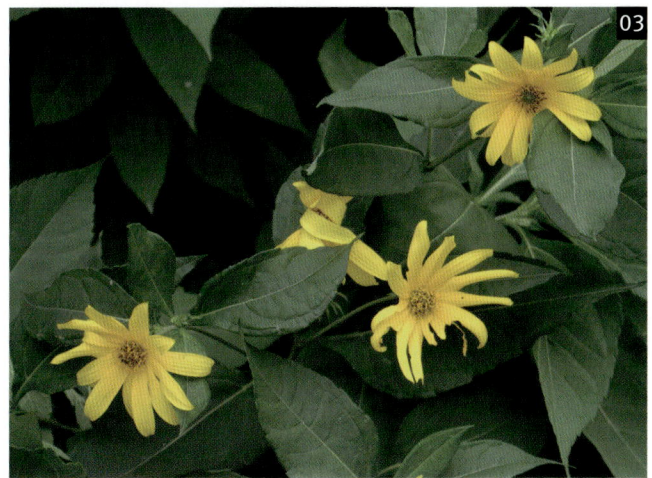

서식지 야산이나 들판. 농가에서 재배(북아메리카에서 들어옴).
뿌리 땅속 뿌리줄기가 굵어져서 덩이로 자라며, 살이 많고 잔털이 있다. **줄기** 1.5~3m. 세로로 홈이 있고 거친 잔털이 있다. 윗동에서 가지가 많이 갈라져 나온다. **잎** 길이 15㎝ 정도. 밑동에서는 마주 나고, 윗동에서는 어긋난다. 긴 타원형이고 끝이 뾰족하며, 가장자리에 불규칙한 톱니가 있다. 앞뒷면에는 거친 잔털이 있으며, 잎자루에 날개가 있다. **꽃** 9~10월에 노란색으로 피고, 지름 8㎝ 정도이다. 꽃잎처럼 보이는 혀꽃이 10개 이상 달리며, 꽃싸기잎조각이 2~3줄이다. **열매** 10월에 여문다.

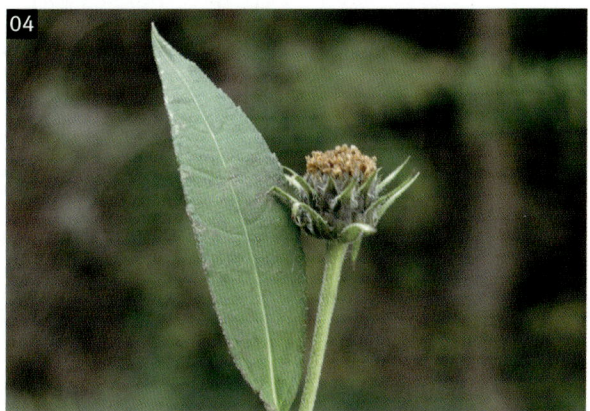

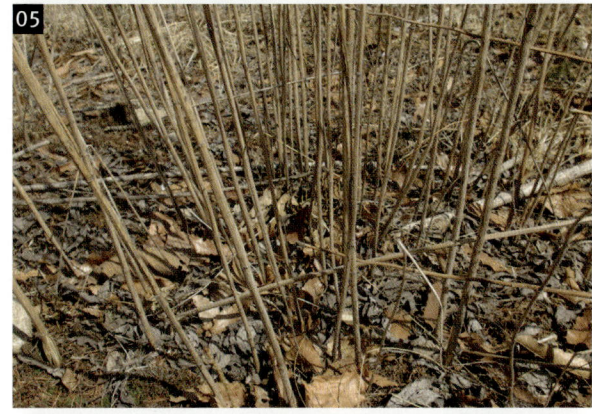

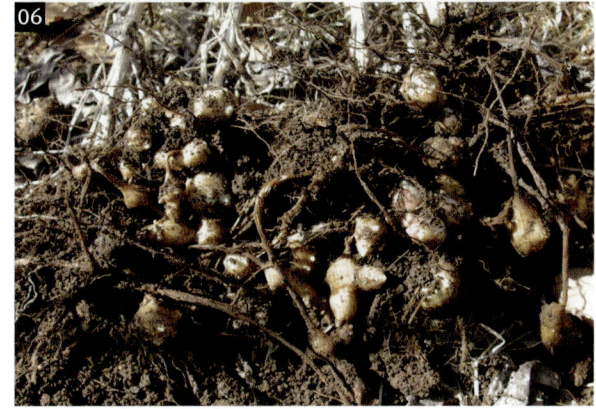

01 줄기 자란 모습. 7월 23일
02 줄기에 잎 달린 모습. 8월 5일
03 꽃과 잎. 7월 23일
04 열매. 10월 16일
05 초봄에 남아 있는 묵은대. 3월 16일
06 초봄에 뿌리 채취하는 모습. 3월 16일

247 마주송이풀

Pedicularis resupinata var. *oppositifolia*
현삼과 여러해살이풀

생약명
송호(松蒿)

효능
감기
황달
붓기
비염
입안염증

성분
유게놀(진균억제)
악테오사이드(산화방지)
아우쿠빈(통증억제)

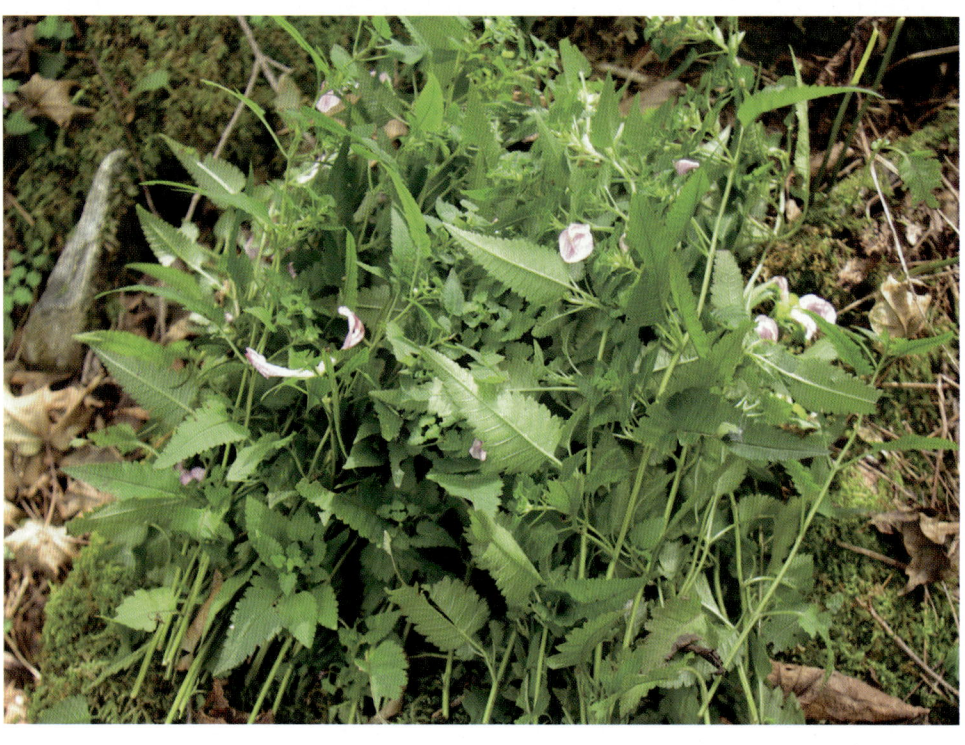

▶ 채취한 마주송이풀 잎과 줄기.
9월 10일

식초 발효와 먹는 방법

생막걸리로 발효시키기

채취 잎·줄기(봄~여름)

배합비율 **기본발효용** | 잎·줄기 100 : 생막걸리(멸균되지 않은 것) 100 : 조청 또는 엿기름가루 5
초앉히기용 | 원액 100 : (필요시) 씨식초 10

핵심요령 ❶ 잎·줄기는 적당히 썰어 넣는다. ❷ 취향에 따라 조청량을 조금 늘려도 된다.

발효와 먹는 방법 ▶ 잎·줄기를 항아리에 넣고 생막걸리와 조청 또는 엿기름가루를 넣어 40~50일 발효시킨다. ▶ 원액을 걸러 항아리에 앉히고, 씨식초는 이때 넣어서 3~6개월 발효시킨 뒤 찌꺼기를 거른다. ▶ 물에 5~10배 희석하여 식후에 마신다. ▶ 자세한 발효 원리와 방법, 먹는 방법은 p.43를 참조한다.

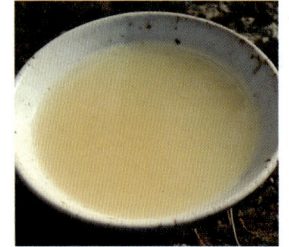

마주송이풀 잎줄기 식초.

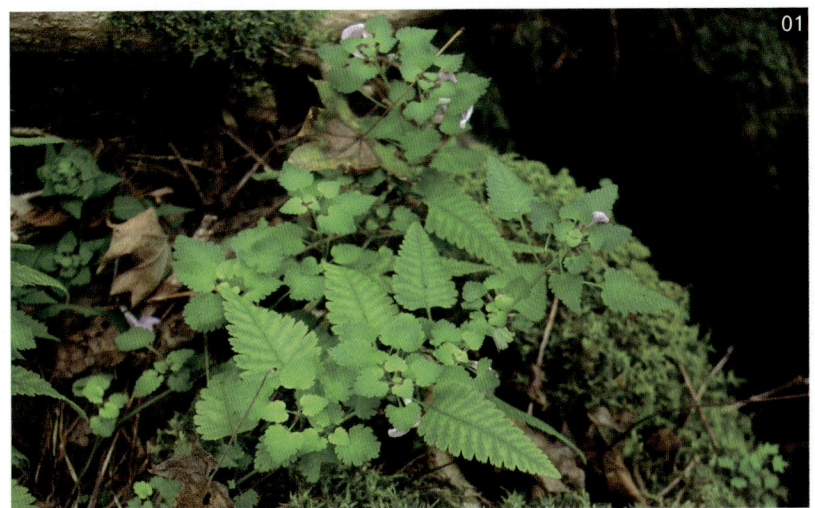

서식지 깊은 산 숲속 반그늘
줄기 60㎝ 정도 자란다. **잎** 길이 4~9㎝. 마주 나고 피침형 또는 달걀 같은 긴 타원형이며, 끝은 뾰족하고 톱니가 있다. 앞뒷면에 잔털이 있다. **꽃** 8~9월에 붉은자주색으로 피며, 줄기 끝에 작은 꽃들이 어긋나게 모여 달린다. 꽃부리가 입술모양으로 갈라지며, 아랫입술이 3갈래이다. **열매** 10월에 여물며, 긴 달걀모양이고 끝이 벌어진다.

01 전체 모습. 9월 10일
02 줄기 자란 모습. 9월 10일
03 줄기에 잎 달린 모습. 9월 10일
04 꽃 핀 모습. 9월 10일
05 꽃. 9월 10일

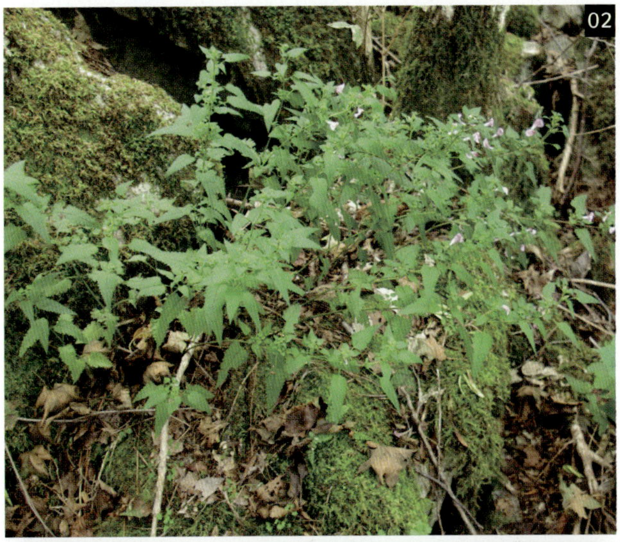

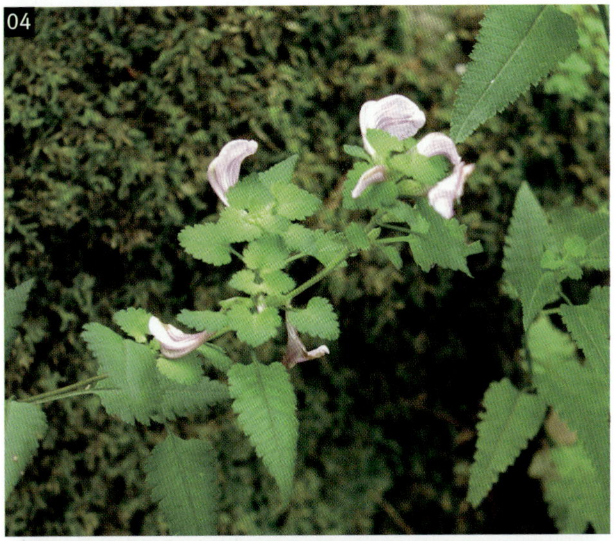

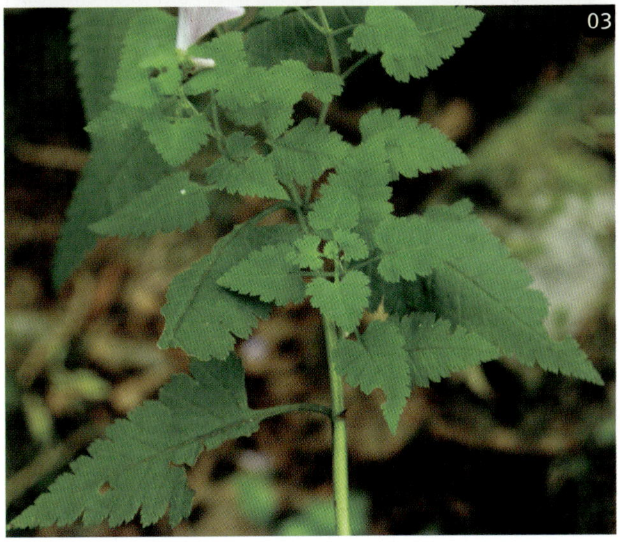

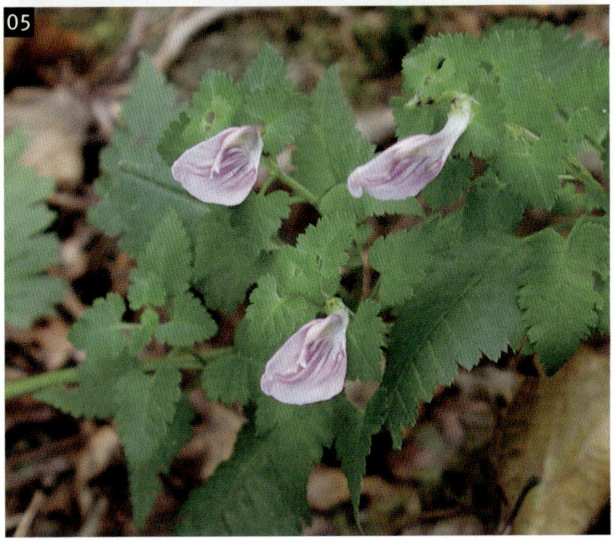

248 민백미꽃

Cynanchum ascyrifolium (Franch. & Sav.) Matsum.
박주가리과 여러해살이풀

생약명
조풍초(潮風草)

효능
뇌졸중
복통
안면홍조
기침
외상감염

성분
사포닌(면역력강화)
아글리콘(장운동촉진)

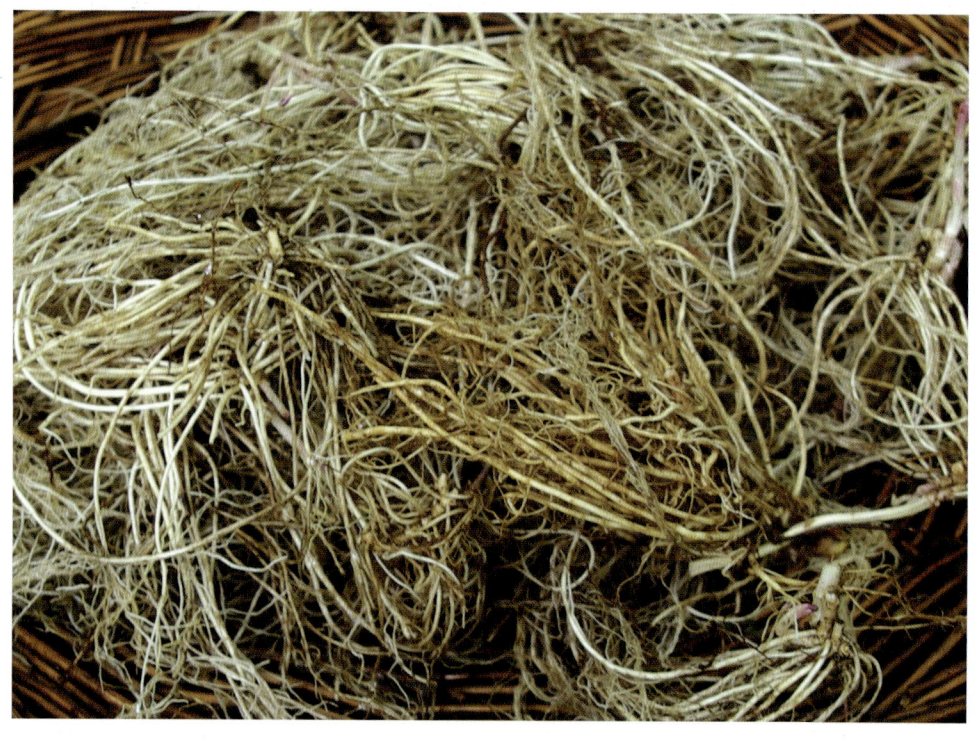

▶ 채취한 민백미꽃 뿌리.
4월 26일

식초 발효와 먹는 방법

생막걸리로 발효시키기

채취 뿌리(늦가을~겨울)

배합비율 **기본발효용 |** 뿌리 100 : 생막걸리(멸균되지 않은 것) 100 : 조청 또는 엿기름가루 5
초앉히기용 | 원액 100 : (필요시) 씨식초 10

핵심요령 ❶ 뿌리는 적당히 썰어 넣는다. ❷ 취향에 따라 조청량을 조금 늘려도 된다.

발효와 먹는 방법 ▶ 뿌리를 항아리에 넣고 생막걸리와 조청 또는 엿기름가루를 넣어 40~50일 발효시킨다. ▶ 원액을 걸러 항아리에 앉히고, 씨식초는 이때 넣어서 3~6개월 발효시킨 뒤 찌꺼기를 거른다. ▶ 물에 5~10배 희석하여 식후에 마신다. ▶ 자세한 발효 원리와 방법, 먹는 방법은 p.43를 참조한다.

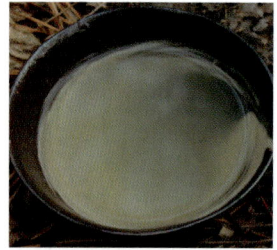

민백미꽃 뿌리 식초.

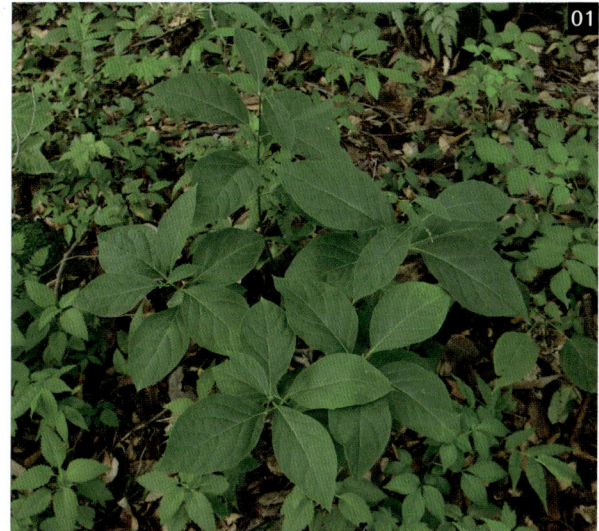
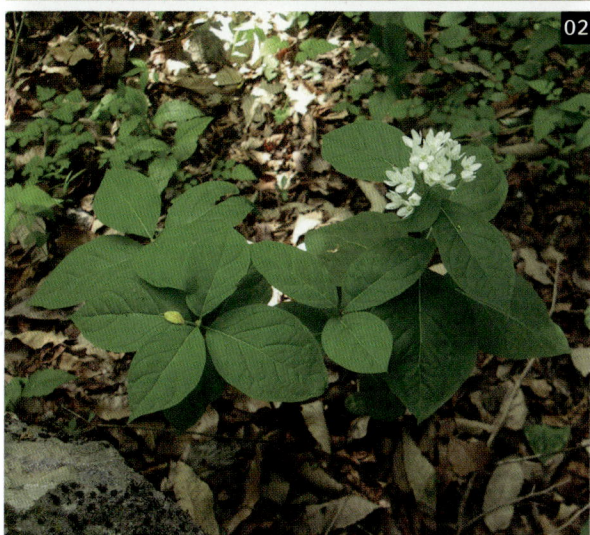
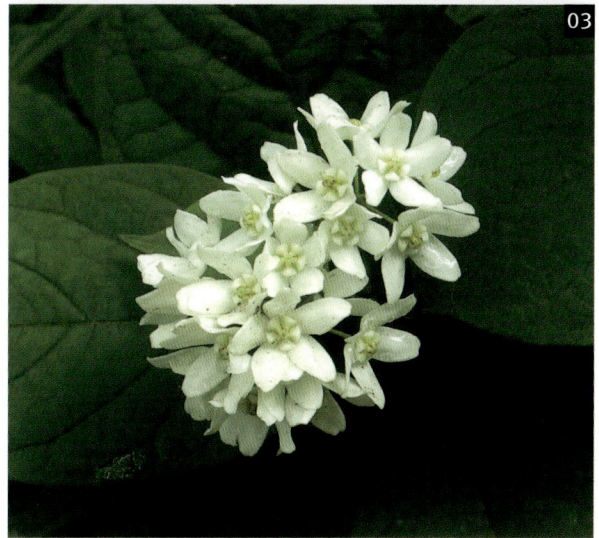

서식지 산과 들의 풀밭

뿌리 땅속에 수염뿌리가 길고 무성하게 내린다. **줄기** 30~60㎝. 곧게 자라고 가는 잔털이 있다. 가지는 갈라져 나오지 않는다. **잎** 길이 8~15㎝. 마주 나고 타원형 또는 달걀모양이며, 끝이 뾰족하고 가장자리가 밋밋하다. 뒷면은 연녹색을 띤다. **꽃** 5~7월에 흰색으로 피며, 줄기 끝과 윗동 잎겨드랑이에 작은 꽃들이 우산모양으로 모여 달린다. 꽃부리가 5갈래로 갈라지며 털이 없다. **열매** 8~9월에 여물며, 길이 4~6㎜이고 뿔모양이다.

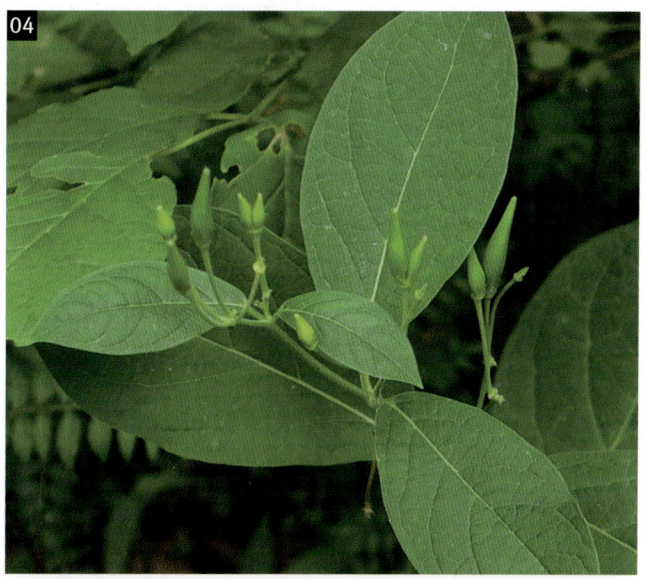
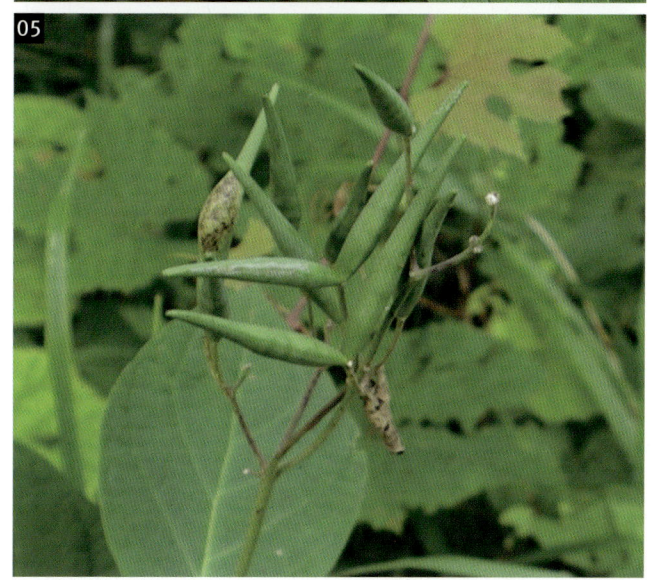

01 전체 모습. 6월 25일
02 꽃 핀 모습. 5월 24일
03 꽃. 6월 10일
04 열매 생기는 모습. 5월 28일
05 열매. 7월 14일

송장풀

Leonurus macranthus Maxim.
꿀풀과 여러해살이풀

생약명
대화익모초(大花益母草)
대화참채(大花鏨菜)

효능
산후복통
생리통
생리불순
자궁출혈
신장염

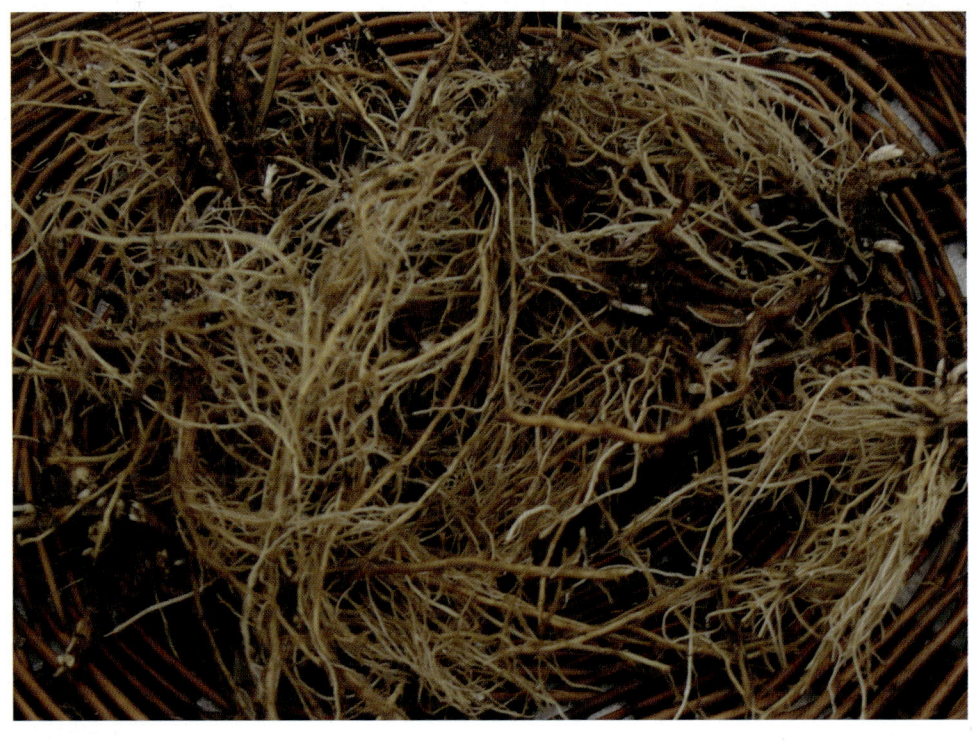

▶ 채취한 송장풀 뿌리. 2월 10일

식초 발효와 먹는 방법

생막걸리로 발효시키기

채취 잎·줄기(봄~여름), 뿌리(늦가을~겨울)

배합비율 **기본발효용** | 잎·줄기나 뿌리 100 : 생막걸리(멸균되지 않은 것) 100 : 조청 또는 엿기름가루 5

초앉히기용 | 원액 100 : (필요시) 씨식초 10

핵심요령 ❶ 뿌리는 적당히 썰어 넣는다. ❷ 쓴맛이 덜하게 조청량을 조금 늘려도 된다.

발효와 먹는 방법 ▶ 뿌리를 항아리에 넣고 생막걸리 조청 또는 엿기름가루를 넣어 40~50일 발효시킨다. ▶ 원액을 걸러 항아리에 앉히고, 씨식초는 이때 넣어서 3~6개월 발효시킨 뒤 찌꺼기를 거른다. ▶ 물에 5~10배 희석하여 식후에 마신다. ▶ 자세한 발효 원리와 방법, 먹는 방법은 p.43을 참조한다.

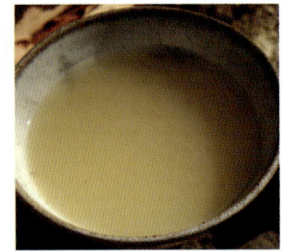

송장풀 뿌리 식초.

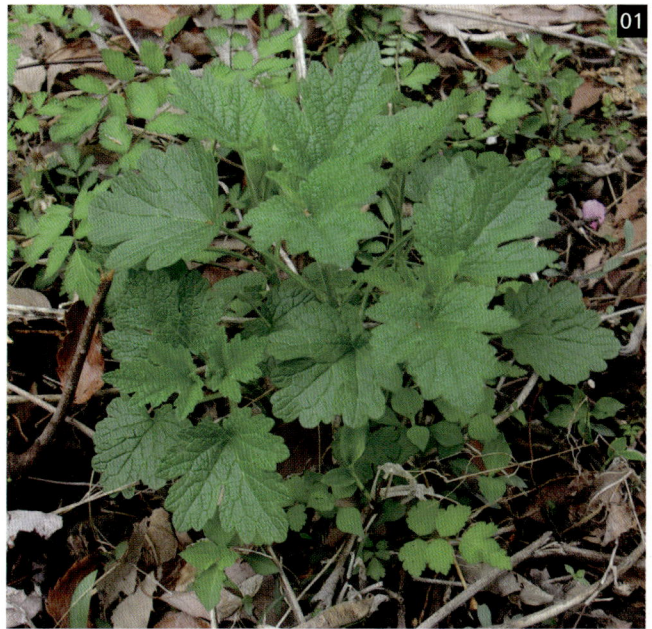

서식지 산속 비탈진 잡목숲이나 풀밭
뿌리 땅속에 수염뿌리가 길고 무성하게 뻗는다. **줄기** 1m 정도. 곧게 자라고 단면이 네모지며, 갈색 잔털이 빽빽하다. 가지는 없거나 윗동에서 갈라져 나온다. **잎** 길이 6~10cm. 마주 나고 달걀모양 또는 좁은 달걀모양이며, 끝이 뾰족하고, 가장자리에 둔한 톱니가 있다. 겉면에 누운 털이 있고, 뒷면에는 희끗한 잔털이 빽빽하다. **꽃** 8월에 연자주색으로 피며, 윗동 잎겨드랑이에 작은 꽃 5~6송이가 빙 둘러 달린다. 꽃부리가 2갈래로 갈라져 입술모양이 되며, 위 꽃부리 뒷면에 흰색 잔털이 빽빽하다. **열매** 10월에 여물며, 씨앗은 달걀모양이고 검은색을 띠며 길이 2.5㎜ 정도이다. **주의** 몸을 차게 하므로 임신한 여성은 먹지 않는다.

01 어릴 때 모습. 4월 19일
02 줄기 자란 모습. 6월 22일
03 줄기에 꽃 달린 모습. 7월 17일
04 겨울에 남아 있는 열매. 1월 27일
05 어릴 때의 뿌리와 잎. 4월 19일

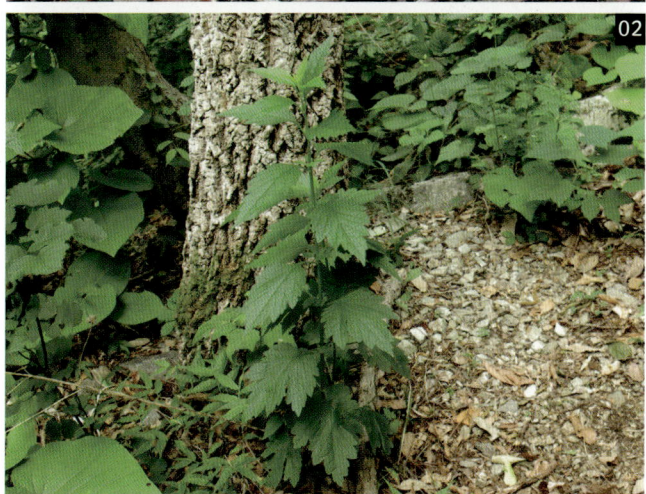

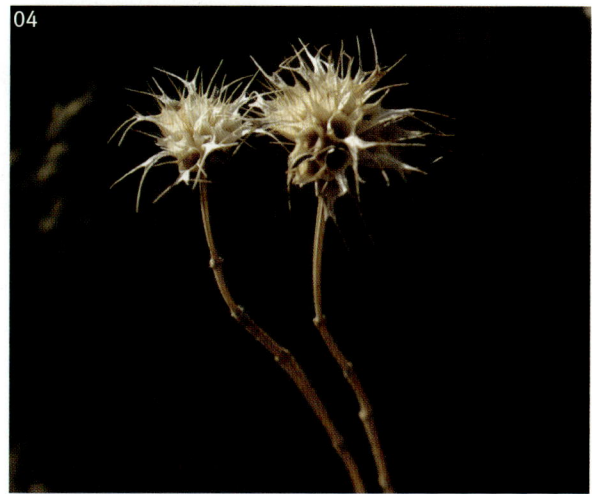

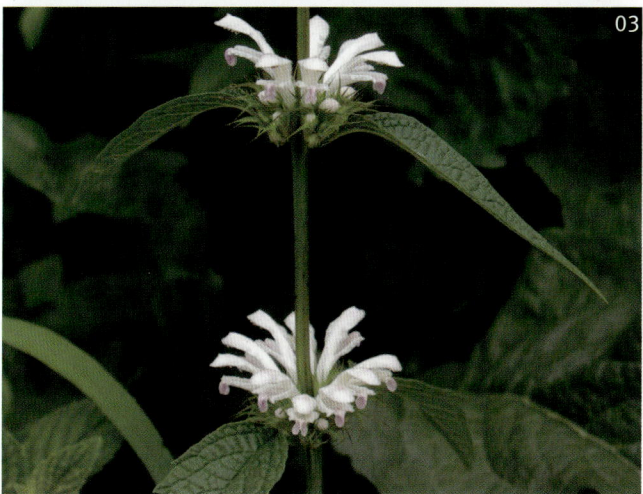

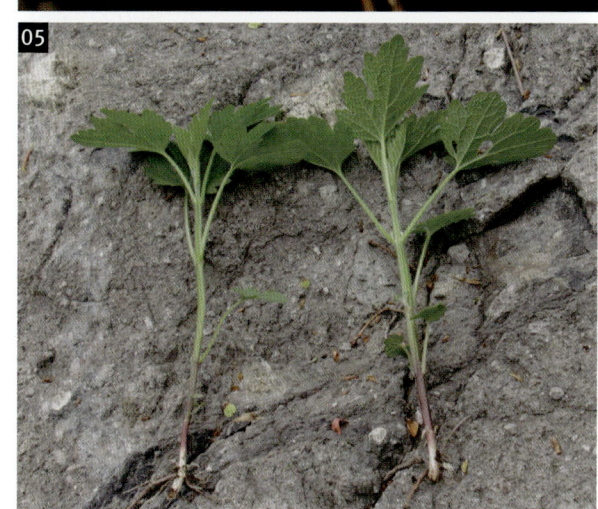

250 터리풀

Filipendula glaberrima Nakai
장미과 여러해살이풀

생약명
문자초(蚊子草)
축엽문자초(槭葉蚊子草)

효능
간질
관절염
통풍

성분
쿠마린(혈전개선)
플라보노이드(노화방지)
타닌(수렴작용)

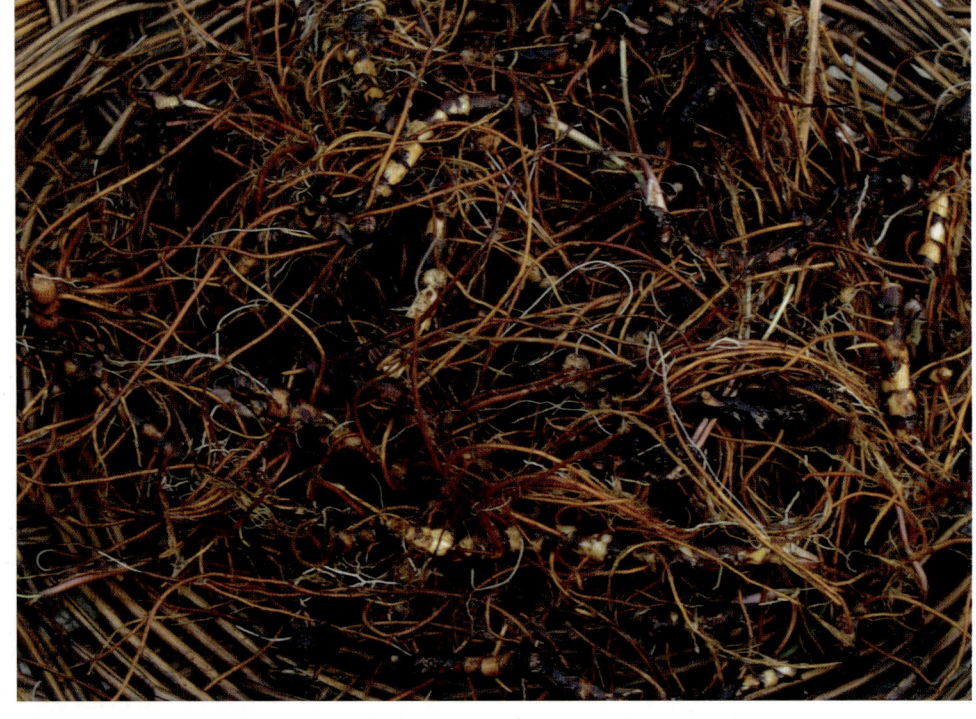

▶ 채취한 터리풀 뿌리. 4월 22일

식초 발효와 먹는 방법

누룩과 엿기름으로 발효시키기

채취 뿌리(늦가을~겨울)

배합비율 **기본발효용 |** 뿌리 달인 물 300 : 쌀이나 현미 100 : 누룩 10 : 엿기름가루 5

　　　　　초앉히기용 | 원액 100 : (필요시) 씨식초 10

핵심요령 ❶ 쓴맛이 덜하게 엿기름 양을 조금 늘려도 된다. ❷ 엿기름 윗물을 써도 좋다. ❸ 누룩은 거칠게 부숴서 쓴다. ❹ 원액이 독하면 발효 기간을 늘린다.

발효와 먹는 방법 ▶ 쌀이나 현미로 지은 술밥을 식혀 누룩과 엿기름가루를 섞고, 뿌리 달인 물을 식혀 부은 다음 항아리에 넣어 10일간 발효시킨다. ▶ 원액을 걸러 항아리에 앉히고, 씨식초는 이때 넣어서 40~50일 숙성시킨 뒤 찌꺼기를 거른다. ▶ 물에 5~10배 희석하여 식후에 마신다. ▶ 자세한 발효 원리와 방법, 먹는 방법은 p.41를 참조한다.

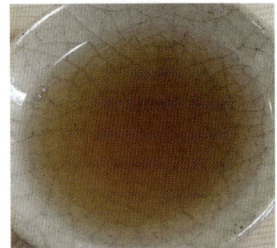

터리풀 뿌리 식초

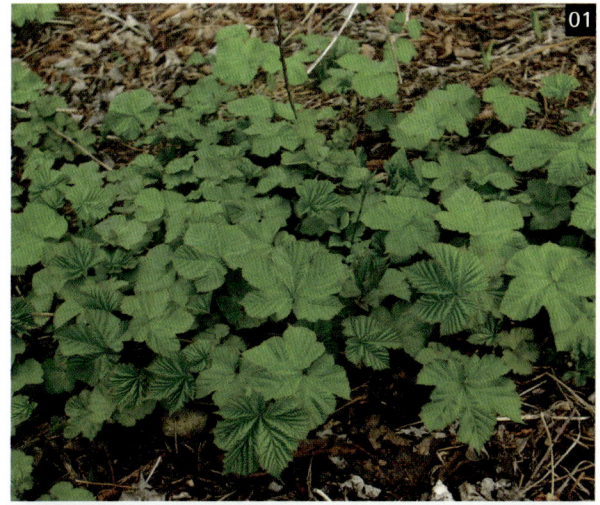

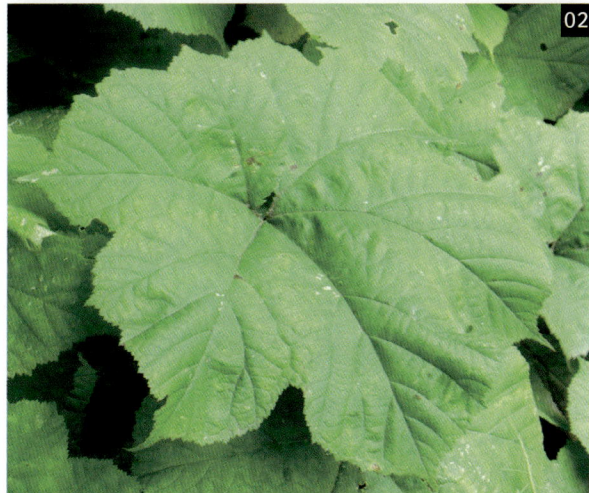

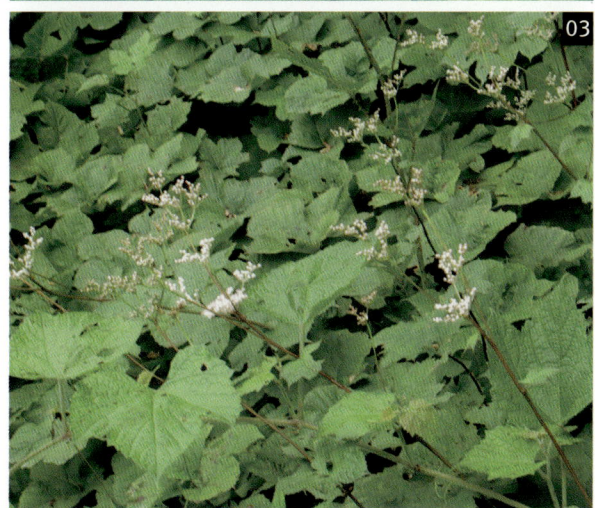

서식지 높은 산 반그늘이고 촉촉한 숲속
뿌리 땅속에 나무처럼 단단한 뿌리줄기가 있고, 수염뿌리가 사방으로 뻗는다. **줄기** 1m 정도. 곧게 자라고 털이 없다. **잎** 뿌리잎은 길이 16㎝, 너비 25㎝의 넓은 타원형이고, 가장자리가 5갈래로 갈라지며, 깊게 파인 톱니가 있다. 줄기잎은 어긋난다. **꽃** 6~8월에 붉은흰색으로 피며, 줄기나 가지 끝에 꽃이 달린다. 꽃잎은 4~5장이고, 수술이 꽃잎보다 길다. **열매** 9~10월에 여물고 달걀 같은 타원형이며, 가장자리에 잔털이 있다.

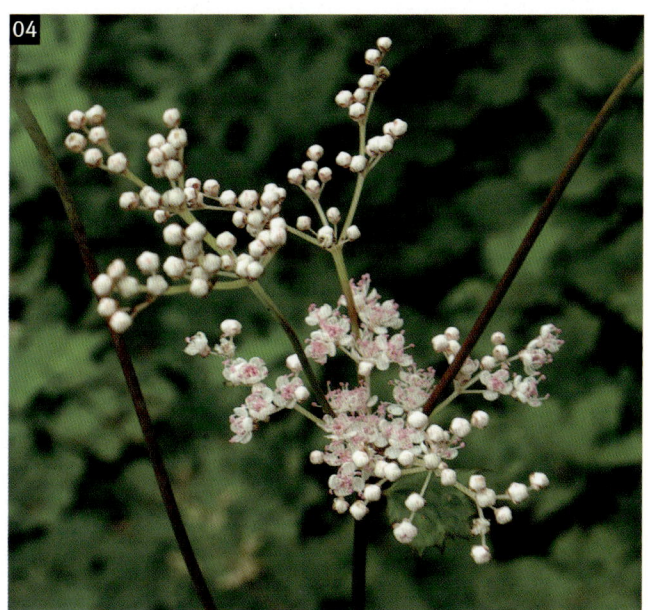

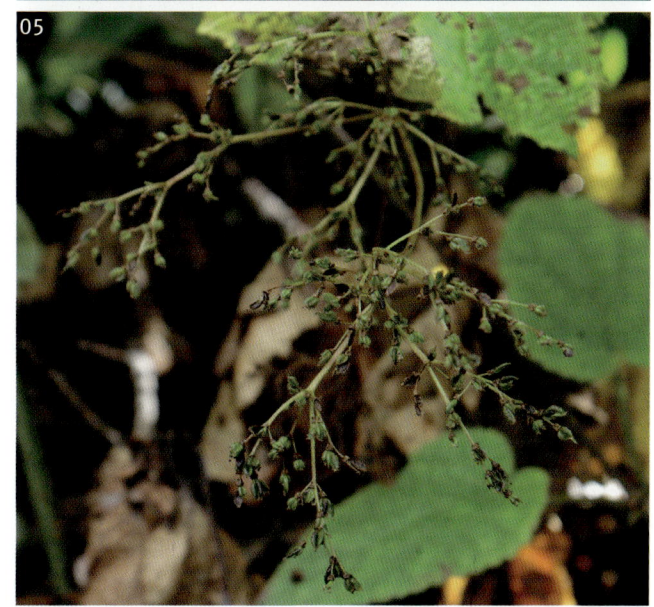

01 새순 군락. 4월 22일
02 잎. 6월 10일
03 줄기에 꽃봉오리 달린 모습. 6월 10일
04 꽃. 6월 10일
05 열매 익는 모습. 8월 22일

INDEX

찾아보기

〈ㄱ〉

가는오이풀	194
가래나무	382
가막살나무	316
가지더부살이	264
갈퀴꼭두서니	095
갈퀴지의	100
감나무	292
감자	370
감절대	263
강호리	474
강활	474
개다래	456
개똥쑥	066
개머루	061
개비자나무	144
개살구나무	445
개솔새	290
겨꽃지의	099
겨우살이	224
고구마	368
고마리	387
고삼	132
고욤나무	344
곤달비	302
곰딸기	218
곰취	200

공심채	389
구기자나무	210
구절초	158
국화마	459
궁궁이	257
귀룽나무	365
금꿩의다리	284
금소리쟁이	136
기름새	466
기린초	114
깃잎정영엉겅퀴	075
까마귀머루	059
까마귀밥나무	146
까마귀밥여름나무	146
꽃사과	386
꽃향유	363
꾸지뽕나무	053
꿀풀	248
꿩의다리아재비	182
꿩의비름	130

〈ㄴ〉

나비나물	304
남오미자	299
넓은잎외잎쑥	067
넓은잔대	400
노루발	234

노루오줌	428
노박덩굴	246

〈ㄷ〉

다래	455
다릅나무	226
다정큼나무	271
단풍마	460
달맞이꽃	116
닭의장풀	124
당개지치	376
당마가목	362
대두	354
대잎둥굴레	421
대청	076
더덕	406
도둑놈의지팡이	132
도라지	430
돌밤	373
돌배나무	335
돌복숭	091
돌뽕나무	052
동백나무	198
돼지감자	476
둥굴레	425
둥근잎다정큼	272
등골나물	152

486

딱총나무	055	방애	330	산수유	228
떡잎골무꽃	266	방울비짜루	419	산쑥	064
뚝갈	197	배나무	337	산오이풀	193
뚱딴지	476	배초향	330	산초나무	374
뜰보리수	310	백년초	320	산해박	184
		백목련	392	살구나무	447
		백작약	149	삼백초	442
〈ㅁ〉		뱀딸기	214	삼지구엽초	238
		벼	349	삽주	358
마가목	361	보리	350	상수리나무	340
마주송이풀	478	보리똥	309	새머루	060
마타리	196	보리밥나무	311	새삼	165
말나리	288	보리수나무	309	서양오엽딸기	223
맑은대쑥	068	복분자딸기	222	석류	450
망개나무	232	복사나무	092	선인장	320
매실나무	188	복숭아	092	섬바디	416
매화지의	101	봉의꼬리	128	섬시호	253
맥도딸기	220	부추	236	소경불알	322
멀꿀	300	불로초	119	소나무	273
멥쌀	349	비수리	212	소나무잔나비	121
모과나무	170	비짜루	418	소리쟁이	174
모란	134	비파나무	394	속단	240
모시대	318	뺑쑥	432	솔새	082
모시풀	102	뽕나무	049	솜나물	324
무화과	172			솜양지꽃	294
물레나물	078			송곳사슴지의	098
물봉선	080	〈ㅅ〉		송장풀	482
물억새	465			쇠무릎	242
미역취	251	사과나무	385	수수	352
민백미꽃	480	사상자	338	수영	356
밀나물	202	사슴지의	097	쉽싸리	154
밀풀	418	산꿩의다리	281	실새삼	166
		산딸기	217	쑥	063
		산딸나무	162		
〈ㅂ〉		산밤나무	373		
		산뽕나무	051	〈ㅇ〉	
바디나물	415	산사나무	168		
박하	204	산삼	278	애기수영	357
밤나무	372				

애기쐐기풀	084	잔나비걸상	342	〈ㅋ〉	
앵두나무	314	잔나비버섯	121		
야광나무	470	잔나비불로초	342	캐나다딱총	056
약모밀	206	잔대	399	콩	354
어수리	208	장구채	142	콩배나무	448
억새	464	절국대	258	큰기름새	467
엉겅퀴	071	정영엉겅퀴	074	큰까치수염	156
엘더베리	056	제비쑥	069	큰꼭두서니	094
연리초	186	조	351	큰도둑놈의갈고리	438
영지	119	좀꿩의다리	282	큰엉겅퀴	072
오갈피나무	230	좁은잎산사	169	큰조롱	378
오디	049	죽대	422		
오미자	297	줄딸기	221	〈ㅌ·ㅍ〉	
오이풀	191	쥐오줌풀	106		
옥수수	353	지느러미엉겅퀴	073	탱자나무	180
왕둥굴레	426	지치	108	터리풀	484
왕머루	058	지황	138	털전호	402
왕벚나무	412	진황정	421	토마토	380
왕호장근	262			퉁둥굴레	427
왜당귀	113	〈ㅊ〉		포도	332
용둥굴레	424			풀솜대	244
우산나물	104	차즈기	326		
울릉미역취	252	참꽃마리	122	〈ㅎ〉	
유카	472	참나리	287		
으름덩굴	176	참당귀	111	하늘말나리	289
은꿩의다리	285	참마	458	하늘수박	404
은행나무	434	참외	408	하늘타리	404
이스라지	313	참취	160	호장근	261
익모초	140	천궁	256	홀둥굴레	422
인동덩굴	396	천년영지	121	홀아비꽃대	126
		천마	086	홍초	450
〈ㅈ〉		천문동	436	환삼덩굴	440
		청미래덩굴	232	활량나물	088
자두나무	178	청실배나무	336	황기	328
자주꿩의다리	283	층꽃풀	276	황벽나무	461
자주목련	393	층층둥굴레	423	황해쑥	065
자흙색불로초	120	층층잔대	401		
작약	151	칡	346